U0382561

内 脏 痛

——基础与临床

（第2版）

主　审　俞卫锋

主　编　陆智杰

副主编　虞大为　顾卫东　范颖晖

科学出版社

北　京

内 容 简 介

本书由内脏痛专家和多学科专家编写，吴孟超院士为本书作序推荐。在第 1 版的基础上将近 5 年的国内外最新内脏痛研究与临床实践做了系统介绍。上篇为基础及进展，着重介绍了内脏神经解剖、基础研究动物模型及内脏痛的病理生理机制等；下篇为临床，对各类型内脏痛的病因、发病机制、体征、诊断、治疗等进行系统阐述。并结合近年研究热点趋势，将内脏痛的脑成像、相关药理学、安慰剂效应、妇产科因素所致内脏痛等内容独立成章，增加了基础及临床最新研究进展章节，对腹部内脏痛及癌性内脏痛等章节做了大幅拓展。是当前介绍内脏痛最为系统、翔实、规范、前沿的专著之一。本书适用于从事内脏痛相关领域的临床工作者，特别适用于麻醉和外科，以及肿瘤科、妇产科等等临床专科医师学习参考。

图书在版编目(CIP)数据

内脏痛：基础与临床 / 陆智杰主编. —2版. —北京：科学出版社，2018.12
ISBN 978-7-03-060253-4

Ⅰ.①内… Ⅱ.①陆… Ⅲ.①内脏－疼痛－诊疗 Ⅳ.①R441.1

中国版本图书馆CIP数据核字（2018）第292498号

责任编辑：梁紫岩 肖 芳／责任校对：蒋 萍
责任印制：徐晓晨／封面设计：龙 岩

科 学 出 版 社 出版
北京东黄城根北街 16 号
邮政编码：100717
http://www.sciencep.com

北京虎彩文化传播有限公司 印刷
科学出版社发行 各地新华书店经销

*

2019 年 1 月第 一 版 开本：787×1092 1/16
2019 年 12 月第二次印刷 印张：35 插页：2
字数：804 000
定价：210.00 元
（如有印装质量问题，我社负责调换）

编委会名单

陆智杰　海军军医大学东方肝胆外科医院
虞大为　解放军联勤保障部队第 904 医院
冯　艺　北京大学人民医院
李　伟　同济大学附属同济医院医学科学研究所
黄章翔　昆明医科大学第一附属医院
刘艳红　中国人民解放军总医院
刘继欣　西安电子科技大学
胡　理　中国科学院心理研究所
王　培　海军军医大学药学院
毛燕飞　上海交通大学医学院附属新华医院
张　玲　同济大学医学院
吴　骋　海军军医大学卫生统计学教研室
吴晓丹　福建省立金山医院
顾卫东　复旦大学附属华东医院
杜冬萍　上海交通大学医学院附属第六人民医院
刘　健　上海市第十人民医院
吴镜湘　上海市胸科医院
范颖晖　上海交通大学医学院附属仁济医院
鄢建勤　中南大学湘雅医院
陈　辉　海军军医大学长海医院
陶高见　南京大学医学院附属南京鼓楼医院

编者名单

主　审　俞卫锋

主　编　陆智杰

副主编　虞大为　顾卫东　范颖晖

编　者　(按姓氏笔画排序)

王　培	王乙茹	王振猛	王晓燕	王浩伟
毛燕飞	白念岳	冯　艺	边文玉	曲冬梅
朱　妹	朱　姣	任荣荣	刘　健	刘　婷
刘艳红	刘艳涛	刘益鸣	刘继欣	刘鑫源
安海燕	杜冬萍	李　伟	李　黛	李冬洁
李晓云	吴　骋	吴军珍	吴晓丹	吴镜湘
邱海波	张　玲	陆智杰	陈　辉	陈　湉
陈前波	邵甲云	范颖晖	和婧伟	季　锋
周丽丽	郎非非	胡　理	胡丹丹	俞卫锋
顾卫东	徐永明	郭　威	陶高见	黄　莹
黄章翔	龚灿生	麻伟青	葛彦虎	谢军明
鄢建勤	虞大为	缪雪蓉		

第 2 版序

很高兴在时隔 5 年之后看到《内脏痛——基础与临床》一书的再版，浏览本书初稿后欣喜地发现，在第 1 版的基础之上，本书内容更加详尽、实用、贴近前沿，整体编写水平也上了一个新台阶。

疼痛几乎是所有生物体生存过程中都有的体验，并与其生命活动息息相关。疼痛对于生物体的生存是把双刃剑，在应激过程中使其能够趋利避害，做出保护自身的反应；但当疼痛的程度过强或持续时间过久时，机体将产生一系列反应使内环境发生变化，导致患者遭受进一步难以忍受的痛苦，并可能形成恶性循环。在临床上，疼痛的分类方法很多，本书重点阐述的内脏痛有些表现为急性痛，有些表现为慢性痛，通常为既有神经性痛因素、又有炎性痛因素存在的混合型疼痛。相关学科临床医生还可根据内脏疼痛的性质、程度、持续时间、有无转移性或牵涉痛及伴随的其他症状等来诊断内脏相关疾病。此外，内脏痛还与许多急症相关联，如空腔脏器穿孔、急性心肌梗死等，这类急症必须紧急处理，在挽救患者生命的同时也可使疼痛得到缓解。很多慢性内脏痛还与晚期肿瘤相关，有时疼痛处理甚至是晚期肿瘤姑息治疗唯一有意义的措施，合理有效的疼痛处置可大大改善晚期肿瘤患者的生存质量。

我从医 70 余年，治疗的肝胆外科患者数量众多，深知即使医学发展到今天，临床上尚存在很多处理不到位的内脏痛患者，这其中也包括了相当多的癌性内脏痛及围术期内脏疼痛。从宏观上看，慢性内脏痛是一种尚未解决的涵盖了医学多学科的疾病，高达 20% 的成年人患有慢性内脏痛，同时儿童和青少年的腹部不适或疼痛也是普遍存在的现象，由此产生的就医行为给社会和患者经济带来了沉重的负担。不仅如此，现有的治疗方法成功率不高，患者往往会遭受多种身体和心理病痛的折磨。目前，尽管在基础病理生理学上有显著差异，但针对内脏痛的管理在很大程度上遵循了从躯体疼痛文献中得出的指导原则。然而内脏痛虽然与躯体痛有共通之处，但实际上很多方面是有很大区别的。内脏的神经解剖就是这些区别的基础之一，由于内脏的神经支配常包含两种功能重叠的神经，与其他躯体部的感觉神经支配相比，内脏的神经支配往往较为弥散，因此通常也很难定位；与躯体痛不同，典型的内脏痛表现为对器官扩张等刺激更为敏感。除此以外，近年来的研究显示，内脏痛的中枢机制较躯体痛也有诸多不同。总体来说，对慢性内脏痛患者的有效管理应该包括多方面，如药物和心理干预等，期望最终形成一种以实际疗效为导向的综合治疗方法。

因此，鉴于内脏痛的复杂机制，不能靠单一的思维去解决问题，而需要更加有效的综合治疗方法。将来，内脏痛相关的研究支持应侧重于跨学科的概念和方法，使用来自多个学科的专业知识，开发和测试新的治疗方法等。同时，其研究的迫切性和复杂性也需要更多的资金来支持，在阐明慢性内脏痛的复杂病理生理学基础上，进一步为临床提供更加合理的治疗方案。本书在上述理念的指引下，邀请了多个领域的疼痛工作者参与编写，不仅有活跃在临床一线的医生，也有很多资深的基础研究学者，他们在本书第 1 版的基础上，结合了近 5 年的最新基础研究及临床研究进展，明确指出这一领域必将受益于将内脏痛与医学和心理学等教学课程进行更广泛和深入的整合。因此我相信本书必将为临床医生系统了解内脏痛的基础知识、更有效地处理内脏痛提供规范的参考，并对更多立志投身于该领域的基础或临床工作者产生很大的指导和激励作用。

中国科学院院士　　　

2018年8月3日

第1版序

    疼痛几乎是所有生物体都有的体验并始终与其生命活动相关联，国际上基本达成共识，即疼痛是第五生命体征。疼痛反应对于生物体的生存是把双刃剑，在应激过程中使生物体能够趋利避害，做出保护自身的反应，因此完全没有疼痛感受是不可想象的。当疼痛的程度过强或持续时间过长时，机体内将产生一系列反应使机体的内环境发生变化。过度的疼痛感受不仅给患者带来难以忍受的痛苦，同时也给社会发展和家庭和谐增添了无形的阻力，所以缓解疼痛可以说是基本人权。尽管医学已取得了许多令人振奋的进步，但是对疼痛的认识还不够充分，尤其是对疼痛的发生发展与维持的机制，乃至疼痛的诊断与治疗的进步不多。作为以解除痛苦为己任的医生都无法回避这一严重事实，因而，如何非常有效地治疗疼痛是每位医生的心头之石。

    在临床上，可以把疼痛分为急性疼痛和慢性疼痛，其中急性疼痛是一种短暂存在的医学现象，通常伴随于其他一些疾病，故急性疼痛的治疗可以通过消除原发病或给予一些简单的镇痛方法获得治疗效果，而慢性疼痛是一种具有很长病程且给人们带来较大痛苦的病症。根据慢性疼痛性质的不同，主要分为神经性痛和炎性痛两类。神经性痛主要是由于对疼痛信号进行传导的神经受到了多种因素的影响，如神经变性或炎症等，使传递疼痛的信号过于强烈，使机体产生不适应的情况。炎性痛也就是机体内的某些物质（称为炎性因子或炎性介质）过多，不断刺激感受痛觉的感受器，产生痛觉。而本书所述的内脏痛有些是表现为急性痛，有些又表现为慢性痛，既有神经性痛因素存在又有炎性痛因素存在的混合型疼痛。有时临床医生可根据内脏痛的性质、程度、持续时间、有无转移性或牵涉痛及伴随的其他症状来诊断疾病。有时内脏痛又与许多急症相关联，如空腔脏器穿孔或绞窄，必须紧急处理以挽救患者生命，同时也使疼痛得以缓解。更多的内脏痛往往与晚期肿瘤有关联，有时疼痛处理甚至是晚期肿瘤姑息治疗唯一有意义的措施，可以延长患者生命并提高其生存质量。针对这一特殊类型的疼痛，临床亟须一本介绍内脏痛基础理论及内脏痛各论的书籍。本书作者主要是活跃在临床一线的，也有部分基础研究者，他们精心编撰的这本著作很好地填补了这方面的空缺，一定能为临床医生了解内脏痛的系统知识及有效地处理内脏痛提供有效的参考。

中国科学院院士

上海第二军医大学东方肝胆外科医院院长

2013年4月20日

第 2 版前言

尽管当代医学发展十分迅猛，但疼痛仍然是目前临床上广大医师面临的一类十分棘手的难题。同时，疼痛也是人们求医问药的最常见原因之一。但由于疼痛都是人的主观感觉，只有依靠患者自诉才能被他人所知，靠医师单纯的检查很难清楚患者的疼痛性质及程度，因此也很难对疼痛进行准确的定义。目前，国际疼痛研究协会对疼痛的定义是"一种与组织损伤或潜在组织损伤相关的感觉、情感、认知和社会维度的痛苦体验"，这个定义也体现了随着多学科交叉和慢性疾病模型的出现，科学家对于疼痛的理解更加深入，也更加倾向于从生物 - 心理 - 社会医学模式的角度，重新定义与认识疼痛。

疼痛按照机制、性质、强度、解剖部位等可进行多种不同的分类，其中按解剖部位可以分为躯体痛和内脏痛。无论是患者的临床诉求还是研究者的研究重点，传统的疼痛范畴大多为躯体性疼痛，而内脏痛作为疾病的一种重要伴随症状往往得不到足够重视。但值得庆幸的是，近年来在国内外医学工作者的共同努力下，关于内脏痛的研究已经取得了很大的进展。然而，随着对慢性内脏痛研究的不断深入，人们对其机制与病因的认识日益提高，面临的困惑也越来越多，发现与躯体痛相比，内脏痛除了解剖位置不同外，其病理生理机制、神经传导通路、临床有效治疗等诸多方面都有其独特之处，因此正确地认识和处理内脏痛仍然任重而道远。

内脏痛的病因多样，且同一类病因在不同患者的疼痛具体表现上也不尽相同，患者对于疼痛的主诉也不一致，因此在临床疼痛的治疗上，医师在镇痛药的剂量和治疗方法的选择上就必须结合患者的实际情况，结合原发疾病的病因及程度进行个体化选择。近年来疼痛工作者对内脏痛的认识虽然有了很大提高，但由于其诊断及治疗仍然缺乏统一的标准，患者对内脏痛治疗的满意度也有很大的差异。目前针对内脏痛的主要治疗方法包括镇痛药物治疗、针对痛觉通路的特定靶点药物治疗、相关神经束手术毁损治疗、皮下或椎管内麻醉药泵入治疗及手术切除病灶等。

当前，国内疼痛工作者在内脏痛特别是顽固性与复杂性内脏痛的发病机制、病因分类及治疗方法选择和疗效评估等诸多方面还存在一定欠缺，而且在镇痛药物的选择和剂量调整上也存在一定的不规范。究其原因，可能是相关医务人员对于内脏痛发病机制的理解仍不够深刻，不能充分理解其与躯体痛或浅表痛之间的具体异同，以及对内脏痛临床表现与病理生理机制的认识不足。此外，由于患者本身对内脏痛的认识不足，对除药物治疗以外的内脏痛治疗方法还不能充分认可，最终导致大量的内脏痛患者得不到正确、及时、有效的治疗。

本书第 1 版自问世以来，得到了国内诸多从事内脏痛特别是慢性内脏痛及癌性内脏痛治疗的专业医务人员的广泛关注。通过国内外大量的基础研究及临床研究的资料积累，时隔 5 年之后，本书编委会重新邀请了相关领域专家对近年来内脏痛的研究进展与临床实践进行了系统细致的梳理，经过 1 年多的不懈努力有了本书第 2 版的问世，力求进一步规范国内内脏痛的临床处置流程，并为相关基础研究人员提供大量现有的研究总结与最新的研究方向及进展。在第 1 版的基础上，本书编委会不仅邀请了麻醉学、疼痛学、内脏病学、消化内科学、泌尿科学、妇产科学、神经内科学、放射医学等一线的临床医学专家，还邀请了生理学、解剖学、流行病学、药理学、分子生物学、神经科学等多领域具有丰富基础研究经验的专家，进一步详细和系统地介绍了包括内脏痛的基础研究与临床诊断治疗的各个方面，从各类型内脏痛的定义、病因、发病机制、症状体征、诊断及治疗等方面进行了系统详细的阐述。总之，期望本书能够成为内脏痛相关基础研究及临床医务人员的重要参考工具书，也期望其对国内内脏痛基础科研及临床诊断治疗的发展做出更大贡献。

陆智杰

2018 年 12 月于上海

第 1 版前言

内脏痛的病因多样，且同一类病因在不同患者的疼痛表现不尽相同，患者对于疼痛的主诉也不一致，因此在临床疼痛的治疗上，医师对镇痛药的剂量和治疗方法的选择，没有统一的诊疗标准，必须结合患者的实际情况。目前主要的治疗方法包括镇痛药物治疗、针对痛觉通路的特定靶点药物治疗、相关神经束手术毁损治疗、皮下或椎管内麻醉药泵入治疗及手术切除病灶等。在国内，由于患者对疼痛的认识问题，除药物治疗以外的方法还不能得到广泛的认可，因此，进一步的治疗选择及疗效确认还需要大量的临床资料积累。

目前，国内医务工作者对内脏痛严重性的认识及诊疗水平不断提高，但对于内脏痛特别是顽固性与复杂性内脏痛的发病机制、病因分类及治疗方法选择评估等方面还存在一定的欠缺，而且在镇痛治疗药物的选择和剂量调整上还存在一定的不规范。究其原因，可能是相关医务人员对于内脏痛发病机制的理解不够深刻，不能区分其与躯体痛或浅表痛之间的差异，以及对内脏痛临床表现与病理生理机制的认识不足所造成。此外，国内尚无明确的关于各种病因类型所致内脏痛机制相关的专业书籍和临床诊疗指南。因此，本书编者决定从以上方面入手，组织本领域的相关专家撰写本书。

本书编者涵盖了麻醉学、疼痛学、内脏病学、消化内科学、生理学及放射学等学科的专家，以及有夯实基础或丰富临床经验的医务人员。由于是第一次详细和系统地介绍了内脏痛的基础研究与临床诊断治疗的各个方面，因此我们期望本书的出版对推动我国内脏痛基础科学研究及临床诊断治疗逐步规范化做出贡献。

陆智杰　俞卫锋
2013 年 4 月

目 录

上篇 内脏痛基础

下篇　内脏痛临床

上 篇

内脏痛基础

第1章 绪 论

第一节 内脏痛概述

一、疼痛的概念及分类

国际疼痛研究协会（International Association for the Study of Pain, IASP）将疼痛定义为一种与组织损伤或潜在损伤相关的不愉快的主观感觉和情感体验。该定义说明了疼痛的两个重要的特点：第一个特点也是最重要的特点就是，疼痛是一种发生于大脑的意识，需要多个皮质部位活动而产生的一种"体验"。与此不同的是，"伤害性感受"是一种描述周围神经或中枢神经系统由伤害性刺激而引发的活动的术语。重要的是，并不是所有的伤害性感受都能引起疼痛的感觉。这种区别提示：疼痛不仅需要个体有自主意识，同时需要完整的神经系统参与，且神经系统的皮质伤害性感受电路活动能够影响特定的皮质电流。第二个特点则是疼痛既有感觉因素，同时也有情绪的因素，对特定脑部损伤患者的脑成像研究也支持这个观点。成像数据显示：伤害性刺激导致相关脑区感觉皮质激活，伤害性感受同时也可导致处理情绪的相应大脑皮质区域激活，如杏仁核及前扣带回皮质。这些区域的相应影响可以由人为实验控制，进一步产生不同的感觉。此外，单纯遭受上述区域皮质损伤的患者，还可能会出现相应的感觉缺失，但并不导致疼痛消失，当相应脑部损伤，对侧身体部位受到伤害性刺激时，仍会表现出含糊的不愉快体验。除此以外，疼痛的另一个特点并未在 IASP 的定义中提及，即疼痛还包含一定的认知成分。换句话说，疼痛具有一定的意向性，且这种意向性还可影响患者的感觉及情绪体验。

急性疼痛的发生常由于某些明显诱因，如搬重物时突然引起腰腿痛，截肢术后可能导致残肢痛或幻肢痛，湿冷天气易诱发类风湿关节炎等。而有些疼痛并没有明显的诱因，如部分疾病的伴随疼痛或急性疼痛慢性化等。此外，疼痛的发生常同时伴随代谢、内分泌、呼吸、循环功能和心理学等多系统的改变。因此，疼痛的原因复杂多样，为了获得正确的诊断，进而采取有效的治疗方法，应询问患者有无感染、损伤、炎症、神经病变、过劳、情绪激动、饮食习惯变化等。目前关于疼痛的治疗方法多样，除了主流的药物治疗方法之外，还发展出了多种多样的治疗手段，但总体来说，治疗原则无外乎以下三方面：①消除病因；②阻断传导；③提高痛阈。目前，国内的医生及患者对于疼痛的认识也在逐渐增强，"世界疼痛日"有关于疼痛一年一度的科普内容，越来越多的医院增设了疼痛科，关于疼痛的基础及临床研究也是越来越深入、细致等。种种现象说明，疼痛正在逐渐被广大医务人员正确接受与认识，与此同时，也说明了疼痛的治疗在临床上仍然存在许多的问题或不足。临床上有大量不同程度疼痛的患者，原因复杂多变，表现因人而异，性质也多有不同。按照不同的标准或方法对常见的疼痛可做出如下分类（表1-1）。

需要注意的是，临床上的疼痛在具体分类时，并不一定拘泥于这些标准，因为疼痛在发生时可能共同属于几种分类中的一种，或由几种不同的疼痛类型叠加而成。

二、内脏痛的概念与分类

内脏痛（visceral pain）是区别于一般躯体疼痛的胸腔或腹腔内脏器官来源的疼痛现象，是临床上一种十分常见的症状。与躯体或浅表部位疼痛不同，内脏痛的主要特征包括对机械牵拉、脏器缺血或痉挛、炎症等刺激较为敏感，而对切割、烧灼等刺激不敏感；疼痛缓慢持续且定位不清楚；常伴随牵涉痛、情绪反应或防御反应等。20世纪80年代，辣根过氧化物酶（horse radish peroxidase，HRP）跨越神经节追踪

表1-1　临床常见的疼痛分类

分类方法	疼痛名称	特点或具体种类
疼痛位置	躯体痛（浅表痛）	疼痛位于体表，呈局部性，疼痛剧烈，多为针刺、刀割样、锐痛，能明确指出疼痛的部位，如肩周炎、关节炎等
	内脏痛（深部痛）	深部疼痛，通常不能明确指出疼痛的部位，可呈绞痛、牵拉痛、隐痛、胀痛等，如胆绞痛、肾绞痛、胃痛等
	中枢痛	神经中枢疾病引起的疼痛，如脑出血、脑肿瘤等引起的疼痛
疼痛性质	伤害性疼痛	伤害性刺激所引起的疼痛
	炎性疼痛	在炎性反应中，由炎症因子介导的疼痛
	神经病理性疼痛	发生于神经系统任何部位的病变，呈烧灼样、剧烈弥散持久，可有痛觉过敏、异样疼痛等
	癌痛	癌性疼痛，或称晚期癌痛，一般指伴随晚期肿瘤发生的疼痛或肿瘤转移痛
	精神、心理性疼痛	一般无器质性病变或其他躯体疾病，主要是由心理或精神因素所引起的疼痛
病程发展	急性疼痛	软组织及关节急性损伤疼痛，手术后疼痛，产科疼痛，急性带状疱疹疼痛，痛风等
	慢性疼痛	软组织及关节劳损性或退变疼痛，椎间盘源性疼痛，神经源性疼痛等
	顽固性疼痛	三叉神经痛，疱疹后遗神经痛，椎间盘突出症，顽固性头痛等
	特殊疼痛类	血栓性脉管炎，顽固性心绞痛，特发性胸腹痛等
	相关学科疾病	早期视网膜血管栓塞，突发性耳聋，血管痉挛性疾病等

技术问世，使得对支配内脏的初级传入神经元进行全程追踪和标记得以实现，为深入探讨内脏痛的内在机制提供了初级传入途径的结构基础，也为内脏感觉传入的中枢通路的研究提供了重要线索。

内脏痛的临床表现十分复杂，即使是同样的疾病在不同患者之间的差异性也较为明显，且其分类也较为繁多。现将内脏痛按照不同的分类标准进行简要分类见表1-2。在此需要说明的是，采用神经传导机制分类及病因学分类方法时，并非每种内脏痛都是单独出现的，而可能有两种或三种疼痛类型混合发生，或某种类型内脏痛继发于另一种内脏痛而合并存在。

目前的研究证明，某些特定的刺激与内脏痛的产生有关，如中空器官的扩张、局部缺血、炎症和牵拉。用球囊产生的压力来模仿自然扩张刺激，发现从给予刺激到产生痛觉的时程与刺激强度密切相关，而刺激强度可以用扩张程度来表示。炎症和局部组织缺血通常会引起疼痛或痛觉过敏。例如，胃黏膜施以芥子油致红肿糜烂时，则可诱发出强烈的疼痛。另外，前列腺素、缓激肽、组胺等也可诱发疼痛。但内脏器官并非都是中空器官，而且也并非都有明确的痛觉感觉，如肝、肺、肾等皆为实质器官，虽然也有传入神经支配，但这些神经的功能仅限于调节活动而并不产生感觉。心血管、呼吸道、消化道、输尿管等中空器官，疼痛是唯一可以诱发的感觉。其传入纤维不仅可以调控脏器的生理功能，还可以感受伤害性刺激而介导疼痛。食管、结肠、直肠和膀胱等器官，不仅可以产生非疼痛性感觉如膀胱尿意和直肠便意，也可感受伤害性刺激引起痛觉。介导内脏痛的感受器一般认为是一些游离神经末梢，目前尚未发现有介导内脏痛的其他形式的感受器。这些感受器可感受缺血、痉挛、炎症等刺激。另外有些感受器可能在正常情况下对各种机械刺激不敏感，但在脏器出现炎症等病理变化后可被机械刺激激活。有关内脏痛的病因、症状、病理生理机制等，将在后续章节中详述。

表 1-2　常见的内脏痛分类方法与疼痛类型

分类方法	内脏痛类型	临床常见内脏痛
神经传导机制分类	通过内脏传入神经进行痛觉传导（真性内脏痛）	心绞痛，慢性胰腺炎痛，内脏器官癌性痛等
	壁胸膜、腹膜、纵隔、肠系膜等脊神经传入纤维传导(假性/壁性内脏痛)	腹膜炎疼痛，肋间神经痛等
	远隔部位产生的某些类躯体疼痛或痛觉过敏（内脏牵涉痛）	阑尾炎脐周痛，胆囊炎背痛，肾结石腰痛等
病因学分类	功能性内脏痛	神经症，肠易激综合征等
	炎性内脏痛	胆囊炎疼痛，胰腺炎疼痛，消化性溃疡疼痛等
	癌性内脏痛	肝癌疼痛，胰腺癌疼痛等
解剖学分类	胸腔疼痛	结核性胸膜炎痛，支气管扩张等
	腹腔疼痛	消化性溃疡疼痛，肠梗阻疼痛等
	盆腔疼痛	输尿管结石痛，间质性膀胱炎痛等

第二节　内脏痛的临床与生物学特点

一、内脏痛的临床特点

（一）临床中的内脏痛

当内脏系统处于健康状态时，仅可能引起极小的可意识到的感觉。在日常活动中，因消化或排泄需要所引起的饱胀、嗳气、排气等并不会引起不适的感觉。一般情况下，这些感觉往往仅可造成轻微不适，但当内脏发生病变或炎症时，平时并不引起有害反应的刺激可能会放大，并对患者造成较为严重的影响，进一步导致较为严重的不适或疼痛。在内脏疼痛中，恶心的发生率很高，此外还可能有盗汗、大汗、气促等自主神经反应。内脏痛所伴随的强烈情绪反应也是临床中非常棘手的问题之一，其出现的比例常取决于患者对疼痛感知的强度。强烈的情绪变化由内脏感觉引起的同时，还可进一步导致内脏感觉变化，因疼痛产生焦虑，焦虑又引起更严重的疼痛，从而可能形成一个正反馈通路，进一步加剧疼痛的程度。因此，内脏痛的病理学变化程度及其引起的疼痛强度之间的相关性较差。

通过对许多内脏痛疾病的观察，发现病理改变程度和症状严重程度不相符合是十分常见的。例如，通常情况下慢性胰腺炎有较为明确的病理改变，但疼痛程度的变化却并非与放射学或实验室检查结果的变化程度密切相关。当出现其他疾病时，如肠易激综合征、非心源性胸痛、胆囊切除术后综合征等，因为缺乏相关的病理基础，这些疼痛常被称为"功能性"疼痛，往往与蠕动、产气、摄入液体或食物产生压力改变有关，但"改变"活动的衡量往往又存在生理限制。因此，长期的"内脏高敏感性"或"内脏超敏"常被用来形容在无明显内脏病理改变时的不适或疼痛。

内脏痛的临床标志性特征之一就是其疼痛部位定位很难确定且很不稳定。研究者们直到现在仍在争论"真正的"内脏痛和"牵涉性"内脏痛的概念，它们之间的区别是一些疼痛定位上的差异。真正的内脏痛没有结构上的定位，但牵涉性内脏痛常可定位到非内脏神经支配的节段。一般来说，内脏痛位置较深且范围弥漫，往往定位广泛而难以定位于特定的器官。在内脏痛的定位诊断方面，当同一部位重复经历多次疼痛，可能使特定的感觉与特定的器官之间形成相应的联系（如复发性心绞痛）；更常见的是器官相关定位，它是指体检操作时直接刺激到相应的器官或因某项特定身体功能事件（如排尿）导致的疼痛发生。起源于特定器官的病理性内脏痛，可以在几个不同的区域同时感受到，有时即使病变的来源没有变化，疼痛亦有可能出现大范围的迁移。当痛觉感觉位置相对局限时，通常是内脏传入脊髓节段相同的神经传入的深部组织感觉。因此，牵涉痛映射的部位，可作为内脏传入途径的映射。临床文献中常提到的牵涉痛，一般包括两个独立的现象：①痛觉感觉转移到另一个区域（如心绞痛，可能有胸部、颈部或手臂疼痛）；②直接作用于不同部位的传入使得相同的区域变得敏感（如发生肾结石时，腰部肌肉触诊变得敏感）。后者也被称为继发性躯体痛觉过敏现象。内脏刺激导致的运动反射也是节段性的，可使相应位置发生肌张力增加甚至肌痉挛。

和其他的疼痛一样，临床上最常见的女性患者内脏痛与其月经周期相关，在经期前后疼痛强度会发生显著的爆发现象。这一现象在女性患者肠易激综合征、肾结石、间质性膀胱炎及妇科疾病疼痛中都得到了证实。有学者通过研究性别和月经周期对临床内脏痛的影响发现，正常的健康人群中性别或月经周期相关因素对疼痛有一定的影响，但在合并临床相关疾病的患者中，这些差异和影响会被显著放大。

（二）内脏痛与躯体痛的脊髓传导通路差异

关于内脏痛与躯体痛的痛觉传导通路之间的差异，近年来在不断展开深入的研究。当痛觉传导发生在脊髓水平时，信息会被传导至较高的信息加工点。有研究表明，内脏痛的传导途径不同于浅表性疼痛的感觉传导，且机制较为复杂。图 1-1 以肠道感觉传入为例，揭示了内脏传入的可能路径。

目前，美国、欧洲及亚洲等多个不同的神经外科研究机构已相继证明，脊髓背侧中部切开术（脊髓背侧中部消融）可用于盆腔、下腹部器官及部分上腹部器官（如胃、胰腺、肝胆系统等）疼痛的镇痛治疗。从传统意义上说，从脊髓后角到大脑的疼痛相关信息初级通路位于脊髓后角痛觉相关象限内的白质区域。对于皮肤痛觉感觉来说，脊髓后角的痛觉象限非常重要，因为这些区域的白质病变可能导致病变水平以下的对侧节段对伤害性刺激无反应。因此，手术损毁脊髓背侧中线部位继而产生临床镇痛作用与传统的观点相违背。但从目前的临床治疗效果来看，该类手术可能损毁的是脊髓背侧中线核纤细髓质的内脏传入，而并不影响延髓腹外侧区的内脏传入。同时，随着基础科学研究的不断深入，对这些临床观察的理论支持也逐渐增加。在灵长类动物中，脊髓背角中线损毁术可减少结直肠充胀所诱发的丘脑神经元的活动。在大鼠中已证实类似的损毁术可使结直肠充胀、十二指肠扩张、胰腺刺激、下肢截肢术后痛觉超敏等所致的丘脑神经元反应或疼痛行为反应减轻或消失。由此可

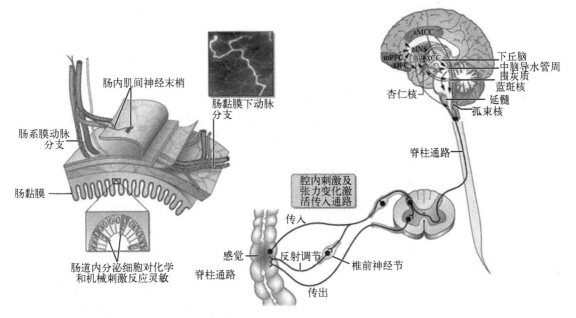

图 1-1 肠道感觉的生理

aMCC. 中扣带回前部；aINS. 前脑岛；mPFC. 内侧前额皮质；sgACC. 亚属前扣带回皮质；OFC. 前额叶眶回
[引自 Camilleri M, Boeckxstaens G, 2017. Dietary and pharmacological treatment of abdominal pain in IBS. Gut, 66(5):966-974.]

见，脊髓中线途径可能是重要的内脏疼痛的感觉传导途径之一。

二、内脏痛的功能成像

脑功能成像技术是一类无创的神经功能活动测量成像技术。脑功能研究主要探索认知和情绪的神经基础，而脑功能成像是十分重要的。通过正电子发射计算机断层成像（positron emission tomography，PET）及功能性磁共振成像技术，由内脏刺激引起的中枢神经系统相关区域活动增强的鉴定已在人类得以实现。目前与此相关的研究已经取得了一定的一致性，其中最值得关注的就是局部区域的血流增加。直肠扩张和膀胱充胀所导致的脑部选择性血流增加都集中发生在丘脑、下丘脑、中脑、脑桥和延髓。其皮质处理的区域包括前部和中部扣带回皮质、额叶和顶叶皮质及小脑。

当前，很多学者都在致力于研究内脏痛和浅表痛在功能成像中的区别。研究者采取加热刺激皮肤及扩张食管产生相匹配的疼痛强度。皮肤痛觉和食管痛觉都可导致顶叶皮质、丘脑、基底核及小脑的功能成像增强。相对食管疼痛而言，皮肤痛觉可诱发更强的前岛叶皮质激活，并能选择性地激活腹外侧前额皮质。食管疼痛比皮肤疼痛导致较弱的初级躯体感觉皮质、双侧初级运动皮质和前扣带回皮质前的激活。这些研究都表明，内脏痛和浅表痛感觉的脑内投射在某些结构区域是一致的，但在某些区域也存在一定的选择性。除此之外，功能性磁共振成像甚至还可能用于疼痛程度的鉴定，这是目前为止能够客观衡量疼痛的手段，但由于初始的条件不一、定位复杂、影响因素众多，因此尚处在研究阶段，还未能广泛用于临床。

当前，不仅关于内脏痛的功能成像是研究的热点，脑功能成像还被广泛应用于多种脑功能研究领域的探索，关于该部分内容本书第6章还有更加系统的讲述，在此不再赘述。

三、应激对内脏痛的影响

内脏痛的机制复杂，影响因素众多，且不同部位、不同病因的内脏痛机制及临床表现也各不相同。应激是众多影响的因素之一，因其十分常见，在此简要做一描述，以窥见内脏痛的简单机制。在情绪紧张时，腹部可能会产生平时没有的一些特殊的异样感觉。"肠道扭转"的感觉也可引起心率、呼吸和所有其他内脏功能的进一步变化。毫无疑问，情绪状态可以改变内脏感觉和内脏功能，但与此相反的情况也可能存在，与相同强度的浅表性疼痛相比较，内脏痛可能引起更为强烈的情感变化。许多研究都证实了这一现象，某些研究提供了最为直接明确的证据，即胸部正中皮肤的热刺激与食管球囊扩张刺激所进行的比较。研究者使用几种工具相继测量了强度相似的扩张刺激和热刺激后产生情绪反应的程度，旨在分析量化临床疼痛的情感成分。在测量诱发食管扩张的感觉时，相对于 Spielberger 情境-特质焦虑量表，McGill 疼痛问卷调查表中对引起食管扩张所做出词语的选择，反映出更强烈的情感成分。应激性生活事件已被视为引起弥漫性腹部内脏不适起源的经典"触发器"。因此，这些研究的结果表明，内脏痛可以产生焦虑，而焦虑的情绪又可以增加内脏痛，反过来又增加焦虑的情绪，从而形成一种类似于正反馈的恶性循环现象。

为了将生理因素从内脏痛的心理机制中剔除，必须将研究转向动物模型。然而，对动物情感经历的解释却存在严重的缺陷。因此，目前可以解决内脏刺激情绪影响问题的相关基本科学数据十分有限。通过观察动物对相关刺激的行为学改变以避免对该刺激的体验，似乎可以确定其对刺激的厌恶，但现有的文献研究非常有限。更多的文献关注已知诱发疼痛相关的行为学、反射、神经元的反应变化，这些实验操作对动物模型的影响相对更易于理解。

但是一直以来，应激导致的镇痛（或痛觉减退）又是一个公认的现象，这一般与皮肤的浅表痛觉相关。例如，士兵在战时可能会遭受严重的创伤，但他们往往在战斗平息后才会察觉到疼痛。然而，还发现应激诱导的痛觉过敏是与内脏痛觉感觉相关的现象。在动物模型中，经典的行为应激因素（如冷水游泳等）会使热刺激的反应发生阈值升高（应激诱导的镇痛），但与此同时动物也会对内脏刺激所产生的内脏运动反应活动增强。这种现象的出现往往与生命的早期不良事件有关，并可通过性腺激素、神经激肽、促肾上腺皮质激素释放因子和肥大细胞功能等对其进行调节。遗传因素也在其中发挥作用，因为实验测得焦虑评分较高的大鼠对内脏刺激的反应也明显增加。这种现象背后的机制可能与中枢神经系统的变化相关。研究者还发现，通过杏仁核注射皮质类固醇或盐皮质激素类药物所引起的中枢神经系统的改变，同样可以增加焦虑评分，并使得对内脏刺激的反应增强。结肠或膀胱充胀所导致的内脏运动反射增强，常被用来衡量动物对内脏刺激的高敏感性。在情绪状态改变和内脏敏感性之间，多种交互效应已在诊断和治疗中相继被发现，因此这两个因素在内脏痛觉过敏的神经生理学上是相互关联的。

四、不同内脏痛有不同特点

从本章开始对内脏痛所做的定义，将内脏痛和躯体表面疼痛进行了区分，然后将所有的内脏痛放在一起讨论，给人感觉似乎所有的内脏痛机制都是相同或相似的。

目前确实缺乏足够的信息对内脏痛做进一步的分型。最常用的分类方法就是按照上文中提到的几种方法来进行分类。除此之外，还会按照内脏痛所遵循的类似模式和疼痛部位在外周水平的分布，采取类似的脊髓处理和传输机制加以解释。具有对称结构的内脏器官（即卵巢、肾等），根据临床症状会出现传入至中枢神经系统的不对称性。足够激活各个器官系统初级传入神经元的化学和机械刺激强度，往往会因为其支配器官和传入通路的不同而不同。由于这些器官各自的内环境（如膀胱是无菌的，而下消化道存在肠道菌群）及其行使的功能并不相同，所以上述现象的出现也是合乎逻辑的。

内脏感觉通过脊髓背角中线区域的感觉上行通路，可能由于它们相对于中线的距离不同而不同。总体来说，各个器官系统在某些方面具有其独特性，但相对于浅表疼痛的系统关联，各类内脏器官的痛觉与其所在系统相关性更高，但这并不是说内脏痛和浅表性疼痛之间没有任何共同之处。位于脊髓背根神经节的与内脏伤害性感受相关的初级传入神经元胞体，以及感觉信息的启动过程（不包括脑神经传入）都位于或发生在脊髓背侧角水平。大多数情况下，接受内脏传入的背角神经元同样对浅表皮肤刺激有反应，伤害性内脏刺激激活的大部分大脑高级加工区域同样也可以被相应的皮肤刺激所激活。

总之，内脏痛与躯体表面疼痛的不同主要归咎于内脏初级传入换能器的编码性质及其在中枢神经系统的传入和分布。这些差异最终体现在疼痛定位上，以及情绪和自主神经反应程度上的差异。总之，这些差异导致了内脏痛独特的临床和生物学特点。

第三节　初识常见内脏痛

内脏痛作为临床上的一种常见症状，是许多患者门诊就医的重要原因之一，因此也是一种临床上急需解决的重要难题。对某些患者来说，内脏痛只是偶尔发生，但对某些患者来说这种疼痛体验却几乎每天存在，严重影响了生活质量。尽管内脏痛的发生比例非常高，但仅有相当小部分患者会因此而考虑就医。就医的人群与未就医的不同，因此有必要进行基于总人口的内脏痛发病率研究以确定其真正的发病率。

此外，有许多内脏器官的疼痛甚至可能会危及患者生命，如心肌梗死、肠梗死或急性胰腺炎等。内脏痛的鉴别诊断在当前的临床实践中十分重要，由于其特征往往表现为非典型且复杂多变，因此正确的鉴别诊断往往并不容易。更复杂的是，当同一患者多个脏器并发疼痛，会表现出一种复杂又常易被误诊的临床症状。腹部疼痛是某些疾病的特异性症状，常可根据疼痛的位置、性质等提示与之相关的疾病。因为疼痛的性质模糊且定位不准确，这类疼痛往往被认为是原发性疼痛。尽管内脏痛在临床上造成巨大的影响，但其机制仍不完全清楚。这就对确立正确有效的治疗方案十分不利。

与躯体痛、伤害性刺激疼痛等不同，内脏痛的诊断治疗往往较为复杂，究其原因是其本身的机制尚不完全清楚。在过去的 20 年里，研究已经确定了几种选择性的或交互性的信号通路，这些通路又包括传入和传出神经纤维的特定受体，如瞬时受体电位（transient receptor potential，TRP）通道受体、阿片类受体和大麻素受体等。在神经胃肠病学等相关领域的研究中，研究者又证实了交感神经系统外流增加是一种内脏高敏感性动物模型的重要致痛因素。内脏的超敏性或对肠内产生的有害和非有害刺激感觉的增加，是目前解释慢性腹痛患者内脏痛病因最主要的假说，其中痛觉超敏是指普通的疼痛刺激被机体误认为是更强烈的刺激。电、热、化学刺激等可用于评估内脏的超敏性，但在临床和临床前的研究中，通常采用气囊膨胀法等用于中空器官来产生刺激内脏的机械刺激。

一、简　介

许多调查资料表明，慢性和复发性疼痛多发生在胸部、腹部和骨盆区。调查显示，成人间歇性腹痛约占 25%，胸痛约占 20%，而超过 24% 的妇女常被盆腔疼痛所困扰。对于超过 2/3 的患者来说，疼痛被认为是日常生活的一部分，症状常常是通过自我进行管理的；而少部分则会去医疗机构寻求医生的帮助。内脏痛病情与生活质量下降有着紧密的联系，医疗费用和疾病导致的劳动能力下降都将给患者生活带来巨大的负担。

腹部疼痛是临床最为常见的内脏痛，可能是某种特定疾病的表现，但在许多患者中，所有的诊断检查都呈正常的或阴性的结果。这种来源于内脏的疼痛通常表现为感觉模糊、痉挛性疼痛、定位不明确。外科医生称之为非特异性腹痛，老版教科书则称之为非器质性疼痛，儿童腹痛多为复发性腹痛（recurrent abdominal pain，RAP）。当前，大多数患者的腹痛只是单纯性腹痛，但还有部分患者因疼痛剧烈而去医疗机构就诊，则可能被诊断为慢性功能性腹痛综合征。

腹痛的一般发病率高达 22% ~ 28%，女性较男性多发，所有腹痛患者中仅有约 20% 的人选择就医。而相当大一部分受访者，会受疼痛困扰而使日常生活受限，且程度无明显的性别差异。这也意味着在许多未确诊人群中，腹部疼痛也是影响日常生活的重要因素之一。成人腹痛的自然病程在很大程度上是未知的。在对人群腹部症状的复发和缓解情况的回访研究中发现，总患病率保持不变，但绝大多数患者病情好转。总体发病率约为 10%，消失率为 35%，总患病率保持不变是由于发病率和消失率的比较值不变。

功能性腹痛是腹痛入院患者的主要临床表现。早在数十年前，无明确原因的腹痛在男性住院的最常见原因中排名第十，而在女性中排名第六。这种情况至今没有得到改善，在教学医院外科病房中，有高达 67% 的连续入院患者属于"非特异性"腹痛。在英国，国民健康服务（NHS）每名患者的平均住院费用约为 807 英镑（主要由住院时间决定）。由此推算到整个英国，非特定腹痛的经济负担每年可能超过 1 亿英镑。

二、部分特定类型的内脏痛或腹痛综合征

1. 肠易激综合征　肠易激综合征（irritable bowel syndrome, IBS）代表了一组症状，包括腹痛和肠运动模式的改变，但缺乏任何潜在器质性损伤的证据。这些症状会持续很长时间，通常长达数年。根据便秘或腹泻发生与否，IBS 可分为四种主要类型：腹泻常见（腹泻型 IBS，即 IBS-D）、便秘常见（便秘型 IBS，即 IBS-C）、两者都常见（混合型 IBS，即 IBS-M）或两者都不常见（不定型 IBS，即 IBS-U）。IBS 会影响正常生活质量，常可导致缺课或工作缺席。在 IBS 患者中，常见的伴随症状还包括焦虑、重度抑郁、慢性疲劳综合征等障碍。目前，IBS 的病因尚不完全清楚。相关的理论研究包括脑 - 肠轴改变、肠动力

障碍、疼痛敏感性变化、感染（包括小肠细菌过度生长、神经递质、遗传因素及食物敏感性等）等。患者可能由肠道感染或生活压力事件等诱发起病，因此目前认为其是一种功能性胃肠道疾病。IBS 的诊断基于症状和体征，高危因素包括发病年龄超过 50 岁、体重减轻、大便失血或有炎性肠病家族史等。其他可能出现类似情况的疾病包括腹腔疾病、结肠炎、炎性肠病、胆汁酸吸收不良和结肠癌等。IBS 是无法治愈的，目前的各种治疗手段常用来改善其症状，包括饮食改变、药物治疗、疼痛治疗、益生菌和心理咨询等。饮食治疗措施包括增加可溶性纤维的摄入，限制摄入可发酵的低聚糖、双糖、单糖和多元醇（fermentable oligosaccharide, disaccharide, monosaccharide, and polyol，FODMAP）。此外，药物可用于治疗腹泻，泻药可用于治疗便秘，抗抑郁药等可能改善整体症状和疼痛，患者良好的教育和医患关系也是理疗护理的重要相关部分。

目前，发达国家有 10% ～ 15% 的人群受到 IBS 的影响。全球范围内，南美洲的发生率最高，而在东南亚较少见。性别方面，女性中的发病率是男性的 2 倍，且通常发生在 45 岁之前。随着年龄的增长，IBS 的发病率似乎呈下降趋势。IBS 一般不影响预期寿命或导致其他严重疾病。对 IBS 相关症状的第一次描述可追溯到 1820 年，而目前的术语"肠易激综合征"于 1944 年开始使用。

2. 慢性功能性腹痛　慢性功能性腹痛（chronic functional abdominal pain，CFAP）或功能性腹痛综合征（functional abdominal pain syndrome，FAPS）是指患者存在持续性的腹痛，但目前尚无明确的病因。它与肠易激综合征（IBS）很相似，但不如后者常见，许多治疗 IBS 的方法对 CFAP 患者也显示有益处。与 IBS 不同的是，CFAP

患者的便秘或腹泻等排便习惯没有变化，这也可能是二者的根本区别所在。

CFAP 的特征是慢性疼痛，但却缺乏任何合理的物理解释或发现（包括结构性、感染性或机械性原因等）。从理论上讲，CFAP 是神经系统的一种紊乱，这种紊乱表现为正常的伤害性神经冲动被放大，有点类似于"本来正常的声音被公放放大至音响系统而导致异常的巨响"，正常神经传导信号被"异常放大"为伤害性感受信号，从而导致疼痛发生。这种内脏过敏（或称高敏）可能是 CFAP 的一个单独原因，CFAP 也可能由以 IBS 为基础的同一类型脑-肠神经系统紊乱所引起。与 IBS 一样，有研究发现低剂量的抗抑郁药对控制 CFAP 的疼痛有一定帮助。

3. **功能性胸痛** 在临床中，胸痛是一种常见的症状，首先应考虑由心血管疾病所引起的胸痛。然而成人最常见的胸痛原因包括消化道疾病（42%）、冠状动脉疾病（31%）、肌肉骨骼疾病（28%）、心包炎（4%）和肺栓塞（2%）。其他不太常见的原因包括肺炎、肺癌和主动脉瘤。此外，胸痛的心理原因包括惊恐发作等。可见非心源性因素引起的胸痛较心源性胸痛更多见。功能性胸痛也称非心源性胸痛（non-cardiac chest pain，NCCP），有报道称我国 NCCP 的发病率高达 13.9%，但对其的研究及投入相对较少，远远低于心源性胸痛。

在儿童中，引起胸痛的最常见原因是肌肉骨骼疾病（76% ~ 89%）、运动诱发哮喘（4% ~ 12%）、胃肠道疾病（8%）和心理原因（4%）。另外，儿童胸痛也可能包括先天性的原因。

目前认为，非心源性胸痛由于病因不同，在临床实践中也应根据其不同的病因而采取不同的治疗策略。因此，正确地认识疾病来源，进而形成正确的诊断，是 NCCP 有效治疗的关键前提。

4. **儿童反复发作性腹痛** 腹痛是儿童最常见的症状之一。儿童疼痛通常为急性发作，可能的原因分为胃肠道因素或肠道外因素，具体包括胃肠道感染、饮食不当、尿路感染及其他更危险的外科疾病，如急性阑尾炎等。如处理得当，这种急性腹痛通常不会导致长期的后遗症。然而，小儿腹痛的治疗也常常存在一些困难。首先，在幼儿中，疼痛的病史描述通常是"二手的"，即患儿本人不足以描述清楚疼痛的部位、性质等，而往往由其父母或看护人代为转达。尽管如此，大多父母在提供他们孩子腹痛病因方面，还是能起到帮助作用的。此外，因患儿配合不佳或表达欠缺等因素，小儿腹痛的体格检查往往难度较大。

反复发作性腹痛（recurrent abdominal pain，RAP）在儿童中十分常见，可影响到高达 10% ~ 20% 的学龄期儿童。在 20 世纪中叶，由 Apley 和 Naish 两位学者首先发表了有关儿童 RAP 的报道，他们指出，在绝大多数情况下 RAP 并没有确切的病因，因此认为其是儿童心理因素所导致的。在幼儿中，腹痛常定位模糊，通常患儿常会指出疼痛位于腹部的中心区域。此外，疼痛的严重程度和频率与病因无关。

"反复发作"主要指疼痛的持续时间和频率，通常认为持续时间至少 3 个月，在这期间，至少有 3 次疼痛发作严重到足以影响患儿的日常活动。多年来，随着医学技术的进步和对腹痛病理生理学的更好理解，有越来越多的器质性病因被发现。然而目前认为，儿童 RAP 最常见的病因仍然是功能性的。

5. **慢性盆腔疼痛** 盆腔痛广义上是指盆腔部位及其周围的疼痛，通常急性疼痛比慢性疼痛更常见。如果疼痛持续超过 6 个月，则被认为是慢性盆腔疼痛（chronic pelvic pain，CPP）。CPP 不仅常见于女性患者，在男性中也较多见。盆腔痛常见原因包括妇女子宫内膜异位症、肠粘连、肠易激综合征和间质性膀胱炎等。此外，急慢性盆腔痛也可能由更多其他因素导致，如心理、神经、肌肉等功能异常。

目前，对该疾病的认识普遍不够充分，诊断与治疗往往缺乏统一标准，或导致认识不足延误治疗，或导致疾病复杂化而过度治疗，甚至最终采取脏器切除等终极手段，仍不能改善疼痛症状。因此，了解CPP的具体病因及其疼痛机制，从而明确诊断，并关注社会心理因素在疾病发生发展中的作用，进而采取多学科联合诊疗的办法，是目前对该疾病认识发展的主流观点。

6. 功能性肛门直肠痛 功能性肛门直肠痛（functional anorectal pain，FARP）是一种肛门直肠的非器质性疾病，具体发病机制目前尚不清楚。根据疼痛的持续时间和肛肠压痛的存在与否，功能性肛肠疼痛障碍可分为三种：提肛综合征、不明原因的肛肠疼痛和直肠痛。提肛综合征和不明原因的肛肠疼痛患者有慢性疼痛或间歇性疼痛，且伴随长时间发作。提肛综合征与触诊肛提肌的触痛有关，原因不明的肛门直肠疼痛则与触痛无关。相比而言，直肠炎疼痛则是短暂的（常持续几秒到几分钟），且往往很少发生（即一个月一次或频率更低）。

临床上，遇到肛门坠胀患者时应考虑到盆底肌肉、神经功能异常引起的功能性疾病，而不应局限于肛门直肠器质性疾病，以致错误诊断和治疗延误患者病情。随着生物-心理-社会医学模式的改变及对内脏痛脑-肠轴机制研究的不断深入，与其他功能性胃肠病一样，社会心理因素对FARP的重要影响应得到足够重视。

7. 癌性内脏痛 顾名思义，癌性内脏痛是由肿瘤引起的一种特殊类型的内脏痛，相比于一般内脏痛来说更为复杂，同时易受患者情绪、认知等精神因素影响，精神因素又受文化、宗教等因素影响，因此无论是诊断还是治疗，目前仍是十分棘手的。据不完全统计，约有50%的癌症患者存在疼痛治疗不足，在少数类型的肿瘤患者中，疼痛治疗不足的比例甚至更高，极大了影响了肿瘤患者的生存质量，也是很多患者"谈癌色变"的重要原因之一。与大众认知不同的是，未正规治疗的疼痛并非无关紧要，长期慢性疼痛能改变免疫系统甚至器官功能，增加患者焦虑和抑郁，进而严重影响健康和生活质量，甚至可能加速患者死亡。

在全球范围内，癌性内脏痛的治疗程度极不统一；即使在国内，由于经济因素、患者受教育程度、心理因素影响、医生认知因素等，同样疼痛程度的患者，可能接受的疼痛相关治疗也是千差万别。少数患者和老年人可能更不愿意与医生谈论他们的疼痛，他们认为疼痛是癌症恶化的信号，坚信疼痛无法缓解，对药物治疗的成瘾性和副作用的担忧没有得到解决，也可能因为支付不起镇痛药物的治疗费用。事实上，由于肿瘤原发的部位不同，癌性内脏痛的患病率也各不相同。在肿瘤发生的不同时期，疼痛的发生率及程度也不尽相同，通常越晚期的癌性内脏痛疼痛发生率越高，疼痛强度越大，往往到了疾病晚期，疼痛的控制难度也最大。此外，肿瘤转移导致的疼痛也十分常见，且在进展期和终末期癌症中更为常见，程度也更为严重。但无论哪种原因引起的何种程度及性质的癌痛，患者都有权利获得安全、有效、副作用小的疼痛治疗，这也要求所有医生都应当正确认识与对待癌性内脏痛，以期用当前最理想的方法治疗每一名癌性内脏痛患者。

三、小　结

本章重点回顾了临床中最为常见的几种内脏痛疾病的特点及其流行病学，相对于后续章节详尽具体的讲述，本章更为主要的目的是让广大读者对内脏痛相关疾病与研究有初步的认识，为日后的深入了解与研究打下初步基础，也可以帮助读者尽快地了解本书后续内容的大致讲述范畴。虽然许多患者并未排除内脏器质性病变的诊断，但目前的文献研究多提示大部分患者确实存在功能性问题。由于这类疾病在分类及治疗上比较困难，因此，进一步深入了解内脏痛的病因和发病机制，进而研究和探寻相应的治疗对策及其临床疗效，对降低患者的痛苦、减少不必要的医疗成本都有着积极而深远的意义。同时，除上述特定类型的内脏痛或腹痛以外，临床上还有多种不同类型或混合发生的与内脏相关的疼痛，在后续相关章节中，会根据多种内脏痛及内脏相关性疼痛的病因机制、流行病学、诊断治疗、研究进展等，分别从多个角度出发，一一加以详述。

（陆智杰　虞大为　缪雪蓉）

参 考 文 献

Al-Chaer ED, Traub RJ, 2002. Biological basis of visceral pain : recent developments. Pain, 96(3): 221-225.

Arendt-Nielsen L, Bajaj P, Drewes AM, 2004. Visceral pain : gender differences in response to experimental and clinical pain. Eur J Pain, 85: 465-472.

Bradesi S, Eutamene H, Garcia-Villar R, et al. 2003. Stress-induced visceral hypersensitivity in female rats is estrogen-dependent and involves tachykinin NK1 receptors. Pain, 102(3):227-234.

Camilleri M, Boeckxstaens G. 2017. Dietary and pharmacological treatment of abdominal pain in IBS. Gut, 66(5):966-974.

Castd LD, Ahernethy AP, Li K, et al. 2007. Hazards for pain severity and pain interference with daily living, with exploloration of brief pain inventory outpoints, among women with meta-static breast cancel. J Pain Symptom Manage, 34 : 380-392.

Cervero F, Laird JM, 2004. Understanding the signaling and transmission of visceral nociceptive c vents. J Neurobiol, 61(1): 45-54.

Chang L, Pimentel M, Lembo A, et al. 2015. Characterizing the effect of rifaximin on individual symptoms of IBS-D: findings from the open-label phase of TARGET 3. Gastroenterology, 148:S653.

Delgado-Aros S, Camilleri M, 2005. Visceral hypersensitivity. J Clin Gastroenterol, 39:S194-203.

Derbyshire SW, 2003. A systematic review of neuro imaging data during visceral stimulation. Am J Gastroenterol, 98(1): 12-20.

Drossman DA, Li Z, Andruzzi E, et al. 1993. U. S. householder survey of functional gastrointestinal disorders. Prevalence, sociodemography, and health impact. Dig Dis Sci, 38 (9): 1569-1580.

Eslick GD, Coulshed DS, Talley NJ, 2002. Review article : the burden of illness of non-cardiac chest pain. Aliment Pharmacol Ther, 16 (7): 1217-1223.

Giamberardino MA, DeLaurentis S, Affaitati G, 2001. Modulation of pain and hyperalgesia from the urinary tract by algogenic conditions of the reproductive organs in women. Neurosci Lett, 304(1-2):61-64.

Gué M, DelRio-Lacheze C, Eutamene H, et al. 1997. Stress-induced visceral hypersensitivity to rectal distension in rats : role of CRF and mast cells. Neuro-gastroenterol Motil, 9(4):271-279.

Gunter WD, Shepard JD, Foreman RD, et al. 2000. Evidence for visceral hypersensitivity in high anxiety rats. Physiol Behav, 69(3):379-382.

Hirshberg RM, Al-Chaer ED, Lawand NB, et al. 1996. Is there a pathway in the posterior funiculus that signals visceral pain ? Pain, 67(2-3): 291-305.

Kim YS, Kwon SJ, 2000. High thoracic midline dorsal column myelotomy for severe visceral pain due to advanced stomach cancer. Neurosurgery, 46(1):85-90.

Klooker TK, Braak B, Koopman KE, et al. 2010. The mast cell stabiliser ketotifen decreases visceral hypersensitivity and improves intestinal symptoms in patients with irritable bowel syndrome. Gut, 59:1213-1221.

Locke GR3rd, Talley NJ, Fett SL, et al. 1997. Prevalence and clinical spectrum of gastroesophageal reflux : a population-based study in Olmsted County, Minnesota. Gastroenterology, 112 (5): 1448-1456.

Mayer EA, Labus JS, Tillisch K, et al. 2015. Towards a systems view of IBS. Nat Rev Gastroenterol Hepatol, 12:592-605.

Michaelis M, Häbler HJ, Jäenig W, 1996. Silent afferents : a separate class of primary afferents? Clin Exp Pharmacol Physiol, 23 (2): 99-105.

Procacci P, Maresca M, Cersosimo RM, 1991. Visceral pain : pathophysiology and clinical aspects. Adv Exp Med Biol, 298: 175-181.

Qin C, Greenwood-Van Meerveld B, Foreman RD, 2003. Spinal neuronal responses to urinary bladder stimulation in rats with corticosterone or aldosterone onto the amygdala. J Neurophysiol, 90 (4): 2180-2189.

Sperber AD, Drossman DA, 2000. Chronic functional abdominal pain (CFAP). Curr Treat Options Gastroenterol, 3 (4): 315-328.

Thompson WG, Longstreth GF, Drossman DA, et al. 1999. Functional bowel disorders and functional abdominal pain. Gut, 45 Suppl 2 : II 43-47.

Wong WM, Lam KF, Cheng C, et al. 2004. Population based study of non-cardiac chest pain in southern Chinese : prevalence, psychosocial factors and health care utilization. World J Gastroenterol, 10 (5): 707-712.

第2章 内脏神经的解剖

第一节 概 述

内脏神经系统（visceral nervous system）是整个神经系统的一个组成部分，按照分布部位的不同，可分为中枢部和周围部。

内脏神经中枢部位于脊髓、脑干、间脑和大脑皮质。内脏刺激信号传入中枢神经，引发机体两种不同的生理反应，一种是不引起主观性感觉，但可通过科学手段获取，如血压波动、肺扩张、肠管蠕动等，即传统意义的自主性活动。这些反射活动，部分可通过内脏壁内的短回路反射弧实现。另一种内脏信号冲动，传递到中枢神经引起大脑产生感觉意识，其中最典型的就是内脏痛。

周围部主要分布于内脏、心血管和腺体，故名内脏神经。内脏神经和躯体神经一样，按照纤维的性质，可分为感觉和运动两种纤维成分。内脏运动神经调节内脏、心血管的运动和腺体的分泌，通常不受人的意志控制，是不随意的，故又将其称为自主神经系统（autonomic nervous system）；又因它主要是控制和调节动植物共有的物质代谢活动，并不支配动物所特有的骨骼肌的运动，所以也称为植物神经系统（vegetative nervous system）。根据形态、功能和药理等特点，内脏运动神经可分为交感神经和副交感神经两部分（图2-1）。肠神经系统在结构和功能上有别于交感神经系统和副交感神经系统，但其参与和介导肠道的自主运动，也属于自主神经系统的一部分。内脏感觉神经的初级感觉神经元也位于脑神经和脊神经节内，周围支则分布于内脏和心血管等处的内感觉器，把感受到的信息传递到各级中枢，也可到达大脑皮质，内脏感觉神经传来的信息经中枢整合后，通过内脏运动神经调节这些器官的活动，从而在维持机体内、外环境的动态平衡，保持机体正常生命活动中发挥重要作用。

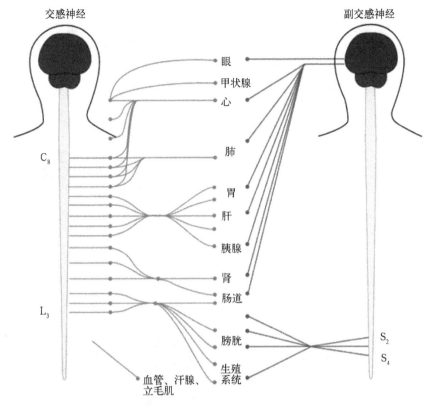

图 2-1　交感神经和副交感神经

第二节　内脏运动神经

一、内脏运动神经与躯体运动神经的区别

一般而言，躯体运动神经受意志控制，内脏运动神经不受意志控制。两者在结构和功能方面也有较大差别，现就其形态结构上的差异总结见表 2-1。

表 2-1　内脏运动神经与躯体运动神经的区别

区别点	内脏运动神经	躯体运动神经
支配的器官	平滑肌、心肌和腺体	骨骼肌
纤维成分	交感神经和副交感神经	只有一种
从低级中枢到效应器的神经元数目	两个神经元：节前神经元、节后神经元（图 2-2）	只有一个
纤维粗细	薄髓（节前纤维）和无髓（节后纤维）的细纤维（图 2-2）	粗的有髓纤维
节后纤维分布形式	攀附脏器或血管形成神经丛，由神经丛再分支至效应器（图 2-3）	以神经干形式分布
是否受意志控制	否	是

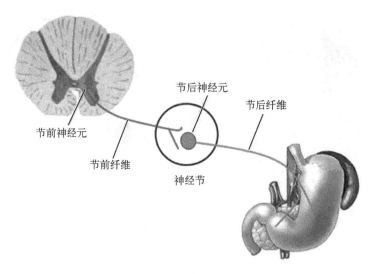

图 2-2 内脏运动神经

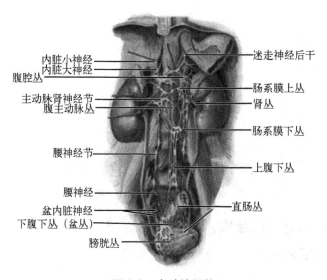

图 2-3 内脏神经丛

二、交感神经解剖

交感神经（sympathetic nerve）是内脏运动神经的一部分，与副交感神经（parasympathetic nerve）和肠神经系统共同组成自主神经系统。

1. 交感神经的生理功能 交感神经的主要功能是刺激机体的"fight or flight"（战斗或逃逸）反应。交感神经兴奋会引起瞳孔散大，心率加快，皮肤及内脏血管收缩，冠状动脉扩张，血压上升，小支气管舒张，胃肠蠕动减弱，膀胱壁肌肉松弛，唾液分泌减少，汗腺分泌汗液、立毛肌收缩等。当机体处于紧张活动状态时，交感神经活动起着主要作用。

2. 交感神经的组成 交感神经的低级中枢位于脊髓 $T_1 \sim L_{2/3}$ 节段的中间带外侧核（节前神经元）。节前神经元发出的节前纤维经由前根出椎间孔，节前纤维终止于相应的节后神经元（交感神经节），换元后发出节后纤维至效应器。交感神经的周围部包括交感干、交感神经节，以及由神经节发出的分支和交感神经丛等。交感神经节因其所在位置不同，又可分为椎旁神经节和椎前神经节（图 2-4，图 2-5）。

（1）椎旁神经节（paravertebral ganglia）：即交感干神经节（ganglia of sympathetic trunk），位于脊柱两旁，借节间支（interganglionic branch）连成左、右两条交感干（sympathetic-trunk）。交感干分布于颅底至尾骨，在尾骨的前方两干合并。交感干分颈、胸、腰、骶、尾 5 部。各部交感神经节的数目，除颈部有 3 ～ 4 个节和尾部为 1 个节外，其余各部均与该部椎骨的数目近似，每一侧交感干神经节的总数为 19 ～ 24 个。交感干神经节由多极神经元组成，大小不等，部分交感神经节后纤维即起自这些细胞。

（2）椎前神经节：呈不规则的结节状团块，位于脊柱前方，腹主动脉脏支的根部。椎前神经节包括腹腔神经节（celiac ganglia）、肠系膜上神经节（superior mesenteric ganglion）、肠系膜下神经节（inferior mesenteric ganglion）、主动脉肾神经节（aorticorenal ganglia）等。

3. 交感神经与脊神经之间的联系
交通支（communicating branch）：每一个交感干神经节与相应的脊神经之间有交通支相连。交通支分白交通支和灰交通支。白交通支主要由具有髓鞘的节前纤维组成，呈白色，故称白交通支（white communicating branch）。节前神经元的胞体仅存在于脊髓 $T_{1～12}$ 和 $L_{1～3}$ 节段的脊髓侧角，白交通支也只存在于 T_1 ～ L_3 各脊神经的前支与相应的交感干神经节之间。灰交通支连于交感干与 31 对脊神经前支之间，由交感干神经节细胞发出的节后纤维

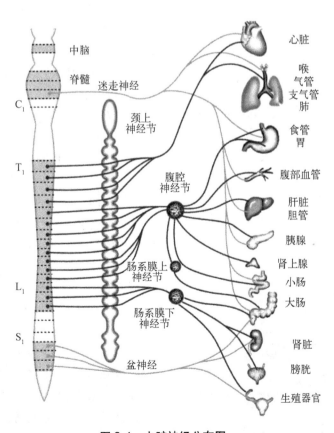

图 2-4　内脏神经分布图

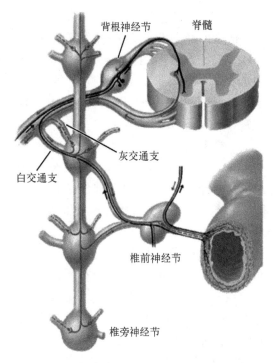

图 2-5　椎旁神经节与椎前神经节

组成，多无髓鞘，色灰暗，故称灰交通支 (grey communicating branch)（图 2-6）。

4. 交感神经的总体行程

（1）交感神经节前纤维的去向：节前纤维由脊髓中间带外侧核发出，经脊神经前根、脊神经干、白交通支进入交感干后，有 3 种去向。①终止于相应的椎旁神经节，

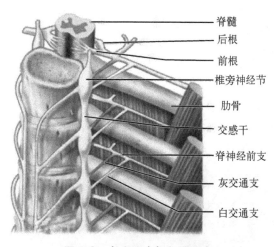

图 2-6　白交通支与灰交通支

并换神经元。②在交感干内上升或下降，终止上方或下方的椎旁神经节。一般认为来自脊髓上胸段（$T_{1 \sim 6}$）中间带外侧核的节前纤维，在交感干内上升至颈部，在颈部椎旁神经节换元；中胸段者（$T_{6 \sim 10}$）在交感干内上升或下降，至其他胸段交感神经节换元；下胸段和腰段者（$T_{11} \sim L_3$）在交感干内下降，在腰骶部交感神经节换元。③穿过椎旁神经节后，至椎前神节换神经元。

（2）交感神经节后纤维的去向（图 2-4）：①发自交感干神经节的节后纤维经灰交通支返回脊神经，随脊神经分布至头颈部、躯干和四肢的血管、汗腺和立毛肌等。31 对脊神经与交感干之间都有灰交通支联系，其分支一般都含有交感神经节后纤维。②攀附动脉走行，在动脉外膜形成相应的神经丛，如颈内、外动脉丛、腹腔丛、肠系膜上丛等，并随动脉分布到所支配的器官。③由交感神经节直接分布到所支配的脏器。

5. 交感神经的部位分布

（1）颈部：颈交感干位于颈动脉鞘后方，颈椎横突的前方。一般每侧有 3 ~ 4 个交感节，多者达 6 个，分别称颈上、中、下节。颈上神经节 (superior cervical ganglion) 最大，呈梭形，位于 $C_{2, 3}$ 横突前方、颈内动脉后方。颈中神经节 (middle cervical ganglion) 最小，有时缺如，位于 C_6 横突处。颈下神经节 (inferior cervical ganglion) 位于 C_7 横突前方，椎动脉的始部后方，常与 T_1 神经节合并成颈胸神经节 (cervicothoracic ganglion)（亦称星状神经节，stellate ganglion）。

颈部交感干神经节发出的节后神经纤维的分布如下：①经灰交通支加入 8 对颈神经，随颈神经分支分布于头颈和上肢的血管、汗腺、立毛肌等。②由神经节发出分支至颈内、外动脉，锁骨下动脉和椎动

脉等，攀附于动脉表面，形成相应的动脉神经丛，伴随动脉的分支至头颈部的腺体（泪腺、唾液腺、口腔和鼻腔黏膜内腺体、甲状腺等）、立毛肌、血管、瞳孔开大肌、眼睑平滑肌等。③神经节发出的咽支，直接进入咽壁，与迷走神经、吞咽神经发出的咽支（含副交感纤维）共同组成咽丛，分布于咽壁，并有分支至喉与颈动脉小球。④3对颈交感神经节分别发出心上、心中和心下神经等独立分支，向下入胸腔参与组成心丛（图 2-4，图 2-7）。

（2）胸部：每侧有 10～12 个（以 11 个最为多见）胸交感神经节（thoracic ganglia）。向上与颈交感干相连，向下穿膈续于腰交感干。上胸部交感节位于脊柱两旁，肋头前方或稍外侧，越过肋间血管和神经前面，向下渐移至椎体前面。胸交感干的椎旁神经节体积均较小。胸交感干发出下列分支：①经灰交通支与 12 对胸神经相连，并随其分布于胸腹壁的血管、汗腺、立毛肌等。②从上 5 对胸交感干神经节发出许多分支，参加胸主动脉丛、食管丛、肺丛及心丛等。

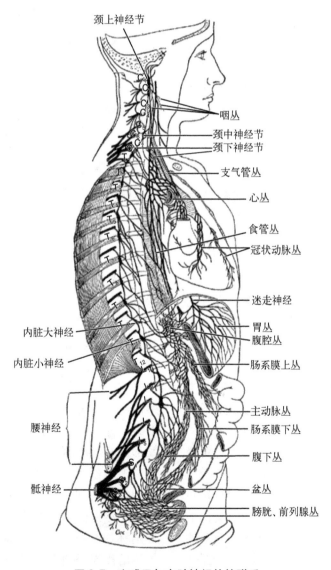

图 2-7　交感干与内脏神经丛的联系
（引自 https://en.wikipedia.org/wiki/Sympathetic_nervous_system）

③内脏大神经（greater splanchnic nerve）起自 T_5 或 $T_{6\sim9}$ 交感干神经节，由穿过这些神经节的节前纤维组成，向前下方走行中合成一干，并沿椎体前面倾斜下降，穿膈脚入腹腔，终止于腹腔神经节。④内脏小神经（lesser splanchnic nerve）起自 $T_{10\sim12}$ 交感干神经节的节前纤维，下行穿膈脚入腹腔，终止于主动脉肾神经节。在腹腔神经节、主动脉肾神经节等换神经元后的节后纤维，分布至肝、脾、肾等实质性脏器和结肠左曲以上的消化管。

值得注意的是，内脏大、小神经虽然经过椎旁神经节，但并未在该神经节换神经元，而是分别到腹腔神经节和主动脉肾神经节换元，然后再支配相应的内脏器官。因此，它们属于交感神经的节前纤维（图2-4，图2-7）。

（3）腰部：腰交感干向下行于腰椎体前外侧与腰大肌内侧缘之间，下端经髂总血管的后方进入盆腔。右侧位于下腔静脉外侧或部分被下腔静脉覆盖；左侧位于腹主动脉外侧。腰部椎旁神经节一般每侧为4个，亦可少至2个，形状不规则，均较小。其分支如下：①灰交通支连接5对腰神经，并随腰神经分布。②腰内脏神经（lumbar splanchnic nerve）由穿经腰神经节的节前纤维组成，终止于腹主动脉丛和肠系膜下丛内的椎前神经节，并更换神经元，节后纤维分布至结肠左曲以下的消化管及盆腔脏器，并有纤维伴随血管分布至下肢。当下肢血管痉挛时，可手术切除腰交感干以获得缓解（图2-4，图2-7）。

（4）盆部：盆交感干沿骶前孔内侧降至尾骨前面，有2～3对骶交感干神经节（sacral ganglia）和1个奇神经节（impar ganglion）。其分支如下：①灰交通支，加入邻近各骶神经，分布于下肢及会阴部的血管、汗腺和立毛肌。②一些小支加入盆丛，分布于盆腔脏器（图2-4，图2-7）。

可见交感神经节前、节后纤维分布均有一定规律。来自脊髓 $T_{1\sim5}$ 节段中间带外侧核的节前纤维，更换神经元后，其节后纤维支配头、颈、胸腔脏器和上肢的血管、汗腺和立毛肌；来自脊髓 $T_{5\sim12}$ 节段中间带外侧核的节前纤维，更换神经元后，其节后纤维支配肝、脾、肾等实质性器官和结肠左曲以上的消化管；来自脊髓上腰段中间带外侧核的节前纤维，更换神经元后，其节后纤维支配结肠左曲以下的消化管、盆腔脏器及下肢的血管、汗腺和立毛肌。

三、副交感神经解剖

1. 副交感神经的生理功能　副交感神经系统的作用与交感神经作用相反，两者处于相互平衡制约中。副交感神经系统可保持身体在安静状态下的生理平衡，其作用有三个方面：①增进胃肠的活动、消化腺的分泌，促进大小便的排出，保持身体的能量。②瞳孔缩小以减少刺激，促进肝糖原的生成，以储蓄能源。③使心率减慢，血压降低，支气管缩小，以节省不必要的消耗，协助生殖活动，如使生殖血管扩张、性器官分泌液增加。

2. 副交感神经的组成　副交感神经包括节前神经元、节前纤维和节后神经元、节后纤维，其低级中枢位于脑干的副交感神经核和脊髓 $S_{2\sim4}$ 节段灰质的骶副交感核（节前神经元）。周围部的副交感神经节，称器官旁节和器官内节，位于颅部的副交感神经节较大，肉眼可见，计有睫状神经节、下颌下神经节、翼腭神经节和耳神经节等。颅部副交感神经节前纤维即在这些神经节内交换神经元，然后发出节后纤维随相应脑神经到达所支配的器官。节内并有交感神经及感觉神经纤维通过（不交换神经元），分别称为交感根及感觉根。位于身体其他部位的副交感神经节很小，需借助显微镜才能看到。例如，位于心丛、肺丛、膀胱丛和子宫阴道丛内的神经节，以及位于支气管和消化管壁内的神经节等（图 2-8）。

3. 副交感神经的分布

（1）颅部副交感神经：其节前纤维行于第Ⅲ、Ⅶ、Ⅸ、Ⅹ对脑神经内，概括介绍如下（图 2-9）。

1）动眼神经副交感核发出的副交感节前纤维随动眼神经出颅，进入眶腔后到达睫状神经节内交换神经元，其节后纤维进入眼球壁，分布于瞳孔括约肌和睫状肌。

2）上泌涎核发出的副交感节前纤维，随面神经出颅，一部分经岩大神经至翼腭窝内的翼腭神经节换神经元，节后纤维分布于泪腺、鼻腔、口腔及腭黏膜的腺体。

另一部分节前纤维经鼓索，加入舌神经，再到下颌下神经节换神经元，节后纤维分布于下颌下腺和舌下腺。

3）下泌涎核发出的副交感节前纤维，随舌咽神经出颅，经鼓室神经转到卵圆孔下方的耳神经节换神经元，节后纤维经耳颞神经分布于腮腺。

4）延髓的迷走神经背核发出的副交感节前纤维，随迷走神经出颅，分支到达胸、腹腔脏器附近或壁内的副交感神经节换神经元，节后纤维分布于心肌、平滑肌和腺体。其中至心脏的节前纤维在心丛或心房壁内神经节换元；至消化管的副交感节前纤维至消化管壁内参与组成黏膜下神经丛

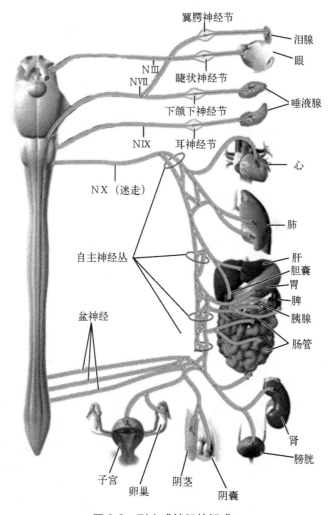

图 2-8　副交感神经的组成

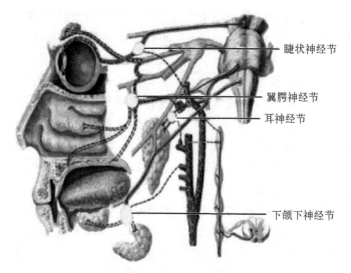

图 2-9 颅部副交感神经节

睫状神经节

翼腭神经节

耳神经节

下颌下神经节

(Meissner 神经丛) 和肌间神经丛 (Auerbach 神经丛), 并在壁内神经节或丛间神经节换神经元, 发出节后纤维支配相应的器官。

(2) 骶部副交感神经：节前纤维起自脊髓 $S_{2\sim4}$ 节段的骶副交感核, 随骶神经前支出骶前孔, 又从骶神经分出组成盆内脏神经 (pelvic splanchnic nerve) 加入下腹下丛, 即盆丛。随盆丛分支分布到结肠左曲以下的消化管和盆腔脏器, 在这些器官旁或壁内神经节换元, 节后纤维分布于上述器官的平滑肌和腺体。部分副交感纤维分布于阴茎或阴蒂, 引起海绵体血管扩张使其勃起, 故盆内脏神

经又称勃起神经 (图 2-3)。

四、交感神经与副交感神经的主要区别

交感神经和副交感神经都是内脏运动神经, 常共同支配一个器官, 形成对内脏器官的双重神经支配。但在来源、形态结构、分布范围和功能上, 交感与副交感神经又各有其特点, 概括见表 2-2。

五、内脏神经丛

交感神经、副交感神经和内脏感觉神

表 2-2 交感神经与副交感神经的区别

区别点	交感神经	副交感神经
低级中枢	脊髓胸腰部灰质的中间带外侧核	脑干脑神经副交感核和脊髓骶部的副交感核
周围神经节的位置	脊柱两旁 (椎旁神经节)、脊柱前方 (椎前神经节)	器官附近 (器官旁节)、器官壁内 (器官内节)
节前神经元与节后神经元的比例	1 个节前神经元的轴突可与许多节后神经元组成突触	1 个节前神经元的轴突与较少的节后神经组成突触
分布范围	除至头颈部、胸、腹腔脏器外, 尚遍及全身血管、腺体、立毛肌等	分布较局限, 大部分血管、汗腺、立毛肌、肾上腺髓质均无副交感神经支配
对器官的作用	两者作用不同, 互相拮抗和统一	

经在分布于脏器的过程中，互相交织共同构成内脏神经丛（自主神经丛或植物神经丛）。这些神经丛主要攀附于头、颈部和胸、腹腔内动脉的周围，或分布于脏器附近和器官之内。除颈内动脉丛、颈外动脉丛、锁骨下动脉丛和椎动脉丛等没有副交感神经参加外，其余的内脏神经丛均由交感和副交感神经组成。另外，在这些丛内也有内脏感觉纤维通过。现将胸、腹、盆骶部重要的神经丛描述如下。

1. 心丛（cardiac plexus）　心丛由交感干的颈上、中、下节和 $T_{1\sim4/5}$ 节发出的心支及迷走神经的心支共同组成。按位置心丛可分为心浅丛及心深丛，浅丛位于主动脉弓下方，深丛位于主动脉弓和气管杈之间。心丛内有心神经节（副交感节），来自迷走神经的副交感节前纤维在此交换神经元。心丛的分支又组成心房丛和左、右冠状动脉丛，随动脉分支分布于心肌（图 2-10）。

2. 肺丛（pulmonary plexus）　肺丛位于肺根的前、后方，丛内亦有小的神经节。肺丛由迷走神经的支气管支和交感干的 $T_{2\sim5}$ 节的分支组成，其分支随支气管和肺血管的分支入肺（图 2-11）。

3. 腹腔丛（celiac plexus）　腹腔丛是最大的内脏神经丛，位于腹腔动脉和肠系膜上动脉根部周围，主要由腹腔神经节、肠系膜上神经节、主动脉肾神经节等，以及来自胸交感干的内脏大、小神经和迷走神经后干的腹腔支及腰上部交感神经节的分支共同构成。腹腔丛伴随动脉的分支可分为许多副丛，如肝丛、胃丛、脾丛、肾丛及肠系膜上丛等，各副丛则分别沿同名血管分支到达各脏器（图 2-3）。

4. 腹主动脉丛（abdominal aortic plexus）　腹主动脉丛位于腹主动脉两侧，是腹腔神经丛在腹主动脉表面向下延续部分，还接受 $L_{1\sim2}$ 交感神经节的分支。此丛分出肠系膜下丛，沿同名动脉分支分布于结肠左曲以下至直肠上段。一部分纤维下行入盆腔，参与腹下丛的组成；另一部分沿髂总动脉和髂外动脉分布于下肢的血管、汗腺和立毛肌（图 2-3）。

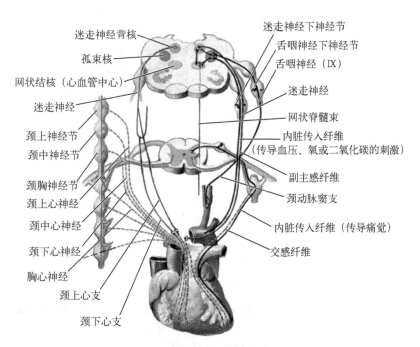

图 2-10　心丛的组成

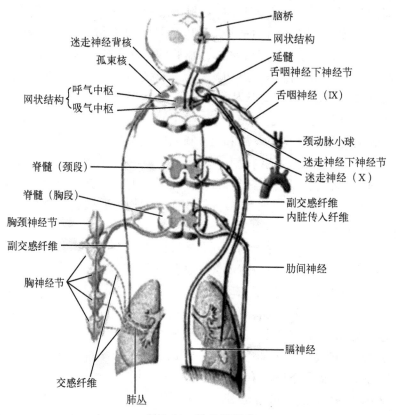

图 2-11　肺丛的组成

5.腹下丛 (hypogastric plexus)　腹下丛分为上腹下丛和下腹下丛。上腹下丛位于 L_5 椎体前面、腹主动脉末端及两髂总动脉之间，是腹主动脉丛向下的延续部分。下腹下丛即盆丛，由上腹下丛延续至直肠两侧，亦接受骶交感干的节后纤维和 $S_{2\sim4}$ 神经的副交感节前纤维。此丛伴随髂内动脉分支组成直肠丛、精索丛、输尿管丛、膀胱丛、前列腺丛、子宫阴道丛等，并随动脉分布于盆腔各脏器（图 2-3）。

六、肠神经系统

肠神经系统 (enteric nervous system) 是由位于胃肠道壁（包括胰和胆囊）内的神经元、神经递质和蛋白质及其支持细胞所组成的网状结构系统，具有调节控制胃肠道功能的作用。肠神经系统在结构和功能上不同于交感神经系统和副交感神经系统，其神经元相互连接形成独立的具有与脑和脊髓类似的整合和处理信息的能力，但仍属于自主神经系统的一个组成部分，又被称为"第二大脑"。

肠神经系统由两个主要的内部相互联系的神经丛组成，这些神经丛始于食管下段，一直延伸到肛管齿状线水平。较大的是肌间神经丛 (myenteric nerve plexus) 或 Auerbach 神经丛，围绕整个消化管周围，主要支配平滑肌，传导肠壁的牵拉和膨胀等刺激信息，调节纵行肌和环形肌的舒缩和肠管的蠕动；较小的是黏膜下神经丛 (submucous plexus) 或 Meissner 神经丛，主要支配肠黏膜，传导胃肠腔内的各种刺激形成的冲动和调节肠上皮细胞的分泌、肠血管的舒缩和水电解质代谢。这两个神经丛互相联系，共同调控胃肠功能（图 2-12）。

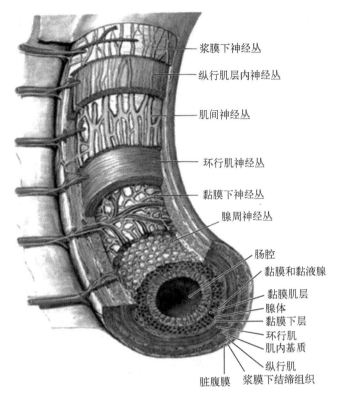

浆膜下神经丛

纵行肌层内神经丛

肌间神经丛

环行肌神经丛

黏膜下神经丛

腺周神经丛

肠腔

黏膜和黏液腺

黏膜肌层

腺体

黏膜下层

环行肌

肌内基质

纵行肌

脏腹膜　浆膜下结缔组织

图 2-12　肠神经解剖

肠神经系统在结构和功能上是由类似于中枢神经系统星形细胞的神经胶质所包裹，除肠神经系统的神经元和神经胶质外，肠壁还含有 Cajal 间质细胞（interstitial cell of Cajal，ICC），ICC 与肌间丛神经元的轴突终末形成突触样接触。消化道动力调控的基础是肠神经系统、平滑肌细胞和 ICC 三者共同组成的胃肠道运动模式。ICC 是胃肠慢波活动的起搏器和传导者，在肠神经系统与肠道平滑肌之间担负着"桥梁"和"纽带"作用。迄今认为 ICC 具有三种功能：①胃肠基本电节律的起搏细胞（pacemaker）；②肠神经传递的介质；③机械感觉器。

目前发现人肠神经元的总数达到约 10^8 个，相当于整个脊髓内所含神经元的总数，共有三种类型的神经元：感觉神经元、中间神经元和运动神经元，它们构成完整的反射通路。肠神经系统含有内在初级传入神经元（intrinsic primary afferent neuron，IPAN）。肌间神经丛和黏膜神经丛的 IPAN 的投射靶位是中间神经元。中间神经元可对肠蠕动和分泌反射进行调节。可见，IPAN、中间神经元和效应神经元构成了肠神经系统的反射微环路（microcircuit），使胃肠道在无外在神经支配的情况下，接受刺激信号并产生反射。然而，肠神经系统对胃肠道的调控作用需要其感受到肠腔内压力和化学刺激因素，但无内在或外在神经纤维达黏膜上皮。这个过程由肠嗜铬细胞介导，这些细胞感受肠腔内刺激后释放大量 5- 羟色胺，后者激活黏膜下初级传入神经纤维。5- 羟色胺刺激内在初级传入神经元后，该神经元在肌间神经丛中与上行、下行中间神经元形成突触，从而调节局部的兴奋和抑制。此外，在肠神经系统中还分布着大量的肠神经胶质细胞。以往认为肠神经胶质细胞仅仅只是肠神经元的支持细胞，但近年来研究发现，在胃肠道内肠神经胶质细胞是一个独特的外周神经胶质细胞类，分布于肠道全层，其分布不同的亚群代表其独特的功能，在消化系统疾病及非消化系统疾病中，尤其是在上皮屏障、神经保护、介导肠道炎症免疫中发挥重要作用。

第三节　内脏感觉神经

人体内脏器官除受内脏运动神经支配外，亦有感觉神经分布。内脏感觉神经（visceral sensory nerve）接受来自内脏的刺激，并将其转换成神经冲动传入中枢。中枢可直接通过内脏运动神经或躯体运动神经,完成内脏 - 内脏反射或内脏 - 躯体反射，从而调节内脏的活动。内脏感觉神经也可经过复杂的传导途径，将冲动传导到大脑皮质，引起意识反应，产生内脏感觉。

一、内脏感觉神经的特点

内脏感觉神经虽然在形态结构上与躯体感觉神经大致相同，但仍有某些独特的地方。

（1）内脏感觉纤维数目较少，细纤维占多数，痛阈较高，对于正常的内脏活动一般不引起主观感觉，但较强烈的内脏活动时可引起一定的感觉，如胃发生强烈饥饿收缩时可伴有饥饿感觉，直肠、膀胱一定程度的充盈可引起便意、尿意。

（2）内脏对切割等刺激不敏感，但对化学炎症、牵拉、膨胀、缺血等刺激则十分敏感。

（3）内脏感觉的传入途径比较分散，一个脏器的感觉纤维经过多个节段的脊神经进入中枢，而一条脊神经又包含来自几个脏器的感觉纤维，如 $T_{1\sim5}$ 节段可接受心、肺、气管、支气管和食管等几个器官的感觉传入。因此内脏感觉往往是弥散的，难以准确定位。

二、内感受器

内感受器（interoceptor）分布于脏器壁内各层及血管壁等处，接受物理和化学刺激，如渗透压、压力、温度、离子和化合物浓度等的刺激。粗大的有髓内脏传入纤维，终止于环层小体；细小的有髓或无髓内脏传入纤维，终止于弥散的内感受器。内感受器形态结构主要有 3 种类型：①游离感觉神经末梢是由感觉纤维末梢反复分支形成，通常见于黏膜的上皮层和浆膜层、脏器肌层的肌内膜，以及器官结缔组织等。此末梢感受器感受痛觉和其他刺激，分布在黏膜内的游离末梢是化学感受器，位于肌层内的是机械感受器，胃肠道的机械感受器，类似于"牵张感受器"。②神经纤维末梢构成复杂网络，在浆膜表面和脏器的肌层内可见。③环层小体，多呈圆形或椭圆形，其被囊是由扁平的结缔组织细胞和纤维形成的同心圆板层，板层间充满胶样物质，见于肠系膜、肠系膜脏层、脏器的支持组织、血管外膜和胰腺等。

根据功能不同，可将感受器分类如下：①化学感受器。主要有主动脉窦和颈动脉窦，为氧气和二氧化碳浓度感受器；胃黏膜有对 pH 敏感的感受器；小肠的化学感受器对不同溶液及渗透压敏感，参与食物吸收；味蕾具有感受酸、甜、苦、咸的功能；嗅感受器对气体、挥发性油类和酸类敏感。②机械感受器。环层小体属于压力感受器，肠系膜环层小体对机械刺激敏感；主动脉弓和颈动脉窦有牵张感受器，感受血压变化。③损伤性感受器。感受伤害性刺激并产生痛觉。④温度感受器。动物研究证实，提高腹腔脏器温度，呼吸频率加快，此与皮肤、脊髓和下丘脑的温度调节无关，但切除内脏神经后，此反应消失，可能位于小肠和肠系膜的静脉管壁，与内脏神经传入纤维相连。

三、内脏感觉神经的传导通路

内脏感觉传导通路，分为一般内脏感觉传导通路和特殊内脏感觉传导通路。前者指嗅觉和味觉以外的全部心、血管、腺体和内脏感觉的传导通路；后者指嗅觉和味觉传导通路。

1. 一般内脏感觉传导

（1）经脑神经的传导路径：内脏感觉经面神经、舌咽神经、迷走神经传入膝神经节、舌咽、迷走神经下节等初级神经元。其二级神经元位于脑干孤束核，由孤束核发出交叉的孤束脊髓束，随网状脊髓束或固有束，终止于脊髓灰质。除构成内脏 - 内脏、内脏 - 躯体反射外，孤束核又发出上行纤维，可能在网状结构交换神经元后，经中脑被盖上行，终止于丘脑腹后内侧核、中线核、板内核和下丘脑。由丘脑发出纤维到额叶、顶叶皮质，由下丘脑发出的纤维投射到边缘系统皮质结构。

（2）经脊神经的传导路径：内脏感觉经交感神经及盆骶部副交感神经传入中枢，初级神经元的胞体分别位于 $T_1 \sim L_3$ 和 $S_{2 \sim 4}$ 脊神经节，与躯体感觉神经节元一样，均为假单极神经元。其周围突经脊神经、脊神经前支、交通支、交感干及其分支而分布于内脏器官和心血管；中枢突进入脊髓后角或后连合核的二级神经元。目前认为有 3 种上传途径：①于脊髓中央管背外侧的后连合核换神经元，至臂旁核再次换

神经元后，上行至丘脑，然后投射至大脑皮质。②于脊髓灰质换神经元，在同侧或对侧脊髓前外侧索上升，伴行于脊髓丘脑束上行至丘脑腹后外侧核，然后投射到大脑皮质中央后回和大脑外侧沟上部。③沿脊髓固有束内上行，在脊髓和脑干网状结构内多次换神经元，上行至丘脑背内侧核，然后投射至大脑边缘叶。

目前认为一般脏器的痛觉主要随交感神经传入中枢。经副交感神经传入的神经冲动主要是与内脏反射有关，如呼吸、呕吐、压力反射等。也有部分脏器的痛觉随副交感神经传入中枢，如气管、食管的痛觉有部分经迷走神经传入中枢，又如膀胱、前列腺、尿道、子宫颈和直肠下段的痛觉主要经盆内脏神经传入中枢。

2. 特殊内脏感觉传导

（1）味觉感受器和味觉传导通路：味觉感受器即味蕾（taste bud），分布于舌黏膜的轮廓乳头、菌状乳头、叶状乳头及软腭、会厌等处的上皮之中，具有感受酸、甜、苦、咸等味觉功能。味蕾呈卵圆形，底部抵达基板，可将味觉感受转换成神经冲动，然后通过特定的传导通路传入中枢。

味觉传导通路由三级神经元构成。第一级神经元分别位于面神经的膝神经节、舌咽神经的下神经节和迷走神经的下神经节，这些神经节细胞的中枢突随各自脑神经进入延髓加入孤束，并与孤束核的二级神经元形成突触，味觉冲动在该核的上端中继。孤束核发出二级味觉纤维，大部分在左右交叉，然后与内侧丘系伴行上行，终止于三级神经元即丘脑腹后内侧核（弓状核）的内侧尖部（副弓状核），其发出味觉纤维最后投射到大脑皮质中央后回 43 区和岛叶皮质。

（2）嗅觉感受器和嗅觉传导通路：嗅觉感受器（olfactory organ）位于鼻腔的上部，即上鼻甲及相对的鼻中隔部分，由嗅

觉细胞、支持细胞和基底细胞构成。嗅觉细胞为神经细胞，能接受刺激并产生神经冲动传至嗅脑。哺乳动物的嗅觉器官很敏感，是借以觅食、求偶和逃避袭击的重要工具。

嗅觉传导通路由两级神经元组成：一级神经元位于嗅细胞，中枢突组成嗅丝（约20条），穿过筛骨的筛板进入嗅球；二级神经元为嗅球内细胞，组成嗅束，经嗅束传导至端脑。嗅束在前穿质的背外侧分成3束纤维：外侧嗅纹、内侧嗅纹和中间嗅纹。绝大部分嗅觉冲动经外侧嗅纹传导至钩回、岛阈、部分杏仁核和内嗅区，主要传导有意识的嗅觉感知；部分嗅觉冲动经内侧嗅纹传导至隔区，再发出神经纤维与边缘系统和下丘脑相沟通，主要传导本能的情绪化的嗅觉体验；部分嗅觉冲动经中间嗅纹传导至嗅结节，嗅结节再发出神经纤维返回嗅束至嗅球，进行嗅神经内部功能调节。

应该指出的是，迄今为止，有关内脏神经传入路径的认识仍然处在"若明若暗"之中，要彻底探明它们的传导路径尚待时日。

四、牵　涉　痛

1. 牵涉痛的概述　当某些内脏器官发生病变时，常在体表一定区域产生感觉过敏或痛觉现象，这种现象称为牵涉痛（referred pain）。牵涉痛有时发生在患病内脏邻近的皮肤区，有时发生在距患病内脏较远的皮肤区。例如，阑尾炎的早期，疼痛常发生在上腹部或脐周围；心绞痛时，常感到胸前区、左肩、左臂内侧体表发生疼痛；肝胆疾病时，常在右肩体表发生疼痛等（图2-13）。

2. 牵涉痛的解剖基础　牵涉痛是内脏感觉的一种重要生理特性，引起牵涉痛的结构基础可能是如下几种。

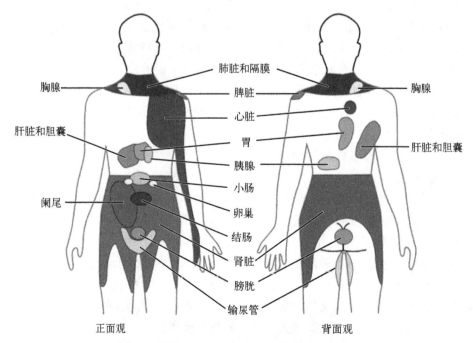

图 2-13　牵涉痛体表部位与病变脏器的关系
（引自 https://en.wikipedia.org/wiki/Referred_pain）

（1）病变脏器的初级感觉纤维进入脊髓后一方面终止于特有的二级神经元，另一方面以侧支终止于有关躯体结构感觉传导的神经元。

（2）病变脏器与相应躯体结构的初级感觉纤维终止于同一个二级神经元。

（3）初级感觉神经元周围突有不同侧支分布于内脏及相应躯体结构。

3. 牵涉痛的机制假说　目前存在几种关于牵涉痛的机制假说，但尚无法证实哪种假说是正确的。

（1）会聚投射学说：最早关于牵涉痛机制的假说之一，是基于 1888 年 W. A. Sturge 和 J. Ross，以及 1961 年 TC Ruch 的研究成果而提出。该学说认为内脏和体表的痛觉传入纤维在脊髓同一水平的同一个神经元会聚后再上传至大脑皮质，由于平时疼痛刺激多来源于体表，因此大脑依旧习惯地将内脏痛误以为是体表痛，于是发生牵涉痛。有研究证据表明，当局部疼痛加剧时，牵涉痛也会随之加重。但该学说也遇到一些挑战，其不能解释牵涉痛与局部疼痛刺激之间存在延迟现象。

（2）会聚易化学说：该学说认为内脏传入纤维的侧支在脊髓与接受体表痛觉传入的同一背角神经元构成突触联系。从病变内脏来的冲动可提高该神经元的兴奋性，从而对体表传入冲动产生易化作用，使微弱的体表刺激成为致痛刺激，进而产生牵涉痛。近年来的"中枢敏化"一词，可以形象地概括该学说。周围神经元反复神经传入使脊髓背角或脑干的神经元兴奋性增高，出现中枢敏化，此时较弱的刺激也可引起疼痛感觉。

（3）内脏超敏感学说：该学说认为牵涉痛没有中枢机制的参与，但具有中枢性特征。由于脊髓背角潜在的会聚传入纤维的开放，在原发刺激的远隔部位出现新的感受野，此时新感受野的信号传入被视为牵涉痛。

（4）轴索反射学说：传入纤维在进入脊髓背角之前包含两部分，一部分分布于内脏器官，另一部分分布于肌肉、皮肤及椎间盘等组织。该学说同样不能解释牵涉痛的延迟出现、局部痛与牵涉痛之间阈值的不同，以及牵涉痛部位躯体感觉敏感性的变化。

（5）丘脑会聚学说：该学说认为患病内脏与牵涉痛部位的神经冲动在大脑中重叠，而非脊髓背角。目前尚缺乏相关的研究证据来支持该学说。但在猴的疼痛研究中发现，在皮质和皮质下的神经元中存在一些神经通路会聚的情况。

（刘益鸣　冯　艺　安海燕　王振猛）

参 考 文 献

Arendt-Nielsen L, Svensson P, 2001.Referred muscle pain: basic and clinical findings. Clin J Pain, 17(1): 11-19.

Courtiol E, Wilson DA, 2016. Neural representation of odor-guided behavior in the rat olfactory thalamus. J Neurosci, 36(22): 5946-5960.

Courtiol E, Wilson DA, 2015. The olfactory thalamus: unanswered questions about the role of the mediodorsal thalamic nucleus in olfaction. Front Neural Circuits, 9: 49.

Farrell KE, Keely S, Graham BA, et al. 2014. A systematic review of the evidence for central nervous system plasticity in animal models of inflammatory-mediated gastrointestinal pain. Inflamm Bowel Dis, 20(1): 176-195.

Li CS, Lu DP, Cho YK, 2015. Descending projections from the nucleus accumbens shell excite activity of taste-responsive neurons in the nucleus of the solitary tract in the hamster. J Neurophysiol, 113(10): 3778-3786.

Martinucci I, Blandizzi C, de Bortoli N, et al. 2015. Genetics and pharmacogenetics of aminergic transmitter pathways in functional gastrointestinal disorders. Pharmacogenomics, 16(5): 523-539.

Matsumoto I, 2013. Gustatory neural pathways revealed by genetic tracing from taste receptor cells. Biosci Biotechnol Biochem, 77(7): 1359-1362.

Roman CW, Sloat SR, Palmiter RD, 2017. A tale of two circuits: CCKNTS neuron stimulation controls appetite and induces opposing motivational states by projections to distinct brain regions. Neuroscience, 358: 316-324.

Sanda P, Kee T, Gupta N,et al. 2016. Classification of odorants across layers in locust olfactory pathway. J Neurophysiol, 115(5): 2303-2316.

Smith TK, AUID-Oho, Koh SD, 2017. A model of the enteric neural circuitry underlying the generation of rhythmic motor patterns in the colon: the role of serotonin. Am J Physiol Gastrointest Liver Physiol, 312(1): G1-G14.

Spencer NJ, Zagorodnyuk V, Brookes SJ, et al. 2016. Spinal afferent nerve endings in visceral organs: recent advances. Am J Physiol Gastrointest Liver Physiol, 311(6): G1056-G1063.

Yoo BB, Mazmanian SK, 2017. The Enteric Network: Interactions between the Immune and Nervous Systems of the Gut. Immunity, 46(6): 910-926.

第3章 内脏痛的生理学机制

第一节 内脏感觉神经的分类及内脏痛的生理特点

一、内脏感觉神经的分类

内脏神经是指控制和调节内脏器官功能活动的周围神经，由脊神经和脑神经中支配平滑肌、心肌和腺体活动的神经纤维所共同构成，其功能是调节内脏器官以适应内外环境的变化，维持人体正常的生理功能和促进人体的生长发育。

内脏神经系统是神经系统的一个组成部分，按照分布部位不同，可分为中枢部和周围部，中枢部位于脑和脊髓内，周围部则存在于脑神经和脊神经内，进一步发出分支分布于内脏、心血管、平滑肌和腺体等部位。按照纤维的性质，内脏神经可分为内脏感觉神经和内脏运动神经。如同躯体感觉神经一样，内脏感觉神经元的细胞体也位于脑神经节和脊神经节内，也是假单极神经元，其周围突是粗细不等的有髓或无髓纤维，随同交感神经和骶部副交感神经分布于内脏和心血管等处构成内感受器，其功能是将来自内脏的各种刺激变成神经冲动传递到各级中枢，即刺激信号沿脊神经从背根进入脊髓或沿脑神经进入脑干，将内脏感觉性冲动传递到中枢。在中枢内，内脏感觉纤维一方面与内脏运动神经元相联系完成内脏 - 内脏反射或与躯体运动神经元联系形成内脏 - 躯体反射；另一方面则经过较复杂的传导途径，将冲

动传导到大脑皮质，形成内脏感觉。参与构成内脏感觉神经的脑神经节包括膝神经节、舌咽神经下节和迷走神经下节，神经节细胞的周围突随同面神经、舌咽神经和迷走神经分布于内脏器官，中枢突进入脑干，终止于孤束核（nucleus of solitary tract，NST）。

内脏运动神经由交感神经和副交感神经构成，调节内脏、心血管的运动和腺体的分泌，通常不受人的意志控制，是不随意的，属于自主神经系统。由内脏神经解剖可知，内脏感觉神经走行主要与交感神经和副交感神经伴行，交感神经、副交感神经和内脏感觉神经在分布于内脏的过程中，常常互相交织构成内脏神经丛。

二、内脏痛的生理特点

胸腔、腹部或盆腔器官的疼痛是内科常见问题，1/3 的慢性痛患者遭受内脏痛。内脏痛是临床上常见的症状，常由机械性牵拉、痉挛、缺血和炎症等刺激所致。由于对内脏痛病理相关的内脏感觉机制和因子所知甚少，慢性内脏痛通常很难得到有效的治疗。

内脏痛有如下生理特点。

（1）疼痛范围较广泛且定位不准确，这是内脏痛最主要的特点。例如，腹痛患者常不能说出疼痛产生的明确位置，这是

因为痛觉感受器在内脏的分布要比在躯体稀疏得多，而且内脏感觉的传入途径比较分散，缺乏特定的传导通路。

（2）并非所有器官都能产生内脏痛，原因在于支配不同器官的内脏神经功能并不一样，而且很多支配内脏的神经并不诱发有意识的感觉。

（3）内脏痛发生缓慢，持续时间较长，即主要表现为慢痛，常呈渐进性增强，但有时也可迅速转为剧烈疼痛。

（4）痛阈较高。内脏感觉纤维的数目较少，且多为细纤维，一般强度的刺激不引起主观感觉，阈值较高时可引起感觉，但反应不敏感。

（5）导致躯体疼痛的一般刺激如针刺、切割、烧灼等通常不引起内脏痛觉，但内脏对牵拉、扩张、缺血、痉挛等刺激非常敏感。外科手术挤压、切割或烧灼内脏时，患者并不感觉疼痛，但脏器活动较强烈时，则可产生内脏感觉，如胃的饥饿收缩、直肠和膀胱的充盈等均可引起感觉。其他如内脏器官过度膨胀受到牵张、平滑肌痉挛及缺血和代谢产物积聚等，也可刺激神经末梢产生内脏痛。

（6）内脏痛常伴有运动反射和自主反射，如肾绞痛时发生的恶心、呕吐和下背肌肉紧张，这可能是内脏传入神经和自主神经在解剖上相距很近而导致的神经元之间信息相互交流所致。

三、内脏痛对人体生理的影响

内脏痛不仅使患者遭受痛苦，还可对机体造成各种不良影响，内脏痛通常伴有运动反射减弱和自主神经功能障碍，而且还特别能引起不愉快的情绪活动，并伴有恶心、呕吐和心血管及呼吸活动改变，这可能是由于传导内脏痛觉的神经通路与引起这些内脏反应的传出通路之间存在密切关系。

1. 内脏痛对心血管系统的影响　疼痛刺激可引起体内的一些内源性递质和血管活性物质的释放，从而影响患者的心血管功能。疼痛可导致患者血压升高、心动过速和心律失常。诸如儿茶酚胺、醛固酮、抗利尿激素和血管紧张素等物质的释放，均会影响心血管系统，令患者出现心率增快、血压升高、心肌耗氧量增加，甚至出现心律失常等。对于冠心病患者，可导致其心肌缺血甚至心肌梗死，对心功能不全的患者可引起充血性心力衰竭。

2. 内脏痛对呼吸系统的影响　胸腹部疼痛引起的肌张力增加，可出现肺顺应性下降，造成患者呼吸系统的通气功能下降，易发生肺炎和肺不张，使患者发生缺氧和二氧化碳蓄积，长时间的呼吸做功增加可导致呼吸功能衰竭。水钠潴留可引起血管外肺水增多，导致患者通气/血流比值失调。

3. 内脏痛对消化系统的影响　疼痛可引起交感神经兴奋，反射性地抑制胃肠道功能，使得胃肠平滑肌张力降低，而括约肌张力增加，患者出现恶心、呕吐、腹胀等不良反应。

4. 内脏痛对泌尿系统的影响　最近有研究表明感觉神经和交感神经在膀胱炎情况下在上皮下和肌层的分布密度增加，而交感神经出芽与感觉纤维相距较近，因此交感神经释放的去甲肾上腺素可能通过旁分泌的方式影响感觉神经。此外肾上腺素分泌增加还可导致肥大细胞迁移和脱颗粒，产生炎症表现。例如，间质性膀胱炎的患者可表现为尿频、尿急、尿痛、夜尿及膀胱充盈和排空时的刺痛和烧灼样疼痛。这些症状可以导致患者生活压力增高和焦虑，而这又反过来导致对疼痛的感受增加，造成恶性循环。

5. 内脏痛对免疫系统的影响　疼痛感觉神经元和免疫细胞之间也存在相互作用，并影响着内脏痛的发生发展。由于疼痛引起的应激反应可导致淋巴细胞减少、白细胞增多和网状内皮系统处于抑制状态等免疫系统的改变，使患者对病菌的抵抗力减弱，受感染和其他并发症的发生率增加。另一方面，免疫细胞分泌的炎症介质或蛋白酶可以调节感觉神经元的功能，从而对疼痛的敏感性增强，这些分子包括缓激肽、胰蛋白酶、神经肽 Y(NPY)、神经生长因子（NGF）等。和健康对照组相比，内脏痛患者黏膜免疫细胞中肥大细胞比例增多，肥大细胞脱颗粒导致炎症介质释放，研究发现内脏痛患者血清中促炎细胞因子的浓度上升，包括蛋白酶、前列腺素（PG）E_2、白细胞介素（IL）-6、IL-8、肿瘤坏死因子 α（TNF-α）等，这些细胞因子激活伤害性感受器，提高传入神经末梢的兴奋性。而催产素（OT）缓解内脏痛的机制就在于通过 Ca^{2+}-NOS（一氧化氮合酶）通道抑制肥大细胞脱颗粒对大鼠结肠超敏的抗伤害感受作用。缓激肽是最有效的敏化物质，可能来自上皮细胞的丝氨酸蛋白酶、肥大细胞、免疫细胞或细菌，联系了固有免疫和感觉神经元的激活，在应激性肠病的病理发生中发挥作用。胰蛋白酶 3 是受刺激的肠道上皮细胞内和应激性肠病患者组织中唯一一种胰蛋白酶，能向人类黏膜下肠道神经元和小鼠感觉神经元传递信号，导致内脏超敏。皮内注射 NGF 后无髓猪伤害性感受器的结构和功能的变化证实了 NGF 导致的神经出芽参与癌性骨痛和内脏痛。应用体内单纤维电生理和免疫组织化学法研究轴突和感觉特性表明皮内注射 NGF 可以导致猪伤害性感受器长时程轴突和机械痛觉敏化。脑源性神经营养因子（BDNF）属于神经营养因子家族，在许多慢性疼痛中起重要作用。一项研究收集了 40 名符合罗马Ⅱ标准的肠易激综合征（IBS）患者的直肠乙状结肠活检标本与 21 个健康个体对照，研究显示 IBS 患者活检标本有 BDNF 上调及总神经纤维的增加。电镜检查发现黏膜神经纤维超微结构损伤（如线粒体肿胀、轴突肿胀），而且 BDNF 释放增加和腹部疼痛评分紧密相关。IBS 患者结肠黏膜 BDNF 表达增加，黏膜支配神经结构发生改变，导致了内脏的痛觉超敏。

此外，对于肿瘤患者，疼痛引起的应激反应一方面使体内杀伤性 T 细胞的功能减弱、数量减少；另一方面还导致内源性儿茶酚胺、糖皮质激素和 PGE_2 增加，造成机体免疫功能改变，可在肿瘤的转移或复发中起一定作用。

6. 内脏痛对内分泌系统的影响　疼痛作为一种应激源，可引起机体发生严重的应激反应，导致体内多种应激激素的释放，产生一系列的病理生理改变。例如，肾上腺素、皮质醇和胰高血糖素水平的升高，导致血糖升高、负氮平衡，致使糖尿病患者病情加重。内源性儿茶酚胺的释放增加可使外周伤害感受神经末梢更加敏感，使患者处于儿茶酚胺释放痛的不良循环状态中。

7. 内脏痛对情感活动的影响　疼痛刺激可以使患者出现恐惧、失眠和焦虑等心理学改变，疼痛导致的情感反应可能是通过内侧丘脑和边缘系统之间的联系形成，包括前扣带回皮质（anterior cingulate cortex，ACC）和中脑，以及导管周围灰质。脊髓丘脑束和脊髓中脑束是额外的前外侧传入神经，将感觉信号传导到脑干的广泛区域，从而调节伤害性刺激引起的反射活动、情感活动和心理影响。此外，其他参与正常或异常内脏刺激处理过程中的皮质和皮质下脑区包括脑岛、前额皮质的背侧和腹外侧及杏仁核。这些脑区在调节正常人或慢性痛及痛觉过敏患者的疼痛反应方面发挥作用，这些反应包括情感过程（如紧张）和认知过程（如期望）等。

第二节　内脏痛觉传导通路

一、内脏感觉传导的感受器

内脏感觉神经元的兴奋产生内脏感觉，最近的研究表明内脏感觉神经元因位置分布和功能的不同其兴奋机制也不相同。因此，为了更好地理解并治疗内脏痛，有必要对内脏感觉神经元进行分类并了解不同类型神经元的特性。

从解剖层面，内脏感觉神经主要通过迷走神经、胸腰段脊神经和腰骶段脊神经三种不同的途径到达中枢神经系统。

大多内脏器官（如胃肠道和心脏等）有自己固有的神经系统，且神经元胞体位于器官内部。胃肠道系统固有的神经系统被研究得最多（如肠道的神经系统），这些肠道的神经系统可以调节肠道的分泌、运动和血液流动等基本活动，因此肠道的感觉神经系统包含感觉神经元用以调节胃肠道的功能。此外，肠道的固有神经元还和支配肠道的传入神经之间相互作用，然而这两类神经元的解剖组织和相互作用过程中各自的生理作用尚不清楚，肠道固有神经元不太可能直接与疼痛的产生相关。

以肠道感觉神经为例，根据其神经末梢在肠壁中分布位置不同可以分为五类（图 3-1）：第一类（Ⅰ），分布于肌间神经

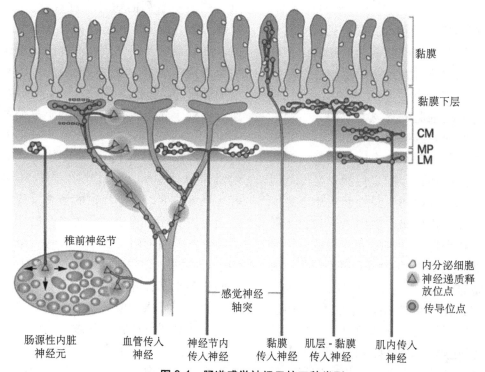

图 3-1　肠道感觉神经元的五种类型

肠道感觉神经末梢的五种类型如图所示，传导位点用空心圆表示；神经递质用空心三角形表示。血管传入神经是最复杂的传入神经，伴有壁内和壁外血管周围轴突，而且并行于肠神经节、黏膜、肌层和椎前节。神经节内轴突发出神经节内板状末梢，主要分布于肠肌间神经节。黏膜传入神经发出神经支配上皮下黏膜。肌层-黏膜传入神经末梢位于黏膜深层，与黏膜肌层相距较近，肌内传入神经在纵行肌和（或）环状肌层内分布有神经末梢。CM. 环状肌；LM. 纵行肌；MP. 肠肌丛

[引自 Brookes SJH, Spencer NJ, Costa M, et al. 2013. Extrinsic primary afferent signalling in the gut. Nat Publ Gr, 10(5):286-296.]

节的内板状末梢，主要传导非伤害性刺激；第二类（Ⅱ），上皮下层的黏膜传入神经末梢，对内分泌细胞介质和轻度的机械刺激敏感；第三类（Ⅲ），肌肉和黏膜附近的具有机械敏感性末梢的肌层 - 黏膜传入神经末梢，对肌肉活动和黏膜刺激均比较敏感；第四类（Ⅳ），平滑肌内的肌肉传入神经末梢，主要传导机械刺激；第五类（Ⅴ），敏感末梢主要位于血管的血管传入神经末梢，对一定强度的机械刺激敏感，但受到有害化学物质和炎症因子的广泛调节。这些外在的感觉神经元构成了内脏多种功能紊乱的靶向位点。

Ⅰ：神经节内板状末梢（IGLE），迷走 IGLE 机械感受器

IGLE 主要存在于食管、胃、小肠，另有少量在结肠上部。它是低阈值张力敏感型机械感受器，受到扩张和收缩刺激后被激活，如牵拉和进食后胃扩张作用于 IGLE 后，离子通道被激活从而机体感受到外周组织的扭曲。和许多其他内脏传入神经一样，IGLE 一个很有趣的特点是对一系列生物介质具有敏感性，如当损伤细胞释放腺苷三磷酸(ATP)时，IGLE 可以被 ATP 兴奋。

Ⅱ：黏膜传入神经末梢

20 世纪 50 年代的研究表明，黏膜传入神经纤维末梢对肠道扩张或收缩不敏感，但可以被轻微针刺或在黏膜受压条件下被激活。这些纤维还对渗透压、pH 和化学刺激敏感，如一系列肠道内分泌介质局部作用于迷走黏膜传入神经末梢作为饱觉因子，包括缩胆囊素（cholecystokinin,CCK）、胰高血糖素样肽 1 （GLP-1）、载脂蛋白 A- Ⅳ、肠抑素、胃泌素释放肽、胃泌酸调节素、糊精和肽 YY 等。

Ⅲ：肌层 - 黏膜传入神经末梢

该类末梢对轻微针刺和扩张敏感，在肌层外和黏膜固有层有两个分离的传导部位。

Ⅳ：肌内传入神经末梢

肌内传入神经包括与肌层外肌肉束平行的分支纤维，是胃内基底部和括约肌靠近肌内 Cajal 间质细胞密度最高的纤维。

Ⅴ：血管传入神经末梢

这些脊髓感觉神经元是肽能神经元，通常包括钙蛋白偶联受体（降钙素基因相关肽）和 P 物质（substance P，SP），其轴突组成独特的动脉周围丛。

二、内脏痛觉传导通路的传入神经

内脏器官有两套复杂的传入神经：迷走神经和脊神经，或者两种解剖结构不同的脊神经（图 3-2）。迷走神经是体内可到达最远部位的感觉神经，发出神经几乎支配所有的胸部、腹部甚至盆部的器官，主要感受化学刺激。迷走神经中至少 80% 的轴突是传入神经，其胞体主要位于迷走神经结状节内，同时也部分存在于吻侧颈静脉神经节。由于颈静脉神经节起源于神经嵴，基于它们的起源和特性，与背根神经节 （dorsal root ganglia，DRG） 神经元较为相似。同时，大约 5% 的迷走传入神经终止于上部颈髓（$C_{1,2}$），可能和牵涉感觉及伤害感受调节的脊髓固有机制有关。迷走神经的中枢端主要终止于延髓背侧的 NST。大量的证据表明，迷走神经在化学伤害性感受的传入方面发挥作用，并导致不良的躯体反应，如腹胀、恶心和呼吸暂停及内脏痛相关的情感特性和不愉快的情绪。

脊神经主要感受机械刺激，大多数内脏传入神经纤维是纤细的有髓 Aδ 或无髓 C 纤维，这些纤维以末端游离的方式分布在靶器官，早期研究还证明肠系膜有少量和 Aβ 有关的环式小体。用辣根过氧化物酶标记进入脊髓的传入神经中只有 5% ~ 15% 来自内脏，和非内脏器官相比密度较低。这也限制了对其结构特异性和

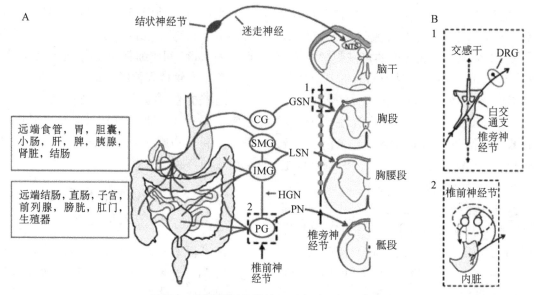

图3-2　颈部到骶骨脊神经对内脏器官的支配

A. 迷走神经，其胞体位于结状神经节，中枢末端位于脑干的 NST，其外周神经末梢支配胸部和腹部的器官。脊神经支配同样的胸部和腹部的器官，以及盆腔的器官。本图中支配胸部器官（近端食管、心脏、肺、气管等）的迷走神经和脊神经未予显示。绝大多数脊神经传入纤维经过椎旁神经节和椎前神经节（如图中插入方框 1 和 2 所示，图 B 为具体细节展示图）。B. DRG 和分布于 DRG 与椎旁神经节之间的传入神经未予显示。PG. 椎前神经节；CG. 腹腔神经节；IMG. 肠系膜下神经节；SMG. 肠系膜上神经节；PN. 盆腔神经；GSN. 较大的内脏神经；HGN. 下腹部神经；LSN. 腰内脏神经；椎旁神经节未予命名，在图中以垂直排列方式展示

[引自 Gebhart GF, Bielefeldt K, 2016. Physiology of visceral pain. Compr Physiol, 6(4):1609-1633.]

内脏传导机制的认识。

食管、胃、小肠和升结肠受到颈部神经节的感觉神经元支配，感觉神经与迷走神经伴行并投射到外周，除此之外，这些区域还受胸腰段脊髓传入神经发出的内脏神经支配。降结肠和直肠也受胸腰段脊髓传入神经和腰骶段脊髓传入神经发出的盆神经和直肠神经双重支配。胸腰段脊髓传入神经和交感传出神经伴行，迷走神经和骶神经与副交感传出神经伴行，这种排列主要与其功能相关。迷走传入神经主要终止于脑干 NST，与副交感传出神经背侧运动核形成单突触和多突触连接，从而支配肠道。神经之间的连接主要通过谷氨酸能突触，交感节前神经元不接受脊髓单突触传入，但接受背角多突触传入。一些脊髓传入神经还传导到并列神经，与椎前交感节后神经元直接突触连接。与此类似，盆神经和（或）骶神经与骶副交感传入神经并行，最后在脊髓组成突触连接。以上研究表明传入神经和传出神经外周神经干不仅是结构上相邻，还有重要的功能连接性。

和脊髓感觉通路的特征相同，内脏传入神经的细胞体也位于 DRG。然而，和脊髓的体神经不同，很多内脏神经在到达脊髓的途中穿过椎前节和椎旁节，它们可能在此处长出分支并发出与椎间神经节形成突触结构的侧突，从而调节器官功能。在脊髓内，内脏传入神经通常终止于脊髓背角的浅层（如 I 层和 II 层），该部位也是躯体伤害性感受传入神经在脊髓的主要终止部位。

　　牵涉痛的结构基础　牵涉痛是疼痛起源部位之外的疼痛，它源于内脏和躯体伤害感觉传入的病理性交叉。

　　牵涉痛可能是从单个背根节神经元发出而后一分为二的轴突，然后分别支配不同的器官或组织所致，即二分轴突机制。应用新近发展的示踪方法逆行标记传入神经已证实大鼠中的结肠和膀胱、结肠和子宫及前列腺和膀胱由一个 DRG 神经元发出的轴突所支配。因为内脏传入神经占所有脊髓传入神经的较少部分，所以支配内脏的二分轴突的数量仅占所有内脏传入神经的 1/5 或更少。虽然初级感觉神经元是假单极细胞，但是腰骶髓 DRG 逆行标记显示膀胱和结肠共标记，这提示两并行轴突共同支配两个盆腔结构（图 3-3）。因此，一个器官炎症导致的脊髓神经元的敏化可能影响二分轴突支配的另一个无炎症器官的敏感性。该研究结果表明了外周机制在内脏器官间敏化的机制，在了解此机制的基础上不能忽视内脏器官间的敏化，还需要传入神经在更高级神经元处的会聚。

　　两器官初级传入神经的会聚是另一常见的神经通路，所有二级脊髓背角神经元接受内脏传入神经传导的同时，还接受来自皮肤或肌肉的体细胞传入神经（图 3-4），这种会聚作用是内脏感觉牵涉作用的另一种结构基础。此外，脊髓二级神经元也从不同内脏器官接受会聚性的传入，进而通过内脏 - 内脏神经的会聚导致内脏器官的敏化（如结肠和膀胱，胆囊和心脏）。内脏间的敏化通常发生于上腹部和下腹部的器官之间，与内脏躯体所见的牵涉痛非常相似。由于牵涉痛的影响，体表部位的疼痛有时会成为内脏痛的主要临床表现，从而造成临床的错误诊断。例如，慢性胰腺炎时放射到后背部的疼痛，急性胆囊炎时放射到右肩部的疼痛。心脏缺血典型表现为胸骨后疼痛，同时会有辐射性的颈部、左肩和下颌部位疼痛。

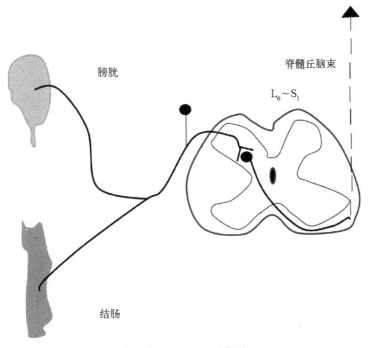

图 3-3　盆神经二分轴突

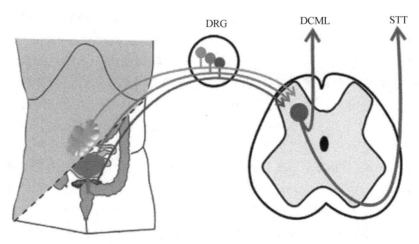

图 3-4　外周的内脏 - 躯体和内脏 - 内脏传入神经会聚于二级脊髓背角神经元（彩图见书末）

[引自 Gebhart GF, Bielefeldt K, 2016. Physiology of visceral pain. Compr Physiol, 6(4):1609-1633.]

三、内脏痛觉传导通路的脊髓通路

　　和所有脊髓感觉通路一样，内脏传入神经元的胞体位于脊髓 DRG，但是，和体神经不同，许多内脏传入纤维在进入脊髓之前有椎前神经节和椎旁神经节，椎旁神经节可能发出分支和椎前神经节神经元产生突触联系，从而调节内脏功能。内脏传入纤维还扩展到交感干的腹侧和（或）背侧，因此经常在许多脊髓节段发出神经末梢，而不同节段或不同层次的脊髓作用不同。根据 Rexed（20 世纪 50 年代）、Schoenen 与 Faull（20 世纪 90 年代）等的研究，脊髓灰质可分为 10 个板层，这些板层从后向前分别用罗马数字 Ⅰ ~ Ⅹ 命名。板层 Ⅰ ~ Ⅳ 相当于后角头，向上与三叉神经脊束核的尾端相延续，是皮肤外感受性（痛、温、触、压觉）的初级传入纤维终末和侧支的主要接受区，属于外感受区。内脏传入神经特异性传入的部位就位于脊髓背角的浅层（如 Ⅰ 和 Ⅱ 层），这也是体表伤害感受传入神经脊髓的主要部位。板层 Ⅱ（lamina Ⅱ）占据灰质后角头的大部，由大量密集的小神经元组成，此层几乎不含有髓纤维，对分析、加工脊髓的感觉信息特别是痛觉信息起重要作用。板层 Ⅴ ~ Ⅵ 接受后根本

体感觉性初级传入纤维，以及自大脑皮质运动区、感觉区和皮质下结构的大量下行纤维，因此，这两层与调节运动有密切关系。板层 Ⅶ（lamina Ⅶ）占中间带的大部，在颈、腰膨大处，还伸向前角。此层含一些易于分辨的核团：胸核（nucleus thoracicus）又称背核或 Clarke 柱，仅见于 C_8 ~ L_3 节段，位于后角基底部内侧，发出纤维上行止于小脑。中间带内侧核（intermediomedial nucleus）在第Ⅶ层最内侧、第 Ⅹ 层的外侧，占脊髓全长，接受后根传入的内脏感觉纤维。中间带外侧核（intermediolateral nucleus）位于 T_1 ~ L_2（或 L_3）节段的侧角，是交感神经节前神经元胞体所在的部位，发出纤维经脊神经前根进入脊神经，再经白交通支到交感干。在 S_2 ~ S_4 节段板层Ⅶ的外侧部，有骶副交感核（sacral parasympathetic nucleus），是副交感神经节前神经元胞体所在的部位。板层Ⅷ（lamina Ⅷ）由大小不等的细胞组成，此层的细胞为中间神经元。板层Ⅸ（lamina Ⅸ）是一些排列复杂的核柱，由前角运动神经元和中间神经元组成，位于前角的最腹侧。脊髓前角运动神经元是锥体传导通路的下运动神经元，也是部分其他下行传导束和后根部分纤维的终止处。板层 Ⅹ (lamina Ⅹ) 位于中央管周围，包括灰质前、

后连合，某些后根的纤维终止于此处。

四、内脏痛觉传导通路的脑中枢

丘脑是中枢重要的整合和传递区，该部位的记录表明丘脑后外侧区神经来自内脏，其大部分神经元只对高阈值刺激有反应，并且接受内脏和体细胞的会聚传入（图3-5）。通过肠系膜或腹部迷走神经分支电刺激技术还发现了第二感觉区、扣带回和岛叶皮质的激活，表明其参与内脏感觉的产生。另外，杏仁核和扣带回的膝下部位及蓝斑调节情绪唤醒。目前，已经研究清楚的内脏感觉从脊髓到中枢的通路如下。

1. 一般内脏感觉传导通路

（1）第 IX、X 对脑神经下神经节→NST→臂旁核→背侧丘脑腹后内侧核或下丘脑外侧区→岛叶。

（2）脊神经节→后角→脊髓→后连合核→臂旁核中继→皮质。

2. 内脏痛觉传导通路

（1）快痛：脊神经节→后角灰质→同侧和对侧脊髓前外侧索上升→丘脑腹后外侧核→内囊后肢→中央后回和外侧沟的上壁皮质。

（2）慢痛：脊神经节→脊髓脑干多次换元→背侧丘脑的背内侧核→边缘叶皮质。

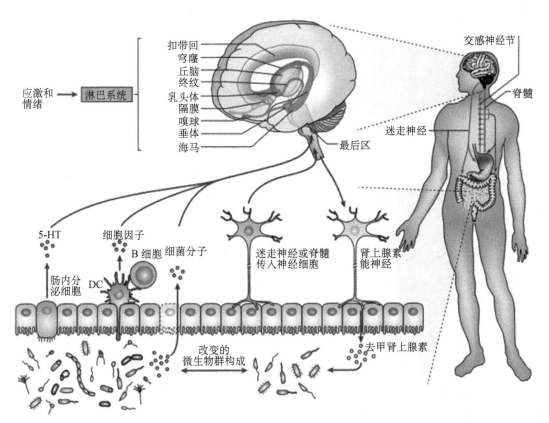

图 3-5 双向脑 - 肠轴

如上图所示，脑边缘系统、交感副交感神经系统及肠内分泌系统之间有复杂的相互作用。脑主要通过下丘脑 - 垂体 - 肾上腺轴（HPA）支配肠道；而肠道可以在微生物的影响下产生神经免疫改变如肠道内分泌细胞活动，进而通过信号分子如 5- 羟色胺（5-HT）和脂肪酸将信号传入脑

[引自 Collins SM, Surette M, Bercik P, 2012.The interplay between the intestinal microbiota and the brain. Nat Rev Microbiol, 10(11):735-742.]

第三节 内脏痛的产生及诱发机制

一、内脏痛产生的外周机制

1. 离子通道在内脏痛产生和调节中的作用 离子通道根据门控性可以分为机械型离子通道、温度型离子通道和化学型离子通道；根据通过的离子种类可以分为钠离子通道（钠通道）、钾离子通道（钾通道）和钙离子通道（钙通道）等。在内脏痛发生时，离子通道可能发生共价或非共价调节，表达上调或下调。

（1）电压门控钠离子通道：电压敏感性钠通道的激活构成动作电位的快速上升支，不同的电压敏感性钠离子通道亚单位已经研究清楚，并且通常被称为 $Na_v1.1 \sim Na_v1.9$。

在大鼠结肠炎实验模型中分离支配膀胱的 DRG 神经元，细胞培养发现辣椒素激发的 $Na_v1.8$ 内向电流增加，河鲀毒素抵抗的钠离子电流的峰状放大，进一步导致膀胱 DRG 神经元兴奋性增加，表明 $Na_v1.8$ 参与内脏痛的发生过程。

研究表明，$Na_v1.9$ 在有害炎症刺激、机械刺激和人类疾病性刺激的内脏传入中发挥多种作用。DRG 感觉神经元中表达的 $Na_v1.9$，在正常机械感受、直接兴奋和小鼠结肠传入敏化中是必需的，这一作用通过炎性肠道组织的介质和有害炎症介质本身起作用。$Na_v1.9^{(-/-)}$ 小鼠对 ATP 或 PGE_2 的兴奋性反应降低，应用炎症汤 [缓激肽（bradykinin，BK）、ATP、组胺、PGE_2 和 5-HT] 后，浆膜和肠系膜内脏伤害性感受器的机械超敏缓解。肠系膜传入神经机械刺激的反应也因 $Na_v1.9$ 敲除而降低，然而对结肠快速高强度相位扩张的反应没有影响。人类炎性组织上清导致的结肠传入激活在 $Na_v1.9^{(-/-)}$ 小鼠中显著减少。这些结果说明 $Na_v1.9$ 在强烈机械刺激反应的维持和

炎症介质激活中是必需的，可以作为内脏镇痛发展中的高效靶点。

（2）瞬时受体电位（TRP）离子通道：非选择性阳离子 TRP 通道在哺乳动物体内广泛分布。它们参与内脏传入神经中机械感受、温度感受，还是 G 蛋白偶联受体和细胞因子受体激活后细胞活化的效应靶点（图 3-6）。TRP 通道的功能在疾病状态，如慢性痛和炎症中发生显著变化。研究表明，和内脏痛关系密切的 TRP 通道主要是 TRPV1、TRPA1 和 TRPM8。Wouters 等通过研究患者直肠活检标本发现，组胺受体 H_1（HRH_1）介导的 TRPV1 敏化参与应激性肠病。另外，HRH_1 拮抗剂依巴斯汀能够减轻应激性肠病患者的内脏超敏、疾病症状和腹痛。肾上腺素能刺激通过上调内脏感觉超敏大鼠模型的外周感觉神经元的胱硫醚 β 合成酶（CBS）敏化 TRPV1，从而产生慢性内脏感觉超敏。TRPV1 和 TRPA1 拮抗剂阻止了慢性胰腺炎炎症发展和疼痛由急性向慢性的转变，表明早期干预可以有效减少慢性胰腺炎的转变而减缓其发展。环磷酰胺（CP）诱导膀胱炎研究发现，膀胱辣椒素反应性传入神经内 TRPV1 的表达和敏感度没有改变，注射 CP 一天后，表达功能性 TRPA1 蛋白的传入神经比例增加接近 2.5 倍，并且直到 7 天后都保持明显升高状态。阻断 TRPA1 能够缓解 CP 诱导的膀胱痛觉超敏。此外，TRPA1 介导的细菌内毒素（脂多糖）可导致急性神经性炎症和疼痛。

除了常见的 TRPV1 和 TRPA1，TRPM8 是急性炎症性疼痛用薄荷醇镇痛的主要靶点。

（3）电压门控钙离子通道：在去极化中被激活，钙离子内流促进去极化。虽然

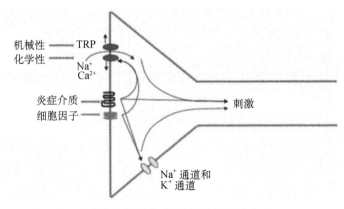

图 3-6　内脏传入神经中 TRP 通道的激活方式

TRP 通道非选择性地通过阳离子（Na^+、Ca^{2+}）。TRP 通道能够感受机械刺激、化学刺激，还是 G 蛋白偶联受体（GPCR）和细胞因子受体激活后细胞活化的效应靶点

[引 自 Blackshaw LA, Brierley SM, Hughes PA, 2010. TRP channels: new targets for visceral pain. Gut, 59(1): 126-135.]

钙离子移动产生的电流量和钠、钾电流相比相对较小，但是钙离子还有细胞第二信使的功能，钙离子依赖性离子通道的开放，触发突触前膜释放神经递质，激活钙依赖性酶。

T 型 Ca^{2+} 通道，尤其是三种亚型中的 $Ca_v3.2$ 在神经病理性疼痛和内脏痛中发挥重要作用。实验结果表明，$Ca_v3.1/Ca_v3.2$ T 通道状态依赖性阻断剂 RQ-00311651，可作为治疗神经病理性疼痛和包括内脏痛在内的炎性痛的口服镇痛药，且中枢不良反应小。

（4）K^+ 通道：K^+ 通道和 Na^+ 通道相比，结构功能关系更复杂，由 4 种蛋白质结合成低聚物复合体。K^+ 通道在疼痛的产生和调节中也发挥着重要作用。通过研究新生鼠胃刺激所致的功能性消化不良大鼠模型不同电压门控 K^+ 通道的电生理特性和表达，发现新生时期瞬时外向钾电流（I_A）处理的大鼠胃特异性 DRG 神经元兴奋性增加，静息膜电位去极化，动作电位激活的电流阈值下降，电流刺激的动作电位数量增加。四乙胺不敏感的电流（瞬时失活 A 型电流）密度显著降低，而四乙胺敏感电流（慢失活延迟整流钾电流）不降低，

$K_v4.3$ 蛋白表达下调。表明 A 型钾通道在新生鼠胃刺激的大鼠成年鼠胃特异性 DRG 神经元中下调，引起 DRG 神经元兴奋性增加，从而导致胃超敏。

除此之外，研究证实电压门控钾通道 K_v7 家族（$K_v7.1 \sim K_v7.5$）参与调节小鼠和人类肠道组织中内脏神经元对有害化学和机械刺激的敏感度，从而参与调节内脏感觉。

2. 神经元可塑性在内脏痛产生和调节中的作用　感觉神经末梢通过表达特定的受体分子将机械、热或化学刺激的信息转换成电信号，可能触发一个或多个动作电位，这些动作电位沿着轴突传播，引起该神经元向有突触联系的二级神经元释放神经递质，将此信息继续向上传递，最终感觉信息经中枢神经系统的处理导致意识知觉的产生。体内或体外实验都证实，初级感觉神经元具有显著的可塑性，可以导致痛觉过敏（外周敏感化）的发生。初级感觉神经元具有显著的可塑性，包括受体分子表达的上调或下调及信号通路的激活或抑制，下面根据近年研究列举相关调节机制。

（1）蛋白酶激活受体 2（PAR2）及脑

源性神经营养因子（BDNF）/ 原肌球蛋白相关激酶 B（又称酪氨酸受体激酶 B；TrkB）/ 非典型蛋白激酶 C（aPKC）信号通路：PAR2 的激活通过 BDNF/TrkB/aPKC 信号通路导致慢性疼痛的转变。研究者发现，小鼠足底注射特异性 PAR2 拮抗剂——2- 氨基噻唑 -4-yl-LIGRL-NH2（2-at）引起长时间的急性机械超敏和痛苦面容，导致强烈的痛觉过敏，和注射 PGE_2 效应相同。2-at 的促机械超敏和痛觉过敏作用在 $PAR2^{(-/-)}$ 小鼠中完全消失。小鼠足底注射上游 ERK 抑制剂——U0126，以及真核起始因子（eIF）4F 复合物抑制剂——4EGI-1，阻止了 2-at 注射后急性机械超敏和痛觉过敏的发展。全身注射 TrkB 拮抗剂 ANA-12 作用类似抑制 PAR2 介导的机械超敏、痛苦面容和痛觉过敏。抑制 aPKC（ZIP 鞘内转运物）或 TrkB（系统应用 ANA-12）逆转了痛觉过敏的发展。因此，PAR2 激活足以导致引发慢性疼痛状态的神经塑性，其维持依赖 BDNF/TrkB/aPKC 信号通路。

（2）γ 氨基丁酸（GABA）受体：α 芋螺毒素 Vc1.1 通过其 $GABA_B$ 受体抑制人类 DRG 神经兴奋性和小鼠结肠伤害感受。人类 DRG 神经元表达 $GABA_B$ 受体及其下游效应通道 $Ca_v2.2$ 和 $Ca_v2.3$。体外 Vc1.1 抑制小鼠结肠传入信号及体内有害结直肠扩张（colorectal distention，CRD）刺激引起的传导至脊髓的伤害感受信号，在慢性内脏高敏感性期间效能最高。Vc1.1 介导的 $GABA_B$ 受体激活是降低人 DRG 神经元兴奋性的新型机制。慢性内脏高敏感性时 Vc1.1 抗伤害感受作用的增强是慢性内脏痛的新型治疗方法。

（3）P2Y 受体：P2Y 受体敏化小鼠和人类结肠伤害性感受器。肠道受到机械刺激时内皮细胞释放嘌呤和嘧啶核苷酸，炎症时免疫细胞也会释放。ATP 通过亲离子型 P2X 受体和亲代谢性 P2Y 受体产生作用。为了确定 P2Y 激活对内脏传入神经的

作用，研究者研究离体小鼠结肠感觉神经元和小鼠内脏伤害感受纤维及人类神经肠道组织中 P2Y 受体的作用。尿苷三磷酸（UTP；P2Y2 和 P2Y4 激动剂）通过增加动作电位放电传入并使膜电位去极化，敏化结肠感觉神经元。应用腺苷二磷酸（ADP；P2Y1、P2Y12 和 P2Y13 激动剂）也能增加动作电位放电，该作用可以被选择性 P2Y1 受体拮抗剂 MRS2500 阻断。研究表明 P2Y 受体激活刺激了小鼠和人类内脏伤害性感受器，说明了 P2Y 依赖的机制在胃肠疾病内脏痛产生中的作用。

研究者利用神经肽 Y（NPY）$^{(-/-)}$ 小鼠和 Y2 受体（PYY）配体研究 PYY 在疼痛敏感性中的作用。$PYY^{(-/-)}$ 小鼠和野生型小鼠相比对躯体温度疼痛更加敏感。内脏痛的确定通过疼痛相关行为、鼠痛苦量表（MGS）和直肠内注射异硫氰酸烯丙酯（AITC）1 或 2 或者其溶剂花生油的相关痛觉过敏实现。PYY 敲除使 AITC 所致疼痛相关行为显著增多，然而 MGS 和相关痛觉过敏没有明显改变。和对照组相比，PYY 拮抗剂 BII0246 增加了直肠内注射 AITC 所致的疼痛相关行为。这些结果表明内源性 PYY 对躯体温度性刺激和内脏化学性刺激有弱镇痛作用。

（4）大麻素受体：内源性大麻素系统包括天然配体 N- 花生四烯酸乙醇胺（大麻素）和 2- 花生四烯酰甘油（2-arachidonoyl-glycerol,2-AG）及它们的生物合成酶和降解酶，以及大麻素受体 CB_1 受体和 CB_2 受体。经由 CB_1 受体的迷走大麻素通路参与大鼠内脏伤害感受的腔内调节。5-HT 在感染后肠应激综合征（PI-IBS）的病理发展中发挥重要作用，研究发现 PI-IBS 十二指肠活检显示，5-HT 增加，大麻素减少，而且大麻素的减少程度和腹部疼痛严重度有关，这说明 PI-IBS 患者体内 5-HT 和内源性大麻素信号通路有关。内源性大麻素系统是分布广泛的递质系统，在外周和中枢控制

肠道功能，是胃肠蠕动的重要生理调节物。内源性大麻素系统参与恶心呕吐和内脏感觉的控制。感觉神经节中的大麻素参与控制内脏感觉，大麻素受体（CNR）1 的转录产物在慢性压力时通过表观途径得到修饰，这些过程表明压力和内脏痛的联系。

（5）鸟苷酸环化酶 C（GC-C）：利那洛肽通过 GC-C 及细胞外 3′-5′ 鸟苷酸抑制结肠伤害性感受器，缓解腹部疼痛。利那洛肽是一种吸收量很小的 GC-C 激动剂，能够减轻便秘型应激性肠病的症状。利那洛肽的作用在 Gucy2c$^{(-/-)}$ 小鼠中消失，而且可以被环鸟苷酸（cGMP）抑制性转运体或黏膜去除抑制。和安慰剂治疗组患者有50% 腹痛减少至少 30% 相比，70% 应用利那洛肽 26 周的患者腹痛减少至少 30%。因此研究者确定了利那洛肽的镇痛作用，激活黏膜上皮细胞表达的 GC-C，引起 cGMP 产生和释放。细胞外 cGMP 抑制伤害性感受器，从而减少伤害感受。研究者还发现利那洛肽能够减轻便秘型应激性肠病患者的腹痛。

二、内脏痛产生的中枢机制

除了上节所述的主要发生在外周的分子机制外，中枢神经系统还有特异性的分子和结构改变，并且这些改变和精神心理有着密切的联系。

1. 中枢分子改变参与内脏痛的调节 在经历早年生活应激（ELS）后诊断为慢性疼痛病症的女性体内，发现杏仁核活动变化明显。成年时期的慢性压力导致中央杏仁核（CeA）的糖皮质激素受体（GR）和促肾上腺皮质激素释放因子（CRF）表达改变，可导致内脏超敏。之前研究表明不可预测的 ELS 可以导致成年雌性大鼠的内脏超敏，研究者假定它还可以改变 CeA 的 GR 和 CRF 的表达。在新生鼠 ELS 后，定量测定成年雌性大鼠的内脏敏感性和

GR、CRF 基因表达。在不可预测 ELS 之后，成年雌性大鼠内脏超敏，CeA 内 GR 和 CRF 表达增加。在可预测 ELS 后，成年雌性大鼠表现出正常敏感性疼痛行为反应，CeA 内 GR 上调，CRF 不上调。在 ELS 之后，雄性成年大鼠的内脏超敏和 CeA 的 GR 和 CRF 的表达不受影响。应用针对 GR 或 CRF 下调的 CeA 的寡脱氧核苷酸测序研究 ELS 后 GR 和 CRF 在调节雌性成年大鼠内脏敏感性中的作用。GR 下调增加所有大鼠内脏敏感性，但是有过可预测或不可预测 ELS 的雌性大鼠相比对照组内脏超敏更明显。CRF 下调或 CeA 中 CRF 拮抗剂 CRF1R 能够缓解不可预测 ELS 后的内脏超敏。该研究证实 ELS 后 CeA 中 GR 和 CRF 在成年内脏超敏发展中的调节作用。

研究者发现 TRPV1 整体敲除或外周敲除可以减轻急性胰腺炎模型中乙酸诱发的腹部收缩，不影响相关腹部痛觉超敏或异常疼痛，表明脊髓上 TRPV1 调节腹部疼痛的情感表达。脑部 TRPV1 在焦虑、恐惧或情感应激方面起作用，脑部 TRPV1 还通过影响腹痛的情感成分调节内脏伤害感受。新生儿母爱剥夺大鼠的 TRPV1 介导杏仁核底外侧突触前传递，参与内脏超敏。

膀胱痛综合征是影响美国 3% ～ 6% 女性的消耗性疾病。应用扩张所致膀胱痛的小鼠模型，研究者发现 CeA 是膀胱伤害感受神经调节的重要部位。而且，CeA 代谢型谷氨酸受体 5（mGluR5）激活通过增加 CeA 信号输出引发膀胱痛敏化。因此 CeA 部位 mGluR5 的药物激活足以增加膀胱扩张的反应。另外，药物阻断或者病毒介导的 CeA 中 mGluR5 的条件敲除减少了膀胱扩张的反应，这说明 CeA 部位的 mGluR5 对这些反应也是必需的。最后，研究者用光遗传激活 CeA 导致内脏痛反应的剧烈增加。膀胱扩张的 CeA 定位作用和脊髓细胞外信号调节激酶 1/2 磷酸化有关。mGluR5

激活导致 CeA 信号输出增多，引发膀胱痛觉感受。

toll 样受体 4（TLR4）调节小鼠慢性压力所致内脏痛。TLR4 缺乏导致内脏痛减少，减缓慢性心理社会压力导致内脏超敏的发展。野生型小鼠慢性压力后 TLR4 表达增加，前额皮质的胶质激活增加，促炎因子增多。外周或中枢应用 TLR4 拮抗剂 TAK242 减轻有功能性 TLR4 动物的内脏痛感受。而且，前额皮质 TAK242 注射同样减轻了慢性压力所致内脏痛觉超敏。结果显示前额皮质 TLR4 在内脏伤害感受中的新型作用。可以作为内脏超敏的潜在治疗靶点。

一项卡芬太尼 PET 研究发现，与躯体痛相反，同样程度的持续性内脏痛时大脑没有阿片释放，表明内源性阿片在内脏痛中的重要性小于躯体痛。

腹膜癌导致的腹痛伴随着小鼠脊髓 SP 和 μ 阿片受体表达的改变。腹膜分离的小鼠表现出显著的机械刺激的腹部超敏及自发性内脏痛相关行为。患癌小鼠脊髓 c-fos 炎性细胞显著增加，DRG 中 SP 阳性神经元显著增多，μ 阿片受体表达在 SP 阳性神经元中显著减少，逆转腹部超敏需要更高浓度的吗啡，说明 DRG 中 SP 的上调和 μ 阿片受体的下调参与调控腹膜癌相关的腹部疼痛。

人类试验性内毒血症中神经通路介导的炎症诱发中枢痛觉放大。为了阐明炎症导致的人类内脏痛觉过敏的大脑机制，研究者应用功能性磁共振成像（fMRI）研究静脉注射脂多糖（LPS）是否参与内脏痛刺激的中枢通路。结果是，和对照组相比，LPS 处理个体 TNF-α、IL-6 和皮质醇短暂却显著增多，体温升高并伴随情绪低落。应用 LPS 后，直肠痛阈有降低趋势，并且直肠痛导致的岛叶、背外侧前额、中扣带回前侧和躯体感觉皮质血氧水平依赖的反应增强。上述结果表明，外周炎症过程影响内脏痛阈值及内脏痛感觉辨识的中枢通路。

活性氧介导内脏痛相关杏仁核可塑性和行为。电生理和行为学研究阐述了 CeA 活性氧在结肠内酵母聚糖导致的内脏痛中的作用。结直肠扩张和焦虑样行为的反应在结肠内酵母聚糖应用后增加，在 CeA 内注射一种活性氧清除剂（Tempol）后则会减少。麻醉状态大鼠 CeA 神经元单一通道记录背景活动性增加，结肠内注射酵母聚糖后内脏刺激反应增加。酵母聚糖处理大鼠的脑片 CeA 神经元的全细胞膜片钳记录显示 Tempol 降低神经元兴奋性，通过突触前和突触后作用减少脑干伤害感受传入的兴奋性突触传递。结果表明，活性氧对内脏痛相关杏仁核神经元活动增多起到一定作用。

内脏超敏是应激性肠病和内脏痛疾病的主要原因，室旁核促肾上腺皮质激素释放因子（CRF）神经元和小胶质细胞的激活促进结直肠扩张，可导致内脏超敏。已经有确实证据表明胶质激活和神经胶质作用在内脏超敏的建立和维持中发挥重要作用。研究表明脊髓小胶质 TLR4/髓样分化因子（MyD88）/核因子 κB（NF-κB）信号通路促进了新生期、成年期结直肠扩张（CRD）的大鼠模型内脏超敏的发展。下丘脑室旁核（PVN）在慢性疼痛的病理发展中发挥重要作用。研究者研究了 PVN 小胶质细胞和神经元建立和维持内脏超敏的机制，以及 TLR4 信号通路的参与。内脏超敏和 PVN 中 c-fos、CRF 蛋白和 mRNA 的表达增加有关，而 PVN 内输注利多卡因或针对 CRF 基因的小干扰 RNA 可以逆转表达增加。这些结果表明 PVN CRF 神经元调节内脏超敏。PVN 内注射非选择性小胶质抑制剂米诺环素，可以缓解 TLR4 信号通路的功能亢进、小胶质激活和内脏超敏。研究表明新生时期 CRD 导致 PVN 胶质激活，成年期 CRD 提高胶质和 CRF 神经元活动度，导致内脏超敏和疼痛。TLR4 信号通路和促炎因子 TNF-α 和 IL-1β 可能参与内脏超敏病理发展中神经胶质的相互作用。

此外，研究发现促肾上腺皮质激素释放激素（CRH）或皮质醇水平增加与焦虑相关。焦虑和压力反应进一步通过神经肽 -1(NK-1) 受体在疼痛的产生中发挥作用。

2. 中枢结构改变参与内脏痛的调节　医学技术的迅猛发展，使得研究者可以应用新的手段进一步研究中枢神经系统结构功能，深入地了解内脏痛时中枢神经系统的结构改变。

肠易激综合征（IBS）和健康对照（HC）人群情绪相关认知过程的性别差异：男性个体（IBS+HC）前额皮质、脑岛和杏仁核对刺激的总体大脑反应比女性大。有效连接分析确定了前额区域、扣带回、脑岛和杏仁核相关的大脑网络功能在性别和疾病中存在差异。男性个体前扣带回亚区域、杏仁核和脑岛的连接更强，而女性前额调节区域（中央和背外侧皮质）的连接更强。考虑到男性个体在表情之前显现更大的行为和大脑反应，说明男性 IBS 患者皮质和情感相关通路参与更多。

内脏超敏大鼠前扣带回突触传递的易化：电生理研究表明内脏超敏（VH）大鼠结直肠扩张后前扣带回皮质（ACC）反应增强，一直持续到结肠过敏性反应后 7 周，这表明 ACC 神经回路中存在学习和疼痛记忆触发的机制。慢性内脏痛的 ACC 突触增强或许参与信号传导通路，和电刺激激活的信号通路相同，是功能性内脏痛的一种有效细胞模型。

像素形态分析研究发现健康志愿者内脏敏感性和区域灰质量的关系：内脏敏感性增加和疼痛相关脑区灰质量下降有关。大脑形态学改变不仅发生在临床疼痛中，而且发生

在内脏敏感性改变的正常个体之间。

慢性内脏痛患者静息大脑的固有震荡有性别相关的改变：研究者发现，通过观察静息状态血氧水平相关的信号动力学和临床症状，和男性 IBS 患者相比，女性健康人群和女性 IBS 患者频率分布在杏仁核和海马倾向于高频率。

扩散张量成像（diffusion tensor imaging，DTI）探测慢性 IBS 相关的大脑微结构重组：IBS 患者基底神经节和感觉运动相关 / 整合区域及丘脑区域部分各向异性更低，额叶及胼胝体部分各向异性更高。另外，IBS 患者苍白球平均扩散率较低，投射到感觉运动区的丘脑、内囊及冠状辐射平均扩散率较高，这表明了这些区域轴突和树突密度的分化性改变。IBS 患者还有各向异性和平均扩散率的性别差异，而健康对照人群没有这种差异。患者概率纤维追踪确定了丘脑和前额皮质之间，以及内侧背侧丘脑和前扣带回的高水平连接，苍白球和丘脑的低水平连接。以上结果说明，慢性反复性内脏痛 IBS 患者大脑内有长期微结构改变，尤其是和感觉形成整合及皮质下丘脑调节有关的区域。

三、遗传和表观遗传机制在内脏痛产生和调节中的作用

基因组包含两类遗传信息，一类是传统意义上的遗传信息，即 DNA 序列所提供的遗传信息；另一类是表观遗传学信息，它提供了何时、何地、以何种方式去应用遗传信息（图 3-7）。

1. 遗传学机制参与内脏痛的产生和调节　传统意义上的基因组在内脏痛发生时也会有改变，如基因缺陷等。近年来研究发现，$Na_v1.7$ 的突变与疼痛的遗传机制密切相关，已有多篇文献报道，该通道突变可导致一种罕见的常染色体显性遗传病——红斑性肢痛病，其症状为肢端间歇

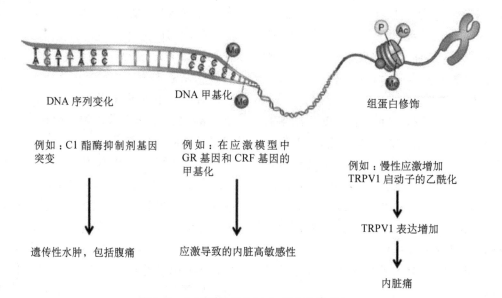

DNA 序列变化　　　　DNA 甲基化　　　　　　　组蛋白修饰

例如：C1 酯酶抑制剂基因　　例如：在应激模型中　　　　　例如：慢性应激增加
突变　　　　　　　　　　　GR 基因和 CRF 基因的　　　　TRPV1 启动子的乙酰化
　　　　　　　　　　　　　甲基化

↓　　　　　　　　　　　↓　　　　　　　　　TRPV1 表达增加

遗传性水肿，包括腹痛　　　应激导致的内脏高敏感性　　　　↓

内脏痛

图 3-7　内脏痛的遗传及表观遗传学改变

遗传学改变指基因序列的变化，补体 C1 酯酶抑制因子的基因突变是遗传性血管性水肿的遗传机制；表观遗传学改变包括 DNA 甲基化、GR 及 CRF 基因甲基化在压力导致的内脏超敏中发挥作用；表观遗传学改变还包括组蛋白乙酰化，TRPV1 启动子的组蛋白乙酰化导致 TRPV1 受体表达增加，从而导致内脏痛。GR. 糖皮质激素受体；CRF. 促肾上腺皮质激素释放因子；Me. 甲基化；P. 磷酸化；Ac. 乙酰化
[引自 Sharkey KA, Wiley JW, 2016.The role of the endocannabinoid system in the brain-gut axis. Gastroenterology, 151(2):252-266.]

性烧灼样疼痛、红肿和温度升高。Gardiner 等在对阵发性剧痛症研究中发现，患者的 SCN9A 基因发生了突变可以导致其他疼痛异常。阵发性剧痛症是一种罕见的常染色体显性遗传性疼痛症，症状为无征兆性突发性烧灼痛，疼痛部位一般位于直肠、眼和腭部。电生理研究显示，突变集中在钠通道控制失活的区域，妨碍了电压门控钠离子通道的快速失活，使开放时间延长。

遗传性血管性水肿是以补体 C1 酯酶抑制剂或 F Ⅻ基因突变为分子遗传学基础、以发作性皮肤和（或）黏膜下水肿为主要表现的一种遗传性疾病，水肿累及呼吸道、消化道可以出现呼吸困难、窒息，以及腹痛、恶心、呕吐。

2. 表观遗传学机制参与内脏痛的产生和调节　表观遗传学是长时程作用于基因表达而不改变 DNA 序列的一系列过程，近年来表观遗传学被发现对主要生理活动有重要作用，从而引起极大关注。表观遗传主要包括 DNA 甲基化、DNA 甲基转移酶的催化、组蛋白乙酰化。其中组蛋白乙酰化、小干扰 RNA 及转录因子在内脏痛中的作用近年来也进行了许多研究。

（1）内脏痛表观遗传调控中的 DNA 甲基化：表观遗传调控在中枢神经系统中也有很重要的作用。L. Tran 等研究者指出了中枢神经系统在慢性心理性压力导致的鼠类模型内脏痛觉超敏的重要性。研究发现杏仁核两种参与疼痛通路的重要基因如 GR 基因和 CRF 基因甲基化形式的改变，在压力导致的内脏超敏和内脏痛中发挥重要作用。

（2）内脏痛表观遗传调控中的组蛋白乙酰化：外周神经系统中通过调节慢性压力导致内脏痛的基因的表观调控。慢性压力增加组蛋白乙酰化，调节大鼠外周神经系统的内脏痛感受。阻断脊髓特定部位的表观调节通路或许可以治疗慢性腹痛患者。慢性压力与 Nr3c1 启动子的乙酰化有关，从而减少 $L_6 \sim S_2$ DRG 这一基因的表达，不影响 $L_{4,5}$。压力还和 DNA 甲基转移酶 1 （DNMT1）相关的 CNR1 启动子乙酰化上调，以及 GR 介导的 $L_6 \sim S_2$ DRG 中 CNR1 的表达下调有关。慢性压力增加了组蛋白乙酰转移酶 EP300 的表达，增加 TRPV1 启动子部位的组蛋白乙酰化，增加 $L_6 \sim S_2$ DRG 神经元的 TRPV1 受体的表达。敲除大鼠 DNMT1 和 EP300 分别减少 DNA 甲基化和组蛋白乙酰化，从而避免了慢性压力导致的内脏痛痛觉增加。

组蛋白脱乙酰化对慢性焦虑和疼痛也进行表观调控。延长皮质类固醇对中央杏仁核（CeA）的作用，通过激活糖皮质激素受体和促皮质素释放因子导致长时程焦虑和疼痛。双侧 CeA 注射一种组蛋白脱乙酰酶抑制剂可以通过增加皮质类固醇，从而减轻焦虑样行为及躯体和内脏感觉超敏。协同 NAD^+ 依赖的蛋白脱乙酰酶 SIRT6 和 NF-κB，H3K9 去甲基化阻断了糖皮质激素的表达，导致 CRF 的抑制。

脊髓代谢型谷氨酸盐受体 2 的表观上调能够减轻雌激素导致的内脏感觉超敏。和红花油相比，17β 雌激素（E2）增加了卵巢切除的大鼠结直肠扩张后内脏运动反应（VMR）的程度。异羟肟酸（SAHA）减轻 E2 诱发的 VMR，但对红花油组大鼠无效。接下来脊髓应用代谢型谷氨酸盐受体 2/3（mGluR2/3）拮抗剂 LY341495 逆转了 SAHA 对 E2 大鼠的抗伤害反应的作用。另外，应用 E2 后，SAHA 使脊髓背角 mGluR2 的 mRNA 和蛋白增多，应用红花油没有这种变化。单独应用 E2 或 SAHA 都不能改变 mGluR2 的 mRNA。在 E2 和 SAHA 作用的大鼠中，SAHA 促进 H3K9ac 和雌激素受体 α 与 GRM2 启动子相同区域的结合。所以，脊髓组蛋白高乙酰化缓解雌激素的促伤害感受的作用，这表明，表观遗传调控或

许是缓解内脏痛的有效途径。

（3）参与内脏痛调控的微 RNA（miRNA）：新生大鼠膀胱炎所致慢性内脏痛的成年大鼠，其脊髓 miRNA 介导的 $GABA_A \alpha_1$ 受体亚基下调。病理性慢性疼痛的伤害感受传递参与脊髓神经递质的转录和翻译改变、受体表达和神经功能的修饰。研究表明 miRNA 介导的转录下调参与急性和慢性疼痛的病理发展。研究者假定，新生大鼠酵母聚糖所致膀胱炎中的长期跨器官结肠超敏，是由于 miRNA 介导的脊髓 GABA 能系统发育过程的转录后抑制。miRNA 序列分析和反转录 PCR（RT-PCR）表明，和对照组相比，酵母聚糖处理的大鼠 $L_6 \sim S_1$ 脊髓背角 miR-181a 显著上调。miR-181a 增加同时导致 $GABA_A \alpha_1$ 受体亚基基因和蛋白表达的显著下调。鞘内注射 $GABA_A$ 受体激动剂蝇蕈素，虽然可以使成年酵母聚糖处理大鼠 VMR 显著减少，但不能减轻新生儿膀胱炎大鼠对结肠扩张的 VMR。这些结果表明 miRNA 介导的新生鼠膀胱炎导致慢性盆腔疼痛 GABA 能系统的转录下调。

（4）参与内脏痛调控的转录因子：转录因子对支配皮肤和深层组织的痛觉神经元的基因隔离控制。哺乳动物疼痛相关感觉神经元来源于位于 DRG 的酪氨酸受体激酶 A（TrkA）系神经元。这些神经元发出神经突到全身的外周靶部位，可以分为浅层和深层组织。研究者发现许多神经突连接表皮的 TrkA 系神经元的发育需要转录因子 Runx1。因此，Runx1 敲除导致表皮感觉神经传入的选择性缺失，然而深层组织感觉传入和两类深层组织疼痛不受影响。在这些皮肤神经元内，Runx 抑制一种和支配深层组织感觉神经元相关的大分子合成。Runx1 在深层感觉神经元的异常表达导致这一分子合成缺失，深层组织疼痛显著降低。因此，该研究引发基因水平上皮肤和

深层组织疼痛通路分离的思考。

感觉传入神经 Runx1 缺陷损伤内脏伤害感受，加重右旋糖酐硫酸酯钠（DSS）导致的结肠炎。Runx1 是仅在伤害感受神经元中存在的 Runt 结构域转录因子。在这些神经元中，Runx1 调节许多离子通道和受体的表达，控制脊髓伤害传入的层次特异性。而且，缺乏 Runx1 的小鼠有温度疼痛和神经病理性疼痛的特异性缺失。为了研究 Runx1 在内脏伤害感受中的功能，研究者使用了双转基因小鼠 [WntCre: Runx1（F/F）]，这种小鼠感觉神经元中的 Runx1 表达受到特异性破坏。为了确定 Runx1 在内脏疼痛感受中的作用，对 WntCre: Runx1（F/F）及其同窝仔畜控制组 [Runx1（F/F）] 使用 DSS 导致结肠炎。结果表明了感觉传入神经中 Runx1 破坏：① DSS 诱导结肠炎小鼠的内脏痛感觉受损；②加重 DSS 诱导结肠炎的表型；③ DSS 和 2，4，6- 三硝基苯磺酸（TNBS）对小鼠结肠组织中促炎因子和抗炎因子的作用不同；④黏膜淋巴细胞和肥大细胞的分布改变。这些结果表明感觉传入神经中 Runx1 对调节内脏疼痛和神经免疫具有重要作用。

表观遗传学针对外周感觉通路的基因沉默可以用来治疗慢性腹痛，这种方法可以避免中枢神经系统副作用。最新的研究表明，表观调控在内脏痛中起重要作用，可为内脏痛的治疗提供诸多治疗靶点。表观干预不缓解症状，而是降低伤害感受的敏感性，减轻情绪相关症状和其他损伤或炎症反应的适应性变化。这一途径将很大程度改善疼痛管理，为内脏痛提供治疗方法。

四、肠道微生物的改变诱发内脏痛的产生

结肠是超过 100 万亿微生物的宿主，大多数都是细菌。这些微生物功能多样且对宿主有利，如通过发酵未消化食物清除额外能量，分泌维生素，以及确保免疫系统的正常发育。

传统观点认为宿主 - 微生物是共生关系，在这种关系里，微生物从宿主中获益更多。目前新的研究表明宿主 - 微生物关系更像是相互关系，微生物为了自身利益进而操纵宿主生理和行为。微生物除了在胃肠道功能中起作用，还在中枢神经系统疾病发生中起作用，包括抑郁和焦虑、帕金森病、阿尔茨海默病和自闭症谱系障碍。确实，许多益生菌可产生神经调节因子，进而作用于宿主细胞。迷走神经在结肠微生物和大脑之间的信号轴中发挥重要作用，但是肠腔来源的细菌信号如何通过肠道屏障到达外周神经系统的分子细胞机制目前尚不清楚。

最新研究发现，IBS 患者肠道微生物代谢产物发生变化，包括胆汁酸、乙酸和丙酸等有机酸、挥发性有机物质、多不饱和脂肪酸和短链脂肪酸等，这些代谢产物本身可以作为信号分子在肠道内发挥作用，如多不饱和脂肪酸被称为瞬时受体电位（TRP）通道的内源性激动剂，尤其是 TRPV4，可通过下游蛋白激酶 C 致敏外周痛觉神经元，同时促进组胺和 5-HT 的分泌，引起内脏疼痛。丁酸涉及微生物宿主交互，这一过程可能通过特定转运蛋白、受体或调节免疫系统和迷走神经活动。

肠道菌群还可通过改变肠内分泌细胞释放如缩胆囊素（cholecystokinin，CKK）、胰高血糖素样肽（GLP）1、肽 YY 和 5-HT 等介质参与迷走神经的调节，包括调节情绪、认知和疼痛过程中感觉信号的中央处理。Chimeral 及其同事的论文表明分泌 GLP-1 的 L 细胞能够检测吲哚（色氨酸的一种细菌代谢产物）。吲哚在 L 细胞抑制电压门控钾通道，导致这些细胞的持续去极化，通过电压门控该通道和 GLP-1 分泌增加，导致持续性钙内流，从而导致内脏痛觉敏化。

第四节　不同内脏器官神经兴奋性传导的特点

一、内脏传入神经的解剖

除了胰腺，大多数胸、腹脏器都有副交感和交感神经分布。胸腔脏器和上腹部脏器主要为迷走神经（脑神经Ⅹ）和胸腰段脊神经分布，下腹部脏器包括小肠、大肠和泌尿器官，主要为腰段 [腰内脏神经（LSN），腹下神经（HGN）] 和骶段 [盆神经（PN）] 脊神经分布。初级感觉传入神经的外周突分布于脏器，拥有特化的终末器官样环层小体、IGLE 或有许多平行分支的游离神经末梢（也称"肌内放射纤维"），中枢突从脊髓后根进入脊髓后角，主要投射至板层Ⅰ、Ⅴ、Ⅵ、Ⅶ。

二、胃肠道的内脏传入纤维及相关疾病

1.胃肠道的内脏传入纤维　胃肠道的传入神经根据其分布区域分为黏膜层、肌层、黏膜肌层、浆膜层和肠系膜传入纤维。大部分传入纤维都是机械敏感性，对机械刺激有典型的应答特点，而且大多数机械敏感性的黏膜传入纤维也具有化学敏感性，可对高渗溶液、酸、胆汁、5-HT、ATP 和辣椒素产生应答。

针对肌层中的机械敏感性传入纤维在多种实验动物中进行了深入研究。这些纤维对空腔脏器的扩张和拉伸产生应答，所以它们也被称作"扩张敏感性受体"或"张力感受性受体"。一般来讲，肌层传入纤维对温和的扩张表现出慢适应性，而冲动产生的频率与平滑肌张力的提高密切相关。大多数机械敏感性肌层传入纤维（70% ～ 85%）对扩张产生应答的阈值很低，然而尚有一部分纤维（15% ～ 20%）的阈值很高 [> 4kPa（30mmHg）]，这可能成为其在内脏伤害感受中发挥作用的证据。

和黏膜传入纤维类似，肌层机械敏感性传入纤维也具有内在多样性。缓激肽（BK）的作用在一些研究中得以验证，BK 通过激动 B_2 受体从而激活肌层传入纤维，此效应可被选择性 B_2 受体阻滞剂所阻断。还有研究显示，脊神经传入纤维对温度高低也很敏感，但这种传入纤维的热敏机制仍不清楚。热觉和冷觉很可能是通过 TRPV1/2 和 TRPM8 通道分别进行调节的。

黏膜肌层的感觉传入纤维是在最近的体外实验中才发现的，但这类纤维的形态学结构仍是未知。然而，通过观察典型的对肌张力和黏膜刺激的应答反应，可以推断这些纤维有轴性侧突同时分布于肌层和黏膜层，此外，这些纤维也可能终止于黏膜下层，从而对肌张力变化和黏膜刺激产生应答。

胃肠道的浆膜层和相邻的肠系膜为 C 纤维和 Aδ 纤维分布，这些纤维在 LSN 和 PN 中均存在。一支机械敏感性的浆膜层传入纤维通常有多个感受位点，它们沿着肠系膜血管分布，或分布在供应浆膜表面的毛细血管分支点。浆膜层传入纤维常产生自发冲动，但并不引起肠道蠕动或肠内压变化。因为这些纤维的感受位点邻近血管，因而可以推断它们能通过感受机械性的毛细血管直径变化，从而感知浆膜层的血流情况。这些纤维还可以编制胃肠道缺血状态的信号，因为降主动脉或肠系膜动脉阻塞时它们将被激活。肠梗阻引起的极度扩张可导致脏器苍白，并激活浆膜层纤维产生痛觉信号。机械敏感性的浆膜层传入纤维对一些内源性的物质也高度敏感，如 BK、SP 和 5-HT。

（1）胃的生理功能及功能紊乱：胃具有丰富的感觉神经元支配，在正常情况下，摄入食物不仅仅诱导消化过程，而且能导

致认知和情绪的变化，涉及饱腹感及良好的消化过程。胃的功能紊乱可由以下四种病理生理机制引起：延迟性胃排空、适应性不良、感觉过敏和胃排空的加速。而值得注意的是，胃表现出来的症状是有限的，且无论涉及何种病理生理机制，表现出来的临床症状可能是相似的。

1）延迟性胃排空：胃排空是胃的净输出，它由胃的三部分控制——胃底部、远端的胃窦部和幽门括约肌。小肠的神经和激素也会反馈性地调节胃排空过程。胃窦的阶段性收缩产生的对固体物质的研磨是这些物质能顺利通过小肠所必需的，所以胃窦部收缩功能的受损可以导致固体物质的排空延迟。另外，近端胃的紧张性收缩推动胃内容物向远端到达胃窦部。因此近端胃紧张性收缩的受损可以导致固体物质研磨障碍，进而可能导致固体和液体物质排空的整个延迟。在消化间期，胃部从近处向远处的收缩运动与幽门的开放和十二指肠的静息是一致的，从而产出向前强有力的推力，排出消化过程结束后遗留下来的难以消化的物质，如果胃肠病变导致该运动过程缺失，就有可能发生胃石症。

如果延迟性胃排空比较严重就会导致临床症状，致使食糜滞留在胃里。这些临床症状有轻有重，较轻的症状有饱腹感、上腹胀气及恶心等，严重的可导致淤滞性呕吐（呕吐摄入几个小时或几天前的食物）及营养障碍。

2）胃的适应性受损：近端胃适应性功能受损后将会增加胃壁的张力，这可能会激活胃壁中的感觉神经末梢并产生临床症状。胃不正常的松弛可能与受损的肠胃和胃窦部的反射有关，而这一反射通常用以调节胃的适应性和排空过程。胃适应性的受损与功能性消化不良患者胃内食物的异常分布有关，这种情况下食物会先分布于远端胃或胃窦部。扩张的胃腔导致对固体

食物的研磨减慢，进而导致食物在胃内存留时间延长和固体食物的排空延迟。

3）胃的敏感性增加：胃的扩张可以产生和胃肠功能紊乱相似的有意识的感觉，胃扩张的感知依赖于胃壁中张力感受器的激活，而不是胃的伸长或容量感受器。功能性消化不良的患者表现为对胃扩张增加的敏感性，这一现象只存在于胃部，小肠（如十二指肠）敏感性却没有变化，同时这些患者的躯体感觉神经的敏感性是正常甚或是降低的，表现为对慢性刺激的忍耐力增加。胃部的高敏感性常见于上腹部疼痛的患者，也许是和胃适应性的受损和延迟性胃排空同时存在的。

到目前为止，胃高敏感性的机制仍不清楚。正常情况下，胃的敏感性受多种机制的调节。例如，小肠中的脂肪可以提高对胃膨胀的感知能力，而在功能性消化不良患者中这一调节机制增强，进而产生相应的症状。中枢机制在该过程中也发挥了重要的作用，在高敏感性功能性消化不良患者中，焦虑情绪与疼痛和不适阈值呈负相关性。

4）快速性胃排空：在一部分患者（主要是胃部分或全部切除后的患者），快速胃排空通常伴随着血管收缩和胃肠道症状。迷走神经切断术后患者也可能发生倾倒综合征。快速排空症状通常发生于进食液体和富含糖类的食物后，这时患者往往是术后重新开始正常进食。倾倒综合征又可以细分为早期倾倒综合征和晚期倾倒综合征。早期倾倒综合征发生于进食后的第一个小时，并表现出腹部和全身的症状，这是由于高渗性的食物快速到达小肠，导致液体从血管内转移到肠腔。这将会导致肠道膨胀和诸如腹胀、腹痛和腹泻等一系列胃肠症状；多种胃肠激素释放增加，包括胰高血糖素、血管活性肽、多肽 YY、胰多肽、神经降压肽等造成全身和内脏血管舒张。

晚期倾倒综合征发生于餐后 1～2 小时，由反应性低血糖引起。快速胃排空引起的血糖升高导致胰岛素分泌增加，由于胰岛素的半衰期较长及最初的血糖升高持续时间较短，当血糖全部被吸收后就导致反应性低血糖。

（2）小肠功能紊乱：病理条件下，小肠的功能紊乱可以导致腹痛、腹胀、腹泻等。导致腹痛的原因还不是很清楚，但小肠的膨胀是导致腹痛的机制之一。肠膨胀导致的疼痛是由小肠肌肉层和浆膜层的牵张感受器传导，然后经由内脏神经和迷走神经到达中枢。小肠敏感性的异常还涉及其他机制，这其中就包括肥大细胞。最近的研究结果表示，腹胀是由于异常的内脏躯体反射造成的。胃动力障碍和 IBS 患者与正常人相比表现为肠内存留气体增多，表明气体排出异常是肠膨胀的机制之一。肠分泌的增加可导致腹泻，小肠对食物的消化障碍可导致肠腔渗透压升高，也可导致腹泻。由于小肠消化不良或吸收障碍导致的腹泻在结肠细菌发酵的作用下可进一步加重。

（3）大肠的功能紊乱：大肠的功能紊乱主要包括便秘、腹泻、便急、排便用力、排便不尽感及大便失禁。肠胀气和腹痛经常同时存在，尤其见于大肠功能障碍的患者，但也可能是由于肛门直肠和盆底功能障碍。左下腹和右下腹的腹痛常可证明是由大肠疾病导致的。右侧肋下和上腹部的疼痛可能是横结肠淤积导致的临床症状。有时起源于大肠的腹痛在进食后会加重，这时往往会误认为是胃部的病变。便秘的患者餐后上腹部疼痛可能是左结肠或直肠乙状结肠中粪便阻塞，导致结肠内容物向前推进不足而引起的结肠收缩的刺激所致。

2. 功能性胃肠病　功能性胃肠病（functional gastrointes-tinal disorder，FGID），又称脑 - 肠互动异常，是指患者具有消化系统疾病表现，经内镜、生化、影像学检查等未发现器质性病变，无法用解剖、生化、组织学来解释消化系症状的疾病，其发病率高，涵盖的消化系统疾病种类繁多，主要以 IBS、非糜烂性反流病（non-erosive reflux disease，NERD）、功能性消化不良（functional dyspepsia，FD）、功能性便秘（functional constipation，FC）最为常见，并可表现为多种症状的重叠或相互转换。其发病机制涉及运动功能紊乱、内脏高敏感性、肠道菌群紊乱、黏膜和免疫功能的改变及中枢神经系统功能改变等形态学和生理学的异常。最近的研究表明脑 - 肠轴（brain-gut axis）功能失调在 FGID 的发病过程中发挥着重要作用。

（1）脑 - 肠轴与脑 - 肠互动：胃肠道的神经调控系统主要包含 2 个层次。①自主神经系统：交感神经、副交感神经可直接调节胃肠道，还可将信息上传，通过中枢神经系统（CNS）对胃肠道进行调节。肠神经系统（enteric nervous system，ENS）是胃肠道中的神经系统，现认为是自主神经系统的第 3 个分支，由感觉神经元、中间神经元、运动神经元组成，可不通过 CNS 独立调节胃肠道运动、分泌、吸收、血液循环等功能。ENS 的神经元成分、分泌的神经递质、独立完成神经反射的功能都与大脑极为相似，故又有第二脑、肠微型脑之称。② CNS：CNS 接受并整合内外环境变化所传入的各种信息，并可通过自主神经系统、神经内分泌系统对胃肠道间接调控，以达到整体调节胃肠道的目的。这种在不同层次将胃肠道与 CNS 联系起来的神经 - 内分泌网络称为脑 - 肠轴。机体通过脑 - 肠轴之间神经内分泌网络的双向环路进行胃肠功能的调节称为脑 - 肠互动。

（2）脑 - 肠互动与 FGID：CNS 功能失调与 FGID 发病具有一定的相关性。目前认为，脑 - 肠轴中 CNS 与胃肠道之间存在双向联系，一方面，胃肠道内的感受器将各种信息由传入纤维传至 CNS，通过 CNS 对信息进行整合、翻译及反应；另一方面，CNS 可以通过肠神经、交感神经、副交感神经和激素、神经内分泌等途径来调节胃肠道的运动、分泌、血流、免疫等功能。大量研究显示，FGID 可以引起患者情绪、心理、精神的异常；而情绪、心理、精神的异常也是 FGID 的病因。两者之间通过脑-肠轴相互影响，并与 CNS、脑肠肽密切相关。同时存在于 CNS 和消化系统中的小分子多肽统称为脑肠肽，脑肠肽具有神经递质和激素的双重功能，是认知、情感中枢与神经内分泌、ENS、免疫系统相联系的双向通路的分子基础。其在调节内脏感觉、分泌、运动中起着重要作用。脑肠肽在 FGID 的发病中有重要意义。常见的脑肠肽有促胃动素（motilin，MTL）、胃泌素（gastrin，GAS）、CKK、生长抑素（somatostatin，SS）、SP、瘦素（leptin，LP）及血管活性肠肽（vasoactive intestinal peptide，VIP）等。目前认为，促使胃肠平滑肌兴奋的脑肠肽主要有 MTL、SP 等，使其抑制的脑肠肽主要有 SS、VIP 等。

内源性大麻素系统是体内广泛分布的递质系统，在外周和中枢不同层面控制着肠道的功能，在脑-肠轴的相互作用中扮演了重要角色。内源性大麻素系统抑制伤害性刺激信号的传递，在疼痛的调控中起着关键作用。它由大麻素受体、内源性配体及相关合成和降解的酶组成。目前已被证实的内源性配体有两种：N-花生四烯酸乙醇胺即大麻素和 2-花生四烯酸甘油酯（2-arachidonoylglycerol，2-AG）。这些内源性大麻素主要在突触后膜上的膜磷脂合成，作为逆行信使调节突触前多种神经递质的释放。已发现的 2 种大麻素受体分别是 CB_1 受体和 CB_2 受体，其分布和功能各不相同。一般情况下，CB_1 受体在中枢神经系统中高度表达，而 CB_2 受体主要位于免疫细胞和角化细胞，减少促伤害感受物质的释放。

内源性大麻素系统通过调节应激的表现形式，即通过激活大脑特定的区域（这些脑区包括前额皮质、杏仁核和下丘脑）从而降低下丘脑-垂体-肾上腺通路的活性，在中枢层面参与内脏痛的调节（图 3-8）。

CB_1 受体在 DRG 和脊髓背角的伤害性和非伤害性感觉末梢均表达，抑制神经递质的释放和痛觉信息的传导，而且在慢性应激的条件下，编码该受体基因的转录受表观遗传修饰，表明该系统可能与应激导致的腹痛相关，即在外周层面参与内脏痛的调节（图 3-9）。

FGID 临床症状包括腹胀、腹痛、腹泻、便秘、恶心、呕吐等，临床特征为慢性发病、易反复，且不涉及结构和代谢异常，是消化系统的常见疾病。目前常用的治疗药物包括抑酸药、促胃动力药、解痉药、助消化药、抗焦虑药、微生态制剂、黏膜保护剂等。此外，主要作用于对脑-肠轴调节的针刺治疗也可应用于 FGID 的治疗。针刺可调节 CNS 功能活动，影响脑肠肽代谢，进而调节脑-肠轴的功能活动，是其治疗 FGID 的重要着眼点。

很多其他的 FGID 与腹部疼痛相关，包括功能性肠紊乱、功能性消化不良导致的上腹部疼痛综合征，推断可能有食管来源的功能性胸痛、胆囊和 Oddi 括约肌的功能性紊乱，以及成人的功能性直肠肛门痛。其中，功能性消化不良导致的上腹部疼痛特征性表现为上腹部的慢性痛或烧灼样痛，其程度通常为中重度，发作呈间歇性且一周至少发作一次，疼痛部位并不影响其他腹部或胸部区域，且排便或排气后疼痛没有减轻，并不符合胆囊和 Oddi 括约肌疾病的诊断标准。

3. 肠易激综合征 肠易激综合征（IBS）是内脏痛的代表性疾病，通常情况下，很多内脏器官的疾病都会导致内脏痛，这些

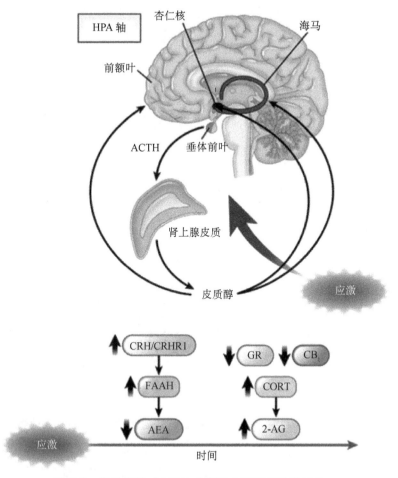

图 3-8   慢性应激对大脑中内源性大麻素系统的影响

慢性应激的特点之一就是大麻素（AEA）的持续性降低，同时伴有降解酶（FAAH）增加。该效应通过肾上腺皮质激素释放激素受体 1（CRHR1）受到 CRH 的调节。皮质酮（CORT）似乎介导 CRH 的上调。CORT 增加的水平与 2-AG 的增加有关。慢性应激与脑中 CB_1 和糖皮质激素受体（GR）的水平降低有关 [引自 Sharkey KA, Wiley JW, 2016.The role of the endocannabinoid system in the brain-gut axis. Gastroenterology, 151(2):252-266.]

疾病通过内科治疗或手术切除可以减轻内脏痛，但是 IBS 却并非这样的情况。IBS 的特征性表现是腹部疼痛或腹部不适并伴有以下三条标准中的至少两条：通过排便可以减轻疼痛，发作伴随着排便频率的改变，发作时伴随粪便性状的改变。IBS 是功能性胃肠紊乱的代表性疾病，并且它的发病和常规临床检查手段能检测到的结构性或代谢性疾病无直接联系。

IBS 是一种具有代表性的与应激相关的疾病。最近的研究表明大脑和肠道之间的互相作用在 IBS 的发病中起了主要作用。

结肠的扩张激活大脑中的促肾上腺皮质激素 CRH 系统，因此内脏刺激就可理解为内感受器的应激。大脑中的及可能存在于肠道的 CRH 可能是应激导致 IBS 症状加重的病理生理机制中的关键分子介质。CRH 释放到腹膜细胞核中激活结肠运动，增强内脏感知并导致消极情绪，这主要是通过 CRHR1 实现的。

当前的研究表明体表痛和内脏痛不论在发病机制还是患者感觉方面都不同。甚至不同内脏器官的内脏感觉也不同。急性内脏痛可能源于各种病因，包括炎症、感

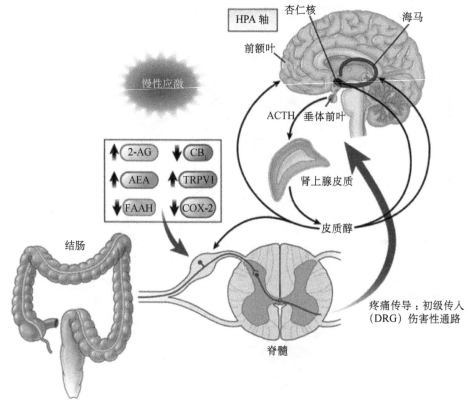

图 3-9　慢性应激对内脏初级传入神经元中内源性大麻素外周通路的影响

慢性应激条件下，2- 花生四烯酰甘油（2-AG）和大麻素水平上升，支配结肠和盆部的伤害性 DRG 中内源性大麻素降解酶 COX-2 和 FAAH 表达下降。与此同时，CB_1 下降，并且初级伤害性感受传入神经元中 TRPV1 表达和磷酸化水平增加。这一作用受到下丘脑 - 垂体 - 肾上腺轴皮质激素的调节

[引自 Sharkey KA, Wiley JW, 2016.The role of the endocannabinoid system in the brain-gut axis. Gastroenterology, 151(2):252-266.]

染、缺血、机械性压迫和神经功能的改变。虽然慢性内脏痛也可能来源于类似的刺激，但也可在缺乏明确刺激下产生。慢性复发性腹痛常由多因素导致，并且明显受认知和情感的影响。IBS 是导致慢性复发性腹痛的常见病因之一。IBS 患者的腹痛症状可以在一定刺激下引出并放大，如应激反应或摄取特殊的营养物质。患者常因此承受沉重的经济负担，同时生活质量可受到严重影响。

IBS 特征性表现是慢性复发性腹痛并伴有肠功能障碍，该反应同时也被认为是与脑 - 肠轴功能紊乱相伴随的一种过度应激反应。CRH 是脑 - 肠轴中应激反应的主要调节激素，是导致 IBS 的主要病理生理因素，而且实验表明服用 CRH 后可以增加 IBS 患者的内脏感觉运动反应，而服用肽类的 CRH 拮抗剂可以减轻 IBS 患者的病理生理反应。5- 羟色胺（5-HT）可能是另外一种与 IBS 患者脑 - 肠轴功能相关的物质。

目前，在治疗 IBS 方面还缺乏有效的治疗策略。其中导致新治疗方法问世的一大阻碍就是对内脏痛的发病机制还不十分清楚。当前，缓解腹痛的常用药物包括非甾体抗炎药（NSAID）、阿片类药物、三环类抗抑郁药、选择性 5- 羟色胺 / 去甲肾上腺素再摄取抑制剂等，但这些药物在治疗 IBS 方面效果并不明显，并且还常伴有药物相关的副作用。另一方面，神经阻滞也应用于内脏痛的治疗。腹丛神经阻滞具

有明显的镇痛效果，可以降低阿片类药物的用量及相应减轻阿片类药物的不良反应，现在推荐腹丛交感神经阻滞用于治疗癌症引起的内脏痛，尤其是在现代影像技术的帮助下可以更准确地进行神经定位，并更好地评估药物的扩散，因此，该操作也极少导致并发症。

三、泌尿系统的内脏传入纤维及相关疾病

1. 泌尿系统的内脏传入纤维　生理情况下，膀胱的主要功能是储存尿液并定期排放。有三组神经参与下尿路的排尿反射过程：PN、LSN 的 HGN 分支和阴部神经（骶部躯体神经主要控制尿道外括约肌）。尿急、阴部不适或疼痛等情况下，尿液储存和排放的过程中会产生很多感觉。这些感觉通过 LSN 和 PN 向 CNS 传递。大鼠的逆行示踪运输（retrograde tracer transport）实验显示，膀胱的 LSN 传入纤维从 L_1、L_2 脊神经后根进入脊髓，PN 传入纤维从 L_6 和 S_1 后根进入脊髓。然而，猫的 LSN 和 PN 传入纤维分别从 $L_{2\sim5}$ 和 $S_{1\sim4}$ 脊神经后根进入脊髓。在雌性和雄性大鼠中也观察到这种节段性分布差异。例如，在雌性 SD 大鼠中，84% 的 PN 传入纤维从 L_6 后根进入脊髓，而雄性 Wistar 大鼠的膀胱传入纤维从 S_1 后根进入脊髓。PN 似乎是下尿路感觉传入的主要通路，因为对多种动物的形态学研究均显示 PN 比 LSN 承载着更多的传入神经纤维，而选择性的 S_3 去神经化可减轻人类的膀胱痛和尿急症状。利用一种选择性神经节切除的去神经技术，可以研究猫膀胱上 PN 和 LSN 的分布模式。通过上述研究发现，PN 纤维在肌肉内比在尿道上皮下分布更丰富，而且在膀胱中广泛分布，包括膀胱穹窿、膀胱体和膀胱三角区域。与此相反，LSN 纤维更加局限，主要在膀胱背部三角和颈部，而且神经末梢主要在

尿道上皮下。这种分布上的差异直接导致其对膀胱感觉的区分。例如，膀胱膨胀可引起耻骨上及会阴区域的感觉，包括会阴和阴茎。耻骨中线以上的感觉很有可能是通过 LSN 传入胸腰段脊髓的，因为这些脊髓节段的神经分布于耻骨以上的皮节和肌节。会阴部感觉则由 PN 纤维传入骶髓。

直到最近，多数电生理学实验利用囊内液体扩张或点状刺激浆膜表面的方法，明确了对扩张敏感或对拉伸敏感的纤维的存在，以及这些膀胱传入纤维的特点。最近，一项体外实验通过对分离出的大鼠、小鼠和豚鼠的膀胱进行电生理记录，阐述了膀胱的 LSN 和 PN 传入纤维。这些研究揭示了传入纤维的不同类型，其分类和胃肠道的传入纤维类似。Xu 和 Gebhart 等发现了 LSN 和 PN 的四种类型：浆膜层、肌层、尿道上皮/肌层和尿道上皮层。有趣的是，在 LSN 中，以来自浆膜的纤维为主（67%），缺乏尿道上皮纤维；而在 PN 中，以肌层纤维为主（63%），而浆膜层纤维仅14%。小鼠 LSN 和 PN 分布上的这种差异和猫很像，即 LSN 的感觉接受区域（不论其传入纤维的种类），主要在膀胱的基底部，而 PN 则在整个膀胱中广泛分布。猫和小鼠唯一的区别在于，猫的 LSN 传入纤维在尿道上皮也有分布，而小鼠没有。物种差异也被证实存在，如豚鼠尿路浆膜层没有感觉传入纤维。与结肠的传入纤维不同，大鼠膀胱的 LSN 和 PN 传入纤维并未表现出任何在机械敏感性上的差异。而对 HGN 和 PN 的多单元记录显示，HGN 对 KCl 敏感，而 PN 对此几乎无反应。

除上述四种机型敏感性的传入纤维外，尚有一种对伤害性机械刺激无应答的纤维亚类。这些纤维也被称作"静默伤害性感受器"，当对 PN 神经干给予电刺激或对游离膀胱给予化学刺激如 α，β-甲基ATP 时可以鉴定出这种纤维。有趣的是，

向膀胱内滴注芥末油或者松节油可以使这些纤维获得机械敏感性。由于技术所限，尚无对这种纤维的系统性研究，也不清楚这种纤维是否为化学专一性及化学刺激是如何使它们获得机械敏感性的。现一致认为这种纤维专门转导组织炎症后的疼痛信号。

PN 中的肌层传入纤维在膀胱排空时表现出持续的间歇性冲动。小鼠的离体膀胱实验中也发现这种肌层纤维的自发冲动。这和猫的实验结果相反，猫的 PN 传入纤维不会自发冲动。肌层传入纤维对膀胱正压扩张产生应答，且大多数纤维的应答反应随膀胱内压或肌张力升高而直线上升。然而，有一些传入纤维，特别是那些分布于膀胱体的纤维，与膀胱内压的升高无线性关系。这些纤维在较低膀胱内压下即达到冲动峰值，而当压力达到最大值时进入平台期或开始衰减。尽管有报道说猫的膀胱 HGN 传入纤维对扩张的反应阈值较高，但其在膀胱和胃肠道中的存在性受到质疑。通常认为那些应答阈值很高的传入纤维并没有被完全激活，它们的感觉接受区域远离刺激点。如今一些实验通过更加精确的刺激已发现，大多数传入纤维（约 75%）阈值较低，少部分（约 25%）阈值较高。在人类，通常膀胱内压达 0.67 ~ 2kPa（5 ~ 15mmHg）即可产生胀满感，2.66 ~ 3.3kPa（20 ~ 25mmHg）时产生尿急感，超过 4kPa（30mmHg）即可产生不适感和耻骨上区疼痛。在大鼠中，多数低阈值的纤维在膀胱内压低于 2kPa（15mmHg）时即产生应答，而高阈值纤维在 3.3kPa（25mmHg）以上压力时才产生应答。因为低阈值纤维对膀胱内压的微小改变即有反应，所以它们在膀胱逼尿肌自主收缩的同时表现出冲动频率的改变，表明它们可对膀胱充盈实时监控以编制排尿信号。另一方面，高阈值纤维只在膀胱内压

达到某一程度时才有应答，从而编制不适感和痛觉信号。一项近期研究显示，低阈值纤维的活化，与 TRPV1 有关。野生型小鼠的低阈值纤维的机械性转导可被 TRPV1 阻断剂所削弱，而 TRPV 小鼠的肌层传入纤维则显著低应答。以上提示 TRPV1 通道在膀胱正常功能中发挥重要作用。机械敏感性的肌层纤维对一些化学刺激也敏感，如高渗 NaCl、KCl、50mmol/L HCl、辣椒素、BK、5-HT 和组胺等。此外，感觉传入纤维、尿道上皮及炎性细胞释放的内源性物质如 ATP、NGF、PGE$_2$ 等，可使膀胱感觉传入纤维对机械刺激敏感化。尿道上皮层在膀胱感觉机制中扮演重要角色，用鱼精蛋白硫酸盐破坏尿道上皮屏障，可使机械敏感性的膀胱感觉传入纤维对机械刺激和化学刺激均产生敏感化。ATP 和 P2X3 激动剂 α，β-甲基 ATP 对膀胱传入纤维的影响已被广泛测试，现已知它们可使传入纤维对膀胱扩张的刺激敏感化。ATP 和 α，β-甲基 ATP 的这种效应可能是通过激动 P2X3 受体实现的，因为使用选择性的 P2X 阻滞剂三硝基苯 ATP 可阻断这种效应。

临床研究显示，将截瘫患者的膀胱用冰水快速充满可立即引起膀胱逼尿肌收缩，即膀胱降温反射。在注入冰水的过程中，患者主诉尿道或者耻骨上区域有冰冷感觉。而对有膀胱刺激征的患者注入冰水，相比注入同等容量的室温盐水（100ml），其自诉痛觉更加强烈，提示低温可诱发痛觉信号。对猫和人类的实验研究表明，冰盐水引起的膀胱降温反射并不是由张力敏感纤维启动的，因为产生此反射所需的容量和压力远低于其激活阈值。此现象提示可能低温激活了热敏传入纤维。热敏传入纤维可能定位于尿道上皮，因为在分布于人类膀胱上皮下的神经纤维上，监测到了对低温敏感和薄荷醇敏感的 TRPM8 通道的免疫性反应。此外，尿道上皮的机械敏感性

传入纤维具有内在多样性，并可能对温度敏感，但尚待证明。近期一项研究显示，$38℃$含有$0.6mmol/L$薄荷醇的盐水可使吞噬的排尿阈值下降，而给予薄荷醇预处理可显著增强冰水所致的膀胱降温反射。已证实猫的PN中存在对温度和薄荷醇敏感的膀胱感觉传入纤维。所有对温度产生应答的纤维都是无髓鞘的C纤维，它们对膀胱扩张无应答，其应答特点与皮肤冷觉感受器相似。但它们在膀胱中的准确定位尚不得而知。低温敏感性纤维为C纤维的观点在一项免疫组化的研究中得到证实，该实验显示，在豚鼠中TRPM8主要在S_1后根神经节的小神经元细胞中表达。低温敏感性纤维的功能尚不清楚。但是有证据显示这些纤维参与伤害感受性传递。例如，有膀胱刺激征或者膀胱逼尿肌自发性活动过度的患者，其尿道上皮下神经纤维内的TRPM8免疫活性显著升高。对病理状态下低温敏感纤维的功能理解很少，因为尚不清楚何为TRPM8通道的内源性配体。

痛觉是输尿管唯一的感觉。豚鼠的输尿管传入纤维主要存在于$L_{2,3}$和$S_{1,2}$后根神经节中。有趣的是，一侧输尿管逆行注射染料，对侧后根神经节内可见大量被标记的细胞，提示源自一侧输尿管的痛觉可在两侧扩散。标记细胞多数是含有SP或降钙素基因相关肽（CGRP）的小直径神经细胞，其中65%同时含有SP和CGRP。这一结果和后来的一项关于鸡的实验结果一致，那就是输尿管主要为富含SP和CGRP的纤维分布。对鸡和豚鼠的输尿管神经电生理记录显示，多数传入纤维（64%～90%）对输尿管扩张产生应答的阈值较高 [$3.3～5.3kPa$（$25～40mmHg$）]，而只有10%～30%的纤维阈值较低 [$0.9～1.3kPa$（$7～10mmHg$）]。豚鼠的低阈值和高阈值纤维对致痛物质均敏感如ATP、α，β-甲基ATP、BK、辣椒素和KCl等，

而SP是个例外，其选择性地激活高阈值纤维。类似于膀胱的传入纤维，输尿管的高、低阈值纤维均对腔内注射ATP或α，β-甲基ATP的应答产生敏感化。对胸腰段脊髓（$T_{12}～L_1$）后角神经元的记录显示，所有兴奋性神经元均对$>3.3kPa$（$25mmHg$）的扩张压力产生应答，这提示输尿管传入纤维将广泛参与编制伤害性刺激信号的过程。

2. 慢性盆腔疼痛综合征/慢性非细菌性前列腺炎 慢性盆腔疼痛综合征的主要临床表现是腰骶部、会阴部、小腹疼痛或不适及睾丸疼痛或不适等症状。根据美国国立卫生研究院制定的分型方法，前列腺炎分为以下类型：Ⅰ型是急性细菌性前列腺炎，即前列腺的急性感染；Ⅱ型是慢性细菌性前列腺炎，即前列腺的反复感染；Ⅲ型是慢性非细菌性前列腺炎或称慢性盆腔疼痛综合征（CPPS），指的是没有可证实的感染征象，它又分为Ⅲ型（炎症性CPPS）与ⅢB型（非炎症性CPPS），Ⅲ型前列腺炎是指精液、前列腺液或前列腺按摩后尿液中有白细胞，ⅢB型前列腺炎是指上述物质中无白细胞；Ⅳ型指无自觉症状，因其他疾病行前列腺活检或前列腺液（EPS）、精液检查时证实前列腺液内存在白细胞。其中CPPS在临床最常见，其临床特征是腰骶部、会阴部的疼痛不适，并伴有下尿路刺激或梗阻症状、性功能不全及紧张、焦虑和抑郁等情绪，其中又以会阴部、下腹部、睾丸、阴茎疼痛和射精疼痛为最典型的特征。虽然CPPS常为间断性发作，但其症状一般会存在很长时间（超过6个月）。CPPS的常用检查方法是前列腺液和前列腺按摩后尿液检查，以检查液中有无白细胞分为Ⅲ和ⅢB两型。其次是超声检查，特别是经直肠前列腺超声检查可用于慢性前列腺炎的诊断。另外，CPPS常可通过尿动力学检查见如下特征性表现：

最大和平均尿流率下降、静息期的最大尿道关闭压异常升高、膀胱颈和前列腺部尿道至尿道外括约肌松弛不完全，这些都是因为后尿道神经肌肉功能障碍所引起的前列腺尿道压力的变化，同时也提示可能是交感神经系统紊乱所致。

CPPS 治疗的原则是减轻或消除疼痛，尽可能去除病因。CPPS 的治疗方法很多，包括行为治疗和药物治疗如抗生素、肌肉松弛剂、α- 还原酶抑制剂和 α 受体阻滞剂、植物制剂、三环类抗抑郁药、非甾体抗炎药等。外科手术包括经尿道前列腺切开术、经尿道前列腺电切术、气囊扩张、温度治疗甚至是根治性前列腺切除等多种方法，但效果往往有限。而且，相比于药物治疗，除非有特定的手术指征，手术治疗并不作为首选方法。

3. 前列腺炎　慢性前列腺炎主要表现为骨盆区域疼痛或不适，持续时间超过 3 个月，可伴有不同程度的排尿刺激症状和性功能障碍，可对患者的生存质量造成严重的影响，还对患者产生一定的精神影响（焦虑、健忘、失眠等）。

慢性前列腺炎过程中的神经调控机制也发生了变化，支配前列腺的神经主要为骶神经丛的副交感神经和脊神经节段的 $L_5 \sim S_2$，这些神经广泛分布于前列腺，控制腺体平滑肌细胞的收缩及上皮细胞的分泌，促进前列腺的生长及发育。研究发现慢性前列腺炎患者会阴部和盆底的热痛敏感性发生了变化，表明患者中枢神经系统敏感性增强。

慢性前列腺炎治疗的主要目标是缓解患者疼痛，改善排尿症状及提高患者的生活质量。其治疗常用的药物有抗生素、α 受体阻滞剂、5α- 还原酶抑制剂、非甾体抗炎镇痛药、植物制剂、M 受体阻滞剂及物理治疗和中医治疗等。

四、女性生殖器官的内脏传入纤维及相关疾病

1. 女性生殖器官的内脏传入纤维　和结肠、膀胱、尿道一样，女性的内生殖器如子宫、宫颈和阴道，也有 LSN 和 PN 的 HGN 分支分布。逆行标记揭示了阴道、宫颈和子宫角的局部解剖和神经分布。大鼠阴道的传入纤维主要从 $L_6 \sim S_1$ 脊神经后根进入脊髓，子宫颈中段的传入纤维从 $L_6 \sim S_1$ 及 $L_{1,2}$ 后根进入脊髓。大多数分布于生殖器官的传入纤维都具有内在多样性，对机械刺激（子宫减压、成串尖锐刺激、拉伸）和化学性刺激（BK、KCl、5-HT、NaCN、辣椒素）均可产生应答。类似于小鼠结肠的 HGN 和 PN 这两个传入途径，子宫的两种传入纤维对机械刺激的敏感性也有区别，HGN 主要对子宫角表面的单个尖锐刺激应答，而且仅对高强度的子宫扩张有反应，PN 传入纤维对机械刺激的敏感性比 HGN 更高，PN 传入纤维对阴道和宫颈扩张及宫颈内面的尖锐刺激最为敏感。和小鼠的结肠传入纤维不同（其 PN 传入纤维对 BK 不敏感），大鼠的子宫 PN 传入纤维对 BK 和其他化学物质（5-HT 和 NaCN）很敏感，且较其 HGN 纤维更敏感。从神经分布和对机械性、化学性刺激的应答模式不同来看，PN 和 HGN 传入纤维应该是转导来自生殖器的不同类型的感觉信号。发情周期的不同阶段其痛觉感受的强度也不同，且主要受雌激素影响。在大鼠的发情前期阶段，相比其在间情期 / 发情后期阶段，PN 和 HGN 的敏感性均提高，其接受区域也有扩大。

2. 慢性盆腔炎　是一种常见的妇科疾病，指女性内生殖器（包括子宫、输卵管）及其周围结缔组织、盆腔腹膜的慢性炎症，既可局限于女性身体的某个部位，也可以涉及整个内生殖器，流行病学调查显示慢

性盆腔炎复发率较高，其主要临床表现是腰腹部疼痛、月经紊乱、白带增多等。慢性盆腔炎患者出现疼痛症状常表明器质性变化，原因多见于：子宫内膜炎、输卵管炎、卵巢炎、子宫内膜异位和节育等，可对患者的日常生活造成明显的负面影响。

3. 月经期疼痛　又名痛经，常表现为行经前后或月经来潮时小腹疼痛，可连带腰腿痛，有时还伴有头痛、乏力、恶心等，严重者甚至发生剧痛昏倒等危象，在年轻女性十分常见。因其高发病率且会对工作和生活带来比较严重的负面影响，近年来已在研究领域受到广泛的重视。根据其发病情况可分为原发性痛经和继发性痛经。原发性痛经又称功能性痛经，指生殖器无明显器质性病变所致的痛经，是目前妇科最常见的疾病。继发性痛经指由生殖器病变（如子宫内膜异位、子宫腺肌病、盆腔炎等）所致的痛经。多种因素可导致原发性痛经。首先，子宫方面，由于宫颈狭窄、子宫过度屈曲导致子宫峡部张力增高，致使血流不畅，经血淤积于宫腔，刺激子宫收缩而引起痛经。此外原发性痛经还见于内膜管型脱落、子宫发育不良等。其次，内分泌失调可导致痛经。研究发现子宫内膜中前列腺素、升压素、催产素等激素的分泌增加加重痛经症状。此外，运动、心理因素（如焦虑和抑郁）和社会因素也可导致或加重痛经。

痛经主要是对症治疗，以镇痛、镇静为主。原发性痛经的有效治疗药物包括非甾体抗炎药、口服避孕药、解痉镇静药、钙通道阻滞药、维生素 E 等。继发性痛经关键在于诊断明确并进行镇痛和对因治疗。

五、小　结

当前，针对内脏痛的产生和传导过程，已经研制出了多种作用于外周和中枢的药物。弱镇痛药中非甾体抗炎药（NSAID）

在治疗内脏痛方面有一定的效果，被用于治疗肾绞痛和痛经，但是，长时程用药需要注意潜在的不良反应，如消化性溃疡。对乙酰氨基酚（扑热息痛）被广泛应用于慢性痛的管理，包括慢性内脏痛。它具有镇痛和退热作用。和 NSAID 相比，它没有抗炎作用。尽管缺乏正式的临床试验，但对乙酰氨基酚被用来治疗多种内脏痛，尤其是轻中度疼痛，而且由于副作用较少，被 WHO 推荐为三级镇痛药物中的一级镇痛药。但是，考虑到安全性，尤其是高剂量使用后可以导致药物诱导性肝损伤，因此，应该严格遵守用药指导。强镇痛药中长时程的阿片类药物可以用来治疗慢性内脏痛。但是它们在治疗功能性内脏痛方面的机制还不清楚，因此传统的阿片类受体激动剂只被用来治疗器质性内脏痛。吗啡、羟考酮、曲马多等阿片受体激动剂被广泛用于治疗内脏痛。然而，对于约 50% 慢性痛患者，阿片类药物并不能缓解疼痛，因此阿片类药物不应该用于这些患者。阿片类药物主要在中枢层面发挥作用，但它们也和外周肠道神经系统中阿片类受体结合，肠道中阿片受体的激活会降低肠道的神经活动，导致阿片诱导的肠道失功能综合征，这会反过来影响内脏痛本身。而且，剂量限制性不良反应导致患者生活质量降低，进而对阿片类药物的治疗意愿降低，导致疼痛管理不足。在器质性和功能性内脏痛的早期阶段可以联合使用辅助性镇痛药。目前常用的有抗痉挛药（如加巴喷丁和普瑞巴林）、抗抑郁药（如三环类抗抑郁药）、选择性 5-HT 再摄取抑制剂等，这些药物被用于治疗慢性内脏痛，尤其是功能性内脏痛。非药物治疗方面，外周神经阻滞、神经毁损、针灸治疗、经颅磁刺激和心理治疗等在躯体痛和慢性痛中应用的镇痛方法，在治疗内脏痛方面的效果还有待验证。

这些方法在内脏痛的治疗方面发挥了

积极的作用，但同时也要看到其局限性，如很多药物源自对躯体痛的治疗，导致其在内脏痛治疗方面的效果有限，且有可能导致身体其他部位的副作用。

考虑到内脏痛机制的多样性和治疗策略的复杂性，所采取的治疗方法应该基于疾病的特异性及其机制。在决定治疗方案时，功能性内脏痛和器质性内脏痛之间的区别是至关重要的，虽然在临床上两者常并存，很难将其区分开来。治疗过程中，医生应该从全局出发，考虑不同患者内脏痛的来源、认知、情感和社会因素，从而建立一个治疗性的医生-患者的关系。此外，治疗过程中还需要考虑药物的副作用。为了达到治疗和副作用之间最好的平衡，联合用药往往是必需的，目前联合用药在躯体痛方面效果较显著，但在内脏痛方面的研究还很少。

相信随着对内脏痛病理机制的研究越来越深入，针对内脏痛的高效药物和治疗方法也会越来越多，以更好地解除患者内脏痛的困扰。

（李　伟　王浩伟　王乙茹）

参 考 文 献

Benson S, Rebernik L, Wegner A, et al. 2015. Neural circuitry mediating inflammationinduced central pain amplification in human experimental endotoxemia. Brain Behav Immun, 48:222-231.

Blackshaw LA, Brierley SM, Hughes PA, 2010. TRP channels: new targets for visceral pain. Gut, 59(1):126-135.

Boué J, Basso L, Cenac N, et al. 2014. Endogenous regulation of visceral pain via production of opioids by colitogenic CD^4+ T cells in mice. Gastroenterology, 146:166-175.

Brookes SJH, Spencer NJ, Costa M, et al. 2013. Extrinsic primary afferent signalling in the gut. Nat Publ Gr, 10(5):286-296.

Buckley MM, O'Halloran KD, Rae MG, et al. 2014. Modulation of enteric neurons by interleukin-6 and corticotropin-releasing factor contributes to visceral hypersensitivity and altered colonic motility in a rat model of irritable bowel syndrome. J Physiol, 592:5235-5250.

Buhner S, Li Q, Vignali S, et al. 2009. Activation of human enteric neurons by supernatants of colonic biopsy specimens from patients with irritable bowel syndrome. Gastroenterology, 137:1425-1434.

Cao DY, Bai G, Ji Y, et al. 2014. Epigenetic upregulation of metabotropic glutamate receptor 2 in the spinal cord attenuates oestrogen-induced visceral hypersensitivity. Gut, 1-8.

Castro J, Harrington AM, Garcia-Caraballo S, et al. 2016. α-Conotoxin Vc1.1 inhibits human dorsal root ganglion neuroexcitability and mouse colonic nociception via GABA B receptors. Gut, gutjnl-2015-310971.

Castro J, Harrington AM, Hughes PA, et al. 2013. Linaclotide inhibits colonic nociceptors and relieves abdominal pain via guanylate cyclase-C and extracellular cyclic guanosine 3′, 5′-monophosphate. Gastroenterology, 145:1334-1346.e11.

Chimerel C, Emery E, Summers DK, et al. 2014. Bacterial metabolite indole modulates incretin secretion from intestinal enteroendocrine L cells. Cell Rep, 9:1202-1208.

Christianson JA, Bielefeldt K, Altier C, et al. 2009. Development, plasticity and modulation of visceral afferents. Brain Res Rev, 60:171-186.

Clarke G, Stilling RM, Kennedy PJ, et al. 2014. Gut microbiota: the neglected endocrine organ. Mol Endocrinol, 28:1221-1238.

Collins SM, Surette M, Bercik P, 2012.The interplay between the intestinal microbiota and the brain. Nat Rev Microbiol, 10(11):735-742.

Crock LW, Kolber BJ, Morgan CD, et al. 2012. Central amygdala metabotropic glutamate receptor 5 in the modulation of visceral pain. J Neurosci, 32:14217-14226.

Deberry JJ, Schwartz ES, Davis BM, 2014. TRPA1 mediates bladder hyperalgesia in a mouse model of cystitis. Pain, 155:1280-1287.

Denk F, McMahon SB, Tracey I, 2014. Pain vulnerability: a neurobiological perspective. Nat Neurosci, 17:192-200.

Descalzi G, Ikegami D, Ushijima T, et al. 2015.

Epigenetic mechanisms of chronic pain giannina. Trends Neurosci, 38:237-246.

Dinan TG, Stilling RM, Stanton C, et al. 2015. Collective unconscious: How gut microbes shape human behavior. J Psychiatr Res, 63:1-9.

Ellingson BM, Mayer E, Harris RJ, et al. 2013. Diffusion tensor imaging detects microstructural reorganization in the brain associated with chronic irritable bowel syndrome. Pain, 154:1528-1541.

Elsenbruch S, Schmid J, Kullmann JS, et al. 2014. Visceral sensitivity correlates with decreased regional gray matter volume in healthy volunteers: A voxel-based morphometry study. Pain, 155:244-249.

Felice VD, Quigley EM, Sullivan AM, et al. 2016. Microbiota-gut-brain signalling in Parkinson's disease: Implications for non-motor symptoms. Park Relat Disord, 27:1-8.

Feng CC, Yan XJ, Chen X, et al. 2014. Vagal anandamide signaling via cannabinoid receptor 1 contributes to luminal 5-HT modulation of visceral nociception in rats. Pain, 155:1591-1604.

Fukudo S, 2013. Stress and visceral pain: Focusing on irritable bowel syndrome. Pain, 154:S63-S70.

Gebhart GF, Bielefeldt K. 2016. Physiology of visceral pain. Compr Physiol, 6(4):1609-1633.

Gong L, Li J, Tang Y, et al. 2016. The antinociception of oxytocin on colonic hypersensitivity in rats was mediated by inhibition of mast cell degranulation via Ca(2+)-NOS pathway. Sci Rep, 6:31452.

Goral V, Kucukoner M, Buyukbayram H, 2010. Mast cells count and serum cytokine levels in patients with irritable bowel syndrome. Hepatogastroenterology, 57:751-754.

Hassan AM, Jain P, Mayerhofer R, et al. 2017. Visceral hyperalgesia caused by peptide YY deletion and Y2 receptor antagonism. Sci Rep, 7:40968.

Hill JM, Lukiw W, 2015. Microbial-generated amyloids and Alzheimer's disease (AD). Front Aging Neurosci, 7:1-5.

Hirth M, Rukwied R, Gromann A, et al. 2013. Nerve growth factor induces sensitization of nociceptors without evidence for increased intraepidermal nerve fiber density. Pain, 154:2500-2511.

Hockley JRF, Boundouki G, Cibert-Goton V, et al. 2014. Multiple roles for NaV1.9 in the activation of visceral afferents by noxious inflammatory, mechanical, and human disease-derived stimuli. Pain, 155:1962-1975.

Hockley JRF, Tranter MM, McGuire C, et al. 2016. P2Y Receptors Sensitize Mouse and Human Colonic Nociceptors. J Neurosci, 36:2364-2376.

Hong JY, Kilpatrick LA, Labus J, et al. 2013. Patients with chronic visceral pain show sex-related alterations in intrinsic oscillations of the resting brain. J Neurosci, 33:11994-12002.

Hung SP, Sheu MJ, Ma MC, et al. 2014. Runx1-deficient afferents impair visceral nociception, exacerbating dextran sodium sulfate-induced colitis. Brain Behav Immun, 35:96-106.

Jurik A, Ressle A, Schmid RM, et al. 2014. Supraspinal TRPV1 modulates the emotional expression of abdominal pain. Pain, 155:2153-2160.

Keszthelyi D, Masclee A, 2014. Capsaicin stimulation in irritable bowel syndrome: toward understanding visceral perception and pain symptom generation. Am J Gastroenterol, 109:1286.

Labus JS, Gupta A, Coveleskie K, et al. 2013. Sex differences in emotion-related cognitive processes in irritable bowel syndrome and healthy control subjects. Pain, 154:2088-2099.

Li S, Chen JD, 2014. Down-regulation of a-type potassium channel in gastric-specific DRG neurons in a rat model of functional dyspepsia. Neurogastroenterol Motil, 26 (7): 962-970.

Ly HG, Dupont P, Geeraerts B, et al. 2013. Lack of endogenous opioid release during sustained visceral pain: A [11C]carfentanil PET study. Pain, 154:2072-2077.

Malick M, Gilbert K, Daniel J, et al. 2015. Vagotomy prevents the effect of probiotics on caspase activity in a model of postmyocardial infarction depression. Neurogastroenterol Motil, 27:663-671.

Liu B, Fan L, Balakrishna S, et al. 2013. TRPM8 is the principal mediator of menthol-induced analgesia of acute and inflammatory pain. Pain, 154(10):2169-2177.

Marchand F, Jones NG, McMahon SB, 2009. Sensory Nerves. Springer-Verlag Berlin Heidelberg.

Mayer EA, Knight R, Mazmanian SK, et al. 2014. Gut microbes and the brain: paradigm shift in neuroscience. J Neurosci, 34:15490-15496.

McKernan DP, Gaszner G, Quigley EM, et al. 2011. Altered peripheral toll-like receptor responses in the irritable bowel syndrome. Aliment Pharmacol Ther, 33:1045-1052.

Mercadante S, Klepstad P, Kurita GP, et al. 2015. Sympathetic blocks for visceral cancer pain management: A systematic review and EAPC recommendations. Crit Rev Oncol Hematol, 96:577-583.

Meseguer V, Alpizar Y a, Luis E, et al. 2014. TRPA1 channels mediate acute neurogenic inflammation and pain produced by bacterial endotoxins. Nat Commun, 5:3125.

O' Malley D, Buckley MM, McKernan DP, et al. 2015. Soluble mediators in plasma from irritable bowel syndrome patients excite rat submucosal neurons. Brain Behav Immun, 44:57-67.

Ostertag D, Buhner S, Michel K, et al. 2015. Reduced responses of submucous neurons from irritable bowel syndrome patients to a cocktail containing histamine, serotonin, TNFα, and tryptase (IBS-cocktail). Front Neurosci, 9:465.

Peiris M, Hockley JR, Reed DE, et al. 2017. Peripheral $K_V 7$ channels regulate visceral sensory function in mouse and human colon. Mol Pain, 13:174480691770937.

Perez-Burgos A, Wang B, Mao Y-K, et al. 2013. Psychoactive bacteria Lactobacillus rhamnosus (JB-1) elicits rapid frequency facilitation in vagal afferents. Am J Physiol Gastrointest Liver Physiol, 304:G211-G220.

Perry RJ, Samuel VT, Petersen KF, et al. 2015. HHS Public Access. 510:84-91.

Price DD, Craggs JG, Zhou Q, et al. 2009. Widespread hyperalgesia in irritable bowel syndrome is dynamically maintained by tonic visceral impulse input and placebo/nocebo factors: Evidence from human psychophysics, animal models, and neuroimaging. Neuroimage, 47:995-1001.

Prusator DK, Greenwood-Van Meerveld B, 2017. Amygdala-mediated mechanisms regulate visceral hypersensitivity in adult females following early life stress: importance of the glucocorticoid receptor and corticotropin-releasing factor. Pain, 158:296-305.

Rehn M, Hübschle T, Diener M, 2004. TNF-α hyperpolarizes membrane potential and potentiates the response to nicotinic receptor stimulation in cultured rat myenteric neurones. Acta Physiol Scand, 181:13-22.

Rolland-Fourcade C, Denadai-Souza A, Cirillo C, et al. 2017. Epithelial expression and function of trypsin-3 in irritable bowel syndrome. Gut, 66(10):1767-1778.

Roman K, Done JD, Schaeffer AJ, et al. 2014. Tryptase-PAR2 axis in experimental autoimmune prostatitis, a model for chronic pelvic pain syndrome. Pain, 155:1328-1338.

Sadler KE, Stratton JM, Kolber BJ, 2014. Urinary bladder distention evoked visceromotor responses as a model for bladder pain in mice. J Vis Exp, 1-8.

Schwartz ES, La J-H, Scheff NN, et al. 2013. TRPV1 and TRPA1 antagonists prevent the transition of acute to chronic inflammation and pain in chronic pancreatitis. J Neurosci, 33:5603-5611.

Sekiguchi F, Kawara Y, Tsubota M, et al. 2016. Therapeutic potential of RQ-00311651, a novel T-type Ca^{2+} channel blocker, in distinct rodent models for neuropathic and visceral pain. 157(8):1655-1665.

Sengupta JN, Pochiraju S, Pochiraju S, et al. 2013. MicroRNA-mediated GABA A α-1 receptor subunit down-regulation in adult spinal cord following neonatal cystitis-induced chronic visceral pain in rats. Pain, 154:59-70.

Sharkey KA, Wiley JW, 2016. The role of the endocannabinoid system in the brain-gut axis. Gastroenterology, 151(2):252-266.

Stilling RM, Wouw M van de, Clarke G, et al. 2016. The neuropharmacology of butyrate: The bread and butter of the microbiota-gut-brain axis? Neurochem Int, 99:110-132.

Suzuki M, Narita M, Hasegawa M, et al. 2012. Sensation of abdominal pain induced by peritoneal carcinomatosis is accompanied by changes in the expression of substance P and μ-opioid receptors in the spinal cord of mice. Anesthesiology, 117:847-856.

Takada M, Nishida K, Kataoka-Kato A, et al. 2016. Probiotic Lactobacillus casei strain Shirota relieves stress-associated symptoms by modulating the gut-brain interaction in human and animal models. Neurogastroenterol Motil, 28:1027-1036.

Tramullas M, Finger BC, Moloney RD, et al. 2014. Toll-like receptor 4 regulates chronic stress-induced visceral pain in mice. Biol Psychiatry, 76:340-348.

Tran L, Chaloner A, Sawalha AH, et al. 2013. Importance of epigenetic mechanisms in visceral pain induced by chronic water avoidance stress. Psychoneuroendocrinology, 38:898-906.

Tran L, Schulkin J, Ligon CO, et al. 2014. Epigenetic modulation of chronic anxiety and pain by histone deacetylation. Mol Psychiatry, 20:1-13.

Wang J, Zhang X, Cao B, et al. 2015. Facilitation of synaptic transmission in the anterior cingulate cortex in viscerally hypersensitive rats. Cereb Cortex, 25:859-868.

Wanrooij SJM van, Wouters MM, Oudenhove L Van, et al. 2014. Sensitivity testing in irritable bowel syndrome with rectal capsaicin stimulations: role of TRPV1 upregulation and sensitization in visceral hypersensitivity? Am J Gastroenterol, 109:99-109.

Wouters MM, Balemans D, Van Wanrooy S, et al. 2016.Histamine receptor H1-mediated sensitization of TRPV1 mediates visceral hypersensitivity and symptoms in patients with irritable bowel syndrome. Gastroenterology, 150:875-887.e9.

Xiao Y, Chen X, Zhang PA, et al. 2016. TRPV1-mediated presynaptic transmission in basolateral amygdala contributes to visceral hypersensitivity in adult rats with neonatal maternal deprivation. Sci Rep, 6:29026.

Yang FC, Tan T, Huang T, et al. 2013. Genetic control of the segregation of pain-related sensory neurons innervating the cutaneous versus deep tissues. Cell Rep, 5:1353-1364.

Yen LD, Bennett GJ, Ribeiro-Da-Silva A, 2006. Sympathetic sprouting and changes in nociceptive sensory innervation in the glabrous skin of the rat hind paw following partial peripheral nerve injury. J Comp Neurol, 495:679-690.

Yu YB, Zuo XL, Zhao QJ, et al. 2012. Brain-derived neurotrophic factor contributes to abdominal pain in irritable bowel syndrome. Gut, 61:685-694.

Zhang G, Yu L, Chen ZY, et al. 2016. Activation of corticotropin-releasing factor neurons and microglia in paraventricular nucleus precipitates visceral hypersensitivity induced by colorectal distension in rats. Brain Behav Immun, 55:93-104.

Zhu L, Zhao L, Qu R, et al. 2015. Adrenergic stimulation sensitizes TRPV1 through upregulation of cystathionine β -synthetase in a rat model of visceral hypersensitivity. Sci Rep, 5:16109.

第4章 内脏痛的动物模型和疼痛评估

第一节 内脏痛相关动物模型

内脏痛是一种常见疼痛，由于其特殊的疼痛性质和特点也成为疼痛领域中的研究难点之一。但内脏痛的研究相对于躯体痛来说显得少之又少，其中一个重要的原因是缺乏内脏痛的动物模型和评估方法。

内脏痛的动物模型最主要的难点：①部位较深，需要侵入性手术才能到达；②刺激因素与常见的躯体痛刺激因素不同；③动物模型难以评估，评估方法学界并未统一。

近年来，随着解剖学和神经生物学研究的深入，根据内脏痛的神经解剖学，同时模拟人体中能够引起内脏痛出现的刺激，人们设计了许多内脏痛的模型，从而使得内脏痛的研究进一步深入。虽然第2章详细介绍了内脏痛的神经解剖学，但为了更好地理解内脏痛模型的机制，本章首先回顾一些与内脏痛模型相关的基本概念。

一、内脏痛的神经解剖学基础

支配内脏的传入神经是由沿交感和副交感神经系统走行的传入神经支配的(图4-1)，如骨盆各脏器的传入神经，有着各自的神经解剖学命名。多数的内脏传入纤维都是由脊柱前神经节中的假单极细胞发出的，终止于

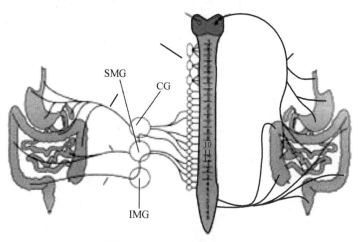

图 4-1 胃肠道系统内脏感觉

左侧图示感觉神经与交感神经系统共同通过椎前神经节换元（CG. 腹腔神经节；IMG. 肠系膜下神经节；SMG. 肠系膜上神经节）；右侧图示盆腔神经和迷走神经的神经分布进入骶髓和脑干

[引自 Al-Chaer ED, Traub RJ, 2002. Biological basis of visceral pain: recent developments. Pain, 96(3): 221-225.]

脊髓；有一小部分终止于脑干的孤束核，胞体位于结状神经节。迷走传入纤维常被认为仅参与生理行为的传递，但现在越来越多的证据表明它们也参与内脏痛的传递。事实上，迷走神经的传入神经，在疼痛传递过程中起着重要的调节作用，能够活化位于高颈段脊髓水平的脊髓丘脑束神经元，这一节段的神经元参与疼痛通路感觉的传递。当然还有其他的传入神经系统，同样参与内脏痛的传递。正是由于有着神经解剖学的基础，使得许多的实验结果都证明内脏痛与非内脏痛之间有着非常显著的不同。

（1）并非所有的内脏痛都因内脏损伤而诱发。大多数内脏都是由传入纤维支配，非毒性损伤都不会引起内脏的疼痛或不适。

（2）内脏痛并非总是和组织损伤有关。例如，结肠扩张可以引起急性结肠疼痛，但是切割或是挤压结肠不会引起明显的或剧烈疼痛。

（3）内脏痛可能会引起体表某个部位的疼痛，即牵涉痛。这主要是由于内脏痛传入纤维与体感传入纤维共同会聚于脊髓的二级神经元，最典型的例子就是胆囊疼痛引起右肩部疼痛，心绞痛引起左肩部和左臂的疼痛。

（4）内脏痛是弥散的，无法精确地定位。一个疼痛刺激从内脏产生，表现出的疼痛信号非常弱。相对于非内脏痛传递单元（如皮肤、肌肉和关节），内脏痛需要更大强度的疼痛信号，才可能引发出同等程度的疼痛感觉。

（5）内脏痛常伴随内脏运动和自主反射出现。支配内脏的初级传入神经元的轴突与自主神经系统分泌和运动神经元的突触均无法聚在椎前神经节上，所以内脏痛（如胸痛）常伴随内脏运动和自主反射出现。而且内脏痛引起的不明原因的情感感受要明显强烈于皮肤、肌肉和关节疼痛。

二、实验性内脏痛的刺激方式

在实验室中可以有很多方法引起内脏痛，不同方法诱发疼痛的可能机制有所区别。但不是所有的刺激都和人类所患内脏痛的刺激方式相同，因此，应该在对疼痛机制的理解上尽量选取与人类内脏痛刺激方式相同的方法来诱发出模型动物的内脏痛。

对于诱发内脏痛的刺激来说，适宜的刺激可以引起类似躯体的疼痛反应，但什么刺激是引起内脏痛的适宜刺激，目前还不清楚。但是已经明确，生理性的、自然的、与人类本身所受到的刺激相似，通过强度增加可以产生疼痛的刺激就是较为适宜的刺激。例如，膀胱内一定压力可以产生排尿感，但压力持续增加到一定程度时，可以产生痛感。生理性的内脏刺激包括空腔器官的延伸、缺血、炎症、痉挛和牵拉等。另外，虽然热刺激可以引起内脏痛，但这似乎并不属于生理情况下可能发生的刺激。同样电刺激也非生理情况下的刺激，但由于它们具有良好的可控性，也常选用作为内脏痛刺激模型的方法之一。

引起内脏痛的理想的实验刺激应该具备以下条件：①生理性的、最低侵害性的、可靠的，在实验中可重复和可量化的；②疼痛反应可随着刺激强度的升高而升高，能够更好地模仿出人类内脏疾病所引起的疼痛或痛觉过敏症状；③能模拟其产生、发展的过程；④被研究的动物必须出现可测量的疼痛厌恶反应，如果使用镇痛措施可以减少这种反应；⑤容易制作，方便评价，经济。

目前，文献报道的一些刺激方法似乎都可以部分接近这些要求，但绝大多数实验室都在用自己的刺激模型，没有统一的标准。这些不同的内脏痛刺激方法主要基于以下几类：①电刺激；②机械刺激；③温度刺激；④化学刺激；⑤缺血刺激；⑥心理应激（图 4-2）。

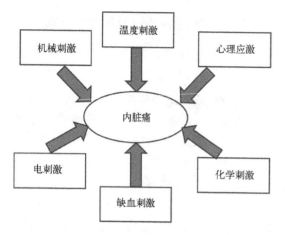

图 4-2 内脏痛刺激的 6 种方式

（一）电刺激

电刺激的方法是通过刺激兴奋内脏痛觉初级传入纤维产生疼痛，使用电流引起传入神经元去极化。现在被广泛使用在刺激胸腔脏器和胃肠系统中（图 4-3），由电刺激引起疼痛的程度和牵涉痛是可靠、可重复的。

胸腔脏器的内脏痛研究常以电刺激心脏神经为模型，模拟临床的心绞痛；研究腹腔脏器的疼痛，常以电刺激内脏大神经

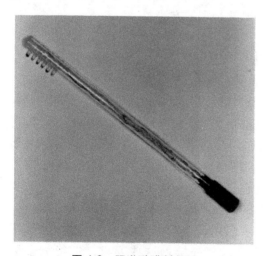

图 4-3 肠道黏膜刺激器
用于黏膜的刺激，电刺激肠道。在橡胶管上安装了三对电极，导线连接到肠外的连接器上
[引自 Al-Chaer ED, Kawasaki M, Pasricha PJ, 2000. A new model of chronic visceral hypersensitivity in adult rats induced by colon irritation during postnatal development. Gastroenterology, 119(5): 1276- 1285.]

为模型；研究盆腔脏器的疼痛，则主要是电刺激腹下神经和盆神经。由于腹腔的脏器较多，相对而言，电刺激内脏大神经模型最为常用。内脏大神经以交感成分为主，从现有资料来看，介导大部分腹、腹部器官伤害性信息的初级传入主要由交感神经传导；内脏大神经传递痛觉的功能是可以肯定的。动物在麻醉状态下，腹膜外分离内脏大神经（GSN），结扎远心端，放置刺激电极，刺激强度为使内脏大神经中的 Aδ 和 C 纤维兴奋，从而模拟内脏痛症状。刺激内脏大神经可以产生包含躯体反射及嘶叫在内的"拟痛行为反应"（the pseudoaffective response）。此外，在中枢可以记录到被激活的神经元，所以，该模型是可行的。此外通过对模型的脊髓和相关脑区接入电极可以监测上行传导通路上神经元电活动的变化（如脊髓背角广动力范围神经元的放电记录），可作为评价内脏痛的标准，同时评价还包括自主神经反射（如心率、血压）的变化、内脏痛反应阈值（如以引起前肢防御性行为反应所需的最小电流强度作为内脏痛觉阈值）的改变，通过这些评价方式都可以证明电刺激模型是否建立成功。

电刺激的模型优点：可重复，刺激参数可以控制，符合致痛反应标准，并且电刺激引起的一些反应可以被镇痛措施所反转。

缺点：电刺激非自然刺激；一个神经干中可以含有来自不同脏器的感觉传入纤维，所以缺少对单一脏器的特异性，并且刺激在不引起痛觉时，也可以引起心率、血压、呼吸的改变；不能模拟临床，与临床差异较大；对手术技术要求较高，不容易操作。

（二）机械刺激

人类的许多空腔器官的内脏痛与机械性拉伸有关，因此将特制的物体放入空腔脏器进行机械刺激是最好的模拟生理性刺

激的方法。胃肠道系统的内脏痛研究中机械刺激被广泛运用和研究（图 4-4）。例如，研究平滑肌节律、功能性和器质性的脏器功能紊乱、牵扯痛和中枢对疼痛的调制系统，以及对于新型镇痛药物对健康成人和患者胃肠道影响的筛查。

在机械刺激中结直肠扩张（colorectal distention，CRD）最为常用，可以应用于多种动物，以大鼠的研究最为成熟。CRD 不但可产生全或无的行为学改变，而且在 2.56 ~ 12.8kPa（20 ~ 100mmHg）压力下产生压力依赖性行为学改变，并且球囊导管可以直接经肛门放入，操作简单，因此应用广泛。阿片和 NAISD 类药物证实了模型的可靠性。由于 CRD 行为变化的次数比较少，Julia 等在 CRD 的基础上提出炎症性 CRD 模型，用 0.5% 乙酸或 50% 乙醇注射到结肠壁，造成肠壁炎症反应后再

进行扩张。CRD 压力的增加实际上是模仿了生理性刺激到伤害性刺激的一个变化过程，最符合对伤害性刺激的定义，因此是较为可靠的内脏痛模型之一。但必须指出，给予较高强度的扩张时，随着压力的升高，脏器的血流将被阻断，导致脏器缺血，而缺血本身可以产生一系列的自主神经反应，从而会给研究带来困扰。

此外，在胃、小肠及泌尿、生殖（包括输尿管、膀胱、睾丸、宫颈和阴道）等器官的研究中也大量采用了机械刺激的方法。

早期机械刺激的研究仅限于对橡胶气球简单的体积和压力方面的测量。由于橡胶本身容易变形和缺乏可控性而导致很多刺激被错误地测量。现在聚氨酯和聚乙烯袋子被广泛认可和应用（图 4-5）。尽管它们也存在着一系列的体积和压力问题，使获得的信息存在一定局限和误差。最新的

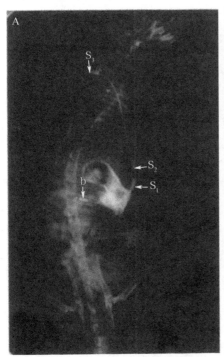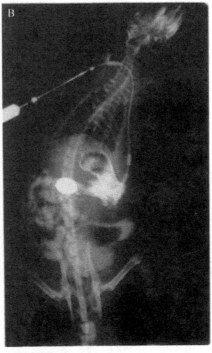

图 4-4　十二指肠扩张导管球囊模拟内脏痛

A. 一个 250g 的大鼠全身 X 线片，全身麻醉后将造影剂打入 2 天前已经置入的十二指肠扩张导管球囊系统。箭头所示为球囊系统的位置。 B. 十二指肠气囊用 0.75ml 的造影剂充盈

[引自 Colburn RW,Coombs DW,Deqnan CC,et al. 1989. Mechanical visceral pain model: chronic intermittent intestinal distention in the rat. Physiol Behav, 45(1): 191-197.]

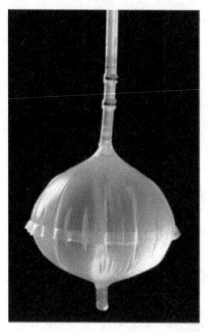

图 4-5 电、机械、温度和化学刺激的多通道探针

探头有一个用于机械和热刺激的袋子，后者是由循环水提供的。电刺激的电极安装在袋子上面的探针上。一个侧孔在管近袋，允许灌注酸和其他化学品

研究使用的是一种能提供不同压力等级来控制的气球称为"恒压调节器"，使用恒压调节器装置可以纠正空气的可压缩性。

但使用机械刺激的方法依然有以下四点问题。

（1）由于放入脏器对变形的抵抗，气球将被拉伸一定程度。因此，体积不再能够准确测量出器官的膨胀程度。

（2）由于肠道节段性的收缩会被误认为肌张力增高，因此扩张的球囊不能过长。此外，气球的一端扩大，而另一端同时收缩，可能根本无法测量出体积的变化。

（3）大部分之前的研究所得到的数据是基于假设而来的，但它们常是不准确的。最明显且最常见的错误是认为胃的底部是球状的。然而从解剖学及几何学观点来看，胃并不是球状的，胃壁结构及不同方向的

肌肉层显示了其复杂的方向性。在胃底部使一个圆形的气球膨胀将会使气球变形为一个非常复杂的几何结构。

（4）之前关于压力 - 体积的研究并没有考虑到脏器在受力后软化的影响，因此，无论结果是否可重复，这都是极具争议性的。

（三）温度刺激

早在 1911 年 Hertz 就已经报道了食管中热刺激物引起的疼痛。目前认为，使用热刺激物刺激胃肠道可以激活黏膜下的无髓鞘神经元。现已证实，在人类食管、胃部及直肠中存在热敏反应（图 4-6）。上消化道在一定温度范围内呈现出线性的温度 - 疼痛关系。

Villanovo 等观察到从胃部向下到空肠对热刺激物有一致的感知。在既往的研究中，一些研究报道了内脏对温度刺激物的矛盾性感知，如冰冷被感知为温暖。

由于过去的研究方法主要是将灌注了不同温度水的气球置入消化道中，但是大部分的研究并没有在气球内部进行实时的温度测量，因此有一定的局限性。在最近的研究中，气球中水的温度可以实时监控，从而避免了误差的产生。但由于温度刺激并非一种生理性刺激，因此，温度刺激模型相对使用较少。

（四）化学刺激

通常器官的炎症可导致感知的改变，包括疼痛。对胃肠道给予化学刺激物可以产生类似于临床炎症的表现，并且被认为是最接近理想的实验性内脏疼痛刺激方式。大部分化学刺激物能够显著激活无髓鞘的 C 纤维。化学刺激物可引起内脏的敏化。例如，用酸性刺激物可以使食管敏化，从而能够模拟临床症状，在患者中常使用含有酒精、缓激肽、甘油、辣椒素及高渗盐水的化学刺激物。化学刺激模型一般伴有程度不等的炎症反应。按照作用范围的大

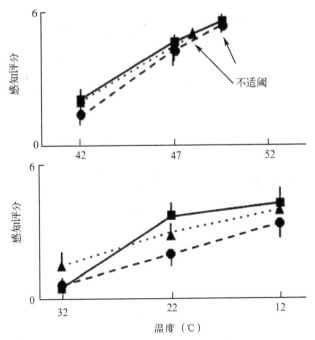

图 4-6　上消化道温度与疼痛的关系

感知强度为 0（无知觉）至 6（疼痛）分，与上消化道温度相关。大多数刺激都可以感知为温暖或寒冷，只有 33% 的胃刺激和 10% 的肠刺激（温暖和寒冷）引起一种非特异性感觉，如腹胀、饱胀、压力、饥饿或恶心。●胃；■十二指肠；▲空肠

[引自 Berkley, KJ,Cason A,Jacobs H, et al. 2001. Vaginal hyperalgesia in a rat model of endometriosis. Neurosci Lett, 306(3): 185-188.]

小分类如下。

（1）广泛性炎症性内脏痛模型：向动物腹腔中注射化学刺激物，引起典型的动物腹部肌肉收缩，同时伴有一侧后肢外伸。此方法可以应用于多种动物，以小鼠和大鼠最佳。腹腔注射的化学刺激物有多种：高渗盐水，等渗的酸或碱溶液，乳酸，各种含氯、钠或钾盐的溶液，硫酸镁，缓激肽等。应用最普遍的是乙酸，浓度为 0.3% ~ 0.9%（小鼠 0.1ml/kg，大鼠 10ml/kg）。该模型的优点是操作方便，避免了麻醉剂对模型的影响，行为反应即时出现,变化明显,具有一定的特异性。因此，这种模型也成为评定其他模型的一个对照标准。由于化学物质在腹腔内扩散程度不一样，而且不可避免地会刺激腹膜壁层，产生躯体痛，造成两者并存的局面，这是模型的缺点之一。行为学与神经生理学的

变化不完全一致，即可能是由于广泛的腹膜炎造成腹壁肌肉紧张，有躯体痛的参与而导致的。另外，许多在对人无明显作用的药物可抑制痛反应，如阿托品；而且约有 8% 的动物不出现痛反应，因此，这种模型尽管应用广泛，但特异性还存在一定疑问。

（2）局灶性致痛因子模型将化学物质注射到特定部位如结肠、膀胱等，产生局限性炎症，活化感觉神经纤维产生疼痛。以心包炎模型和乙状结肠痛模型最为典型。

1）心包炎模型是 Euchner-Wanse 于 1994 年提出的，手术将一环形硅胶管放在心包内，5 天后，将缓激肽、组胺和 PGE_2 注射到清醒大鼠心包内，大鼠迅速出现明显的厌恶反应（图 4-7）。也有人认为该模型产生心包炎症同时，心包内压力的增加

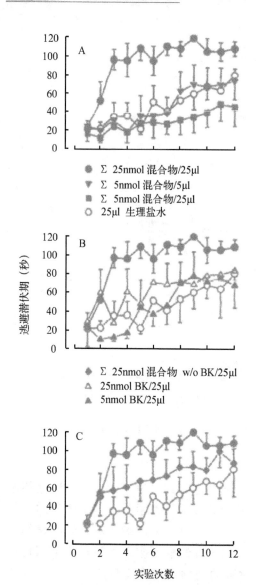

逃避潜伏期(秒)

● Σ 25nmol 混合物/25μl
▼ Σ 5nmol 混合物/5μl
■ Σ 5nmol 混合物/25μl
○ 25μl 生理盐水

◆ Σ 25nmol 混合物 w/o BK/25μl
△ 25nmol BK/25μl
▲ 5nmol BK/25μl

实验次数

图 4-7 心包给药对被动回避行为模式的影响
A. 不同剂量不同容量对行为学的影响;B.25μl 的
25nmol 剂量的 BK 和 25μl 的 5nmol 剂量的 BK 的
行为学;C.25μl 的 25nmol 剂量的混合物
[引 自 Euchner-Wamser I , Mel ler ST, Gebhart GF,
1994. A model of cardiac nociception in chronically
instrumented rats: behavioral and electrophysiological
effects of pericardial administration of algogenic
substances. Pain, 58(1): 117-128.]

也可能是产生痛刺激的一个因素。此模型
的优点是与临床上心包炎类似,行为学变
化确切,但是手术操作复杂,而且向心包
内注射化学刺激物后可以引起大鼠严重的
心律失常,造成死亡,模型成功率低。

2)乙状结肠痛模型是 Miapamba 等在
1995 年提出的。大鼠吸入麻醉后,将 5%
的甲醛 100μl 注射到距离肛门 35mm 处的
乙状结肠壁。这个模型大鼠行为学变化明
显,已证实吗啡可以减少行为学变化,但
NSAID 类药物不可以,进一步证实了模型
的可靠性。该模型避免了腹腔广泛性反应,
并且乙状结肠的炎症变化 1 ~ 2 周后可以
自愈,所以这种模型更适用于疼痛药物和
措施的自身对照试验。

3)Laird 等最近报道了一种通过结肠
内局部注入化学物质(辣椒素 / 芥末油)
刺激小鼠产生扭体反应的模型。该模型中
可以观察到化学刺激物诱发产生的剂量依
赖性的自发性疼痛反应,且该反应可被吗
啡剂量依赖性地抑制。由于局部注射,避
免了腹膜因素的涉入,反应具有相对的内
脏特异性。应用 von Frey 纤维实验观察到
在小鼠腹部、后肢和尾部存在着“牵涉痛”,
并且结肠局部存在着明显的炎症反应,使
得该模型非常适用于突变小鼠的显型检测
和经典的药理学实验研究(图 4-8)。

4)输尿管膀胱炎症痛模型用 25% 松
节油、2.5% 芥子油、2% 棉籽油或二甲苯
0.3ml,通过导管将炎症刺激物注射到膀
胱中,大鼠立即出现腹部收缩、摇头、伸
后肢、咬、嘶叫等行为反应,吗啡可以剂
量依赖性减少这些反应。Boucher 等给予
大鼠环磷酰胺(CP)腹腔注射一周,可以
诱导大鼠膀胱和输尿管出现明显的炎症反
应,同时出现行为学改变(呼吸频率、睁
闭眼次数及特殊姿势的出现等)。吗啡可
以明显减少行为学反应,该效应可被纳洛
酮完全逆转。该模型至少持续 4 小时,属
于亚慢性内脏痛模型,为间质性膀胱炎的
病理生理学和药理学研究提供了一个良好
的工具,但是环磷酰胺对多个脏器都有
影响,也会影响动物行为学反应,因此该
模型缺少内脏特异性的行为学反应,其

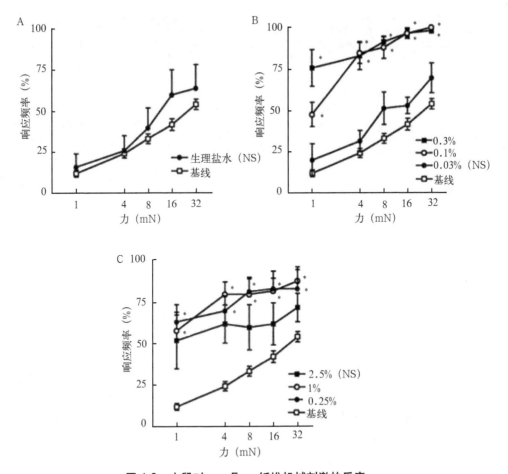

图 4-8 小鼠对 von Frey 纤维机械刺激的反应

数据显示生理盐水（A），三种浓度的辣椒素（B）或三种浓度的芥子油（C）灌肠后 20 分钟及基线的平均响应频率（±SEM）。* 表示与基线有显著差异的反应（$P < 0.05$）

[引自 Laird JM, Martinez-Caro L,Garcia-Nicas E,et al. 2001. A new model of visceral pain and referred hyperalgesia in the mouse. Pain, 92(3): 335-342.]

可靠性尚待进一步验证；但模型操作相对简单，刺激强度中等，不会引起动物死亡（图 4-9）。

A. M. Drewes 等设计了一款多模式刺激探头，可置于人体的食管中，对食管进行多模式的刺激。这种多模式刺激方式刺激参数可调，重复性好，可以使得电刺激和机械刺激的疼痛阈值分别下降 29% 和 35%，而温度刺激的敏感程度增加 11%。机械刺激引起的牵涉痛范围增加 300% 且疼痛反应增加 100%，参见图 4-10。

（五）缺血刺激

血管阻塞尤其是动脉阻塞可以造成病理性疼痛，因此，有多种缺血性模型出现，但只有冠状动脉阻塞模型被广泛认可（详见后文）。冠状动脉阻塞模型可以激活支配心脏的感觉传入纤维，也可以激活或抑制相应的中枢内神经元。冠状动脉阻塞的动物行为学可以和注射缓激肽诱导的心包炎模型类似，但是该模型产生的"拟痛行为反应"随着牵拉血管的开始而出现，随着牵拉血管的消失而消失。在只有冠状动脉阻塞存在的情况下，不产生"拟痛行为反应"。这提示该模型中，缺血并不是致痛的直接原因，可能是缺血导致组织内分泌改变，分泌出某些致痛物质，刺激缺血区域

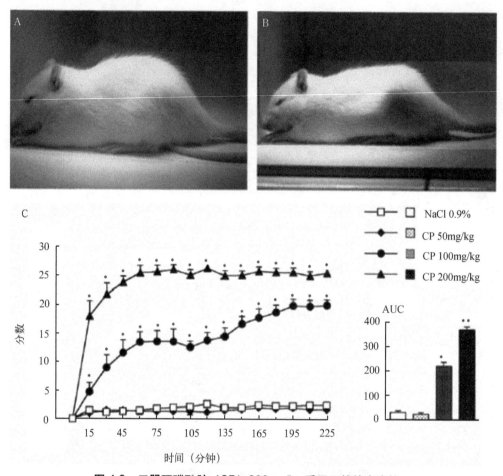

图 4-9　口服环磷酰胺（CP）200mg/kg 后显示的特定姿势

A. 服用环磷酰胺后的大鼠最常见的姿势特征是圆形拱背，整体姿势均衡。B. 第二常见姿势特征是非常疲乏，闭上眼睛，同时可以看见竖毛的情况。环磷酰胺治疗后竖毛是始终存在的，所以它不被认为是足够可靠的评价标准。C. 行为评分：生理盐水（0.9% NaCl）和环磷酰胺腹腔注射 50mg/kg、100mg/kg 和200mg/kg。*$P < 0.05$，**$P < 0.01$

[引自 Boucher, M,Meen M,Codron JP,et al. 2000. Cyclophosphamide-induced cystitis in freely-moving conscious rats: behavioral approach to a new model of visceral pain. J Urol, 164(1): 203-208.]

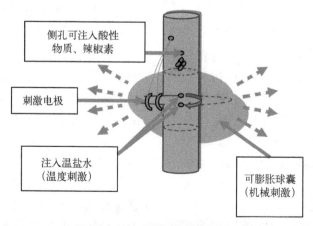

图 4-10　多模式刺激探头

造成的。并且模型动物的行为学差异很大，可能与冠状动脉对心肌的血供有很大的变异性有关。即使是对同一冠状动脉进行阻断，心肌的缺血程度也可能有很大的不同。临床上也有患者心电图有明显的心肌缺血表现，但并不出现疼痛。因此，缺血刺激在内脏痛的研究中尚待进一步论证。

（六）心理应激

近 15 年来，已有大量的动物模型表明应激的因素与内脏痛相关。

1936 年应激被 Hans Selye 定义为机体对来自生理和心理（不论是真实的或机体自认为的）刺激的生理性适应反应。近年来认为，应激是机体对刺激因素神经、神经内分泌、免疫系统的负反馈，使得机体能够维持内稳态。应激诱发疾病的发病机制涉及整个身体，其中也包括内脏，尤其胃肠道（GI）是一个非常敏感的器官。激活下丘脑 - 垂体 - 肾上腺轴（HPA）后大量的促肾上腺皮质激素释放因子（CRF）释放，CRF 激活交感系统全身释放儿茶酚胺（肾上腺素和去甲肾上腺素），从而参与"战斗或逃逸"反应。流行病学调查表明，应激（生理和心理性的）是肠易激综合征（IBS）的一个重要诱发因素或加重其症状的因素。有证据表明早年的负性生活事件或身体虐待的发展是肠易激综合征一个重要的诱发因素。此外，童年的精神创伤可以造成肠易激综合征遗传易感性改变。在成人肠易激综合征的患者中，各种急慢性应激事件、社会压力、焦虑症及与压力有关的心理疾病都是诱发肠易激综合征的常见原因。其他慢性疼痛性疾病如纤维肌痛、慢性盆腔疼痛、慢性疲劳综合征、偏头痛、头痛等也与压力和应激有重要关系。

动物模型为研究应激和内脏痛的病理生理机制提供了手段。然而，这些模型的有效性需要考虑三个方面：①表观效度，动物模型是否能够模拟肠易激综合征患者的临床疼痛；②结构效度，动物模型的发病机制是否与临床完全一致；③预测效度，对动物模型的治疗如果能很好地模拟临床对内脏痛的治疗，对动物模型的治疗效果是否能够预测临床治疗效果。

1989 年就有报道认为暴露在避水应激实验中的急性刺激可以显著影响胃肠运动功能，从那时起，这种应激源已被大量使用，用于建立心理应激诱发内脏性疼痛的模型。Bennett 等的试验表明每天慢性应激可以加强肠易激综合征患者的症状，因此为了模拟这个现象，慢性间歇应激模型最近已被开发。其中一个慢性应激模型是将雄性 Wister 大鼠连续 10 天每天 1 小时暴露在避水实验的心理应激之下，对结肠扩张实验出现内脏感觉过敏，持续时间长达 30 天。此外还有新生儿母婴分离应激模型，在大鼠出生后 2 周，每天使其离开母亲 2 ~ 3 小时，大鼠成年后对 CRD 刺激表现出痛觉过敏。慢性应激遗传模型是将 CRF1 受体敲除后慢性应激导致的 CRD 引起的痛觉过敏程度下降。创伤后应激障碍模型是令大鼠模型暴露在电刺激下，使大鼠处于对捕食者的恐惧中或者使其与侵略性的同类共处诱发大鼠的创伤记忆，使其对结肠扩张刺激的心血管反应明显强于未暴露于创伤记忆中的大鼠。

心理因素和应激刺激对内脏痛的影响见图 4-11。

外源性应激刺激时，认为中枢神经系统、皮质和下丘脑室旁核诱导激活垂体 - 肾上腺轴释放儿茶酚胺，刺激外周神经系统释放活性肽（SP、CRF）。这些活性肽刺激的肥大细胞脱粒并释放新合成介质（类胰蛋白酶、组胺、神经生长因子、前列腺素、细胞因子、5- 羟色胺等），从而导致 T 细胞活化和结肠旁渗透率增加。这反过来增加细菌和抗原进入黏膜，进一步激活肥大细胞和 T 细胞，增加炎症介质释放，提高传

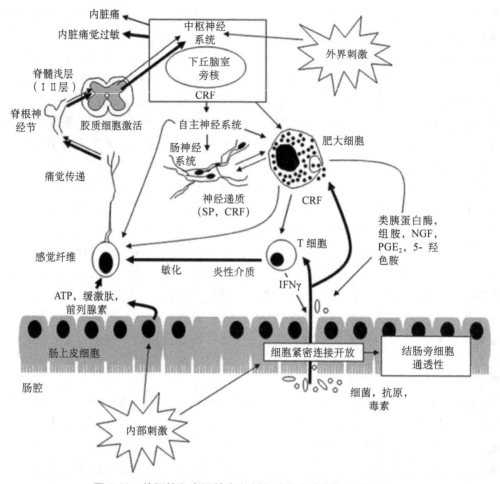

图 4-11　外源性和内源性应激刺激引发内脏痛的可能机制

ATP. 腺苷三磷酸；CRF. 促肾上腺皮质激素释放因子；IFN. 干扰素；PGE₂. 前列腺素 E₂；NGF. 神经生长因子

[引自 Chrousos GP, 2009. Stress and disorders of the stress system. Nat Rev Endocrinol, 5(7): 374-381.]

入纤维对机械刺激的敏感性，导致内脏高敏感性。感受性的压力可诱发上皮细胞释放炎症介质（ATP、缓激肽、前列腺素等），它可以直接导致传入纤维敏感或诱导致痛物质（组胺、SP、NGF、5- 羟色胺等）释放。

（七）空间与时间总和

Lewis 早在 1942 年就发现当肠道中较长一段肠道同时膨胀时，诱发的疼痛比在较短一段肠道中使用更大压力的膨胀所诱发的疼痛要强烈许多。因此，在内脏痛中显然存在一个空间的总和机制，即在同等刺激强度下，疼痛的强度与刺激的范围大小有关。

内脏痛的时间累加机制也是同样存在的，即疼痛的强度随着时间的累积而增加。在肠道中一直重复进行电刺激，随着时间的变化，牵涉痛的疼痛程度和范围会不断增加（图 4-12）。而同样的现象也出现在对膀胱反复地机械扩张时。

三、动 物 模 型

通过对人类和动物模型的建立和研究，使内脏痛的研究得到了很大发展。尽管动物模型无法直接反映具体疾病的发病机制，但对于疼痛机制的研究却提供了一个很有价值的切入点，还可以针对某种内脏痛的

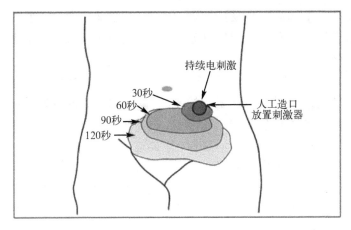

图 4-12　疼痛区扩大

随着肠道电刺激的时间增加,腹部牵涉痛的范围也逐步扩大。因此,内脏痛具有时间累加和空间总和机制,这点是与其传入神经的神经解剖学特性相关的

研究而专门建立某种动物模型。迄今为止,已经有很多类的动物被用于建立内脏痛动物模型。在此着重讨论如何使用啮齿类动物建立内脏痛的动物模型。从胸腔脏器到泌尿生殖系统脏器,这里尽可能多地列举具有代表性的内脏痛动物模型。

（一）呼吸循环系统的内脏痛动物模型

1. 心脏　人类心绞痛的传导主要经由心迷走神经传到中枢神经系统。心绞痛主要是冠状动脉供血不足、心肌暂时缺血与缺氧所引起的结果。现在已有利用化学和手术等多种方法在多个物种中建立心肌缺血的动物模型。其中,化学刺激的方法在之前的刺激方式一部分中已经提到,但目前还不清楚其中的哪一种化学因素可以引起心绞痛。因此,一项在清醒大鼠的心包囊内注射乙酰胆碱、5-HT、组胺、缓激肽、K^+ 等这些混合物质而引发心绞痛的研究,引发的心绞痛主要通过动作行为来评估。结果证实,那些接受混合物注射的老鼠,相对于只接受缓激肽、生理盐水或除缓激肽以外混合物注射的老鼠,行为动作的异常出现得更早。

使用缺血刺激诱发心源性疼痛也是被广泛使用的模型,即冠状动脉阻塞模型,因为心肌缺血是导致心绞痛的主要因素。建立冠状动脉阻塞大鼠模型是完全或部分地结扎左前降支,尽管这是一个相对简单的操作,却会引起这些模型较高的初始死亡率（40% ~ 60%）,而且会产生较大的变异,因为有一部分心肌梗死的大鼠会最终发展为明显的心力衰竭。在临床上也不是所有心肌缺血患者都会有心绞痛,甚至存在严重冠状动脉闭塞疾病的患者都可以没有心绞痛的症状。

更进一步讲,即使有化学模型,也不一定会因为疼痛而产生行为反应,但这并不意味着疼痛在冠状动脉阻塞的动物模型中未出现。而且,模型会受很多人为因素的制约和影响,如被牵拉的血管、炎症的范围和位置,以及手术时间的长短等。

2. 肺　直接刺激呼吸系统可以引起疼痛和不适,但是肺部对疼痛并不敏感。除对电生理的研究外,目前尚无可靠的动物模型。

（二）胃肠系统内脏痛动物模型的建立

1. 食管　牵拉空腔脏器是常用的研究内脏疼痛的方法,食管也不例外。麻醉状态下大鼠的食管扩张引起的相关反应，包括伴随刺激而出现的交感兴奋性反应（血压和心率）。这些影响取决于被扩张的部位：中下段食管的扩张对心血管影响最显著，这表明食管下段是最适合用作建立模型的部位。这种扩张刺激是将一个可注水的气球插入到麻醉状态下的大鼠食管内，在颈动脉窦处和通过股动脉插管分别监测心率和血压。气管内插管保证通畅的呼吸。而在清醒动物的身上，这些实验是无法进行的，因此对行为反应的监测就变得很困难。有趣的是，有证据表明，食管和心脏的神经传导途径相通。此外，近期有报道表明焦虑可提高化学刺激导致的食管痛觉过敏，并引起中枢敏化。因此患者往往认为食管源性的疼痛和心脏源性的疼痛非常类似。这种现象不仅限于食管与心脏，因此，通过观察行为反应不能准确地判断是某个特定器官或神经通路。

2. 胃　胃的内脏痛动物模型的建立，通常使用膨胀或者化学手段。许多不同的化学品均可以用于胃损伤模型的制作，其中最常见的是使用盐酸或乙酸。高浓度盐酸的灌注（运用胃管）会诱发脑干中 c-fos 基因的表达，通过动物的行为反应可以得知在注射后约 45 分钟内脏疼痛会达到一个高峰。即便如此，实验中的 36 只被盐酸灌注的大鼠中只有 15 只（42%）出现这种反应（据报道，大鼠模型的疼痛发生率和人类因为消化性溃疡而发生疼痛的概率相当）。

乙酸在以往的实验中常被用于诱发胃溃疡，乙酸可以用于建立胃的"对吻溃疡"模型。这种溃疡模型是在麻醉状态下对大鼠的胃行手术暴露，并在胃底部位一块特定部位注入 60% 的乙酸。待动物麻醉复苏后，在 3 天内胃前壁和后壁均出现了溃疡。在建立模型后两周发生溃疡的大鼠对胃扩张的内脏反应显著增强。这种增强的反应在 20% 乙酸注入后的 60 天将一直存在，见图 4-13。胃的扩张刺激对于大鼠也能产生疼痛样的行

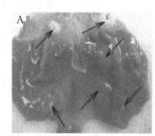
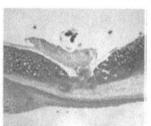

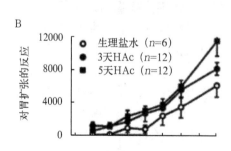
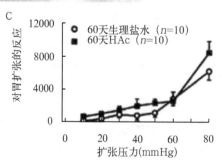

图 4-13　乙酸（HAc）诱导的大鼠胃溃疡模型

A. 乙酸导致的胃溃疡，箭头示胃溃疡所在，右图为病理切片；B. 使用乙酸诱导胃溃疡后可导致对胃的机械膨胀刺激的疼痛反应在第 3 天和第 5 天增高；C. 乙酸诱导胃溃疡后可导致对胃的机械膨胀刺激的疼痛反应在第 60 天依然增高

[引自 Ozaki N, Bielefeldt K, Sengupta JN, et al. 2002. Models of gastric hyperalgesia in the rat. Am J Physiol Gastrointest Liver Physiol, 283(3): G666-676.]

为，而且这种行为还会因为吗啡类药物的作用致使阈值大大提高。在胃扩张过程中，使用肌电图检测不同肌肉，如腹部的腹直肌和斜方肌、颈部的肩峰斜方肌、背部的脊斜肌，在上述肌肉中，以颈部的肩峰斜方肌反应最为明显。肌电图的反应随着扩张压力而成等级提高，且相对恒定，并可以保持到电极植入的 3 天后。大鼠在该实验后迅速习得被动回避行为，这就足以证明这样的刺激是痛苦的。

3. 小肠　据 Colburn 报道，将一个气囊导管通过手术的方式经由胃部插入十二指肠，并且外置于颅骨底部。在手术切口缝合 5 ～ 14 天后开始测试。对利用气囊膨胀引发疼痛所带来的行为反应进行评分，其中评分随腹胀量增加而增加，随吗啡给入而降低。被动回避行为也表明，对大鼠十二指肠的扩张是疼痛反应。

置于腹壁的肌电图可以用来评估麻醉下动物的内脏扩张反应。但该方法现在已被取代，取而代之的是对清醒大鼠十二指肠腹胀的研究。将腹部肌电电极和测压导管连接在一起，并一起连接到遥测发射器，同时记录十二指肠扩张之前、期间和扩张后的肌电图、血压、心率等指标。据 Nijsen 等报道，肌肉电活动、血压和心率会随腹胀的程度增加而改变；吗啡抑制扩张过程中的肌肉电活动增加。

4. 胰腺　慢性胰腺炎仍然是一个临床挑战，持续或反复的腹痛是促使患者就医的最重要症状。目前胰脏痛动物模型的建立几乎集中于诱发胰腺炎的化学刺激。对大鼠腹腔间隔一小时注射 20% L- 精氨酸，前后共 2 次。在第一周的实验时间里，机械刺激造成的上腹部产生疼痛的牵涉痛敏感性增加。这个模型产生的腹部肌肉电活动增加与胰腺的炎症程度和胸腰段脊髓中 c-fos 表达有相关性。这个模型相对于其他以手术方式建立的模型具有一定优势，它避免了由于组织损伤或手术操作引起的并发症，可能更接近人类胰腺炎的情况，并避免了其他因素的干扰。胰脏疼痛模型也可以通过在大鼠的尾静脉内注射 8mg/kg 的二丁基二氯化锡而建立，结果显示，其诱发的胰腺炎使得大鼠腹部的机械刺激阈值和热辐射刺激潜伏期明显降低，而这些反应都能被吗啡抑制，并且呈剂量依赖性。

Winston 等在 2005 年报道的大鼠胰腺炎模型目前被广泛接受，将 0.5ml 2% 浓度的三硝基苯磺酸 (TNBS) 注入胰管，可以引起胰腺的纤维化和相应的痛行为学反应，并导致相应节段的背根神经节（DRG）中的神经生长因子（NGF）和胰腺中神经肽 CGRP 和 SP 的表达显著增加（图 4-14）。

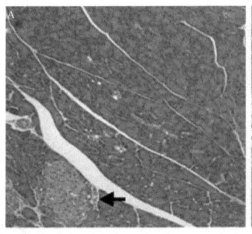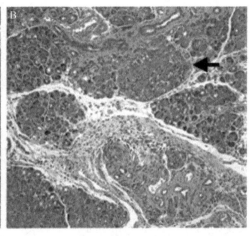

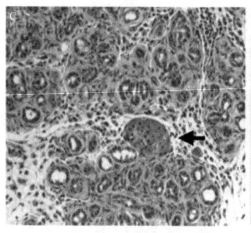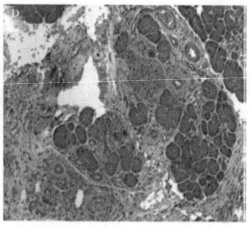

图 4-14 胰腺形态 HE 染色切片（彩图见书末）

[引自 Winston JH, He ZJ, Shenoy M, et al. 2005. Molecular and behavioral changes in nociception in a novel rat model of chronic pancreatitis for the study of pain. Pain, 117(1-2): 214-222.]

另一种引入化学物质进入胰脏的方法是通过外科手术行胆总管插管。给予辣椒素或蛋白酶激活受体 2（PAR2）将使斜方肌的肌肉电活动明显增强。

而若将这些导管模型进行延伸，是将一种模拟缩胆囊素类似物，雨蛙肽类的一种胆盐——甘氨脱氧胆酸注射到胰腺内。胰腺炎出现后的 12 小时，实验动物表现为活动行为显著减少，实验者可以通过行为学来评估疼痛程度。

5. 肝脏和胆囊　有相当一部分数量的大鼠模型被用来模拟人类肝脏与胆囊的疾病，如肝卟啉症和胆石症。但因为肝脏的疼痛不易评价，无法对这些疼痛进行量化，所以无法进行深入的研究。

6. 大肠、直肠和肛门　如前所述，结直肠扩张是在内脏器官扩张中应用最广泛的模型，该方法可在动物和人类重复使用而且是微创，所产生的疼痛感觉类似于内脏自然产生的疼痛。操作方法就是将气球或类似的设备插入肛门。这种方法产生的急性疼痛，可与结肠内利用化学物质（如乙酸）治疗损伤和炎症相结合。评估方法：可以将电极在结直肠扩张前一周植入腹部肌肉内来进行肌电图的测量和记录，在没有麻醉的情况下，肌肉的电活动可以客观反映大肠扩张导致的疼痛。

肠易激综合征中一个关键症状就是疼痛，为了模拟肠易激综合征，通过运用急性一过性感染来建造动物模型。这样的急性一过性感染刺激可由巴西钩虫或旋毛线虫引起，它们会使肠道过度运动、过度分泌，更会引发肠道炎症。该模型即使炎症消退后内脏敏化依然存在，因此可以作为一个很好的慢性内脏痛模型。

近年来人们更加重视内脏痛动物模型对人类内脏疾病的模拟（包括致病因素和包含疼痛在内的各种相关症状的再现）。已有研究发现，新生的神经系统特别脆弱、易于塑造，如新生的脊髓与成人相比更易兴奋。在新生的生物体中，短暂的伤害性刺激可以引起神经传入通路的持续性改变，触发神经元疼痛环路的长时程敏化，并且敏化一旦形成，便不因为初始诱发事件的消失而消失。正是基于此，Al-Chaer 等于 2000 年在 *Gastroenterology* 杂志上报道了一种慢性内脏痛模型建立的方法。利用新生雄性 SD 大鼠，出生后 8 天起，每天给予机械性结直肠刺激，持续刺激两周。大鼠成年后，即可形成肠易激综合征 (IBS)

慢性内脏痛模型。并且对结肠的病理切片检查，未见有组织的破坏，这也符合肠易激综合征的临床诊断特征。腹部撤回反射（abdominal withdrawal reflex，AWR）评分结果显示该模型存在着明显的痛觉过敏。电生理实验还证实了脊髓背角神经元处于敏化状态。因此，该模型是可靠的，并且模型可以持续至大鼠 3 月龄，持续时间较长（图 4-15）。因此认为，该模型比较成功地模拟了临床，制作比较简单，持续时间较长，能够量化控制刺激强度，评价方法也比较客观，是一个值得推广的模型。与此相似，Coutinho 报道了应激诱发的内脏感觉高敏模型。事实上，无论是机械还是化学的方式在新生大鼠结肠进行刺激都可以造成成年大鼠出现肠易激综合征。而且，在新生大鼠成长过程中环境的变化亦可产生相似的效果。类似的研究表明在这些动物结肠上皮的屏障上会出现过度免疫反应和长时间的变化。这些影响导致在成年大鼠受到部分刺激或接触某些应激源时可能会再一次出现肠易激综合征。

遗传模型早已经被成功地用于验证内脏痛。例如，京都大鼠（一种焦虑株）比其他大鼠（包括常用的 SD 大鼠）显现出更高的结肠敏感性。相关的转基因模型已被建立用于研究相关的肠道炎症，以及炎性肠病的病理生理。这些遗传模型，包括敲除细胞因子白细胞介素 -10，会因为辅助 T 淋巴细胞和慢性肠炎的一些炎性肠病的症状而增加。

最后，如前所述，化学刺激也可以建立消化道内脏痛模型，其中大部分的化学刺激将会通过炎症导致一系列的结肠高敏反应。

最近，Bourdu 描述了一个具有内脏高敏感性的新的非炎性模型。这个模型是在结肠内滴入丁酸溶液，每日 2 次并持续 3 天以上，实验组大鼠与对照组（生理盐水结肠注射）相比，实验组大鼠诱发疼痛行为反应的痛阈显著减低，从而获得更高的疼痛评分。这一模型有个特点：所有的这些效应在雌性大鼠身上显得更为明显。因为缺乏明显的肠道炎症反应，这可能与肠应激综合征的机制类似。肠内注射丁酸溶液也被报道可以增加大鼠三硝基苯磺酸诱发的敏化。

（三）泌尿生殖系统内脏痛动物模型的建立

1. 肾脏系统　也许对于人类来讲，泌

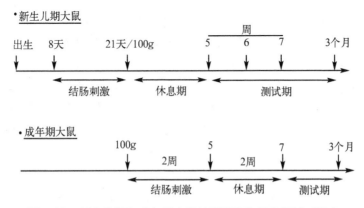

图 4-15　新生儿期和成年期大鼠的肠易激和行为测试时间表

肠易激开始于新生儿 8 天，成熟 22 天，持续 2 周。随后是 2 周的休息期。然后每周对大鼠进行测试，直到 3 个月

[引自 Coutinho SV,Plotsky PM,Sablad M,et al. 2002. Neonatal maternal separation alters stress-induced responses to viscerosomatic nociceptive stimuli in rat. Am J Physiol Gastrointest Liver Physiol, 282(2): G307-316.]

尿生殖系统疼痛症状最严重的疾病就是肾结石，而这种内脏痛经历可以通过一些症状准确地在大鼠身上反映。其中一种方法就是采用人工输尿管结石术——通过外科手术形成人工输尿管结石。Giamberardino等建立了这种模型：将20μl牙科树脂水泥注射到输尿管上1/3处。随着材料变硬，输尿管将会逐渐被阻塞并产生明显的痛觉。在4～14天，几乎98%的植入大鼠都表现出类似扭体行为特征的动物内脏痛表现。但大部分发作时间集中在前3天。吗啡可以剂量依赖性的方式减少发作次数、持续时间和发作程度。这项研究可以与人体肾结石疼痛的症状相关联，虽然对内脏痛行为分析有用，然而这种模型对于神经元电生理的研究并不理想，因为结石的形成时间和形态仍是未知数。

另一种方法是由Avelino等提出的经皮行输尿管梗阻。沿腹部中线切口，用尼龙线在输尿管周围绑一个结。8天后（时间点是根据由外科手段激活的脊髓c-fos表达完全消失而确定），尼龙线末端可以被拉动以扎紧输尿管，被结扎输尿管的大鼠在输尿管结扎时都会表现疼痛样的行为，并且脊髓T_{10}～L_2节段的c-fos激活。激活的神经元主要集中在Ⅰ、Ⅶ和Ⅹ层。这种模型的疼痛主要来自于输尿管结扎处的扩张和肾盂的扩张。超过25mmHg的扩张压力所产生心血管反应可能反映动物经历了高强度的疼痛，输尿管扩张的升压反应显著并呈剂量依赖性，而静脉注射吗啡可减轻反应。

除了在输尿管内人工植入肾石，另一种模型是促进"天然"钙石的生成。在大鼠的饮用水中加入1%的乙二醇，随后便会在肾脏近端肾小管形成草酸钙沉积，为加强草酸钙沉积还可以给予动物低镁饮食，从而产生肾结石模型。

2. 膀胱 在临床上，膀胱疼痛是泌尿生殖系统最常见的疼痛形式，可以由感染引起的膀胱炎导致，也可以由于急性尿潴留的膀胱膨胀导致疼痛。如前所述，这两种机制也可用于啮齿类动物膀胱疼痛模型的建立。同时，环境应激源也同样被考虑进去，正如应激会加剧人类膀胱刺激征的症状一样。

Ness等提出在麻醉大鼠膀胱扩张诱发的内脏痛中，静脉注射利多卡因或吗啡会使内脏运动反应受到抑制，并且还呈剂量依赖性。此外，研究者指出性别差异和发情周期将影响结果的变异度，最好在实验规划阶段时就将这些因素考虑进去。在雌性大鼠中可以将导管直接经尿道进入膀胱，而雄性大鼠可以通过腹部小切口将导管放入膀胱，直到达到所需要的扩张压力，并同时记录植入腹部肌肉里的电极及颈内静脉和颈内动脉插管的结果。扩张强度的增加可以导致肌肉电活动和痛行为反应的增加。为了便于进行基因操纵，这种模式同样被用在小鼠模型中，得到了类似的结果。在大鼠模型中，内脏运动反应都能因为吗啡而产生和衰减；然而，心率和呼吸反应可能不是用来衡量这一痛苦反应的最佳指标。

使用环磷酰胺诱导的膀胱炎是一个用于评估膀胱反射亢进和过敏的常见模型。腹腔内注射环磷酰胺，在其尿液中可导致有毒代谢产物积累进而产生膀胱刺激和炎症。这种模型的优越性在于不需要通过外科手段，却可以引起与人类内脏痛相似的结果。这种模型的行为反应能被吗啡减轻。与对照组相比，大鼠和小鼠需要1天一次剂量大于100mg/kg的环磷酰胺以增加行为反应的产生。值得注意的是，雌性大鼠比雄性大鼠有更为显著的行为评分。

膀胱内直接应用促炎剂如乙酸、丙酮、辣椒素、巴豆油、芥末油、松节油和二甲苯已被用来研究啮齿动物所引起的膀胱痛。McMahon和Abel在研究松节油、芥末油、豆油由膀胱流经尿道的情况时，有很多不同的研究结果均伴随着炎症反应：蛋白外渗增加、膀胱反射亢进等类似于内脏痛的躯体疼痛行为模式，研究者的结论是建议将松节油作为首选药物使用。在去大脑大鼠实验中表明将二甲苯灌入膀胱可以产生行为反应，这就证实在大鼠身上已经出现了内脏痛，通过盆腔神经节切除和皮下注射吗啡可以使其缓解。

大肠埃希菌是人类泌尿系统感染的最常见原因，在大鼠膀胱内注射由大肠埃希菌提取出的脂多糖已经被用于诱导疼痛性膀胱炎症。当然也存在采用环境应激引发啮齿动物膀胱疼痛的例子，运用应激可以使得 3/4 的膀胱肥大细胞活化，但因为这样的研究还有待行为疼痛模型验证，在此不做论述。有报道表明，环境的应激可能导致许多系统产生其他内脏并发症，如大肠癌。

3. 子宫　研究子宫痛的动物模型也都运用膨胀和炎症两个方法，但与结肠或膀胱相比，有关子宫痛的研究文献相对较少。

大鼠子宫炎症模型的建立方法：在子宫角通过植入导管将 10% 芥子油滴入子宫。在接下来 7 天对大鼠进行观察，多数大鼠都会产生异常行为，类似上述输尿管结石的模型报道。除了大鼠下背部和侧面的肌肉出现过敏以外，仍有 2/3 的动物在肌肉过敏消失后出现异常行为。

当然，机械性膨胀刺激也用来作为一种诱发子宫疼痛的方法。在麻醉状态下，将一个导管球囊放置到老鼠的右子宫角处，先将导管固定到位，最后将其外置。气球可以通过装水而呈现出各种各样的形状。Berkley 等基于对疼痛的逃避反应来评估子宫扩张后引起的行为反应，结果发现，在子宫炎症的模型中，大约只有 3/4 的动物对子宫扩张产生了反应。然而，对于这些动物而言，它们所呈现的逃避行为概率的增加与扩张量有关。研究者指出，子宫扩张引发的反应，至少对妊娠或分娩的动物来讲，是超出自然范围的事件；因此，目前尚不清楚如何适当运用这一模型进行临床相关疼痛的研究。

子宫内膜异位症是临床上常见的妇科疾病，往往伴有严重的痛经、排便痛、慢性盆腔疼痛和性交困难，这种疾病的特点是部分子宫组织在子宫外生长。而且现在已经在大鼠和小鼠身上进行了实验，结果表明行为数据只在大鼠实验中才准确。通过手术方式，从动物身上取出一个子宫角，并于在 37℃ 下培养，再把它剪成大小相等的碎片，缝合在小肠肠系膜血管、下腹壁和卵巢处。随着伤口愈合，所有被处理过的大鼠都产生了囊肿，而阴道扩张所诱发的逃避反应较术前明显增加。

4. 阴道　阴道扩张的方式类似于扩张子宫的方法，是一个很有说服力和可重复进行的实验，而且它还有另外一个优点，就是无须手术植入气球。将一种气球（经过润滑处理）插入阴道，并确保被完全充气时也不会触及宫颈。大鼠可以感受到较低的阴道扩张压力，阴道扩张压力与逃避反应出现的概率呈线性关系表明这个实验计划是科学的，而且是理想的内脏痛动物模型，就像前文所述的结肠动物模型。

阴道高反应性常出现在卵巢功能丧失的女性身上，而 Berkley 等利用相同的行为模式描述阴道扩张，并且建立了卵巢切除后性交困难的动物模型。这样的模型大多数都表现为阴道高反应性。

5. 睾丸　目前普遍采用刺激睾丸鞘膜的方法来模拟睾丸的疼痛。在同等强度刺激下，行为学改变远较肠刺激少。然而，确实存在一种阉割马的外科模型，在其麻醉状态下，可诱导出脑电图改变。此外，在犬睾丸的精索神经电生理研究显示，这些内脏传入纤维是多形性的。

四、小　结

迄今为止，内脏痛模型为研究人类内脏痛产生的条件和机制提供了许多可能。研究和建立动物模型的最终目的是进一步了解具有人类疾病特点的内脏痛和痛觉过敏的过程和机制，从而制订方案治疗内脏痛和痛觉过敏。因此，动物模型表现出的症状应该可靠地和部分人类疾病相匹配。对于那些特别疑难的疾病，虽然根本原因未知，但是通过建立动物模型来研究其病理生理过程，可能会有利于新假说的提出和拓展新的治疗途径，从而有助于更进一步地贴近内脏痛的机制。正如前面所讨论的，评估任何一个特定动物模型的有效性，必须考虑有关它当前被使用的目的和条件限制；而重要的是实验者需要根据他们研究的目的，选择最合适的模型，并时刻牢记任何此类研究的伦理问题。

第二节　内脏痛和痛觉过敏的评估

一、引　言

1983 年，美国疼痛协会（APS）提倡将疼痛作为人体第五大生命体征。1995 年，美国疼痛学会主席 James Campbell 提出正式将疼痛列为第五大生命体征对疼痛加以重视。2001 年，国际疼痛研究协会将疼痛定义为一种与组织损伤或潜在损伤相关的不愉快的主观感觉和情绪体验。这个定义赋予疼痛两重含义：一是痛的感觉分辨（sensory discrimination），二是痛的情绪体验（affective dimension）；即疼痛具有心理学和生理学的双重特征。疼痛的心理学和生理学特征使得疼痛测量与评估的方法上与其他疾病和体征有着重要的区别。使用心理生理学的感知测试方法对理解疼痛的病理生理机制起着重要的作用，因为疼痛已被认为是一种疾病，而不仅仅是一种症状。本节的主要目的是介绍常用的动物和人类内脏疼痛评估方法，并解释怎样将简单的直接量表法与感知测试方法结合用于诊断某些疼痛。

二、动物模型内脏痛的评估

众所周知，疼痛是人类的主观感受，这就导致了在动物模型中研究疼痛有一定困难。伤害性刺激的痛觉感受及神经编码和传递在动物和人类之间存在相似之处，但是人类的认知表达和感知特征在动物身上是欠缺的。所以，除了语言表达方面，人和动物的反应（如肌肉的收缩、躲闪和厌恶等）还有相同的地方。

如上所述，内脏并不是对所有的躯体伤害性刺激都产生反应。在 Sherrington 的研究结果中，肠系膜的牵拉、缺血、炎症和化学刺激引起的空腔脏器扩张，可以激活内脏痛。利用动物模型来评估疼痛，测量疼痛相关的变量是可定量的，这样的变量选择面很广，其中有躯体疼痛的评估方法，如 von Frey 法或热辐射法，还有生理反射评估当中的血管、内脏收缩、呼吸反射及神经生理评估、脊髓背角或脑干 c-fos 的表达等。但是由于目前有多种内脏痛的动物模型，也相应有多种评估标准。因此，各个研究内脏痛的实验室之间缺少统一的测量标准。下面将简单介绍几种动物模型内脏痛的测定方法。

（一）腹肌收缩记录

腹肌收缩是一项比较客观、定量反映疼痛的指标，可选用力传导设备或肌电图这样的有创性记录方法，将从初级传入神经元到突触，再到脊髓背根的反射考虑在内，这样可使评估更详细。但由于该方法为有创指标，可能本身就会有疼痛产生，对结果有一定干扰，因此也有一些实验室并未采用这种方法。

（二）组织学分析法

组织学分析法可用于疼痛病理学研究中的组织损伤，但由于不同动物种属间存在较为明显的差异性，该法明显不是一个理想的疼痛描述方法。例如，右旋糖酐硫酸酯钠（DSS）诱导的结肠炎会引起明显的炎症反应，但至少有两个不同品系的小鼠中并未出现结肠高反应性。

（三）神经束或单个神经元的电生理记录

电生理记录的内容可以反映外周疼痛机制，但即使这样，也并不一定能把记录结果与疼痛关联起来，这就是内脏痛电生理研究中的瓶颈。针对神经元和内脏痛的关系，必须提出两个假设：一是这些神经元是真正的伤害性感受神经元；二是这些神经元细胞的兴奋性确实和疼痛有关。

（四）模型对药物处置的反应

对模型使用吗啡等强效镇痛药也可评估内脏痛，该方法可以通过动物对吗啡等药物的需求量来进行判断，或根据吗啡对生理学指标的改善来进行量化评估，从而摆脱电生理方法的限制。吗啡的剂量依赖性抑制实验，可以成功地抑制动物的疼痛反应，从而更好地评估内脏痛。而且 Harada 等的研究表明，吗啡评估内脏痛时，不同的阿片受体对内脏痛的剂量依赖抑制效应的机制也不同，他们在鞘内给予 μ 受体激动剂（DAMGO）和 δ 受体激动剂（DPDPE）时可以剂量依赖性地抑制结肠扩张模型的内脏痛反应，但给予 κ 受体激动剂（U50488）时却没有效果。而全身性给药时 κ 受体激动剂却可以剂量依赖性地抑制内脏痛反应，这表明 U50488 主要作用于外周性的 κ 受体。这在 Gebhart 等的实验中得以证明（图 4-16），他们使用鞘内注射的方法将 κ 受体的反义寡核苷酸注入大鼠鞘内，使用足底注射福尔马林的方法证明反义寡核苷酸成功降低 κ 受体的表达，对同一只大鼠进行结肠扩张实验并使用盆腔神经记录的方法进行观察，结果发现系统性给予 κ 受体激动剂可以剂量依赖性地抑制结肠扩张实验引起的伤害性刺激反应。由此推测 κ 受体主要通过外周的受体激动

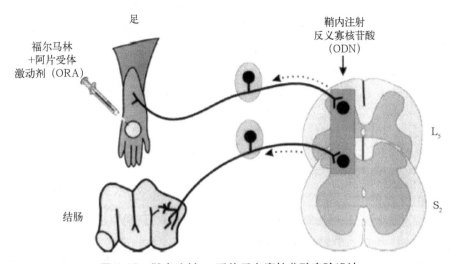

图 4-16　鞘内注射 κ 受体反义寡核苷酸实验设计

[引自 Joshi SK Gebhart GF, 2000. Visceral pain. Curr Rev Pain, 4(6): 499-506.]

而非中枢受体减轻结肠扩张的伤害性刺激。

（五）行为学反应

如何才能结合疼痛的心理学和生理学特征对内脏痛进行评估呢？什么方法才是评估内脏痛动物模型的最佳方法呢？答案当然是动物的行为学反应。动物的行为必须要有神经系统、感觉器官的参与。外界的刺激被感受器感受，需要神经把信息传入到中枢系统。通过协调，体内各种组织器官活动才能达到一致，进而控制动物的行为，而行为学反应同时还包括环境和心理因素等。因此它可以越过机制而直接评估动物模型的疼痛。以下简单介绍几种内脏痛的行为学评估方式。

（1）用被动避免刺激的模式评估结直肠扩张（CRD）模型。将大鼠置于平台上，动物总是试图从平台上下来，当其前爪从平台向桌面移动时，立即给予气球膨胀刺激，动物为避免以后的刺激而停留在平台上，经过训练，动物"认为"不移动较为安全，因此，前爪移向桌面的平均潜伏期随刺激强度而增加，这种被动避免刺激的模式，可作为痛反应的指标。

（2）Schmauss 等对腹膜炎引起的内脏痛提出了一个行为学评分标准，即将扭体反应分为 4 个等级（0 ~ 3 级）：0 级，正常姿势；1 级，身体斜向一边；2 级，后肢伸展，后爪频繁后摆；3 级，腹部肌肉收缩，后肢后伸。根据这个评分标准可将行为学改变进行量化。因此，这种模型也成为评定其他模型的一种对照标准。

（3）Miapamba 等在乙状结肠痛模型中将其疼痛行为学分为两个时相，并进行评分量化：两个时相分别为 45 分钟内和 1 ~ 2 小时，其中以 45 分钟内的行为反应学变化最为明显。行为学分为 4 个等级：①舔下腹或者下肢（L）；②伸展肢体（B）；③腹部收缩（C）；④肋腹部收缩，弓背（W）。每 15 分钟计算各种行为学变化的次数，按

照公式 S=1L+2B+3C+4W，计算疼痛学评分。

（4）在 Al-Chaer 的模型中，内脏痛评价采用了腹部撤回反射（AWR）法进行半定量行为评分。AWR 的测量方法就是观察动物对分级的 CRD（分别为 20mmHg、40mmHg、60mmHg、80mmHg）的反应。相应的评分标准：0 分，对 CRD 无行为反应；1 分，停顿后并有短暂的头部运动动作；2 分，可见腹部肌肉收缩；3 分，腹部抬起；4 分，身体拱起，并抬起盆腔和阴囊（图 4-17）。

（5）Giamberardino 等建立的输尿管结石模型中对动物的行为学进行评价，首先记录最典型的内脏痛行为学表现（图 4-18）：a. 弓背；b. 舔下腹部；c. 重复的肌肉收缩和后肢向内运动；d. 拉伸身体；e. 下腹部向地板挤压；f. 仰卧位和左后肢向腹部内收。

该评估方式中，以下标准可认为是出现疼痛：①若出现以上行为的 3 种或者 2 种并持续一个观察期；②以上行为突然出现并打断正常行为（如进食、睡觉、梳洗等）；③ a、b、c 3 种行为出现时评为 1 分，d 行为出现时评为 2 分，e 行为出现时评为 3 分，f 行为出现时评为 4 分。

由此可见，动物模型的疼痛评估方法有许多种，目前各个研究小组并未统一测量标准，行为学反应以其特有的对心理生理学综合评估的特点成为动物内脏痛评估的重要手段，但行为学效应并不一定和神经电生理反应平行，因此仍然需要多种指标相结合共同进行评估，以得到更加客观可靠的评估结果。

三、人类内脏痛评估

（一）疼痛评估原则

相对于动物来说，人类多数情况下可主动表达其内心的主观感觉，更加有利于疼痛心理因素的评估，但这也使得人类疼

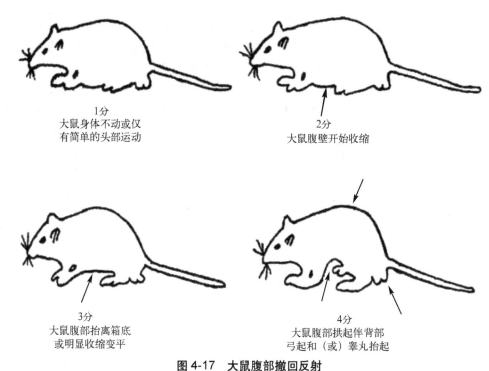

1分
大鼠身体不动或仅
有简单的头部运动

2分
大鼠腹壁开始收缩

3分
大鼠腹部抬离箱底
或明显收缩变平

4分
大鼠腹部拱起伴背部
弓起和（或）睾丸抬起

图 4-17　大鼠腹部撤回反射

[引自张薇 , 2010. 慢性胰腺炎疼痛的外周神经机制研究 . 第二军医大学 .]

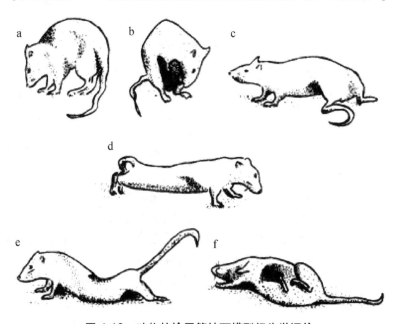

图 4-18　动物的输尿管结石模型行为学评价

[引自 Giamberardino MA,Valente R,de Biqontina P, et al. 1995. Artificial ureteral calculosis in rats: behavioural characterization of visceral pain episodes and their relationship with referred lumbar muscle hyperalgesia. Pain, 61(3): 459-469.]

痛的评估更为复杂。对于人类疼痛的评估
有其特有的评估原则。

（1）相信患者的主诉是评估疼痛的关

键。疼痛是患者的主观感受，正在承受疼
痛的人对于疼痛的描述最有发言权。因此，
评估疼痛时自始至终都要相信患者，鼓励

其讲出疼痛的经历，并以患者的主观感受和主诉作为最重要的评估资料。

（2）收集全面、详细的疼痛病史。在观察到或患者主诉疼痛时，进行详尽的体格检查，对疼痛及相关因素做全面评估。全面评估包括疼痛的强度、性质、部位、开始发作和持续时间及使其加重或缓解因素的详细描述。

（3）重视评估患者的精神心理状况。在了解患者的病史时应观察患者的精神状态及分析有关心理社会因素，以便做出相应的支持治疗。

（4）治疗过程中的动态评估及疗效观察。疼痛评估包括初步评估和持续评估，选择简单易行且适合患者需求的疼痛评估工具动态地进行疼痛评估，更有利于协助疼痛治疗方案的制订及效果的评价。

（5）评估疼痛时应注重患者的年龄、性别、性格和文化背景。一般来说，年长者较年幼者、男性较女性的疼痛耐受力高；性格外向者较内向者对疼痛的反应更强烈；疲倦、紧张、焦虑和恐怖等因素都能降低痛阈，增加疼痛的感觉。此外，个人的经历、宗教信仰、家庭、文化背景等都会对疼痛的评估产生影响。

（二）疼痛评估的模式

国外开展疼痛评估时，常采用 QUESTT 模式：① Q，Question the patient，询问患者；② U，Use pain rating scale，使用疼痛评估工具；③ E，Evaluate behavior and physiologic signs，评估行为和生理变化；④ S，Secure family's involvement，寻求家庭参与；⑤ T，Take cause of pain into account，考虑疼痛的原因；⑥ T，Take action and assess effectiveness，采取措施并评价效果。此种评估模式可较好地指导临床疼痛评估的实践。

（三）疼痛部位的评估

疼痛的部位能帮助确定疼痛的来源，有

文献报道，45 区体表面积评分法（45 Body Areas Rating Scale，BARS-45）既能表示疼痛的范围，又能表示疼痛的程度。BARS 将人体表面分成 45 个区，每个区内标有该区的号码。与计算烧伤面积的方法有些相似，请患者将自己的疼痛部位在图中标出，如果患者只用笔涂盖了一个区，为 1 个疼痛记分，不涂盖任何区为 0 分。在相应的疼痛区内，可用绿、红、蓝、黑涂盖，分别表示无痛、轻度疼痛、中度疼痛和重度疼痛。此法还可计算患者疼痛面积占体表面积的百分比。

（四）疼痛强度常用的自述评估和行为评估法

1. **视觉模拟评分法**（visual analogue scale/score，VAS）　也称直观类比标度法，有线性图和脸谱图两类，是最常用的疼痛评估工具。国内临床上通常采用中华医学会疼痛医学会监制的 VAS 卡，是一幅线形图，分为 10 个等级，数字越大，表示疼痛强度越大，疼痛评估时用直尺量出疼痛强度数值即为疼痛强度评分；另一类是脸谱图，以 VAS 标尺为基础，在标尺旁边标有易于小儿理解的笑或哭的脸谱，主要适合用于 7 岁以上、意识正常的小儿的各种性质疼痛的评估。术前向患者解释疼痛发生机制、表述方法和使用方法，告诉患者准确地评估自己的疼痛是帮助医务人员了解其疼痛程度的关键，并采取相应措施消除或减轻疼痛，以求得患者的配合。该评估方法可以较为准确地掌握疼痛的程度，利于评估控制疼痛的效果。2004 年发表在 *Pain* 杂志上的 121 个人类研究中在评估疼痛等级时，49% 采用 VAS，36% 采用数字疼痛分级法，8% 采用主诉疼痛程度分级法，6% 采用评定量表的其他类型。

2. **数字疼痛分级法**（numerical rating scale，NRS）　此法是由 0 ～ 10 共 11 个数字组成，患者用这 11 个数字描述疼痛强度，数字越大疼痛程度越严重，此法类似于 VAS 法。NRS 具有较高信度与效度，易于记录，适用于文化程度相对较高的患者。有报道称，文化程度高者在各种疼痛评估工具中倾向于选择 NRS，高中以上文化程度者约 50% 选择 NRS。但 NRS 的刻度较为抽象，在临床工作中向患者解释 NRS 的使用方法比较困难，故不适合文化程度低或文盲患者。

3.Wong-Banker 面部表情量表法（faces pain scale–revised，FPS-R）　该方法 1990 年开始用于临床评估，用 6 种面部表情从微笑、悲伤至痛苦哭泣的图画来表达疼痛程度，是在面部表情疼痛量表（FPS）（7 个面部表情）基础上修订来的（图 4-19）。疼痛评估时要求患者选择一张最能表达其疼痛的脸谱。此法最初用于儿童的疼痛评估，但实践证明此法适合于任何年龄，尤其适用于 3 岁以上，且没有特定的文化背景或性别要求，这种评估方法简单、直观、形象、易于掌握，不需要任何附加设备，特别适用于急性疼痛者、老年人、小儿、文化程度较低者、表达能力丧失者及认知功能障碍者等。

有研究证明，在 FPS-R、NRS、VDS 和 VAS 这四种评估方法中，FPS-R 评估法最适合老年人疼痛评估，是老年患者的最佳评估量表。

4.主诉疼痛程度分级法（VRS）

（1）5 点口述分级评分法（VRS-5）：VRS-5 是加拿大 McGill 疼痛问卷调查表的一部分，是根据疼痛对生活质量的影响程度而对疼痛程度做出的具体分级，每个分级都有对疼痛的描述，客观地反映了患者疼痛的程度，也易于被医务人员和患者理解，具体分为 0 级、1 级、2 级、3 级、4 级、5 级 6 个等级。

（2）4 点口述分级评分（VRS-4）：将疼痛分为 0 度、1 度、2 度、3 度。此法最简便，但受患者文化水平的影响较大。

5.口述疼痛程度分级评分法（VDS）此法由一系列描述疼痛的形容词组成，最轻的疼痛为 0 分，以后每级增加 1 分，所以每个形容词都有相应的评分。患者总的疼痛程度就是最适合该患者使用的疼痛形容词所代表的数字。Melzeak 用轻度疼痛、重度疼痛、阵痛、可怕的疼痛及无法忍受的疼痛等来评估疼痛的程度。该方法的词语易于理解，可随时口头表达，沟通方便，满足患者的心理需求，但缺点是评估时受主观因素影响大，也不适合语言表达障碍的患者。

6.中国人癌痛评估工具（Chinese cancer pain assessment tool，CCPAT）　1996 年香港理工大学护理与医疗系钟慧仪博士开始研制适合中国文化背景的多层面的疼痛评估工具，并于 1998 年推出中国人癌痛评估工具（CCPAT），该工具包括身体功能、药物使用、心理社交、疼痛的信念、情绪及疼痛强度六大方面共 56 个指标，每个指示打分标准有 5 分、4 分、3 分、2 分、1 分，总分越高表示患者所受疼痛冲击越严重。

7.Prince-Henry 评分法　主要适用于开胸和腹部手术后疼痛强度的测定，比较敏感，但仅适用于 7 岁以上的患者，且受

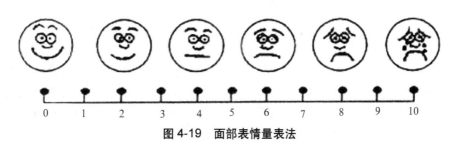

图 4-19　面部表情量表法

患者文化水平影响很大。

8.颜色模拟评估法（CAS）　应用 Eland 颜色计分表示疼痛，让患者用彩色笔在图案上标出疼痛的程度和部位。研究者建议对急诊的儿科患者用面部表情量表法和颜色模拟评估法来评估疼痛。而 Gordon 等研究发现，与视觉模拟评分法和描述性评估方法相比，烧伤患者更倾向于使用面部表情量表法和颜色模拟评估法来评估疼痛。

9.McMillan 疼痛评估表　此法是采用直观目测疼痛标尺（0～10分）的方法标记疼痛的程度，用预先印制的人体正面、背面图标记疼痛的部位，并采用问答形式由患者对疼痛做出具体描述，包括疼痛的起始及诱发因素、疼痛的性质及持续时间、加重及缓解因素、以前应对疼痛的经验、疼痛的伴发症状、疼痛对功能的影响等。该法适合评估急性痛、慢性痛、癌痛、牵涉痛、内脏痛、锐痛等，不适合用于有认知功能障碍及语言表达障碍者。

10.儿童疼痛观察评分标准（POCIS）　此标准的研究最早于 1998 年由 Boelen 及其同事提出，于荷兰阿姆斯特丹大学开展，应用于 1～4 岁儿童，主要用于评估术后疼痛，对于短暂或长期疼痛、急性或慢性疼痛也可采用。主要指标包括面部表情、哭否、呼吸情况、紧张程度、手臂及手指的紧张程度与腿和足趾的紧张程度、觉醒程度。测定可在 1 分钟内完成，但对于慢性疼痛，当患儿在疲劳时疼痛反应会减弱。

除上述评估手段之外，还有改良目的疼痛评分标准（MOPS）、改良儿童疼痛行为评分标准（MBPS）、急性疼痛评分标准（DAN）、东安大略儿童医院疼痛评分标准（CHEOPS）、Riley 疼痛评分（RIPS）标准、新生儿疼痛评估量表（NIPS）、早产儿疼痛评分简表（PIPP）、CRIES 量表、新生儿面部编码系统（NFCS）、婴儿躯体编码系统（IBCS）、CHIPPS 量表（CHIPPS）等。由此可见，人类疼痛的评估方法多种多样，最重要是由经过训练的评估者选择适合患者的评估方式。评估方法的理想要求是不同评估者对同一观测指标的评估结果要有良好的一致性，这是因为临床上要做到对疼痛的动态评估、综合评估往往不是同一评估者来完成的，符合这种标准的评估方法才能保证评估结果的可靠性与准确性。

四、内脏痛评估的特殊性

由于内脏痛的神经解剖学特点，内脏痛的评估也具有其特殊性。

（一）真性内脏痛与假性内脏痛

内脏痛的评估首先是要分辨真性内脏痛和假性内痛脏（壁性内脏痛），一般而言，病变位于胸、腹、盆腔内脏的疼痛称为真性内脏痛。其疼痛的特征之一是在疾病的初期阶段时疼痛范围广泛，定位不确切，多呈间歇性，可能与空腔脏器的平滑肌周期性挛缩及蠕动亢进有关。多伴有恶心呕吐、出汗、面色苍白、血压下降、流涎等自主神经反射症状。这可能为内脏痛向心传导通路与自主神经离心传导通路形成反射弧所致。内脏痛常被患者描述在以躯体中线为轴对称的体表和深入之处。在真性内脏痛时，有时可因体位改变而减轻疼痛，因此患者总想以改变体位的方法减轻疼痛。常伴有内脏牵涉痛，一般解痉药物治疗有效。而假性内脏痛一般特点是指胸、腹膜壁层及肠系膜、横膈膜等受到牵拉、炎症等物理、化学因素刺激而产生的疼痛感觉。它是一种剧烈的锐性如刀割样疼痛，常为持续性，能准确识别疼痛部位。当病变累及胸、腹膜时，疼痛感觉接近病变内脏，此类疼痛仅偶有恶心呕吐等自主神经症状，身体体位的移动改变可以使疼痛加重，患者被迫蹲踞不动。解痉药常不能镇痛，而镇痛药治疗有效。因此在疼痛评估时应首先分清疼痛的性质。

（二）内脏牵涉痛

内脏痛往往可以扩散到同一或邻近脊髓节段所支配的躯体皮肤上，即为内脏牵涉痛。其有一定规律性，如心脏痛一般位于胸骨后，可牵涉到心前区、左肩、左臂尺侧或颈肩背部。这些牵涉痛往往符合脊神经节段支配的规律，为病变部位同一或邻近脊髓节段支配的皮肤表现为触痛和痛觉过敏，常伴有肌肉痉挛。但也偶有少数牵涉痛不符合规律，称为习惯性牵涉痛，即身体某部位受刺激时，以往有过创伤或病理过程的躯体部位可出现疼痛。牵涉痛可具有深部痛觉过敏及钝痛的特点，如肾绞痛是患者有睾丸痛觉异常和触痛。牵涉痛往往表现伴有交感神经或副交感神经功能亢进，如血压升高、心动过速、焦虑、立毛肌痉挛、表皮血管收缩或皮肤苍白等症状。牵涉痛可因皮区注射局部麻醉药而减轻或缓解，如在下腹部注射普鲁卡因可以减轻第一产程的分娩痛。熟悉这些相关性，对诊断发生病变的内脏部位具有一定的参考价值。在疼痛评估时，应考虑内脏痛和牵涉痛的性质和部位。

（三）内脏痛的影响因素

要准确了解内脏痛的影响因素，就必须有顺序地、系统地询问病史，这对内脏痛的诊断尤为重要。

1. 内脏痛发生的情况　包括诱因、缓急、症状出现的先后经过。例如，与呼吸的关系，与某些刺激因素的关系，与饮食的关系，与体位和运动的关系，与排便、排尿的关系等。

2. 疼痛的部位　包括主要感觉疼痛的部位和牵涉痛的部位。脏器部位不同对疼痛的敏感性也不同，在分析诊断疾病时应加以考虑。

3. 疼痛的性质　内脏痛的性质主要可分为 3 种，对疾病有重要诊断意义：①持续性痛，多表现为钝痛或者隐痛；②阵发性疼痛，其发作急骤，痛似刀割，多为空腔脏器平滑肌痉挛所致；③持续性痛伴阵发性加剧，为同时伴有以上两种腹痛性质，多为空腔脏器的炎症与梗阻并发时的疼痛特征。

4. 疼痛的程度　疼痛的程度可反映病理改变发生的速度和刺激的强度，也因个体对疼痛的敏感程度不同而有差异。

5. 疼痛的伴随症状　内脏疾病所致的疼痛常伴有恶心呕吐、腹胀、腹泻等消化道症状。这些症状对疼痛的诊断也是有意义的。

综上所述，疼痛评估是疼痛治疗的第一步，也是规范性疼痛处理的最关键步骤，积极准确地评估疼痛，不仅可以识别疼痛的存在，还有助于疼痛治疗效果的评价。在临床工作中，应针对不同患者的特点选择合适、有效的疼痛评估方法，进行持续、动态的评估，并结合内脏痛的特点，诊断疾病并采取有效的镇痛措施，减轻或消除疼痛，可以帮助患者提高生活质量，重获生命的意义和战胜病魔的信心。

第三节　主要内脏痛动物模型的构建方法

本章第一节中已对各个器官的内脏痛模型进行了大致描述，但仍不是非常详细，对于需进入这一领域的研究者来说可操作性不够强，仍需查阅相关的参考资料或文献。本节内容较为详细地列出了目前研究中较为常用的内脏痛动物模型的构建方法，以方便读者查阅。

一、心包炎大鼠模型

Guzman 等使用 400 ~ 525g 的 SD 大鼠，在实验前 5 天将导管长期植入心包。所有 41 只大鼠都进行行为学测试实验，其中 14 只用于心血管实验，另外 11 只用于电生理实验。心包导管由硅胶管（直径 0.23mm，内径 0.12mm）制成，长度约为 20cm。一端填充硅酮黏合剂，防止从该端流出，在心包中行成一个环，环的长度为 1.5 ~ 2.0cm（根据老鼠的大小）。在环的前端用 30G 的针刺 15 ~ 20 个孔。麻醉用戊巴比妥钠（45 ~ 50mg/kg 腹腔注射），对大鼠进行气管内插管，并进行人工通气（呼吸频率 55 ~ 60 次 / 分，潮气量 3.5 ~ 4.0ml），手术从正中开胸（切开左侧 2 ~ 5 肋软骨），露出胸腺、心脏。注意不要切断内乳动脉。在心包膜中线打开，小心地将导管插入心包中。逐层缝合肌肉和皮肤，将导管的远端通过皮下隧道固定在颈背部。术后观察麻醉见浅后拔除气管导管。手术后，所有大鼠均回到动物护理单元和获得食物和水，自由采食。在大鼠手术结束后，用 300µl 固绿染料经导管进入心包膜，检查导管通畅情况。在进行行为学实验时分别在清醒大鼠的心包囊内注射乙酰胆碱、5-HT、组胺、缓激肽、K^+ 等这些混合物质而引发心绞痛。

二、冠状动脉结扎大鼠模型

成年雄性 SD 大鼠，体重 250 ~ 280g。乌拉坦 1.2mg/kg 腹腔注射麻醉，建立尾静脉液路，气管切开置管后用动物呼吸机控制呼吸（呼吸频率 74 次 / 分，潮气量 5 ~ 7ml/kg）。在 0.25% 布比卡因补充局部麻醉后于左第 3 ~ 4 肋间开胸暴露心脏，切开心包，用 6-0 无损伤缝线在左心耳右缘与肺动脉圆锥左缘，于冠状动脉左前降支起点下 2mm 处环绕冠状动脉穿行，缝线两端用聚乙烯硬膜外导管引出胸腔，即安置冠状动脉结扎器。液状石蜡封闭管腔，胸腔负压引流后，逐层关胸。脱离呼吸机后动物自主呼吸恢复。

三、胃扩张大鼠模型

肌电电极植入术：使用戊巴比妥深度麻醉动物 [戊巴比妥，雅培（Abbott）45 ~ 50mg/kg]，将消毒的、聚四氟乙烯绝缘体包裹的 40 号不锈钢丝用无菌技术植入肌肉。将电极缝合到腹直肌、腹外斜肌、斜方肌和胸锁乳突肌下。电极导线经皮下隧道固定在头的后部。

气球植入：由乳胶手套的手指制成气球（直径 2 ~ 2.5cm），在左侧腹壁做一个 3 ~ 4cm 长的切口，明视下将气球植入胃内，在近端胃适当位置放置，不充气，不引起幽门阻塞，不影响胃排空。虽然大鼠在手术后体重减轻，但在胃气球植入后 1 周仍继续进食，体重恢复后进行行为学实验。

四、胃溃疡大鼠模型

乙酸溃疡模型：在背侧和腹侧胃壁黏膜层注入 20% 的乙酸 10µl，在胃中产生多个小溃疡，注意不要影响胃壁的血管供应。另一组大鼠中，以 20% 的乙酸 30µl 单位置注射，在胃壁产生一个单一的溃疡。对照组注射无菌生理盐水代替相同体积的乙酸注射。

五、十二指肠扩张大鼠模型

手术步骤：大鼠仰卧位，剃光腹部，消毒后在左肋缘做一个 2.5cm 的切口（图 4-20）。胃部切口距离幽门至少 10mm，用 4-0 丝线行荷包缝合。将导管置入十二指肠球部（距离幽门 15 ~ 20mm）。使用被动回避行为来进行痛行为学评分。

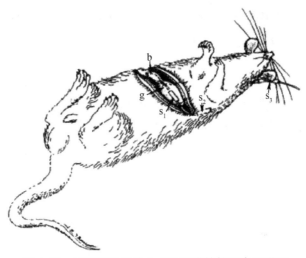

图 4-20　胃造口导管植入术和隧道的枕下出口原理

b. 导管的气球位于十二指肠的位置；g. 胃底胃造口部位；S_1. 在胃部造口和腹直肌；S_2. 导管经皮下隧道置于背部；S_3. 枕部的 PE-50 导管

[引自 Colburn RW, Coombs DW, Deqnan CC, et al . 1989. Mechanical visceral pain model: chronic intermittent intestinal distention in the rat. Physiol Behav, 45(1): 191-197.]

六、慢性胰腺炎大鼠模型

采用胰管内逆行注射法构建慢性胰腺炎大鼠模型。腹腔内注射戊巴比妥钠进行麻醉，固定于手术台，备皮，消毒腹部皮肤，正中切口进腹，于十二指肠内侧可见片状分布的胰腺。将胃、十二指肠、胰腺和脾脏置于切口外，充分暴露胰胆管和肝门。在近肝门端用无损伤动脉夹夹闭肝门部胆管，通过十二指肠对系膜缘用 24G 静脉留置针，向胰胆管十二指肠开口方向逆行插管进入胆胰管内，插管成功后退出针芯，外套管向内继续插入约 0.5cm。带线缝合针结扎胰管和针头，连接 ALC-IP900 微量注射泵，以 0.5ml/30min 的速度向胰管内逆行注射 2%TNBS-10% 乙醇 - 磷酸盐缓冲溶液（PBS）共 0.5ml，历时 30 分钟，维持原注射压力 30 分钟后，去除动脉夹，拆除胰管及针头上的缝合线，拔除穿刺针，缝合十二指肠处穿刺孔，逐层缝合关闭腹腔。皮下注射无菌生理盐水 5ml。术后禁食、水 24 小时，皮下注射生理盐水，5ml/ 次，1 次 /8 小时。术后单笼饲养。

七、急性结肠内脏高敏大鼠模型

成年雄性 SD 大鼠在实验前 18 小时禁食不禁水，用乙醚麻醉后将 1% 乙酸 1ml 缓慢注入大鼠结肠，使大鼠产生急性内脏结肠局部炎症和痛觉敏化。

八、慢性内脏痛觉敏化大鼠模型

SD 大鼠在出生后 8 ~ 15 天，每天下午接受一次伤害性结肠刺激。具体方法：将 20mm×2.5mm 人血管重建气囊全部插入乳鼠结直肠中，快速充气扩张产生 60mmHg 压力，压力维持 1 分钟后排出空气再撤出气囊，对照组除了不予结直肠扩张刺激外其他过程相同，正常饲养至 8 周，开始实验。

九、结直肠扩张刺激大鼠模型

结直肠扩张（colorectal distension, CRD）刺激是将一个涂液状石蜡的自制乳胶气囊从肛门内置入结直肠，使气囊末端深入肛门内 1.0cm，在肛门外 1.0cm 处用胶布将导管固定在大鼠尾根部，导管尾端通过一个三通管接血压计及 10ml 注射器，分别给予 20mmHg、40mmHg、60mmHg、80mmHg 的 4 个不同压力的结直肠扩张刺激，使大鼠产生不同程度的腹痛。进行腹部撤退反射评分和腹外斜肌放电测量时，每次结直肠扩张刺激持续 20 秒，间隔 4 分钟后给下一次刺激。

十、腹膜炎小鼠模型

小鼠于实验前放置于透明有机玻璃盒（22cm×12cm×10cm）内预适应 30 分钟。30 分钟后从盒子里取出，用胰岛素注射针（30G 针头）腹腔注射 0.01ml/g 的 0.6% 乙酸、0.6mg/g 的 6 mg/ml 硫酸镁或者 200μmol/L 辣椒素。

腹腔注射药物后立即放入有机玻璃盒内进行观察，整个过程要注意减少对动物的刺激，特别是腹腔注射动作要轻柔，避免刺激小鼠致其活动量减少，影响行为学的观察。观察并用手动计数器记录每只动物腹腔注射乙酸和其他混合溶液后 30 分钟内小鼠扭体反应的次数（如腹部收缩、扭动躯干、弓背、伸展后肢等）。用秒表计时器记录腹腔注射辣椒素后 10 分钟内小鼠伤害反应（如低头弯腰缩成团的姿势、腹部

朝上卧倒的姿势）的总时间。一只动物只做一次实验，每组 10 只小鼠。一次同时观察 4 只小鼠，处理组和对照组各 2 只。为尽可能减小昼夜时间因素对小鼠相关行为的影响，所有动物行为学实验均在 9 点至 17 点之间进行。

十一、妊娠期应激诱导子代雄性大鼠内脏高敏模型

成年 SD 雌性大鼠与成年 SD 雄鼠合笼过夜，次日清晨检查笼内是否有白色阴道栓。发现阴道栓即为妊娠第一天（gestational day 1，GD1）。将孕鼠随机分成实验（PMS）组和对照（CON）组两组。PMS 组孕鼠自妊娠第 6 天开始每天经历随机一种应激，直至妊娠第 22 天（图 4-21）。应激方法为异源型间隙性应激（heterotypical intermittent stress，HIS）。三种方式随机应激，其方法分别为冷束缚应激（cold restraint stress，CRS）45 分钟，强迫游泳应激（forced swimming stress，FSS）20 分钟，孤岛应激（water avoidance stress，WAS）60 分钟。CON 组孕鼠不进行任何应激。子代小鼠出生后第 3 周时对其子代断奶分笼，选择雄性后代进行实验。

A

GD	6	7	8	9	10	11	12	13	14	15	16	17	18	19	20	21	22
应激	CRS	FSS	WAS	CRS	WAS	FSS	WAS	CRS	FSS	CRS	FSS	WAS	CRS	WAS	FSS	CRS	WAS

B

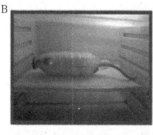 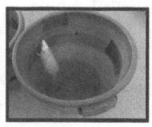 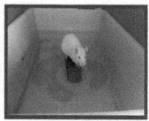

（CRS，45分钟）　　（FSS，20分钟）　　（WAS，60分钟）

图 4-21　大鼠妊娠 6～22 天给予的随机应激方式（A）和三种不同应激方式（B）
（引自唐维红，2015. 内源性硫化氢合成酶 CBS 参与孕期应激诱发成年子代大鼠内脏高敏的分子机制 . 苏州大学 .）

在子代雄性大鼠 5 周龄，体重 150 ~ 160g 时，禁食、禁水 1 天后，用 3.6% 水合氯醛麻醉。在无菌条件下进行下述操作：清除腹部鼠毛，沿左肋弓斜行切开 3 ~ 4cm，将全胃放在浸润生理盐水纱布上暴露视野中，自制的一个约 2.5cm 长的气囊（由乳胶手套制成）附着到一个前端由针头刺的数个小孔的导管（PE-90），该连接导管的气囊通过胃底无血管区域切开的一小孔置入胃内。确认导管位置正确，在不充气时，幽门不会被阻塞，导管不会影响胃排空。然后将该小孔荷包缝合，再将胃固定于腹壁上，带有气囊的导管穿过颈背皮层并固定，逐层关腹。然后在颈部正中做一纵切口，在两侧胸锁乳突肌肌内平行埋入两根导线，插入肌肉内 1cm，间距 0.5 ~ 1cm。然后从皮下穿到颈部以便记录和防止导线被大鼠破坏。在埋入电极后第 7 天开始行胃扩张实验。用血压计分别给予 20mmHg、40mmHg、60mmHg、80mmHg、100mmHg 压力，每次持续 20秒。在不同压力充气下，胃扩张实验可引起大鼠颈部肌肉的收缩，称为内脏收缩反应（visceral motor response，VMR），可以通过肌电图的形式客观反映出来，并用肌电图软件（Acknowledge）分析，比较曲线下面积（area under curve，AUC）即可分析大鼠的痛敏差异。

十二、急性结直肠炎性痛大鼠模型

实验操作前 3 天，每天早上 9 点到 12点将动物放置在动物行为学检测实验室里适应环境。实验操作前 1 天，将动物禁食24 小时，仅喂以清洁水。实验开始当日，动物进行 2% 异氟烷吸入麻醉处理，放置在 37℃ 的加热板上，维持正常体温。经大鼠肛门插入 PE 管（直径为 2mm，深度为 4cm），缓慢灌注 5% 福尔马林溶液 150μl（2分钟内完成），灌注过程注意手法轻柔，防止损伤或刺破肠道，灌注后留置 PE 管 2 分钟，拔出 PE 管后维持动物头向下体位 2 分

钟，确保福尔马林溶液与肠道黏膜充分接触，避免溢出。对照组动物用相同手法灌注生理盐水 150μl。

十三、结肠刺激新生乳鼠模型

大鼠在出生后 21 天（即 3 周）内，为新生期，称作新生乳鼠；在 4 ~ 8 周，为幼年期；第 8 周开始进入成年期。新生乳鼠结肠刺激（colon irritation，CI）是利用大鼠在新生期神经系统尚未发育完全，具有很大的可塑性这一特点进行设计的。参考 Al-Chaer 等报道的方法，将结肠刺激过程做些改进。简言之，将出生后 8 天的雄性大鼠随机分成 CI 和对照两组，给予不同的处理。CI 组（模型组）乳鼠于出生后第 8 天、10 天、12 天，每天上午固定时间接受一次结肠扩张刺激，共 3 次。结肠扩张刺激是将直径 3mm、长 20mm 的血管成形术导管从肛门插入至清醒新生乳鼠的降结肠，用 0.3ml 水扩张产生 60mmHg 的压力在结肠内留置 1 分钟后，将其减压退出。对照乳鼠只与母鼠分离，捕拿而不行结肠刺激。到第 8 周开始通过腹部撤回反射和结直肠扩张引起腹外斜肌放电反应来检测对照与 CI 大鼠对痛觉反应的敏感性。若CI 大鼠痛阈较对照大鼠显著降低，或 CI大鼠痛反应较对照大鼠显著增强，则表明CI 模型建立成功。

十四、输尿管结石大鼠模型

对大鼠进行全身麻醉（戊巴比妥钠60mg/kg，腹腔注射），在双侧的腹外斜肌水平植入长期电极（绝缘镍铬丝），与连接器相连的导线被固定在颅骨背侧。电极植入后第 3 天，动物接受第二次手术：经耻骨上切口进入将左输尿管暴露，于输尿管上 1/3 处用注射器注入 0.02ml 的牙科树脂水泥形成人造石。对大鼠进行连续录像观察，大鼠大约在第 4 天表现出痛行为学。

十五、刺激性膀胱炎大鼠模型

在急性实验中，用乌拉坦麻醉动物后在大鼠小腹正中线切口，将膀胱中的尿排空，使用 30 号针分别将 0.2ml 松节油（25% 溶于橄榄油）、芥子油（2.5% 橄榄油）和巴豆油（2% 橄榄油；西格玛，英国）作为刺激物注射至膀胱。该浓度可引起膀胱炎，但对膀胱的病理作用有限。对照组使用盐水注入膀胱。

在慢性实验中，用 4% 氟烷麻醉去大脑大鼠，在大鼠的膀胱插入带有套囊的导管，经润滑油润滑后插入外尿道（Portex，Kent，英国；尺寸 3 号）。与膀胱壁接触的套囊压力为 4cmH$_2$O，全过程必须注意在无菌操作下进行。插管时间应小于 1 小时，超过 2～3 小时易导致尿道发炎影响观察。所有的物质均可以引起明显的膀胱炎和内脏痛，但研究者推荐松节油作为适合的刺激物。

十六、子宫内膜异位症大鼠模型

腹腔注射 10% 水合氯醛麻醉 150g 的雌性 Wistar 大鼠。在耻骨上 0.5cm 做 2.5cm 的切口。打开腹壁，找到子宫，结扎左侧子宫血管，行半子宫切除。将子宫内膜切成 4mm×4mm 的块，将子宫内膜缝合在小肠肠系膜血管、下腹壁和卵巢处。术后第 1 天、7 天、14 天和第 21 天对移植物生长进行定量（图 4-22）。随着伤口愈合，所有被处理过的大鼠都产生了囊肿，而阴道扩张所诱发的逃避反应较术前明显增加。

综上所述，由于内脏痛在人类中有复杂性和特殊性，其神经生物学机制也有待进一步研究。目前实验室内脏痛模型大多是模拟目前所知的内脏痛原因，利用生理或非生理的刺激对人类内脏痛的某些特点进行机制研究。但无论模拟的刺激是生理还是非生理的，都不能完整地模拟人类的内脏痛，仅仅能够反映人类内脏痛的一个或几个特点，因此动物的内脏痛研究仅仅是在某些方面能够解释人类内脏痛机制，这限制了对内脏痛进一步的研究。因此找到完美模拟人类内脏痛的动物模型是我们的不懈追求。目前动物模型是在对现有人类疾病的理解上将理想刺激结合不同内脏器官的特点来进行模拟。相对应用广泛的是空腔脏器的扩张模型和化学刺激模型。

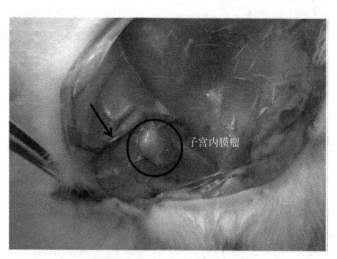

子宫内膜瘤

图 4-22　子宫内膜异位症大鼠模型（彩图见书末）

[引自 Berkley, KJ,Cason A,Jacobs H, et al. 2001. Vaginal hyperalgesia in a rat model of endometriosis. Neurosci Lett, 306(3): 185-188.]

本章提供了目前能够检索到的较为成熟的模型，希望为从事内脏痛研究或刚刚进入该领域的研究人员提供一些参考。目前，内脏痛的机制仍然将是神经科学重要的研究热点和难点之一，随着研究的深入仍然会有新型的更贴近内脏痛机制的内脏痛模型出现。

（黄章翔　刘鑫源　麻伟青）

参 考 文 献

侯晓来, 2006. 可乐定对躯体痛和心肌缺血性内脏痛抗伤害作用的研究. 山西医科大学.

唐维红, 2015. 内源性硫化氢合成酶 CBS 参与孕期应激诱发成年子代大鼠内脏高敏的分子机制. 苏州大学.

张薇, 2010. 慢性胰腺炎疼痛的外周神经机制研究. 第二军医大学.

Al-Chaer ED, Traub RJ, 2002. Biological basis of visceral pain: recent developments. Pain, 96(3): 221-225.

Al-Chaer ED, Kawasaki M, Pasricha PJ, 2000.A new model of chronic visceral hypersensitivity in adult rats induced by colon irritation during postnatal development. Gastroenterology, 119(5): 1276-1285.

Andresen V,Camilleri M, 2006.Challenges in drug development for functional gastrointestinal disorders. Part II: visceral pain. Neurogastroenterol Motil, 18(5): 354-360.

Aronsson P, Vesela R,Johnsson M,et al. 2014. Inhibition of nitric oxide synthase prevents muscarinic and purinergic functional changes and development of cyclophosphamide-induced cystitis in the rat. Biomed Res Int, 2014: 359179.

Avelino A, Cruz F, Coimbra A, 1997.Sites of renal pain processing in the rat spinal cord. A c-fos study using a percutaneous method to perform ureteral obstruction. J Auton Nerv Syst, 67(1-2): 60-66.

Berkley KJ,Wood E,Scofield SL, et al. 1995. Behavioral responses to uterine or vaginal distension in the rat. Pain, 61(1): 121-131.

Berkley, KJ,Cason A,Jacobs H, et al. 2001. Vaginal hyperalgesia in a rat model of endometriosis. Neurosci Lett, 306(3): 185-188.

Boucher, M,Meen M,Codron JP,et al. 2000. Cyclophosphamide-induced cystitis in freely-moving conscious rats: behavioral approach to a new model of visceral pain. J Urol, 164(1): 203-208.

Bourdu, S,Dapoigny M,Chapuy E, et al. 2005.Rectal instillation of butyrate provides a novel clinically relevant model of noninflammatory colonic hypersensitivity in rats. Gastroenterology, 128(7): 1996-2008.

Cervero F, Connell LA, Lawson SN, 1984. Somatic and visceral primary afferents in the lower thoracic dorsal root ganglia of the cat. J Comp Neurol, 228(3): 422-431.

Cervero F, 2000.Visceral pain-central sensitisation. Gut, 47 Suppl 4: iv56-7; discussion iv58.

Chitkara DK, van Tilburg MA,Blois-Martin N, et al. 2008.Early life risk factors that contribute to irritable bowel syndrome in adults: a systematic review. Am J Gastroenterol, 103(3): 765-774; quiz 775.

Chrousos GP, 2009. Stress and disorders of the stress system. Nat Rev Endocrinol, 5(7): 374-381.

Chung JW, Wong TK, Yang JC, 2001.A preliminary report on the Chinese Cancer Pain Assessment Tool (CCPAT): reliability and validity. Acta Anaesthesiol Sin, 39(1): 33-40.

Cohen H,Jotkowitz A,Buskila D,et al. 2006. Post-traumatic stress disorder and other co-morbidities in a sample population of patients with irritable bowel syndrome. Eur J Intern Med, 17(8): 567-571.

Colburn RW,Coombs DW,Deqnan CC,et al. 1989. Mechanical visceral pain model: chronic intermittent intestinal distention in the rat. Physiol Behav, 45(1): 191-197.

Coutinho SV,Plotsky PM,Sablad M,et al. 2002. Neonatal maternal separation alters stress-induced responses to viscerosomatic nociceptive stimuli in rat. Am J Physiol Gastrointest Liver Physiol, 282(2): G307-316.

de Kinkelder M,Boelens H, 1998. Habit-reversal treatment for children's stuttering: assessment in three settings. J Behav Ther Exp Psychiatry, 29(3): 261-265.

Drewes AM, Gregersen H, Arendt-Nielsen L, 2003. Experimental pain in gastroenterology: a reappraisal of human studies. Scand J Gastroenterol, 38(11): 1115-1130.

Dimcevski G,Staahi C,Andersen SD, et al. 2007. Assessment of experimental pain from skin, muscle, and esophagus in patients with chronic pancreatitis. Pancreas, 35(1): 22-29.

Drewes AM,Schipper KP,Dimcevshi G, et al. 2003. Multi-modal induction and assessment of allodynia and hyperalgesia in the human oesophagus. Eur J Pain, 7(6): 539-549.

Elsenbruch S, 2011. Abdominal pain in Irritable Bowel Syndrome: a review of putative psychological, neural and neuro-immune mechanisms. Brain Behav Immun, 25(3): 386-394.

Enck P,Merlin V,Erckenbrecht JF, et al. 1989.Stress effects on gastrointestinal transit in the rat. Gut, 30(4): 455-459.

Euchner-Wamser I, Meller ST, Gebhart GF, 1994. A model of cardiac nociception in chronically instrumented rats: behavioral and electrophysiological effects of pericardial administration of algogenic substances. Pain, 58(1): 117-128.

Farmer AD, Aziz Q, 2009. Visceral pain hypersensitivity in functional gastrointestinal disorders. Br Med Bull, 91: 123-136.

Giamberardino MA,Valente R,de Biqontina P, et al. 1995. Artificial ureteral calculosis in rats: behavioural characterization of visceral pain episodes and their relationship with referred lumbar muscle hyperalgesia. Pain, 61(3): 459-469.

Guinsburg R,Balda Rde C,Berenguel RC, et al. 1997. Behavioral pain scales assessment in neonates. J Pediatr (Rio J), 73(6): 411-418.

Guzman F, Braun C, Lim PK, 1962. Visceral pain and the pseudaffective response to intra-arterial injection of bradykinin and other algesic agents. Arch Int Pharmacodyn Ther, 136: 353-384.

Hartrick CT, 2001. A four-category verbal rating scale (VRS-4), an 11-point numeric rating scale (NRS-11), and a 100-mm visual analog scale (VAS) were compared in the assessment of acute pain after·oral surgery. Clin J Pain, 17(1): 104-105.

Jarrett ME,Burr RL, Cain KC, et al. 2003.Anxiety and depression are related to autonomic nervous system function in women with irritable bowel syndrome. Dig Dis Sci, 48(2): 386-394.

Joshi SK Gebhart GF, 2000. Visceral pain. Curr Rev Pain, 4(6): 499-506.

Jou CJ,Farber JP,Qin C,et al. 2002. Convergent pathways for cardiac-and esophageal-somatic motor reflexes in rats. Auton Neurosci, 99(2): 70-77.

Julia V, Mezzasalma T, Bueno L, 1995. Influence of bradykinin in gastrointestinal disorders and visceral pain induced by acute or chronic inflammation in rats. Dig Dis Sci, 40(9): 1913-1921.

Kurihara T, Nonaka T, Tanabe T, 2003. Acetic acid conditioning stimulus induces long-lasting antinociception of somatic inflammatory pain. Pharmacol Biochem Behav, 74(4): 841-849.

Laird JM, Martinez-Caro L,Garcia-Nicas E,et al. 2001. A new model of visceral pain and referred hyperalgesia in the mouse. Pain, 92(3): 335-342.

Larauche M, Mulak A, Tache Y. 2012.Stress and visceral pain: from animal models to clinical therapies. Exp Neurol, 233(1): 49-67.

Lombardi F, Della Bella P, Casati R, et al. 1981. Effects of intracoronary administration of bradykinin on the impulse activity of afferent sympathetic unmyelinated fibers with left ventricular endings in the cat. Circ Res, 48(1): 69-75.

Loomis CW, Yao D, Bieger D, 1997. Characterization of an esophagocardiovascular reflex in the rat. Am J Physiol, 272(6 Pt 2): R1783-1791.

Maggi CA,Abelli L,Giuliani S, et al. 1988. The contribution of sensory nerves to xylene-induced cystitis in rats. Neuroscience, 26(2): 709-723.

Mayer EA,Collins SM, 2002. Evolving pathophysiologic models of functional gastrointestinal disorders. Gastroenterology, 122(7): 2032-2048.

McEwen BS. Stress, adaptation, and disease, 1998. Allostasis and allostatic load. Ann N Y Acad Sci, 840: 33-44.

McMahon SB, Abel C, 1987. A model for the study of visceral pain states: chronic inflammation of the chronic decerebrate rat urinary bladder by irritant chemicals. Pain, 28(1): 109-127.

McMahon SB, Dmitrieva N, Koltzenburg M, 1995. Visceral pain. Br J Anaesth, 75(2): 132-144.

Miampamba M,Chéry-Croze S, Gorry F, et al. 1994. Inflammation of the colonic wall induced by formalin as a model of acute visceral pain. Pain, 57(3): 327-334.

Morrow NS,Garrick T, 1997. Effects of intermittent tail shock or water avoidance on proximal colonic motor contractility in rats. Physiol Behav, 62(2): 233-239.

Mulak A,Bonaz B, 2004. Irritable bowel syndrome: a model of the brain-gut interactions. Med Sci Monit, 10(4): RA55-62.

Ness TJ, Gebhart GF, 1990.Visceral pain: a review of experimental studies. Pain, 41(2): 167-234.

Ness TJ,Follett KA, 1998. The development of tolerance to intrathecal morphine in rat models of visceral and cutaneous pain. Neurosci Lett,

248(1): 33-36.

Ness TJ, Lewis-Sides A,Castroman P, 2001. Characterization of pressor and visceromotor reflex responses to bladder distention in rats: sources of variability and effect of analgesics. J Urol, 165(3): 968-974.

Nijsen MJ, Ongenae NG, Coulie B, et al. 2003. Telemetric animal model to evaluate visceral pain in the freely moving rat. Pain, 105(1-2): 115-123.

Ozaki N, Bielefeldt K, Sengupta JN, et al. 2002. Models of gastric hyperalgesia in the rat. Am J Physiol Gastrointest Liver Physiol, 283(3): G666-676.

Peat G,Thamas E,Handy J,et al. 2006. The Knee Clinical Assessment Study-CAS(K). A prospective study of knee pain and knee osteoarthritis in the general population: baseline recruitment and retention at 18 months. BMC Musculoskelet Disord, 7: 30.

Pereira FE, Almeida PR,Dias BH,et al. 2015. Development of a subcutaneous endometriosis rat model. Acta Cir Bras, 30(1): 6-12.

Pietrabissa A,Vistoli F,Carobbia A,et al. 2000. Thoracoscopic splanchnicectomy for pain relief in unresectable pancreatic cancer. Arch Surg, 135(3): 332-335.

Schmauss C,Yaksh TL, 1984. In vivo studies on spinal opiate receptor systems mediating antinociception. Ⅱ. Pharmacological profiles suggesting a differential association of mu, delta and kappa receptors with visceral chemical and cutaneous thermal stimuli in the rat. J Pharmacol Exp Ther, 228(1): 1-12.

Sekiyama H, 2011. Pain intensity scales and assessment of cancer pain. Masui, 60(9): 1053-1058.

Selye H, 1998. A syndrome produced by diverse nocuous agents. 1936. J Neuropsychiatry Clin Neurosci, 10(2): 230-231.

Sharma A,Van Oudenhove L, Paine P,et al. 2010. Anxiety increases acid-induced esophageal hyperalgesia. Psychosom Med, 72(8): 802-809.

Soderholm JD, Yang PC, Ceponis P, et al. 2002. Chronic stress induces mast cell-dependent bacterial adherence and initiates mucosal inflammation in rat intestine. Gastroenterology, 123(4): 1099-1108.

Sparmann G, Merkord J,Jäschke A, et al. 1997. Pancreatic fibrosis in experimental pancreat-itis induced by dibutyltin dichloride. Gastroenterology, 112(5): 1664-1672.

Takacs T, Czako L, Jarmay K, et al. 1996. Cytokine level changes in L-arginine-induced acute pancreatitis in rat. Acta Physiol Hung, 84(2): 147-156.

Thijssen AY,Jonkers DM,Leue C,et al. 2010. Dysfunctional cognitions, anxiety and depression in irritable bowel syndrome. J Clin Gastroenterol, 44(10): e236-241.

Tillisch K, Mayer EA, Labus, 2011. Quantitative meta-analysis identifies brain regions activated during rectal distension in irritable bowel syndrome. Gastroenterology, 140(1): 91-100.

Vera-Portocarrero LP, Lu Y, Westlund KN, 2003. Nociception in persistent pancreatitis in rats: effects of morphine and neuropeptide alterations. Anesthesiology, 98(2): 474-484.

Villanova N, Azpiroz F, Malagelada JR, 1997. Perception and gut reflexes induced by stimulation of gastrointestinal thermoreceptors in humans. J Physiol, 502 (Pt 1): 215-222.

Wesselmann U, Lai J, 1997. Mechanisms of referred visceral pain: uterine inflammation in the adult virgin rat results in neurogenic plasma extravasation in the skin. Pain, 73(3): 309-317.

Wesselmann U, Czakanski PP,Affaitati G,et al. 1998. Uterine inflammation as a noxious visceral stimulus: behavioral characterization in the rat. Neurosci Lett, 246(2): 73-76.

White DL, Savas LS, Daci K, et al. 2010. Trauma history and risk of the irritable bowel syndrome in women veterans. Aliment Pharmacol Ther, 32(4): 551-561.

Winston JH, He ZJ, Shenoy M, et al. 2005. Molecular and behavioral changes in nociception in a novel rat model of chronic pancreatitis for the study of pain. Pain, 117(1-2): 214-222.

Wood JN, 2000. Pathobiology of visceral pain: molecular mechanisms and therapeutic implications. Ⅱ. Genetic approaches to pain therapy. Am J Physiol Gastrointest Liver Physiol, 278(4): G507-512.

Zhang L, Zhang X, Westlund KN, 2004. Restoration of spontaneous exploratory behaviors with an intrathecal NMDA receptor antagonist or a PKC inhibitor in rats with acute pancreatitis. Pharmacol Biochem Behav, 77(1): 145-153.

第5章 内脏痛的病因及病理生理机制

第一节 内脏痛的病因

内脏痛根据传导疼痛的神经通路的不同，可分为真性内脏痛、假性（壁性）内脏痛和牵涉痛。一般而言，病变位于胸、腹、盆腔内脏器官的疼痛称为真性内脏痛。壁层胸膜、腹膜上和纵隔、横膈上的胸腹膜及肠系膜、小网膜上都分布着脊髓性感觉神经末梢，当病变累及上述部位时发生的疼痛称为假性（壁性）内脏痛。内脏痛所引起的远隔部位的某些躯体部位的疼痛或痛觉过敏称为牵涉痛。

内脏器官由迷走神经和盆神经构成的副交感神经和胸腰段传出的交感神经共同支配，对扩张、缺血、炎症、牵拉、膨胀等刺激非常敏感，可引起明显的疼痛。内脏痛因脏器不同略有不同，下面就胸、腹、盆腔内脏分别叙述内脏痛的病因和不同脏器对疼痛的感受特点。

一、胸部内脏痛

胸痛是临床常见的一组非特异性症状，其概念随着临床实践的深化得到不断延伸，目前广义的胸痛概念正逐渐被临床医生所接受，即胸痛包括任何原因导致的解剖学范围内的任何不适，也包括由于胸部疾病可能导致的其他部位疼痛。胸痛概念的延伸扩展了临床医生的诊断思路，减少了漏诊和误诊的发生，有重要的临床实践意义。

胸壁的神经、肌肉、骨骼和胸腔内的脏器、组织及膈肌、膈下神经部分脏器在炎症、缺血、外伤、肿瘤、机械压迫、理化刺激等因素作用下，都可引起胸痛。临床上常见胸部内脏痛主要由呼吸器官、循环器官、食管和纵隔等疾病所引起，分述如下。

（一）呼吸器官疾病

1. 肺组织病变

（1）肺炎性胸痛：由致病微生物、理化因素、免疫损伤、过敏及药物所致的肺部炎症，其中细菌性肺炎是最常见的肺炎。肺炎引起的肺痛常伴咳嗽、咳痰、发热及呼吸困难。半数患者可出现寒战，可有铁锈色痰。

（2）肺癌性胸痛：34% ~ 62%的肺癌患者伴有不同程度的疼痛，一般随着肿瘤的进展，会出现刺激性咳嗽、胸闷、哮鸣、发热及轻度胸痛。晚期由于肺癌压迫邻近器官、组织或远处转移，可出现膈肌麻痹、声音嘶哑、上腔静脉梗阻、胸腔积液等症状。当肿瘤侵及胸壁则可引起剧烈胸痛。肺不张、刺激性气体吸入也可引起胸痛。

2. 气管支气管病变　气管、支气管炎可引起轻度和中度的胸骨后疼痛，疼痛常呈烧灼样，伴咳嗽、咳痰、呼吸困难、发热等症状。

3. 肺血管病变　急性肺动脉高压可造成胸部疼痛，常位于中央，呈压榨性和绞痛，容易与心肌梗死混淆。与后者相比，急性肺动脉高压不放射到下颌和臂部,很少位于背部。肺栓塞是以各种栓子阻断肺动脉为病因的急性临床综合征,包括肺血管栓塞、羊水栓塞、空气栓塞、脂肪栓塞综合征等。常见诱因包括血液淤滞、静脉管壁损伤及高凝状态。患者的胸痛常表现为胸膜炎样,其严重程度和持续时间较肺炎更为强烈。大面积梗死的患者通常有严重的内脏或胸骨后的压榨性疼痛,除了不放射外与心肌梗死的局部缺血相似。典型的肺栓塞三联征——咯血、胸膜炎样胸痛和胸膜摩擦音并不常见。

4.胸膜疾病　胸膜炎通常为病毒或细菌感染后,刺激胸膜所导致的胸膜炎症。胸腔内可有液体积聚(渗出性胸膜炎)或无液体积聚(干性胸膜炎),病因包括感染、肿瘤、结缔组织病、肺栓塞等。其胸痛特点为突然出现,程度差异较大,典型胸痛为刺痛,咳嗽及深呼吸时加重,同时可合并咳嗽、胸闷、气急甚至呼吸困难。感染性胸膜炎或胸腔积液继发感染时,可有畏寒、发热。脏层胸膜无痛感,疼痛为壁层胸膜的炎症所致。当膈胸膜病变时,疼痛可向肩部、腹部放射;粘连性胸膜炎可有长期的钝痛,结核性胸膜炎引起的胸痛多位于呼吸运动幅度较大的腋前线或腋后线下方,深呼吸或咳嗽时胸痛加重。干性胸膜炎时胸痛较重,呼吸浅快、潮气量下降;渗出性胸膜炎时疼痛反而减轻,如发生大量积液,导致两层胸膜相互分离,则胸痛可消失。

5.气胸　是指肺组织及其脏层胸膜破裂,或胸壁及壁层胸膜被穿透,导致空气进入胸膜腔使胸膜腔内积气的现象。可引起突然发作的胸膜炎性疼痛,可发生至患侧肩部或壁部,伴呼吸困难。如伴有纵隔移位,很可能引起深部的中央疼痛,胸骨后沉重感。

(二)循环器官疾病

1.急性冠脉综合征　急性胸痛最常见的是缺血性心脏病引起的急性冠脉综合征,包括不稳定型心绞痛、急性心肌梗死,该类疾病占急性胸痛的大部分。动脉硬化、闭塞性脉管炎、风湿性动脉炎、梅毒性主动脉炎等疾病可导致冠状动脉形成血栓、栓塞、内膜出血等病变,均可引起心肌梗死。

心脏疼痛是经 $T_{1\sim5}$ 的交感神经传入,通过后根进入脊髓。缺血、缺氧等刺激可引起组织释放 K^+、H^+、组胺、5-HT、腺苷、乳酸、激肽等致痛物质,进而通过作用于感觉神经末梢,将伤害性刺激信息传递至相应脊髓后根的转换神经元,导致痛觉产生。典型缺血性胸痛的部位一般表现在胸骨后,但有时会出现左侧肩臂部、左上肢甚至是下颌、颈部和上腹部的疼痛,其原因在于这些部位的感觉传入纤维与支配心脏的感觉纤维同时终止于相同的转换神经元上,皮质中枢有时产生了"误判"。

2.心包炎　心包对膨胀、牵拉等刺激敏感,急性非特异性心包炎是一种浆液纤维蛋白性心包炎,可能与病毒感染或过敏、自身免疫反应有关。疼痛多位于心前区胸骨后,呈刺痛或钝痛,放射部位与心绞痛相似,为颈、左肩、左肩胛、上腹部等,疼痛可随深呼吸、咳嗽或胸部运动时加重。

3.主动脉疾病　主动脉源性胸痛常见于主动脉夹层动脉瘤和囊状动脉瘤。主动脉夹层是血液进入主动脉中层形成夹层血肿,并沿着主动脉壁剥离的危重心血管急症,胸痛类似心肌梗死,疼痛突然发生、程度剧烈、呈撕裂样,范围比较广泛。主动脉瘤压迫周围组织所引起的胸痛多在胸上部或颈部,其特点因受压器官而异,其中以瘤体压迫骨骼及神经时疼痛最显著。

4.心脏神经官能症　以心血管、呼吸和神经系统症状为主要表现,临床和病理方面均无器质性病变。胸痛多位于左胸或心尖部,亦可放射至左肩部,表现为刺痛或撕裂样疼痛,持续时间短;也可表现为持续性的闷痛，持续数小时甚至数日，与活动无关或关系不明确。

5. 其他　心脏瓣膜疾病、肥厚型心肌病、心肌炎等也可引起胸痛。

（三）食管疾病

胃食管反流是造成食管源性胸痛的最常见原因，其他依次为感染性疾病、全身性疾病、物理因素和外伤所引起的食管黏膜病变。

1. 胃食管反流　反流性食管炎是在某些致病因素作用下，胃和十二指肠内容物持续逆流入食管内，长期刺激食管黏膜，尤其是食管下段黏膜而引起的炎症改变。一旦食管黏膜受损，其通透性增加，食管内容物可渗入黏膜固有层，刺激神经末梢而引起疼痛，症状为胃灼热、胸骨后烧灼样疼痛或剑突下疼痛。疼痛常于餐后 30 ~ 60 分钟发生，重症者疼痛剧烈，可放射到后背、胸部，酷似心绞痛或胸膜炎的胸痛。食管下端括约肌张力降低或松弛、食管对反流物的清除能力降低、胃排空障碍等原因易使胃内容物反流入食管，弯腰、前屈、咳嗽、吸烟、饮酒、食用巧克力、喝咖啡、肥胖、妊娠可引起或加重食管反流；立位、饮水或服用抗酸制剂可使症状减轻或暂时缓解。胃食管反流的疼痛特点为吞咽时疼痛加重，伴有不同程度的吞咽困难甚至呕吐，固体食物通过病变区域时易产生，进流食或软食可缓解。

其他可引起食管黏膜炎症的疾病也可以导致胸痛，如感染性疾病（白念珠菌、单纯疱疹病毒、巨细胞病毒等）、全身性疾病（大疱型表皮松解症、类天花疱疮、硬皮病等）、食管的化学性烧伤等。

2. 食管运动功能障碍性疾病　贲门失弛缓症除引起吞咽痛外，还可导致胃食管反流并引起胸痛。疼痛性质可为闷痛、灼痛、针刺痛、割痛或锥痛，疼痛部位多在胸骨后及中上腹，也可在胸背部、右侧胸部、胸骨右缘及左季肋部。可伴有吞咽困难、呕吐、反流、体重下降。此外还有食管蠕动失调、高张食管性胸痛和易激食管性胸痛。

3. 食管癌　罹患食管癌时，由于肿瘤性梗阻造成进行性吞咽困难和胸痛，疼痛可局限在胸骨后，也可放射到背部。

4. 食管破裂　食管破裂有自发性破裂和外伤性破裂，症状为立即出现的胸痛，严重者疼痛难忍，类似心绞痛。如破裂在中上段，疼痛位于上胸部胸骨后；如破裂在下段，则疼痛位于胸骨后和上腹部。食管破裂患者常伴有呼吸困难、发绀、大汗和休克。

5. 食管裂孔疝　食管裂孔疝引起的疼痛常位于胸骨切迹平面、胸骨的左右侧或剑突后。疼痛可放射至背部、肩部、颈部、上臂、前臂、手掌、下颌及耳部。疼痛的性质多为烧灼样，偶尔呈绞痛或针刺样。疼痛常发生在饱餐后 1 小时，可伴有呼吸短促、心悸、嗳气、呃逆、胃灼热、反胃、吞咽困难。妊娠、肥胖、腹水、巨大腹腔肿瘤、剧烈的咳嗽和呕吐、呃逆是本病的常见诱因。平卧、弯腰、下蹲、咳嗽可加重疼痛；站立、半卧位、散步可使疼痛减轻。

（四）腹部内脏痛引起的胸部牵涉痛

1. 胃心综合征　胃心综合征是由胃部疾病反射性引起心血管系统的功能紊乱，导致心前区不适或隐痛，少数类似心绞痛，呈针刺样或压榨样疼痛，历时短则几分钟，长者数小时不等。应用扩张冠状动脉治疗无效，解痉抑酸类药物可缓解症状。其发病机制可能与自主神经功能紊乱有关，最常见的原因有消化性溃疡、慢性胃炎、胃黏膜脱垂、胃癌及吸烟等。

2. 胆心综合征　胆心综合征是指当胆囊炎、胆石症等胆道疾病急性发作时，通过内脏牵涉性反射，引起心脏缺血性改变而出现心绞痛、心律不齐等类似冠心病症状。其原因可能与心脏和胆管系统神经支配有关。心脏受 $T_{2\sim8}$ 脊神经支配，胆囊、胆总管受 $T_{4\sim9}$ 脊神经支配，两者存在交叉，所以当胆道发生炎症，内压增加时，可通过 $T_{4,5}$ 神经反射性地引起冠状动脉收缩、血流减少，诱发心脏功能失调。

3. **结肠相关疼痛**　结肠肝曲综合征可产生右上腹部和右前胸部放射痛；结肠脾曲综合征则出现左上腹痛和左前胸部放射痛。

4. **其他**　胰腺炎可刺激横膈产生胸膜炎胸痛；肝脾大及膈下感染均可产生胸痛；膈下脓肿可使膈肌发炎，导致病侧胸部或肩胛区疼痛。

（五）其他

慢性纵隔炎可引起持续性胸骨后烧灼痛或压迫感；纵隔肿瘤可压迫周围组织，引起背部、胸部两侧或前胸的持续性钻痛。

脊源性胸痛：脊椎关节错位可引起心律失常和冠心病。我国颈源性心脏病发病率占颈椎病的13%，且有逐渐增加的趋势。

此外，焦虑、抑郁、癔症等精神因素也可以产生胸痛症状，但疼痛部位常不固定，其性质和持续时间也捉摸不定，与睡眠及活动无关。

二、腹部内脏痛

腹痛是临床上极为常见的症状，在我国急诊患者中，4% ~ 10% 的急诊就诊原因为腹痛。其病因十分复杂，包括炎症、肿瘤、出血、梗阻、创伤、穿孔及功能障碍。根据引起腹痛的病变可分为器质性、功能性和心理性。

（一）胃肠疾病疼痛

胃肠道在膨胀、牵拉及化学刺激，以及缺血炎症的因素作用下，可产生腹痛，同时伴腹肌紧张、恶心、呕吐、食欲缺乏、出汗、心悸等症状和体征。

1. **消化性溃疡**　消化性溃疡是常见的引起腹痛的原因之一。其疼痛部位一般在上腹正中，位于剑突和脐之间，但十二指肠溃疡疼痛部位偏低、偏右，贲门附近溃疡疼痛位于胸骨的下后端，有慢性穿孔或粘连时疼痛可向背部、肩部放射。溃疡病疼痛与饮食之间有明显的规律性，胃溃疡表现为餐后痛，而十二指肠溃疡表现为饥饿痛，半夜疼痛是其又一特征性表现。如果这种节律性疼痛变为持续性疼痛，提示溃疡可能已穿透浆膜或为恶变先兆。溃疡疼痛的常见诱因为工作劳累、精神紧张、暴饮暴食、大量饮酒等。其疼痛性质为钝痛、烧灼痛、锥痛、压迫和胀痛，可伴有饥饿感、呕吐、出血。

2. **炎性因素**　炎性因素如慢性胃炎常表现为上腹隐痛，疼痛无明显规律性，常伴有食欲缺乏、餐后饱胀、反酸。胆汁反流性胃炎常有明显而持久的腹上区疼痛，餐后为甚，可伴有恶心、呕吐。典型的阑尾炎腹痛多起始于上腹部或脐周部，呈阵发性腹痛，逐渐加重，数小时后疼痛转移并固定在右下腹。常伴有恶心、呕吐等消化道症状。

炎性肠病、溃疡性结肠炎多为沿结肠走向的阵发性痉挛性疼痛，有"疼痛—排便—缓解"的规律，累及浆膜时可出现持续性疼痛。可伴有腹泻、恶心、呕吐、腹胀等症状。肠结核常见症状是腹部隐痛和痉挛性疼痛，以右下腹和脐周明显。餐后疼痛加重，排便后可缓解。常伴有腹胀、呕吐、便秘与腹泻交替等症状。

3. **机械性因素**　机械性肠梗阻的典型腹痛为阵发性绞痛，疼痛多位于脐周围；绞窄性肠梗阻主要表现为绞痛发作后仍有持续性剧烈疼痛，一般镇痛药不能缓解；麻痹性肠梗阻缺乏绞痛症状，表现为持续性腹部胀痛。常伴有呕吐、腹胀、停止排气排便。

4. **癌症性因素**　依据肿瘤的部位及浸润程度可表现为不同程度的疼痛。胃肠道癌症晚期，腹壁及后腹膜广泛转移或浸润，其疼痛包括内脏痛，也包括躯体痛。

5. 缺血性肠病　由于动脉硬化使腹主动脉的胃肠道分支的开口处狭窄或阻塞，受累的动脉多发生在肠系膜上动脉。肠道缺血后引起的餐后上腹部或中腹部疼痛。

6. 其他　游离盲肠症主要表现为反复发作性右下腹钝痛，疼痛原因多为盲肠摆动或扭转而致其系膜受到刺激。疼痛常在晨起、剧烈活动、长途步行后发作，休息或局部按摩可使疼痛缓解。合并阑尾炎可有发热、恶心、呕吐等伴随症状，盲肠绞窄坏死时，可呈持续性剧烈疼痛，并伴有肠梗阻、腹膜炎等体征。

（二）胰腺疾病疼痛

1. 急性胰腺炎　急性胰腺炎是临床常见的急腹症，常见发作诱因为暴饮暴食、酗酒、胆道梗阻等。主要表现为上腹中部持续性钝痛或绞痛，呈阵发性加剧，且向腰背部、同侧肩部及双季肋部放射。患者常不能仰卧，坐位、前倾位可使疼痛减轻。常伴有发热、腹胀、恶心、呕吐甚至休克等症状。

2. 胰腺癌疼痛　疼痛是胰腺癌晚期最常见的严重临床症状，多数患者的疼痛是由于肿瘤侵犯包括自主神经在内的腹腔神经丛所致，常发生腹部及背部剧烈的疼痛，严重影响患者饮食及睡眠，加速体质消耗，造成一系列不良预后。

（三）肝胆疾病疼痛

1. 原发性肝癌疼痛　疼痛是肝癌患者特别是晚期肝癌患者最常见的临床症状，发生率几乎高达100%。其疼痛多表现为右肋部或剑突下间歇性或持续性的隐痛、钝痛或刺痛。疼痛产生的原因主要是肿瘤迅速增大，压迫肝包膜，产生牵涉痛。肿瘤坏死物刺激肝包膜也可引起疼痛，肝表面的癌结节突然破裂出血可引起突然发生的剧烈疼痛。肿瘤生长部位不同疼痛部位可有所变化，肝左叶肿瘤常引起中上腹疼痛；肝右叶肿瘤疼痛在右季肋部；肿瘤累及膈肌时，疼痛放射至右肩或右背部；右叶后

段肿瘤可引起腰痛。

2. 胆绞痛　主要由胆道结石、胆囊炎和胆道蛔虫病等疾病导致胆囊、胆管或Oddi 括约肌发生痉挛性收缩引起，多发生于饱餐或进食油腻食物、饮酒、情绪激动之后。慢性胆囊炎常表现为右上腹疼痛，常因进食油腻食物后诱发。一般表现为隐痛、针刺样疼痛，如有胆石嵌顿胆囊颈，则表现为突然发作的剧烈绞痛，阵发性加剧，常伴右肩背部、左上腹、脐周放射痛。俯卧位或右侧卧位疼痛可缓解。可伴有消化不良、腹胀、恶心、呕吐、腹泻、黄疸、心悸等症状。胆石症多于夜间发作，呈阵发性绞痛，多伴有恶心、呕吐及发热等。胆道蛔虫病有阵发性上腹部剧烈疼痛，且伴有恶心、呕吐，但间歇期安静如常。

（四）泌尿系统疾病疼痛

1. 肾结石　腰痛是肾结石的典型症状。结石较大，在肾盂中移动度较小时，多为隐痛、钝痛；结石较小，易引起肾盂输尿管连接部梗阻而出现肾绞痛。疼痛呈阵发性，持续时间长短不等。可伴有头昏、恶心、呕吐、血尿、大汗、口干甚至休克。

2. 输尿管结石　输尿管结石刺激平滑肌强烈收缩而引起患侧腰部突发剧烈绞痛。向同侧腹股沟、大腿内侧及会阴部放射，常伴有头昏、恶心、呕吐、血尿等。输尿管膀胱壁段结石的特殊症状是尿频、尿急、尿痛。

3. 膀胱痉挛性痛症　膀胱炎、尿道炎、前列腺炎、膀胱结石、膀胱肿瘤、膀胱异物、前列腺增生、下尿路手术等疾病因素可引起膀胱痉挛性痛症。其特征性表现为耻骨上部、盆腔部阵发性烧灼样或刀割样疼痛，可向外阴部、股内侧放射，可伴有尿频、尿急、尿痛、急迫性尿失禁、强烈尿意等症状。

4. 间质性膀胱炎　间质性膀胱炎引起的疼痛常位于下腹部、盆腔、腹股沟和会阴，

可伴有尿频、尿急、夜尿等。焦虑和压抑也是间质性膀胱炎常见的并发症。

5. 前列腺炎　前列腺炎的疼痛部位位于会阴、肛周、耻骨上（下）腹部、腹股沟、腰骶部、阴囊、大腿内侧及尿道内。可伴有尿路刺激征、性功能紊乱及继发性症状。

6. 其他　多囊肾、肾静脉血栓、肾栓塞、尿道综合征、腰痛 - 血尿综合征、睾丸炎和附睾炎等。

（五）腹膜后疾病疼痛

可引起腰背疼痛的腹膜后疾病主要包括后腹膜纤维化和腹膜后肿瘤。

1. 后腹膜纤维化　后腹膜纤维化是由于腹膜后纤维脂肪组织的非特异性、非化脓性炎症引起广泛纤维化，使腹膜外空腔脏器受压发生梗阻。其病因尚不明确，可能与自身免疫或过敏性脉管炎相关。通常表现为非特异性的背痛、腹痛及肋腹痛，呈持续性钝痛或隐痛。通常起病隐匿，病程较长，可伴随厌食、消瘦及疲劳等其他症状。

2. 腹膜后肿瘤　原发性腹膜后肿瘤可分为神经源性和胚胎源性，其中 60% ~ 85% 的肿瘤是恶性的，良性肿瘤中常见的为纤维瘤、神经纤维瘤、囊性畸胎瘤；恶性肿瘤以纤维肉瘤、恶性神经鞘瘤及恶性淋巴肿瘤为多见。临床症状常表现为逐渐加重的腰背部不适、酸胀、下坠，逐渐演变为腰背部疼痛，并可出现会阴部或下肢疼痛。导致疼痛的原因：①肿瘤压迫神经；②肿瘤压迫输尿管引起泌尿系梗阻；③肿瘤内出血，体积增大引起包膜张力增高等。

（六）血管性疾病疼痛

腹主动脉瘤最常见的病因是动脉硬化，其他病因还包括创伤、梅毒、结核、白塞综合征、先天发育不良或其他感染等。目前动脉瘤发病率有逐年增高的趋势。患者多数可在脐旁左侧腹部触及波动性包块，并伴上腹部不适或疼痛。当瘤体侵及椎体或压迫脊神经根时，出现腰背部疼痛。突然发生的剧烈腹痛或腰背痛，是动脉瘤破裂的征象，腹腔内或腹膜后大量出血，患者往往在短时间内死于失血性休克。

（七）脊源性腹痛

无法用腹腔脏器病变解释的腹痛，应当考虑脊源性腹痛的可能，由脊柱前方、脊柱及脊柱后方解剖结构的异常引起。腹部神经分布有脊神经和内脏感觉神经，脊神经分布于腹壁及腹膜的壁层，来自 $T_6 \sim L_1$ 脊髓节段，内脏感觉神经分布于腹腔内器官及脏层腹膜，内脏神经与脊神经之间有感应性联系。所以腰部软组织病变可牵及腹壁组织引起腹痛。

（八）功能性腹痛综合征

功能性腹痛综合征又称为慢性功能性腹痛，是指持续或频繁发作的腹痛，病程超过半年，但与胃肠道无关或关系不大的功能性疾病。患者常伴有其他全身不适感和焦虑抑郁等心理障碍，其发病原因及发病机制不十分明确，可能与内脏敏感性、脑 - 肠互动致中枢疼痛调控异常及心理异常状态有关。目前研究认为，功能性腹痛综合征可能是一种中枢性疼痛，由于多种因素影响了中枢神经对正常肠道功能的生理调控，引起正常的内调节信号在中枢神经系统放大，产生异常感觉，从而导致腹痛。

三、妇产科内脏痛

女性的下腰部疼痛中，约有 1/3 与妇女的生理特性或妇科疾病有关。其中分娩、月经引起的疼痛更是困扰妇女最多的痛苦，而且直接影响身心健康。

（一）分娩疼痛

子宫收缩时，宫内压力显著升高，子宫的韧带和腹膜受到牵拉，子宫壁的血管受到不同程度的压迫，其周围组织出现暂时性缺血和缺氧。疼痛部位主要在下腹部、腰部、有时髋、骶部也会出现牵拉感。子宫持续收缩及胎先露部分下降，引起会阴部组织的扩张，背部、大腿、小腿疼痛及会阴部胀痛，且伴有强烈的、不自主的"排便感"。

（二）痛经

在经期前后或在行经期间，周期性出现下腹部、腰部剧烈的阵发性、痉挛性疼痛和胀痛，可放射到腰骶部、上腹部、耻骨上、大腿内侧、会阴、肛门，伴有面色苍白、腰酸、头痛、恶心、呕吐、腹泻、乏力等不适。痛经与内分泌因素、子宫解剖因素及精神因素有关，也可以继发于盆腔炎、子宫内膜异位症及黏膜下肌瘤等。痛经很常见，约有一半青年女性经期有症状，多见于青年未婚女性。疼痛性质多为阵发性绞痛，当经血外流通畅后，疼痛消失，一般在 12～24 小时后消失，也有持续 2～3 天者，伴随症状有头痛、头晕、乳胀、尿频、便秘或腹泻、失眠、易激等，严重者可有面色苍白、冷汗、手足发凉、恶心、呕吐甚至晕厥。

（三）副卵巢和额外卵巢

在异常位置有额外的卵巢组织，称为副卵巢或额外卵巢。它们如果发生囊性变或瘤变可引起慢性盆腔疼痛。额外卵巢患者可有盆腔和下腹部疼痛。副卵巢的症状有些不典型，包括痛经、子宫不规则出血、盆腔压痛等。

（四）子宫腺肌病

子宫内膜腺体和间质侵入子宫肌层生长，称为子宫腺肌病。其一般表现为经产妇出现月经过多和痛经。

（五）粘连

盆腔炎、子宫内膜异位症、阑尾穿孔、盆腹腔手术史或炎性肠病可导致盆腔粘连性疾病。粘连可引起盆腔疼痛，一般疼痛位置恒定，在突然活动、性交等活动后疼痛可加剧。

（六）附件囊肿

除了子宫内膜异位囊肿，卵巢囊肿通常不引起慢性盆腔疼痛。

（七）子宫内膜异位症

子宫内膜异位症是指在异常位置出现具有子宫内膜组织结构和功能的组织。它是妇科疼痛的最常见原因之一。子宫内膜异位症相关的疼痛位于下腹和盆腔，表现为坠痛，可放射至肛门、会阴或大腿部。常以痛经开始，性交痛也是其相关性盆腔疼痛的一种常见表现。部分患者可累及肠道，表现为里急后重、便秘、腹泻、便血和肠梗阻等症状；偶尔可累及泌尿道，表现为尿频、尿急、尿痛、血尿及梗阻等；很少累及肺，表现为呼吸困难、胸腔积液及肺萎陷；卵巢的子宫内膜异位症，巧克力囊肿破裂时，可引起急性腹痛和腹膜刺激征。

（八）平滑肌瘤

部分患者有疼痛症状，通常表现为痛经。由于肿瘤的压迫和侵犯而引起的慢性盆腔疼痛通常是渐进性的。直肠子宫陷凹的子宫肌瘤可引起直肠压迫感和盆腔不适感；肌瘤压迫输尿管导致肾积水和背部疼痛；肌瘤蒂扭转可导致盆腔剧痛。偶尔可表现为撞击性性交痛。

（九）保留卵巢综合征

保留卵巢综合征多发生在保留一侧或双侧卵巢的子宫切除术后，由于粘连干扰了卵巢功能和排卵，使卵巢不能周期性膨胀排卵而导致盆腔疼痛。表现为慢性下腹或盆腔痛，可为周期痛或持续性钝痛，也可为周期性绞痛或痉挛性疼痛，可放射到下背部及腿部，部分患者有深部性交痛，也可有下段尿道症状。

（十）盆腔淤血综合征

盆腔淤血综合征是与盆腔静脉曲张和淤血有关的盆腔痛和性交痛。淤血性痛经或经前期痉挛性疼痛是最普遍的症状之一，多表现为钝痛和慢性痛，可发生短暂的、严重的急性盆腔痛。疼痛的位置游走不定，多数为下腹两侧、耻骨上区域，并累及两大腿根部或髋部酸痛，低位腰痛，外阴、阴道坠胀。行走、站立、举重物、弯腰、精神紧张常使疼痛加重,可有深部性交痛或性交后疼痛。

(十一) 腹膜囊肿

腹膜囊肿的成因可与手术粘连性疾病有关,也可以是间皮反应性增生。临床表现为慢性、反复发作的腹盆腔痛,疼痛常由下腹部饱胀不适逐渐发展而来,可伴有便秘与排尿困难。

(十二) 症状性盆腔松弛症

由于盆底肌肉和筋膜的强度受到破坏或丧失而造成的松弛或支持功能的缺陷。可导致盆腔痛、腰骶部痛和后背痛。常表现为牵拉感、沉重感、满胀感和不安全感。晨起症状最轻,随着站立和活动时间延长,疼痛逐渐加重,可有性交痛。

(十三) 其他

输卵管内膜异位、卵巢癌、宫颈癌、子宫内膜癌、宫颈息肉、子宫内膜息肉、盆腔肌肉痉挛、盆底疼痛综合征、慢性盆腔炎性疾病等均可导致盆腔疼痛。

四、癌　　痛

恶性肿瘤可以侵犯邻近的组织、器官,破坏其结构和功能,还可以通过多种途径扩散或转移到身体的远隔部位。当原发肿瘤及其转移灶压迫、侵入神经、血管、肠管时可产生疼痛。例如,癌浸润到胸膜、腹膜,肿瘤细胞侵犯血管,使供血障碍,可产生疼痛;肝癌侵犯肝被膜能引起肝区疼痛;肿瘤腹腔内种植可产生腹痛;肠道肿瘤使消化道梗阻可致肠绞痛。另外肿瘤本身可以对机体的代谢、内分泌、内环境造成影响,使得疼痛机制更加复杂。癌痛初始多为慢性、隐匿、钝痛,逐渐变为锐痛、刀割样痛,可沿神经支配区放射。

目前认为癌症致痛有三种机制:癌症发展直接造成的疼痛、癌症治疗后造成的疼痛和癌症患者并发疼痛性疾病。

(一) 癌症发展所致的疼痛

1. 肿瘤侵犯神经　当肿瘤进展导致侵犯神经时,其疼痛性质为锐痛,常向体表神经分布范围放射。当肿瘤浸润到腹腔神经丛、肠系膜神经丛、骶神经丛时,疼痛部位不明确,呈持续性疼痛。

2. 肿瘤侵犯空腔脏器　如肿瘤侵犯胆道、胰管、肠管、输尿管、膀胱、子宫等脏器时,常表现为周期性、反复发作的剧烈疼痛,并伴有恶心、呕吐、冷汗等症状。

3. 肿瘤侵犯脉管系统　如肿瘤侵犯动脉、静脉、淋巴管导致受累脏器回流障碍时,可使致痛物质聚集或血流中断,局部缺血坏死而引起剧烈疼痛。

4. 肿瘤本身分泌致痛物质　肿瘤组织本身可释放前列腺素、肽类等致痛物质,使痛阈降低,引起疼痛。

(二) 癌症治疗后的疼痛

1. 手术后疼痛　术后瘢痕及神经瘤形成可产生疼痛,如开胸手术后综合征等。

2. 放化疗后疼痛　放化疗导致腰骶丛纤维化等病变可引起疼痛。

3. 其他　癌症治疗后的疼痛还包括诊疗操作引起的疼痛、激素治疗引起的急性疼痛、免疫治疗引起的急性疼痛、感染引起的急性疼痛等。

(三) 癌痛综合征

由于恶性肿瘤发生发展的一般规律,神经的受侵与破坏、继发感染、实质脏器被膜的牵张、组织脏器血流受阻及中空器官的梗阻等也产生一些普通的、常见的癌痛综合征。

1. 盆腔癌痛综合征　盆腔癌较常见,多起源于盆腔软组织。最常见的原发肿瘤为结肠直肠癌,其次为妇科恶性肿瘤,少数来源于腹腔外肿瘤。肿瘤膨胀性生长,神经或韧带受侵犯是疼痛的原因。如有继发性感染、梗阻或出血时可见疼痛加重。

2. 癌性肝痛综合征　肝癌患者中仅少

部分有肝区疼痛症状。疼痛表现为右季肋下持续性钝痛，向前弯腰和活动时加剧，平卧或轻轻抚摩肝区可略缓解；也可以表现为右上腹阵发性刺痛，持续数分钟，以右季肋部为起始，向两侧或背部放射，患者常有窒息感。肝实质对痛并不敏感，疼痛主要原因来自肝被膜牵张，而突然加剧的疼痛多因肿瘤出血或坏死。

3. 癌性肠绞痛综合征　腹腔或盆腔肿瘤压迫、粘连或侵蚀平滑肌、静脉、淋巴道或自主神经或引起肠梗阻时可发生。疼痛部位在脐周围或上腹部，疼痛一般为间歇性，进食可加剧。当局部肠管有绞窄或坏死时，腹痛加剧。

4. 癌性胸痛综合征　原发癌多为支气管癌，表现为阵发性或持续性胸痛。

第二节　内脏痛的传导

一、内脏痛感受器

（一）感受器的一般概念及特征

大部分外周传入神经末梢能对多种不同的刺激产生反应，然而其位置、形态及感受区域的不同决定了它们能更有效地感受多种类型刺激中的其中一种，由于这种特异敏感性的差别，感受器可有机械感受器、化学感受器、光感受器、温度感受器之分。根据感受器的形态结构特点又可分为裸露的神经末梢（痛、触觉感受器）、Krause 小体（冷感受器）、Ruffini 终端（热感受器）、Meissner 小体（触觉感受器）、Merkel 盘（精细触觉）、毛囊神经末梢（毛囊触觉）和特殊感受器（视、听、嗅、味）。根据其分布的部位可分为表层感受器、深层感受器和内脏感受器。

其中与接受疼痛刺激有关的特殊感受器是一种没有髓鞘包裹的神经末梢，通常称为"裸露"的神经末梢，特异学说将 Aδ 纤维和 C 纤维的游离末梢视为疼痛的特定感受器，目前的研究仍趋向于这一观点。Aδ 纤维和 C 纤维都具有游离神经末梢，转换伤害性或高阈值的热、机械和化学性刺激。它们能够根据传入冲动的传导速度和频率而编码，Aδ 和 C 纤维对感受区域内的刺激产生反应是以慢适应和刺激消退后的持续冲动这种特殊方式进行的。Aδ 纤维介导第一类疼痛或者称为细觉疼痛，具有良好的定位，常被描述为锐痛或刺痛。C 类纤维介导第二类疼痛或者称为特发性痛，定位模糊或难以定位，被描述为灼痛或钝痛。

作为疼痛感受器的神经末梢有许多分支，经常与其上位或者下位的脊髓节段发出的其他神经末梢所支配的区域相重叠。大部分伤害性感受器具有多形性，可以将不同形式的伤害性刺激转导成为动作电位。但是，对游离神经末梢的疼痛特异性还不能绝对化，因为也有发现游离神经末梢对冷、温、触觉同样敏感，更有资料表明，其他形式的感受器也能够感受变量的疼痛刺激。疼痛感受器的分布密度因组织、器官和部位的不同而有所差异，在角膜、牙髓最为密集，皮肤其次，肌肉和内脏最为稀少。

（二）内脏痛感受器的特征

内脏痛感受器为内脏感觉神经的游离末梢，分布于内脏器官的被膜、腔壁、组织间及进入内脏器官组织的脉管壁上。心脏、冠状血管、肺脏、胃肠道、泌尿和生殖系统等脏器均含有 Aδ 纤维和 C 纤维。内脏的机械感受器包括环层小体，位于肠系膜及内脏周围的结缔组织中。

内脏痛感受器也同样具有一般感受器的特性，如有其自身的适宜刺激和阈值、具有换能作用、编码作用，能节律性放电等。其特征性表现为内脏痛感受器的兴奋阈值都很高，而且几乎不产生适应。

不同内脏器官的伤害性感受器性质不同，适宜的伤害性刺激也不同。

1. 胸腔脏器　心脏的伤害性感受器为交感神经传入纤维末梢，感受血液中的组胺、5-HT、缓激肽和 H^+，使交感传入纤维兴奋或致敏，产生疼痛。

肺内有两种类型的伤害性感受器，一种位于毛细血管周围，一种位于肺及支气管上皮内。肺淤血、肺栓塞、肺不张、气胸和化学刺激均可兴奋这些感受器。

2. 消化系统器官　胃肠道具有慢反应和快反应型机械感受器和化学感受器。机械感受器分布于胃、小肠、大肠、胆囊、膀胱、子宫等空腔脏器的平滑肌，消化管道过度扩张或痉挛可产生疼痛。一些传入纤维沿肠系膜上动脉及其分支到达肠壁，对牵拉肠系膜和内脏的浆膜、平滑肌收缩和内脏的膨胀均可发生反应。还有一些纤维分布于血管，缺血可使其兴奋。分布于直肠黏膜和肛门的 C- 多觉感受器对机械、热、化学刺激均起反应。

交感神经支配肝表面的被膜和分布于肝的血管，肝的迅速肿大牵张了肝表面的被膜，刺激了传入神经纤维，可产生疼痛。覆盖在胰腺表面的被膜也有交感神经传入纤维分布，属于机械性感受器，胰腺的肿大可引起疼痛，胰腺炎时感受器阈值降低，可发生痛敏。

3. 泌尿系统器官　支配肾的交感神经纤维末梢中包含伤害性感受器，牵拉肾筋膜、刺激肾实质会引起疼痛。输尿管的伤害性感受器主要为 C 纤维，对牵拉和痉挛特别敏感。

4. 生殖系统器官　分布于前列腺、输尿管、卵巢、子宫和阔韧带的感受器为慢反应感受器，其中部分对较强的压力、热及疼痛物质起反应。C- 多觉感受器在睾丸和附睾分布广泛，对压力反应慢，强烈机械刺激、有害性热刺激、缓激肽和其他疼痛物质及高渗盐水可使其兴奋。

（三）伤害性刺激及伤害性感受器的换能作用

1. 伤害性刺激　当超过了一定的刺激强度阈值，对于大多数感受器来说任何刺激都能产生疼痛。这个特殊的阈值，被称为伤害性刺激，可以产生组织损伤，这种感受器被称为伤害性感受器。伤害性感受器具有多形性，因此可以将不同形式的伤害性刺激转导成为动作电位。能引起内脏痛的伤害性刺激主要有中空脏器的平滑肌痉挛、扩张、缺血、炎症、化学刺激、肠系膜牵引、压迫、扭转，实质性脏器的包膜紧张及恶性肿瘤等原因直接侵犯神经等。内脏痛最基本的原因是缺血和炎症，而内脏组织破坏本身并不引起疼痛，把能引起内脏疼痛的刺激称为内脏伤害性刺激。

2. 感受器的换能作用　感受器接受伤害性刺激发生兴奋，产生去极化过程，引起局部电位变化，当电位变化积累到阈电位水平时即产生动作电位，也称发生器电位，其电位幅度与刺激强度一致，无潜伏期，不被局部麻醉药所影响。感受器电位越大，则引起的传入冲动频率越高。感受器的换能作用使得伤害性刺激转变为传入神经上的电活动。

静息状态下感受器细胞膜对 Na^+、K^+、Cl^- 的通透性有差异，导致细胞膜内外具有离子浓度差，当感受器细胞受刺激时，细胞膜对 Na^+ 通透性增大，Na^+ 内流使膜电位去极化而产生感受器电位。此外，K^+、Cl^- 也参与感受器电位的发生。

感受器电位只是一种局部电位，而非动作电位。其与动作电位的区别表现为感受器电位不能沿神经纤维传导到远处，仅以电紧张扩布的形式向邻近区域扩散，有典型的电紧张性衰减；不表现为"全"或"无"形式，反应有等级性，随刺激强弱的不同而产生幅度各异的电位，反应无不应期，不受局部麻醉药和钠通道阻滞药的影响。

二、内脏痛传入神经纤维

神经纤维的传导作用是指动作电位沿神经纤维走向的传导，其传导功能具有以下特征：绝缘性传导、双向性传导、不衰减传导、传导速度快、相对不疲劳性。

（一）内脏痛传入纤维

内脏活动的神经调节全部为自主神经系统所完成，自主神经系统又分为交感神经和副交感神经系统两大部分。传导内脏疼痛的周围纤维沿交感神经和副交感神经走行，其中交感神经中的感受纤维由内脏的感受器传入，沿交感神经纤维经椎旁交感神经节行于白交通支，从后根进入 $T_{1\sim3}$ 的脊节后角，副交感神经于靠近内脏器官的神经节换元，沿迷走神经至颅内迷走神经核或者 $S_{2\sim4}$ 的副交感神经核。

1. 交感神经 广泛分布于各个脏器，几乎所有脏器均有交感神经支配。交感神经起源于 $T_{1\sim3}$ 和 $L_{1\sim3}$ 节的灰质侧角。其节前纤维自脊髓侧角发出后，经白交通支到达椎旁神经节，组成交感神经干，节前纤维在椎旁神经节与节后纤维形成突触联系，节后纤维分布于各脏器，因此其节前纤维短，而节后纤维较长。也有少数节前纤维通过交感干而不换元，直到椎前神经节才更换神经元。节前纤维称为白交通支，一般为有髓纤维；节后纤维失去髓鞘称为灰交通支。一根交感神经节前纤维常与多个节后神经元发生突触联系，使得交感神经的活动产生广泛的影响。一般来说，不同脏器接受特定的脊髓节段发出的交感神经纤维，但同一内脏器官存在着不同节段而来的神经纤维相互交错支配的现象，这

就决定了内脏痛症状的复杂性。

2. 副交感神经 副交感神经来自脑干内第Ⅲ、Ⅶ、Ⅸ、Ⅹ对脑神经的神经核和 $S_{2\sim4}$ 相当于灰质侧角部位。副交感神经从中枢发出后，在器官壁上或近器官的神经丛内换元，再发出节后纤维支配效应器官，因此其节前纤维较长，而节后纤维较短。支配胸部内脏、横结肠脾曲以上的腹腔内脏的副交感神经，其节前纤维起始于延髓两侧迷走神经背核，经脊椎前、横膈膜下的神经丛，末梢纤维分布于脏器旁，在此和较短的节后纤维形成神经突触，分布于各脏器。支配结肠、直肠、会阴部及膀胱的副交感神经从 $S_{2\sim4}$ 脊髓节段发出，与盆腔内神经一道分布于上述器官。

（二）内脏痛传入纤维与躯体痛传入纤维的区别

背根神经节见于所有脊神经的背根或者后根，其中枢突能够将来源于特定皮肤区域的锐痛经过相应的脊神经节传至中枢神经系统，这种一对一的关系使得皮区的锐痛能够产生明确的定位。与皮区的锐痛不同，内脏痛与神经根的关系不太密切。内脏痛的节段划分被称为脊节，由一个脊节发出的疼痛纤维通过几个后根进入脊髓，因此会产生更广泛的或无法定位的疼痛。而且，同一脏器存在着不同节段而来的神经纤维相互交错支配的现象，这就决定了内脏痛的复杂性。内脏痛主要为C纤维传导，它是无髓鞘神经纤维，兴奋阈较高，最细，传导速度最慢，疼痛范围较弥散，定位不明确，对锐性刺激、切割和烧灼及触、压均不敏感，而机械牵拉、膨胀、缺血、痉挛、炎症、化学性刺激可致剧痛，这些伤害性刺激是引起内脏痛的主要原因（图5-1）。通常呈持续性慢痛，并带有明显的情绪色彩。由于内脏伤害性刺激可激惹中枢神经系统的反应性，因此内脏痛可引发较强的自主神经反射及骨骼肌痉挛。

（三）内脏感觉神经

内脏感觉神经胞体存在于脊髓后角，其轴突走行于自主神经中，末梢分布于内脏、空腔脏器的系膜、实质脏器的被膜，与这些脏器的感受器连接。它们能感知内脏器官的血流、张力、牵拉、扭结、组织结构、血管内容物的化学性质等有关信息，通过内脏感觉神经传入纤维，把信息传入中枢，产生感觉，成为自主神经反射弧的传入部分。内脏感觉神经后根进入脊髓，沿与皮肤痛觉相同的通路上行。

由内脏感觉神经传入纤维组成的各种内脏感觉通路，参与内脏功能的反射性调节。

1. 内脏-内脏反射　依靠内脏的信息进行内脏功能调节的反射称为内脏-内脏反射。这种反射大都由副交感神经介导。

（1）迷走神经反射：调节内脏功能的活动度，传递胃扩张、胃充盈情况。当胃的扩张、充盈超限时，即引起恶心及呕吐反射。

（2）肠反射：由内脏神经的传入与传出纤维组成。传递内脏的痛觉，常为手术后或神经阻滞后等情况下发生肠麻痹的常见原因之一。

（3）副交感神经骨盆反射：传递膀胱、直肠的充盈感觉，并对排尿、排便、勃起等起反射性调节。

2. 内脏-躯体反射　内脏-躯体反射是由内脏痛的传入信息而引起的躯体性运动系统的反射。例如，当阑尾炎时，往往会出现患处的腹肌紧张。

3. 躯体-内脏反射　躯体-内脏反射是指躯体性感觉可引起自主神经反射，如刺激皮肤能引起内脏反射和血管反射。当胃肠痉挛性疼痛时，对特定区域皮肤加温可使疼痛缓解。

（四）内脏传入神经元的兴奋性

电压敏感性离子通道是动作电位形成的基础，因此这些通道的表达、特性和密度决定了神经元的兴奋性。电压敏感性钠通道（Na_v）与动作电位的快速上升相有关。在初级传入神经元中存在至少6种已知的钠通道 α 亚单位，包括 $Na_v1.8$ 和 $Na_v1.9$，它们不易被神经毒素——河鲀毒素阻断。在背根神经节中，$Na_v1.8$ 主要分布在具有脱髓

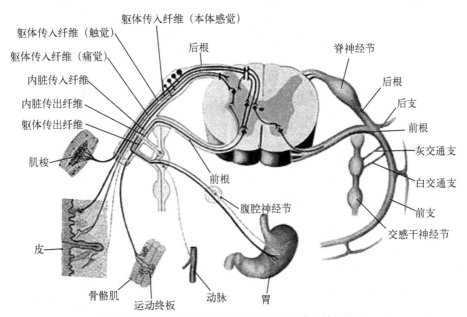

图 5-1　内脏痛传入神经纤维与躯体痛传入神经纤维

鞘轴突的小直径神经元中，后者在疼痛的形成过程中发挥了重要作用。研究发现，敲除$Na_v1.8$基因后动物的内脏痛行为明显减轻。其他钠通道也与神经兴奋性改变及外周和（或）中枢敏感化的形成发展有关。

内脏感觉神经元中也存在多种电压敏感性钙通道。钙离子流可激活钙依赖性钾通道，还可触发神经递质释放，从而形成神经元间的信息传递。钙离子可以调节蛋白激酶和磷脂酶活性，使其作用于不同的离子通道，最终改变细胞膜的兴奋性。

在内脏感觉神经元中也有多种不同的钾电流，其中有一种特异的短暂钾电流，这种电流在胃肠道炎症伴内脏高敏感时明显减少，表明钾通道的表达和调节在影响内脏动作电位时程和放电模式中的重要作用。

此外，很多配体门控的离子通道也参与了内脏痛的机制，如5-羟色胺受体、嘌呤受体。酸敏感离子通道也与内脏痛的形成有关。

三、内脏痛传导通路

内脏伤害性感受器的传入冲动经传导疼痛的第一级神经元终止于脊髓后角，经后角神经元初步整合；第二级神经元在脊髓内向对侧交叉，于侧索内脊髓丘脑束中上行到达丘脑，在丘脑进行加工；第三级神经元将伤害性信息从丘脑投射至大脑皮质，在大脑皮质中产生痛觉。

（一）以突触为中介的传导机制

在内脏痛的传导通路中，神经元与神经元之间的信息传递以神经突触为基础，确保神经元间在功能上的彼此联系（图5-2）。根据突触接触部位，突触可分为轴突-树突型突触、轴突-胞体型突触、轴突-轴突型突触、树突-树突型突触、胞体-胞体型突触、树突-胞体型突触、胞体-树突型突触；根据突触对下一个神经元活动的

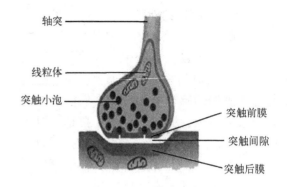

图5-2 突触的亚显微结构

影响，突触可分为兴奋性突触和抑制性突触；根据突触传递的性质，突触可分为化学性突触、电传递突触、混合性传递突触（图5-3）。中枢神经系统的突触联系在单线联系的基础上更有辐散式、聚合式、锁链式和环式4种主要联系方式。

突触传递的一般特征：单向传导、突触延搁、总和作用、易疲劳性、易受内环境变化及药物影响、后放效应。

突触通过钙离子介导的突触递质释放，使突触后膜产生兴奋性突触后电位（EPSP）或抑制性突触后电位（IPSP），表现为突触后神经元的兴奋或抑制。

（二）传导通路

来自胸、腹腔脏器的痛觉冲动经交感

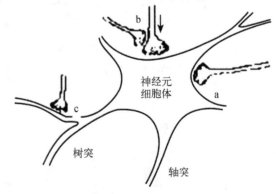

图5-3 突触的类型

a.轴突与胞体相接触；b.轴突与轴突相接触；c.轴突与树突相接触

神经传入中枢，来自盆腔器官的痛觉冲动则经副交感神经传入中枢。内脏疼痛信号经痛觉传入纤维进入脊髓后角换元后沿与皮肤痛觉相同的通路向高级中枢传递，其传递机制和通路特别复杂，以下通路与内脏疼痛的传导有关，但并非内脏疼痛的特异传导束（图 5-4）。

1. 脊髓丘脑束　脊髓丘脑束为传导疼痛觉的一条主要通路。前两级神经元在脊髓后角灰质的 IV～VIII 板层中换元后，经前联合交叉到对侧上升，终止在丘脑。该束可分为侧束和腹束，侧束在丘脑腹后外侧核换元后经内囊向大脑皮质感觉区投射，腹束有部分纤维经脑干网状结构在丘脑髓板核换元后向大脑广泛区域投射并和下丘脑、边缘系统联络。

2. 脊髓网状束　脊髓网状束起于脊髓后角灰质 IV、V、VII 板层，为多突触的短纤维，从各髓节的腹侧上行，多数纤维进入脑干的同侧网状结构，少数纤维向对侧穿行，达丘脑以前又分为两条行径，一条沿腹侧走向边缘脑与下丘脑联系，一条则进入丘脑髓板的束旁核。脊髓网状束多突而弥散，接受广泛的外周传入会聚，常与脊髓丘脑前束部分纤维相掺杂，并向双侧走行，通过延脑网状结构转换神经元传至丘脑非特异核群。

3. 脊颈束　脊颈束的纤维发自脊髓后角灰质 V、VI 板层细胞，在同侧的背外侧上行，至 $C_{1,2}$ 节和低位延髓水平，然后转向对侧再进入丘脑腹后外侧核，在此换元后投向大脑皮质感觉区。

4. 背内侧束　背内侧束主要发自脊髓后角第 VI 层细胞，少数起于 V、VI 层，在同侧背索上升至延髓后柱核（薄束核和楔束核），再转向对侧，沿内侧丘系进入丘脑腹外侧核，换元后投向皮质体感区。

5. 脊髓固有束　脊髓固有束是围绕脊髓灰质的短纤维，主要负责联络各节之间的传导，为疼痛的反射机制联络系统，其中也有弥散上行的中纤维，经多级神经元到达脑干网状结构和丘脑。

6. 脊髓中脑束　脊髓伤害性神经元传入在脊髓交叉至对侧，通过中脑网状结构许多核团转换神经元后传至丘脑特异核团和非特异核团。脊髓中脑束神经元的分布动物种系差异较大，投射到中脑的楔状核、臂旁核、导水管周围灰质、丘间核、上丘深层、红核等。其细胞包括非伤害性神经元、非特异性伤害神经元和特异性伤害神经元三类。

7. 脊髓臂旁杏仁束　脊髓伤害性信息传入主要由对侧背外侧束终止在臂旁核，转换神经元后再投射到杏仁核。

8. 脊髓臂旁下丘脑束　脊髓伤害性信息传入主要由对侧背外侧束终止在臂旁核，

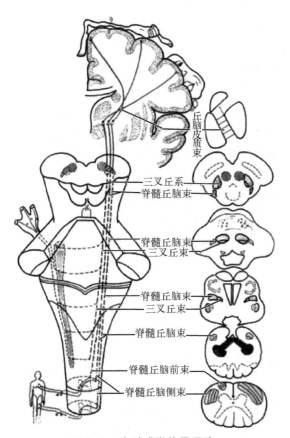

图 5-4　内脏感觉传导通路

转换神经元后再投射至下丘脑，在臂旁核的突触后，二级神经元轴突终止在下丘脑腹内侧核。

9.脊髓下丘脑束　脊髓伤害性刺激传入直接投射到同侧下丘脑，并交叉至对侧下丘脑，与边缘系统有密切的联系，在痛觉情感成分的信息加工中起重要的作用。

四、内脏痛中枢及其信息传递特征

（一）皮质下中枢

与疼痛有关的皮质下结构主要包括脊髓、丘脑、下丘脑及脑干的部分核团和神经元。

1.脊髓　脊髓是痛觉信号处理的初级中枢，伤害性刺激的信号由传入纤维传入脊髓后角，在后角加工处理后，一部分引起脊髓反射，一部分继续上传。脊髓能感受伤害性刺激，对伤害性刺激起反应，且对伤害性刺激起着调节作用。

2.丘脑的有关核团　丘脑由六大核群组成，其中有些核团参与疼痛机制。目前较为明确的与疼痛传递有密切关系的核团有内侧核群及外侧核群中的腹后外侧核，腹后内侧核和髓板核群中的束旁核、中央核。丘脑核团中神经元放电的频率和时程与刺激强度变化成正比，所以能定量反映外界刺激。这些神经元将外周刺激的部位、范围、强度和时间信息编码向皮质传递，有痛觉分辨功能。丘脑是各种感觉信息进入大脑皮质形成主要感觉以前最重要的整合中枢，接受来自脊髓、脑干的投射，中继后再投射到大脑皮质。能对伤害性刺激起反应，调节痛觉，也参与痛觉的情绪反应。

3.下丘脑　下丘脑内的一些核团含有对伤害性刺激呈兴奋或抑制反应的痛敏神经，这些神经元在疼痛的调控中或多或少都起着一定的作用。下丘脑按细胞大小组成三大核群：①由两种小细胞构成的视前核、漏斗核、背内侧核、下前核、室周核；②由三种中型细胞构成的腹内侧核、结节外侧核、乳头体核；③由四种大细胞构成的视上核、室旁核、背侧核和后核。

4.脑干网状结构　位于延脑、脑桥和中脑的网状结构，分为正中部、内侧部和外侧部。其中的核团自下而上为延网核、脑桥网核、桥被盖网核、楔状核、楔下核、脚桥被盖核。延脑段的核团有心血管和呼吸中枢，以及呕吐、吞咽中枢。脑干网状结构是多种感觉传入冲动的汇集之处，是重要的痛觉调节机构，该结构在中枢性痛觉的调节和整合中有着重要地位。

（二）高级中枢

大脑皮质是疼痛的感觉分辨和反应发动整合的高级中枢。疼痛过程涉及广泛的区域，疼痛冲动也必然进入意识领域。一般认为下列皮质区参与疼痛的全过程。

1.第一感觉区　第一感觉区即中央后回的3、1、2区，按人体的倒立投影分布，主要接收来自丘脑腹后核的投射纤维，为疼痛的感觉分辨区，对体表的疼痛分辨更为明确。

2.第二感觉区　第二感觉区即中央后回的最下部、中央前回与岛叶之间的区域，其人体投影呈横卧分布，前端为头而依次到尾端，主要接受由丘脑中转的旧脊髓丘脑束的投射，具有双侧性，与内脏疼痛有关。

3.第三感觉区　第三感觉区即中央前回。该区为运动辅助区，同时也接受丘脑的纤维投射，参与深感觉的分辨和疼痛反应活动。

4.边缘系统　边缘系统包括扣带回、钩回、海马回及边缘系统的有关结构，疼痛的过程与该区有密切的关系，与疼痛时伴随的强烈情绪变化有关，特别是内脏疼痛和心理性疼痛的调控作用。刺激边缘系统部分区域能使痛阈提高，产生镇痛效应。

疼痛在大脑皮质的投射范围中，内脏投射区最狭小。疼痛的反应发动系统和疼痛的整合调控是由广泛的皮质区共同参与相互作用的活动，因此，脑皮质区的分工和定位是相对的。

（三）内脏信息中枢传递的特征

（1）个别内脏的传入神经纤维可兴奋很多脊神经元，这些神经元大多数接受邻近节段的投射。

（2）空腔脏器扩张引起的刺激 - 反应曲线，在非伤害性压力范围和超生理范围，随压力的增加呈单调递增。

（3）多数脊神经元，通过内脏机械刺激激活，对化学刺激也有反应。

（4）内脏信息不是通过独特的脊髓传递通道，而是通过已认识清楚的躯体感觉通道。

（5）躯体 - 内脏会聚是常见的现象，躯体接受野常包括伤害性成分，躯体 - 内脏会聚的节段性是牵涉痛的基础。

（6）内脏器官的炎症可导致脊髓后角神经元的中枢敏感化，此时内脏和躯体输入信号出现易化，可能在牵涉性痛觉过敏现象中起着重要作用。

（7）内脏信息的中枢传递受下行抑制系统的控制，内脏传入神经的活性可激活不同节段的抑制。

第三节　内脏痛的感受和调控

一、不同脏器的感受特点

1. 空腔内脏　胃肠道、胆道、子宫、输尿管、膀胱等空腔脏器的平滑肌壁内存在伤害性感受器。它们对平滑肌的主动收缩或脏器的扩张呈中度放电反应。当空腔脏器梗阻时，平滑肌进行等长收缩，这些感受器的放电频率显著增加，并引起绞痛。

2. 心脏　心脏的痛觉信息是通过交感神经传递的，而不是迷走神经。冠状动脉梗阻致心肌缺血及心肌收缩时局部化学物质如腺苷、缓激肽、组胺、前列腺素、5-HT、钾离子、乳酸等的堆积和高渗等因素，均为心脏痛觉感受器的适宜刺激。

3. 肺脏　肺内毛细血管旁感受器和肺刺激性感受器均与痛觉传入纤维相连，并经迷走神经传入中枢。肺淤血、栓塞、肺不张、气胸、刺激性气体吸入均可激活这些感受器，诱发呼吸困难和疼痛，并可反射性地引起心动过缓、呼吸急促或呼吸暂停。

4. 其他脏器　肝、肾、脾和肠系膜等处的痛感受器多分布在相应脏器表面的被膜上，它们对刀割、针刺、火烧等锐性刺激不敏感，而对牵拉、揉搓、膨胀等钝性刺激反应较为强烈。常伴有恶心、呕吐、反射性心动过缓或严重的牵涉痛发生。

二、中枢感受特点

在中枢神经系统的痛觉感受过程中，各级中枢各有其特点。

（一）疼痛传导束的性能

传导疼痛的神经束，也携带其他的感觉信号，其走行和投射并非直达，并有其特异的限定形式。

1. 外侧传导系统　外侧传导系统包括新脊髓丘脑束、脊柱传导束和脊颈束。它们主要投向大脑皮质感觉区，其共同特点是换元少、较直接、传导快，为一条定位投射的传导系统。新脊髓丘脑束较大，对痛信号敏感度高，分辨度强；而脊柱传导束的突触后纤维对伤害性刺激可持续高频放电；脊颈束对伤害性机械和温度刺激起反应，且具有两点分辨的特点。

2. 内侧传导系统　内侧传导系统包括脊髓网状束、旧脊髓丘脑束和脊髓固有束，统称为旁中央系统。主要投向边缘系统，其共同特点是短纤维、多级神经元、径路弥散、传导较慢、定位模糊，对伤害性刺激起反应，反应频率随刺激强度相应增加，并出现内脏反应和情绪行为反应。

上述两个传导系统之间有许多突触联系，因此两者之间的活动也有相互作用的机制，表现在外侧系统对内侧系统的抑制作用，内侧系统对外侧系统的代偿作用，如外侧系统被阻抑时，疼痛冲动仍可向中枢传导，这是内侧系统的替代作用。疼痛传导束的功能并非各自单独体现，它们在传递过程中各自的分支相互接触，并在每一个突触水平发生会聚和辐射，且多方向投射，因而产生复杂的效应。

（二）皮质下中枢的性能

1. 丘脑　丘脑为疼痛的主要皮质下中枢，其中的中央核和束旁核都接受脑干网状结构的 C 纤维的慢痛投射，可分辨疼痛的时间概念，是脑内最重要的痛觉整合中枢。

2. 下丘脑　下丘脑有些核团存在痛敏神经元，对伤害性刺激呈现兴奋和抑制反应，同时伴随情绪和内脏反应，慢性疼痛尚影响其对内分泌系统的调节功能。

3. 边缘系统　边缘系统具有接受和调控疼痛信息的功能。疼痛冲动由边缘系统向大脑皮质投射即产生疼痛的体验和心理反应。疼痛冲动自边缘系统向下传导时，则调控本能情感反应的程度。

4. 脑干网状结构　脑干网状结构既是疼痛传导的通路又是疼痛的低级中枢，其内侧部为整合及效应区，外侧部为感觉联络区。疼痛信号在此受到调控（易化或抑制），特别是通过其中的内脏中枢（呼吸、心血管、呕吐）所引发的内脏反应（呼吸节律、心率、心律、血压的改变和呕吐等），

具有重要意义。

（三）高级中枢的性能

大脑皮质对疼痛信号具有感觉分辨和反应发动的功能。疼痛信号在大脑皮质实际经历了感知、整合、调制、机体反应（包括心理反应）等全过程。这些皮质活动是广泛的，有许多功能区共同参与，除感觉区和运动区的皮质，还有视、听、嗅、味及经验记忆等功能区的参与。其功能的定位只是相对的，一般倾向于如下的分工。

1. 感觉分辨系统　感觉分辨系统主要分辨疼痛的形式、性质、空间和强度。中央后回具有对疼痛刺激形式的分辨，如刺、割、烧灼、挤压、膨胀的辨别。中央前回具有疼痛空间的辨别功能，可识别刺激的存在、刺激的部位和层次。中央后回的后外侧区可识别疼痛的强度，即疼痛的轻、重、剧烈等程度。

2. 反应发动系统　内脏的疼痛反应是由边缘系统、下丘脑、脑干网状结构等中枢系统所驱动，出现自主神经、内分泌、体液生化乃至免疫系统的反应和功能障碍。

3. 皮质联络系统　疼痛过程中大脑皮质各功能区之间通过各条线路互相紧密联系着，这些联系的神经纤维包括以下三部分。

（1）连合纤维：为联系两侧大脑半球同各区的横向纤维，包括胼胝体的前钳、后钳和毯部，分别联系两半球的额、顶、颞、枕，其次为前联合及后联合。

（2）联络纤维：为联系本半球皮质的纤维，包括上、下束，上、下额枕束，扣带束和钩束，分别联系本半球各脑叶的功能区。

（3）短纤维：还有一些"U"形或"V"形的近程纤维，分别联系脑回间的皮质。

投向大脑皮质的疼痛信号除直接介入的伤害性刺激以外，也可以来自非介入性形式，如当伤害性刺激在接触或介入以前即被视、听、嗅或味等特殊感官所察觉，

立即唤醒大脑皮质的条件反射，提前产生了痛觉或增高了疼痛的强度，同时也产生疼痛的内脏反应。

三、内脏痛的调控机制

（一）感受器的反馈调节

痛觉感受器受适宜刺激后，能产生一系列神经冲动并沿着一定传入神经通路传入中枢，但感受器本身及其传导部分的活动又常受到中枢神经系统的反馈调节。痛觉冲动在其起源处就可受到神经系统外周部分活动的影响，通常表现为积极的抑制过程，痛觉传导通路常处于这种紧张性抑制影响之下。皮质参与下的痛觉感受器的负反馈调节，可避免产生过度的疼痛，使不少潜在的痛觉成分在中枢痛觉调制的初期就被减弱或消除。

（二）突触间抑制

中枢神经之间的抑制过程主要产生于突触的两个不同部位：突触前抑制和突触后抑制。中枢神经系统通过这两种抑制形式而发挥各种抑制性活动。

1. 突触前抑制　中间神经元兴奋时释放抑制性递质作用于突触前膜，使 Cl^- 通道开放，引起突触前膜发生部分去极化，从而使膜电位下降，导致其后的神经冲动到达突触前膜时产生的动作电位峰值降低，兴奋性递质释放减少，不足以使突触后神经元兴奋而表现为抑制效应。在这种情况下，突触后膜的兴奋性并无改变，也不产生抑制性突触后电位，仅表现为突触前膜特性的变化。

2、突触后抑制　突触后膜的特性变化而出现抑制性突触后电位，使中枢表现抑制效应。其过程表现为一个兴奋性神经元首先兴奋一个抑制性神经元，后者释放抑制性神经递质，作用于其他神经元，使其活动受到抑制。突触后抑制存在的意义在于，通过其负反馈控制，使神经元活动能

及时终止，促使同一中枢水平内的许多神经元间的活动步调一致。

（三）会聚

尽管周围感觉神经元有感受各种不同性质刺激的相对特异性，但在中枢感觉传导通路的各个水平均可出现不同性质刺激诱发的传入冲动或起源于不同部位的传入冲动聚合于同一神经元的现象，称为会聚。发生会聚的神经细胞需要较强程度的刺激或较多的传入纤维，同时受到刺激才能兴奋。经此神经元传入的冲动可能缺乏精确的定位信息，甚至发生错定位（牵涉痛）。

（四）多突触传递

脊髓内的痛觉非特异传导系统为多突触传递通路，痛觉传入冲动经许多短纤维接替上行，使一个神经元的兴奋通过多突触联系而同时引起许多神经元兴奋或抑制，扩大了影响范围。中枢内的这种多突触传递方式使兴奋在空间上有很大扩展，时间上又持续很久。多突触传递使疼痛定位不清晰，不同来源的冲动互相间影响使得同一来源的信息经不同途径上传，引起不同效应。

四、各级中枢神经系统对痛觉的调控

疼痛的全过程始终处于机体自身的调控之中，在某种意义上是机体对伤害性刺激的防御机制或在一定范围内的"代偿"机制。自大脑皮质至脊髓各级中枢和每一个突触的传导均参与疼痛的调制活动，只是在范围和方式上有所不同。

（一）大脑皮质的调控

大脑皮质是痛觉整合、感知的最高级中枢。皮质的感觉区可选择性抑制伤害性刺激的投射效应，在慢性疼痛中尤为显著。有发现大脑皮质对皮质下中枢的痛神经元活动确有抑制作用，可通过皮质脊髓束的下行调控而改变疼痛的认识过程，还可通过脑干的中转而影响背角神经元的活动。

边缘系统不仅参与形成痛情绪反应过程，而且在痛反应机制中也有调制信息传入的功能，并通过其下行传导呈现下行抑制效应。

（二）间脑的调控

位于皮质下的许多核团对疼痛有明显的调制作用。下丘脑一些核团内有对伤害性刺激敏感的痛敏神经元，并参与疼痛的兴奋或抑制。刺激下丘脑的前部、中部、后部和视上核，可提高痛阈，产生明显的抑痛作用，视上核此效应更为明显。丘脑的中央核可抑制与其邻近的束旁核的痛放电，这种抑制实际是中央核纤维抑制了大脑皮质对束旁核的紧张性兴奋作用，或中央核通过尾核对束旁核的调控而产生的抑痛作用。丘脑是疼痛调制最主要的整合中枢。

（三）脑干的调控

脑干是内源性痛觉调控系统的中心，在疼痛的下行调控机制中，脑干结构的功能较为突出。起源于下位脑干网状结构内侧部的背侧网状脊髓系统具有下行抑制作用，是一种紧张性的抑制作用，能抑制后角中间神经元及上行束传递细胞对伤害性传入的反应。

中脑的中央灰质和延脑的中缝大核及其邻近的网状结构和脑桥背外侧核网状结构被认为是特异的抑痛系统。该系统既接受来自高位中枢的下行冲动，也接受来自脊髓的上行冲动，因此，它既可以选择性抑制痛冲动向上传导，也受高位中枢的镇痛调控，其下行的痛调制纤维主要是中央灰质、中缝大核的纤维和网状巨细胞核的纤维。既可抑痛，又可对抗痛抑制而加强痛感。

脑干网状结构在抑制背角疼痛传递神经元电活动的同时，对非伤害性刺激发生反应的神经元则不受抑制，即使发生很强的镇痛效应，也不影响到其他感觉或运动过程。这种镇痛效应不仅具有高度选择性，而且有明显的躯体分域结构的特点。伤害性脑干下行系统选择性地控制着伤害性信息向上传入脑，同时又受到高位脑镇痛结构的下行性调制作用。因此，脑干疼痛控制系统可由高级中枢所激动，也可通过由外周性输入所激动的负反馈机制来发挥抑制疼痛作用。

（四）脊髓的调控

脊髓既是伤害性刺激信息向高级中枢传递的第一站，也是伤害性刺激信息进入高级中枢之前对痛觉整合和调控的第一站。疼痛的脊髓机制不论在神经神态学、神经生理学和神经生活学方面都处于重要地位。

脊髓具有极强的抑痛和镇痛功能，通过闸门效应、突触前抑制、前馈抑制和对上行投射神经元的突触后抑制，减少或阻碍伤害性信息向中枢的传递，使疼痛得以缓解。疼痛信号在进入高位中枢以前已在脊髓受到调控，即对疼痛信息的量、性质和时速进行调节、转换或控制。脊髓的这种功能主要集中在脊髓后角的胶质区，其中的胶质细胞又是脊髓各节段内调控效应的中心环节，同时也受到高位中枢的下行调控。

五、痛 觉 过 敏

痛觉阈值降低的现象称为痛觉过敏。敏感化是指反应强度的增加。它常表现为静息状态下的活性增高和高阈值内脏传入纤维的反应阈值降低。痛觉过敏是组织损伤和炎症的重要特征，也出现在神经病变的情况下。大多数机械敏感性内脏传入纤维在预先接受非伤害性刺激后会出现对中空脏器扩张的反应敏感化。这说明：内脏传入纤维的敏感化可以不需要出现组织损伤或炎症；内脏感觉神经具有高度可塑性，可接受快速及可逆的兴奋性改变，可能导致内脏感觉的变化。

（一）痛敏的外周和中枢机制

外周和中枢机制都参与了内脏敏感化的形成。外周伤害性感受器受到损伤性刺激，释放缓激肽、组胺、5-HT、前列腺素等化学递质，导致伤害性感受器敏感化，产生更多的神经冲动传入中枢神经系统，在脊髓和脊髓上水平增加中枢神经元的兴奋性，从而使得以前的伤害性刺激被感觉到更加疼痛，形成内脏敏感化。受损神经可在无任何外部刺激的条件下产生高频簇状放电，导致痛觉过敏和感觉异常。慢性疼痛过程中，痛觉传导离子通道和受体发生异常变化，神经轴突的钠通道、钾通道、钙通道都可能发生异常表达和异位分布，大量的异位和自发的非编码传入放电，促使痛觉过敏和感觉异常。

脊髓兴奋性氨基酸受体及其下游效应物的激活能引起中枢敏感化，伤害性感受器被反复慢性刺激促使脊髓背角细胞发生病理变化，胶质细胞等参与合成新的神经递质，并对原有递质发生调制，导致脊髓背角整合，参与内脏痛敏的形成。延髓头端腹内侧结构（RVM）是调节脊髓痛觉的下行传导通路的重要部位，它参与了脊髓水平中枢敏感化的形成和维持过程。主要通过兴奋性氨基酸受体、阿片受体及缩胆囊素受体参与内脏痛敏的形成。

与躯体其他感觉形式不同，痛觉感受对延迟的刺激不会产生快速适应，因为持续的刺激可以产生更强的伤害性感觉或者可以减少刺激的阈值或强度。

（二）中枢敏感化的产生

中枢敏感化即由外周伤害性感受器输入冲动所产生的兴奋性增强，导致对随后的刺激呈超敏感现象。电刺激细传入神经、有害刺激、炎症或组织损伤激活伤害性感受器，以及增加神经和后根神经节的异位外周密集冲动，使背角神经元呈超兴奋状态，以致扩大感受区域，增加对阈上刺激

反应的幅度和持续时间，以及降低阈值。所有这些因素将引起脊髓上神经元活性增强，产生中枢敏感化。

在低频率重复性伤害性感受器输入中，背角神经元 Aδ 纤维和 C 纤维产生慢突触电位，这些慢电位的总和，使后角神经元产生渐进性增加和持续的去极化。同时，脊髓伤害性感受器的轴突末梢释放兴奋型氨基酸介质和神经肽类物质，通过复杂的第二信使作用使离子通道开放，从而引起进一步去极化。

（三）原发痛觉过敏与继发痛觉过敏

痛觉过敏不仅出现在损伤的部位，而且出现在周围的未损伤区。在损伤区的痛觉过敏称为原发痛觉过敏，在损伤周围的未损伤区的痛觉过敏称为继发痛觉过敏。

原发痛觉过敏是由于炎症或受损组织内神经末梢受到局部介质和化学因子刺激，使高阈值伤害性感受器初级感觉神经元的传导敏感性增加，这是直接改变了受损组织周围末梢敏感性的结果。伤害性感受器的阈值降低，对伤害性刺激产生敏化。伤害性感受器的感受野扩展到损伤部位的邻近区域，由于这种扩展，损伤后的伤害性刺激可激活更多的纤维，这种空间总和会产生更严重的疼痛。原发性痛觉过敏可能是损伤了低阈值的机械感受器，导致对伤害性感受器输入失去中枢抑制，因而疼痛增强。

继发痛觉过敏的痛觉阈值不降低，其特征是在强烈的刺激作用下，继发痛觉过敏区的痛觉比正常感觉区显著，使疼痛增强，持续时间不超过 24 小时。伤害性感受器的扩展性致敏作用可能是继发痛觉过敏的机制之一，一个伤害性感受器的激活导致像 P 物质这样的化学物质释放，该物质激活邻近的伤害感受器，从而导致化学物质的进一步释放和外加伤害性感受器的激活，产生继发痛觉过敏。继发痛觉过敏的产生

可能是由于中枢兴奋扩散所致。

（四）心理因素导致的痛敏

内脏疾病的疼痛受到心理过程的影响，因此负向的心理作用定会增加内脏疼痛的强度，这种增加的强度即为心理因素导致的痛敏效应，常受患者社会角色、家庭地位、生活条件、性格倾向和气质类型的影响。

应激、焦虑、专注和认知等情绪行为可通过皮质、杏仁核、下丘脑和其他大脑部位的神经调节影响外周事件产生的疼痛，从而改变疼痛体验。

这种情况下疼痛的性质、程度和持续时间都难以用病变的病理机制加以解释，而且单独使用镇痛药不能产生理想的效果，同时伴有紧张、焦虑、恐惧或抑郁。根据其临床特点分为以下几种类型。

1. 灶性增值型 患者对实际病变的病理损害性疼痛程度过分夸大，往往有明显的"角色障碍"和情绪色彩，存在焦虑、紧张、恐惧等情绪变化。此种类型多见于突发性病变、意外损伤、事故性创伤的患者。

2. 病变联想型 其病变部位和病理机制本无引发疼痛的可能，但由于患者的心理联想而产生了疼痛症状，如胆囊息肉、胃肠道息肉、良性肿瘤等，在不合并其他病变或改变时这些疾病一般不会引起疼痛，因此这种情况下的疼痛是心理联想的结果。

3. 记忆回放型 原本已被治疗的病变或病灶已被切除，但患者仍有原来疼痛的发作，或仍感原器官的存在。

4. 心理性排斥型 凡接受异体组织、器官移植的患者均有免疫排斥反应出现，这属于生理性排斥，但同时患者在心理上对异体的组织器官也存在着排斥反应，这属于心理性排斥，表现为受体部位的慢性持续性疼痛或阵发性加重，且其疼痛不能以手术创伤所解释。

第四节　内脏痛的病理生理机制

一、内脏痛的神经生理学机制

内脏痛的部分神经生理学机制已在"内脏痛的传导"一节有所述及，下面就内脏痛神经传导通路上的信号转导装置，即感受器、受体、通道的作用机制进行阐述。

1. 酸敏感离子通道（ASIC） ASIC属于NaC/DEG家族的一个成员，目前，已发现了6个ASIC亚基（ASIC1a、ASIC1b、ASIC2a、ASIC2b、ASIC3、ASIC4），它们在外周和中枢神经系统的感受神经元中高表达。这些通道在机械感受信号的转导中有一定的功能，尤其在痛觉的感受中起着至关重要的作用。炎症可诱导该离子通道转录并产生转录后调节，从而影响神经元兴奋性，参与痛觉感受的敏感化过程。

ASIC家族的6个亚基可以组成同聚体或异聚体酸敏感离子通道，这些通道表现出不同的电流表型和通道特性。而ASIC2b或ASIC4形成的同聚体是无功能的，它们一般作为辅助或调节亚基与其他亚基形成异聚体。

ASIC1a在脑、脊髓和背根神经节中广泛表达，其同聚体通道对H^+敏感性较高，且电流只表现出快速失活成分。该通道主要通透Na^+，但对Ca^{2+}也有一定通透性。ASIC1b是ASIC1a的剪接变异体，它仅在背根神经节中有表达，该通道与ASIC1a有类似的H^+敏感性和动力学特性，但是它仅对Na^+有通透性。ASIC2a在脑、脊髓、背根神经节中均有表达，其对H^+敏感性较低，没有稳态电流成分，但快速失活电流动力学在脊髓和脑中也有较大差异。ASIC2b是ASIC2a的剪接变异体，在体内分布很广泛，在脑和背根神经节中均有表达，该亚基的同聚体是无功能的，通常作为辅助亚基和其他亚基共表达成异聚体。ASIC3 是背根神经节特异存在的酸敏感离子通道，它所介导的电流包含两种成分：快速失活成分和稳态成分。ASIC4 分布也很广泛，不能形成有功能的同聚体通道。

由于组织酸化与痛觉有着直接的关系，ASIC 被认为在痛觉引发或调节中有着重要作用。

2. 瞬时受体电位通道（TRP channel） TRP 通道是位于细胞膜上的一类重要的阳离子通道。在哺乳动物，已发现 28 种 TRP 通道亚型，分属于 6 个亚家族，其调节机制各异，涉及功能广泛。TRP 通道与机械感受受体相关，而且也能被多种刺激门控开放，说明该通道可能为多种感受刺激的整合器。

TRP 通道具有 6 次跨膜结构域，以及位于胞内的 N 端和 C 端。TRP 通道为非选择性阳离子通道，主要通过离子为 Ca^{2+}、Na^+，但是不同的 TRP 通道对两种离子的选择性比值不同。

通道的调节，包括激活和失活，即通道的开放或关闭。各种 TRP 通道的激活机制可分为受体激活、配体激活、温度变化激活、渗透压变化激活、电压依赖性激活等。

3. 温度感受器 一些 TRP 通道也是温度敏感性的，这是感觉神经细胞对伤害性热觉产生反应的基础。这些通道有不同的温度激活阈值，且在初级感觉神经元和一些组织中有表达。近年来在哺乳动物中已发现 6 个与温度有关的通道，其中 4 个属于 TRP 通道 V 亚家族成员。这些通道组织分布非常广泛，功能上属于钙渗透性通道。

4. 钠通道 神经系统钠通道以电流和动作电位的持续时间可分为快和慢两种通道；根据对河鲀毒素的敏感性可分为河鲀毒素敏感性和河鲀毒素不敏感性钠通道。钠通道主要是由一个构成孔道的 α 亚单位及两个附属的 β 亚单位组成的一种跨膜糖蛋白（图 5-5）。目前已确定至少有 9 种基因编码电压门控钠通道 α 亚单位，命名为 $Na_v1.1 \sim Na_v1.9$；以及 3 种 β 亚单位，命名为 β_1、β_2、β_3。电压门控钠通道 $Na_v1.8$ 和 $Na_v1.9$ 在外周神经系统特异性表达，大多数分布于伤害性感觉神经元，成为镇痛药物作用的靶点。$Na_v1.7$ 存在于交感神经和伤害性感觉神经元，在炎性疼痛中具有关键性作用。$Na_v1.3$ 和一种 β 亚型（β_3）在某些神经病理性疼痛时表达上调，增强神经元兴奋性和痛敏。钠通道阻滞药如利多卡因、蜗牛毒素，可以减弱甚至消除急性疼痛、炎性疼痛、神经病理性疼痛。

5. 钾通道 哺乳动物钾通道由 4 个经膜的 α 亚基和膜内的 4 个 β 亚基组成（图 5-6）。钾通道对维护神经元的静息电位、调节其兴奋性和反应特性起着重要作用。钾通道主要调节膜的去极化、静息电位、神经冲动发放频率及感觉神经元神经递质的释放。在神经病理性疼痛中钾通道在转录水平受到不同程度的调控。K^+ 电流在决

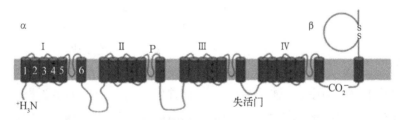

图 5-5　电压门控钠通道 α 亚基和 β 亚基的一级结构

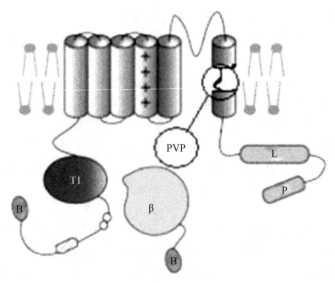

图 5-6　电压门控钾通道结构

B. 球状肽；TI. T1 结构域；PVP. Pro-Val-Pro 基序；L. 定位结构域；P. 突触后密度蛋白结合区

[引自于耀清，陈军 . 2005. 电压门控性钾、钙、钠离子通道的结构及分类 . 中华神经医学杂志，4(5): 515-520.]

定痛阈上也有一定的作用。外周神经损伤后钾通道表达的改变与背根神经节的兴奋及慢性疼痛有关。

6. 钙通道　哺乳动物的神经组织中至少存在 6 种电压敏感性钙通道（VSCC）。不同亚型 VSCC 共同参与、协调突触的分泌活动。钙通道激活后，Ca^{2+} 内流，神经元去极化从而改变突触受体、细胞膜兴奋性、第二和第三信使浓度和基因表达。这些现象存在于正常的伤害性反应、原发或继发的痛觉过敏及对无害刺激的痛反应，VSCC 阻滞剂尤其是 N- 型 VSCC 阻滞剂可抑制上述过程的产生或发展。N- 型钙通道在继发性热痛觉过敏的产生和维持中起重要作用。电压门控钙通道在神经病理性疼痛的发病机制中有重要作用，也成为各种各样药物发挥镇痛作用的靶点。

二、内脏痛的内源性生化机制

参与内脏痛的感觉与调控的神经递质 / 调质几乎包括中枢和外周神经系统的所有神经递质 / 调质，如乙酰胆碱、单胺类（5-HT、组胺、多巴胺、肾上腺素、去甲肾上腺素）、氨基酸类（γ- 氨基丁酸、甘氨酸、谷氨酸、天冬氨酸）、肽类（内啡肽、脑啡肽、P 物质、前列腺素）等神经递质，内源性生化物质如无机盐类（K^+、H^+、Ca^{2+}）和腺苷类（ATP、ADP、AMP）等。下面分别阐述其中主要生化物质的特性及其作用机制。

1. P 物质　P 物质是由 11 个氨基酸构成的多肽，可使离体肠道收缩且不被阿托品所阻断，该物质是所有激素中在肠道含量最高的。P 物质在中枢神经系统分布广泛但不均匀，其中含量最高的是黑质、纹状体，其次是第四脑室底、中脑、下丘脑，大脑皮质含量最少。

P 物质主要作用于速激肽受体家族中的 NK1 受体。P 物质对疼痛信号的传递呈双重作用：在传入神经元中为兴奋性介质，是一级感觉神经元伤害性传入纤维的兴奋介质，其中以 C 纤维含量较高；在高级中枢神经及其下行的调节通路中则降低疼痛的敏感度。感觉神经逆向刺激时可由外周末梢释放 P 物质，作用于外周组织的 NK1

受体引起血管扩张，管壁通透性增加和血浆蛋白外溢，该现象与交感神经的活动无关，甚至可能受交感神经活动的抑制。小剂量 P 物质即可激活内啡肽神经元，由此提示 P 物质本身不是一种内源性吗啡样物质，可通过血脑屏障，但其在脑内产生镇痛作用需要阿片受体途径的参与。

在脊髓中，P 物质参与伤害性刺激信息的初级传入，伤害感受器的传入可导致脊髓背角释放 P 物质，而同时释放的降钙素基因相关肽（CGRP）可增强 P 物质的作用。P 物质 /NK1 受体是介导脊髓痛敏的重要途径，大剂量吗啡可通过其镇痛机制对抗 P 物质引起的痛敏。P 物质与兴奋性氨基酸的 N- 甲基 -D- 天冬氨酸（NMDA）受体可能共同参与引起痛敏的机制，且两者均需借助 NO 通路实现。P 物质与 NMDA 对提高脊髓会聚神经元的兴奋性具有协同作用，P 物质对兴奋性氨基酸通路具有增强作用。脊髓内 P 物质还具有镇痛的作用，可通过加强激活阿片受体引起镇痛效应，抑制伤害性刺激在脊髓背角神经元所引起的兴奋活动。P 物质及其代谢产物 P（5-11）作用于 NK1 受体，在脊髓水平参与痛敏的形成；同时又通过其本身及代谢产物 P（1-7）作用于不同于 NK1 受体的位点，导致 NK1 受体数目下调，从而对抗痛敏效应，并且激活阿片受体导致镇痛效应。

总之，P 物质是目前研究非常活跃的神经肽，与痛信息的处理过程关系非常密切，但也十分复杂。P 物质在外周组织中伤害信息的生成、伤害信号的初级传入过程，以及脊髓和脑中痛信息的处理过程中均有重要作用。在不同病因导致的慢性疼痛疾病中，P 物质的功能变化差异很大，可表现出镇痛性质，也可表现出致痛和痛敏性质，这表明它通过不同的机制参与不同的疼痛疾病。

2. 内源性吗啡样物质（MLF）　脑内已

发现的具有吗啡活性的神经多肽有 18 种以上，称为 MLF，分布十分广泛。MLF 在体内各部位均能合成，但不能通过血脑屏障。中枢神经系统的 MLF 是控制痛传导的重要生化物质，在机体遭受伤害性刺激时含量增高，在脊髓后角以突触前抑制的方式与各神经元作用而抑制伤害性刺激的传导。MLF 分布的部位均有阿片受体存在，目前已发现了 5 型阿片受体，较为公认的是有 μ 受体、δ 受体和 κ 受体 3 种。

（1）μ 受体：大鼠脑内的 μ 受体由 398 个氨基酸组成，对 β- 内啡肽和脑啡肽均有较高亲和力。脑啡肽 /μ 受体对痛感受过程呈双向调节作用，不仅可被外源性吗啡所激活，在吗啡镇痛中起重要作用；而且脑与脊髓水平的 μ 受体激活可拮抗 κ 受体的镇痛效应。也有研究表明：在脊髓背角伤害性反应特异性神经元中，吗啡可增强其中 31% 神经元的诱发电位，抑制另外 31% 神经元的诱发电位，而还有 17% 神经元则出现兴奋 / 抑制的双相反应，这些反应均可被纳洛酮阻断，提示 μ 受体对痛的调节可能有双向作用。另外也有研究证实：脑内可能确实有某些脑啡肽的释放有利于产生痛敏，小剂量纳洛酮阻断这些脑啡肽的痛敏作用，从而产生镇痛作用。

（2）δ 受体：δ 受体由 371 个氨基酸组成，主要与脑啡肽结合，与 β- 内啡肽也有一定亲和力。在边缘系统和脑干密度较高，因此其作用可能与痛行为有关。脑啡肽 /δ 受体对痛感受过程也呈双向调节：纳洛酮可引起脊髓释放强啡肽导致镇痛，而炎症状态下 δ 受体可易化痛感觉，μ 受体则通过抑制 δ 受体而镇痛，这进一步说明 δ 受体通路能易化痛感觉的传递。

（3）κ 受体：κ 受体由 380 个氨基酸组成，是强啡肽的受体，脑内分布较多，但脊髓中的 κ 受体与镇痛关系较明确。其对痛感受过程呈双向调节作用。脊髓中的

κ受体不仅参与介导吗啡下行镇痛通路，而且还起抗镇痛作用。多种药物均可激活脊髓强啡肽/κ受体的抗镇痛作用，切断脊髓后这种作用消失，表明此抗镇痛作用需在与大脑保持联系的状态下才能表现出来。皮下或蛛网膜下腔注射强啡肽预处理还可导致此抗镇痛作用脱敏。在正常及炎症痛模型中，强啡肽/κ受体对脊髓背角神经元的伤害性电刺激或机械刺激的诱发放电均表现出双向调节作用。

对痛感受过程的双向调节作用是各类阿片受体的共同特征。在阿片激动剂对小鼠背根神经节神经元动作电位时程影响的研究发现，作用于μ、δ及κ3类阿片受体的阿片肽在剂量低于纳摩尔水平时均可延长脊髓背根神经节神经元的动作电位时程，表现出兴奋效应；而当阿片肽剂量在微摩尔水平时，则能缩短背根神经节神经元的动作电位时程，表现为抑制效应。这进一步说明上述3类阿片受体均有双向调节痛感觉过程的作用。

（4）各类阿片受体的功能联系：内源性脑啡肽分别在脑和脊髓水平与β-内啡肽和强啡肽协同产生镇痛效应。δ受体可能与μ受体协同产生镇痛效应。应激加强脊髓μ受体激动剂镇痛效应的作用也是通过激活脊髓δ受体而介导的。δ受体和κ受体对μ受体的镇痛效应均有协同作用。脊髓μ受体和κ受体可与脑内μ受体协同产生更强的镇痛效应，而脊髓δ受体只能与脑内δ受体协同镇痛。说明在中枢相同或不同类型的阿片受体之间均有可能发生协同镇痛作用。

各类阿片受体之间存在功能联系的另一个证据是交叉耐受现象。例如，κ受体和μ受体之间存在交叉耐受；吗啡耐受后脊髓δ受体途径亦随之交叉耐受，但μ受体则不发生交叉耐受。交叉耐受的存在表明各受体之间存在着功能联系。

上述4型阿片受体的选择性是相对的，只限于低浓度的阿片肽，在较高浓度时则无明显的选择性。在脑内20%～30%的阿片受体与内啡肽结合，且可被纳洛酮拮抗。各类阿片肽信息传导通路不是简单地按递质、受体或中枢部位发挥作用，其作用不仅有参与镇痛和痛觉传导，甚至还包括参与抗镇痛作用。不同部位或不同递质/受体之间的关系也是既有相互协同，也有相互拮抗。阿片类递质/受体的工作方式不是简单的细胞群工作，而是互相联结形成网络，并执行着极为复杂的功能联系。

诸多实验结果发现，在不同的内脏痛疾病中，体内不同种类的阿片肽的数量有或增或减的变化，这说明慢性痛患者阿片肽系统的功能发生着很大变化。在炎症状态下强啡肽系统的镇痛和抗镇痛活动均增强。脑啡肽可能作用于传入神经末梢的μ受体，抑制伤害性信息的传入，从而认为脑啡肽的释放与炎症的恢复有关。神经损伤后脊髓强啡肽增多，且强啡肽/κ受体不再与内源性脑啡肽协同发挥镇痛效应，产生痛敏现象，这种现象说明强啡肽的增加与痛敏行为有关。

3. 5-HT　5-HT在中枢神经系统中和在周围组织中的作用机制不同，在中枢神经系统中以介质形式起抑痛作用。中枢神经系统中5-HT能神经元抑制皮质和脊髓后角神经元放电，因而具有加强镇痛的作用。5-HT神经元下行的传导纤维在脊髓后角与内啡肽神经元发生突触联系，使内啡肽神经元释放脑啡肽，作用于痛传入神经上的阿片受体，从而形成突触前抑制，降低了疼痛的兴奋性传导，此为疼痛重要的下行调控机制。当周围组织破坏时，5-HT从解体的血小板中释放出来而致痛，主要参与血管性疼痛、损伤性疼痛。

4. 缓激肽　缓激肽在周围组织中有强烈的致痛效应，极微量即可致痛，参与所有的炎性疼痛，且增加毛细血管通透性引起组织水肿，导致其他致痛物质渗出，加重疼痛程度。由于缓激肽在体内破坏较快，因而强效致痛能力持续时间较短暂。有研究表明急性腹膜炎、胰腺炎、心绞痛等剧烈疼痛均与缓激肽有关。

5. 前列腺素　前列腺素在脑内均匀分布，在降低痛阈方面起着重要的作用。当神经受到伤害性刺激时，神经末梢及所属区域的组织均有前列腺素释放，在炎性过程中其合成与释放均增多，能提高神经末梢对缓激肽等其他致痛物质的敏感性。阿司匹林能阻断全身组织前列腺素的合成，缓解炎性疼痛。前列腺素不直接参与突触的传递，只对突触的传递起调节作用。它能抑制肾上腺素的释放，进而抑制肾上腺素能突触的传递。

6. 升压素　升压素是下丘脑视前核和室旁核分泌的一种激素，经垂体束进入垂体后叶，然后释放入血。脑脊液中的升压素来自脉络膜和室管膜的分泌。升压素有致痛作用，并参与痛反应的某些环节。

7. 去甲肾上腺素　去甲肾上腺素在神经传导以外的组织中具有致痛作用，在中枢神经元则有兴奋与抑制两种作用，以抑制为主，它可提高痛阈并加强吗啡的镇痛效应。

8. 乙酰胆碱　乙酰胆碱广泛分布于神经系统并发挥着重要的传递作用。传入感觉神经的第三级神经元就是胆碱能神经元，下行的胆碱能神经元对脊髓有抑制作用。拟胆碱药物脑内注射可产生镇痛作用，因其不能通过血脑屏障，全身用药无镇痛作用。在周围组织中高浓度的乙酰胆碱则有致痛作用。

9. 多巴胺　多巴胺主要集中在锥体外系的纹状体、苍白球、黑质等部位，是锥体外系的一个重要介质。当多巴胺能系统的功能增强时，则痛觉过敏，使吗啡的作用降低；反之则增强。

10. 钾、氢、钙　此类无机盐主要在组织中起致痛作用。K^+ 浓度达 10mmol/L 即

可引起疼痛，H^+ 也有极强的致痛作用，pH <6.2 时可产生疼痛。组织缺血、损伤致细胞破坏、组织内酸碱度改变等，导致 K^+ 浓度升高，pH 下降，即可诱发疼痛，炎症过程中，上述改变更为明显。

11. 缩胆囊素（CCK）　CCK 是目前已知的脑内含量最高的神经肽，它广泛分布于除小脑以外的全部中枢神经系统。CCK 的受体有两种，分别命名为 CCK_A 受体和 CCK_B 受体。CCK 与痛信号调节可能有极为密切的关系。CCK 的镇痛作用主要是通过 CCK_A 受体而非 CCK_B 受体实现的。μ 受体和 δ 受体可能与 CCK_A 受体途径的镇痛效应有密切关系。此外，CCK 可对抗内源性释放的阿片肽介导的镇痛效应。CCK 可降低 μ 受体的数目和 κ 受体的亲和力，但不影响 δ 受体的结合，因此 CCK 可以对抗 μ 型和 κ 型阿片受体激动剂的镇痛效应，但不能对抗 δ 受体激动剂的镇痛效应。CCK 在中枢的抗阿片肽镇痛作用主要是通过 CCK_B 受体实现的。CCK 对非阿片机制介导的镇痛作用却没有对抗作用。CCK_B 受体激动剂可引起痛敏，其痛敏作用机制可能与低剂量 μ 受体激动剂的痛敏作用有关。CCK 能通过包括受体和受体后水平在内的机制调节内源性阿片肽的活动，阿片肽则可在突触前调节脊髓中包括 CCK 在内的多种神经肽的释放。脊髓中 μ 受体对 CCK 的释放有抑制作用，δ 受体有兴奋 / 抑制的双向作用，κ 受体则通过阻止 μ 受体的抑制作用间接增加 CCK 的释放。

综上可见，CCK 及其受体在中枢痛觉信息处理过程中具有重要意义，CCK 通过作用于 CCK_A 受体与内源性阿片系统协同抑制伤害信息传入，而通过作用于 CCK_B 受体抑制内源性阿片受体的镇痛效应，从而双向调节阿片活动和伤害信息的传入。阿片受体也可以直接或间接地对 CCK 的活动实现双向调节，共同完成中枢的痛觉信

息处理过程。

12. 一氧化氮（NO） 外周组织中 NO 对痛觉的调节具有双向作用，既可参与痛敏作用，又可参与镇痛作用。NO 在脊髓中参与痛敏形成，它是兴奋性氨基酸 NMDA 受体引起痛敏的介质。脑内的 NO 也参与痛敏的形成。

13. 组胺 组胺是一种有很强生物效应的活性物质，在结缔组织的肥大细胞中含量很高，在脑内存在组胺能神经元系统。不同脑区注射组胺对疼痛感受的影响不同，既可产生镇痛作用，又可引起痛敏现象，这表明组胺在不同的脑区对痛觉存在双向调节作用。周围神经去极化时可释放出组胺，兴奋痛觉神经元。中枢内组胺能加强大脑皮质对痛觉反应的感知。

14. 细胞因子 细胞因子在外周炎症痛和损伤性神经病理痛的产生和持续中起重要作用。与痛觉感受有关的细胞因子是神经生长因子、白细胞介素 -1、白细胞介素 -6、白细胞介素 -8 及肿瘤坏死因子。大部分与疼痛有关的细胞因子具有双重调节作用，既有致痛及痛敏作用，又有镇痛作用。

15. 腺苷三磷酸（ATP） 多种伤害性刺激使细胞内 ATP 释放至细胞外，激活感觉神经元上的 G 蛋白偶联受体、离子受体及嘌呤能受体，起到镇痛作用。

此外，有研究显示，人体组织中含有机械激活的分子退化蛋白（degenerin），该分子在机械刺激的传导中可能起一定的作用。最近有研究发现，在小直径感觉神经元上发现了一种机械性敏感的牵张失活性通道，该通道会因细胞皱缩而失活，因此它可能在机体损伤后暴露于高渗性刺激信号中起一定作用。

疼痛的内源性生化机制是机体复杂的动态过程，除述及部分外还包括多种酶类、内分泌系统和免疫系统的变化。可以看出各类生化物质与疼痛有着复杂的关系，多

种物质都或多或少地表现出多向作用，甚至表现出截然相反的作用。另外，不同物质之间及同一物质在不同部位又存在着广泛的相互协同或拮抗的作用。这说明在参与痛觉信息整合过程中，这些物质之间存在着错综复杂的网络。

三、内脏痛的心理机制

当前，内脏痛的病理生理研究及其相关治疗与诸多医学领域相关，其中也包含了心理学。慢性内脏痛与其他慢性疼痛疾病一样，由于症状的长期存在，必然对患者生活质量造成不良影响，且可产生巨大的社会经济成本。原则上说，尽管目前存在多种多样的药物治疗、精神治疗以及其他治疗方法，但这些治疗方法对于许多患者来说，均不能达到长期的理想疗效，研究者将原因归结于慢性内脏痛的机制尚未被完全阐明。近 30 年来，研究者发现心理因素对内脏痛的病理生理有重要的影响，并可提供相应的心理学治疗方法。以 IBS 为例，越来越多的证据（包括功能性脑成像）表明应激和消极情绪对患者的疼痛频率和严重程度有相关性。

此前的许多研究认为，相应内脏器官的痛阈值降低（即痛觉过敏）构成了内脏痛主要的病理生理机制，然而，这一观点受到了一些新近研究的挑战。研究发现，相当比例的 IBS 患者直肠感觉正常，并未表现出高敏感性。事实上，已有研究者提出：IBS 中对内脏刺激的敏感性增加的原因是报告疼痛的倾向增加，而非神经感觉敏感性增强。这些有趣的报道也使得心理学因素在内脏痛机制的研究中上升到了空前的高度。此后相继有报道称，研究结果支持 IBS 患者报告疼痛的倾向变化，但与对照组相比，患者的神经敏感性相似。而这种报告疼痛的倾向又与应激等心理因素相关。此外，IBS 患者的焦虑和抑郁症状也与疼痛评分有关，但却与直肠感

觉阈值无关，表明在 IBS 患者中内脏刺激的评估可能对情绪因素具有独特的"敏感性"。在 IBS 中，哪些心理因素与内脏痛觉过敏有关，以及它们如何与生物机制（如外周 / 中枢神经内分泌和免疫变化）相互作用，目前尚不清楚。IBS 的心理机制可能包括精神病共病、慢性情绪困扰和应激反应的改变、个性特征及受教育程度等。很明显，所有这些因素都可能影响机体对内脏刺激的反应，与生物 - 心理 - 社会疾病模型一致。考虑到 IBS 常伴有情感障碍，包括焦虑和抑郁，性格特征和（或）情绪状态因素就成了"主要的怀疑因素"。事实上，许多研究表明，由心理应激、情绪相关药物治疗或催眠等引起的负面情绪会影响 IBS 患者的直肠疼痛敏感性。

具体来说，关于内脏痛的心理学机制主要有心身性机制、自发反应性机制和精神性机制等，具体内容参见本书第 13 章《内脏痛的心理相关因素及治疗》，在此不作赘述。总的来说，疼痛作为一种主观感觉过程，与外界伤害性刺激并不一定有严格的相关关系，且如上文所述，内脏痛患者可能本身并无痛觉高敏，而只是单纯表现为报告疼痛的倾向性增强，这就决定了内脏痛的复杂性和

疼痛主诉的高度个体间差异，也凸显了心理学机制在内脏痛机制中的重要性。因此，尽管内脏痛的性质、产生原因等或有相似之处，但不同个体间对相同的伤害性刺激反应却可能各不相同，不同心理状态下对相同的伤害性刺激报告的概率及严重程度也不同。这也就对相应的治疗方法提出了更高的要求，即关注内脏痛的心理相关因素并制订高度个体化的治疗方案。

四、牵涉痛的机制

内脏器官的疼痛往往会出现与刺激部位远隔的部位疼痛或痛敏区，一般多反映在同一或邻近脊髓节段所支配的体表部位，这种疼痛称为牵涉痛。本质上，它指起源于身体某部位的疼痛牵涉到身体其他没有直接接受伤害性刺激的部位。牵涉的部位与内脏器官之间有一定的规律性，器官的牵涉区相对固定。但也有少数牵涉痛不符合神经节段支配的规律，称为习惯性牵涉痛，即身体某部位受刺激时，以往有过创伤或病理过程的躯体部位可出现疼痛，在牵涉痛发生的部位皮肤上常有痛觉过敏、痛阈降低。表 5-1 列举了常见牵涉痛的神

表 5-1　牵涉痛的神经通路及牵涉部位

器官	外周神经通路	脊髓节段	牵涉痛部位
心脏	心中、下神经上升通过颈中、下神经节到上胸神经节，并直接通过胸部心神经	$T_{1\sim4}$	胸前区、左肩、左臂及手的尺侧
胃	内脏大神经	$T_{7,8}$	腹上区
幽门	内脏大神经	$T_{8,9}$	脐上
小肠、阑尾	内脏大神经	$T_{9,10}$	脐周
结、直肠	腰链和主动脉前丛、骨盆神经和骨盆神经丛	T_{12}, L_1 $S_{2\sim4}$	耻骨上、骨盆深部、肛门
肝、胆	内脏大神经	$T_{7,8}$	右上腹、右肩
肾和输尿管	肾丛、内脏最小神经和上腰神经	T_{12}, $L_{1,2}$	腰部、腹股沟部
膀胱底	下腹下神经	$T_{11,12}$, L_1	耻骨上
膀胱颈	盆神经和盆神经丛	$S_{2\sim4}$	会阴部
子宫底	上腹下神经丛	$T_{11,12}$, L_1	耻骨上
子宫颈	盆神经和盆神经丛	$S_{2\sim4}$	下腹、会阴

经通路及其牵涉部位。

关于牵涉痛的发生机制，可概括为以下几点。

（一）神经会聚

内脏器官的痛传入纤维与躯体牵涉区的痛传入纤维都在脊髓背角同一节段的二级神经元上会聚。由于后根中的痛觉传入纤维多于脊髓丘脑束纤维，这就造成几根痛觉传入纤维会聚在同一根脊髓丘脑束纤维上。当疼痛实际来自不容易定位的内脏器官，大脑皮质就会感觉疼痛信息来自与病变脏器传入神经同一节段的躯体部位。

（二）聚合 - 易化

当内脏的痛冲动高频发放时，使脊髓后角细胞群的兴奋范围扩大，建立起"应激灶"，将冲动传向更多的神经元，也就是易化了来自皮肤并进入同一脊髓节段的神经冲动，兴奋脊髓丘脑束纤维，出现了相应的皮肤区的感觉。

（三）闸门机制

依据闸门学说的原理，由于机体损伤或病变部位发出的冲动使闸门处于长期开放状态。当 C 纤维（内脏痛纤维）传导时闸门开放，使 Aδ 纤维（躯体痛纤维）的传导易于通过，因此内脏疼痛的传导在同一脊节上造成了相应区域的躯体痛敏区。

（四）会聚 - 投射

大脑皮质的感觉中枢对内脏疼痛不能精确定位，但可对躯体疼痛明确定位，因此内脏痛冲动的中枢投射往往同时反映在体表区。另外，在大脑皮质存在内脏和躯体传入冲动的会聚区，该区域被认为是深部器官和体表组织疼痛通路的共同驿站。

（五）轴突反射学说

一些初级感觉神经元存在有分叉的轴突，它们既分布在躯体上，也分布于内脏器官上，这样就造成传入神经冲动来源的混淆，并可解释牵涉痛的节段性。

（刘艳红）

参 考 文 献

陈京红，滕国玺，1998. 内脏痛的中枢感觉及传导机制. 解剖科学进展，14(2):119-126.

程艳欣，李红，李星，等. 2012. 钠离子通道与疼痛的发生和发展. 实用疼痛学杂志，8(2):131-135.

韩济生，2014. 疼痛学. 北京：北京大学医学出版社.

韩重阳，王晓良，2008. 瞬时受体电位通道研究进展. 生理科学进展，39(1):27-32.

聂煌，刘中华，2002. 钙通道与疼痛. 国外医学麻醉学与复苏分册，23(3):143-145.

荣培晶，张建梁，张宏启，2004. 内脏痛觉的病理生理研究进展. 中国病理生理杂志，20(3):475-480.

谭燕，赵斌，2008. 内脏痛过敏的神经生理机制研究近况. 医学综述，14(7):1059-1061.

王锦琰，2006. 内脏痛. 中国疼痛医学杂志，12(3):130-131.

魏薇，郑利民，毕好生，2004. 初级感觉神经元钾通道与慢性疼痛. 国外医学：麻醉与复苏分册，25(2):90-92.

伍龙军，赵天乐，2002. 酸敏感离子通道研究进展. 生物化学与生物物理进展，29(2):197-201.

于耀清，陈军，2005. 电压门控性钾、钙、钠离子通道的结构及分类. 中华神经医学杂志，4(5):515-520.

张引国，田学亮，魏洁，2001. 内脏痛的研究进展. 武警医学院学报，10(1):85-87.

钟河江，杨天德，2003. 背根神经节钠通道与疼痛. 中国临床康复，7(4):617-619.

Adriaens AM, Polis IE, Vermeire ST, et al. 2012. The influence of Morphine on Cerebral 5-HT2A availability in dogs: a SPECT Study.J Nuci Med, 53(12):1969-1973.

Aira Z, Buesa I, Gallego M, et al. 2012. Time-dependent cross talk between spinal serotonin 5-HT2A receptor and mGluR1 subserves spinal hyperexcitability and neuropathic pain after nerve injury. J Neurosci, 32(39): 13568-13581.

Alford DP, Liebschutz J, Chen IA, et al. 2008.Update in pain medicine. J Gen Intern Med, 23(6):841-845.

Bueno L, Fioramonti J, Garcia-Villar R, 2000. Pathobiology of visceral pain: molecular mechanisms and therapeutic implications. Ⅲ. Visceral afferent pathways: a source of new therapeutic targets for abdominal pain. Am J Physiol Gastrointest Liver

Physiol, 278(5):G670-G676.

Buffington CA, 2001.Visceral pain in humans: lessons from animals. Curr Pain Headache Rep, 5(1):44-51.

Chen L, Yang G, Grosser T, 2012. Prostanoids and inflammatory pain. Prostaglandins Other Lipid Mediat, 21(12):1827-1834.

Gebhart GF, Ness TJ, 1991. Central mechanisms of visceral pain. Can J Physiol Pharmacol, 69(5):627-634.

Gebhart GF, 2000. Pathobiology of visceral pain: molecular mechanisms and therapeutic implications Ⅳ. Visceral afferent contributions to the pathobiology of visceral pain. Am J Physiol Gastrointest Liver Physiol, 278(6):G834-G838.

Giamberardino MA, Valente R, Affaitati G, et al. 1997. Central neuronal changes in recurrent visceral pain. Int J Clin Pharmacol Res, 17(2-3):63-66.

Hartrick CT, 2012. Noradrenergic reuptake inhibition in the treatment of pain. Expert Opin Investiq Drugs, Oct 8. [Epub ahead of print].

Hobson AR, Aziz Q, 2007. Modulation of visceral nociceptive pathways. Curr Opin Pharmacol, 7(6):593-597.

Kiquchi N, Kobayashi Y, Maeda T, et al. 2012.Activation of nicotinic acetylcholine receptors on bone marrow-derived cells relieves neuropathic pain accompanied by peripheral neuroinflammation. Neurochem, Sep 16. [Epub ahead of print].

Kobayashi K, 2012. Expression of ATP receptors in the pain pathway. Kaiboqaku Zasshi, 87(3): 59-60.

Li WG, Luo XY, Hill NA, et al. 2011. A mechanical model for CCK-induced acalculous gallbladder pain. Ann Biomed Eng, 39(2): 786-800.

Lv J, Huang Y, Zhu S. et al. 2012.MCP-1-induced histamine release from mast cells is associated with development of interstitial cystitis/bladder pain syndrome in rat models. Mediators Inflamm, Sep 19. [Epub ahead of print].

Manglik A, Kruse AC, Kobilka TS, et al. 2012. Crystal structure of the µ-opioid receptor bound to a morphinan antagonist. Nature, 485(7398): 321-326.

McMahon SB, Koltzenburg M, Tracey I, et al. 2013.

Wall and Melzack's Textbook of Pain. 6th edition. Philadelphia: Saunders Elsevier.

Mehta AK, Halder S, Khanna N, et al. 2012. Role of NMDA and opioid receptors in neuropathic pain induced by chronic constriction injury of sciatic nerve in rats. J Basic Clin Physiol Pharmacol, 23(2): 49-55.

Moqil JS, Sorge RE, LaCroix-Fralish ML, et al. 2011. Pain sensitivity and vasopressin analgesia are mediated by a gene-sex-environment interaction. Nat Neurosci, 14(12): 1569-1573.

Raj PP. Visceral pain, 2004. Ağrı: Ağrı (Algoloji) Derneği' nin Yayın organıdır.The journal of the Turkish Society of Algology, 16(1):7-20.

Rasband MN, Park EW, Vanderah TW, et al. 2001. Distinct potassium channels on pain-sensing neurons.Proc Natl Acad Sci U S A, 98:13373-13378.

Suzuki M, Narita M, Hasegawa M, et al. 2012. Sensation of abdominal pain induced by peritoneal carcinomatosis is accompanied by changes in the expression of substance P and µ-opioid receptors in the spinal cord of mice. Anesthesiology, 117(4):847-856

Vallejo R, Barkin RL, Wang VC, 2011. Pharmacology of opioids in the treatment of chronic pain syndromes. Pain physician, 14(4): E343-360.

Viisanen H, Ansah OB, Pertovaara A, 2012. The role of the dopamine D2 receptor in descending control of pain induced by motor cortex stimulation in the neuropathic rat. Brain Res Bull, 89(3-4):133-143.

Wei T, Guo TZ, Li WW, et al. 2012. Keratinocyte expression of inflammatory mediators plays a crucial roll in substance P-induced acute and chronic pain. J Neuroinflammation, 23(9):181.

Wong CT, Rowlands DK, Wong CH, et al. 2012. Orally active peptidic bradykinin B1 receptor antagonists engineered from a cyclotide scaffold for inflammatory pain treatment. Angew Chem Int Ed Engl, 51(23): 5620-5624.

Wood JN, Boortnan JP, Okuse K, et al. 2004. Voltage-gated sodium channels and pain pathways. Neurobiol, 61(1):55-71.

第6章 慢性内脏痛成像的大脑机制

慢性内脏痛（chronic visceral pain，CVP）是指来自人体内脏器官的慢性疼痛，是慢性疼痛最常见的疼痛形式之一，主要包括功能性胃肠病（如肠易激综合征、功能性消化不良、胃食管反流病等），以及炎性肠病、间质性膀胱炎/膀胱疼痛综合征、子宫内膜异位症、痛经等。内脏器官的疼痛原因较多，如炎症、机械刺激、肿瘤压迫及精神心理因素等，这些疼痛给患者的生活质量及家庭和社会带来了沉重的经济负担。尽管不同类型内脏痛的生物学特性和病理机制存在较大差异，目前普遍认为中枢神经系统在内脏痛的产生和发展中发挥重要调节作用，包括大脑的认知、情绪调节和奖赏系统在内的多个脑区对疼痛信息的整合加工最终决定了患者的疼痛感受及有关的自主神经和行为反应。当前，多模态磁共振成像是研究大脑结构和功能的重要无创性检查手段。本章主要围绕与胃、肠道、膀胱及子宫有关的慢性内脏痛的磁共振成像相关的大脑功能成像和结构成像研究进行回顾总结。

第一节 磁共振成像简介

脑影像学是脑科学研究非常重要的研究工具，脑影像可以显示大脑细微结构，探索脑神经疾病对大脑结构的影响和改变，是显示脑解剖结构与功能的重要方法。目前主要的成像技术有计算机断层成像、脑磁图、正电子发射计算机断层成像、磁共振成像技术及脑电图等。磁共振成像又包括结构磁共振成像（structural magnetic resonance imaging，sMRI）、功能性磁共振成像（functional magnetic resonance imaging，fMRI）和扩散张量成像（diffusion tensor imaging，DTI）。

大脑主要分为灰质、白质和脑脊液，其中灰质主要由大脑中的神经元和树突聚集而成，白质主要由神经纤维（包裹着髓鞘的轴突）构成。sMRI隐含了大脑中灰质和白质结构的形状、大小及体积等形态学属性。这些属性可以通过形态学技术处理手段进行定性、定量的描述，如大脑灰质皮层的体积、厚度或者表面积，以及白质密度、体积等。除此之外，sMRI也为大脑的功能活动可视化提供了结构的参考。早在1990年，Seiji Ogawa发现了fMRI的技术原理，这使其成为第一个证实了功能、脑图像是依赖于血流耗氧状态的科学家。他确定血氧水平的变化可以引起磁共振成像属性的改变，从而使得大脑的功能活动图被建立，称为MRI除结构图像外的另一图像。该发现使得科研人员能够观察动物或人类大脑的各种神经活动。"功能"是相对于结构成像而言的，它是对人体组织内动态的生理功能进行成像。"功能"性MRI是基于血氧和血流与神经活动紧密联系的现象进行成像，也就是所谓的血流动力学现象：如果神经元的活动在某区域变强，那么该区域消耗的氧气量会显著性增加，从而导致流入该区域内的血流量增加。DTI是一项近年来发展起来的磁共振成像技术，它是一种非侵害性的活体脑成像技术，能够提供活体组织内水分子的运动扩散信息。DTI 主要是利用大脑中各种组织中水分子在外加磁场的作用下所表现出的不同扩散

而进行成像的。它与传统磁共振图像的不同之处在于，大脑各个体素的特征并不是由灰度值来描述，而是用一个二阶张量来描述大脑组织内水分子的扩散特性，从而间接地反映白质纤维束的物理特性和结构信息。其不仅可以用来研究各个健康脑组织中的结构和功能，对白质病变的研究也有重要意义。

第二节　不同类型内脏痛的中枢特征

肠神经系统（enteric nervous system, ENS）、椎前神经节及中枢神经系统（central nervous system, CNS）共同作用调控胃肠相关运动。脑的各级中枢和脊髓接受并整合传入的所有信息，诸如视觉、嗅觉等外源输入信息和情感、渴求等内感受信息通过 CNS 传送到 ENS，影响胃肠道感觉、运动及分泌功能；另一方面，内脏感应也可以通过 ENS 影响 CNS 的感知、情绪，进而影响机体行为。这种胃肠道与 CNS 之间相互联系、相互作用的关系称为脑 - 肠互动，脑 - 肠轴双向信号传递在肠道功能调节中起到了十分重要的作用。近年来现代磁共振神经影像技术不断被应用于慢性内脏痛神经病理机制研究之中，发现了一系列与其紧密联系的大脑结构、功能的异常改变，为研究者深入了解慢性内脏痛的病理生理学机制提供了独特的见解。目前对慢性内脏痛的病理生理学机制研究尚处于初步阶段，研究者仍在寻找慢性内脏痛病因学中关键的大脑中枢异常损伤影像学标记，如通过 DTI 和 sMRI 寻找患者脑白质和灰质局部结构改变异常脑区，通过静息态的 fMRI 考察大脑血氧水平依赖（blood oxygen level dependency, BOLD）信号局部脑区功能改变信息。

内脏痛感受不是与胃肠道上行信息之

间存在线性关系，而是受到内脏刺激、情绪状态、注意力等多方面因素的影响。认知、情绪、凸显性评价及对未来的预测等均在人类大脑中整合成感知信息，形成主观感受。多种模态的脑影像学研究结果已经证明，内脏痛这一主观感受主要与凸显网络（以前脑岛为中心）、情绪唤醒网络（以前扣带回膝部为主）和感知运动网络（以丘脑到躯体感知运动皮质为主）的相关区域活动有关，如图 6-1 所示。情绪唤醒网络中的异常改变是导致下行疼痛易化的原因，凸显网络各区域异常可能是发展为慢性内脏痛的易感因素，而感知运动网络中从丘脑到感知运动皮质的信息投射异常则是导致内脏痛这一复杂感受的直接原因。当然，大脑中这些异常也有可能是内脏的异常蠕动、微生物的异常信号或被活化的免疫细胞等造成的。而这些内脏的异常信号或许又是大脑下行易化的增加造成背侧角质神经元的兴奋而引起的。基于目前的研究结果，人们只能证明慢性内脏痛患者大脑系统中情绪处理、凸显处理及感知运动处理存在异常，但却无法证明大脑中枢异常是出现在内脏痛症状之前还是之后。想全面揭示这一问题，需要对大量病例从儿童时期开始长期的纵向研究。

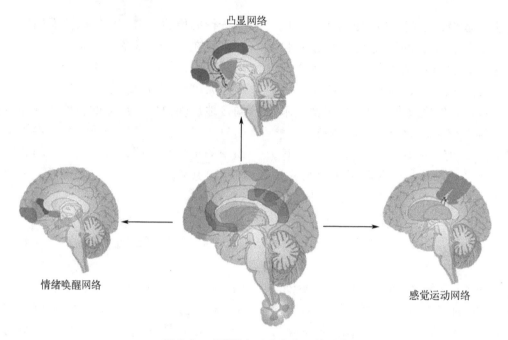

凸显网络

情绪唤醒网络　　　　　　　　　　感觉运动网络

图 6-1　对慢性内脏痛有作用的脑网络

[引自 Mayer EA, Gupta A, Kilpatrick LA,et al. 2015. Imaging brain mechanisms in chronic visceral pain. Pain, 1(4):50-63.]

一、肠易激综合征

肠易激综合征（IBS）的发病机制非常复杂，尚未完全阐明，目前认为可能与肠道动力异常、内脏感觉异常、脑 - 肠轴功能紊乱、精神心理应激、免疫系统紊乱、内分泌功能异常等相关。伴随着神经影像学研究的发展，使脑 - 肠互动机制在 IBS 发病过程中的作用日益受到重视，有越来越多的研究者试图把与 IBS 发病相关的诸因素整合到脑 - 肠互动的框架内进行研究。

在过去 10 年里，大量研究者使用 fMRI 技术并结合任务实验范式考察 IBS 患者中枢神经系统响应特征，研究结果表明在内脏刺激下，与健康对照相比，IBS 患者中枢神经系统与感觉相关的处理、调节回路功能异常激活。例如，在一项 IBS 患者与健康被试的对比研究中，研究者对被试进行疼痛和非疼痛直肠扩张刺激，发现 IBS 患者的前扣带回皮质、前额皮质、丘脑和岛叶皮质的激活显著高于健康对照；类似的，IBS 患者在面对异位刺激时，前扣带回、杏仁核、海马、脑岛和前额皮质激活有所增加。小脑一般被认为在姿态和平衡的控制、运动训练和运动学习等过程中具有重要作用，然而随着研究的深入，一些研究还发现小脑在感觉、情感和认知过程等方面也发挥着作用。在慢性疼痛患者中，小脑与情感学习过程有关，负责调节与疼痛相关的学习过程。2017 年，德国杜伊斯堡 - 埃森大学的 Claassen 探究了 IBS 与小脑活动之间的关系，目的是要探索 IBS 患者的小脑激活是否与内脏痛相关的恐惧调节有关。恐惧调节包括获取、消失和恢复。在获取阶段，与对照组相比，IBS 患者对疼痛预期和安全性评估响应显著增强，对应区域主要包括小脑蚓部、中间小脑和后外侧小脑半球；在消失和恢复阶段，没有发现显著性的组间差异。在内脏痛相关的恐惧调节中，IBS 患者在内侧、中间和外侧小脑的局部区域中显示出激活增加。这些领域涉及自主神经、躯体感觉和认知功能，可能与疼痛相关恐惧的不同方面有关。尽管不同研究的实验范式有所不同，但脑成像技术已经被证明是一种考察 IBS 中枢响应的有效方法，并获取了可重复的结果，且研究已证明了内脏症状异常对 IBS 患者额叶皮质和边缘脑区域神经活动的影响。然而，基于任务的 fMRI 需要患者配合执行具体的任务，临床上具有不便之处。况且，即使没有明确的刺激，大脑也处于活跃状态。因此，IBS 研究中使用基于任务 fMRI 只能揭示实际脑功能活动的一小部分。因此，要了解 IBS 患者大脑功能异常改变，需要进一步考虑中枢神经系统的自发性神经元活动。

静息态下 fMRI 技术，可以被用来测量自发性神经活动，是揭示大脑本身功能架构的重要手段。所谓静息态，其实就是志愿者躺在磁共振仪器中，无任何外界刺激的一种状态。自从 1995 年 Biswal 首次将静息态下的 fMRI 数据纳入研究视野，后续有很多学者也开始了这一领域的研究，尤其是与神经和精神相关的疾病，如阿尔茨海默病、重度抑郁、癫痫、孤独症及精神分裂症。对于 IBS，也有许多基于静息态 fMRI 的研究。例如，一篇发表在 *The Journal of Pain* 上的文章评估了 IBS 患者进行直肠利多卡因治疗后，默认模式网络（default mode network, DMN）功能连通性及其与三种疼痛相关网络交互关系的变化。结果显示在基线期下疼痛相关区域与 DMN 的连接增加，并且在利多卡因干预后 DMN 结构的网络内连通性增加。这些研究结果除了表明与 DMN 相关大脑区域脑信号对于周围镇痛药感觉输入变化敏感之外，还表明，利多卡因改变了 DMN 与涉及疼痛感觉网络的显著性和疼痛认知过程中两个网络之间的相互关系。还有研究者从低频振幅（amplitude of low-frequency fluctuation, ALFF）和脑连通性的角度切入，探究了 IBS 患者与健康对照在这些方面的差异。研究发现，在与内脏传入神经相关的区域，包括左侧中部扣带，IBS 患者在静息状态下的自发性神经活动有所增加；相反，在与认知和疼痛调节相关的区域，包括左侧额上回、右侧海马、右侧额中回、双侧中央后回，IBS 患者在静息状态下的自发性神经活动有所降低。重要的是，功能连通性分析揭示了患者扣带和额叶皮质之间的网络连接有所增加。静息状态下的神经影像学研究表明，以上区域及相应网络变化的自发性神经活动可能与 IBS 的潜在病理生理学机制有关。

然而，大脑在完成相应功能的同时，还应存在与之匹配或相关的底层结构基础。最底层的结构基础当属神经元，然而它属于生理学研究范畴，是一种更细化的结构。这里仅从宏观大尺度并利用结构磁共振技术，探究 IBS 与脑 - 肠互动框架之间的关系。目前，主流结构磁共振技术包括 sMRI 和 DTI，利用这两种技术所做的研究已有很多。多伦多西部研究所 Udi Blankstein 博士探究了 IBS 患者异常灰质完整性是否与个体疾病症状、IBS 持续时间、疼痛灾难化特质有关。11 名 IBS 患者和 16 名年龄相匹配的健康受试者进行了 sMRI，分别使用基于体素形态测定和皮质厚度分析方法来分析皮质下区域和皮质区域的异常。IBS 组与健康对照组相比，下丘脑的灰质密度有所增大，中扣带前侧皮质厚度变薄，并且背外侧前额皮质厚度与疼痛灾难化呈强负相关，前脑岛皮质厚度与疼痛持续时间呈正相关。在脑岛处，短期 IBS 患者皮质变薄。这一研究结果为 IBS 和慢性疼痛的关系提供了新的视角，大脑结构变化可能是导致功能异常的主要原因。另一方面，研究者发现 IBS 患者下丘脑灰质密度有所增大，这可能与患者压力和下丘脑 - 垂体 - 肾上腺轴之间的关联有关。加州大学洛杉矶分校 Jui-Yang Hong 博士探究了 IBS 患者与健康对照在局部区域的皮质厚度变化情况，41 例健康对照组、11 例 IBS 腹泻患者和 16 例溃疡性结肠炎患者经历结构磁共振扫描获取高分辨率 T_1 结构图像。结果发现溃疡性结肠炎患者在前扣带回皮质次级区域及初级体感皮质中与 IBS 患者和健康受试者相比显示出更大的皮质厚度；与健康受试者相比，溃疡性结肠炎患者在眶额叶皮质和中后隔膜中显示较低的皮质厚度，而 IBS 受试者在前脑岛的皮质厚度较低。在溃疡性结肠炎患者中仅观察到眶额叶皮质和中央后回的皮质厚度与症状持续时间有较大的相关性。研究结果表明，在溃疡性结肠炎患者中观察到的灰质变化可能与外周炎症有关；在 IBS 被试中，其中枢神经系统异常可能与其症状紧密联系。除了关于局部灰质密度、皮质厚度的研究，多伦多大学 Jerry Yeou-Wei Chen 博士以脑白质作为研究切入点，探究了 IBS 患者的白质异常及其与个体因素的关系，验证了如下假设：IBS 损害了个体疼痛系统的白质完整性。研究组采集 10 名 IBS 女性患者和 16 名女性健康对照 DTI 图像，并计算白质分数各向异性 (fractional anisotropy，FA)。IBS 组在穹窿和与右侧后脑岛相邻的外囊部位表现出较高的 FA 值，IBS 患者疼痛严重程度与双侧前脑岛和外侧丘脑的 FA 值相关，左侧前脑岛 FA 值与疼痛不愉快程度相关，IBS 持续时间与邻近左侧后囊的外部胶囊的 FA 值相关，IBS 患者神经症与左内侧丘脑 FA 值相关，疼痛灾难化评分与 IBS 患者的扣带 FA 值呈负相关。这些数据表明，通过神经内分泌途径或通过异常内脏感觉和稳态输入进行的脑肠通信调节异常在 IBS 慢性疼痛的病理学中起到一定作用。此外，加州大学洛杉矶分校的 Benjamin 博士 2013 年在 *Pain* 杂志上发表了一篇关于使用 DTI 技术来探究慢性 IBS

患者大脑白质微观结构重组的文章。该研究对 33 名 IBS 患者和 93 名健康对照在组水平上对白质弥散特性进行分析。结果显示：IBS 患者在丘脑区域、基底节、感觉 - 运动区域具有较低的 FA 值，在额叶区域和胼胝体具有较高的 FA；此外，患者在苍白球内的平均扩散系数 (mean diffusivity，MD) 有所降低，在丘脑、内囊和投射至感觉 / 运动区的冠状束具有更高的 MD，表明了这些区域中轴突 / 树突密度的差异性变化。在 IBS 患者中还观察到 FA 和 MD 的性别差异，但在健康对照中却没有性别差异。概率纤维追踪结果显示，IBS 患者丘脑与前额皮质之间连接程度较高，内侧丘脑核和前扣带回皮质之间的连接程度也较高，苍白球和丘脑之间的连接程度较低。这些结果支持这样一个假设，即患有慢性 IBS 的内脏痛患者在脑内具有长期的微结构变化，特别是与感觉信息整合及丘脑皮质调制有关的区域。

二、功能性腹痛综合征

功能性腹痛综合征 (FAPS) 是指持续的或经常复发的腹部疼痛，该病症与肠道功能无关，与内源性疼痛调节系统的改变密切相关。虽然 FAPS 疼痛涉及范围较广，但是目前关于 FAPS 是外周神经源性疼痛抑或中枢神经源性疼痛还没有一个定论。某些 FAPS 患者外周神经的损伤可持续向脊髓传入伤害性刺激，导致中枢致敏。而中枢致敏一旦建立，即使没有周围神经刺激或极小的刺激亦可引起疼痛。这表明，中枢神经系统对疼痛的调节异常在 FAPS 的发病中起着重要的作用。有关 FAPS 腹痛机制的研究已经引起了学者们的重视，但当前研究相对较少。FAPS 临床表现与重度的 IBS 很相似。许多有关 FAPS 的流行病学、病理生理学及治疗的假设都是基于重度 IBS 的研究结果。重度 IBS 表现出更为严重的中枢神经系统功能紊乱，且伴随较大的心理因素调整异常，与之对应 FAPS 可能也伴随相似的病理生理学特征。慢性疼痛是一种涉及感觉、情感和认知的多重体验，可能存在传入神经、脊髓和中枢神经系统水平的神经生理功能异常。大部分功能性慢性内脏痛均存在肠道异常或增强的外周输入信号，这些信号可能与食物、早期生活事件、应激、肠道黏膜炎症、月经、既往手术史和急性肠道感染相关。输入信号在脊髓和大脑中枢神经系统放大，并受遗传及社会心理因素的调节和强化，导致中枢过敏和警觉过度，从而导致患者有疼痛的体验。有两种说法可解释内脏对疼痛的感知：其一，主要肠道传入通路对各种刺激做出反应并以过高的频率传入，这解释为中央伤害性感受；其二，精确信息由正常功能性传入通路传入，在脊髓和大脑中枢被错译而引起痛觉。第一种解释反映了痛觉的外周部分，而第二种解释反映了痛觉的中枢部分。至今仍无明确的关于 FAPS 方面的神经生理学研究结论，但中枢敏感化导致的神经性疼痛为最可能的发病机制。研究者利用正电子发射断层成像及 fMRI 等影像学技术，研究中枢神经系统在调节内脏疼痛中的作用，结果发现对感觉起主要作用的大脑核团有前扣带回皮质、前额皮质、岛叶皮质和丘脑。其中，岛叶皮质接受压力感受器、化学感受器、味觉和伤害性疼痛等信息，前扣带回皮质处理情感或情绪产生的内脏感觉信息。而前额皮质则具有对疼痛的高级执行功能，致痛性刺激可激活正常人大脑的前侧扣带回。而在 IBS 及 FAPS 等功能性肠病患者中却引起前额叶及岛叶皮质的激活，且前额皮质及岛叶皮质激活的兴奋面积和信号幅度明显增大。这是肠道功能紊乱与中枢神经相关联的直接证据，说明此类患者可能难以激活扣带回而引起前额皮质和脑岛皮质

的激活。在 2006 年功能性肠道疾病罗马Ⅲ分类标准之前，FAPS 被归为功能性肠病一类，因此，国内外对 FAPS 脑机制异常的研究尚处于空白。目前，对功能性胃肠病（FGID）尤其是肠易激综合征（IBS）和功能性消化不良（FD）中枢神经系统异常，国内外学者已进行了大量研究，结果显示脑灰质密度 / 皮质厚度、脑白质完整性及内脏刺激下的脑激活模式存在异常。然而，大量神经影像学研究表明，大脑高级复杂的活动需要中枢神经多个核团之间协同完成，以脑网络的组织模式进行运作，通过各局部网络的动态交互得以实现。因此，结合既往 FGID 神经影像学研究结果，基于脑网络水平的探索已成为该研究领域的发展趋势。对于 FAPS 是否存在局域网络、全局网络的异常，局部网络内核团之间及各网络间的信息交互模式如何，脑结构连接网络能否为功能网络改变提供形态学基础，这些问题尚有待研究。因此，从功能整合的脑网络角度来研究 FAPS 极为重要。

在 FGID 中，基于以往的研究结果，两类局部脑网络在腹痛中的异常表现已得到研究者的关注。第一类为稳态传入网络（homeostatic afferent network），通过臂旁脊髓通路将内感受传入至背侧脑桥、腹内侧丘脑、后岛叶及前中扣带回；第二类为稳态调节网络，前额叶区调节边缘 / 旁边缘系统、前扣带回亚区、下丘脑的激活，通过导水管周围灰质和脑桥延髓核团调节下行抑制和易化通路的激活，然后通过该皮质 - 边缘系统 - 脑桥网络介导稳态感受的下行调节。对于 FAPS 是第一类网络异常造成正常感受上行扩大化，还是第二类网络下行调节异常，尚不清楚。在脑网络研究中，采用相关分析的方法可度量网络的功能连接（连接与否及强度），而有效连接则是对脑区间的连接方式进行更进一步的深入探讨，考察神经活动的动态过程，反

映大脑不同核团间信息的流通模式，从能量流动性角度刻画脑功能的活动，更接近真实的脑功能机制。因此，从脑网络功能连接和效应连接两方面探寻FAPS的稳态传入和调节网络连接模式，会提高对FAPS神经环路的进一步认识。

迄今为止，借助于正电子发射计算机断层成像、fMRI等成像手段，影像学研究已确定了在静息状态下人脑至少存在8个内在固有网络（ICN），包括默认网络、执行网络、注意网络、视觉网络、凸显网络等。默认网络与人脑意识清醒状态的维持及自我意识的产生相关，并且参与了大脑对认知和情感的加工和整合；执行网络通常参与大脑的高级认知活动。这两个网络与大脑的认知加工有关，已有研究表明认知加工相关的固有网络参与了疼痛的感知和调节。最近的影像学研究结果显示，静息态下大脑固有功能连接模式与个体的痛觉体验（如疼痛强度、疼痛感知）有关，造成痛觉的个体差异。进一步的研究结果还指出，不同个体对疼痛的调节差异也可能和静息状态下大脑固有功能连接模式有关。因此，对正常内脏传入异常感知的FAPS而言，了解其静息态下大脑固有连接网络有助于理解其发病的神经机制。对人脑神经网络环路模型除了局部网络、固有网络模式外，认为脑各个系统之间还存在复杂模式的关联。随着人脑连接组（human connectome）概念的提出使我们对人脑高级功能的研究进入到一个快速发展的时代。该方法将大脑视为一个彼此综合交叉相互连接的神经细胞构成的复杂统一体，这个高度复杂的脑网络可以提供进行信息处理和认知表达的生理基础，为进一步深入研究大脑内部的神经活动规律及各种神经、精神类疾病的发病机制提供了全新的视角。目前，采用静息态fMRI和DTI技术，构建大脑功能连接网络和结构连接网络，结合基于图论的复杂网络分析方法，揭示其拓扑原理，对大脑内部的工作机制及各种大脑疾病的神经机制进行分析和理解是当前人脑连接组学的主要研究范畴。因此，基于复杂网络对FAPS全脑水平功能神经环路模型进行验证，探寻FAPS大脑网络关键节点和相关节点，对深刻理解FAPS脑网络机制及治疗靶点的识别具有重要意义。目前，在对疼痛、认知、情感的研究和认识中，研究者发现痛觉调节和情感、认知反应的脑区和环路有重合之处。因此，情感和认知异常在慢性疼痛中的作用已得到重视并成为领域研究热点。在正常成人群中，负面情绪刺激不影响对食管无痛性和痛性扩张的感知；但在负面情绪影响下，痛性扩张引起前扣带回、前岛叶和额下回激活增高，而无痛性扩张则引起右侧前岛叶和前扣带回激活增高。采用巴甫洛夫条件反射模型，Yaguez发现前扣带回和前额皮质不但参与疼痛的感知，并且在通过视觉线索诱导的疼痛预知中也有涉及，说明"学习性记忆"在一定的环境线索下可能预示疼痛经历的发生。最近，Elsenbruch等在IBS患者中通过试验亦发现，神经系统对刺激反应表现出紊乱的情感调控作用。因此，异常情感和认知的调节作用亦有可能是FAPS患者腹痛的发病基础，有必要采用任务态fMRI研究情感和认知因素对FAPS大脑结构和功能特殊的影响模式，同时结合静息状态下脑网络研究结果，分析情感和认知在FAPS发病机制中的作用。

三、间质性膀胱炎／膀胱疼痛综合征

间质性膀胱炎／膀胱疼痛综合征（IC/BPS）表现为持续的盆腔疼痛、尿频等症状。当前临床上针对外周病理学（如炎性、感染性、肌肉性和传入性异常）开展诸多干预，但IC/BPS仍然对患者日常心情、性功能和生活质量造成严重影响。目前大量研究者对于 IC/BPS 的病理生理学机制展开研究，但当前并没有十分明确的病因学理论。大部分研究者发现，IC/BPS 患者症状严重程度与内脏感觉信号及疼痛感知信号的异常交互有关。美国加州大学的 Kilpatrick 教授于 2014 年在 The Journal of Urology 上发表了一篇研究文章，通过与健康人群静息态下 fMRI 低频信号对比，研究者发现患有 IC/BPS 的女性在静息态下大脑与内脏感觉相关区域（脑岛后侧区域）和感觉运动皮质（中央后回、中间小叶、辅助运动区域）的低频信号出现异常；此外在顶下小叶前侧、辅助运动区的内侧后腹侧区域与中脑和小脑功能连接显著增高，且异常增高的功能连接度在膀胱充盈疼痛患者中更为突出。该研究结果表明，IC/BPS 女性患者大脑躯体运动回路功能出现异常，且与患者异常的膀胱症状有关。虽然目前研究中没有针对盆底功能障碍的评估工作，但是几项临床观察研究均报道了 IC/BPS 患者骨盆底部肌肉异常收缩的现象。此外，盆腔 MRI 在 IC/BPS 患者中发现了肛提肌紧张性异常增加可能是导致骨盆痛的潜在原因。近期一项随机对照研究表明盆腔底物物理治疗已成为 IC/BPS 的成功治疗方法。但仍然需要进行进一步纵向研究，以证明针对异常运动控制（如生物反馈、肌肉松弛和盆底运动）的治疗是否会使 IC/BPS 患者中枢运动网络正常化，是否这种正常化与症状减轻有关。

进一步的脑成像研究可能有助于识别生物学上不同症状的亚组患者，如在膀胱充盈期间有和没有疼痛的亚组。借助磁共振扩散张量成像，美国西北大学 Farmer 博士 2015 年在 Journal of Neurology 发表研究文章指出，IC/BPS 女性患者在大脑多个白质区域微结构发生改变，如丘脑前辐射、胼胝体辐射线枕部、下纵束均表现出了下

降的白质各向异性属性，且这些白质异常与患者疼痛严重程度、泌尿症状评分、生活质量评分显著相关。IC/BPS 中异常白质特性的神经学意义可能与轴突完整性（如细胞膜的数量 / 密度）、髓鞘形成程度、纤维束组织有关。该研究结果表明伴随着慢性泌尿盆腔疼痛临床表现的恶化，中枢白质结构完整性出现异常改变，这种改变是否会进一步加剧 IC/BPS 症状需要研究者进一步研究。借助磁共振 3D 解剖结构成像技术，美国密歇根大学 Kairys 教授等使用基于体素形态学的测定方法，分析了超过 300 位 IC/BPS 患者大脑结构灰质图像特征，考察慢性膀胱炎患者与健康对照组相比大脑形态的改变方式。研究结果表明，与对照相比，IC 女性在大脑如下几个区域表现出较大的灰质体积：右侧初级感觉皮质，双侧上部顶叶和右侧辅助运动区。右侧初级感觉皮质灰质体积与异常的疼痛、情绪（焦虑）和泌尿系统症状显著相关。进一步利用线性回归模型深入探讨这些相关性，发现临床疼痛（McGill 疼痛感觉总量）、紧急度和焦虑程度这 3 个因素独立影响初级感觉皮质灰质体积变化。这些结果表明初级感觉皮质的变化可能在疼痛敏感性及 IC 的情感和感觉方面具有重要作用，但还需要进一步的研究来确认这些发现是否也出现在其他慢性内脏痛中。未来研究需进一步探索初级感觉皮质灰质体积与疼痛敏感性之间的关系，同时需要更多的研究来确定多种症状与单一慢性 IC 是否具有不同模式的灰质体积改变。

四、慢性前列腺炎 / 慢性骨盆疼痛综合征

慢性前列腺炎 / 慢性骨盆疼痛综合征（urological chronic pelvic pain syndrome，UCPPS）主要表现为长期、反复的骨盆区域疼痛或不适，持续时间超过 3 个月，可

伴有不同程度的排尿症状和性功能障碍，严重影响患者的生活质量。当前 UCPPS 与 BPS 发病机制尚未完全清楚，临床症状多变，通常以其不同的临床症状表现区分，如炎症表现、盆底肌功能障碍表现、泌尿功能障碍特征等。然而，由于诊断标准和治疗方法不统一，患者虽长期治疗，但效果不佳，许多患者都经历过久治不愈的情况。鉴于 UCPPS 与 BPS 相比有相似的疼痛部位和临床症状，UCPPS 外周和中枢神经系统的异常可能共同作用导致 UCPPS 慢性化过程。慢性疼痛症状伴随着时间的变化而改变，即使在患病多年的患者中依然具有时间效应。考察哪些生物学因素能有效对慢性疼痛症状发展趋势进行预测，可能为研究者提供针对疾病病理生理学机制的潜在治疗靶点。基于此，美国国立卫生研究院于 2008 年建立 UCPPS 国际研究联盟，希望研究者群策群力为 UCPPS 相关病因及预后提供更多有效的诊断标记（www.mappnetwork.org）。该联盟中神经影像学研究工作组希望借助现代神经影像学技术，确定 UCPPS 症状严重程度及发展的影像学标记。2014 年，美国斯坦福大学医学中心 Bagarinao 博士通过获取 UCPPS 患者大脑 3D T_1 解剖数据集，探索患者大脑灰质结构形态学异常改变，使用了多元模式分类的方法来检测大脑灰质形态学特性是否能将患者与其匹配的健康对照准确区分开。研究结果发现，初级躯体感觉皮质、前辅助运动区、海马和杏仁核灰质形态学特性被确定为区分患者和健康对照的重要脑区，其区分准确度为 73%。Bagarinao 博士研究结果初步确定了一个基于大脑灰质形态学的用于预测 UCPPS 的影像学分类器，这个分类器涉及多个离散分布脑区，这些脑区在之前慢性内脏痛研究中均有报道。2017 年南加利福尼亚大学 Kutch 博士借助静息态下功能性磁共振成像技术，探索基线大

脑功能连接度测量是否可预测 UCPPS 患者在 3 个月、6 个月、12 个月中疼痛症状纵向改变的特征。Kutch 发现患者大脑功能连接模式可以显著预测短期（3 个月）疼痛减少的程度，预测准确率为 73.1%；基线态下功能磁共振测量对于 6 个月、12 个月后症状改变有较差的预测准度。此外，研究者发现对预测贡献程度最大的功能连接主要集中在左侧前额叶 - 顶叶网络中。该研究表明，UCPPS 患者伴随时间症状改变方式与基线下患者大脑特定网络的功能连接度模式紧密相关。2016 年美国西北大学 Huang 博士在 *Pain* 杂志上发表研究关于 UCPPS 中枢异常的研究工作，该团队将 UCPPS 患者、IBS 患者和健康人群中枢白质特性做对比，发现 UCPPS 中枢白质结构特性异常的影像学表现。研究发现，右侧皮质脊髓束和右侧丘脑前辐射的白质特性表现出了显著的组间差异，且白质特性与疼痛严重程度紧密相关。增长的白质各向异性参数只发现在 UCPPS 组中，反映了异常的疼痛感觉特征；而下降的丘脑前辐射白质特性只发现于 IBS 组中。研究结果证明了白质结果特性用于诊断 UCPPS 和 IBS 的潜在优势，并指出这种白质微结构改变可能是疼痛发展过程中带来的伴随现象，也有可能是患者患病的潜在先天风险因素。

五、原发性痛经

痛经指月经期间由于子宫的过度收缩而产生的痉挛性疼痛，同时也是导致身体虚弱、乏力的一种慢性内脏痛，困扰着绝大多数的女性。若痛经伴随盆腔脏器的器质性病理改变，称为继发性痛经，如子宫肌瘤、子宫腺肌病等；若不伴随肉眼可见的盆腔病理改变，则称为原发性痛经（primary dysmenorrhea）。2012 年，世界疼痛协会组织首次将原发性痛经正式纳入了慢性痛的范畴。具有痛经症状的女性通常

对疼痛刺激更加敏感，这种疼痛敏感性通常贯穿整个月经周期，不仅仅与痛经的发生有关，还是诱发或并发其他慢性疼痛疾病的高危因素。2015 年，美国斯坦福大学研究所高级项目主任 Fiioiona C. Baker 在 *Human Reproduction Update* 杂志上发表综述指出，原发性痛经大大增加成年后罹患其他慢性疼痛的风险，可能作为其他慢性疼痛疾病（如慢性盆腔疼痛、慢性腰背痛）的先兆症状出现。但是由于大多数女性对痛经的重视程度低，习惯了"隐忍"不愿就医，再加上临床对原发性痛经的确诊尚存在难度，其患病率仍被远远低估，因此反复痛经成为影响女性健康的隐患。痛经女性长期疼痛敏感性增加反映了其主观痛觉感知存在异常，同时提示了其中枢痛觉感知、调节系统可能存在异常。近年来现代神经影像技术研究证实：与非痛经女性相比，长期受到痛经困扰女性大脑的疼痛感知和调节通路的结构及功能异常在痛经的产生和进展过程中发挥着重要的作用。

慢性痛研究表明，长期、反复的疼痛刺激，会引起大脑灰质结构出现异常改变，大多数为灰质体积的减少而不是增加。研究发现与健康女性相比，长期遭受原发性痛经困扰的女性大脑灰质结构在不同月经周期存在异常。2010 年，台湾阳明大学研究团队通过采用基于体素的形态学测量方法（voxel-based morphometry，VBM）分析原发性痛经女性大脑灰质结构与健康女性的差异，发现在无痛经发作的排卵期，痛经女性大脑部分脑区的灰质体积明显减小，主要位于内侧前额皮质（medial prefrontal cortex，mPFC）、楔前叶、第二躯体感觉皮质（secondary somatosensory cortex，SⅡ）、岛叶等。既往研究显示，SⅡ、岛叶后部及岛叶前部接受内脏器官传入的感觉信息，

与疼痛情绪有关的感觉信息加工整合有关；mPFC 被认为不仅与内脏运动控制有关，还与情绪状态的抑制调节有关；因此，痛经女性 mPFC 灰质体积与痛经评分呈现的负相关，说明 mPFC 在疼痛经历感觉产生中的抑制作用减低，与痛经程度感觉增加密切相关。楔前叶、SⅡ及岛叶与内脏信息的传递和感知调节有关，因此，该研究认为在原发性痛经女性中存在的以上脑区的灰质密度减低，可能与月经期间子宫传入的过度的伤害性疼痛刺激引起的大脑代偿性调节有关。不仅如此，该研究还在原发性痛经女性排卵期发现了部分脑区灰质体积增加，如下丘脑。下丘脑是月经周期节律的调节中枢，不仅可通过下丘脑-垂体-卵巢轴分泌的激素来调节月经周期，还可通过应激系统调节月经周期女性压力有关的改变。因此，下丘脑灰质体积增加可能反映了下丘脑有关的内分泌调节异常与痛经存在某种内在联系。该研究还发现痛经女性背外侧前额皮质（dorsal lateral prefrontal cortex，dlPFC）、眶额回皮质（orbitofrontal cortex，OFC）及前扣带回皮质（anterior cingulate cortex，ACC）与痛经程度评分之间存在显著相关。dlPFC 在疼痛下行控制通路中发挥重要作用，其功能调节异常可能与 OFC、ACC 功能抑制所产生的负面情绪感增强有关；因此，在原发性痛经女性中发现的这些中枢结构变化，可能与长期的内脏疼痛刺激不断传入大脑，引起内脏疼痛感知、情绪调节及疼痛抑制通路调节功能出现适应性或适应不良性代偿改变有关。如果把排卵期大脑特征定义为"特性改变"，那么月经期与痛经刺激有关的中枢异常则可被称为"症状改变"。在该团队的进一步研究中，研究者发现原发性痛经女性不仅存在排卵期的中枢灰质结构"特性改变"，还伴随着月经期的中枢灰质结构"症状改变"。与排卵期相比，她们

在月经期间疼痛调节、负面情绪产生及内分泌调节有关的脑区灰质体积显著增加（如OFC、中央前回、下丘脑等），而与疼痛信息传递有关的脑区灰质体积出现显著减低（如SⅡ、ACC），部分脑区异常改变与痛经回忆评分有关。

大脑白质纤维是保证疼痛等感觉信息在大脑不同脑区、大脑半球之间正常传导、感知和调节的结构基础。在人类许多慢性痛研究中，研究者通过磁共振扩散张量成像的方法发现大脑白质纤维结构异常与慢性痛的产生和进展密切相关。在一项急性腰背痛患者的纵向试验研究中，Mansour等发现白质纤维特性可作为重要的生物标记来预测急性腰背痛向慢性痛的转归趋势，说明了在慢性痛患者中大脑白质异常会影响中枢痛觉通路正常的功能，白质纤维异常还可以为临床医生对疾病的发展预测甚至治疗效果评价提供客观、准确的影像学参考指标。原发性痛经也是属于慢性盆腔疼痛的一种，有关的大脑白质初步研究为进一步关注这一疾病提供了新的视角。西安交通大学与西安电子科技大学神经影像研究团队通过基于纤维骨架的空间统计分析方法（tract-based spatial statistics，TBSS）对原发性痛经女性排卵期大脑整体白质纤维特性展开研究，发现在无痛经发作的排卵期，大脑广泛白质分数各向异性（fractional anisotropy，FA）下降及平均扩散系数（mean diffusivity，MD）和径向扩散系数（radial diffusivity，RD）显著增加，主要涉及的脑区位于胼胝体的压部、内囊后肢、放射冠、外囊、穹窿、丘脑后辐射等部位。这些白质纤维束与痛觉信息上下行传递、中枢认知功能调节及疼痛行为调节功能密切相关。同时，相关分析显示，内囊后肢、胼胝体压部及放射冠后部的白质纤维束整体一致性下降程度与月经期间痛经严重程度密切相关。为了进一步考察

大脑白质结构改变与痛经的关系，该研究团队通过基于纤维图谱的统计分析方法（tractography atlas-based analysis，TABS）分析具体感兴趣脑区之间白质纤维特性。研究发现，在"非疼痛期"痛经女性与健康女性相比，扣带束后侧的白质纤维完整性出现显著下降。相关分析显示，扣带束后侧白质完整性损伤越严重，月经期间越容易感受到更高强度的痛经刺激。在原发性痛经女性月经期，血清 $PGF_{2\alpha}$ 水平是痛经产生的直接促痛物质；将 $PGF_{2\alpha}$ 作为协变量进行偏相关分析后，发现非疼痛时期的白质纤维改变特性与月经期的痛经程度相关关系依然存在，说明这种白质纤维束完整性改变反映了痛经女性的中枢疼痛处理通路改变特性，同时也可能是后期并发或诱发其他慢性疼痛的潜在风险因素之一。

2009年，台湾阳明大学研究团队首次在原发性痛经女性中采用正电子发射计算机断层成像（positron emission tomography，PET）的方法观察大脑代谢功能与痛经的关系，他们通过对17名原发性痛经女性痛经期（月经1～3天）和排卵期（月经12～16天）进行扫描，发现与排卵期相比，原发性痛经女性在月经期疼痛发生时，部分脑区灰质核团葡萄糖代谢出现异常增加或减少，主要累及前额叶、丘脑腹后侧核和次级感觉皮质，其中眶额回代谢程度与被试者月经期间对痛经的主观感受程度密切相关，提示眶额回功能异常可能与痛觉感知增加有关。最近，该团队对原发性痛经的持续研究又发现，在月经期，以中脑导水管周围灰质（periaqueductal gray，PAG）为核心的大脑网络功能连接表现出异常模式。PAG是中枢疼痛抑制通路的核心脑区，原发性痛经女性在月经期间PAG与内侧感觉运动皮质之间功能连接增强，且与痛经的严重程度有关，提示大脑疼痛抑制中枢与感觉中枢

之间功能异常可能与痛觉感知增加密切相关。慢性痛的研究发现，反复疼痛刺激会引起中枢对疼痛敏感性增加，由于持续存在的盆腔疼痛刺激，原发性痛经女性在痛经发生时不仅会出现大脑痛觉传递、调节有关脑区的结构改变，还存在疼痛调节中枢的功能异常，同时这些中枢损伤可能参与内脏和躯体痛觉敏感的中枢调控机制。

此外，既往已有大量研究证明痛觉敏感、疼痛感知异常增高等现象在原发性痛经人群中是一个共性现象，但其潜在的中枢调节机制目前仍然没有明确的定论。牛津大学Vincent教授研究组在对痛经女性前臂和下腹部皮肤进行热疼痛刺激时发现，无论是月经期还是排卵期，痛经女性对于致痛热刺激的温度显著低于健康女性，与之对应的大脑功能却呈现出不一致的活动状态。他们发现，与健康女性相比，痛经女性在排卵期（无痛经发作），大脑内嗅皮质对热疼痛刺激出现显著激活的现象，由于内嗅皮质功能与焦虑和预期有关的疼痛感知程度增加有关，因此推测原发性痛经女性在排卵期无痛经刺激的情况下对外界疼痛刺激感知增强与中枢内嗅皮质功能激活增加有关；而在月经期间大脑对疼痛刺激并没有表现出激活增加的脑区，眶额回脑区的激活程度反而减弱，他们分析可能由于月经期间女性本身存在的经期痛经已经对大脑的活动产生了一定的抑制作用，即便存在外界疼痛刺激，其大脑的反应可能并不能呈现出如排卵时期激活增加的现象，反而出现激活减弱的脑区。尽管如此，这项研究仍然给我们带来了深远的启示意义，说明原发性痛经的中枢功能异常可能在痛觉感知异常调节中发挥关键作用。此外，在无痛经发作的情况下，部分脑区的结构改变和功能异常与疼痛感知异常的交互作用持续存在，可能既与周期性盆腔疼痛反复刺激有关，也可能反映了原发性痛

经女性本身的一种内在特性，这种特性使得她们对月经期间子宫的过度收缩和痉挛更加敏感，出现痛经现象，同时这种特性可能与非痛经期的痛觉过敏有关。然而，尽管许多有关痛阈检测或实验性疼痛刺激的研究已经证实原发性痛经女性在不同月经周期时间段存在痛觉过敏，却很少有研究将实验性疼痛刺激与中枢反应机制相结合，因此这种周期性疼痛有关的痛觉过敏潜在的中枢机制目前仍不清楚，还需要进一步的探索。

原发性痛经受遗传基因、性激素及内分泌等多种因素的影响，发病机制尚不明确；中枢神经系统结构及功能异常主要受先天因素决定还是受后天因素影响目前仍不明确，当前缺乏客观有效的痛经症状发展、转归的诊断标准及标记也是制约临床早期有效干预的重要原因之一。因此，未来研究应综合分析痛经相关临床症状、影像学证据及遗传学等多维度信息，建立纵向观察研究模型，这不仅是实现原发性痛经及其相关慢性疼痛疾病早期预测的先决条件，也是最终有效预防向慢性疼痛疾病不良转归、降低家庭和社会负担的迫切需求。

六、小　　结

过去的10年当中，越来越多的研究者借助磁共振成像技术关注慢性内脏痛患者大脑功能、结构的影像学特征，研究结果为中枢调节慢性内脏痛提供了新的观点和证据。尽管在不同研究中刺激方法、研究流程、患者类型、患者数量和影像学分析方法均存在较大差异，慢性内脏痛研究中一致被报道的区域包括脑岛、前扣带回、初级感觉皮质、前额皮质、后顶叶皮质和丘脑。两项关于肠应激综合征患者、健康人群在直肠气囊扩张刺激下的功能性磁共振成像荟萃研究报道指出，脑岛、前扣带

回皮质和丘脑在不同人群中被一致激活。然而，肠应激综合征患者与健康人群相比在与情感唤醒相关的区域出现了更高的脑活动，如前膝部扣带回皮质和杏仁核；同时，与内源性疼痛抑制系统相关区域也被更高地激活。与之对应，健康人群在前额叶的中部和侧部表现出了更多的脑激活，暗示健康患者在直肠气囊扩张刺激下被更多地唤醒了皮质-脑-脊髓疼痛抑制系统。与临床和流行病学数据相一致，神经影像学研究已经证明了实验内脏刺激、情感状态、患者主观感受、大脑活动之间存在异常交互；在慢性内脏痛患者中，情感唤醒回路的异常表现在患者疼痛感受中起到了重要作用。

当前影像学报道多集中于横断面研究，研究结果发现大脑功能、结构的改变与慢性内脏痛患者行为学或临床测量间存在较弱的相关性，这些发现并不能回答中枢改变与临床症状表现之间的因果关系问题。同时，当前影像学研究结果均基于较小的数据集，研究结论没有经过独立实验的交叉验证。研究者仅仅可推测慢性内脏痛受大脑处理感觉信息相关回路影响，涉及丘脑到感觉运动皮质。这些中枢异常表现可能有两种解释方式，首先其可能受基因等先天因素的影响存于中枢神经系统中，使之成为易发展成慢性疼痛的危险因素；另一方面，这些中枢异常可能受长期异常内脏感觉信号输入影响，导致大脑出现适应不良性改变。这种信号输入可能来自内脏、膀胱或骨盆底肌肉的异常运动（如紧张性收缩），也可能来自改变的肠道或膀胱微生物，或者来自内脏中被激活的免疫细胞。随着内脏感知异常的慢性化过程，上行传递到感觉皮质的信号被逐渐增强，同时增加背角神经元的兴奋性，进一步增强大脑下行调节的影响。在这个过程中，情感唤醒回路的异常在疼痛产生中起到了重要的作用。当前慢性内脏痛研究结果中，前脑岛（突显网络的核心节点）的异常功能、结构表现可能是患者受遗传影响易发展成慢性疼痛的先天脆弱性因素，也可能是长期躯体和内脏感受异常交互的结果。

即使在过去10年中，神经影像学技术帮助我们加深了对慢性内脏痛患者脑-肠互动的理解，依然有许多工作值得进一步考虑：①基于数据驱动的大脑神经影像研究结果需要在大数据集中进一步验证，纵向观测实验设计能帮助我们更好地了解伴随症状出现及发展过程中中枢神经系统扮演的角色。②识别与症状相关的生物学影响因素，如在免疫细胞和微生物代谢产物中的基因表达。③将研究观测点提前，在慢性疼痛起始点之前考察儿童的身心健康发展，讨论症状发展与中枢异常改变的因果交互性。④在大样本人群中，基于大脑功能、结构特征，讨论患者的个体差异因素，如性别，确定不同患者人群的脑影像学特征。⑤讨论不同干预手段，如安慰剂、针刺、药物对于慢性内脏痛的影响，讨论其中枢改变是否可逆。

（刘继欣 胡 理）

参 考 文 献

Ackerman AL, Lee UJ, Jellison FC, et al. 2016. MRI suggests increased tonicity of the levator ani in women with interstitial cystitis/bladder pain syndrome. Int Urogynecol J, 27(1):77-83.

Bagarinao E, Johnson KA, Martucci KT, et al. 2014.Preliminary structural MRI based brain classification of chronic pelvic pain: A MAPP network study. Pain, 155(12):2502-2509.

Bernstein CN, Frankenstein UN, Rawsthorne P, et al. 2002. Cortical mapping of visceral pain in patients with GI disorders using functional magnetic resonance imaging. Am J Gastroenterol, 97(2):319-327.

Biswal B, Yetkin FZ, Haughton VM, et al. 1995. Functional connectivity in the motor cortex of resting human brain using echo-planar MRI. Magn Reson Med, 34(4):537-541.

Blankstein U, Chen J, Diamant NE, et al. 2010. Altered brain structure in irritable bowel syndrome: potential contributions of pre-existing and disease-driven factors. Gastroenterology, 138(5):1783-1789.

Casey KL, 1996. Match and mismatch: identifying the neuronal determinants of pain. Ann Intern Med, 124(11):995-998.

Cauda F, Torta DM, Sacco K, et al. 2012. Shared "core" areas between the pain and other task-related networks. PLoS One, 7(8):e41929.

Chen J, Blankstein U, Diamant NE, et al. 2011. White matter abnormalities in irritable bowel syndrome and relation to individual factors. Brain Res, 1392(15):121-155.

Claassen J, Labrenz F, Ernst TM, et al. 2016. Altered cerebellar activity in visceral pain-related fear conditioning in irritable bowel syndrome. Cerebellum, 1-10.

Clouse RE, Mayer EA, Aziz Q, et al. 2006. Functional abdominal pain syndrome. Gastroenterology, 130(5):1492.

Coen SJ, Yáguez L, Aziz Q, et al. 2009. Negative mood affects brain processing of visceral sensation. Gastroenterology, 137(1):253-261.

Derbyshire SW, 2003. A systematic review of neuroimaging data during visceral stimulation. Am J Gastroenterol, 98(1):12-20.

Dun W, Yang J, Yang L, et al. 2017. Abnormal white matter integrity during pain-free periovulation is associated with pain intensity in primary dysmenorrhea. Brain Imaging Behav, 11(4):1061-1070.

Ellingson BM, Mayer E, Harris RJ, et al. 2013. Diffusion tensor imaging detects microstructural reorganization in the brain associated with chronic irritable bowel syndrome. Pain, 154(9):1528-1541.

Elsenbruch S, Rosenberger C, Bingel U, et al. 2010. Patients with irritable bowel syndrome have altered emotional modulation of neural responses to visceral stimuli. Gastroenterology, 139(4):1310-1319.

Farmer MA, Huang L, Martucci K, et al. 2015. Brain white matter abnormalities in female bladder pain syndrome: a MAPP network neuroimaging study. J Urol, 194(1):118-126.

Fitzgerald MP, Payne CK, Lukacz ES, et al. 2012. Randomized multicenter clinical trial of myofascial physical therapy in women with interstitial cystitis/painful bladder syndrome (IC/PBS) and pelvic floor tenderness. J Urol, 187(6):2113-2118.

Hobson AR, Aziz Q, 2004. Brain imaging and functional gastrointestinal disorders: has it helped our understanding? Gut, 53(8):1198-1206.

Hong JY, Labus JS, Jiang Z, et al. 2014. Regional neuroplastic brain changes in patients with chronic inflammatory and non-inflammatory visceral pain. PLoS One, 9(1):e84564.

Huang L, Kutch JJ, Ellingson BM, et al. 2016. Brain white matter changes associated with urological chronic pelvic pain syndrome: multisite neuroimaging from a MAPP case-control study. Pain, 157(12):2782-2791.

Iacovides S, Avidon I, Baker FC, 2015. What we know about primary dysmenorrhea today: a critical review. Hum Reprod Update, 21(6):762-778.

Kairys AE, Schmidt-Wilcke T, Puiu T, et al. 2015. Increased brain gray matter in the primary somatosensory cortex is associated with increased pain and mood disturbance in patients with interstitial cystitis/painful bladder syndrome. J Urol, 193(1):131.

Katz L, Tripp DA, Nickel JC, et al. 2014. Disability in women suffering from interstitial cystitis/bladder pain syndrome. BJU Int, 111(1):114-121.

Kilpatrick LA, Tillisch K, Naliboff B, et al. 2014. Alterations in resting state oscillations and connectivity within sensory and motor networks in women with interstitial cystitis/painful bladder syndrome. J Urol, 192(3):947-955.

Kringelbach ML, 2005. The human orbitofrontal cortex: linking reward to hedonic experience. Nat Rev Neurosci, 6(9):691-702.

Kutch JJ, Labus JS, Harris RE, et al. 2017. Resting-state functional connectivity predicts longitudinal pain symptom change in urologic chronic pelvic pain syndrome: a MAPP network study. Pain, 158(6):1069-1082.

Kutch JJ, Tu FF, 2016. Altered brain connectivity in dysmenorrhea: pain modulation and the motor cortex. Pain, 157(1):5-6.

Liu J, Liu H, Mu J, et al. 2017. Altered white matter microarchitecture in the cingulum bundle in women with primary dysmenorrhea: A tract-based analysis study. Hum Brain Mapp, 38(9):4430-4443.

Longstreth GF, Drossman DA, 2005. Severe irritable bowel and functional abdominal pain syndromes: Managing the patient and health care costs. Clin Gastroenterol Hepatol, 3(4):397-400.

Ma X, Li S, Tian J, et al. 2015. Altered brain spontaneous activity and connectivity network in irritable bowel syndrome patients: A resting-state fMRI study. Clin Neurophysiol, 126(6):1190-1197.

Mansour AR, Baliki MN, Huang L, et al. 2013.Brain white matter structural properties predict transition to chronic pain. Pain, 154(10):2160-2168.

May A, 2008. Chronic pain may change the structure of the brain. Pain, 137(1):7-15.

Mayer EA, Aziz Q, Coen S, et al. 2009.Brain imaging approaches to the study of functional GI disorders: a Rome working team report: A rome working team report. Neurogastroenterol Motil, 21(6):579-596.

Mayer EA, Gupta A, Kilpatrick LA, et al. 2015. Imaging brain mechanisms in chronic visceral pain. Pain, 1(4):50-63.

Mayer EA, Naliboff BD, Craig AD, 2006. Neuroimaging of the brain-gut axis: from basic understanding to treatment of functional GI disorders. Gastroenterology, 131(6):1925.

Mayer EA, Tillisch K, 2011. The brain-gut axis in abdominal pain syndromes. Ann Rev Med, 62(1):381-396.

Mp VDH, Hulshoff Pol HE, 2010. Exploring the brain network: A review on restingstate fMRI functional connectivity. Eur Neuropsychopharmacol, 20(8):519-534.

Nickel JC, Tripp DA, Pontari M, et al. 2010. Interstitial cystitis/painful bladder syndrome and associated medical conditions with an emphasis on irritable bowel syndrome, fibromyalgia and chronic fatigue syndrome. J Urol, 184(4):1358-1363.

Sheehan J, Gaman A, Vangel M, et al. 2011. Pooled analysis of brain activity in irritable bowel syndrome and controls during rectal balloon distension. Neurogastroenterol Motil, 23(4):336-e158.

Sperber AD, Drossman DA, 2011. Review article:

the functional abdominal pain syndrome. Aliment Pharmacol Ther, 33(5):514-524.

Sporns O, 2011. The human connectome: a complex network. Anna N Y Acad Sci, 1224(1):109-125.

Tillisch K, Labus JS, 2011. Advances in imaging the brain-gut axis: functional gastrointestinal disorders. Gastroenterology, 140(2):407.

Tillisch K, Mayer EA, Labus JS. 2011. Quantitative meta-analysis identifies brain regions activated during rectal distension in irritable bowel syndrome. Gastroenterology, 140(1):91-100.

Tu CH, Niddam DM, Chao HT, et al. 2009.Abnormal cerebral metabolism during menstrual pain in primary dysmenorrhea. Neuroimage, 47(1):28-35.

Tu CH, Niddam DM, Chao HT, et al. 2010. Brain morphological changes associated with cyclic menstrual pain. Pain, 150(3):462-468.

Tu CH, Niddam DM, Yeh TC, et al. 2013. Menstrual pain is associated with rapid structural alterations in the brain. Pain, 154(9):1718-1724.

Vincent K, Warnaby C, Stagg CJ,et al. 2011. Dysmenorrhoea is associated with central changes in otherwise healthy women. Pain, 152(9):1966-1975.

Wei SY, Chao HT, Tu CH, et al. 2016.Changes in functional connectivity of pain modulatory systems in women with primary dysmenorrhea. Pain, 157(1):92-102.

Wiech K, Tracey I, 2009.The influence of negative emotions on pain: behavioral effects and neural mechanisms. Neuroimage, 47(3):987.

Wilder-Smith CH, Schindler D, Lovblad K, et al. 2004.Brain functional magnetic resonance imaging of rectal pain and activation of endogenous inhibitory mechanisms in irritable bowel syndrome patient subgroups and healthy controls. Gut, 53(11):1595-1601.

Wood JD, 2008. Functional abdominal pain: the basic science. J Pediatr Gastroenterol & Nutrition, 47(5):688-693.

Yágüez L, Coen S, Gregory LJ, et al. 2005. Brain response to visceral aversive conditioning: a functional magnetic resonance imaging study. Gastroenterology, 128(7):1819-1829.

第7章 常用内脏痛治疗药物及其药理学基础

第一节 内脏痛的药物治疗靶点

近年来，人们对内脏痛的病理生理学机制认识已经逐步深入。在研究中，内脏痛的药物治疗靶点亦从单一的阿片受体扩展到多种受体、多种蛋白。更为重要的是，人们逐渐发现，内脏痛不是由于某单一因素造成，对其的了解也从内脏本身的生物学病因扩展为全身多脏器的病理生理学改变（如胃肠动力学改变、感觉神经末梢过敏、脑肠调节失调等）来解释内脏痛症状，也更加强调了社会文化、外界环境刺激和自身心理状态对内脏痛的影响，并在发病机制等方面取得了进展。下面将对目前认为可能是内脏痛药物治疗的靶点逐一介绍。

一、阿片类受体

阿片类受体是目前被研究得最多也最为清楚的一个经典镇痛药物靶点。阿片又称鸦片（英语 opium，阿拉伯语 Afyūm），俗称大烟，源于罂粟植物蒴果，其所含主要生物碱是吗啡。鸦片是从罂粟中提取的苦棕色粉末，用于治疗疼痛的作用可以追溯到几千年前，可以说是世界上最古老的药物。在 1803 年，弗里德里希·塞尔特纳（Friedrich Sertuerner）将鸦片溶解在酸中，并鉴定了构成鸦片活性成分的生物碱化合物吗啡。科学界对阿片受体的研究已有很多年的历史，且已有研究证实，阿片及其

衍生物在神经系统中具有很强的镇痛作用。正常机体内存在内源性阿片受体的激动剂，包括 β- 内啡肽（β-endorphin）、亮啡肽（leu-enkaphalin）和强啡肽（dynorphin）等，这类物质主要存在于中枢神经系统（有些免疫细胞如 T 细胞、B 细胞、单核细胞和巨噬细胞等也可以产生，但都不能通过血脑屏障）。这些五肽类物质分别由不同的基因编码，对不同的阿片类受体亲和力不同。亮啡肽对 δ 受体有较强的选择性，强啡肽对 κ 受体有较强的选择性；μ 受体的内源性配体为内啡肽，内啡肽在中枢神经系统内与 μ 受体呈镜像分布，其结合力比对 δ 受体和 κ 受体强 100 倍以上。而以前所认为 β- 内啡肽并不是 μ 受体的内源性配体。阿片受体在中枢神经系统中广泛存在在不同的部位，不同阿片受体激动后产生的效果也不一样。目前研究表明，阿片受体主要包括 μ 受体、δ 受体和 κ 受体三种经典型阿片受体，其中 μ 受体是最为经典的阿片类受体。其他新型阿片受体还包括阿片样受体 -1、ε 受体、λ 受体、ι 受体和 ζ 受体等，部分受体作用简介见表 7-1。

三种典型的阿片类受体——μ 受体、δ 受体和 κ 受体均属于 G 蛋白偶联受体，具有高度内源性，约 65% 的氨基酸序列是相似的。该类受体具有相同的基本结构：

表 7-1　主要阿片类受体的亚型及其意义

主要阿片受体	意义
μ_1 受体	激动后产生脊髓以上水平的镇痛
μ_2 受体	激动以后产生呼吸抑制作用，心率减慢，欣快感、依赖性
κ 受体	激动后产生脊髓水平的镇痛，镇静、缩瞳、轻度呼吸抑制
δ 受体	激动后可调控 μ 受体的活性
阿片样受体 -1	激动后双相调节痛觉

1 个细胞外 N 端区域，7 个跨膜域，以及 1 个细胞内 C 端尾区（图 7-1）。各型受体之间最大的不同在于细胞外环、N 端和 C 端区域。不同的空间结构使其在病理生理机制中发挥着不同的效应。

其中 μ 阿片受体（mu-opioid receptor，MOR）与镇痛关系最密切，并与呼吸抑制、欣快感、成瘾等不良反应相关。μ 阿片受体有 7 个跨膜区，3 个胞质环和 3 个胞内环，N 端位于细胞外，C 端位于细胞内。在第 1、2 胞外环上各有一个半胱氨酸残基，它们之间可形成二硫键。μ 受体广泛分布于中枢神经，但分布并不均匀，在大脑皮质额部和颞部、中央丘脑、侧丘脑、脑室和导水管周围灰质区受体密度高，这些结构与痛觉的整合和感受有关。在边缘系统和蓝斑核受体也呈高度分布，这些结构涉及情绪和精神活动。中脑动眼神经副核与缩瞳有关。μ 受体分布在延髓孤束核，与咳嗽反射、呼吸调整和交感活动相关。与胃肠活动（恶心、呕吐）有

关的受体部位是脑干极后区和迷走神经背核。脊髓背角胶状质、固有层、三叉神经背束尾端核的胶质区，交感神经节前纤维也有阿片受体分布，这些结构是痛觉冲动传入中枢的转换站。目前已基本明确，μ 受体介导了可卡因和乙醇奖赏行为，而且是这种成瘾机制所必需的。

δ 阿片受体（delta-opioid receptor，DOR）在周围神经系统、脊髓、背根神经节和与疼痛调节相关的脊椎上区域中有所表达。根据药理学配体的不同，可将 DOR 分为两个亚型，即 δ_1 受体和 δ_2 受体。DOR 激动剂最初被研究为一种替代镇痛的药物，它可以避免药物滥用及副作用的产生，如吗啡。传统认为 DOR 激动也主要产生镇痛作用，但与 MOR 激动后产生镇痛作用的同时患者感觉舒畅和愉悦不同，DOR 激动后可以产生躁动或者不舒适的感觉。亦有研究表明，MOR 和 DOR 可以形成具有独特性能的异聚体，通过调节配体结合、影响胞内骨架蛋白相互作用、改变信号级联反应和信号转导等途径实现相互作用。单一的阿片受体和异聚体在受体结合、信号发放和转导过程具有差异性。MOR-DOR 异聚体代表了一种新的信号复合体，具有独特的药理特性和机制，因此 MOR-DOR 异聚体的局部效应有助于更好地掌握疼痛耐受和调节的机制。

κ 阿片受体（kappa opioid receptor，KOR），由 Yasuda 等于 1993 年成功克隆，

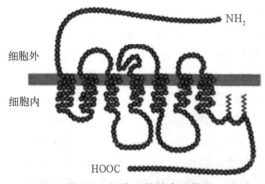

细胞外
细胞内
NH₂
HOOC
图 7-1　阿片受体基本结构

根据特异性拮抗剂的不同，可将 KOR 分成 κ_1 和 κ_2 两种亚型。κ 阿片受体主要分布在大脑屏状核、前庭耳蜗神经核、嗅球、梨状核、顶部皮质、下丘脑、丘脑室旁核、黑质和被盖核腹侧，在脊髓也有一定分布，分布较少区域为导水管周围灰质和蓝斑。在小鼠脑内高表达区为新皮质（5～6 层）、梨状皮质、海马、杏仁核、缰核、下丘脑和蓝斑等。激动 KOR 可产生温和镇痛，烦躁不安，定向障碍，瞳孔缩小，由于 KOR 主要分布在大脑皮质，因此对呼吸系统和心血管系统的影响较小。在鼠模型中已经显示 KOR 活化减少突触传递并阻断基底外侧杏仁核中长期增强的诱导作用，这可以解释 KOR 激动剂在慢性疼痛和疼痛相关记忆的形成中发挥一定的作用。同时，它们在周围疼痛状态的模型中也可显示出效果，如在内脏痛和炎性疼痛模型中。这些 KOR 激动剂似乎也没有吗啡的已知不良反应，并且与其他药物组合给药时可以逆转吗啡的作用。

在早期的研究中，κ 受体和 μ 受体、δ 受体一样，在各种疼痛模型中显示出的镇痛效果，备受世人关注，究其原因在于它并没有 μ 受体激动后所带有的欣快感和依赖性，也没有呼吸抑制和胃肠道抑制作用。因此，KOR 激动剂被认为是极具吸引力的可用于镇痛的安全药物，而在随后的实践中人们发现 KOR 激动剂的药理作用远非想象中那么简单，它在发挥镇痛作用的同时还可以引起过度镇静，甚至烦躁不安等不良反应，这些不良反应限制了 KOR 激动剂的使用。直到最近，大量研究表明，作用于外周的 κ 受体阿片肽激动药对内脏痛的治疗可能有独特的作用，关于对 KOR 激动剂的研究再次引起神经生物学者和医务工作者的关注。2009 年，Arendt、Nielsen 等在对一项健康男性实施的随机双盲对照试验中，选用同时带有皮肤、肌肉和食管连续刺激的实验性疼痛模型，对选择性作用于外周的 KOR 激动剂 CR665 的镇痛作用进行评估，并对比了 CR665 与 KOR 激动剂羟考酮（oxycodone）的疗效。结果表明 CR665 与羟考酮两者对食管机械膨胀后所产生的中度痛均有较好的镇痛作用，这一研究证实了作用于外周的 KOR 激动剂对内脏痛的治疗具有明确的实用价值。κ 受体在内脏痛中地位非常重要，尤其是在周围神经中；KOR 激动剂在外周发挥重要作用而不引起中枢系统的不良反应。

此外，阿片样受体 -1[opioid receptor like-1，ORL-1；又称孤啡肽受体 (orphanin receptor) 或痛敏素受体 (nociceptin receptor)] 也被认为是阿片类受体的一种。1995 年一种新的由 17 个氨基酸组成的肽从脑组织中分离，被称为孤啡肽或痛敏肽。后续的研究证明孤啡肽特异性结合 ORL-1，为 OFQ 的同源性配体。孤啡肽前体的分子结构与阿片类前体，如强啡肽和脑啡肽原的前体分子有 50% 的同源性，但在中枢神经系统的分布上有很大区别，同时与已知阿片肽或阿片受体的特异性激动剂亲和性均很低。ORL-1 对痛觉的调节是双向的。研究发现，在侧脑室注射 OFQ 以激动 ORL-1 时，小剂量无影响，大剂量则使痛阈降低。另外，ORL-1 激动后还可以翻转阿片介导的小鼠应激性镇痛和吗啡镇痛，而且可拮抗 DPDPE 及 U-50488H 等选择性阿片受体激动剂的镇痛作用和雌激素、电针等引起的镇痛。进一步研究则发现，ORL-1 对镇痛的作用是有部位特异性的。在中枢神经系统，激动 ORL-1 可引起痛敏并可拮抗镇痛。而在外周神经系统，激动 ORL-1 则表现为镇痛，并可促进和协同 μ 受体的镇痛作用。

二、非阿片类受体

人们在研究阿片受体类的过程中不断发现，阿片受体类不能完全解释内脏痛的发病机制，在内脏痛的形成和传导过程中，必然还有其他蛋白或者分子的参与，而最有可能的还是一些中枢神经系统广为分布的递质及受体。近年来，越来越多的非阿片受体也被发现是内脏痛病理生理学机制的关键参与者。在发生内脏痛的过程中，它们的表达或功能会发生显著的变化，单独或协同阿片类受体调控内脏痛的产生。下面将介绍一些近年来已经在内脏痛方面体现出重要作用的非阿片类受体。

1. 谷氨酸受体　谷氨酸（glutamate，Glu）是中枢神经系统中主要的兴奋性氨基酸，作为一种神经递质，谷氨酸激活两种不同类型的受体：离子型谷氨酸受体（iGluR）和代谢型谷氨酸受体（mGluR）。根据其反应不同将受体 iGluR 进一步细分为三个不同的类型：N- 甲基 -D- 天冬氨酸（NMDA）受体、α- 氨基 -3- 羟基 -5- 甲基 - 异噁唑 -4- 丙酸酯（AMPA）受体和红藻氨酸（KA）受体，它们与离子通道偶联，形成受体通道复合物，介导信号传递（图 7-2）；

mGluR 受体可与膜内 G 蛋白偶联，这些受体被激活后通过 G 蛋白效应酶、脑内第二信使等组成的信号转导系统起作用，产生较缓慢的生理反应。NMDA 及非 NMDA 离子化谷氨酸受体抑制药可降低伤害性结直肠扩张激发的脊髓输入信号，对抗反复结肠扩张或结肠炎症引起的机械性痛觉过敏，抑制实验性胰腺炎时缓激肽引起的疼痛反应，减弱尿道膀胱炎症相关的反射亢进。同时 mGluR 也是慢性潜在的内脏痛治疗靶点。

通过激活 iGluR 或 mGluR，谷氨酸不仅参与了痛觉信息的生理传递过程，也参与了疼痛超敏性的周边和中枢机制的发展。NMDA 受体和 AMPA 受体，以及一些代谢受体，都可以通过增加细胞内钙水平来触发中枢敏化，从而激活细胞内的通路，增强兴奋性突触。NMDA 受体拮抗剂在疼痛治疗方面的应用因其对大脑活动的不良反应而受到限制。为阻断 NMDA 受体的病理活动而保留其生理功能，可设计一种选择

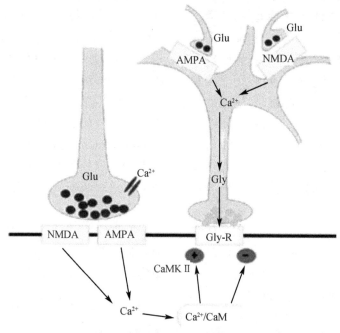

图 7-2　谷氨酸受体的分子机制
Gly. 甘氨酸；Gly-R. 甘氨酸受体；CaM. 钙调蛋白；CaMK Ⅱ. 依赖 Ca^{2+}/ 钙调蛋白的蛋白激酶 Ⅱ

性作用于甘氨酸 B 或 NR2B 位点的 NMDA 受体拮抗剂。研究也发现谷氨酸受体拮抗药的外周作用有限，提示 NMDA 和其他一些谷氨酸受体主要表达于内脏传入神经纤维上。外周镇痛的可能性在 NMDA 受体拮抗剂美金刚上得到实现，后者可抑制结直肠扩张引起的盆腔传入神经兴奋。总体而言，针对谷氨酸受体的选择性药理学作用应为慢性内脏痛提供新的疗法。

代谢型谷氨酸受体（mGluR）是一个与 G 蛋白偶联的七跨膜结构，在中枢神经系统中，mGluR 主要位于突触裂缝附近。目前，已经发现了 8 个 mGluR(mGluR1 ~ 8) 亚基，并且根据它们空间结构和胞内作用将其分为 3 组。其中，组 I mGluR 包括 mGluR1 和 mGluR5，组 II mGluR 包括 mGluR2 和 mGluR3，组 III mGluR 由 mGluR4、mGluR6、mGluR7 和 mGluR8 组成。mGluR 参与许多生理过程，在包括焦虑、抑郁、精神分裂症和神经退行性疾病在内的一系列神经系统疾病中扮演重要角色。mGluR 也参与了疼痛刺激的生理传递，以及慢性疼痛的机制，其中 I 型 mGluR 在痛觉信息传递中的作用尤为关键。因此，这些受体是治疗包括慢性疼痛在内的几种神经障碍的比较有吸引力的靶点。因此，了解每一种 mGluR 亚型在慢性疼痛的发展过程中的生理功能和作用，将有助于我们更好地了解目前研发的药物潜在用途。组 I mGluR 是主要但并不是唯一的可以调节神经兴奋性的谷氨酸受体。相反，组 II 和组 III mGluR 通过 $G_{\alpha i/o}$ 蛋白质与腺苷酸环化酶负偶联，并且通常局限于突触前末端。因此，组 II 和组 III mGluR 的激活导致细胞内环腺苷酸（cAMP）的形成减少。

此外，通过抵消伤害感受和持续形式的疼痛，mGluR 是慢性疼痛治疗的优秀候选者。mGluR 能够减轻不同程度的疼痛，从外周到大脑区域，包括感知和调节疼痛。在疼痛的神经轴上，mGluR 调节了生理疼痛的知觉，并参与慢性疼痛条件下的外周血和中枢敏化的发展。在神经元中，mGluR 位于突触前和突触后。特别的是，组 I mGluR 主要位于突触后水平，其中它们正调节神经元兴奋性，而组 II 和组 III mGluR 主要位于突触前水平，主要发挥负向调节神经递质释放的作用。

2. σ 受体　σ 受体在最早的时候被认为是阿片类受体的一种。但是随着对它认知的逐渐深入，现在倾向于认为 σ 受体是一种非阿片受体，并且是一种非 G 蛋白偶联受体。σ 受体由至少两种亚型构成：σ-1 受体和 σ-2 受体。中枢神经系统中 σ-1 受体的功能包括调节神经递质释放、细胞膜离子通道、神经元放电活动等，并参与多种生理和病理过程，如神经保护、学习记忆、药物成瘾和运动障碍等。外周的 σ-1 受体主要分布在淋巴组织，参与调节机体的免疫功能。长期以来，σ-1 受体有望成为治疗人类众多疾病的药物，如神经退行性疾病、抑郁症、特发性疼痛和癌症等疾病。克隆研究表明 σ-1 受体由 223 个氨基酸组成，具有两个可能的跨膜域。事实上，大多数 σ-1 受体配体具有疏水性或两亲性性质（如氟哌啶醇、氟伏沙明）。因此，σ-1 受体可以提供细胞内的药物靶点，从而在病理条件下控制内质网应激和自由基生成。在 20 世纪 90 年代后期 σ 受体的分子实体和结构已被探讨清楚（图 7-3）。σ-2 受体的分子质量为 18 ~ 22kDa，分布与 σ-1 受体类似，主要在线粒体、内质网、溶酶体和质膜，主要功能包括调节细胞周期、凋亡和存活的过程。新近研究表明，分布在脂质筏上的 σ-2 受体，可与孕酮受体膜元件 1（PGRMC1）复合体、表皮生长因子受体（EGFR）、西罗莫司靶蛋白（mTOR）、胱天蛋白酶和离子通道等结合，参与调节肿瘤细胞凋亡，并被视为肿瘤诊断及治疗

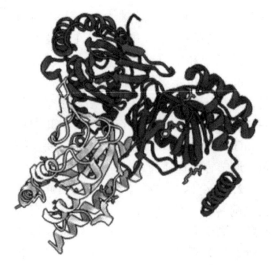

图 7-3　人 σ 受体晶体结构（含激动剂 4-IBP）（彩图见书末）

（引自 RCSB 蛋白质结构数据库 http://www.rcsb.org/）

的重要靶标分子。

　　早期就已经有研究表明 σ-1 受体可以通过与一些精神药物的相互作用来发挥治疗作用，如氟哌啶醇和选择性 5-羟色胺再摄取抑制剂（SSRI）。此外，临床前研究表明，σ 受体可以调节神经保护、癌症生长、离子通道活动及与记忆／认知、情绪、疼痛和药物滥用有关的动物行为。近年来，σ 受体分子生物学的进展开始阐明了其分子机制，其中 σ-1 受体发挥了以上这些不同的作用。激活 σ-1 受体可调节电压门控和配体门控的离子通道，如电压门控钾、钠和钙通道及 NMDA 受体；调节神经递质的释放，如乙酰胆碱、多巴胺和谷氨酸等。此外，激活 σ-1 受体可影响前额叶及纹状体内 AMPA 受体的 GluR2 亚基的表达量。

　　3. 5-羟色胺受体　5-羟色胺（5-hydroxytrptamine，5-HT）是一种吲哚衍生物，普遍存在于动植物组织中。色氨酸经色氨酸羟化酶催化生成 5-羟色氨酸，再经 5-羟色氨酸脱羟酶催化成 5-HT。5-HT 神经递质是一种行之有效的能量平衡调制器，主要分布于松果体和下丘脑，可能参与食欲、睡眠控制，记忆和学习，体温，情绪，性和致幻行为，心血管功能，肌肉收缩，内分泌和抑郁等生理功能的调节，中枢神经系统 5-HT 含量及功能异常可能与精神病或偏头痛等多种疾病的发病有关。在药理学和基因学中有证据表明 5-HT 受体对摄食的行为有影响，以及 5-HT 受体能介导心血管功能等。外周 5-HT 对血小板动态平衡、血压调节、心脏收缩、胃肠道运动、肿瘤的分泌等也有重要作用。5-HT 信号通路在介导内脏感觉的产生、外周和中枢内脏感觉的传递中发挥重要作用，肠道 5-HT 分泌失调可致机体对正常内脏刺激的感觉发生异常。5-HT 必须通过相应受体的介导才能产生作用。5-HT 受体分型复杂，目前应用分子克隆的方法已克隆出 7 个家族（5-HT$_1$ ～ 5-HT$_7$），其中包括至少 15 种亚型。在这 7 个不同的受体家族中，5-HT$_3$ 受体是门控离子通道型受体，它包括 3 个亚型；而其他 6 种均为 G 蛋白偶联受体。

　　人体内大多数 5-HT 均在胃肠道嗜铬细胞内产生，通常与 ATP 等物质一起储存于细胞颗粒内，并被血小板摄取和储存，储存量约占全身的 8%。这些细胞释放 5-HT 并作用于迷走传入神经上的 5-HT$_3$ 受体，引起恶心、呕吐等症状。羟色胺再摄取载体的一个核苷酸多态性变异与肠易激综合征（IBS）的发生有关，其结果是增强了 5-HT 对其受体的作用。实验性研究和临床研究都证实了 5-HT$_3$ 受体与 IBS 之间存在联系。然而，5-HT$_3$ 受体抑制药阿洛司琼在女性腹泻为主型 IBS 患者中的应用，因为其易导致便秘及增加局部缺血性结肠炎的危险性而受到限制。5-HT$_4$ 受体部分激动药替加色罗也可减轻 IBS 的疼痛，但它在美国市场已被停用，因为其会增加心血管事件的发生率。同时有报道称，5-HT$_{1A}$ 受体拮抗剂 WAY-100635 和 AZD-7371（罗巴佐坦酒石酸一水合物）均可能抑制结直肠扩张

（CRD）引起的大鼠与疼痛相关的内脏运动。各类应激因素可刺激下丘脑和其他脑区释放促肾上腺皮质激素释放因子（CRF），导致 IBS 内脏高敏感的发生，研究发现 CRF 和 5-HT 关系密切，侧脑室或中枢实质注射 CRF 可改变中枢和肠道 5-HT 水平。除 CRF 以外，还有很多分子能与 5-HT 共存，如 SP、CGRP、脑啡肽（ENK）、GABA 等。

4. **缩胆囊素受体** 缩胆囊素（cholecystokinin，CCK）又称胆囊收缩素，是一种神经肽类激素，它主要是在细胞体内合成，其前体由 130 个氨基酸组成，经过翻译后加工可产生 CCK4、CCK8、CCK33 和 CCK39 等活性肽片段，具刺激胆囊收缩和兴奋胰酶分泌的作用。含 CCK 的细胞存在于哺乳动物十二指肠和空肠黏膜。1978 年有学者发现，CCK 还存在于中枢神经系统，且含量大于小肠内含量，存在于皮质额叶、皮质梨状区、尾核、海马、丘脑、下丘脑、小脑和间脑。CCK 在血中很快降解，其半衰期约 3 分钟。CCK 还具多种生物作用，主要为刺激胰酶分泌与合成，增强胰碳酸氢盐分泌，刺激胆囊收缩与 Oddi 括约肌松弛，还可兴奋肝胆汁分泌，调节小肠、结肠运动，也可作为饱感因素调节摄食。在消化道方面，它能刺激胆囊收缩，促进 Oddi 括约肌舒张，刺激胰酶的分泌，参与胃肠运动功能的调节等作用。20 世纪 70 年代以来发现 CCK 还广泛存在于中枢及外周神经系统，它表现有抑制摄食行为、降低体温和对疼痛的调制作用，即对抗吗啡和内啡肽的镇痛效应；影响脑内多巴胺和垂体前叶多种激素的释放，另外它还有抗休克作用及信号传递与记忆作用。CCK 受体分两个亚型，即 CCK_A 受体和 CCK_B 受体，CCK_A 受体分布于外周，而 CCK_B 受体分布于大脑皮质、纹状体等。CCK 可通过激活 CCK_A 受体而兴奋迷走传入神经。

研究发现，IBS 患者分别摄入水和脂肪餐后，血浆中 CCK 浓度明显升高且持续时间较长，而胃泌素分泌减少，从而得出结论：胃泌素分泌减少和 CCK 分泌异常是 IBS 患者小肠功能障碍的部分原因，但有关 CCK_A 受体拮抗药（如右氯谷胺）的临床试验尚未能证实其治疗效用。慢性胰腺炎患者血浆中 CCK 水平明显升高，而后者可引起痛觉高敏，因此利用 CCK 受体拮抗药降低血浆 CCK 水平可能是一种新的治疗慢性胰腺炎疼痛的方法。Shiratori 将 CCK 受体拮抗药氯谷胺按一日 300mg、600mg、1200mg 三种不同剂量治疗 207 例慢性胰腺炎急性加重患者，结果显示，一日 600mg 剂量组患者的疼痛改善率显著高于安慰剂组。文献报道，CCK 受体在生理条件下调节阿片系统，CCK2 受体拮抗药有镇痛和对抗由内源或外源阿片类受体激动剂产生抑郁的作用。CCK 是内源性抗阿片物质，体内 CCK8 水平的增加被认为是吗啡镇痛耐受的原因之一。研究发现，在吗啡耐受动物中连续给予吗啡的第 9 天，单次鞘内给予 CCK8 受体 CCK2R 的特异性拮抗药 LY225910（25ng）能明显挽救吗啡及吗啡联合加巴喷丁（GBP）的镇痛作用；在长期应用吗啡联合 GBP 的神经病理性疼痛大鼠，同时鞘内渗透泵持续给予 LY225910（9～10 天）可部分减缓镇痛耐受的发生。

5. **生长抑素受体** 生长抑素与腹痛的关联可以从奥曲肽的作用推断。奥曲肽是一种长效的生长抑素受体激动药，可以降低 IBS 患者对胃和直肠扩张的感知能力并提高其不适阈值，而对正常参照人群无此作用。鉴于大鼠实验中奥曲肽兴奋生长抑素二型受体（SST2）受体可阻断分布于空肠的化学和机械敏感性脊髓传入纤维，故推断这是一种外周性镇痛作用。

6. **前列腺素受体** 前列腺素（prostaglandin，PG）是存在于动物和人体中的一类不饱和脂肪酸组成的具有多种生理作用的活性物质。最早发现存在于人的精液中，当时以为这一物质是由前列腺释放的，因而定名为前列腺素。现已证明精液中的前列腺素主要来自精囊，全身许多组织细胞都能产生前列腺素。前列腺素在体内由花生四烯酸所合成，结构为一个环和两条侧链构成的 20 碳不饱和脂肪酸。按其结构，前列腺素分为 A、B、C、D、E、F、G、H、I 等类型。不同类型的前列腺素具有不同的功能，如前列腺素 E 能舒张支气管平滑肌，降低通气阻力；而前列腺素 F 的作用则相反。前列腺素的半衰期极短（1～2 分钟），除前列腺素 I_2 外，其他的前列腺素经肺和肝时都可以迅速降解，故前列腺素不像典型的激素那样，通过循环影响远距离靶组织的活动，而是在局部产生和释放，对产生前列腺素的细胞本身或对邻近细胞的生理活动发挥调节作用。前列腺素对内分泌、生殖、消化、血液、呼吸、心血管、泌尿和神经系统均有作用。

前列腺素其实是一种在人体内广泛存在、作用很多的活性物质。其有很多亚型，其中与疼痛相关的是 E 型前列腺素，E 型前列腺素受体有 4 个亚型：EP1、EP2、EP3 和 EP4，目前只有 EP1 有特异性受体阻断剂，SC-19220 为其中的一种。PGE_2 可诱发炎症，增加疼痛敏感性。炎症可促使环加氧酶 2（COX-2）合成大量前列腺素如 PGE_2，而后者是炎症性痛觉过敏中关键的介质。环加氧酶抑制药抑制前列腺素产生的同时会带来胃肠黏膜出血和坏死的风险，因而阻断感觉神经元上的前列腺素受体可以更具选择性地抑制前列腺素作用引起的疼痛。在临床研究上，一般认为前列腺素特别是 PGF_2 是导致痛经的直接原因，大多数的原发性痛经患者在月经期间都可发现 PGF 的升高，痛经患者子宫内膜及经血中 PGE_2 及 PGF_2 的浓度均显著高于对照组，痛经越严重的妇女，其经血中 PGF_2 水

平就越高。卡前列素作为 PGF_2 的衍生物，具有较强的子宫收缩作用，且作用持久，因此可以很好地缓解痛经症状。

7. 缓激肽受体　缓激肽（bradykinin，BK）是体内最强的内源性致痛物质，具有扩张血管和促炎作用，在滑膜组织中生成，损伤或炎症时迅速合成，激活并敏化感觉神经纤维，同时其滑膜组织上的缓激肽受体（bradykinin receptor，BKR）表达上调。缓激肽作用于 BKR，使感觉神经纤维兴奋或者痛觉敏化，BK 的致痛机制一直是疼痛学领域的研究热点，BKR 的特异性拮抗药正成为镇痛药物研发的热点。BK 还是一种具有心脏保护作用的 9 肽物质，它可缩小急性缺血再灌注心肌的梗死面积，医学证实 BK 还对缺血再灌注心肌具有延迟性保护作用。同时 BK 是一种前炎症因子，也是一种疼痛介质，通过 B_1、B_2 两种类型的受体发挥作用。BK 的急性作用主要受 B_2 受体调节，而 B_1 受体则在慢性炎症性痛觉过敏中发挥作用。B_2 受体兴奋激活的 BK 可刺激肠系膜传入神经纤维并引起急性内脏痛，这一效应可被 PGE_2、腺苷和组胺增强。许多实验研究还证实，B_1、B_2 受体拮抗药具有减轻感染或炎症引起的胃肠道痛觉过敏的潜力。

BK 被广泛认为是重要的致炎物质，具有强烈的致痛和促炎作用。BK 能促进其他的炎症介质和致痛物质的释放，通过瀑布样效应级联放大促炎效应；与 BKR 结合后，通过信号传导途径及第二信使的传递作用，间接和直接激活感觉神经传入纤维上的离子通道，敏化痛觉传入神经终端，使之对各种刺激敏化，从而产生致痛作用。在诸多因素引起的疼痛中，炎性痛占了很大比例。炎性痛的产生一方面是由于炎性渗出物压迫神经纤维末梢，另一方面是由于炎性介质（inflammation factor）直接作用于神经末梢。炎性介质的作用途径和方式复

杂多样，对于其作用的深入研究不但可揭示在初级感觉神经元中痛觉传递、整合的机制甚至痛觉产生的原因，同时也可能为炎性痛的治疗提供新思路。炎性介质是介导炎性反应及产生疼痛的内源性化学物质，大体分为两大类：细胞释放的炎症介质和体液中产生的炎症介质。与疼痛紧密相关的有 PGE$_2$、组胺、BK、5-HT 等，其中以 BK 的作用最强。这些炎性介质如何调节不同离子通道的活动，进而改变初级感觉神经元的兴奋性是目前疼痛机制研究中的一个重要问题。

8. 蛋白酶激活受体　蛋白酶激活受体（protease-activated receptor, PAR）是细胞表面的一种 G 蛋白偶联受体，同样具有单链 7 次跨膜的共性。它广泛分布于肠道，可与肠腔内或黏膜的丝氨酸蛋白酶相互作用，参与调控肠道运动、感觉、炎症及肿瘤的增殖转移等，可作为治疗各类肠道疾病的新靶点。目前发现有 4 个受体即 PAR1、PAR2、PAR3、PAR4。除了 PAR2 是胰酶受体，其他的 3 个都是凝血酶受体。

PAR2 的晶体结构已经研究清楚（图 7-4）。其高表达于肠道的上皮细胞、内

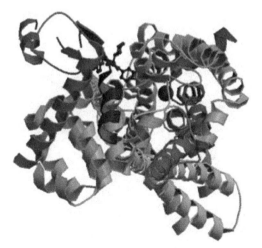

图 7-4　PAR2 晶体结构（含激动剂 AZ3451）（彩图见书末）

（引自 RCSB 蛋白质结构数据库 http://www.rcsb.org/）

皮细胞、肠感觉神经元、肥大细胞、平滑肌细胞、成纤维细胞、免疫细胞等，参与调控肠道运动、感觉、炎症等多种功能，与肠道疾病密切相关。PAR2 可表达于脊髓背根神经节的伤害性神经元，与 P 物质、降钙素基因相关肽（CGRP）及辣椒素受体（TRPV1）共表达，PAR2 还可表达于肠道的初级感觉传入神经元，与肠道痛觉密切相关。大鼠胰管内应用 PAR2 激动药可兴奋支配空肠的传入性脊神经，使内脏传入神经对辣椒素过敏，并增强腹内的延迟性、长程性痛觉过敏。PAR2 拮抗药能否控制内脏痛觉过敏仍有待研究证实。

临床研究亦发现 IBS 患者结肠标本的胰蛋白酶、类胰蛋白酶的表达及蛋白水解活性增加，其上清给予小鼠灌肠后可通过激活 PAR2 引起内脏高敏感现象。PAR2 的致痛作用日益受到重视，作为疼痛治疗新靶点的 PAR2 拮抗药的研制，为治疗临床疼痛相关疾病提供了更广的空间。PAR4 具有 PAR 的共同特点，其结构由细胞外区（N 端和 3 个细胞外袢）、跨膜区（7 次跨膜螺旋）及细胞内区（3 个细胞内袢和 C 端）组成。PAR4 在体内分布广泛，在心、肺、胰腺、肾上腺、前列腺、甲状腺、睾丸、子宫、胎盘、骨骼、淋巴结、消化道、神经系统等部位均有 PAR4 表达。PAR4 为低亲和力受体，是血小板活化和炎症的调节受体。高剂量 PAR4 激动肽（PAR4-activating peptide，PAR4-AP）AYPGKF-NH2 可诱导炎症细胞浸润并释放炎性因子而增加疼痛反应。例如，向膝关节内注射高剂量 PAR4-AP，可通过缓激肽 B$_2$ 受体依赖机制引起炎症反应和募集中性粒细胞的作用，增加毛细血管通透性和形成水肿，进而引起痛觉过敏和炎症反应。而 PAR4 的躯体镇痛作用已经在许多研究中得到证实，如低于致炎剂量的 PAR-AP 大鼠足掌皮内注射能显著降低卡拉胶诱导的炎症性痛觉过

敏和疼痛反应，提高伤害性刺激的感受阈值，对疼痛产生抑制作用。近年来研究证实 PAR4 在 IBS 内脏高敏感性疼痛的调节中具有重要作用。Auge 等发现 PAR4 对内脏痛觉过敏具有抑痛作用，而且这种镇痛效应也是剂量依赖性的。

9. 离子型嘌呤受体　1978 年嘌呤受体（purinoceptor）被正式命名，并被进一步区分为 P1（腺苷）受体和 P2（ATP）受体。P1 受体再分为 A1、A2、A3 等亚型，而 P2 受体则分为 P2X 和 P2Y 两大类。离子型 P2X 嘌呤受体由数个亚基组成（P2X1 ~ P2X7），不同内脏神经上的 P2X 通道的组成亚基各不相同。例如，P2X4 型嘌呤受体晶体结构如图 7-5 所示。

嘌呤受体与多种神经递质存在共释放（包括 Glu、去甲肾上腺素、乙酰胆碱、GABA、5-HT 等）和相互作用。在 CNS 中，嘌呤受体表达或功能异常会导致神经元和胶质细胞损害，而 CNS 损伤（颅脑损伤和脊髓损伤）和神经系统退行性改变也会导致胞外 ATP 释放增加及嘌呤受体表达和功能改变，进一步加重 CNS 损伤。尿道上皮感受扩张刺激而释放 ATP，激活盆腔传入

神经 P2X 受体从而引起排尿反射。间质性膀胱炎及炎性肠病中 P2X3 受体上调，提示此类受体可能在内脏痛觉感受中发挥作用。研究发现在神经病理性疼痛的发生过程中脊髓背角活化的小胶质细胞表面表达的 P2X4 受体显著增加，而且与疼痛行为发展相一致，降低 P2X4 受体蛋白表达时能减轻大鼠神经病理性痛症状，提示 P2X4 受体参与了神经病理性疼痛的发生机制。

10. 瞬时受体电位离子通道　瞬时受体电位（transient receptor potential, TRP）离子通道是拥有四体结构的感觉换能器大家族的代表。这些通道里，TRPV1、TRPM8 和 TRPA1 分别在不同的内脏传入神经上表达，其中辣椒素受体 TRPV1 被研究得最为透彻。TRPV1 是一种多态性伤害感受器，可被损伤性热、香草酸类如辣椒素和树脂毒素、严重酸中毒、花生四烯酸来源的脂类介质所激活。TRPV1 被认为是传入神经元感觉过敏中的关键分子，其晶体结构已经被确定（图 7-6），因为其活动可被许多致痛通路通过下游磷酸化或其他信号通路所增强。

辣椒素介导的肠道和膀胱 TRPV1 开放可使痛觉增强，而遗传性 TRPV1 缺失可

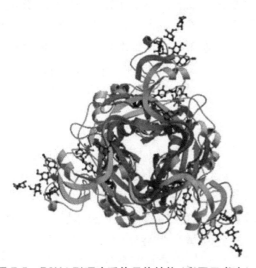

图 7-5　P2X4 型嘌呤受体晶体结构（彩图见书末）（引自 RCSB 蛋白质结构数据库 http://www.rcsb.org/）

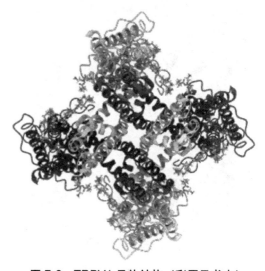

图 7-6　TRPV1 晶体结构（彩图见书末）（引自 RCSB 蛋白质结构数据库 http://www.rcsb.org/）

阻断腹腔传入神经对酸和扩张刺激的反应，以及 5-HT 和炎症所导致的敏感化。鉴于食管炎、疼痛性炎性肠病和神经性膀胱等发病过程中发现有 TRPV1 上调，所以可将阻断 TRPV1 活动作为治疗内脏痛觉过敏的策略之一。啮齿类动物实验中发现，用辣椒素或树脂毒素过度刺激 TRPV1 可使传入神经的活动性减弱，形成一种长程的去敏化状态，这样就抑制了其对胃酸和肠内扩张的痛觉过敏反应。同理也可减轻人类的尿道膀胱痛、尿道膀胱反射亢进、肛门瘙痒症、消化不良性疼痛。

此外，TRPV1 也可能与壁层胸膜源疼痛有关。鉴于 TRPV1 激动药去敏感化疗法的一大缺点是最开始有刺激过程，研究方向开始转向 TRPV1 阻滞药。表达有 TRPV1 的传入神经同时还肩负一些生理功能如保护胃肠道黏膜和防止心肌缺血等，因而在设计药物时面临一个挑战，即如何只阻断病理性表达或激活的 TRPV1 通道而不影响那些调节生理过程的通道。非竞争性 TRPV1 阻滞药可能实现这一目标，其靶向作用于"激动剂通道复合体（agonist-channel complex）"并形成复合物，干扰新生 TRPV1 的合成和胞内转运过程，而对已经嵌入细胞膜的 TRPV1 无影响。

11. 酸敏感离子通道　酸敏感离子通道（acid-sensing ion channel，ASIC）是一种由细胞外质子（H^+）激活的配体门控离子通道，属上皮钠通道 / 退化蛋白超家族成员，广泛分布于中枢神经系统、外周神经系统、消化系统和某些肿瘤组织。它是由 ASIC1、ASIC2 和 ASIC3 亚基组成的复合体，该通道受轻微酸中毒调控，基因敲除研究提示其为机械性刺激感受器。不同亚基分别在触觉、味觉、学习记忆等多种病理生理学过程中发挥重要作用，包括炎症反应、缺血性卒中、疼痛、学习记忆减退、癫痫、多发性硬化、偏头痛、肠易激综合征及肿瘤等。炎症可诱导 ASIC 转录并产生转录后调节，从而影响神经元兴奋性，参与痛觉感受的敏感化过程。ASIC3 是外周神经元酸性疼痛感受器，在痛觉致敏过程中发挥重要的作用，ASIC3 还可能是心绞痛时心肌酸中毒的感受器，从而引起缺血性疼痛。其晶体结构已经基本解析清楚（图 7-7）。

此外，ASIC3 作为一种广泛存在于痛觉传导通路上的酸敏感阳离子通道，对炎症环境中痛觉过敏的形成起着不可忽视的作用，它的数量和功能异常很可能在 LDH 相关的慢性炎症性腰腿痛的发生中起着重要作用，ASIC3 也可能与实验性胃炎中发现的迷走传入通路对胃酸敏感的现象有关，因此 ASIC3 有可能成为有效治疗慢性炎症性疼痛的新靶点。在炎症条件下，ASIC3 在 DRG 神经元即伤害性感受器表达明显增加，表达量是正常组的 15 倍。众所周知，在外周神经系统对外周组织的炎症反应中，基因表达会发生变化，这种变化有可能在持续性痛觉过敏中发挥重要的作用。的确，Ikeuchi 等的研究证明，通过胶原诱导关节炎之后，次级痛觉过敏现象的产生与以下两个原因有关，即 ASIC3 的上调（降钙素基因相关肽阳性）和 ASIC3 免疫活性神经元表型的改变（降钙素基因相关肽阴性）。Yen 等进一步研究发现，ASIC3 也参与炎

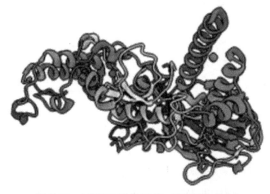

图 7-7　ASIC3 晶体结构（彩图见书末）
（引自 RCSB 蛋白质结构数据库 http://www.rcsb.org/）

症原发性痛觉增敏的亚急性期，在弗氏完全佐剂（FCA）或胶原诱导的炎症急性期（4小时）模型中，ASIC3$^{-/-}$小鼠显示正常的热和机械痛觉过敏，随着诱导时间的延长（1～2天），痛觉过敏逐渐增加。

12. 调节感觉神经兴奋、传递和转导的离子通道

（1）感觉神经元特异性钠通道：神经系统电压门控钠通道（Na$_v$）是神经元产生兴奋性所需的最基本的离子通道，在神经元静息电位的维持、动作电位的产生及传导等过程中发挥着始动作用。周围神经的DRG神经元是躯体感觉传入神经元的细胞聚集地，当各种有害性刺激引起DRG神经元上电压门控钠通道的种类、数量、分布及电生理学活性发生改变，导致DRG神经元兴奋性升高、放电频率增加或产生异位放电，都会引起疼痛的产生。研究发现，目前已经证实电压门控钠通道Na$_v$1.7、Na$_v$1.8、Na$_v$1.9及Na$_v$1.3与疼痛有关。电压门控钠通道由α亚基和β亚基组成，前者形成孔道，后者为辅助单位。该通道对神经元兴奋性和动作电位传播至关重要。在诸多α亚基当中，Na$_v$1.7、Na$_v$1.8、Na$_v$1.9主要表达于初级传入神经元上。实验性胃炎、消化性溃疡和回肠炎时迷走和脊髓传入神经兴奋性增强的主要原因是Na$_v$1.8电流增强。用反义探针（antisense probe）抑制Na$_v$1.8的表达，可以阻断膀胱内乙酸诱发的痛觉过敏效应，Na$_v$1.8基因无义突变可弱化辣椒素或芥末油引起的结肠敏感化反应及相关的痛觉过敏。非选择性电压门控钠通道阻滞药如利多卡因、美西律和卡马西平，可阻断脊髓传入神经对结肠扩张刺激的中枢性信号传递过程，而抗抑郁药阿米替林的镇痛作用可能与使用依赖性阻断感觉神经元的电压门控钠通道有关。

（2）感觉神经元特异性钾通道：感觉神经元病理性亢进的原因之一可能是电压门控钾通道的下调，后者的功能是使细胞膜复极化。某些通道如K$_v$1.4似乎选择性地表达于传入神经元。实验性消化性溃疡和回肠炎时脊髓和迷走传入神经兴奋性增强的部分归因于K$^+$电流的减弱。与此相反，使用化合物KW-7158从药理学上增强K$^+$电流，可以抑制盆腔传入神经兴奋性及炎症引起的膀胱过度活跃。

（3）感觉神经元特异性钙通道：抗惊厥药加巴喷丁和普瑞巴林与脊髓传入神经上电压门控α$_2$δ$_1$钙通道的亚基有密切关系，可对抗感染性休克和炎症导致的结肠痛觉过敏。普瑞巴林选择性钙通道在胃肠道传入神经病理性敏感化中的作用也得到临床试验的支持。高电压门控型钙通道控制递质的释放，鞘内使用齐考诺肽（ziconotide）阻滞该通道可缓解其他治疗无效的疼痛。齐考诺肽还可抑制来自肠系膜传入纤维的伤害感受信号在脊髓中的传递过程。

13. 降钙素基因相关肽受体 啮齿类动物中几乎所有支配内脏的脊髓传入神经均表达降钙素基因相关肽（calcitonin gene-related peptide，CGRP），研究表明，CGRP可能在内脏痛传导过程中发挥作用，其在伏核内可通过激活其CGRP1受体发挥镇痛作用，传递伤害性信息。因此，结直肠扩张或腹膜内注射乙酸引起的内脏动力性疼痛可被CGRP受体拮抗药所削弱。CGRP功能主要由其受体（CGRPR）介导，CGRPR属于G蛋白介导的受体超家族。有研究报道，CGRP与CGRPR结合后，经G蛋白介导，激活细胞内腺苷酸环化酶，使环腺苷酸（cAMP）水平增加，参与气道的神经性炎症反应，并使血管扩张、通透性增加。有研究在老鼠硬脑膜的肥大细胞发现存在CGRPR，提示CGRPR可能参与肥大细胞脱颗粒和炎症反应，但是这些发现在人类尚未复制。

更重要的是，实验性炎症或反复扩张结肠引起的机械性痛觉过敏可被 CGRP 受体拮抗药 CGRP8-37 所逆转。非肽类 CGRP 受体拮抗药奥塞吉泮 (BIBN4096BS, olcegepant) 对偏头痛发作治疗作用的发现也进一步证实了阻断 CGRP 受体的镇痛作用。研究发现，腹泻型 IBS 患者回盲部和乙状结肠部位 CGRP 阳性神经肽纤维强度明显增强，便秘型、混合型及未定型 IBS 患者与对照组比较无明显增强。

14. 速激肽受体　速激肽 (tachykinin) 在哺乳动物又称为神经激肽 (neurokinin, NK)。其中常见的有 P 物质、神经激肽 A 和神经激肽 B。啮齿类中大多数支配内脏器官的脊髓传入神经均含有速激肽 P 物质和神经激肽。速激肽 NK1、NK2 和 NK3 受体在脏器 - 大脑轴的许多层面都有表达。有报道称 NK1 受体拮抗药依洛匹坦 (CJ-11974, ezlopitant) 可减弱 IBS 患者乙状结肠扩张引起的情绪反应，然而后来的临床试验在人类食管感觉过敏模型中使用 NK1 受体拮抗药维替匹坦 (GW597599, vestipitant)，以及针对 IBS 使用 NK3 受体拮抗药他奈坦 (talnetant)，均未显示存在任何显著的治疗作用。NK2 受体拮抗药或作用于非单一速激肽受体的复合物对内脏疼痛综合征的治疗作用尚未得出结论。临床前研究提示，多泛速激肽受体拮抗药可能比单受体拮抗药更为有效。

与速激肽受体拮抗药在临床上的失败相反，许多实验性研究证实了速激肽受体在啮齿类内脏痛觉过敏中的作用。选择性速激肽受体拮抗药实验提示三种速激肽受体均参与了内脏伤害性感受和炎症诱导的痛觉过敏。从这些实验结果中可以归纳出一个观点，即从外周至大脑的痛觉通路中存在多个水平的速激肽受体拮抗药的作用

靶点。其中一个作用点可能直接位于感觉神经纤维，依据是 NK2 和 NK3 受体拮抗药可拮抗炎性结肠扩张引起的腰骶神经冲动增强，而非盆神经。另一个重要的作用位点在脊髓内，在此处初级传入纤维的传递过程可被中和削弱。此外，拮抗脑内 NK1 受体，除发挥镇痛作用外，还可减轻恶心、呕吐，改善焦虑、抑郁和应激性反应。

15. α_2 肾上腺素受体　α_2 肾上腺素受体 (α_2-adrenergic receptor, α_2-AR) 属于 G 蛋白偶联受体超家族，其有三个亚型即 α_{2A}-AR、α_{2B}-AR 和 α_{2C}-AR。临床上已有多种非选择性 α_2-AR 的激动剂用于各种神经病理性疼痛的治疗。然而这些非选择性的 α_2-AR 激动剂如可乐定等存在心动过缓、低血压、过度镇静等副作用。因此，通过实验筛选出起主要作用的亚型，对于降低非选择性 α_2-AR 激动剂在神经病理性疼痛治疗中的副作用具有重要的意义。α_2-AR 在体内分布广泛，当 α_2-AR 激动剂与其结合后就能产生临床效应，去甲肾上腺素可激活感觉神经元末梢上的突触前 α_2-AR，从而抑制伤害性信号在脊髓的传导。α_2-AR 在中枢神经系统和外周神经系统都广泛存在，其在突触前和突触后均有分布。目前尚未有关于 α_2-AR 不同亚型在神经病理性疼痛大鼠脊髓背角表达的相关研究。有研究者推测 α_2-AR 镇痛作用的机制可能是在神经病理条件下，其不同亚型在脊髓背角神经元中表达发生了变化。在慢性神经病理性疼痛条件下，由于 α_{2A}-AR 的减少，从而使得 α_{2A}-AR 对痛觉的调制作用减弱。内源性的 α_{2A}-AR 下调，亦可能经此途径而影响 α_2-AR 对痛觉的调制作用，从而产生痛觉过敏、痛觉超敏和自发性疼痛等神经病理性疼痛的特有表现。

鞘内应用 α_2 受体激动药可乐定、法度咪定 (fadolmidine) 或右美托咪定可抑制正常或炎性结肠扩张引起的脊髓神经元

活动。抗抑郁药的镇痛作用也可能与胞外去甲肾上腺素聚集并作用于 α_2 受体有关。α_2 肾上腺素能药物的镇痛作用可能存在外周神经末梢的作用位点，这在软组织受伤后的疼痛实验中还存在争论。通过联合阿片类药物或者单独鞘内给予 α_2-AR 激动剂可以缓解慢性疼痛达数月。这些药物具有良好的镇痛效应，同时还可以增强阿片类药物和局部麻醉药物的镇痛效应，产生阿片节约效应（opiate-sparing effect），提高镇痛效果，减少各种不良反应发生。多项研究发现，外周给予 α_2-AR 激动剂不仅可以减轻正常大鼠对伤害性刺激的反应，也可以减轻炎性痛和神经病理性疼痛条件下的超敏反应。在脊神经结扎损伤模型中，通过鞘内注射可乐定可以显著减轻慢性神经损伤引起的痛觉超敏。Malmberg 等通过基因敲除 α_2-AR 各个亚型，发现在没有持续性疼痛的情况下，内源性的去甲肾上腺素痛觉调制系统只有很低的紧张活性。而在持续性损伤的情况下，脊髓背角 α_2-AR 的活性则显著增强。在关节炎大鼠，通过敲除 α_2-AR 或者是关节腔注射 α_2-AR 拮抗剂均可逆转经皮电刺激的抗痛觉过敏作用。

16. 大麻素受体　大麻素受体（cannabinoid receptor，CBR）是一类存在于胞膜或胞内的特殊蛋白质。大麻素受体能与细胞外专一信号分子结合，进而激活细胞内一系列生物化学反应，使细胞对外界刺激产生相应的效应。目前公认的大麻素受体有 CB_1 受体和 CB_2 受体。CB_1 受体主要位于脑、脊髓与外周神经系统中，又称中枢型大麻素受体。脑内 CB_1 受体主要分布于基底神经节(黑质、苍白球、外侧纹状体)、海马 CA 锥体细胞层及小脑和大脑皮质。它的激活可以降低神经递质的释放，如多巴胺和 GABA，来参与记忆、认知、运动控制的调节。CB_2 受体则主要分布在外周，如脾脏边缘区、免疫细胞、扁桃体、胸腺等，

又称外周型大麻素受体。有研究表明，CB_2 受体在大鼠的毛表皮和毛囊组织也有分布，可能参与了皮肤的某些生理病理过程。它由 360 个氨基酸组成，尽管比 CB_1 受体短得多，但仍然是典型的 G 蛋白偶联受体（图 7-8）。它的作用主要包括调节中枢神经系统内外的细胞因子释放和免疫细胞迁移。研究发现，CB_2 大麻素受体还对热刺激的伤害感受具有保护作用。由此可见，CB_1 受体和 CB_2 受体共同的作用都是调节化学递质的释放，只是 CB_1 受体主要来源于神经细胞，而 CB_2 受体主要来源于免疫细胞。

氨基酰胺（AEA）和 2-花生四烯酰甘油（2-AG）是两种 G 蛋白偶联的内源性大麻素受体 CB_1 和 CB_2 的内源性配体。CB_1 和 CB_2 除了在中枢性疼痛基质和边缘区域的中心表达外，两种受体也在肠神经系统内表达，它们调节感觉、运动和炎症。脊髓传入神经中枢端上的 CB_1 受体激活可抑制 P 物质释放，迷走传入通路上的 CB_1 受体激活可对抗部分内脏不适，如恶心、呕

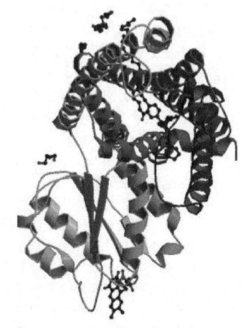

图 7-8　CB_2 受体晶体结构（彩图见书末）
（引自 RCSB 蛋白质结构数据库 http://www.rcsb.org/）

吐等症状。然而，最近的综述总结 IBS 或胃食管反流病（GERD）患者临床研究结果对内源性大麻素激动剂的影响，发现仅在胃食管反流病患者中疼痛感知减少，大多数 IBS 患者的疼痛感觉没有变化。大麻素受体激动剂及拮抗剂尚未用于 IBS 患者。从动力方面来讲，激动剂可能对腹泻型 IBS 有效，而拮抗剂可能对便秘型 IBS 有效。激动剂及拮抗剂均可能有中枢神经副作用，如焦虑及抑郁。另外，大麻素系统也参与了内脏感觉调节，有学者研究发现该系统参与疼痛的传导及调节。CBR1 拮抗剂可以增加直肠扩张模型的高敏感性。目前国内外均无 CBR1 基因多态性与 IBS 关系的报道，因此非常有必要对我国 IBS 患者进行 CBR1 基因多态性研究，探讨该基因多态性与 IBS 及亚型的关系，以期进一步阐明该病的发病机制，促进基因诊断研究。

17. 促肾上腺皮质激素释放因子受体

促肾上腺皮质激素释放因子（corticotropin releasing factor，CRF）是促激素释放因子（RF）中的一种类型，在中枢神经系统主要由下丘脑室旁核分泌。在基础和应激状态下，CRF 是诱导促肾上腺皮质激素（ACTH）、β-内啡肽、阿黑皮素原从垂体前叶释放的主要生理调节因子，是通过丘脑下部-脑垂体神经分泌系统分泌进入垂体门静脉系统，直接作用于腺垂体的促肾上腺皮激素分泌细胞，促进 ACTH 的分泌。抑郁和焦虑患者常伴随应激激素调节失常，这与下丘脑神经肽 CRF 和血管升压素分泌过多密切相关。CRF 受体在脑内分布广泛，参与疼痛等多种疾病的病理发展过程。杏仁核是下丘脑之外主要表达促肾上腺皮质激素释放因子的主要部位之一，并包含其相应受体 CRF1 和 CRF2，它们都是 G 蛋白偶联受体，并且在情感情绪障碍中发挥关键作用。过去对 CRF 的研究发现，它参与恐惧、焦虑、抑郁和疼痛等的

生理和行为反应。杏仁核内 CRF1 和 CRF2 两者在疼痛调控中的作用机制不同。CRF1 受体拮抗剂 NBI27914 可通过突触后机制抑制关节痛引起的突触易化，CRF2 受体拮抗剂（astressin-2B）通过突触前 GABA 能机制易化突触传递。最终得出内源性 CRF1 受体在杏仁核内促进疼痛相关突触可塑性，增加兴奋性和痛行为；通过激活蛋白激酶 A(PKA) 和高四乙胺（TEA）敏感 K^+ 电流的突触后机制，CRF2 受体突触前的抑制作用无行为学意义，因此在前临床研究中，CRF1 受体多成为人们研究药物的作用靶点，而 CRF1 受体拮抗剂在临床中也起到了治疗焦虑和抑郁的作用。

研究表明中枢 CRF1 和 CRF2 在调节内脏和躯体伤害感受行为方面有相反作用。在 IBS 患者中，临床研究已经证明，响应于应激源或外源性 CRF 的 ACTH 分泌异常是随着结肠中细胞因子表达的变化及结肠运动性的增加而变化的。尽管 CRF1 拮抗作用的临床前功效与 IBS 相关内脏痛患者临床疗效差异的原因尚待解决，但这些 IBS 患者本身的复杂性可能是重要原因之一。因此，基于 CRF 及其受体的神经解剖分布和不断更新的临床前数据，仍具有强有力的实验证据表明 CRF 拮抗剂对于内脏痛具有潜在的治疗价值。CRF 作为众多脑肠肽中的一种，通过与 CRF1、CRF2 两种受体的结合，可在中枢系统和外周组织产生相应的生物学效应，结肠组织中两种受体表达的改变，最终可能会引起相应结肠功能的改变，两种受体在 IBS 患者结肠组织中表达增强或减弱，可能是不同亚型 IBS 发生发展的重要因素之一。关于 CRF1、CRF2 在 IBS 患者结肠组织中不同程度表达的具体机制还有待于进一步研究，随着 CRF 受体与 IBS 的进一步研究，未来针对 CRF 受体的靶向治疗，有望成为 IBS 治疗的新方向。

18.肥大细胞稳定剂　肥大细胞是消化道系统、皮肤、肺、脑和其他组织中的免疫细胞，因为肥大细胞脱颗粒参与肠黏膜的免疫调节，受炎症刺激活化后，分泌多种介质如组胺、5-HT、白细胞介素和各种神经肽，作用于末梢神经和组织中的内分泌细胞，研究显示肥大细胞稳定剂对腹泻型IBS有治疗作用。虽然没有针对单个特异性受体，但是防止肥大细胞脱粒的药物是IBS中经历功能性内脏痛的潜在治疗靶标。肥大细胞在靠近胃肠道的感觉传入时被发现，活化的肥大细胞释放可以激活伤害感受器的多种介质，并且肥大细胞表达由传入物释放的神经肽的受体，可引起进一步的肥大细胞脱颗粒。肥大细胞脱颗粒代表激活，然后释放激活的神经元的分子如组胺、5-HT、神经生长因子及分泌的类胰蛋白酶，这些分子通过相应的受体来激活和敏化外周神经元，引起疼痛和神经元功能的调节障碍。

肥大细胞稳定剂有色甘酸钠和酮替芬，其中有研究报道肥大细胞稳定剂色甘酸钠不仅是阻断钙通道的化合物，而且可以诱导神经元的膜稳定而发挥作用。有研究称，实验过程中在慢性胰腺炎模型大鼠也曾给予色甘酸钠，但疼痛改善不明显。之后发现酮替芬也是肥大细胞稳定剂，并且药效更强，酮替芬是通过抑制脱颗粒和减少各种介质释放的一种选择性的非竞争性化合物。最新研究证实在IBS的患者，给予肥大细胞稳定剂酮替芬可缓解腹部疼痛。

19.脑源性神经营养因子受体　脑源性神经营养因子（brain-derived neurotrophic factor，BDNF）是1982年由Barde等首先在猪脑中发现的一种具有神经营养作用的蛋白质。一种小分子二聚体蛋白质BDNF的结构、分布及信号转导是以119个氨基酸残基组成的分泌型成熟多肽存在的，蛋白等电点为9.99，相对分子质量为3.5×10^3，主要由β折叠和无规则卷曲二级结构组成，含有3个二硫键，为一种碱性蛋白质。BDNF广泛分布在中枢神经系统、周围神经系统、内分泌系统、骨和软骨组织等区域内，但主要是在中枢神经系统内表达，其中海马和皮质的含量最高。BDNF是体内含量最多的神经营养因子，通过酪氨酸受体激酶B（TrkB）受体发出信号，并参与整个中枢神经系统的各种功能，包括在神经系统广泛表达，神经元存活和突触重塑，因为其已被证明参与中枢敏化，所以被认为是疼痛的潜在介质，其晶体结构如图7-9所示。据文献报道，适量的内源性BDNF可维持感觉神经及其神经通路的正常功能，然而其异常增多则可导致炎症性疼痛、内脏敏感增高和内脏性疼痛及慢性疼痛等多种与疼痛相关的异常感觉的产生，但其调节疼痛的确切机制目前尚不清楚。在引起的炎症性疼痛、内脏敏感增高及慢性疼痛中，BDNF可通过外周敏化和中枢敏化的方式参与疼痛的发生和调节。

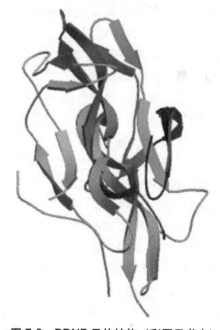

图7-9　BDNF晶体结构（彩图见书末）

（引自RCSB蛋白质结构数据库 http://www.rcsb.org/）

有研究表明 BDNF 参与疼痛的产生和维持，是疼痛重要的调节因子。研究表明内源性 BDNF 表达数量与疼痛程度有关。反之，BDNF 过多表达又可诱发或参与疼痛形成。IBS 患者肠黏膜中 BDNF 含量增加可能与肠黏膜中神经纤维超微结构破坏有关。关于内脏性疼痛障碍，慢性胰腺炎患者胰腺组织中 BDNF 表达与疼痛评分相关。在 IBS 患者中，特别是 IBS-D 亚型患者，黏膜活组织检查中 BDNF 表达较多，表达水平与患者疼痛程度相关。支持 BDNF 隐性超敏感性的临床前研究已经证明 BDNF 杂合小鼠的结肠敏感性降低和外源性 BDNF 给药后结肠敏感性升高。相比之下，BDNF 也被证明在涉及急性炎症的内脏疼痛模型中具有抗伤害性作用。BDNF 与 TrkB 结合还能激活信号级联反应，如 MAPK 通路，增加谷氨酸能突触传递，促进 NMDA 受体亚单位磷酸化，诱发和维持长时程增强，从而诱导中枢敏化的形成，中枢敏化是疼痛长期持续的主要原因。有研究表明，右美托咪定能通过抑制 p38-MAPK 信号通路，下调 BDNF 的表达，从而产生镇痛作用。

20.γ- 氨基丁酸受体　γ- 氨基丁酸（GABA）是一种天然存在的非蛋白质氨基酸，是哺乳动物中枢神经系统中重要的抑制性神经传达物质，约 50% 的中枢神经突触部位以 GABA 为递质。在人体大脑皮质、海马、丘脑、基底神经节和小脑中起重要作用，并对机体的多种功能具有调节作用。GABA 及其受体在整个肠神经系统中也有所表达。近期研究表明，GABA 及其受体系统在脊髓伤害性信息传递和调节体系中发挥着重要作用，既可通过减少初级传入纤维末端其他神经递质释放进行突触前抑制，也可通过突触后抑制发挥效能。其中 GABA$_A$ 受体是配体门控离子通道型受体，各种动物急慢性疼痛模型显示，作用于 GABA$_A$ 受体的特异激动剂可抑制伤害性反应的发生。

在脑和脊髓中表达的 GABA 具有两种受体亚型：A 型为离子型氯通道，B 型为代谢型 G 蛋白偶联受体。GABA 是中枢神经系统里的一种主要的递质，虽然 GABA 在神经递质的释放过程中产生的是抑制性效应，但其本身并非一种抑制性而是一种刺激性递质，因为 GABA 激活 GABA 受体的开放。在 GABA$_A$ 受体被激活后，可以选择性地让 Cl$^-$ 通过，引起神经元的超极化。蝇蕈醇是一种作用近似于 GABA 但效能明显增强的 GABA$_A$ 受体激动剂，它与 A 受体结合后导致受体分子结构发生改变，致使神经元发生超级化、抑制放电从而产生抑制作用。近年来，关于 GABA$_A$ 和 GABA$_B$ 作为镇痛目标的潜在作用被重新提起。对于内脏蛋白酶行为，临床前研究表明，巴氯芬是一种 GABA$_B$ 激动剂，可降低胃黏膜扩张的过敏反应。与此类似，也已经证明了由 miR-181a 介导的新生儿膀胱炎诱导的结肠超敏反应的 GABA$_A$ 具有调节作用，为一些慢性内脏痛性疾病的 GABA 受体的调节异常提供了额外的证据。因此，缺乏中枢副作用的新型亚型选择性 GABA 激动剂的开发可能成为慢性内脏痛有效治疗的代表。总之，疼痛刺激可以改变脊髓 GABA 受体基因表达，说明 GABA 受体系统在感觉和痛觉过程中起到调节作用。对其基因表达调节机制的进一步研究和新的受体亚型的发现将有助于疼痛治疗领域的发展。对于 GABA 受体 mRNA 表达是否会导致相同位置受体蛋白的合成及 GABA 和其受体与其他神经递质的确切关系均有待今后进一步探讨。

21.垂体腺苷酸环化酶激活多肽受体　垂体腺苷酸环化酶激活多肽（PACAP）是一种短的多肽，其有 PACAP27（27 个氨基酸）和 PACAP38（38 个氨基酸）两种类型，两者 C 端分别为亮氨酰胺和赖氨酰胺，PACAP38 的 1 ~ 27 位与 PACAP27 的氨基酸残基完全相同，但后者并非前者的翻译后修饰产物，两者都是独立合成的。PACAP 受体分布较为广泛，大脑皮质、小脑、脑干、下丘脑、脑下垂体前叶、卵巢、肺、肝、十二指肠、胸腺和胰腺内都发现了 PACAP 受体，其中以下丘脑和垂体最多。临床前证据证明 PACAP 不仅有调节内脏痛的作用，而且有调节神经性和炎性疼痛的作用。虽然目前没有用于 PACAP 的非肽拮抗剂，但对 PACAP 敲除小鼠的内脏疼痛反应的研究已经显示出这些动物中的扭体行为方面有所下降，以及外周给予 PACAP38 后扭转力度的适度减少和体细胞神经性疼痛模型中的混合效应。由于 PACAP 调节压力和疼痛行为，一旦有其他药理作用，垂体腺苷酸环化酶激活肽 I 型受体（PAC1 受体）可能是治疗慢性功能性内脏痛的有用靶标。

第二节　内脏痛的药物治疗现状及常用药物

尽管发现了诸多内脏痛的药物干预靶点，但是内脏痛目前治疗手段的发展并不令人满意（表 7-2）。

随着基础研究的不断深入和研究成果

表 7-2　目前用于内脏疼痛综合征的药物

药物	作用位点	镇痛机制
阿米替林	抑制 5-HT 和去甲肾上腺素再摄取；阻断钠通道	刺激脑干和脊髓下行镇痛，抗抑郁；降低伤害感受性传入神经元兴奋性
度洛西汀、文拉法辛	抑制 5-HT 和去甲肾上腺素再摄取	刺激脑干和脊髓下行镇痛，抗抑郁
利多卡因	阻断钠通道	降低伤害感受性传入神经元兴奋性
美西律	阻断钠通道	降低伤害感受性传入神经元兴奋性
卡马西平、丙基酸	使用依赖性阻断钠通道	抑制伤害感受性传入神经元过度兴奋
加巴喷丁、普瑞巴林	阻断 $\alpha_2\delta_1$ 型 Ca^{2+} 受体	减少兴奋性递质释放
齐考诺肽（仅鞘内用药）	阻断 N 型 Ca^{2+} 受体	抑制脊髓背角初级传入神经元终端递质释放
氯胺酮、美金刚	非竞争性 NMDA 受体拮抗剂	抑制脊髓初级传入神经元释放谷氨酸
辣椒素大剂量局部用药	下调 TRPV1 通道敏感性	功能性阻断 TRPV1 阳性的伤害感受性传入纤维
奥曲肽	生长抑素类似物	对激素分泌性肿瘤、恶性肠梗阻、IBS、丛集性头痛引起的疼痛有镇痛作用
阿洛司琼	5-HT$_3$ 受体拮抗药	对女性腹泻型 IBS 患者有效（指征有限）
替加色罗	5-HT$_4$ 受体部分激动药	对女性便秘型 IBS 患者有效（在美国停用）
艾替班特	缓激肽 B_2 受体拮抗药	阻断缓激肽作用

的临床转化，对内脏痛的选择性药物靶点也在逐步完善。在最近几年，已有很多新的内脏痛治疗新药进入临床试验阶段（图 7-10，表 7-3）。

内脏痛的主要对症治疗是基于阿片样物质的药物治疗。有效的阿片样物质治疗取决于药物和给药途径及剂量的适当选择，需要考虑所谓的突发性疼痛的急救剂量和常见阿片类物质的副作用。另外，非甾体抗炎药（NSAID）对阿片类药物的治疗可能是有帮助的，特别是在一些痛苦的条件下，但是这些药物在胃肠道、心血管和肾脏的风险应该按照病例状况与其益处进行权衡后给药。当阿片类药物治疗效果不好时，作为辅助镇痛药如糖皮质激素、抗抑郁药和抗惊厥药，对于缓解疼痛也有很大

的帮助。此外，除癌症本身的疼痛外，其治疗中使用的化学治疗药物、放射治疗和外科手术可能也会导致疼痛。

研究表明有多种机制可能参与内脏痛的发生和维持。新兴的治疗方法可以定位于：①内脏器官功能紊乱；②传入神经元高度敏感；③传入信息在脑内的放大。因为机械刺激和化学刺激引起的传入神经元感觉过敏与很多内脏痛综合征都有关联，所以大多数研究的重点都集中在传入神经元高度兴奋的触发和维持机制。外界刺激可引起痛觉感受器释放神经递质谷氨酸盐、降钙素基因相关肽和 P 物质，它可将信号传递到脊髓中的二级神经元。这些二级神经元传递至脑脊髓上升至丘脑，在丘脑部位它们传递至三级神经元，投射到感觉皮

表 7-3　处于临床试验中的新型内脏痛镇痛药

药物	作用位点	试验阶段
BIBN4096BS	非肽类 CGRP 受体拮抗药	Ⅱ 期（证实对偏头痛有效）
右氯谷胺	CCK1 受体拮抗药	Ⅱ 期（功能性消化不良）
雷莫司琼	$5-HT_3$ 受体拮抗药	Ⅱ 期（欧盟）
伦扎必利	$5-HT_3$ 受体拮抗药 $/5-HT_4$ 受体激动药	Ⅲ 期
E-3620	$5-HT_3$ 受体拮抗药 $/5-HT_4$ 受体激动药	Ⅱ 期
DDP225	去甲肾上腺素再摄取抑制剂和 $5-HT_3$ 受体拮抗药	Ⅱ 期
褪黑素	褪黑素受体	Ⅱ 期（证实可减轻 IBS 的疼痛）
AV608	NK1 受体拮抗药	Ⅱ 期
奈帕度坦	NK2 受体拮抗药	Ⅱ 期
沙瑞度坦	NK2 受体拮抗药	Ⅱ 期
DNK333	NK1+NK2 受体拮抗药	Ⅱ 期
他奈坦	NK3 受体拮抗药	Ⅲ 期（证实对 IBS 无效）
GW876008	CRF1 受体拮抗药	Ⅱ 期
BMS-562086	CRF1 受体拮抗药	Ⅱ 期
阿西马多林	κ 阿片受体拮抗剂	Ⅱ 期
右托非索泮	苯二氮䓬类似物	Ⅱ 期
SB-705498	TRPV1 通道阻断药	Ⅱ 期
PD-217014	$\alpha_2\delta_N$ 型钙通道调节药	Ⅱ 期

质因而感觉到疼痛。疼痛信号通过在中脑释放内啡肽和脑啡肽来调节。这些神经递质与特定的阿片受体在调节神经元上相互作用，主要完成二级神经元的疼痛传导。

尽管发现在内脏痛发病过程中脑-肠轴的许多中继层次都有改变，但目前的新疗法主要还是集中于感觉神经元水平。此外，通常认为靶向作用于伤害感受性传入神经元的药物不会进入脑内，因此不会对中枢神经系统功能产生不良反应。选择性感觉神经元靶点可分类如下：①与刺激转导有关的外周传入神经元终端的受体和感受器；②调控传入神经元兴奋性和传导性的离子通道；③调节疼痛的中枢性回路上行或下行传导的递质和递质受体(图 7-10)。这些作用靶点之间的关系需要经合理的实验性内脏痛觉过敏模型来评估，并进行临床概念验证性研究 (proof -of-concept study)。纵观所有可能导致痛觉过敏的靶点，会发现另一个问题，那就是能否通过单一靶点的调节就可以达到预期的治疗效果。

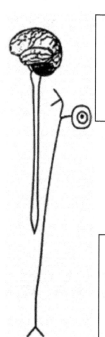

CNS受体

致痛性
谷氨酸受体：NMDA, AMPA, KA, mGluR1, mGluR5
速激肽受体：NK1, NK2, NK3
CGRPR

镇痛性
肾上腺素受体：α_2
阿片受体：μ, κ, δ
谷氨酸受体：mGluR2/3
大麻素受体：CB_1
腺苷受体：A1

脉冲式传导和释放机制

致痛性
$Na_v1.7, Na_v1.8, Na_v1.9$通道
N型电压门控钙通道
$\alpha_2\delta_1$型钙通道

镇痛性
$K_v1.4$通道

传入神经末梢的受体和感受器

致痛性
5-羟色胺受体：$5\text{-}HT_3, 5\text{-}HT_4$
腺苷受体：A1, A2
离子型嘌呤受体：P2X2, P2X3, P2X2/3
缓激肽受体：B_1, B_2
瞬时受体电位离子通道：TRPV1, TRPV4
　　TRPM8, TRPA1
酸敏感性离子通道：ASIC1, ASIC2, ASIC3,
　　ASIC2b/3
前列腺素受体：EP1, EP2, EP3, EP4, IP
蛋白酶激活受体：PAR2
速激肽受体：NK2, NK3
缩胆囊素受体：CCK1
促肾上腺皮质激素释放因子：CRF1
谷氨酸受体：离子型NMDA
神经生长因子受体：TrkA
机械敏感性钾通道和钙通道

镇痛性
生长抑素受体：SST2
阿片受体：μ, κ, δ
大麻素受体：CB_1
谷氨酸受体：代谢型mGluR2/3

图 7-10　内脏痛觉传导、中继通路中三种水平的药物作用靶点

第三节　目前治疗内脏痛的药物

内脏痛是一种难以管理的复杂病症，患者担心他们的腹痛可能是更危险的病症，于是频繁地访问他们的医生，以寻求安心并需求有效的镇痛药。但是目前尚无专门针对内脏痛而被批准的药物，患者通常会接受试验或错误的方法来治疗其疼痛。

一、阿片类药物

阿片类药物是严重内脏痛患者治疗的主要选择。该类药物包括吗啡、羟考酮和芬太尼等。然而，这些药物的使用受到很多副作用的限制，包括恶心、便秘和呼吸抑制及慢性镇痛耐受和药物依赖。有关证据还进一步表明，痛觉感受敏化和阿片样物质诱导的痛觉过敏会因为长期使用阿片类药物而不断发生进展。

（一）κ 阿片受体类药物

1.κ 阿片受体激动剂　κ 阿片受体激动剂是目前最有希望的治疗内脏痛药物之一。κ 阿片受体是在受体亚型杂交筛选过程中偶然发现的。小鼠的 κ 受体由 380 个氨基酸残基组成，与小鼠的 δ 受体有大于 60% 以上的同源性，同源区包括第二、三、七跨膜区和第二胞内环区，但所有的胞内区和 C 端同源性很低。κ 受体 N 端胞外区同 δ 受体一样有 2 个 N2 糖基化位点。在第一和第二胞外环区各含有一个彼此间能形成二硫键的半胱氨酸（Cys）。在胞内环区和 C 端存在一些磷酸化位点。基因组学分析表明在第一跨膜区和第一胞内环区之间有一个 79kb 的内含子，在第四跨膜区之后有一个 3.2kb 的内含子。与 μ 受体和 δ 受体不同的是，κ 受体有一个带负电荷的第二胞外环区。从序列分析看，这个区域可以特异性与前强啡肽衍生

肽中的双碱基残基相互作用，导致阿片肽与 κ 受体选择性结合。κ 受体亚型的分类较为复杂，最初用 ³H 标记的乙酮环佐辛（ethylketocyclazocine,EKC）对富集 κ 受体的豚鼠大脑、脊髓进行分析，发现存在不同源的高亲和力结合位点，从而提出 κ 受体的分型，依据对 DADLE（一种阿片受体激动剂）敏感性不同将 κ 受体分为 κ₁ 与 κ₂ 受体亚型。后来用 ³H 标记的 EKC 置换强啡肽反应，又提出 κ₁ 受体亚型可再分为 κ₁ₐ 与 κ₁ᵦ 亚型。通过对 ³H 标记的布马佐辛（bremazocine）的结合分析，提出 κ₂ 亚型可再分为 κ₂ₐ 与 κ₂ᵦ 亚型。κ₂ᵦ 与 β - 内啡肽有高度的亲和力。到目前为止，只有 κ₁ 亚型在人体和啮齿类动物中被克隆出来。克隆出来的 κ₁ 亚型和天然的 κ₁ 亚型在药理学作用上是完全相同的。目前有记录的选择性 κ 阿片受体激动剂的配体多为 κ₁ 受体，激动效价为 0.1 ～ 10nmol/L。代表性的激动药有 U50488、依那多林（enadoline）、阿西马多林（asimadoline）、ADL10-0101、ADL1 0-0116 和肽类分子（如 CR665、FE200665 和 FE200666）等。U50488 与依那多林可以透过血脑屏障，而其他 κ 阿片受体激动剂多具有外周选择性，如阿西马多林、ADL10-0101、ADL10-0116 和 CR665 等。

2.κ 阿片受体激动剂对内脏痛的治疗作用　用 κ 阿片受体激动剂全身给药后对不同类型的内脏痛均有良好的镇痛作用，对十二指肠、结肠、膀胱、阴道、子宫等内脏性疼痛均有显著效果。κ 阿片受体激动剂可以阻断由于腹膜刺激产生的疼痛，使肠道蠕动趋于正常，并可以逆转腹膜刺激引起的肠梗阻。这些证据表明，κ 阿片受体激动剂是有效的治疗内脏痛的药物。

（1）非多托秦：临床上关于 κ 阿片受体激动剂治疗内脏痛的数据仍然很少。非多托秦是临床上第一个用于治疗内脏痛的 κ 阿片受体激动剂，非多托秦在缓解由无溃疡性消化不良和肠易激综合征（IBS）引起的腹痛和胃胀气等方面比一般的安慰剂有效。它可以使肠易激综合征患者痛觉阈值升高。非多托秦是一类非典型的 κ 阿片受体激动剂，因为它既可以激活 κ 阿片受体，又可以激活 μ 阿片受体，它与 κ_{1a} 结合位点有高亲和性，与克隆的 κ_1 亚型的亲和性相对较低。

（2）ADL10-0101：有报道 κ 阿片受体激动剂 ADL10-0101 在缓解慢性胰腺炎患者疼痛方面有显著效果。ADL10-0101 是一类典型的外周选择性 κ_1 受体激动剂。它的镇痛作用非常明显，而且没有中枢方面的不良反应，这可能是由于该化合物不能透过血脑屏障；这也从侧面验证了 ADL10-0101 是通过外周发挥作用的。ADL10-0101 的起效时间特别快，在 60 分钟内即达到最大药效，而且能保持 4 小时左右。在此期间，该化合物在血浆中的浓度不断下降，到 3～4 小时后下降到 100nmol/L 甚至更低。虽然初步研究结果令人鼓舞，但是最终是否能够作为合适的药物治疗内脏痛的等相关疾病，仍需要更加深入的临床论证研究。

（3）阿西马多林：阿西马多林是一种有效的 κ 阿片受体激动剂，具有二芳基乙酰胺化学结构。它与 κ 阿片受体有高度亲和性，在人类重组体中半数抑制浓度（IC_{50}）值是 1.2nmol/L。阿西马多林是选择性 κ 阿片受体激动剂，通过血脑屏障率较低，故对中枢 κ 阿片受体不产生明显的作用，因此由其产生的不良反应（如焦虑、幻觉）也可以避免。另外，阿西马多林在中枢神经元内分布相对较低，其产生中枢不良反应的剂量是其镇痛作用阈剂量的 10

倍。阿片受体通过降低周围神经末梢伤害性感受器的兴奋性从而产生镇痛作用，这一镇痛作用可被全身性应用盐酸纳洛酮拮抗，也可被局部应用 κ 阿片受体拮抗剂所拮抗。给予高剂量阿西马多林（1～3mg/kg）会产生焦虑、镇静、多尿等不良反应，这一剂量大鼠体内是其镇痛剂量的 50～600 倍，在小鼠体内为 30～100 倍。而且有研究表明高剂量阿西马多林有时反而会增加疼痛，在一项有关拔牙后疼痛的研究中，阿西马多林呈现钟形的剂量依赖曲线（0.1～2.5mg），在 0.15mg 及 0.5mg 剂量时最有效。5mg 剂量并不能减轻疼痛。在人体试验中，10mg 阿西马多林可增加膝盖损伤后的疼痛，这可能与 NMDA 介导的痛觉过敏及致炎作用有关。这一结果提示，高剂量（10mg）阿西马多林对人体内疼痛治疗并没有益处。

在大鼠体内阿西马多林与全身应用吗啡的镇痛作用无交叉耐药，提示阿西马多林耐药性可能比吗啡小。这些研究也表明大鼠慢性缩窄性损伤所致的神经营养性（躯体性）痛对相对小剂量的周围选择性 κ 受体激动剂更有反应。血脑屏障由于有 P-糖蛋白（P-gp）可以限制阿西马多林通过，而肠内 P-gp 屏障不能阻止肠摄取阿西马多林。κ 阿片受体可调节胃肠内迷走神经介导的内脏感觉。结肠致炎后 κ 阿片受体表达上调。有多条盆神经纤维支配的肠机械性和热敏性疼痛可被肠内灌注阿西马多林所拮抗，提示其治疗作用是外周性的。

阿西马多林可有效抑制大鼠结肠黏膜层内由毒蕈碱受体激动药卡巴胆碱（100μmol/L）或嘌呤受体激动药 ATP（100μmol/L）激活的一过性钙离子依赖的氯离子分泌，提示阿西马多林可能通过抑制液体及电解质分泌从而对腹泻性痢疾有效。除此之外，阿西马多林还可使关节液中 P 物质增加，从而介导外周抗感染作用。

这一作用在雌性大鼠关节炎中较雄性大鼠更为明显。阿西马多林可有效减轻大鼠由弗氏佐剂（Freund's adjuvant）诱发关节炎所致的关节损害，并且对机械性伤害感受阈值表现出镇痛效果；但在内脏感觉中其抗感染作用至今尚不清楚。

给予功能性胃肠紊乱患者目标剂量的阿西马多林（0.5mg 或 1mg，每日 2 次）没有发现明显的不良反应。高剂量阿西马多林则可引起多尿等不良反应，因此阿西马多林在临床上的使用应特别注意控制其使用剂量，以使其功效达到最大，不良反应尽可能减小。

（二）μ 阿片受体类药物

除了 κ 阿片受体主要参与内脏痛以外，其他阿片受体如 μ 阿片受体和 δ 阿片受体在内脏痛的发生和发展过程中也发挥重要作用，并在治疗内脏痛方面也取得了良好的效果。其中重要的一类受体激动剂是 μ 阿片受体激动剂，近年来不断有新的 μ 阿片受体激动剂应用于临床治疗内脏痛，并取得了令人满意的效果。

1.μ 阿片受体　μ 受体化学结构中 N 端有 5 个可糖基化的位点，在 C 内环上存在着蛋白激酶 A 和蛋白激酶 C 的磷酸化部位，是阿片类物质受体调节的功能部位。μ 受体与 G 蛋白偶联，通过第二信使起作用，包括抑制腺苷酸环化酶活性，抑制钙通道，激活钾通道。与其他 G 蛋白偶联受体比较，μ 阿片受体分子的胞质环和胞内核较小，疏水基团较小。采用放射性配体研究，μ 受体分为 μ_1、μ_2 两个亚型，选择性的 μ_1 受体拮抗剂纳洛刹腙（naloxazone）可选择性阻断吗啡诱发的抗伤害作用，而不能阻断吗啡诱发的呼吸抑制和吗啡依赖作用。有研究显示还可能存在新型的 μ 受体，吗啡 -6-β- 葡糖醛酸苷、海洛因和 6- 乙酰吗啡是这种新型受体激动药，而吗啡本身不与该受体产生相互作用。

2.μ 阿片受体激动剂　传统 μ 阿片受体激动剂如吗啡、盐酸哌替啶、盐酸二氢埃托啡等目前均已商品化，且广泛用于临床，是非常经典的镇痛药物，并可以取得较好的镇痛效果。但由于给药的同时伴有明显的不良反应，故仍不是最理想的治疗内脏痛的药物。这类药物的镇痛作用是非常确切的。下文将以吗啡、盐酸哌替啶等为代表做一介绍。

（1）吗啡：吗啡是一种作用于中枢神经系统内阿片受体的镇痛药物（图 7-11）。其镇痛特点是范围广、作用强及疗效持久，同时伴有镇静作用。其作用机制：①与中枢神经系统内不同区域的阿片受体（主要为 μ 受体）结合，产生类似于阿片介导的作用，通过抑制痛觉初级传入纤维末梢 P 物质的释放，减少或者阻断痛觉冲动的中枢传递；改变情绪反应，进而提高机体对痛觉的耐受性。②吗啡还可以抑制呼吸。对呼吸中枢有抑制作用，使呼吸频率减慢及潮气量减少，主要为降低呼吸中枢对 CO_2 的敏感性，也有可能是吗啡对 μ_2 受体激动的结果。③兴奋平滑肌，尤其是胃肠道平滑肌和括约肌，使肠道平滑肌张力增加，肠蠕动减慢，可引起便秘；使输尿管、膀胱平滑肌张力增加；治疗剂量可延长产妇的分娩过程。④兴奋支配瞳孔的副交感神经，引起瞳孔收缩。⑤扩张外周血管，促进组胺释放，降低外周阻力，可减轻心

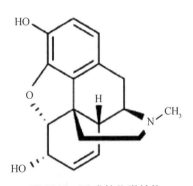

图 7-11　吗啡的化学结构

脏负荷。⑥镇咳作用。抑制咳嗽中枢，与延髓孤束核阿片受体有关。由于容易成瘾，一般不作镇咳用。

吗啡主要用作强效镇痛药，对各种疼痛均有效。其中治疗内脏痛是其镇痛作用的重要部分，但易成瘾。适用于其他镇痛药无效的急性痛，如晚期癌痛及心肌梗死等。在临床上吗啡常会伴有不良反应，主要有眩晕、恶心、呕吐、呼吸抑制、便秘、排尿困难、心动过慢、嗜睡及皮肤瘙痒等症状。此外，吗啡容易引起精神依赖性和生理依赖性（即成瘾）这是使用吗啡后最严重的问题。一般治疗剂量连续使用一周即可能成瘾。

（2）盐酸哌替啶：盐酸哌替啶（图7-12）是一种μ受体激动剂，其作用与作用机制与吗啡大致相同，镇痛强度约是吗啡的1/10，但兴奋胃肠道平滑肌的作用相对弱于吗啡，因此较少引起便秘和尿潴留。仅有轻微的镇咳作用。治疗剂量对心血管系统无明显的影响。

盐酸哌替啶是目前最常用的人工合成强效镇痛药，用于各种剧痛，如手术后疼痛、晚期癌痛、创伤性疼痛等；对内脏绞痛（胆绞痛和肾绞痛）也有很好的效果；用于分娩镇痛时，需监视本药对新生胎儿的呼吸抑制作用。盐酸哌替啶不良反应较吗啡轻，但仍伴有一定不良反应，主要有眩晕、恶心、

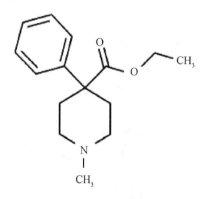

图7-12 哌替啶的化学结构

呕吐、口干等。急性中毒时出现呼吸抑制、嗜睡，进而昏迷、血压下降；短时间反复给予大剂量哌替啶后，可引起震颤、肌肉抽搐、瞳孔放大和惊厥等症状。

（3）盐酸二氢埃托啡：盐酸二氢埃托啡为μ阿片受体激动剂，对δ、κ受体也有很弱的作用。其镇痛作用强于吗啡，镇痛剂量为吗啡的1/1000，为哌替啶的1/5000，是迄今为止临床上应用的镇痛效能最强的药物。该药物尚有镇静、催眠作用，对胃肠道平滑肌也有松弛作用，其依赖性主要表现为较强的精神依赖性。盐酸二氢埃托啡的临床上主要用于：①吗啡、哌替啶等治疗无效的慢性顽固性疼痛和晚期癌症疼痛；②对平滑肌痉挛引起的绞痛，如胰腺炎急性发作等；③也可作为麻醉辅助药。同吗啡、盐酸哌替啶一样，盐酸二氢埃托啡也有不良反应，主要包括：①镇痛剂量时不良反应轻，有的患者可见呼吸变慢、嗜睡。0.2～0.3μg/kg静脉注射可出现明显的呼吸抑制，甚至是呼吸暂停。②用量过大有短暂的血压下降，但心率无变化。③可引起恶心、呕吐。④反复用药可产生耐受性、成瘾性和戒断症状。

此外，其他μ阿片受体激动剂如布托啡诺、异丙吡仑等都广泛地应用于临床治疗不同类型的内脏痛，但同时都伴随有相应的不良反应及不同的禁忌证，这就在一定程度上限制了此类药物的应用。因此，研发新的高效且不良反应低的治疗内脏痛的阿片类药物仍然是目前急需解决的关键医学难题之一。

（三）κ、μ双受体类药物——盐酸羟考酮

羟考酮（oxycodone）（图7-13）是从生物碱蒂巴因（thebaine）中提取的纯阿片κ、μ双受体激动药，属于非选择性阿片受体激动药，通过作用于阿片受体，减少或阻断躯体传入纤维和自主神经的节后

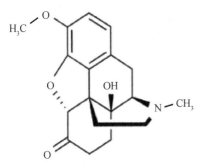

图 7-13　羟考酮的化学结构

纤维向脊髓背角神经元的传递，从而阻止或延缓疼痛而起作用。羟考酮主要作用于中枢神经系统和平滑肌构成的器官。羟考酮的作用类似吗啡，主要药理作用是镇痛，其他药理作用包括抗焦虑、止咳和镇静。由于羟考酮生物利用度高，给药途径多，起效快、镇痛作用强，作用持久，而且维持血流动力学稳定、术后恶心呕吐发生率少，因而在临床上应用广泛。但在临床发现在高剂量连续使用羟考酮后，突然中断或减量，部分患者有戒断综合征的发生。这提示羟考酮同样具有其他阿片类药物常见的不良反应。美国食品药品监督管理局（FDA）于 1997 年批准，盐酸羟考酮控释片用于治疗需要服用数天阿片类镇痛药物的中、重度疼痛患者。

二、非阿片类药物

近年来，随着阿片类药物许多缺点（不良反应、耐受性、依赖性和对其使用的严格监管限制）的发现，已经激发了在慢性疼痛状态的长期治疗中有效的非阿片样物质治疗剂的发展。非阿片类镇痛药的分类涵盖了具有镇痛作用的化合物的集合，包括 NSAID、电压门控离子通道（voltage-gated ion channel，VGIC）调节剂、大麻素、抗抑郁药等。非甾体类口服药物推荐用于轻度至中度急性疼痛患者，大多数可通过医院或者药房柜台或处方获得。同时

NSAID 的治疗与潜在的严重副作用有关，其中较高剂量和长期使用会增加这些风险。肠易激综合征（IBS）是内脏痛多种类型中最具代表性的一种，其机制至今尚未完全清楚。患有 IBS 的患者，腹痛与其生活质量息息相关；慢性内脏痛觉过敏是 IBS 病理生理学上的重要表现，因此解决这一问题刻不容缓。目前，已有实验研究表明，部分非阿片类药物有治疗 IBS 的潜能。

1. NSAID　NSAID 通过间接抑制环加氧酶活性而缓解疼痛，从而防止前列腺素的形成。使用这种化合物应慎重依从剂量，这对于避免胃溃疡形成和对肾功能的有害影响至关重要。对乙酰氨基酚（单独使用或与阿片剂联合使用）可作为替代疗法给药，但具有潜在危害性。在与 IBS 相关的慢性腹痛患者中，传统的治疗方法包括使用抗胆碱能药 / 解痉药如二环胺和莨菪碱作为平滑肌松弛药及抗抑郁药，这两种药物都没有证明对内脏疼痛有效。然而，5-羟色胺化合物（5-HT$_3$ 拮抗药）和替加色罗（5-HT$_4$ 激动药）已经证明了对 IBS 引起的内脏痛的治疗有效。5-HT$_3$ 受体主要表达于肠组织及神经系统。已经有一些 5-HT$_3$ 受体拮抗药用于治疗以腹泻为突出特点的 IBS 和腹痛的研究，但具体机制仍不清楚，可能是作用于外周 5-HT$_3$ 受体的结果。由于存在严重的不良反应（缺血性结肠炎和严重便秘），第一个应用于临床治疗内脏痛的 5-HT$_3$ 受体拮抗药不得不提前中止临床试验。最近，两种新的选择性 5-HT$_3$ 受体拮抗药 DPP-733 和 NARI，在治疗 IBS 方面进行了小规模的临床试验并取得了较好的效果。但是关于 5-HT 受体拮抗药导致缺血性结肠炎和严重便秘不良反应的具体机制，以及不同 5-HT 受体亚型在肠道内不同部位和神经元内分布的研究仍处于初级阶段。

2. *肠道有益菌群*　有益菌群在胃肠道

功能上的作用是影响致病菌的黏附与增强上皮细胞的屏障作用。大肠埃希菌可以降低大鼠体内三硝基苯磺酸的含量，减轻结肠炎导致的内脏痛觉过敏。乳酸杆菌也可以降低由抗生素介导的炎症小鼠内脏痛觉过敏。临床上，尽管不断有新的数据表明有益菌种在治疗 IBS 上有非常好的疗效，但是由于试验方法不够充分，有益菌种是否对人体内脏痛有治疗作用尚难以得出明确的结论。

3. 促肾上腺皮质激素释放因子 1 型受体（CRF1R）拮抗药　研究表明，大脑 CRF-CRFIR 信号系统可调节内分泌活动和应激性疼痛，尤其是 CRF1R 拮抗药对压力诱导的内脏痛觉过敏具有明显的镇痛效应，这提示 CRF-CRFIR 信号系统可能在功能性胃肠道紊乱疾病中发挥重要的作用。在最近的一项人类试验中，Sagami 等指出静脉注射 CRF1R 拮抗药 α 螺旋 CRF9-41 可显著抑制 IBS 患者腹痛的程度和焦虑指数。因为这种化合物不能通过血脑屏障，所以 CRF1R 拮抗药的治疗作用可能是通过外周发挥作用的。但是也有临床研究表明，女性 IBS 患者在接受选择性 CRF1R 拮抗药 Bms-562086 治疗后，并没有感觉到疼痛程度明显减轻。因此，目前仍需要更有力的证据来证明 CRF1R 拮抗药在逆转压力诱导的内脏痛觉过敏中的作用。

4. 普瑞巴林　普瑞巴林（pregabalin）（图 7-14）是第二代钙通道 $\alpha_2\delta$ 亚基的配体，已经被证明可以用于治疗外周神经病理性疼痛，以及辅助性治疗局限性部分癫痫发作。虽然普瑞巴林缓解疼痛的机制还不完全清楚，目前认为它可抑制中枢神经系统电压依赖性钙通道的 $\alpha_2\delta$ 亚基，减少钙离子内流，随之减少谷氨酸盐、去甲肾上腺素、P 物质等兴奋性神经递质的释放，从而有效控制神经病理性疼痛，并且还具有抗焦虑、抗惊厥的作用。在内脏痛

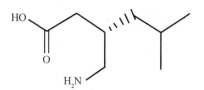

图 7-14　普瑞巴林的化学结构

动物模型中，普瑞巴林可以有效地降低三硝基苯磺酸（TNBS）和脂多糖（LPS）诱导的内脏痛觉过敏反应。最近一项随机双盲临床试验表明，连续口服 3 周普瑞巴林可以明显缓解 IBS 患者的痛觉过敏。

5. TRP 离子通道拮抗药　与其他的钙通道如电压门控通道和配体门控通道参与相对特化的细胞功能不同，瞬时受体电位（transient receptor potential，TRP）离子通道家族的引人入胜之处在于其潜在的功能普遍性和多样性。TRP 基因在种系发生树中相当保守，从低等微生物到高等脊椎动物体中均存在。其组织分布也极为广泛，除了中枢神经系统外，还分布于外周神经系统、感觉器官及心血管、胃肠道、呼吸、泌尿、生殖、造血、免疫系统中。越来越多的证据表明，TRP 蛋白可能参与介导视觉、听觉、味觉、痛觉、触觉、神经递质释放；同时还参与调节血压、肠蠕动、矿物吸收、体液平衡、细胞的存活、生长、死亡及动物的外激素行为等。这种功能多样性可能与其能感受众多的细胞内外信号，如细胞膜受体刺激、温度、酸度、机械压力、氧化还原状态等有关；也可能与 TRP 通道形成同源或异源多聚体，并参与组成复杂的信号转导复合体有关。不同 TRP 通道调节机制也不尽相同，而且很多 TRP 通道可接受多种刺激调节，还有一些 TRP 亚型的激活机制至今尚未探明。TRP 家族主要成员有 TRPC、TRPM、TRPML、TRPA、TRPP 和 TRPV。其中 TRPV 家族中的 TRPV1 和 TRPV4 与化学或机械刺激引起的内脏痛密切相关。在刺激新生大鼠结肠致结肠痛敏

模型中，TRPV1 拮抗药可降低结肠扩张引起的疼痛。Chan 等表明，直肠敏感性增加与肠壁 TRPV1 纤维增加有关。因此，可以把 TRPV1 和 TRPV4 作为药物结合的靶点，设计新的治疗内脏痛的药物。

三、联合治疗

近年来出现了一种内脏痛替代治疗方法，其中包括联合使用两种或以上无药物毒性叠加的镇痛药物治疗。使用结合阿片样物质和辅助药物的药物组合被称为多模式或平衡镇痛。正在开发包含阿片样物质和非甾体抗炎药，几种单一制剂中的阿片样物质或抗炎药加胃肠道保护剂的几种组合。Raffa 等描述了用于治疗多发性疼痛的固定剂量。当医疗状况的病理生理学是多模式的，即与多种生理原因相关或由多种途径介导时，治疗的最佳策略可以是使用单一药物或药物组合，为达到治疗的最终目标提供多种机制。在这种情况下，合理的多模式方法也可能导致最少的不利因素。由于疼痛传导的解剖学和生理学特点，大多数疼痛都是多因素的。因此，进一步探究出对内脏痛的联合用药治疗是指日可待的。

四、小　结

随着基础研究的不断深入和精准医疗的不断发展，内脏痛的概念已经从一个以器官为中心的疾病概念转变成为一个整合心理和性别维度的病理生理机制的概念上。尽管有关内脏痛的文献报道越来越多，但是和躯体痛相比，内脏痛的确切机制仍然不太清楚。在过去几十年中对了解疼痛背后潜在机制的研究取得显著进展，但尽管有这些重大进展做支撑，疼痛仍然存在，发生率也很高。

传统的阿片受体类药物在治疗内脏痛方面取得了一定的效果，但同时伴随有不可忽略的不良反应，如呼吸抑制、欣快感、成瘾等。这些不良反应可能是 μ 阿片类药物可以通过血脑屏障所致，因此也限制了此类药物在临床上的应用。近年来，κ 阿片受体类药物，因为通过血脑屏障率较低（由此可以避免中枢不良反应），主要通过作用于外周神经系统发挥作用而备受关注。κ 阿片受体激动剂治疗内脏痛的药理学实验提示，具有外周选择性的 κ 阿片受体激动剂可能是治疗不同类型内脏痛的有效药物。研制具有高度外周高选择性的 κ 阿片受体激动剂仍是目前需要解决的问题之一。

除了阿片类药物用来治疗内脏痛外，非阿片类药物在治疗内脏痛方面也取得了一定的效果，如 5-HT$_3$ 受体拮抗药、CRF1R 拮抗药等。但大部分药物的研究目前仍处于初级阶段，尚需进一步的深入研究。

另外，动物实验和临床试验的结果往往存在明显的差异。造成这种差异的原因有很多，其中一个原因可能是虽然许多药物可以明显降低啮齿类动物的伤害性刺激，但是这不一定是内脏痛患者内脏感受信号正常化所必需的。因此在研发治疗内脏痛的药物之前，应当了解动物与人类内脏痛机制之间的差异。

（王　培　李冬洁）

参 考 文 献

胡萍萍，吕宾，范一宏，2006. 内脏高敏感大鼠脑部 5 - 羟色胺表达差异的研究 . 中华消化杂志，26:347-348.

姜敏，汤浩，刘峥艳，等 . 2005. 肠易激综合征内脏感知异常与临床症状的相关性 . 世界华人杂志，13(4):561-564.

李定国, 周惠清, 宋艳艳, 等. 2007. 全国城市中小学生肠易激综合征流行病学现况调查. 中华内科杂志, 16:1941-1944.

潘国宗, 鲁素彩, 柯美云, 等. 2000. 北京地区肠易激综合征的流行病学研究: 一个整群、分层、随机的调查. 中华流行病学杂志, 21(1):26-29.

熊理守, 陈曼湖, 陈惠新, 等. 2004. 广东省社区人群肠易激综合征的流行病学研究. 中华医学杂志, 84:278-281.

Albin KC, Carstens MI, Carstens E, 2008. Modulation of oral heat and cold pain by irritant chemicals. Chem Senses, 33:3-15.

Al-Chaer ED, Kawasaki M, Pasricha PJ, 2000. A new model of chronic visceral hypersensitivity in adult rats induced by colon irritation during postnatal development. Gastroenterology, 119:1276-1285.

Al-Chaer ED, Traub RJ, 2002. Biological basis of visceral pain: recent developments. Pain, 96:221-225.

Andresen V, Camilleri M, 2006. Irritable bowel syndrome: recent and novel therapeutic approaches. Drugs, 66:1073-1088.

Bartlett TE, Wang YT, 2013. The intersections of NMDAR-dependent synaptic plasticity and cell survival. Neuropharmacology, 74:59-68.

Bergeron RJ, Wiegand J, Fannin TL, 2001. Control of irritable bowel syndrome with polyamine analogs: a structure-activity study. Dig Dis Sci, 46:2615-2623.

Beyak MJ, Vanner S, 2005. Inflammation-induced hyperexcitability of nociceptive gastrointestinal DRG neurones: the role of voltage-gated ion channels. Neurogastroenterol Motil, 17:175-186.

Blackshaw LA, Gebhart GF, 2002. The pharmacology of gastrointestinal nociceptive pathways. Curr Opin Pharmacol, 2:642-649.

Boyce P, 2001. Psychologic Therapies for Irritable Bowel Syndrome. Curr Treat Options Gastroenterol, 4:323-331.

Butler RK, Finn DP, 2009. Stress-induced analgesia. Prog Neurobiol 88:184-202.

Camilleri M, 2014. Physiological underpinnings of irritable bowel syndrome: neurohormonal mechanisms. J Physiol, 592:2967-2980.

Cappello G, Spezzaferro M, Grossi L, et al. 2007. Peppermint oil (Mintoil) in the treatment of irritable bowel syndrome: a prospective double blind placebo-controlled randomized trial. Dig Liver Dis, 39:530-536.

Cervero F, Laird JM, 1999. Visceral pain. Lancet, 353:2145-2148.

Cervero F, Laird JM, 2003. Role of ion channels in mechanisms controlling gastrointestinal pain pathways. Curr Opin Pharmacol, 3:608-612.

Clouse RE, Mayer EA, Aziz Q, et al. 2006. Functional abdominal pain syndrome. Gastroenterology, 130:1492-1497.

Coffin B, Bouhassira D, Sabate JM, et al. 2004. Alteration of the spinal modulation of nociceptive processing in patients with irritable bowel syndrome. Gut, 53:1465-1470.

Conn PJ, Pin JP, 1997. Pharmacology and functions of metabotropic glutamate receptors. Annu Rev Pharmacol Toxicol, 37:205-237.

Derbyshire SW, Whalley MG, Stenger VA, et al. 2004. Cerebral activation during hypnotically induced and imagined pain. Neuroimage, 23:392-401.

Drossman DA, 2006. The functional gastrointestinal disorders and the Rome III process. Gastroenterology, 130:1377-1390.

Drossman DA, Camilleri M, Mayer EA, et al. 2002. AGA technical review on irritable bowel syndrome. Gastroenterology, 123:2108-2131.

El Ouazzani T, Mei N, 1982. Electrophysiologic properties and role of the vagal thermoreceptors of lower esophagus and stomach of cat. Gastroenterology, 83:995-1001.

Farmer AD, Aziz Q, 2009. Visceral pain hypersensitivity in functional gastrointestinal disorders. Br Med Bull, 91:123-136.

Farmer AD, Aziz Q, 2013. Gut pain & visceral hypersensitivity. Br J Pain 7:39-47.

Ford AC, Talley NJ, Spiegel BM, et al. 2008. Effect of fibre, antispasmodics, and peppermint oil in the treatment of irritable bowel syndrome: systematic review and meta-analysis. BMJ, 337:a2313.

Gershon MD, Tack J, 2007. The serotonin signaling system: from basic understanding to drug development for functional GI disorders. Gastroenterology, 132:397-414.

Giamberardino MA, 1999. Recent and forgotten aspects of visceral pain. Eur J Pain, 3:77-92.

Glajchen M, 2001. Chronic pain: treatment barriers and strategies for clinical practice. J Am Board Fam Pract, 14:211-218.

Gonzalez-Cano R, Merlos M, Baeyens JM, et al. 2013. sigma1 receptors are involved in the visceral pain induced by intracolonic administration of capsaicin in mice. Anesthesiology, 118:691-700.

Gonzalez-Maeso J, Ang RL, Yuen T, et al. 2008. Identification of a serotonin/glutamate receptor complex implicated in psychosis. Nature, 452:93-97.

Grady EF, Yoshimi SK, Maa J, et al. 2000. Substance P mediates inflammatory oedema in acute pancreatitis via activation of the neurokinin-1 receptor in rats and mice. Br J Pharmacol, 130:505-512.

Greenwood-Van Meerveld B, Gibson MS, Johnson AC,et al. 2003. NK1 receptor-mediated mechanisms regulate colonic hypersensitivity in the guinea pig. Pharmacol Biochem Behav, 74:1005-1013.

Holzer P, 2004. Gastrointestinal pain in functional bowel disorders: sensory neurons as novel drug targets. Expert Opin Ther Targets, 8:107-123.

Horn AC, Vahle-Hinz C, Bruggemann J,et al. 1999. Responses of neurons in the lateral thalamus of the cat to stimulation of urinary bladder, colon, esophagus, and skin. Brain Res, 851:164-174.

Hughes PA, Brierley SM, Martin CM, et al. 2009. TRPV1-expressing sensory fibres and IBS: links with immune function. Gut, 58:465-466.

Huria T, Beeraka NM, Al-Ghamdi B,et al. 2015. Premyelinated central axons express neurotoxic NMDA receptors: relevance to early developing white-matter injury. J Cereb Blood Flow Metab, 35:543-553.

Ji G, Neugebauer V, 2007. Differential effects of CRF1 and CRF2 receptor antagonists on pain-related sensitization of neurons in the central nucleus of the amygdala. J Neurophysiol, 97:3893-3904.

Joshi SK, Gebhart GF, 2000. Visceral pain. Curr Rev Pain, 4:499-506.

Kanazawa M, Hongo M, Fukudo S, 2011. Visceral hypersensitivity in irritable bowel syndrome. J Gastroenterol Hepatol, 26 Suppl 3:119-121.

Kannampalli P, Sengupta JN, 2015. Role of principal ionotropic and metabotropic receptors in visceral pain. J Neurogastroenterol Motil, 21:147-158.

Kidd BL, Urban LA, 2001. Mechanisms of inflammatory pain. Br J Anaesth, 87:3-11.

Kiritoshi T, Neugebauer V, 2015. Group II mGluRs modulate baseline and arthritis pain-related synaptic transmission in the rat medial prefrontal cortex. Neuropharmacology, 95:388-394.

Kirkup AJ, Brunsden AM, Grundy D, 2001. Receptors and transmission in the brain-gut axis: potential for novel therapies. I . receptors on visceral afferents. Am J Physiol Gastrointest Liver Physiol, 280:G787-794.

Koob GF, Le Moal M, 2001. Drug addiction, dysregulation of reward, and allostasis. Neuropsychopharmacology, 24:97-129.

Krames ES, Olson K, 1997. Clinical realities and economic considerations: patient selection in intrathecal therapy. J Pain Symptom Manage, 14:S3-13.

Krumm BE, Grisshammer R, 2015. Peptide ligand recognition by G protein-coupled receptors. Front Pharmacol, 6:48.

Laird JM, Martinez-Caro L, Garcia-Nicas E,et al. 2001. A new model of visceral pain and referred hyperalgesia in the mouse. Pain, 92:335-342.

Leshner AI. 1997. Drug abuse and addiction treatment research. The next generation. Arch Gen Psychiatry, 54:691-694.

Li Q, Zhang X, Liu K, et al. 2012.Brain-derived neurotrophic factor exerts antinociceptive effects by reducing excitability of colon-projecting dorsal root ganglion neurons in the colorectal distention-evoked visceral pain model. J Neurosci Res, 90: 2328-2334.

Li Y, Zhang X, Liu H, Cao Z,et al. 2012. Phosphorylated CaMK II post-synaptic binding to NR2B subunits in the anterior cingulate cortex mediates visceral pain in visceral hypersensitive rats. J Neurochem, 121:662-671.

Liebregts T, Adam B, Bredack C, et al. 2007. Immune activation in patients with irritable bowel syndrome. Gastroenterology, 132:913-920.

Lin CR, Amaya F, Barrett L, et al. 2006.Prostaglandin E2 receptor EP4 contributes to inflammatory pain hypersensitivity. J Pharmacol Exp Ther, 319:1096-1103.

Lindstrom E, Bjorkqvist M, Hakanson R, 1999. Pharmacological analysis of CCK2 receptor antagonists using isolated rat stomach ECL cells. Br J Pharmacol, 127:530-536.

Link A, Muller CE, 2016. G-protein-coupled receptors: sustained signaling via intracellular megaplexes and pathway-specific drugs. Angew Chem Int Ed Engl, 55:15962-15964.

Longstreth GF, Thompson WG, Chey WD, et al. 2006.Functional bowel disorders. Gastroenterology, 130:1480-1491.

Lule GN, Amayo EO, 2002. Irritable bowel syndrome in Kenyans. East Afr Med J, 79:360-363.

Luongo L, Maione S, Di Marzo V, 2014. Endocannabinoids and neuropathic pain: focus on neuronglia and endocannabinoid-neurotrophin interactions. Eur J Neurosci, 39:401-408.

Malik Z, Baik D, Schey R, 2015. The role of cannabinoids in regulation of nausea and vomiting, and visceral pain. Curr Gastroenterol Rep, 17:429.

Manglik A, Lin H, Aryal DK, et al. 2016. Structure-based discovery of opioid analgesics with reduced side effects. Nature, 537:185-190.

Mayer EA, Raybould HE, 1990. Role of visceral afferent mechanisms in functional bowel disorders. Gastroenterology, 99:1688-1704.

Mei N, 1978. Vagal glucoreceptors in the small intestine of the cat. J Physiol, 282:485-506.

Mozaffari S, Esmaily H, Rahimi R, et al. 2011. Effects of Hypericum perforatum extract on rat irritable bowel syndrome. Pharmacogn Mag, 7:213-223.

Niswender CM, Conn PJ, 2010.Metabotropic glutamate receptors: physiology, pharmacology, and disease. Annu Rev Pharmacol Toxicol, 50:295-322.

Park JW, Lee BH, Lee H, 2013. Moxibustion in the management of irritable bowel syndrome: systematic review and meta-analysis. BMC Complement Altern Med, 13:247.

Pasternak G, Pan YX, 2011. Mu opioid receptors in pain management. Acta Anaesthesiol Taiwan, 49:21-25.

Piche T, 2014. Tight junctions and IBS—the link between epithelial permeability, low-grade inflammation, and symptom generation? Neurogastroenterol Motil, 26:296-302.

Popa SL, Dumitrascu DL, 2015. Anxiety and IBS revisited: ten years later. Clujul Med, 88:253-257.

Portenoy RK, Savage SR, 1997. Clinical realities and economic considerations: special therapeutic issues in intrathecal therapy—tolerance and addiction. J Pain Symptom Manage, 14:S27-35.

Portincasa P, Moschetta A, Baldassarre G,et al. 2003.Pan-enteric dysmotility, impaired quality of life and alexithymia in a large group of patients meeting ROME II criteria for irritable bowel syndrome. World J Gastroenterol, 9:2293-2299.

Ren TH, Wu J, Yew D, et al. 2007.Effects of neonatal maternal separation on neurochemical and sensory response to colonic distension in a rat model of irritable bowel syndrome. Am J Physiol Gastrointest Liver Physiol, 292:G849-856.

Ringel Y, Sperber AD, Drossman DA, 2001. Irritable bowel syndrome. Annu Rev Med, 52:319-338.

Riviere PJ, 2004. Peripheral kappa-opioid agonists for visceral pain. Br J Pharmacol, 141:1331-1334.

Roisinblit KC, 2013. Irritable bowel syndrome in women. J Midwifery Womens Health, 58:15-24; quiz 116-117.

Saito YA, Schoenfeld P, Locke GR, 2002. The epidemiology of irritable bowel syndrome in North America: a systematic review. Am J Gastroenterol, 97:1910-1915.

Savage SR, 1996. Long-term opioid therapy: assessment of consequences and risks. J Pain Symptom Manage, 11:274-286.

Serghini M, Karoui S, Boubaker J,et al. 2012. Post-infectious irritable bowel syndrome. Tunis Med, 90:205-213.

Spaziani R, Bayati A, Redmond K, et al. 2008. Vagal dysfunction in irritable bowel syndrome assessed by rectal distension and baroreceptor sensitivity. Neurogastroenterol Motil, 20:336-342.

Stasi C, Rosselli M, Bellini M,et al. 2012.Altered neuro-endocrine-immune pathways in the irritable bowel syndrome: the top-down and the bottom-up model. J Gastroenterol, 47:1177-1185.

Suo ZW, Yang X, Li L,et al. 2013. Inhibition of protein tyrosine phosphatases in spinal dorsal horn attenuated inflammatory pain by repressing Src signaling. Neuropharmacology, 70:122-130.

Szallasi A, Blumberg PM, 1999.Vanilloid (Capsaicin) receptors and mechanisms. Pharmacol Rev, 51:159-212.

Szallasi A, Cortright DN, Blum CA,et al. 2007. The vanilloid receptor TRPV1: 10 years from channel cloning to antagonist proof-of-concept. Nat Rev Drug Discov, 6:357-372.

Tache Y, Million M, 2015. Role of Corticotropin-releasing Factor Signaling in Stress-related Alterations of Colonic Motility and Hyperalgesia. J Neurogastroenterol Motil, 21:8-24.

Takaki M, Nakayama S, Misawa H,et al. 2006. In vitro formation of enteric neural network structure in a gut-like organ differentiated from mouse embryonic stem cells. Stem Cells, 24:1414-1422.

Thompson GL, Canals M, Poole DP, 2014. Biological redundancy of endogenous GPCR ligands in the gut and the potential for endogenous functional selectivity. Front Pharmacol, 5:262.

Vale W, Spiess J, Rivier C,et al. 1981. Characterization of a 41-residue ovine hypothalamic peptide that stimulates secretion of corticotropin and beta-endorphin. Science, 213:1394-1397.

Vergnolle N, 2004. Modulation of visceral pain and inflammation by protease-activated receptors. Br J Pharmacol, 141:1264-1274.

Wang P, Chen FX, Du C, et al. 2015.Increased production of BDNF in colonic epithelial cells induced by fecal supernatants from diarrheic IBS patients. Sci Rep, 5.10121.

Wang QP, Nakai Y, 1994. The dorsal raphe: an important nucleus in pain modulation. Brain Res Bull, 34:575-585.

Wang Y, Wu J, Lin Q,et al. 2008. Effects of general anesthetics on visceral pain transmission in the spinal cord. Mol Pain, 4:50.

Whistler JL, von Zastrow M, 1998.Morphine-activated opioid receptors elude desensitization by beta-arrestin. Proc Natl Acad Sci U S A, 95:9914-9919.

Winston J, Shenoy M, Medley D,et al. 2007. The vanilloid receptor initiates and maintains colonic hypersensitivity induced by neonatal colon irritation in rats. Gastroenterology, 132:615-627.

Wood JN, Boorman JP, Okuse K,et al. 2004. Voltage-gated sodium channels and pain pathways. J Neurobiol, 61:55-71.

Yin S, Niswender CM, 2014. Progress toward advanced understanding of metabotropic glutamate receptors: structure, signaling and therapeutic indications. Cell Signal, 26:2284-2297.

Yokota Y, Sasai Y, Tanaka K, et al. 1989. Molecular characterization of a functional cDNA for rat substance P receptor. J Biol Chem, 264:17649-17652.

Yu L, Al-Khalili O, Duke BJ,et al. 2013. The inhibitory effect of Gbetagamma and Gbeta isoform specificity on ENaC activity. Am J Physiol Renal Physiol, 305:F1365-1373.

Zamanillo D, Romero L, Merlos M,et al. 2013.Sigma 1 receptor: a new therapeutic target for pain. Eur J Pharmacol, 716:78-93.

Zhang HM, Chen SR, Pan HL, 2009. Effects of activation of group III metabotropic glutamate receptors on spinal synaptic transmission in a rat model of neuropathic pain. Neuroscience, 158:875-884.

Zhang L, Zhang X, Westlund KN, 2004. Restoration of spontaneous exploratory behaviors with an intrathecal NMDA receptor antagonist or a PKC inhibitor in rats with acute pancreatitis. Pharmacol Biochem Behav, 77:145-153.

Zhang P, Gan YH, 2017. Prostaglandin E2 upregulated trigeminal ganglionic sodium channel 1.7 involving temporomandibular joint inflammatory pain in rats. Inflammation, 40:1102-1109.

Zhou L, Huang J, Gao J,et al. 2014. NMDA and AMPA receptors in the anterior cingulate cortex mediates visceral pain in visceral hypersensitivity rats. Cell Immunol, 287:86-90.

Zhu ZW, Friess H, Wang L,et al. 2001. Brain-derived neurotrophic factor (BDNF) is upregulated and associated with pain in chronic pancreatitis. Dig Dis Sci, 46:1633-1639.

第8章 安慰剂效应在胃肠道功能紊乱中的作用

安慰剂效应在常规临床试验中有着重要的作用及意义，目前在众多领域都进行了相关研究，如疼痛学领域、心理学治疗及胃肠道学领域等，本章着重介绍安慰剂效应在胃肠道功能紊乱中的作用。

第一节 概述和发展历程

一、安慰剂效应的概述

众所周知，安慰剂"placebo"一词来源于拉丁语，意为"我愉悦"（I shall please），用来表示无药效的物质（如糖丸或注射用生理盐水等）或假治疗。安慰剂效应"the placebo effect"于1955年由 Henry K. Beecher 教授提出，其含义为"非特定效应"或"受试者期望效应"。与之相对应的是"反安慰剂效应"，反安慰剂效应"nocebo"是指"我伤害"（I shall harm）。引入这一术语的目的是为了更好地区分安慰剂的积极与消极影响，其定义是指患者在消极环境下对无药效物质的结果产生的负面期望值，如在安慰剂对照组中出现的不良事件或临床试验中出现的痛觉过敏和恶心等症状。

1. 安慰剂效应 安慰剂效应定义为随机对照试验中安慰剂组干预后临床症状或生理状况的改善。它包括方法学因素（应答偏差等）、疾病的自然病程（是指在没有任何治疗或干预措施的情况下，疾病"遵循自然过程"，包括症状严重程度的变化）和环境因素等。"真正的"安慰剂效应是指排除其他或无法干扰的因素，如病程的自然发展或症状的自发波动。然而，随机对照试验往往无法做到真正意义上疾病的自然病程。因为不能设置一个"没有治疗"的对照组，所以只能假定药物治疗组和安慰剂组的疾病自然病程是一致的。

安慰剂的研究涉及众多学科，该领域发展迅速，涵盖了从基础神经科学到临床医学。实际上，医学发展至今日，安慰剂现象不仅受到科学家和临床医生的关注，同时也受到如卫生保健专家、决策者甚至普通公众的关注，并期望共同努力探寻安慰剂治疗的基本机制及其相关的影响因素。已有相关试验证明，安慰剂组是证明临床试验是否有效必不可少的对照。然而，在疾病诊疗过程中，安慰剂的显著效应也使得安慰剂效应成为"麻烦事"，它在一定程度上阻碍了新药的开发和测试。由于试验设计方法学上的改进，以及对安慰剂效应发生机制和影响因素的研究取得了较大的进展，安慰剂效应作为神经胃肠病学和神经科学的一个卓有成效的模型，已经成为提高临床试验设计和证明药效的一个强有力的工具。目前，各学科之间已经达成广泛的共识，一致认为安慰剂效应是一种心理生物学现象，对监测病理生理变化和疾病治疗具有重要的意义。

2. 反安慰剂效应　反安慰剂效应（拉丁语意为"I shall harm"），类似于安慰剂一词（拉丁语意为"I shall please"）。实际上该术语早在几十年前就开始使用了。例如，一组服用无效药物的对照组会出现病情恶化的现象，这个现象可能是由于接受药物的人对于药物的效力抱有消极的态度，因而出现了反安慰剂效应。这个效应并不是由于服用的药物所引起的，而是由于患者心理上对康复的期望所引起的。"nocebo"这个搜索词在 PubMed 上历史引用仅有 466 次（最后一次引用时间是 2017 年 6 月 30 日），而"安慰剂"效应（包括安慰剂对照试验）被引用了 200 704 次，而真正的"安慰剂"效应（不包括安慰剂对照试验）被引用了 14 426 次。最初，反安慰剂效应主要是用来描述在随机对照试验中接受安慰剂治疗的患者报告的不良事件。但值得注意的是，这些不良事件可能导致随机对照试验中安慰剂组病例的丢失。"反安慰剂"这个词也用来指患者阅读药品说明书后引起的不良反应，以及不当的医患沟通和虚假、错误的诊断后发生的不良反应。理论上，反安慰剂效应包括任何既往不良医疗经历产生的所有消极期望和消极结果。具体而言，它与慢性疾病如肠易激综合征（irritable bowel syndrome，IBS）和炎性肠病（inflammatory bowel disease，IBD）症状的多变、侵入性的操作（如内镜检查）及各种尝试失败的无效治疗相关（这些病例多见于有治疗史的功能性胃肠道功能紊乱患者）。涉及患者的反安慰剂效应研究是迫切需要的。只有较少的试验研究专门针对反安慰剂效应，所以这种现象的神经生物学机制不完全清楚，可能涉及缩胆囊素等相关介质。值得注意的是，为了正确研究反安慰剂现象，剔除自发症状波动等混杂因素是非常重要的，但这通常只能在试验及对照临床试验中完成。

二、安慰剂效应的发展历程

在胃肠病学领域安慰剂临床对照试验开展之前，安慰剂效应的概念及其机制一开始并不广为人知，但目前已成为标准的药理研究工具之一。胃肠病学的安慰剂效应机制研究历史主要源于以下两个著名的研究。

首先来自于 Henry K. Beecher 教授关于晕船恶心的试验研究。在该研究中，安慰剂有效率高达 38%。故 Beecher 教授认为临床试验需要安慰剂治疗组，并且强调安慰剂具有强大的作用，它不仅可以治疗精神疾病患者某些精神症状，还可以消除对未知疗效的试验偏倚，确定试验中药物的真正作用，是药物作用机制研究和药物开发的重要工具。另外一项研究来源于 Steward Wolf 教授及其合作者。他们之前也发现，在一系列胃肠道试验中，给予治疗药物和安慰剂均会引起患者心理、生理及胃肠道的变化，但不清楚安慰剂为什么会起作用。他们推测安慰剂效应或许与期望和联想学习相关（如巴甫洛夫条件反射）。为此，他们精心设计了以下研究：服用呕吐诱导药"吐根"（可诱导轻度的呕吐药物），这种呕吐作用可以通过正向引导来消除；服用另一种药物新斯的明，反复服用这种药物可以诱发胃肠过度蠕动，但是这种过度蠕动却可以被自来水或乳糖消除。该发现后来被称为"反安慰剂效应"。1959 年，Wolf 总结了"安慰剂药理学"，其中涉及心脏病、肺病、传染病、精神病及外科手术领域，当然也包括肠胃病领域。自此之后的很长一段时间内，安慰剂治疗的研究一直未被重视，直到 20 世纪 90 年代，许多学科又重新陆续开展了相关的研究工作。

第二节　临床试验中安慰剂效应的特点及其决定因素

一、临床试验中的安慰剂效应

自药理学随机对照试验开始后，安慰剂效应由于其超出预期的效果而备受关注。例如，在早期胃溃疡和十二指肠溃疡的治疗试验中，使用抑酸药和H_2受体拮抗药，安慰剂有效率竟高于50%。在自发症状改善的随机对照试验中，安慰剂效应大约起到50%的作用，在恶心对照试验中大于50%。这些安慰剂的高有效率及药物和安慰剂之间强烈的正相关性在安慰剂缓解自发溃疡中起主要作用。前面已经提及，在随机对照试验中不存在完全"不治疗的对照组"（大多数试验中伦理道德不允许这么做），这就导致所谓的疾病自发病程绝大部分都是安慰剂作用下的病程。一般来讲，在等待名单上的患者可被认为是"自然病程"，但等待治疗的这个过程中，疾病本身可能会改善或恶化，因此这也不是真正意义上的"自然病程"。只有通过试验工作中选取合适的对照组（见安慰剂效应机制部分），新的随机对照试验设计才能够克服这一局限。一些荟萃分析和系统分析描述了在胃肠病随机对照试验中安慰剂效应作用的强弱，如在炎性肠病、功能性肠病（肠易激综合征、功能性消化不良）、胃和十二指肠溃疡、胃食管反流病。这些试验中由于患者因素或者设计因素伴随或强或弱的安慰剂效应。

相当早期的关于安慰剂效应的文章是1988年Klein的关于肠易激综合征的报道，共分析了1959～1987年43例患者数据。根据他的分析，平均安慰剂有效率高达55%，这些早期试验缺乏标准疾病定义、有效治疗定义和样本量，因此不代表整体随机对照试验结果。Klein最后总结到"没有一个研究能够提供肠易激综合征令人信服的治疗证据"，这在当时可能是真的，但在标准化的诊断标准制定（如随机对照试验罗马标准的制定、主要终点的标准化、应答的定义及足够的样本量等）之后已经明显发生了变化。荟萃分析发现，功能性和躯体性疾病存在安慰剂效应的差异：安慰剂有效率在炎性肠病中是20%～35%，在肠易激综合征、功能性消化不良、胃/十二指肠溃疡、胃食管反流性疾病中为20%～40%。这些差异主要是由于对治疗有效定义的差异：炎性肠病在临床治疗和（或）内镜治疗下缓解；功能性肠病治疗是否有效是根据患者或医生回馈的结果判断的。大多数胃肠道随机对照试验使用二元结果定义（即有效百分比）。与这些试验相比，使用连续数值来评判治疗效果（如评估改善抑郁症或疼痛的临床视觉模拟评分）比较困难。然而，2015年一项关于非内脏痛试验的荟萃分析发现：使用改善30%或50%作为治疗效果，安慰剂效应有效率为中枢性神经病理性疼痛占14%；外周神经性疼痛占23%；糖尿病神经痛占26%；胰腺疼痛占20%。在众多随机对照试验中，胃肠道试验的安慰剂有效率与精神疾病试验（如抑郁症和精神分裂症）相媲美，平均40%。

二、安慰剂效应的特点

1.不平衡的随机化　已有学者发现，在关于偏头痛、抑郁症和精神分裂症的随机对照研究中，由于各种原因的影响（如伦理、剂量测试、动机等），治疗组随机分配得到的患者多于安慰剂组；因为更多的患者知道他们将得到积极的治疗，从而导致更高的安慰剂效应和药物反应。当Ford

等将安慰剂组与试验组人数相等的随机对照研究与所有其他研究相比，他们发现安慰剂反应差异在 4% 左右，无统计学意义，这与最初的假设相反。这种不平衡的随机化似乎不影响肠易激综合征随机对照研究的安慰剂反应（图 8-1A）。相反，安慰剂效应有效率的差别似乎与患者数量有关：试验患者数量较多，安慰剂有效率基本稳定在 40%；试验患者数量较少，由于误差较大，安慰剂有效率或者非常高（高达 80%）或者非常低。

2. 时间依赖性　1980 ～ 2005 年发表的关于抑郁症和精神分裂症的安慰剂随机对照试验的荟萃分析表明：随着年份的增加，安慰剂效应持续增加。但是肠易激综合征似乎正好相反：1975 ～ 2005 年，随着年份的增加，安慰剂效应持续降低（图 8-1B）。当加入 2000 ～ 2015 年数据后，这种趋势更加明显（$r= -0.201$，$P=0.045$）。其他研究者也得到了类似的趋势。然而，这种趋势混淆了两个变量：试验的年份和包括的患者人数。新的试验往往是医药行业发起的，它纳入患者的数量较多（每个试验大于 100 名患者）。与 2000 年前进行的研究相比，这些试验具有更弱的安慰剂效应。当然，最初安慰剂是否有效是以罗马标准定义的，现在发展为以美国食品药品监督管理局和欧洲药品管理局批准的主要终点定义（如主观整体评估，充分缓解），这有利于产生低的安慰剂效应，并在疾病病程中能更好地评估药效及安慰剂作用。

3. 安慰剂效应的试验时程　1959 ～ 1987 年进行的早期肠易激综合征随机对照试验，时间持续 2 ～ 24 周，平均只有 6 周。10 年后，在 1999 年，Spiller 提出了一个模型，预测通过延长试验时间（＞ 12 周），安慰剂效应下降到 20% 或更低。然而，这种预测是基于样本量少且持续时间长（图 8-1C）。Ford 等的荟萃分析证实了这一假设。肠易激综合征的短期试验（即持续时间 1 ～ 4 周；n=19）的安慰剂效应为 46%；5 ～ 8 周（n=11）的试验中下降到 39.8%；在持续＞ 8 周的试验中，下降到 34%（n= 43）。同时，一系列关于肠易激综合征持续更长时间（26 ～ 52 周）的研究发现：整个治疗期间安慰剂有效率可以保持高达 40%，撤掉安慰剂后症状大量复发（图 8-1D）。在其他疾病随机对照试验中也得出了类似的结论。

某些肠易激综合征试验的安慰剂效应特征是欧洲药品协会提出的药物本身功效（药物与安慰剂之间有效性的差异），安慰剂可在多个药物阶段模拟产生症状加重或者减轻。使用相同药物的相关试验表明，在第二个药物阶段的安慰剂效应可以甚至高于第一个药物阶段。此外，当把药物与

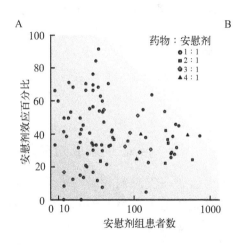

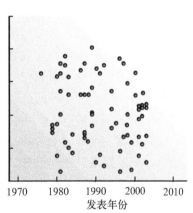

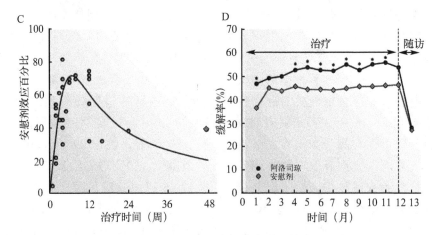

图 8-1　肠易激综合征的安慰剂效应

A. 纵坐标表示肠易激综合征随机对照试验中安慰剂效应百分比（有效百分比），横坐标表示患者数目。不同形状表示不同随机化方案（药物：安慰剂）（1：1，＞1：1），表明接受积极治疗的患者的不同概率。没有观察到不平衡随机化对安慰剂效应的影响。B. 肠易激综合征随机对照试验中不同年份安慰剂效应百分比（有效百分比）。近年来安慰剂效应百分比下降的趋势是明显的。C. 1976～1998 年报道的随机对照试验中伴随不同时间（单位：周）安慰剂效应百分比趋势（有效百分比）。D. 肠易激综合征随机对照试验中不同时间（单位：月）安慰剂和药物有效率（有效百分比）。注意：在整个治疗期间安慰剂效应保持在40% 左右

[引 自 Elsenbruch S, Enck P, 2015. Placebo effects and their determinants in gastrointestinal disorders. Nat Rev Gastroenterol Hepatol, 12(8):472-485.]

安慰剂盲法随机切换时，在治疗 12 周之后预期的药物有效性（如排便或腹痛）相当低。

4. 安慰剂效应的其他特点　2015 年发表的荟萃分析指出，肠易激综合征药物有效性与治疗期间不良事件的数量和严重程度相关。在一些试验中，发生了自发性的失盲。患者认为越多的不良事件发生，他被药物治疗的可能性越大，药物的疗效越高。在最近的试验（2000 年以后）中，药物（如利福昔明）具有较弱的安慰剂效应，这可能是不良事件发生率相当低的原因。

对肠易激综合征患者，药物利福昔明试验存在同样的低安慰剂效应和高药物疗效现象，Kim 等提出了另一解释。他在研究中利用虚假的知情同意书来评估患者对不同药物的反应，如抗抑郁药（地昔帕明）、促动力药（阿洛司琼）或局部抗生素（利福昔明）。患者期望用他们熟悉的抗生素以达到最好的治疗效果，这被称为"前安慰剂"效应。

参加随机对照研究患者社交媒体使用量的增加也可能是试验失盲和无法对药效进行公正评估的原因之一。通过这些网络，患者与其他患者沟通，交流有关药物及其不良反应的信息。现已经注意到，这些信息相当于告诉患者他们的分组，所以不是盲法的药物研究。

最后，在慢性疾病中复发阶段的随机对照研究中（如炎性肠病或溃疡），维持缓解治疗，安慰剂效应用于另一目的，即在"自然病程"条件下测试复发率。手术后克罗恩（Crohn）病活动指数评分 ≥ 150 分的患者复发率为 23%，治疗后 6 年内内镜下检测到的 Crohn 病复发率为 50%。安慰剂治疗 24 周内胃或十二指肠溃疡复发率为3.29%。

三、安慰剂效应的决定因素

一些安慰剂效应的决定因素可能对胃肠道疾病是非特异性的，但也可能对其他疾病是特异性的。

1. 炎性肠病 轻中度 Crohn 病患者在精神医疗领域试验及其他非精神医疗领域试验中安慰剂应答率都相当高。1966 ～ 2001 年关于 Crohn 病治疗的安慰剂随机对照试验的荟萃分析发现，安慰剂效应率为 19%（95% 可信区间 13% ～ 28%，范围 0% ～ 46%）。在多变量模型中，研究持续时间、研究访问次数和 Crohn 病活动指数评分是安慰剂缓解率的重要预测因素，研究持续时间是最重要的。然而，没有一个因素可以解释所有的异质性。同样，大样本回访炎性肠病患者发现，安慰剂的应答率增加的驱动因素之一是医生与患者的相互交流频率增加。美国和欧洲试验安慰剂效应不同，欧洲试验或欧洲中心参与的试验，在溃疡性结肠炎患者中产生的安慰剂应答率比没有欧洲参与的试验高。究其原因，在于包括医生回访的频率和医生与患者之间联系的类型及强度的不同（如电话，试验部门中护士的不同）。这些因素也影响胃肠病学外随机对照试验中安慰剂的应答率。

2. 肠易激综合征 患者报告的安慰剂应答率比医生报告的要低。在 M. Pitz 等的研究中，高的安慰剂应答率与干预频率相关，并且与积极疗效药物的整体治疗效果有关。在治疗肠易激综合征时，可能会利用安慰剂反应，通过更频繁地给药来最大限度地增强安慰剂效应。在 S. D. Dorn 等的荟萃分析中，安慰剂总体应答率为 42.6%（95% 可信区间 38.0% ～ 46.5 %）。安慰剂效应与较长的治疗时间（$r = 0.455$，$P = 0.05$）和更频繁的随访相关（$r = 0.633$，$P = 0.03$）。此外，早期进行的研究（即 1990 年之前）比近 20 年进行的研究安慰剂组有更高的应答率，这不同于抑郁症和精神分裂症的研究。但在 S. M. Patel 等的荟萃分析发现，肠易激综合征临床试验中安慰剂效应应答率是可变的，这可能是由于纳入标准和随访次数不同导致的。更严格的纳入标准和更多的随访似乎降低了安慰剂效应。

3. 功能性消化不良 在功能性消化不良的研究中发现安慰剂的特异性预测指标：相对较高的体重指数，非吸烟状态，轻度的身体症状和患者纳入后的症状进展。但是这仅在少数试验中发现，其确切与否尚需要进一步验证。

4. 十二指肠溃疡及食管反流性疾病 十二指肠溃疡患者中治疗方案的计划性（如每天 2 次对比每天 4 次）提示更强的安慰剂效应。食管反流性疾病患者安慰剂效应弱于其他胃肠功能紊乱患者，与早期应用 H_2 受体拮抗药相比，质子泵抑制剂试验具有相对较低的安慰剂效应。

第三节 安慰剂与反安慰剂效应的机制及其相应的预测因子和调节因子

一、安慰剂及反安慰剂效应的机制

1. 安慰剂效应的机制 大多数试验性安慰剂研究是在恶心和内脏痛的背景下进行的，其在形成胃肠道症状体验中提供了有关语言诱导的期望值和联想学习（条件性诱导）有价值的信息。更重要的是，基础和临床研究对于阐明胃肠系统中安慰剂作用的中枢和外周机制至关重要（图 8-2）。此外，通过选取适当的对照组或纳入条件，实验研究可以充分控制自发性症状波动或其他不能归因于安慰剂效应的因素。

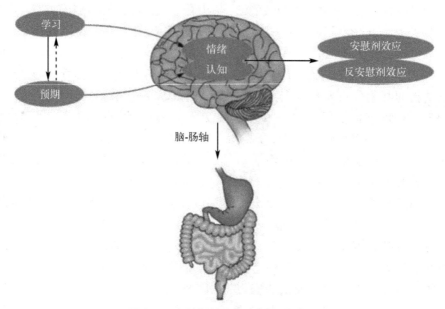

图 8-2　安慰剂效应的中枢和外周机制

[引自 Elsenbruch S, Enck P, 2015. Placebo effects and their determinants in gastrointestinal disorders. Nat Rev Gastroenterol Hepatol, 12(8):472-485.]

　　期望和学习是介导安慰剂效应和反安慰剂效应的最主要的两种机制。学习过程包括经典条件反射、工具学习和社会观察。这些过程塑造了一种涉及情绪（状态焦虑、恐惧、希望）和认知的期望值。它们是由中枢神经系统介导的，涉及多个脑区，并影响脑 - 肠轴双向的胃肠感觉和运动功能。整个心理治疗的过程包括提供的事实信息，如治疗措施，患者与提供医疗人员交流的数量及质量，试验设置特点，通过学习及期望塑造的安慰剂效应和反安慰效应。

　　（1）恶心：在健康志愿者参与恶心的研究中，安慰剂效应的根源主要集中在是旋转椅还是视动力鼓室引起的。而肿瘤患者因化疗引起的恶心及海军在巡航中引起的恶心补充了前面提到的研究。来自健康志愿者参与的研究发现，通过安慰剂干预改善恶心的症状，是基于巴甫洛夫条件反射原理或干预期望值（通常是语言说明）或者两者组合的结果。实验手段目的就在于使减少条件反射和（或）增加条件反

射消失成为有效实验干预手段。事实上，两个健康志愿者研究表明，通过重复预暴露于恶心诱导环境（心理学术语称为"潜在抑制"）并通过恶心前提供不同明显标记的饮料（称为"阴影"），可以成功地减少预期发生的恶心。虽然更多的研究正在进行中，但只有一个小规模的临床试验研究基于条件性干预措施来成功地减少化疗患者的恶心。

　　在假定"恶心"情况下，改变对恶心的预期值可能是另一种能够改善恶心症状的方法。服用具有不同味觉刺激的安慰剂药丸或进行语言提示可改善恶心症状。根据这些试验数据，海军学员经过一系列减少预期恐惧和提高自我防御的心理干预后，他们会在晕船的试验中表现良好，出现严重晕船反应的比例下降。然而，其他试图通过语言说明修改预期值的研究则表现出了相反的效果，即提供语言负面说明比那些提供语言正面说明的人晕船症状多。与正面预期组相比，负面预期组胃食管反射

发生率较低。还有两项研究提供了阴性的结果。这些不一致性可能部分是由于参与者之间的性别差异和（或）参与者性别与试验者性别之间复杂的相互作用造成的。最后，干预措施加上语言正面说明对减轻恶心症状非常有效。在健康志愿者中测试这种联合方法，并且暗中降低了旋转速度，发现基本上全部患者均减轻了症状，只有少数恶心发生并具有较长时间的旋转耐受性。虽然这样的试验研究似乎从临床角度看来是人为的，但它们对于阐明恶心的发生、恶化及改善的心理机制是非常有价值的。同时，对于阐明恶心试验中安慰剂效应的中枢和外周机制非常重要。事实上，尽管一些研究结果很少而且不明确，但的确发现语言诱导的预期值不仅影响恶心的行为，而且还通过电子胃镜观察到可以降低胃肠道蠕动次数。尽管一些研究表明外周神经内分泌和应激系统的免疫介质如皮质醇和细胞因子参与安慰剂效应，但是需要重复及扩大健康志愿者和患者的恶心试验来阐明下丘脑 - 垂体 - 肾上腺轴和免疫系统参与恶心试验中安慰剂效应的具体机制。值得注意的是，"恶心"安慰剂效应的神经生物学的中枢机制正在通过使用脑成像来阐明。

以安慰剂为基础的干预措施目的在于减少试验中患者恶心的发生率，主要基于以上回顾性分析，以及越来越多的证据表明接受化疗的癌症患者的恶心可以通过预处理来预测。一些现有的干预研究在提高正面期望改善化疗患者的恶心方面提供了相互矛盾的结果。这种不一致同样发生于提供语言正面预期防止或减少晕船症状的试验。有研究表明提高正面期望值可以降低那些本来期望值很高患者的恶心发生率，但是另有试验却发现提前进行干预提高预期值并不能减少恶心的发生率。虽然对安慰剂效应预测因子的搜索正在进行，但恶心的前期预期（调查问卷评估）可能是关键的预测因子。

素。显然，临床上提高正面预期值及减少负面担心可能并不适用于每个人。因此，对安慰剂效应提高认识可能是一个重要的研究目标，这可能有利于基于安慰剂干预原理的更个性化的干预策略的制订。在以腹部手术为主的患者中进行相当早期的尝试：患者接受特定的语言解释有关肠道机制，如解决术后肠梗阻；或不特定的信息，如放松和呼吸的技巧。两者都混合了个性化的信息：最喜欢的食物、朋友和家人，这些在干预前就已经获得。特定语言说明的小组肠动力恢复更短，平均时间 2.6 天对比 4.1 天，出院时间为 6.5 天对比 8.1 天，平均每名患者因为这 5 分钟的干预节省了 1200 美元。

（2）内脏痛：所有现有的内脏痛安慰剂研究都主要集中在利用压力引起食管或直肠扩张来产生疼痛中以语言诱发的安慰剂镇痛作用。Donald Price 及其同事在肠易激综合征患者中进行的第一项试验工作表明，言语措施减少了直肠膨胀引起的疼痛和不愉快感觉，并且与利多卡因治疗一样有效。这一发现成为安慰剂治疗的鼻祖，因为现在有证据表明，安慰剂干预可能代表"独立"治疗。有几个小组利用脑成像技术揭示了安慰剂的机制。在正电子发射计算机断层成像（positron emission tomography，PET）研究中，研究者分析了 3 周安慰剂应用之前和之后肠易激综合征患者的直肠扩张脑成像。从安慰剂治疗前到安慰剂治疗后，前额叶腹外侧皮质活动的增加预测了自我症状的改善，这是由背侧前扣带回的活动变化介导的。一组肠易激综合征患者功能性磁共振成像（functional magnetic resonance imaging，fMRI）研究显示：安慰剂组扩张诱导的多个疼痛相关脑区域脑激活减少，并且存在特定的连接性变化和激活的神经网络的时间特征变化。经食管或直肠扩张诱发疼痛的健康志愿者的数据基本上证实，语言诱导所引起的疼痛减少与疼痛刺激时减少的神经激活平行。与更广泛的躯体疼痛一致，似乎多个脑区域和神经网络参与安慰剂缓解内脏痛的调节。

迄今为止，只有两个脑成像研究直接阐明了肠易激综合征患者和健康志愿者对照的安慰剂镇痛反应的神经机制。在躯体症状上，两项研究最终证实安慰剂能使肠易激综合征患者和健康对照组患者直肠扩张引起的疼痛减少。同时，安慰剂诱导的直肠疼痛神经调节与肠易激综合征患者及健康志愿者对照相比，涉及多个脑区。具体来说，Schmid 等的研究中，健康志愿者及溃疡性结肠炎患者在安慰剂镇痛期间，随着疼痛缓解相关脑区域的活跃度也降低，而肠易激综合征患者无变化。扣带回的神经调节最突出。但在 Lee 等的研究中肠易激综合征患者中也观察到安慰剂镇痛起效时扣带回（及其他区域）的活跃度改变，因此推测肠易激综合征患者的特征在于受损的认知疼痛调节。有趣的是，在安慰剂研究中，精神合并症（即焦虑、抑郁）似乎增加了这些组的差异，故推测，肠易激综合征患者的情感障碍可能有助于调节认知驱动的疼痛。此外，炎性肠病患者在内脏安慰剂镇痛期间没有显示中枢神经系统的参与，这是肠易激综合征特有的。

除非各种疼痛和慢性疼痛下的安慰剂效应直接比较，否则很难确定内脏和躯体疼痛中安慰剂效应的相似度及介导的途径。然而，确实有证据证实了内脏领域的"特异性"安慰剂效应。这种特异性基于外周和中枢神经系统内脏和躯体感觉信号处理之间的差异，以及不同脑区对内脏和躯体感觉疼痛强度感知的不同。此外，与躯体感觉安慰剂镇痛不同，内脏疼痛模型中的安慰剂镇痛不受内源性阿片样物质调节。胃肠病学研究也涉及其他神经递质：神经肽或激素（包括催产素、内源性阿片系统、一氧化氮或多巴胺）。最后，内脏和躯体刺激引起的个体疼痛阈值之间的相关性证据较弱。因此，内脏痛安慰剂效应的研究不能重复，只是补充扩展了利用躯体疼痛模型或其他慢性疼痛患者的研究结果。

2. 反安慰剂效应的机制

（1）恶心及相关胃肠道症状：实验室研究支持巴甫洛夫条件反射可以诱发或恶化恶心及呕吐的症状，减少旋转耐受并导致条件性厌恶。巴甫洛夫条件反射也可能参与化疗患者的早期恶心症状。还有少数增加负面期望值的研究，如通过语言暗示负面效果并给予安慰剂。在健康志愿者身上有着不同的研究结果：有效（恶心症状减轻）或者无效。在一项旋转耐受性研究中已经报道，男性所受影响比女性大。在接受化疗的患者中，给予恶心的较大负面预期与加强化疗诱发的恶心相关。临床肿瘤学尝试系统改善对恶心的预期值的研究是很少的，并且在伪造预期值与患者本身预期值之间存在复杂的影响。在功能性消化不良患者中，负面预期诱导症状的作用越来越受到重视，并延伸到其他上消化道功能，如健康和肥胖人群餐后饱胀、腹胀。认知决定症状的一系列试验中，给功能性消化不良患者摄入两天高脂肪酸奶，提供脂肪含量正确或错误的信息，结果表明：无论是脂肪含量还是相关信息都会影响饱腹和腹胀症状，而恶心分数、血浆缩胆囊素和胃容积不受所提供的信息影响。这些研究结果与预期一致，预先给予特定食物负面预期可能会引发症状。这些结论说明，患者的症状可能是由条件反射和期望值之间的相互作用塑造的，需要更多的实验室工作来证实。

（2）食物不耐受：虽然许多胃肠道疾病患者，特别是具有假定的功能障碍患者声称对各种营养物质和营养成分"不耐受"，但真正食物过敏的发病率却很低。在许多国家已经确立特定的吸收不良综合征（如乳糖、果糖不耐受）的流行，但在健康调查中，有更多的人声称是乳糖不耐受的。这跟非腹腔谷物敏感发病率上升一样令人困惑。大约300名乳糖激发后氢呼吸试验阴性患者中，接近10%的患者在测试期间报告腹部症状，而当他们在进行另一次呼气试验之前被欺骗性给予葡萄糖时，其中一半再次报告了症状，而在乳糖不耐受患者试验中则占25%。类似的，在声称对乳制品过敏的患者中，1/3在乳糖激发后氢气呼吸试验的结果为阴性，并且大多数耐受中等量的乳制品（即每天250ml），并只具有轻微症状。在家庭环境中的症状通常高于实验室环境，并且主要增加躯体症状评分和其他精神病理学特征，表明构成反安慰剂效应的许多患者报告的乳糖不耐受症状可能来源于公共媒体、患者之间的沟通及其他来源。

（3）内脏痛：关于寻找内脏痛中反安慰剂效应试验证据的研究正在兴起。第一次反安慰剂试验涉及直肠扩张和对肠易激综合征患者欺骗性指导，研究对健康志愿者进行了负面言语指导和试验前暗地增加扩张压力（预调节）学习经验的结合。结果显示：与接受真实说明的对照组相比，负面言语指导表现出更多扩张引起的疼痛。在随后的功能性磁共振成像研究中，与对照组（真实的指导建议）相比，负面指导导致更多疼痛及扩张诱导的更大岛叶皮质激活。进一步的数据证实并延伸了这些发现，支持与疼痛有关的负面指导（而不是治疗相关的指导）也可能导致涉及岛叶皮质的反安慰剂效应的痛觉过敏。该岛对内感受（从体内所产生的感觉）至关重要，如多感觉整合及疼痛相关的决策和情感意识，这些发现是参与反安慰剂效应脑机制的一个重要环节。这些新兴的反安慰剂效应结果的兴趣点集中在期望消极治疗能在躯体疼痛模型中消除阿片镇痛作用。因此，反安慰剂效应可能影响医疗干预措施和逆转药物的疗效，可以应用到临床和知情同意书中。

巴甫洛夫条件反射机制也有可能参与内脏痛的反安慰剂作用。早期的证据表明，经典条件反射可能参与食管疼痛，巴甫洛夫条件反射作为非条件刺激参与直肠扩张引起的疼痛。类似于旋转椅引起的经典条件反射——运动性味觉厌恶，同时给予内脏痛的中性刺激（如视觉），这样就会导致对之前中性刺激产生一种学习加工过的情绪反应。有趣的是，这种与内脏厌食性相关联的通过学习加工过的情绪反应，在肠易激综合征患者中似乎受到影响，部分原因是促肾上腺皮质激素释放因子系统的变化。经典条件是否及如何参与痛觉过敏和慢性疼痛是目前课题的主要研究方向，这可能涉及知觉的辨别。同时，基于消除条件反射及之后的学习能力导致情绪影响行为的治疗，可以被用于治疗肠易激综合征患者。

二、预测因子及调节因子

安慰剂效应的预测因子主要包括两部分：基于患者的因素（如人格、症状、病史等）和基于试验设计的因素（如试验的持续时间、强度、干预频率等）。其调节因子主要包括年龄、性别及具体的临床路径等。

1. 年龄和性别调节因子　早在1955年初，Henry Beecher就研究了安慰剂有效者和无效者之间的差异，并发现安慰剂效应"……没有性别或者智商的差别。但是……在态度、习惯差异、教育背景方面，安慰剂有效者与无效者差别显著"。一些综述中也提到，没有证据表明性别影响安慰剂效应。仅有限的研究表明年龄可能起作用，年龄较小的成年患者表现出较强的安慰剂效应，明显要高于老年人。在一项大样本肠易激综合征荟萃分析中提到，随机对照试验中，功能性胃肠道功能紊乱的儿童可能比青少年和成人会表现出更强的安慰剂效应，这个结果跟注意力缺陷的多动症和抑郁症类似。虽然儿童抑郁症试验的荟萃分析证实安慰剂反应增加，但他们还发现，在成人试验中安慰剂决定因素（如医生与患者接触的频率和强度）不会促进儿童试验中的安慰剂效应，而"委托人"则可以（即父母、兄弟姐妹、家庭成员、朋友等）。

2. 人格预测因子　虽然一些研究表明，某些人格特征（如焦虑）是在特定的实验和临床试验（如运动疾病及疼痛）中具有更强的安慰剂效应，但很少证据证明它适用于所有情况。当然，这些试验往往存在强烈的出版偏倚，因为大多数调查人员使用大量的心理测试，通常是使用那些报告发现与安慰剂效应相关的结果，而统计学上不重要的结果往往不会公布。在对其中一个恶心试验的二次分析中，发现安慰剂效应可能与"自我评价"相关，自尊心低下是高安慰剂效应的预测因子。无论是用药物还是安慰剂，自尊心强是抑郁症随机对照研究治疗成功的可靠预测因子。

3. 基因预测因子　在整个或候选人类基因组分析不容易获得的时候，寻找安慰剂效应生物标志物（或安慰剂效应特异因子）几乎没有受到重视。在肠易激综合征研究中选择假针灸患者，研究调查了血清生物标志物是否会反映治疗过程中症状的变化，并从基线数据中预测安慰剂的反应性。生物标志物的检测，只检测到一个标记（骨保护素），具有统计意义的安慰剂效应，但由于分析没有经过多次检验验证，这个结果可能是一个统计学 I 型错误。

有研究发现，在位点儿茶酚 -O- 甲基转移酶 Val158Met 具有多态性的人比没有多态性的那些人具有更强的安慰剂效应，这是从抑郁症重复试验中发现的，还发现多态性与免疫调节试验中的反安慰剂效应相关。然而，这种关联可能不是特定存在于安慰剂效应中，因为同一多态性还被发现与睡眠调节、注意缺陷多动症、帕金森

病、进食障碍及其他疾病和治疗效果相关。在健康志愿者的免疫调节中发现通过测量血浆去甲肾上腺素水平和焦虑状态，能很好地预测安慰剂效应，但这些发现还需要进一步重复验证其结果的可靠性。

三、小　结

临床试验中的安慰剂效应引发了人们对安慰剂现象的广泛兴趣。相关研究人员需要充分认识到理解临床和基础实验工作中安慰剂效应的决定因素及具体机制，才能正确地对临床试验数据进行恰当的分析。将来的工作必须证明在随机对照试验中发现的预测因子是否可以推广到基础实验中来。未来，临床试验和基础实验中安慰剂效应的方向可以囊括包括胃肠病学在内的各种医学专业。近年的研究与发现也增加了安慰剂治疗提高活性药物疗效的可能性。对偏头痛发作患者的研究支持了这一观念，在这项复杂的试验中，通过正面引导及提高积极的期望值可以增强安慰剂效应，改善药物作用和药物疗效。试验数据有助于进一步支持这一理论，并可以揭示预期值-药物相互作用的潜在神经相关性。

安慰剂干预的效果似乎是由患者及提供信息的人之间的相互关系所决定的，但需要更多的证据来证实、支撑这一假设。人们很容易理解和接受医患沟通可以预测功能性胃肠道疾病的安慰剂效应。但是，对于诊断明确的"器质性"疾病，医生和患者之间可能需要一个更系统的心理与实际疾病概念的整合。心理概念的整合具有脑 - 肠轴双向特点，几乎适用于所有类型胃肠道的诊断和治疗。所以，在治疗方面不应该将"心灵"与"身体"分开区别对待。

暂且不论关于安慰剂的研究是属于欺骗还是知情同意的伦理争论，重要的是，临床实践中，某些疾病的"开放性标签"安慰剂治疗确实有效（如肠易激综合征、抑郁症和

偏头痛患者），并且基础实验也支持该结论，这需要引起足够的重视。同样，利用条件性反射可以减少所需的药物量和（或）减少不良事件（如恶心）。这些治疗可以通过患者的知情同意来实现，从而克服这一领域的道德约束。总而言之，安慰剂领域不断变化的知识可能会让我们对临床遇到的难题和随机对照试验中的知情同意进行重新思考。相对专注于"个体化"的药物选择（如针对生物标志物或基因的治疗），患者可能同时更需要量身定制的心理治疗。通过前期大量的基础研究和临床试验，需要了解一点：安慰剂研究强调了社会心理因素的关键作用；从知情同意到整个治疗期间，最大的潜力治疗可能就在于患者和临床医生之间的相互沟通。如果将这种知识常规应用到临床实践中，其前景是相当广阔的。但这只有通过科研人员、临床医生、医疗保健人员和决策者的综合跨学科协作才能实现。

（任荣荣　毛燕飞）

参 考 文 献

Beecher HK, 1955.The powerful placebo. J Am Med Assoc, 159(17):1602-1606.

Benedetti F, 2013.Placebo and the new physiology of the doctor-patient relationship. Physiol Rev, 93(3):1207-1246.

Bridge JA, Birmaher B, Iyengar S, et al. 2009. Placebo response in randomized controlled trials of antidepressants for pediatric major depressive disorder. Am J Psychiatry, 166(1): 42-49.

Dorn SD, Kaptchuk TJ, Park JB,et al. 2007. A meta-analysis of the placebo response in complementary and alternative medicine trials of irritable bowel syndrome. Neurogastroenterol Motil, 19(8): 630-637.

Elsenbruch S, Enck P, 2015. Placebo effects and their determinants in gastrointestinal disorders. Nat Rev Gastroenterol Hepatol, 12(8):472-485.

Grelotti DJ, Kaptchuk T, 2011. J. Placebo by proxy. BMJ, d4345.

Hall KT, Lembo AJ, Kirsch I, et al. 2012. Catechol-O-methyltransferase val158met polymorphism predicts placebo effect in irritable bowel syndrome. PLoS One, 7(10):e48135.

Klein KB, 1988.Controlled treatment trials in the irritable bowel syndrome: a critique. Gastroenterology, 95(1):232-241.

Napadow V, Sheehan JD, Kim J,et al. 2013. The brain circuitry underlying the temporal evolution of nausea in humans. Cereb Cortex, 23(4):806-813.

Patel SM, Stason WB, Legedza A, et al. 2005. The placebo effect in irritable bowel syndrome trials: a meta-analysis. Neurogastroenterol Motil, 17(3):332-340.

Pitz M, Cheang M, Bernstein CN, 2005. Defining the predictors of the placebo response in irritable bowel syndrome. Clin Gastroenterol Hepatol, 3(3):237-247.

Roscoe JA, O'Neill M, Jean-Pierre P,et al. 2010.An exploratory study on the effects of an expectancy manipulation on chemotherapy-related nausea. J Pain Symptom Manage, 40(3):379-390.

Rutherford BR, Sneed JR, Tandler JM,et al. 2011. Deconstructing pediatric depression trials: an analysis of the effects of expectancy and therapeutic contact. J Am Acad Child Adolesc Psychiatry, 50(8):782-795.

Shelke AR, Roscoe JA, Morrow GR,et al. 2008. Effect of a nausea expectancy manipulation on chemotherapy-induced nausea: a university of Rochester cancer center community clinical oncology program study. J Pain Symptom Manage, 35(4):381-387.

Su C, Lichtenstein GR, Krok K, 2004. A meta-analysis of the placebo rates of remission and response in clinical trials of active Crohn's disease. Gastroenterology, 126(5):1257-1269.

Talley NJ, Locke GR, Lahr BD,et al. 2006. Predictors of the placebo response in functional dyspepsia. Aliment Pharmacol Ther, 23(7):923-936.

Weimer K, Colloca L, Enck P, 2015. Age and sex as moderators of the placebo response-an evaluation of systematic reviews and meta-analyses across medicine. Gerontology, 61(2):97-108.

第9章 内脏痛的分子生物学机制研究

第一节 内脏痛的感觉与传导

一、感觉信号转导

根据目前的研究，本章节对内脏痛信号转导相关分子的概述主要集中在离子通道、缓激肽、一氧化氮、单胺类递质和受体等。

（一）离子通道

内脏痛感受器为内脏感觉神经的游离末梢，分布于内脏器官的被膜、腔壁、组织间及进入内脏器官组织的脉管壁上。由慢性炎症或神经损伤引起的疼痛综合征通常难以治疗，对其信号转导的研究也相对较多。在疼痛传导通路上对损伤敏化的背根神经节（dorsal root ganglia, DRG）神经元活动及其分子机制的阐明是研究疼痛起始阶段机制的首要关注点。已有研究发现一些离子通道在伤害性神经元上选择性表达，通过基因敲除技术证明这些离子通道参与了疼痛的发生过程。表 9-1 列出了与人疼痛相关的病理性离子通道，表 9-2 总结了这些通道基因敲除后小鼠的疼痛表现，在这里将病理性离子通道分为三大类：与信号转导相关的通道、与生物电信号传递相关的通道、与神经递质释放和中枢神经系统头痛及偏头痛相关的通道。

1.钠通道

（1）钠通道的组成：神经元表达一种有特殊功能的膜蛋白，即离子通道，可以由机械刺激、化学刺激和热刺激激活。钠通道通常是由分子质量约为 260kDa 的 α 亚基和辅助 β 亚基（33～45kDa）组成。成人神经系统的钠通道含有一种 α 亚基和三种辅助 β（β_1，β_2，β_3）亚基，而成

表 9-1　人体疼痛相关病理性离子通道

	基因	基因定位	离子通道/泵	表型	参考文献
信号转导	NKTM1	8q13	TRPA1	FEPS	Kreymer 等，未发表
信号传递	SCN9A	2q24	Na$_v$1.7	IEM	Yang 等，2004
	SCN9A	2q24	Na$_v$1.7	PEPD	Fertleman 等，2006
	SCN9A	2q24	Na$_v$1.7	CIDP	Cox 等，2006
CNS/偏头痛	CACNA1A	19p13	Ca$_v$2.1	FHM 类型 1	Ophoff 等，1996
	ATP1A2	1q23	α_2亚基；Na, K-ATP 酶	FHM 类型 2	De Fusco 等，2003
	SCN1A	2q24	Na$_v$1.1	FHEM 类型 3	Dichgans 等，2005

表 9-2　小鼠疼痛相关病理学离子通道

	基因	基因图谱位点	通道	基因敲除小鼠表现	参考文献
信号转导	*Trpv1*	11 B3	TRPV1	热刺激逃避反应损伤，热痛觉过敏消失	Caterina 等，2000
	Trpv4	5 F	TRPV4	渗透性、机械性、热过敏现象好转	Suzuki 等，2003
	Trpm8	1 D	TRPM8	冷刺激逃避反应损坏，但对伤害性冷刺激反应正常	Dhaka 等，2007
	Trpa1	1 A3	TRPA1	冷痛觉过敏消失	Kwan 等，2006
	Accn1	15 F1	ASIC1	甲醛溶液注射后痛行为表现更加明显	Staniland 和 McMahon，2009
	Accn2	11 B5	ASIC2	福尔马林溶液注射后痛行为表现更加明显	Staniland 和 McMahon，2009
	Accn3	5 A3	ASIC3	小鼠注射酸后的慢性痛觉过敏缺失	Sluka 等，2000
	P2rx3	2 D	P2X3	急性疼痛正常而炎性疼痛减轻	Souslova 等，2000
	P2rx4	5 F	P2X4	急性疼痛正常而机械性异常性疼痛减轻	Tsuda 等，2009
	P2rx7	5 F	P2X7	急性疼痛正常而神经病理性疼痛减轻	Chessell 等，2005
信号传递	*Hcn1*	13 D2.3	HCN1	对冷刺激行为学反应减轻	Momin 等，2008
	Scn3a	2 C1.3	Na$_v$1.3	急性痛、炎性痛和神经理性疼痛不受影响	Nassar 等，2006
	Scn9a	2 C1.3	Na$_v$1.7	急性机械性痛和热痛阈值升高，炎性痛痛阈降低，对神经病理性疼痛无影响	Nassar 等，2004
	Scn10a	9 F4	Na$_v$1.8	炎性痛反应减少，对神经病理性疼痛无影响	Akopian 等，1999
	Scn11a	9 F3 ~ F4	Na$_v$1.9	炎性热痛和机械性痛觉痛过敏显著降低，神经病理性痛敏感没有减少	Priest 等，2005
	Scn2b	9 A5.2	b2	对伤害性热刺激敏感性升高，对炎症性痛反应减轻	Lopez-Santiago 等，2006
	Kcna1	6 F1 ~ F3	K$_v$1.1	小鼠表现为痛觉过敏	Clark 和 Tempel，1998
	Kcnd2	6 A2 ~ A3.1	K$_v$4.2	小鼠对急性热刺激和机械刺激敏感性增高	Hu 等，2006

	基因	基因图谱位点	通道	基因敲除小鼠表现	参考文献
信号传递	*Kcnj3* 和 *Kcnj6*	2 C1.1 和 16 C4	$K_{ir}3.1$ 和 $K_{ir}3.2$	热痛敏感，对吗啡的镇痛作用敏感降低	Marker 等，2004
	Kcnk2	1 H6	K2P2.1	对急性痛敏感性增加，热痛和机械性痛敏感	Alloui 等，2006
	Kcnk3	5 B1	K2P3.1	对急性热痛敏感性增高	Linden 等，2006
CNS	*Cacna1a*	8 C3	$Ca_v2.1$	炎症性疼痛和神经病理性疼痛机械性痛阈升高	Luvisetto 等，2006
	Cacna1b	2 A2	$Ca_v2.2$	对炎症性疼痛反应减低，神经病理性疼痛症状减轻	Saegusa 等，2001
	Cacna1e	1 G3	$Ca_v2.3$	在小鼠表现为吗啡镇痛作用增强	Yokoyama 等，2004
	Cacna1g	11 D	Cav3.1	神经病理性大鼠自发性痛减轻，机械性疼痛和热痛觉过敏减轻	Na 等，2008
	Cacna1h	17 A3.3	Cav3.2	基因缺失后内源性脂质氨基酸产生强烈热镇痛作用	Barbara 等，2009
	Glra3	8 B2	α_3（甘氨酸受体）	CFA 行为减轻	Harvey 等，2009
	Slc12a2	18 D3	NKCC1 (Na^+-K^+-2Cl^- 共转运体)	表现对甩尾实验耐受增强，辣椒素诱导的疼痛减轻	Laird 等，2004

年人骨骼肌的钠通道却只有 β_1 亚基。构成孔道的 α 亚基自身可以组成功能性的钠通道，但仅由 α 亚基组成的通道缺乏动力学特征。钠通道 α 亚基是一条连续的多肽，含有 4 个高度相似的同源区（Ⅰ～Ⅳ），且围绕形成一个中央孔。每个功能同源区包括 6 个跨膜的 α 螺旋和位于 S5 和 S6 之间的孔道袢。S5 和 S6 围成孔道的内部，孔道袢排列在孔道的外部，是外源性调节因子与钠通道蛋白结合的理想靶点。每个同源区的 S4 跨膜段含有距离相间的正电荷氨基酸。在细胞膜去极化时，这些氨基酸的正电荷作为膜电位感受器在膜电场中移动，导致通道的构象变化而引起通道的激活。在持续的膜去极化过程中，连接第Ⅲ和第Ⅳ功能区的胞内短袢作为失活门，堵住开放通道的孔道。β 辅助亚基不参加钠通道的形成，但 β 亚基通过各种不同的方式与 α 亚基结合，对钠通道起重要的调控作用。例如，β 亚基能够调节钠通道的门控过程、电压依赖性、激活和失活等特性，以及锚定通道于特定的质膜位点等。

（2）钠通道的命名：钠通道是电压门控通道大家族，该家族还包括钾通道和钙通道。目前钠通道的命名根据氨基酸序列的相似程度采用数字系统来定义家族及其亚型。该命名系统采用化学元素符号名称（Na）和受生理因子电压调节而标记为下角注字母 v 组成，即合并为 Na_v。根据 α 亚基的结构特点，现已克隆出的电压门控钠通道可分为 9 种亚型，分别命名为 $Na_v1.1 \sim Na_v1.9$。下角注后的数字如 Na_v1 表示亚家族基因，而小数点后的数字如 $Na_v1.1$ 表示通道的同源体，其按照相应编码基因的发现顺序被赋予。每个家族基因的剪接易变体由数字后的小写字母（如 $Na_v1.1a$）表示。9 种功能表达的电压门控钠通道的跨膜和胞外区的氨基酸序列有很高的同源性，至少在 50% 以上。相比之下，钾通道或钙通道家族成员之间的差别较大，它们氨基酸序列的一致性在 50% 以下。就此意义而言，9 种钠通道可以归结成一个家族。

（3）钠通道基因：通过计算每个位置的密码子核酸变化次数来推测钠通道的进化距离，以及比较氨基酸序列的一致性和染色体的定位，可以看出 9 种钠通道从种系发生上可归类于同一大家族。$Na_v1.1$、$Na_v1.2$、$Na_v1.3$ 和 $Na_v1.7$ 通道为关系紧密的一组，它们对河鲀毒素（tetrodotoxin，TTX）极为敏感，并在神经元有广泛的分布和表达。该 4 种钠通道的基因有相同的进化起源，全都分布在人类 2 号染色体 2q23—24 上。$Na_v1.5$、$Na_v1.8$ 和 $Na_v1.9$ 这 3 个通道的关系紧密，进化起源相同，位于人类 3 号染色体 3q21—24 上。它们的氨基酸序列与上面提到的位于 2 号染色体的 4 个钠通道的同源性高达 64% 以上。由于分布在 3 号染色体上的这 3 个钠通道的第一同源区氨基酸序列的改变，它们对河鲀毒素不敏感，又称为河鲀毒素不敏感钠

通道。$Na_v1.5$、$Na_v1.8$ 和 $Na_v1.9$ 在心脏和脊髓背根结神经元有高表达。尽管 $Na_v1.4$ 和 $Na_v1.6$ 的氨基酸序列与 2 号染色体上的钠通道有 84% 的相同，但 $Na_v1.4$ 和 $Na_v1.6$ 在种系发生关系上与上面两组钠通道比较远。$Na_v1.4$ 和 $Na_v1.6$ 分别位于 17 号和 12 号染色体上。

除了上面的 9 种钠通道有功能表达外，从大鼠、小鼠和人还克隆出了一些钠通道蛋白，但它们却得不到功能的表达。这些通道蛋白相互之间有 80% 相同，与 Na_v1 也有大约 50% 相近。这些不表达蛋白质在电压感受器、失活门和孔道区等钠通道关键部位的氨基酸序列尚存在着明显的差别。这些差别的存在亦可能改变了通道对钠离子选择性和电压门控的特性，这些非典型的通道蛋白可能是第二类钠通道家族存在的证据。

目前的研究表明 $Na_v1.3$、$Na_v1.7$、$Na_v1.8$ 和 $Na_v1.9$ 与疼痛的发生发展密切相关。例如，$Na_v1.3$ 是一个河鲀毒素敏感型通道，与神经性疼痛密切相关。目前研究表明，$Na_v1.3$ 的升高参与了疼痛的发生与发展，但其参与疼痛的具体分子机制尚不明确。Su 等发现 SCN3A 是 miR-30b 的主要靶标，他们研究发现 miR-30b 的过表达显著减轻了神经性疼痛，并伴随 $Na_v1.3$ 表达的降低，这一研究表明通过调节 $Na_v1.3$ 的表达可能是一个新颖的治疗神经性疼痛的方式。$Na_v1.7$ 通道在痛觉的产生和维持中起到了重要的作用，是近年来的研究热点，成为解决疼痛的新靶标。Cox 等在 *Nature* 发表文章指出 $Na_v1.7$ 基因的缺失会导致先天性无痛症。

（4）钠通道的分子药理学：所有作用在钠通道的毒素或药物受体均位于通道的 α 亚基。目前发现，α 亚基至少有 6 种不同的神经毒素受体和 1 种麻醉剂受体（表 9-3）。表中列出的神经毒素和药物对

表 9-3　作用在钠通道受体部位的毒素和药物

受体部位	毒素或药物	同源区
神经毒素受体部位 1	河鲀毒素	I S2～S6，II S2～S6
	石房蛤毒素	III S2～S6，IV S2～S6
	μ 芋螺毒素	
神经毒素受体部位 2	藜芦定	I S6，IV S6
	蟾毒素	
	木藜芦毒素	
神经毒素受体部位 3	α 蝎毒素	I S5～S6，IV S3～S4
	海葵毒素	IV S5～S6
神经毒素受体部位 4	β 蝎毒素	II S1～S2，II S3～S4
神经毒素受体部位 5	brevetoxin	I S6，IV S5
	ciguatoxin	
神经毒素受体部位 6	δ 芋螺毒素	
局部麻醉药受体部位	局部麻醉药	I S6，III S6，IV S6
	抗心律失常药	
	抗癫痫药	

鉴别电压门控钠通道和钠通道电压依赖的通道激活特性、失活和单通道电导等生物物理功能的研究有着极其重要的诊断和药理学价值。以河鲀毒素和石房蛤毒素（saxitoxin，STX）为例，这两种毒素作为诊断工具广泛地用于计数细胞膜上钠通道的数目和通道生化分离的标志物。

河鲀毒素和石房蛤毒素为非肽类孔道阻滞剂，它们与肽类孔道阻滞剂 μ 芋螺毒素都与神经毒素 1 受体结合。神经毒素 1 受体由孔道袢和孔道袢外的氨基酸构成。脂溶性类神经毒素蟾毒素、藜芦定、乌头碱和木藜芦毒素则与神经毒素 2 受体结合，它们的作用是激活钠通道。光亲和标记及点突变的研究证实，钠通道第 I 和第 IV 功能同源区的第 6 跨膜 α 螺旋，即 I S6 和 IV S6，是蟾毒素受体部位。

α 蝎毒素和海葵毒素通过与神经毒素 3 受体结合使钠通道的激活 - 失活偶联变慢。神经毒素 3 受体位于第 IV 功能同源区的膜电压感受器 S4 外侧的 S3～S4 的连接袢。β 蝎毒素激活钠通道，与第 II 同源区的 S3～S4 连接袢的神经毒素 4 受体结合。brevetoxin 和 ciguatoxin 来自海洋的腰鞭毛虫，它们能引起温海水呈红色的毒潮。这些毒素与神经毒素受体 5 结合。第 I 同源区的 S6 和第 IV 同源区的 S5 部分，很可能是 brevetoxin 和 ciguatoxin 的结合部位。与 α 蝎毒素的作用相似，δ 芋螺毒素延缓钠通道失活的速度。δ 芋螺毒素与神经毒素 6 受体结合。然而，神经毒素 6 受体结合的部位尚不清楚。局部麻醉药受体由至少 3 个同源区（以第 IV 同源区为主）的第 6 跨膜 α 螺旋 S6 的氨基酸构成。局部麻醉药、抗癫痫药和抗心律失常药都与钠通道孔道区内的受体结合。局部麻醉药受体为复合药物受体。

（5）酸敏感的离子通道（acid-sensing

ion channel, ASIC): ASIC 属于 NaC/DEG 家族中的一员, NaC (Na$^+$ channel) /DEG (degenerin) 家族是一大类阿米洛利敏感的钠通道家族, 其成员的共同特点是均为非电压门控的对 Na$^+$ 有高通透性的离子通道, 且均可被阿米洛利所阻断。ASIC 的最初发现是因为对酸起反应, 它们表达在特定机械刺激的感受器上, 当小鼠体内这类离子通道基因缺失会导致触觉受损。

目前已知哺乳动物体内有 4 种编码 ASIC 的基因: ASIC1、ASIC2、ASIC3 和 ASIC4。它们具有相同的二次跨膜拓扑结构: 胞内的 N 端和 C 端、两个跨膜结构域和一个胞外环 (图 9-1), 它们的同源四聚体和异源四聚体构成有功能的阳离子通道。

1) 酸敏感的离子通道 1 (ASIC1): ASIC1 作为机械感觉分子, 与上皮型钠通道有密切的同源性关系, 而且 ASIC2 和 ASIC3 基因缺失的小鼠体神经机械感觉出现显著变化 (图 9-2)。但是, ASIC1 基因缺失对皮肤的机械感觉转化没有显著影响。在内脏的感觉系统中, Blackshaw 通过免疫荧光试验证明, 末端结肠中, ASIC 表达在 30% 的内脏传入神经的胸腰段后根神经节。通过激光捕获显微解剖和 QRT-PCR 的逆向追踪证明, ASIC1 在食管和胃的结节状神经节神经元中的表达量是支配结肠的胸腰段后跟神经节神经元的 1.8 倍。从功能上分析, ASIC1 基因缺失导致食管和胃的迷走神经黏膜感受器和张力感受器敏感性的轻度升高, 相对应的由迷走神经反射调节的胃排空功能降低, 表现为显著降低的胃排空频率。与此相类似, 结肠末端 ASIC1 基因缺失导致结肠肠系膜内脏神经和浆膜传入神经敏感性升高, 刺激引起的功能反应也增强。这些传入神经元的机械感觉的阈值没有受到影响, 排泄功能也没有受到影响。

这些研究表明, 内脏和皮肤的机械感觉的分子机制有显著不同。上消化道和下消化道的感觉传入有差异, 表现在它们对非选择性上皮型钠通道阻滞药苯扎明的敏感性不同。用苯扎明干预后, 结肠内脏神经对机械刺激的敏感性接近消失, 而食管和胃的机械感觉传入神经对机械刺激的敏感性只轻度下降。已经证明 ASIC1 基因敲除后的结肠并不影响苯扎明降低内脏浆膜传入神经对机械刺激的敏感性。

2) 酸敏感的离子通道 2 (ASIC2): ASIC2 参与体神经的机械刺激感觉过程。ASIC2 基因敲除后快适应和慢适应机械感觉感受器的反应性降低。这些缺失的表现

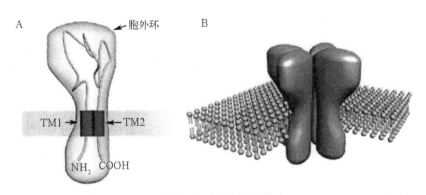

图 9-1　ASIC 的结构

A. 每个亚基包含 2 个疏水性跨膜结构域 (transmembrane domain, TM) 和一个大的细胞膜外侧袢形结构域;
B. 每个具有功能的 ASIC 通道是由 4 个同种或异种 ASIC 亚基构成
[引自 Krishtal O, 2003. The ASICs: signaling molecules? Modulators? Trends Neurosci, 26(9):477-483.]

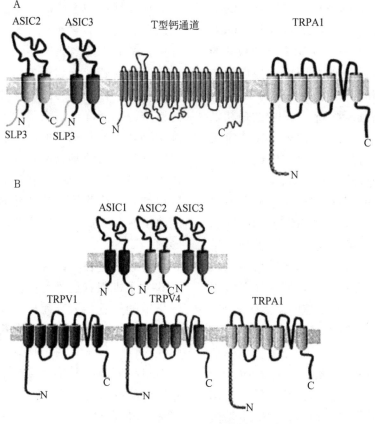

图 9-2　躯体和内脏机械感觉的分子基础

A. 躯体机械感受器的机械感觉信号转导通道；ASIC2 参与正常的机械感觉快适应和慢适应，而 ASIC3 参与正常 Aδ 机械感受器和快适应机械感受器的功能；Stomatin 样蛋白（SLP3）是维持皮肤机械感觉器功能的重要分子，一般认为它对 ASIC2 和 ASIC3 起固定的作用；T 型钙通道（Ca$_v$3.2）具有调节机械感受器敏感性的作用；TRPA1 参与多种躯体感觉信号的传递。B. 内脏机械感受器的机械感觉信号转导通道；ASIC 和 TRP 通道参与内脏机械感觉；ASIC1 只参与上段和下段内脏的机械感觉，而不参与躯体机械感觉；ASIC2、ASIC3 和 TRPV1 参与上段和下段内脏的机械感觉；而 TRPV4 只参与下段内脏的机械感觉。到目前为止，还没有发现对内脏机械感受器起固定作用的蛋白质分子

与体神经表达 ASIC2 的野生型小鼠的表现相一致。47% 的内脏神经后根神经节表达 ASIC2，这与食管和胃的迷走感觉神经元中 ASIC2 的表达比例相近。ASIC2 基因敲除导致胃和食管黏膜感受器的敏感性增高，这与 ASIC1 基因敲除小鼠的表现相似。与此相反，ASIC2 敲除后张力感受器对机械刺激的敏感性显著降低，对刺激的反应功能降低了 50%，但 ASIC 基因缺失小鼠的胃排空功能没有改变。结肠内脏传入神经有两种神经元，不同神经元 ASIC2 基因缺失后的表现各不相同：肠系膜传入神经对 ASIC2 缺失没有功能改变，而浆膜传入神经敏感性升高，对机械刺激的反应功能增强了 2 倍。其他相关参数如适应、机械刺激活化阈值和自发性活性没有受 ASIC2 缺失的影响。ASIC2 缺失的小鼠有排泄物减少的表现。

ASIC2 基因缺失的表现还包括降低苯扎明缓解内脏浆膜传入神经对机械刺激反应的效应。有少数研究否认 ASIC2 在内脏机械感觉中发挥作用，但这些研究所用的

方法不是直接的方法，不一定能检测到不同传入神经之间功能的微小差异。

3）酸敏感的离子通道 3（ASIC3）：ASIC3 在体神经机械感觉中发挥多种作用。ASIC3 基因敲除后导致 Aδ 纤维机械感觉转化减退，而快适应机械刺激感受器表现出敏感性升高。在内脏中，73% 结肠内脏神经的后根神经节神经元表达 ASIC3，表达量是胃和食管结状神经节神经元的 4.5 倍。胃和食管黏膜传入神经机械感受器不同基因型的表达没有区别，而张力感受器的敏感性显著下降。上述的现象由 Bielefeldt 和 Davis 证实，具体方法是通过一种新型的电极记录支配胃和食管的迷走神经元的预备状态，发现 ASIC3 缺失后对张力反应迟钝，而野生型反应灵敏。

结肠 ASIC3 基因敲除后出现广泛和明显的机械感觉障碍。内脏神经支配区域 ASIC3 基因缺失后显著减低肠系膜和浆膜的内脏传入神经对机械刺激的反应。ASIC3 基因敲除也降低苯扎明缓解浆膜传入神经对机械刺激敏感性的效应。体外实验证明 ASIC3 基因缺失的盆腔肌肉和黏膜的传入神经对机械刺激的反应显著减退。这些对机械刺激感觉功能减低的改变表现为由结直肠张力改变引起的内脏运动反应功能降低，但是胃排空功能和排泄功能没有出现障碍。研究也证实 ASIC3 在内脏感觉的外周敏化中起重要作用，结肠内注射酵母聚糖导致内脏运动增强，而在 ASIC3 敲除小鼠没有观察到这种反应。

各种类型 ASIC 基因敲除的小鼠机械感受器敏感性的变化有显著的普遍性和差异性证实体神经、胃和食管传入神经、结肠内脏传入神经三者之间机械感觉转化机制的差异。文献已经报道不同的 ASIC 在不同组织表达，ASIC3 主要表达在结肠的内脏传入神经，ASIC1 主要表达在胃和食管传入神经。一般来说，内脏感觉需要

ASIC2、ASIC1 和 ASIC3 共同参与，而体神经的感觉神经只需要 ASIC1 和 ASIC2 的参与。由于 ASIC3 在内脏的感觉神经元中高表达，ASIC3 基因敲除后迷走神经、内脏神经、盆腔神经的机械感觉功能显著减退，因此推测 ASIC3 在机械感觉中起促进的作用，ASIC3 在内脏痛的外周敏化中发挥重要作用。

通过对基因突变动物的观察发现，ASIC 对机械感受器的敏感性有促进和抵抗两方面作用，说明 ASIC 在机械感觉转导机制中发挥着复杂的作用。ASIC 在机体中不仅仅发挥着机械门控离子通道的作用，在特定情况下，ASIC 抑制了机械感觉的转导过程。这也就解释了为什么 ASIC1 在促进机械感觉转导机制中发挥微弱的作用，而 ASIC1 基因敲除后，内脏传入神经的机械感觉敏感性显著升高，说明 ASIC 在机械感觉转导机制中发挥着复杂的作用。这种复杂性还体现在苯扎明对结肠内脏神经机械感觉敏感性的作用，ASIC2 和 ASIC3 基因敲除小鼠苯扎明作用减弱，ASIC1 基因敲除小鼠苯扎明作用没有改变。

2. 瞬时受体电位型阳离子通道　瞬时受体电位（transient receptor potential, TRP）通道是位于细胞膜上的一类钙通透的非选择性阳离子通道超家族，参与多种重要的生理功能，包括肌肉收缩、递质释放、细胞增殖、细胞分化、基因转录、细胞凋亡及细胞死亡等。根据其编码氨基酸序列的不同，可将基因超家族分为 7 个不同的亚家族，即 TRPC、TRPV、TRPM、TRPA、TRPP、TRPN 和 TRPML。TRP 通道与温度觉密切相关，其中 TRPV1、TRPV2、TRPV3、TRPV4 为热敏感通道，而 TRPM8 和 TRPA1 为冷敏感通道。TRP 通道是具有 6 个跨膜螺旋结构域（S1～S6）的膜蛋白，S5 和 S6 之间凹陷的 loop 结构形成了通道的孔区。TRP 通道由 4 个亚基

形成了具有功能的同源或异源四聚体。如图 9-2 所示，TRP 通道的功能很大程度依赖位于胞内的较大的 C 端和 N 端结构域，其上具有多个保守序列作为胞内信号分子的结合位点，使通道功能可以被磷酸肌醇、钙调蛋白、PKC/PKA 等分子调控。

（1）TRPV1：TRPV1 受体是一个非选择性的阳离子通道，它特异地表达在外周的伤害性感觉神经元上，在温度高于 43℃或者 pH 低于 7.0 的时候被激活，传导伤害性信息，除了能被伤害性热激活之外，TRPV1 受体还能与外源性的化学物质辣椒素和树胶脂毒素（RTX）等结合，产生内向电流。美国加州大学旧金山分校 Julius 研究组在 1997 年首次成功克隆出辣椒素受体 VR-1。TRPV1 的 cDNA 有一个含 2514bp 碱基的可读框，编码 838 个氨基酸序列的蛋白质，其胞内 N 亲水端含富有脯氨酸的 432 个氨基酸残基，紧接着是 3 个锚定蛋白重复序列，胞内 C 端无特殊功能结构域。

RNA 印迹法和原位杂交组织化学显示 TRPV1 的 mRNA 只存在于三叉神经半月节和 DRG 小细胞神经元，在脊髓和其他脑组织无分布，提示其在伤害性热和痛信息转导中发挥重要作用。基因敲除的结果进一步证实，与野生型比较：①从 TRPV1 受体缺失小鼠分离的 DRG 细胞对辣椒素、RTX、> 45℃的热刺激和 H^+ 均缺乏反应电流；②外周单纤维和脊髓背角广动力范围神经元记录显示 $TRPV1^{-/-}$ 小鼠热刺激反应减弱或消失，但机械刺激反应正常；③热刺激诱发脊髓背角 c-fos 表达显著降低；④行为学检测发现 $TRPV1^{-/-}$ 小鼠对伤害性辐射热刺激、热板试验和热甩尾试验的缩足和甩尾反射潜伏期异常增高，但机械刺激如 Von-Frey 刺激和压尾实验引起的缩足和甩尾反射阈值正常；⑤外周皮下注射弗氏完全佐剂（Freund's complete adjuvant, FCA）或卡拉胶在 $TRPV1^{-/-}$ 小鼠不能诱致热病敏，但是机械痛敏仍然存在。近来发现，质子、缓激肽、大麻素受体内源性配体花生四烯酸乙醇胺（anandamide），以及花生四烯酸代谢产物均可调节 TRPV1，而且发现辣椒素和内源性配体在 TRPV1 受体的作用位点位于胞内 TM2 和 TM3 连接部位的芳香族残基处。从 TRPV1 的分子生物学和分子药理学研究的一系列结果来看，它就是伤害性热感受器的分子结构基础，TRPV1 的基因克隆和功能鉴定为后来 TRPV 亚家族温度感受器的陆续发现开创先河，这一成果无疑是感觉神经生物学和疼痛神经生物学领域中的重大突破。

（2）TRPV2：TRPV2 是温度敏感型离子通道，能被高于 52℃的高温激活，不能被辣椒素激活，主要表达在中大直径的 Aδ 纤维神经元上。TRPV2 蛋白在结构上属于 TRPV 家族，也有相似的 6 个跨膜片段。TRPV2 也是阳离子非选择性通道，对 Ca^{2+} 具有较高的通透性。与 TRPV1 的分布相比较，免疫组织化学染色显示 TRPV2 免疫反应阳性神经元占所有 DRG 细胞的 16.4%，主要分布于直径为 29.0μm ± 0.6μm 的 DRG 中等和大细胞。TRPV2 阳性细胞几乎不与 IB4 和 SP 共存，但是 1/3 的细胞却与 CGRP 共存，而且 80% 的培养细胞与有髓纤维神经元特异标记物 RT97 共存。脊髓背角浅层有丰富的 TRPV2 免疫阳性纤维与终末，阳性产物还分布于后索和前角运动神经元。RNA 印迹法显示，与 TRPV1 不同，TRPV2 的 mRNA 除了分布于 DRG 和三叉神经半月节，还分布于肺、脾、小肠和脑内。神经损伤或炎症情况下，DRG 的 TRPV2 通道表达上升，说明可能参与神经损伤或炎症引起的痛觉传导。

（3）TRPA1：TRPA1 受体主要是分布于能够感知伤害性刺激的小直径感觉神经

元上，不仅可被有害的低温刺激（< 17℃）激活，同时也能被多种外源性或内源性物质产生的化学刺激如薄荷醇、四氢大麻酚、异硫氰酸丙烯酯、肉桂酸等激活。TRPA1最先被定义为一种感受伤害性低温刺激的离子通道，但与TRPM8不同，TRPA1可能参与的是伤害性深低温刺激感受，这种低温刺激引发的是一种烧灼和针刺般的锐痛。利用FCA模型发现，FCA注射后，动物的神经元中TRPA1的表达增加、TRPA1表达阳性的神经纤维对机械、热和冷刺激的敏感性增加，因此TRPA1被认为介导FCA诱导的炎症性疼痛。与FCA导致的炎性痛不同的是研究发现神经损伤（CCI和SNL模型）后神经细胞内的TRPA1表达不增加甚至减少。

（4）TRPM8：2001年，Tsavaler等在使用消减杂交法筛查前列腺特异性cDNA文库时发现一种在前列腺癌及黑色素瘤中高表达且和TRP家族高度同源的基因，被命名为TRPP8或TRPM8。在2002年McKemy等通过全细胞膜片钳和电生理等实验方法发现了薄荷醇和冷刺激引起离体大鼠三叉神经细胞内Ca^{2+}电流增高，同时他们在三叉神经细胞中成功克隆了与TRPM8基因氨基酸序列一致的受体通道，命名为CMR1。后来研究发现TRPM8不仅能感知冷知觉，而且被适度低温或冷物质刺激后还可参与炎症和神经性疼痛的痛觉调控，可作为神经性疼痛治疗的新靶点。

TRPM8介导的冷信号传递参与镇痛作用可能是生物进化过程中自我减痛的一种保护方式，但是这种冷刺激应该是适度的，极端冷刺激会造成疼痛，如低浓度薄荷醇处理有利于小鼠减轻痛觉过敏，但高浓度薄荷醇会激发痛觉。慢性疼痛患者TRPM8受损程度较高时，普通镇痛药物无法缓解，但适当降低温度，激发TRPM8的活性会阻断疼痛信息的传输，从而减少患者的痛感。

而后有研究通过慢性压迫性损伤（chronic constrictive injury, CCI）大鼠模型证明外周神经损伤时同侧L_5 DRG表达TRPM8阳性神经元及TRPM8蛋白表达水平均显著增加，鞘内注射TRPM8激动剂薄荷醇后，其机械痛阈值和热痛敏潜伏期下降，而冷痛敏反应增强，同时鞘内注射TRPM8反义寡核苷酸敲除TRPM8后其冷痛敏反应被抑制。

（5）TRPC：TRPC通道又称经典型瞬时受体电位通道，是位于细胞膜上一组重要的钙通透的非选择性阳离子通道，可被G蛋白偶联受体和酪氨酸激酶受体激活，是TRP通道超家族最先被克隆的亚家族。TRPC通道家族包括TRPC1 ~ TRPC7共7个亚型，根据其结构和功能的相似度和相近性可分为3个亚群：TRPC1/4/5、TRPC2、TRPC3/6/7。

目前，对TRPC通道参与多种疾病的研究报道与日俱增，有研究表明TRPC通道在海马的表达可能参与调控了阿尔茨海默病的发生，还有研究表明TRPC3通道在IgG免疫复合物介导的大鼠DRG神经元的兴奋性方面起着很重要的作用，但是TRPC通道参与调节痛觉信息传递的作用和机制鲜有报道。后来发现TRPC3和TRPC6通道在DRG上有大量表达，且还可以转运至胞体发出的外周突和中枢突纤维及终末上，提示其可能参与痛觉的调制。研究显示在培养的大鼠DRG神经元上给予TRPC3和TRPC6通道的激活剂——二酰甘油（DAG）的类似物OAG可以引起显著的Ca^{2+}内流，提示在DRG感觉神经元上表达有功能性的TRPC3和TRPC6通道蛋白。

3. ATP门控阳离子通道　在外周神经损伤后，损伤组织和神经末梢均可以大量释放ATP，并通过结合其相应的嘌呤受体参与伤害性信息的调制。目前发现其受体有配体门控的7个P2X受体亚型（P2X1～P2X7）和 13 个 G 蛋白偶联的 P2Y 受体亚型。伤害性感受器有丰富的 ATP 门控的 P2X 受体通道表达，与其他 P2 受体不同，P2X3 受体高度表达在与植物凝集素结合并对神经营养因子敏感的伤害性感受器上，很少在降钙素基因相关肽和 P 物质能的神经因子敏感的细胞上表达。因此两类伤害性感受器可能对 ATP 的反应不同，从而介导不同性质的疼痛。在三叉神经中，绝大多数无髓纤维属于伤害性传入神经，它们对 ATP 的反应由 P2X3 受体介导，与大直径的机械敏感三叉传入神经的 ATP 反应不同。P2X3 受体广泛参与炎性痛、神经病理性疼痛及内脏痛敏的发生。P2X7 缺失小鼠对痛觉不敏感，对伤害性刺激没有反应。在脊髓背角神经元，突触前的 P2X3 受体调节谷氨酸从伤害性感受器释放，影响痛觉的脊髓传递。ATP 受体除了化学敏感外，它还可能作为一种重要的机械换能感受器发挥作用，P2X3 可能介导伤害性机械刺激，P2Y1 介导非伤害性刺激。

（二）缓激肽及其受体

缓激肽（bradykinin, BK）是激肽释放酶 - 激肽系统（kallikrein-kinin system, KKS）最重要的终末效应产物，是介导炎症反应重要的炎性肽，也是目前已知的最强致痛物质及重要的炎症介导因子，在损伤区特别是炎症部位其浓度可高达 $8\mu mol/L$ 以上。

BK 可通过其 B_1、B_2 受体直接兴奋伤害性感受器：B_2 受体主要介导损伤引起的 BK 急性作用，而 B_1 受体仅在炎症部位表达，主要介导炎症痛。B_1 和 B_2 均为七次跨膜的 G 蛋白偶联受体。B_2 受体在大部分组织内固有表达，并参与激肽释放酶 - 激肽系统维持正常的生理活动，具有可饱和性、高亲和力，与配体结合后易解离，而 B_1 受体在大多数正常组织中表达很少，而对伤

害感受器敏感，仅在损伤、炎症等病理条件下被诱导表达，通过激活其下游磷脂酶 C（phospholipase C，PLC）、蛋白激酶 C（protein kinase, PKC）等途径被诱导而快速产生，是一种可诱导性受体，B_1 受体不易饱和，亲和力低，却能被持续激活而不失活。

BK 作用于 B_2 受体，在炎症痛的初级阶段起重要作用；而在炎症持续发展阶段，BK 作用于 B_1 受体，在痛觉过敏的维持中起更重要的作用。同时 BK 的代谢产物还可启动一个强有力的正反馈环路，导致伤害性感受器兴奋性的持续增强（图 9-3）。B_2 受体拮抗药有镇痛作用。BK 直接作用于初级感觉神经元末梢上的受体，通过 G_q-PLC-IP_3 途径，激活胞内钙库释放 Ca^{2+} 和 DAG-PKC 途径激活电压依赖性钙通道，以促使胞外 Ca^{2+} 内流的方式升高胞内 Ca^{2+} 水平，后者又可通过刺激 NO 合成，进而升高胞内环鸟苷酸（cGMP）水平，参与介导 BK 引起的 B_1 受体脱敏，抑制 G 蛋白对 PLC 的活动。BK 还可通过激活神经纤维周围非神经细胞上的 B_2 受体，经 DAG 刺激花生四烯酸（arachidonic acid，AA）生成另一个致痛物质如 PG 间接作用于初级感觉神经末梢，增大伤害性信息传入。X. Zhang 等的研究表明缓激肽 B_1 受体在组织损伤或炎症状态下表达，其对机体具有双向调节作用，缓激肽由激肽原活化而来，对 B_2 受体具有激活作用，但必须通过羧肽酶作用水解为 des-Arg（9）-bradykinin 或者 des-Arg（10）-kallidin 才能激活 B_1 受体。

（三）一氧化氮

一氧化氮（NO）是一种细胞内不稳定的小分子量的生物活性气体分子，可自由通过神经元细胞膜，弥散到细胞外。其在中枢神经系统和周围神经系统的突触传递中发挥重要作用，作为突触前末梢的逆行信使，调制细胞生理过程。

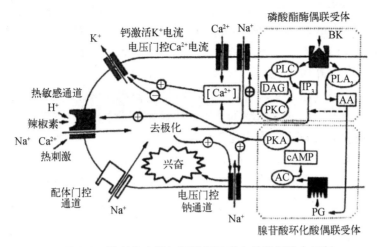

图 9-3 控制伤害性初级神经元兴奋性的细胞内机制

BK. 缓激肽；PLC. 磷脂酶 C；PLA₂. 磷脂酶 A₂；AA. 花生四烯酸；DAG. 二酰甘油；PG. 前列腺素；
AC. 腺苷酸环化酶，IP₃. 三磷酸肌醇；PKC. 蛋白激酶 C；PKA. 蛋白激酶 A；cAMP. 环腺苷酸
[引自 Zhang X, Tan F, Skidgel RA, 2013. Carboxypeptidase M is a positive allosteric modulator of the kinin B1
receptor. J Biol Chem, 288(46):33226-33240.]

炎症时，NO 从外周组织的内皮细胞、巨噬细胞和白细胞中释放，因此 NO 被认为是炎症环境的组成成分。研究表明，NO 在炎性痛的形成和维持中发挥重要作用，但是其对痛觉具有双相作用，既有促痛的作用，也有抑痛的作用。目前 NO 促痛的作用研究较清楚的是 NMDA-NO-cGMP 通路：伤害性刺激导致脊髓兴奋性氨基酸（EAA）含量增高，进而兴奋性氨基酸激活 NMDA 受体使受体通道开放，导致 Ca^{2+} 内流，内流的 Ca^{2+} 与钙调蛋白（CaM）偶联，在辅助因子存在的条件下，NOS 以分子氧和左旋精氨酸（L-Arg）为底物，反应生成 NO，进而激活可溶性鸟苷酸环化酶（sGC），引起细胞内 cGMP 增加，激活蛋白激酶、离子通道和磷酸酯酶等，从而使脊髓背角伤感受性神经元兴奋，把伤害性信息进一步传向脊髓上中枢。

cGMP 依赖蛋白激酶（cGK）是 NO 和 cGMP 的重要靶效应器，小和中等大小的 DRG 神经元有大量 cGMP 依赖蛋白激酶 I（cGKI）免疫阳性产物表达，其中部分神经元也呈 P 物质免疫阳性。炎症和切断单

侧坐骨神经引起同侧表达 cGKI 的 DRG 细胞的 NOS 明显增高，从而表明含 cGKI 的小 DRG 神经元在介导的伤害性信息整合中起重要作用。体外单纤维记录表明，皮肤感受野的灌流液中增加 NO 含量，引起伤害性感受器发放，诱导感受器对机械刺激的敏感性。另外，NO 通过 cGMP 调节钾通道的活动，增加内脏传入的发放频率，NOS 拮抗药 L-NAME 可完全阻断钙依赖的缓慢后超极化电位。提示 NO 可能对伤害性感受器产生直接作用。

大量的文献已经证实 NO-cGMP-PKG 信号通路参与介导神经痛和炎症痛的痛觉过敏，并在伤害性疼痛信号的传递过程中发挥着重要作用。另外有报道 NO-cGMP-PKG 信号通路不仅有致痛作用，而且还可以产生镇痛效应。在整个 NO-cGMP-PKG 信号通路中，内源性第一信使 NO，作用于溶解型鸟苷酸环化酶，环化 GTP 生成 cGMP，cGMP 再激活 cGMP 依赖性蛋白激酶 G（PKG），PKG 通过促磷酸化，产生生物学效应。另外 PKG 可以直接刺激 eNOS 产生 NO，增加信号强度。

（四）去甲肾上腺素

去甲肾上腺素（norepinephrine，NE）是参与调节炎性、病理性疼痛的重要分子之一。去甲肾上腺素由外周交感神经节后神经末梢释放。外周神经中约20%无髓神经纤维属于交感传出。在健康动物的皮肤使用去甲肾上腺素不会导致疼痛，虽然可能导致选择性对热痛过敏。然而，在病理条件下，外周使用去甲肾上腺素伤害性感受器敏感性增加，明显影响神经末梢产生痛觉，这种致敏作用可被 α_2 受体拮抗剂减弱。脊髓背角接受下行抑制系统的肾上腺素能投射的肾上腺素受体可分为 α_1、α_2 和 β 受体三型。α_1 受体激活兴奋神经元，α_2 受体兴奋对神经元是抑制作用，β 受体的作用微弱，反应类似 α_1 受体。

在外周，多数交感神经节后纤维释放的递质是去甲肾上腺素，去甲肾上腺素作用于外周效应器细胞膜上的肾上腺素能受体后产生相应的效应。早在20世纪，动物实验已发现，皮内注射去甲肾上腺素可使链脲佐菌素（streptozocin, STZ）诱导的痛过敏大鼠痛阈显著降低，α 受体拮抗剂酚妥拉明和 α_2 受体拮抗剂育亨宾能使其痛阈升高，而 α_1 受体拮抗剂哌唑嗪则不影响其痛阈，毁损交感节后神经元（sympathetic preganglionic neuron, SPGN）末梢后，上述药物均不能影响其痛阈。在氯仿致痛的大鼠，皮内注射去甲肾上腺素明显减低耐痛阈，提示交感节后纤维释放去甲肾上腺素作用于交感末梢的 α_2 受体，导致前列腺素释放，加强了伤害性感受器的敏感性。但是，在神经结扎和炎症痛模型上，去甲肾上腺素诱发的感觉神经发放增加并不依赖于交感神经的存在，去甲肾上腺素可能直接作用于伤害性感受器。原位杂交结果显示在DRG神经元上有 α_2 受体 mRNA 的表达，为去甲肾上腺素的直接作用提供了依据。外周去甲肾上腺素的促痛作用可

能与以下因素相关：外周交感神经出芽、神经损伤引起的肾上腺素能受体的异常表达或某些离子通道的改变。

在脊髓水平的镇痛作用与阿片类药物有协同作用，可促进去甲肾上腺素的释放，从而阻断脊髓的伤害反射。γ-氨基丁酸（GABA）和甘氨酸是脊髓中重要的抑制性神经递质，GABA 能神经终末可以和初级传入神经终末形成突触，进而影响初级传入神经末梢谷氨酸和 P 物质的释放。去甲肾上腺素可直接作用于脊髓背角抑制性中间神经元的胞体、树突或轴突终末上 α_1 受体，促进 GABA 和甘氨酸的释放，而产生镇痛作用。但实验发现，鞘内注射 α_1 受体激动剂甲氧明对 STZ 诱导的糖尿病小鼠和对照鼠的镇痛能力均无影响，提示在脊髓水平去甲肾上腺素的镇痛作用不是由 α_1 受体介导的，中枢 α_1 受体所起作用较复杂。

（五）5-羟色胺

5-羟色胺（5-HT）是一种内源性的活性物质，5-HT 可分为外周 5-HT 系统和中枢 5-HT 系统。外周 5-HT 主要来源于血小板和肥大细胞，中枢 5-HT 能神经元胞体主要位于脑干中缝核簇、网状结构核团和 PAG 中，发出纤维向上投射到纹状体、丘脑、下丘脑和皮质等，向下投射到脊髓，5-HT 通过与其受体结合参与下行性疼痛调节。

根据对特异激动剂、拮抗剂反应的不同，5-HT 受体至少可分为 7 种类型，即 5-HT$_1$ 受体、5-HT$_2$ 受体、5-HT$_3$ 受体、5-HT$_4$ 受体、5-HT$_5$ 受体、5-HT$_6$ 受体和 5-HT$_7$ 受体。目前认为与疼痛有关的受体主要是 5-HT$_{1A}$ 受体、5-HT$_{2A}$ 受体、5-HT$_3$ 受体、5-HT$_4$ 受体和 5-HT$_7$ 受体。损伤引起血小板和肥大细胞释放 5-HT，它可直接打开 DRG 初级感觉神经元的离子通道，并可激活腺苷酸环化酶（adenosine cyclase, AC）连接的 G

蛋白偶联的 5-HT 受体。5-HT$_1$ 受体的激活对 AC 呈负调节，减少细胞内 cAMP 的水平；5-HT$_2$ 和 5-HT$_3$ 受体的激活使 PLC 产生 DAG 和 IP$_3$，引起辣椒素敏感的 DRG 细胞去极化；5-HT$_4$ 受体激活增加 cAMP 水平，使迷走神经去极化。人为地增加 DRG 神经元的 cAMP 可明显抑制钾通道，提示 5-HT$_4$ 的激活引起钾通道的关闭，可以对神经病理性疼痛大鼠产生镇痛作用。5-HT$_7$ 受体可以与经典的疼痛调节神经递质产生协同作用，共同参与对疼痛信息的调制。5-HT$_7$ 受体介入阿片镇痛机制，激活脊髓 5-HT$_7$ 受体可以促进脑啡肽能和 GABA 能中间神经元释放相应的神经递质，对阿片镇痛有协同作用。同时发现给予 CCI 大鼠 GABA$_A$ 受体拮抗剂荷包牡丹碱后反转了 5-HT$_7$ 受体激动剂的镇痛作用，说明 5-HT$_7$ 受体可能位于 GABA 能中间神经元，并促进 GABA 在脊髓背角的释放，抑制伤害性信息的传入，产生镇痛作用。

（六）组胺

组胺（histamine, HA）可由多种细胞生成，包括肥大细胞、嗜碱性粒细胞、血小板及 T 细胞等合成和释放。组胺受体可以分为 4 型：H$_1$ 受体、H$_2$ 受体、H$_3$ 受体、H$_4$ 受体。这些受体的编码位点、表达、信号转导及功能各不相同。其中 H$_1$ 受体、H$_2$ 受体在体内分布广泛。4 种组胺受体均是 G 蛋白偶联受体，通过 G 蛋白转换细胞外信号至细胞内第二信号系统。

HA 的作用主要由 H$_1$ 受体介导。在一些感觉神经元上有 H$_1$ 受体的表达，H$_1$ 受体的激活引起 DRG 感觉神经元胞内 IP$_3$ 和 DAG 的增加，导致胞内钙的释放，在这个信号转导过程中与缓激肽的信号转导发生相互加强作用。皮内注射 HA 引起痛和痒。HA 通过由初级感觉神经元的轴突分支产生的"轴突反射"触发神经源性炎症。

二、感觉传感器的调节和突触传导

离子通道如 ASIC 或者 TRPV1 对不同刺激的反应有级别性差异，随着刺激强度增加，离子通道开放频率和时间也随之增加，引发更强的细胞电流。在正常生理状态下，强烈的长时间的细胞去极化最终引起细胞爆发动作电位。机械刺激、热刺激和化学刺激敏感的离子通道属性或数量的改变可以改变这种刺激反应，敏化外周传入神经。

两种生理上重要的刺激——热刺激和质子，能够活化 TRPV1 通道。这两种刺激也可共同作用于离子通道，显著影响机体对刺激的反应。例如，长时间的缺氧和局部炎症反应时组织 pH 降到 6.4，当温度上升到接近正常体温时就将诱发离子通道的显著活化。与此类似，炎症过程中产生的内源性脂质介导因子、细胞内 ATP 及细胞膜内磷脂酰肌醇酯能够通过与受体复合体的结合，激活 TRPV1 受体。这种活化过程很快，而且不需要对受体复合体共价调节，通常是通过激活 G 蛋白偶联受体引发的。

与伤害性刺激感受相关的信号分子，如缓激肽、5-HT 和前列腺素可以激活 G 蛋白偶联受体，细胞内产生第二信使，活化蛋白激酶，进而磷酸化离子通道及其他靶蛋白。这种通道蛋白的共价调节能显著影响离子通道的特性，如降低了 TRPV1 受体活化时的温度，改变了 ASIC 受体活化时的质子浓度。

刺激信号转导离子通道的共价调节在内脏痛过程中发挥重要作用，对黏膜的刺激诱发介质的释放，主要有来自肠内分泌细胞的 5-HT 和膀胱上皮细胞的 ATP。除了活化配体门控的 5-HT$_3$ 受体和 P2X3 受体，这些介质也可以与代谢型 5-HT 受体和嘌呤受体结合，敏化初级传入神经元。5-HT 能够降低激活小鼠支配结肠的 DRG 神经元产生内向电流所需的温度阈值。在正常体温下，这种机制产生的内向电流足够引发动作电位。最近的研究通过对肠易激综合征患者的活组织切片检查发现，肠内分泌细胞数量增加，而且 5-HT 分泌增多。综上，TRPV1 受体的调控敏化初级传入神经元，且导致没有明显炎症患者产生痛觉过敏。

当动作电位传导到突触前末端，电压敏感钙通道开放，Ca^{2+} 内流，触发装有神经递质的囊泡与细胞膜融合，并释放神经递质。神经递质这种胞吐释放依赖于细胞内 Ca^{2+} 浓度的变化。因此，炎症导致离子通道特性和表达量的改变使 Ca^{2+} 内向电流增加，从而增加神经递质的释放。另外，调节囊泡与突触前膜融合的蛋白受机体调控，从而控制神经递质的释放。现将与内脏痛密切相关的递质和受体介绍如下。

（一）谷氨酸及其受体

谷氨酸（glutamate，Glu）是哺乳类动物中枢神经系统中主要的兴奋性神经递质。脊髓背角中间神经元也有大量的谷氨酸。谷氨酸受体分为两大类：代谢型受体（mGluR）和离子型受体（iGluR）。其中离子型受体又进一步分为 AMPA/KA 受体和NMDA 受体。已证实谷氨酸是介导痛觉信息传递最主要的神递质之一。

谷氨酸及其受体参与脊髓水平伤害性信息的传递和整合，DRG 中 70% 的伤害性神经元含有谷氨酸，谷氨酸广泛存在于 Aβ、Aδ 和 C 纤维末梢中。在脊髓背角浅层中也密集分布着大量的谷氨酸能初级传入神经终末和谷氨酸受体阳性的神经元。这些谷氨酸受体阳性神经细胞直接或间接地接受传递内脏伤害性信息初级传入纤维的信号。研究发现，谷氨酸受体激动剂（如谷氨酸、NMDA）能激活脊髓背角伤害性反应神经元，并且明显易化内脏伤害性刺激诱发的背角神经元反应和痛过敏反应。而且，两类受体在介导脊髓痛觉信息传递中有功能分化。有一类背角伤害性反应神经元以每秒 1 次的频率重复刺激外周 C 类传入纤维时，神经元诱发放电逐渐增加，称为"紧发条"（wind-up）现象，这可能与痛觉引起的中枢敏感有关。同时，NMDA 受体拮抗剂可以选择性抑制这种脊髓伤害性信息传递的特有效应，而非 NMDA 受体拮抗剂无明显作用。脊髓给予NMDA 受体拮抗剂，对浅表皮肤痛有强的抑制，而非 NMDA 受体拮抗剂对关节和肌肉痛有更强的抑制，从而提示，在脊髓水平两类受体在介导浅表痛和深部痛的作用不同。

脊髓薄片全细胞记录的背角神经元两类受体的突触反应有明显的不同：① AMPA 和 KA 受体介导的突触反应。初级传入神经纤维和脊髓背角神经元所形成的突触中，谷氨酸受体亚型 AMPA 受体介导了大部分兴奋性突触后电流。但是，高强度的刺激（伤害性刺激）可以同时诱导另一种谷氨酸亚型——KA 受体介导的突触后反应。行为学的研究进一步表明，同时用 AMPA 受体和 KA 受体的拮抗剂所得到的镇痛效果要好于单独用 AMPA 受体拮抗剂。因此，在脊髓水平，不同的受体可能在编码痛觉信号中起到了不同的作用。② NMDA 受体介导的突触反应。在脊髓背角中存在着仅含 NMDA 受体的沉默突触。这些突触没有 AMPA/KA 受体，而在静息膜电位下 NMDA 受体被胞外的 Mg^{2+} 阻断又不能被谷氨酸所激活，因此，尽管存在突触前谷氨酸释放，这些突触并不能介导突触反应。而当把细胞钳制在正的膜电位时可以记录到 NMDA 受体介导的突触反应。值得一提的是，沉默突触只是相对沉默，因为在生理或病理情况下，突触后神经元的自发电活动使得 NMDA 受体在高膜电位下可以被谷氨酸激活。在两种受体共存时，NMDA 受体由于被 Mg^{2+} 以电压依赖方式阻断而失活，AMPA 受体通道开放神经元去极化，Mg^{2+} 对通道的阻滞作用被解除，NMDA 受体随即被激活，并引起大量的 Ca^{2+} 内流，激活下游多种细胞信号转导通路，从而产生生物学效应。

（二）P 物质

P 物质（substance P，SP）是一种重要的与伤害性信息调节相关的神经激肽，由 11 肽组成。其在痛觉调节机制中有双重作用，在外周主要将伤害性信息向中枢传递，在中枢神经系统主要发挥镇痛作用。在哺乳类中枢神经系统的速激肽主要有 P 物质、神经肽 A 和神经肽 B，以及新发现的神经肽 K 和神经肽 γ。神经激肽（neurokinin，NK）的受体分三型：NK1 受体、NK2 受体和 NK3 受体，其中 NK1 受体（NK1 receptor，NK1R）对 SP 最敏感。

SP 作为神经递质参与脊髓痛觉信息传递的话，有两个重要的条件：①伤害性刺激可引起它在脊髓的释放。研究发现，高浓度的钾引起培养的 DRG 细胞释放 SP，强电流刺激离体脊髓的背根也引起 SP 在灌流液中的浓度明显增加。整体动物实验也证明：只有强电流兴奋外周神经 C 类纤维，或伤害性刺激皮肤，才能引起 SP 在脊髓的释放，而兴奋 A 类纤维或非伤害性刺激均无效。相反，吗啡和去甲肾上腺素可抑制 SP 的释放。② SP 及其受体拮抗剂可影响脊髓伤害性信息的传递。脊髓薄片标本细胞内记录表明，SP 灌流和强电流刺激背根均引起背角神经元长时程去极化，SP 拮抗剂或抗体可消除或减少去极化。在整体动物上，SP 诱发背角神经元的持续发放，并易化痛敏神经元的伤害性反应。在外周急性施加辣椒素，先引起背角伤害性神经元反应增强，然后发放逐渐减少，这一过程与 SP 的释放和排空相平行。动物行为实验的结果与上述电生理观察相似，在动物蛛网膜膜下腔微量注入 SP，可引起痛样反应，并诱导 Fos 蛋白在脊髓背角表达，而注入 SP 受体拮抗剂使痛阈升高，减弱 Fos 蛋白的表达。给刚出生的大鼠注射辣椒素，动物成年后脊髓背角胶质区的 SP 大量减少，痛阈也明显升高。对先天无痛的尸检表明，脊髓背角胶质区 SP 大大减少。

应用激光共聚焦显微镜技术和 SP 受体的抗体免疫组织化学的研究证明，SP 受体主要分布在脊髓背角板层 I 神经元的树突和胞体。伤害性刺激引起与 SP 结合的 SP 受体从细胞膜表面移至胞质，而其远端树突形态变为念珠状。伴随痛觉过敏的消失，SP 受体又重现在胞膜上。将一种与核糖体或蛋白质结合的 SP 注入大鼠脊髓蛛网膜下腔，可选择性地使背角板层 I 神经元 SP 内移，并引起这些神经元中毒。这些动物正常痛阈没有变化，但明显减弱其对强烈伤害性刺激的反应和痛觉过敏。将小鼠 SP 受体基因敲除，也得到相似的痛觉行为变化。含 SP 的初级传入末梢几乎均终止在脊髓背角板层 II，而 SP 受体主要分布在板层 I，分布不匹配。电镜观察几乎看不到 SP 末梢形成的真正的突触。因此，SP 作为一种神经肽，可能是通过"容积传递"方式参与突触传递。

第二节　内脏痛敏化的机制

反复持久的伤害性刺激可引起疼痛过敏是临床常见的现象。内脏的强烈刺激或内脏炎症也可使感受器敏感化。内脏痛觉敏化包括外周敏化和中枢敏化两种机制：前者是指初级伤害性传入感受器敏感性增强；后者是指在伤害过程中及伤害后，中枢神经系统的突触传递效能发生持久性改变。

一、外周敏化及其机制

脊髓的内脏初级传入神经元胞体位于背根神经节（DRG），其周围突投射到内脏器官，中枢突则与脊髓背角的二级神经元相联系。周围突的神经终末主要分布在内脏器官的肌层，中枢突与躯体感觉信息的初级传入一样，进入脊髓后分叉分别调节不同节段。

（一）内脏伤害性感受器激活

内脏遭受损伤后，损伤组织释放致痛化学物质如ATP、H^+、K、5-HT和酶解血浆蛋白形成的缓激肽等直接或间接作用，激活外周神经终末的伤害性感受器P2X3、TRPV1、TRPV2、DRASIC等，发生膜去极化。冲动上传至大脑皮质引起痛感觉，下传至脊髓前角运动神经元引起屈肌反射，这个反射是生理性痛的过程，起防御警报作用。如果组织损伤被及时处理，痛可被消除。同时，伤害性感受器活动增强和持续发放，使SP释放，导致血管舒张和组织水肿，从而有利于炎症的恢复。

（二）炎性介质增强外周伤害性感受器敏化状态

在上述基础上，如果组织损伤严重且抗感染不及时就会引起炎症过程，即损伤部位血流量增多，血浆多形粒细胞、淋巴细胞、血小板等渗出释放大量前原炎性介质如TNF-α、IL-1β、IL-6、IL-8，皮肤胶质母细胞等释放大量神经营养因子如NGF和BDNF等，这些物质进一步促进组织肥大细胞释放炎性介质如前列腺素、白三烯、BK、15-di-HETE、5-HT、组胺、NO等参与炎症过程和增强外周伤害性感受器的敏化状态，使外周损伤部位持续产生伤害性冲动传入脊髓，同时，IL-1β等对NGF的合成有刺激作用，进一步加强敏化，

形成一个正反馈调节环路。此外伤害性C纤维特有的TTX不敏感性$Na_v1.8$和$Na_v1.9$通道的高表达，进一步产生持续自发放电以使兴奋性冲动不断传入至脊髓背角。

（三）脊神经背根和轴索反射

近年来发现内脏损伤部位引起的持续进行性自发放电增强可以使脊髓伤害性神经元持续保持兴奋或脊髓神经元高兴奋状态，这个过程会经过脊髓背角中间GABA能神经元介导产生初级传入去极化，引起脊神经背根反射，结果初级传入去极化冲动会沿着脊神经背根逆行传递到支配外周组织损伤部位或其相邻部位的神经终末，引起神经肽如SP、CGRP和兴奋性氨基酸如谷氨酸、天冬氨酸释放。释放出的神经肽一方面增强血管扩张和渗出等引起神经源性炎症。另一方面与兴奋性氨基酸通过作用于分布在外周神经纤维终末上的NMDA/非NMDA和NK受体进一步敏化伤害性感受器。

（四）交感神经活化

内脏组织损伤可以引起损伤部位的交感神经活化，此外神经损伤后还可以引起交感神经在DRG生长出篮状出芽纤维包绕初级传入神经细胞胞体。交感神经递质肾上腺素、去甲肾上腺素在正常时注射至皮下不引起疼痛，但是在组织损伤和炎症时却可以引起疼痛，提示交感神经在外周感受器敏化过程中也发挥调节作用，而且已证实这一过程主要通过α_2受体介导。此外，神经肽Y和花生四烯酸代谢物也可能参与此过程。

痛觉敏感是神经元发生可塑性变化的表现之一，与痛觉外周敏感化有关的神经元的可塑性变化有三种形式：激活、调节和修饰。①伤害性感受器的激活：激活依赖性敏感化是指感受器上特异的受体和离子通道被激活以后自身特性发生改变，开放阈值降低，使伤害性感受器对后续刺激

的敏感性升高，是伤害性感受器在受到伤害性刺激以后发生的一种快速而可逆的病理变化。②伤害性感受器的调节：调节是指在炎症期间，从局部组织中释放出来的痛觉过敏前介质在内脏对刺激高反应性中发挥作用的过程。受损的组织细胞及浸润到损伤组织的炎细胞等释放的各种化学物质和炎症介质，如 K^+、BK、组胺、ATP、NGF 等通过细胞内信号转导的级联机制使伤害性感受器的受体/离子通道磷酸化，进一步使伤害性感受器的感受阈值降低，细胞膜的兴奋性增强。这些物质直接激活传入纤维末梢释放一些神经活性物质如 SP、谷氨酸等，并引起痛敏介质释放，从而诱发外周致敏。③伤害性感受器的修饰：修饰是指初级感觉神经元的递质、受体和离子通道的数量或结构的长时间改变，并与神经元的生存有关。例如，周围神经损伤在脊髓水平通常以突触联系的方式终止于背角，深层的 Aβ 纤维此时以出芽的方式

与浅层神经元建立突触联系，导致神经元之间的连接发生改变，这种连接方式的形成是顽固性疼痛难以治愈的一个重要原因。

二、中枢敏化过程

内脏器官传入神经的外周活化和会聚，增加了向中枢神经系统的传入投射，神经元的自发活动增强、感受野扩大并且刺激诱发反应的能力增强，引起中枢敏化，从而产生内脏痛觉过敏。

（一）脊髓敏化

脊髓背角是感觉调控的重要区域，研究发现躯体痛模型中，外周组织损伤会导致脊髓背角神经元的活化，一些"沉默"的感觉神经元在外周损伤刺激后能够活化且在组织恢复后仍维持较长一段时间，即脊髓水平的中枢敏化。图 9-4 显示的是内脏传入神经支配。

从外周组织损伤部位产生的持续进行性伤害性冲动传导至脊髓背角，引起以下

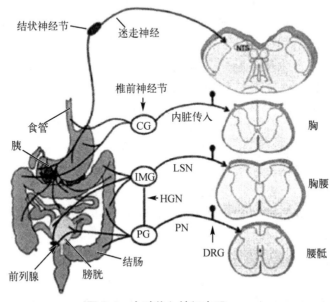

图 9-4　内脏传入神经支配

一部分来自胸腔和腹腔内脏器官的初级感觉信息沿迷走神经传导，其神经元胞体位于颈静脉孔下方的迷走神经结状神经节（nodose ganglion）内，周围突随迷走神经（vagus nerve）分布于胸/腹腔器官，中枢突终于孤束核（NST）；另一部分神经纤维经椎前/旁神经节分布到脊髓并向上传递。CG. 腹腔神经节；IMG. 肠系膜下神经节；PN. 盆神经节；HGN. 腹下神经，LSN. 腰内脏神经；PG. 椎前神经节；DRG. 背根神经节

（引自 Schwartz ES Gebhart GF, 2014.Visceral Pain.Curr Topic Behav Neurosci, 20:171-197.）

结果。

1. 脊髓背角伤害性神经元的激活和敏化 在脊髓背角存在三种神经元：第1类是低阈值机械感受性（low-threshold mechanoreceptive, LTM）神经元，第2类是广动力范围（wide dynamic range, WDR）神经元，第3类是伤害特异性（nociceptive specific, NS）神经元。当外周组织损伤部位产生的伤害性冲动传导至脊髓背角时，由于初级传入中枢突兴奋性氨基酸和神经肽的释放，激活第2类和第3类神经元突触后膜上非NMDA（AMPA/KA）受体、NK1受体和电压依赖性钙通道（VDCC），引起神经元去极化，这个过程是瞬时完成的，属于生理痛反应。但是当冲动持续进行性地传入脊髓背角就可进一步激活NMDA受体和代谢性谷氨酸（mGluR1、mGluR2、mGluR3）受体，使胞内Ca^{2+}浓度显著持续升高。胞内钙浓度升高进一步引起胞内蛋白激酶系统表达增高，如DAG-PKC、cAMP-PKA、cGMP-PKG、Ca/CaM-PK和NOS-NO。此外，BDNF也可与TrkB受体结合发挥兴奋增强作用，环加氧酶2（COX-2）催化花生四烯酸为前列腺素。IL-1β参与介导脊髓COX-2的高表达，p38-MAPK和ERK1/2等参与调节某些物质的核转录水平。脊髓背角这些成分活性的增强使背角神经元持续去极化，产生中枢敏化现象，具体表现在自发放电增强，对热和机械刺激放电反应阈值降低、反应性增强、"wind-up"现象（即皮肤或外周神经持续C纤维强度重复电刺激可引起渐进性反应增强的现象）及长时程增强效应（long-term potentiation, LTP）等。

2. 脊髓胶质细胞活性增强进一步增强中枢敏化 研究结果显示，在大鼠外周组织损伤、神经损伤及癌痛时脊髓背角星形胶质细胞和小胶质细胞均显著激活，但是正常时表达水平较低。在三硝基苯磺酸（TNBS）诱导的结肠炎模型动物的海马中，活化的小胶质细胞数量也是增加的，同时伴有TNF-α的增加。还有研究显示外周伤害性刺激引起脊髓胶质细胞反应的时间快于神经元，提示胶质细胞可能更早地接受外周伤害性信息。在外周神经损伤产生神经病理痛的早期，小胶质细胞内ERK磷酸化明显上调，而星形胶质细胞的表达发生在疼痛发展的后期，提示小胶质细胞和星形胶质细胞分别参与介导疼痛的启动和维持。

胶质细胞在接受外来信息的刺激后，由原来"静止"状态的胶质细胞表现为胞体肥大、突起变粗的"活化"胶质细胞。图9-5显示的是胶质细胞主要的三种激活途径：①细菌和病毒与小胶质细胞和星形胶质细胞表面特异受体结合；②传入纤维突触前末梢释放的P物质、兴奋性氨基酸（excited amine acid, EAA）、分形趋化因子（fractalkine）和ATP；③疼痛传递神经元（pain transmission neuron, PTN）释放的NO、前列腺素（PG）和分形趋化因子。激活的胶质细胞进而在脊髓释放大量的免疫细胞因子如IL-1β、IL-6和TNF-α，以及活性氧类（reactive oxygen species, ROS）、NO、PG、EAA和ATP等，这些化学物质反过来作用于伤害性神经元可以增强兴奋性，作用于突触前初级传入终末进一步增强递质如SP和EAA的释放。

3. 脊髓背角抑制性中间神经元活性降低增强中枢敏化 脊髓背角抑制性中间神经元（inhibitory interneuron, ININ）活性降低可以产生或增强中枢敏化。在外周组织损伤造成的炎症状态下，脊髓背角深层WDR神经元胞体内PKA、PKC和PKG等蛋白激酶的活化导致了这类神经元本身γ-氨基丁酸（GABA）和甘氨酸受体磷酸化（灭活作用），从而导致GABA和甘氨酸引起的抑制作用减低，结果增强了这些神经元

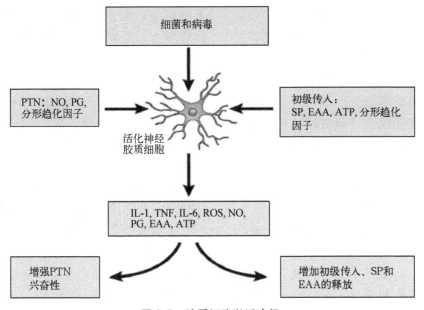

图 9-5　胶质细胞激活途径

[引自 Watkins LR1, Maier SF, 2003. Glia: a novel drug discovery target for clinical pain. Nat Rev Drug Discov, 2(12):973-985.]

的兴奋性和反应性。阿片肽及受体活性也可降低。这一机制也可能是痛敏和异常痛敏的诱导和持续慢性化的重要环节。除了伤害性神经元本身 GABA 和甘氨酸受体活性降低与中枢敏化状态有关之外，GABA和甘氨酸能 ININ 活性的下降也与中枢敏化状态的发生有重要关系：①用 GABA 和甘氨酸受体拮抗药阻断 GABA 和甘氨酸突触传递，可产生长时程的背角神经元对 A β纤维强度刺激的反应性增高和兴奋性增强；②鞘内注入 GABA 和甘氨酸受体拮抗药荷包牡丹碱和士的宁可诱发动物表现触刺激诱发痛和缩足反射增强；③荷包牡丹碱和士的宁可增强外周神经损伤后痛敏和触刺激诱发痛；④ GABA$_A$ 和 GABA$_B$ 受体的激动药蝇蕈醇和巴氯芬可阻断外周神经损伤后所诱导的触刺激诱发痛；⑤阻断 GABA和甘氨酸受体可诱导脊髓腹角神经元节律性簇发式放电。Dubner 和 Ruda 根据实验结果提出一个假说，即在长时程持续性炎症痛时，背角板层 Ⅱ 中 GABA 能 ININ 因

持续不断的 C 纤维传入冲动刺激、NMDA受体的长时程激活和胞内 Ca^{2+} 浓度增加而发生了神经细胞毒性作用，导致变性死亡。因 GABA 能 ININ 在正常情况下抑制强啡肽能兴奋性中间神经元（excitatory interneuron, EXIN），所以当 GABA 能 ININ变性死亡时，强啡肽能 EXIN 因脱抑制而兴奋性增高，结果进一步使受其支配的 WDR 神经元敏化和加强 C 纤维中枢突的递质释放。最近发现前强啡肽原转录限制物 DREAM 可以抑制强啡肽的合成，所以外周组织损伤也可能引起 DREAM 表达增高，结果抑制强啡肽的表达水平。

4. 脊髓痛敏神经元的可塑性　在生理状态下，重复刺激可以诱导活性依赖的痛觉可塑性。例如，刺激 C 类纤维可引起背角痛觉痛敏神经元兴奋性的逐渐增强，即所谓的 "wind-up" 现象，这可能是重复刺激诱导突触后兴奋的时空累积效应，以及多种受体和离子通道间（如谷氨酸受体、NK1 受体、电压门控钙通道等）的正反馈

调节的介入，导致在脊髓水平放大了外周痛觉传入信号，从而有利于机体对伤害性刺激的回避反应。在病理状态下，痛觉可塑性表现得更为明显。在炎症和神经损伤条件下，伤害性刺激可以引起比正常情况下更为强烈的痛反应（痛觉过敏）或非痛刺激引起的痛觉反应（触诱发痛），提高脊髓背角传递神经元的兴奋性，一方面增强输出，另一方面也意味着外周阈值的降低。

（二）脊髓上中枢的敏化

脊髓上中枢以前扣带回皮质（anterior cingulate cortex, ACC）对慢性痛的下行调控研究较多。ACC 位于胼胝体吻侧，是边缘系统的主要组成部分，在痛感觉和痛相关情绪上有重要作用。神经影像学和电生理学研究表明：躯体刺激，尤其是痛觉刺激可以激活人脑 ACC。电生理学研究表明：动物的 ACC 区域参与了外周伤害性刺激信息在中枢神经系统的传递和整合。对于内脏伤害性感受，脑功能成像研究发现：IBS 患者的 ACC 等脑区的神经元出现功能活化，说明 ACC 在 IBS 内脏痛信息的传递与调节中起到了重要作用。

1. ACC 参与痛情绪的产生和调节
ACC 是参与痛情绪产生和调制的重要中枢。1962 年，Foltz 和 White 首先报道了敲除 ACC 可减弱慢性痛患者的情绪反应。随着外科手术、电生理及脑影像学技术的发展，越来越多的证据表明 ACC 参与痛情绪的加工。但这并不影响患者对伤害性刺激强度和位置等感觉特性的分辨。电生理学和人类功能脑成像研究发现，ACC 神经元不仅可对伤害性刺激本身发生反应，也可被伤害性暗示（如看到尖锐的硬器、火等）所激活。在痛刺激强度不变的情况下，随着受试者被暗示刺激强度的升高，其不愉快程度也升高，与此同时，ACC 的兴奋程度随之增强。动物行为学研究证明，损毁双侧 ACC，以伤害性非条件刺激，如热板、甲醛溶液和激光等诱导的条件性回避反应显著降低，提示 ACC 可能主要参与编码痛的情绪特征。

在 ACC 内存在高密度的阿片受体，有研究表明 ACC 选择性地调控痛情绪可能是通过 μ 阿片受体系统。在持续疼痛过程中，ACC 内阿片受体的激活是和 McGill 疼痛问卷情感得分及消极情感作用呈负相关的。有研究者通过测试神经病理性疼痛小鼠的机械痛阈值和逃避行为，研究 ACC 阿片系统在选择性调控疼痛情感中的作用，结果发现低剂量的吗啡全身给药或者 ACC 微量注射都可以选择性地缓解疼痛引起的不愉悦，但是不改变痛觉感受阈值。

2. ACC 和痛调制的关系 ACC 主要接受丘脑背内侧核的大量投射，并与 PAG 等在内的下行调制系统有广泛的纤维联系。目前研究发现，ACC 既参与疼痛感觉传导，也可调控疼痛。ACC 既可通过下行易化作用，使机体对伤害性刺激的敏感性增强，提高避免伤害反应和生存能力，又可通过下行抑制作用，减弱疼痛引起的不适。

（1）ACC 参与下行易化系统：研究表明，单关节炎的大鼠皮质区域（包括对侧扣带回皮质）mGluR 的 mRNA 的表达水平出现明显增高，同时，皮质内注射谷氨酸能受体拮抗剂能抑制电刺激 ACC 诱发的电流。并且，化学激活 ACC 的 NMDA 受体或者 mGluR 受体也可降低热刺激引起缩足和甩尾反应的阈值，而且这些抑制作用可以被电损毁背侧网状核或者高强度电刺激延髓腹侧前端所阻断，但是低强度电刺激延髓腹侧前端可以促进这种抑制作用。在内脏痛模型当中，在 ACC 微量注射谷氨酸能加剧内脏高敏感大鼠的结直肠扩张的内脏运动反应，而微量注射 AMPA 和 NMDA 受体拮抗剂也能抑制结直肠扩张引起的 ACC 神经元放电。这表明 ACC 的 NMDA 和 mGluR 受体被激活促进脊髓痛觉的传递，而且背侧网状核和延髓腹侧前端在其中发挥重要作用。

（2）ACC 参与下行抑制系统：吸入柠檬油可缓解小鼠后足注射福尔马林引起的疼痛，同时 ACC、PAG、中缝大核、蓝斑等脑区 c-fos 表达明显增加，但是在脊髓背角 c-fos 表达减少。而且损毁 ACC 会消除柠檬油的镇痛作用，表明柠檬油可以激活包括 ACC 在内的下行抑制系统，发挥镇痛作用。且有文献报道，采用电刺激 ACC 的方法也可以发挥镇痛作用。电刺激小鼠扣带回和周边皮质（包括 ACC）延长了热板和甩尾的阈值，并且抑制福尔马林引起的痛觉敏感性增加。用电刺激的方法短期激活 ACC 可持续抑制脊髓背角 WAD 神经元

几分钟，表明激活 ACC 可以镇痛。

3. ACC 参与慢性痛的可能分子机制

外周损伤引起的神经传入进入 ACC，突触末梢释放兴奋性神经递质——谷氨酸。突触后 NMDA 受体的激活导致了胞内 Ca^{2+} 浓度的升高。Ca^{2+} 作为重要的胞内信号触发了一系列的生化反应，从而产生突触后反应的 LTP。Ca^{2+} 与钙调蛋白结合，激活下游分子如 AC1/8、PKC、CaMK Ⅱ 和 CaMK Ⅳ 等。CaMK Ⅱ 主要表达在细胞核内，它可以激活 CREB 的表达。AC1/8 也可以通过 cAMP 增强 PKA 活性。这些基因表达的变化为 ACC 突触反应甚至突触结构的变化提供了物质基础。

第三节　痛 觉 调 制

20 世纪初 Sherrington 提出的神经系统的整合概念也适用于痛觉功能。在神经系统中不仅有痛觉信息传递系统，而且有一个完善的调制痛觉传递的神经网络。由于临床治疗的迫切需要和阿片肽、刺激镇痛和针刺痛的发现和应用，近年来对痛觉调制的研究进展比对痛觉本身的研究还快。另一方面，对痛觉调制的深入认识又推动了对痛觉的研究。

一、脊髓伤害性信息传递的阶段调制

脊髓背角胶质区（SG，即板层Ⅱ）是痛觉调制的关键部位。自古以来，在民间已广泛用在机械性、化学性、热和电鱼放电等手段镇痛。人在日常生活中有轻揉皮肤可局部镇痛的经验。直到 20 世纪 60 年代，电生理学的研究结果才为阐明这种外周传入镇痛的神经机制提供了依据。刺激低阈值有髓鞘的初级传入纤维可减弱脊髓背角痛敏神经元的反应，而阻断有髓鞘纤维的传导则增强背角痛敏神经元的反应。这种粗纤维对背角伤害性信息传递的抑制主要发生在 SG。伤害

性传入主要终止在 SG，在 SG 有丰富的神经递质、神经肽和其受体，在这一关键部位压抑痛觉显然是最经济有效、最有生物学意义的方法。解释痛觉传递和调制"闸门控制学说"就是在上述基础上提出的。

（一）闸门控制学说的核心

闸门控制学说的核心就是脊髓的阶段性调制，SG 神经元起着关键的闸门作用。阶段性调制的神经网络由初级传入 A 纤维和 C 纤维、背角投射神经元（T 细胞）和胶质区抑制性中间神经元（SG 细胞）组成。A 和 C 传入纤维可激活 T 细胞活动，而对 SG 细胞的作用相反，A 传入纤维兴奋 SG 细胞，C 传入纤维抑制 SG 细胞的活动。因此，损伤引起 C 纤维紧张性活动使闸门打开。当诸如轻揉皮肤等刺激兴奋 A 传入纤维时，SG 细胞兴奋，从而关闭闸门，抑制 T 细胞活动，减少或阻遏伤害性信息向中枢传递，使疼痛缓解。同时，"闸门"也受脑干下行冲动的调制。进一步研究发现，A 传入纤维激活 SG 细胞，可通过突触前抑制、前馈抑制和直接对投射细胞的突触后抑制产生阶段性调制（图 9-6）。

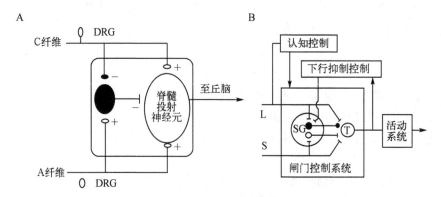

图 9-6 闸门控制学说

A. 闸门控制学说提出时的原始图。B. 闸门控制学说的修改图；兴奋性 SG 神经元（白圈）；抑制性 SG 神经元（黑圈）；T 为脊髓背角投射神经元

[引自 Melzack R, Wall PD, 1965. Pain mechanisms: a new theory. Science, 150(3699):971-979.]

（二）闸门控制学说对神经损伤性"痛觉过敏"的解释

神经损伤时，A、C 纤维传入冲动均减少，致使前者对 T 细胞的抑制作用减弱，后者在减少对 T 细胞的兴奋强度和持续时程外，还增加了 SG 细胞的抑制，SG 细胞的抑制必然增强 T 细胞的兴奋性，最终形成 C 纤维的紧张性总和，进而引起 T 细胞发放的逐渐增多增强，经脑整合而出现"痛觉过敏"。

（三）闸门学说对炎症和神经损伤性"触诱发痛"的解释

当炎症和神经损伤时，引起 C 纤维敏感化传入冲动过度增强，并最大程度地抑制 SG 细胞兴奋 T 细胞时，将大量伤害性信息向中枢传入。按闸门控制学说 A 纤维对 T 细胞的活动既有直接抑制作用，又有间接抑制作用。而且还可使非伤害性 A 纤维的传入冲动也引起 T 细胞兴奋，产生疼痛传入。

局部回路中 GABA 能和阿片肽能神经元在阶段性调制中起主要作用。

1. γ- 氨基丁酸（GABA） 在背角板层 Ⅰ～Ⅲ有大量 GABA 能神经元，特别是 Ⅱ_i 层的大多数岛细胞是 GABA 能的，它们的轴突和树突与 C 纤维末梢形成轴突 - 轴突型和树突 - 轴突型突触。这种突触前抑制的突触结构的存在，强烈提示 GABA 能神经元参与对伤害性信息传递的突触前调制。脊髓后角内含有 $GABA_A$ 和 $GABA_B$ 两种受体亚型，两种 GABA 受体亚型的激活都产生突触前抑制，但它们对 DRG 初级感觉神经元的作用机制不同：① $GABA_A$ 受体的激活增加 DRG 神经元 Cl^- 电导，产生去极化，由于这种分流作用导致传入冲动幅度降低，减少递质释放，产生突触前抑制，使背角痛敏神经元的活动减弱。② $GABA_B$ 受体激活对背角痛敏神经元产生长时程的抑制，是由于 C 传入纤维的电压依赖的钙通道关闭，Ca^{2+} 电导降低，K^+ 通透性增强，传入脉冲的幅度减小，递质的释放减少，从而产生突触前抑制。由于背角神经元上也存在两种 GABA 受体，GABA 的突触后作用在脊髓伤害性信息传递调制中也同样起重要作用。

2. 阿片肽 在背角胶质区有大量脑啡肽能和强啡肽能中间神经元及阿片受体，并与伤害性传入 C 纤维的分布高度重叠。在切断背根或用辣椒素破坏 C 传入纤维后，背角 μ 阿片受体的结合减少约 50%，说明 μ 阿片受体在 C 传入突触前末梢和背角神经元突触后膜均存在。脊髓椎管内微量注射吗啡或阿片肽可以通过突触前和突触后机制产生镇痛。将 μ 受体激动剂微电泳注入 C 纤维终止的胶质区，可选择性抑制背角神经元的伤害性反应，而不影响非伤害性反应。由于 C 传入末梢阿片肽受体的激活，可以直接降低 Ca^{2+} 电导，关闭 C 末梢上的钙通道，或间接的由于 K^+ 电导的增加，减少 Ca^{2+} 进入 C 传入末梢，阻止了 P 物质和谷氨酸的释放，从而抑制了背角痛敏神经元的活动。在培养的背根神经元上，阿片肽对小神经元具有抑制和兴奋双重作用，小剂量阿片肽引起兴奋，大剂量引起抑制，提示在初级 C 传入末梢上有抑制型和兴奋型两种阿片肽受体存在，前者可能抑制了兴奋性递质的释放，后者可能增加了抑制性递质递质的释放，从而参与对伤害性信号传递的抑制性控制。但这种抑制性受体是否在成年背根节神经元表达，尚有待证实。由于在背角尚未发现阿片肽能轴突与初级传入 C 末梢有轴突 - 轴突型突触存在，因此，阿片肽参与的突触前抑制可能是通过非突触方式经"容积传递"弥散到突触前末梢上，与阿片受体结合发挥作用。

脑啡肽能神经元在胶质区内与板层 I 和 V 的脊髓丘脑束神经元树突有大量轴突 - 树突型突触连接。脑啡肽增加背角伤害性神经元的 K^+ 电导，使膜超极化，从而抑制神经元的活动。因此，阿片肽对脊髓痛觉信息传递的阶段调制也包括突触后机制。

二、脑高级中枢对背角伤害性信息传递的下行调制

20 世纪 60 年代研究吗啡镇痛的作用时，我国学者邹冈和张昌绍首先发现在兔第三脑室周围灰质内注入微量吗啡能够持久的发挥镇痛作用。随后有许多研究证明从第三脑室尾端开始，沿中脑导水管到第四脑室头端为止的周围结构内注射微量吗啡均有镇痛作用。从此，脑内镇痛结构的研究成为热点。目前，已知内源性痛觉调制系统主要是通过下行抑制和易化系统对痛觉通路进行调节。

（一）内源性镇痛系统——下行抑制

在中枢神经系统内有一个以脑干中线结构为中心，由许多脑区组成的调制痛觉的神经网络系统。研究最多、了解最清楚的是脑干对脊髓背角神经元的下行抑制系统。它主要由中脑导水管周围灰质（periaqueductal gray, PAG）、延髓头端腹内侧核群（中缝大核及邻近的网状结构）和一部分脑桥背外侧网状结构（蓝斑核群和 KF 核）的神经元组成，它们的轴突经脊髓背外侧束下行，对脊髓背角痛觉信息传递产生抑制性调制，在脑干水平也抑制三叉神经脊核痛敏神经元的活动。

中脑导水管周围灰质接受来自额叶皮质、岛叶、杏仁、下丘脑、楔状核、脑桥网状核和蓝斑核（locus coeruleus, LC）的传入，也接受直接来自脊髓的伤害性神经元传入。因此，大多数高级中枢激活产生的镇痛都可能通过 PAG 介导。来自脊髓的伤害性传入激活 PAG 中的抑制性调制神经元。PAG 的传出主要终止在延髓头端腹内侧区（rostral ventromedial medulla, RVM）和腹外侧网状核（lateral reticular nucleus, LRN），少量直接到达背角。PAG 由两条通路对背角神经元产生下行调制，一条是 PAG-RVM- 背角，另一条是 PAG-LRN- 背角。电刺激和微量吗啡注入 PAG，明显抑制动物的痛反应和背角痛敏神经元的活动。PAG 的腹外侧区是"纯粹"的镇痛区，对痛觉有高度选择性抑制，不伴随运动和自主反应。而 PAG 背部区除有镇痛作用外，更主要是在情绪和逃避反应中发挥作用。

在 PAG 和 RVM 中存在两类痛觉调制神经元：一类被称为"启动"神经元（oncell)，其特点是动物痛反应出现前，神经元发放突然增加；另一类被称为"停止"神经元（off-cell），痛反应停止前几百毫秒，该神经元发放骤然停止。两类调制神经元的形态不同，作用相反。"停止"神经元阻抑伤害性信息传递，而"启动"神经元增强伤害性信息传递。"停止"神经元既兴奋其他的"停止"神经元，又抑制"启动"神经元的活动，通过它们之间复杂网络联系，完成抑制性调制。

延髓尾部的 LRN 接受 PAG 传入，其传出终止在脊髓背角。电刺激 LRN 可选择性抑制背角神经元的伤害性反应，损毁 LRN 大大减弱刺激 PAG 引起的背角神经元的抑制。

蓝斑核 (LC) 是痛觉调制系统中的另一个主要结构，它的激活引起背角神经元伤害性反应的抑制，并减弱行为痛反应。LC 的下行抑制主要通过轴突与背角神经元的直接作用，也间接通过其终止在 PAG 的纤维激活调制神经元。

内脏痛通过高位中枢的下行性抑制，在脊髓水平进行调制。PAG 接受前脑区及边缘系统控制情绪的重要传入与疼痛时出现某种情绪变化有关。内脏痛的下行性抑制开始于 PAG。PAG 的神经元下行投射到延髓的中缝核；延髓的下行性通路很可能是通过吗啡中间神经元抑制脊髓内脏 - 躯体向中传入。躯体感觉纤维传入与非伤害性内脏传入的竞争也可通过脊髓传入抑制中间神经元，抑制内脏痛的传导。不同器官的内脏痛输入也可总和，如胃食管反流可以使心绞痛恶化。

（二）内源性致痛系统下行易化

20 世纪 90 年代初由 G. F. Gebhart 等建立起了对脊髓伤害性刺激的下行易化的研究。下行易化系统包括 ACC、RVM 和背侧网状核等结构。激活 ACC、RVM 或背侧网状核的部分区域可以降低动物的痛阈。RVM 是下行易化系统的一个重要核团。激活 RVM 对痛觉具有双向调节作用（抑制和易化），其原因可能在于该区域具有多种类型的神经元，它们在痛觉的下行调制中具有不同甚至截然相反的作用，从而精细调节脊髓水平的痛阈。RVM 神经元不仅对于伤害性刺激产生反应，而且还对于多次的刺激具有记忆功能，如研究表明 RVM 神经元在组织损伤和炎症中发生可塑性的改变。

5-HT 作为主要神经递质在内源性痛觉下行调节起作用，且具有抑制、易化双相作用，机体的最终反应取决于它们作用的平衡。抑制作用可能主要发生在生理状态，主要由脊髓的 $5\text{-}HT_{1A}$ 亚型介导；而易化作用可能在病理状态下产生，主要由 $5\text{-}HT_3$ 亚型介导。在病理状态下，下行易化系统激活可能参与了慢性痛中的痛觉过敏的产生。研究表明，神经损伤后引起 RVM 等下行易化系统激活时，下行易化系统释放 5-HT，从而引起神经病理痛。当对 RVM 的部分区域进行损毁或者阻断脊髓水平的 5-HT 受体具有镇痛作用。下行易化系统的生理意义在于提高机体对潜在伤害性刺激的感受和反应能力。

三、小　结

内脏的痛敏可以发生在外周也可以发生在中枢。目前，外周敏化的机制探讨主要集中在细胞及分子水平的作用机制上，如受刺激组织器官释放一些促炎性因子及致痛物质，包括缓激肽、辣椒素、5-HT 和组胺等。兴奋性氨基酸和 NMDA 受体及 SP 等则参与了内脏痛的中枢敏化的形成。此外，内脏痛还包括其他机制，如伤害性感受器功能紊乱、外周神经损伤、持续性刺激引起的神经元可塑性改变等。

通过对内脏痛分子机制的研究，可以区别内脏和躯体伤害性刺激的信号传导机制，发现躯体痛和内脏痛在发生和发展上的相似性和差别，消除病灶根源，并找到中枢神经系统的相关作用位点，将为临床内脏痛针对性治疗新靶点和途径提供依据。

（张　玲　胡丹丹　葛彦虎）

参 考 文 献

邹冈，张昌绍，1962. 脑室内或脑组织内微量注射吗啡的镇痛效应. 生理学报, 25:119-128.

Benson CJ, Eckert SP, McCleskey EW, 1999. Acid-evoked currents in cardiac sensory neurons: A possible mediator of myocardial ischemic sensation. Cire Res, 84(8): 921-928.

Bevan S, Andersson DA, 2009. TRP channel antagonists for pain—opportunities beyond TRPV1. Curr Opin Investig Drugs, 10 (7): 655-663.

Bevan S, Yeats J, 1991. Protons activate a cation conductance in a sub-population of rat dorsal root ganglion neurones. J Physiol, 433:145-161.

Birder LA, Barrick SR, Roppolo JR, et al. 2003. Feline interstitial cystitis results in mechanical hypersensitivity and altered ATP release from bladder urothelium. Am J Physiol Renal Physiol, 285 (3) :F423-429.

Brenchat A, Ejarque M, Zamanillo D, et al. 2011. Potentiation of morphine analgesia by adjuvant activation of 5-HT7 receptors. J Pharmacol Sci, 116:388-391.

Broad LM, Mogg AJ, Beattie RE, et al. 2009. TRP channels as emerging targets for pain therapeutics. Expert Opin Ther Targets. 13(1):69-81.

Cao Z, Wu X, Chen S,et al. 2008. Anterior cingulate cortex modulates visceral pain as measured by visceromotor responses in viscerally hypersensitive rats. Gastroenterology, 134(2):535-543.

Caspani O, Zurborg S, Labuz D, et al. 2009.The contribution of TRPM8 and TRPA1 channels to cold allodynia and neuropathic pain. PLoS One, 4(10):e7383.

Caterina MJ, ILeffler A, Malmberg AB, et al. 2000. Impaired nociception and pain sensation in mice lacking the capsaicin receptor. Science, 288(5464): 306-313.

Catterall WA, Goldin AL, Waxman SG, 2003. International Union of Pharmacology XXXIX. Compendium of voltage-gated ion channels: sodium channels. Pharmacol Rev, 55(4):575-578.

Chen CC, England S, Akopian AN, et al. 1998. A sensory neuron-specific, proton-gated ion channel. Proc Natl Acad Sci U S A, 95 (17):10240-10245.

Chuang HH, Prescott ED, Kong H, et al. 2001. Bradykinin and nerve growth factor release the capsaicin receptor from Ptdlns (4, 5) P2-mediated inhibition. Nature, 411 (6840):957-962.

Clark AK, Old EA, Malcangio M, 2013. Neuropathic pain and cytokines: current perspectives. J Pain Res, 6: 803-814 .

Cox JJ, Reimann F, Nicholas AK, et al. 2006. An SCN9A channelopathy causes congenital inability to experience pain. Nature, 444(7121):894-898.

Cregg R, Momin A, Rugiero F, et al. 2010. Pain channelopathies. J Physiol, 588 (Pt 11): 1897-1904.

Di Marzo V, Blumberg PM, Szallasi A, 2002. Endovanilloid signaling in pain. Curr Opin Neurobiol, 12 (4) :372-379.

Ding XL, Wang YH, Ning LP, et al. 2010. Involvement of TRPV4-NO-cGMP-PKG pathways in the development of thermal hyperalgesia following chronic compression of the dorsal root ganglion in rats. Behav Brain Res, 208(1): 194-201.

Fuchs PN, Peng YB, Boyette-Davis JA, et al. 2014. The anterior cingulate cortex and pain processing. Front Integr Neurosci, 8:35.

Gassner M, Ruscheweyh R, Sandkuhler J, 2009. Direct excitation of spinal GABAergic intern-eurons by norepinephrine. Pain, 145:204-210.

Geppert M, Sudhof TC, 1998. RAB3 and synapto-tagmin: the yin and yang of synaptic membrane fusion. Annu Rev Neurosci, 21 75-95.

Grozdanovic Z, Nakos G, Dahrmann G, et al. 1995. Species-independent expression of nitric oxide synthase in the sarcolemma region of visceral and somatic striated muscle fibers. Cell Tissue Res, 281 (3): 493-499.

Grunder S, Geissler HS, Bassler EL, et al. 2000. A new member of acid-sensing ion channels from pituitary gland. Neuroreport, 11 (8):1607-1611.

Guevara-Lora I, 2012. Kinin-mediated inflammation in neurodegenerative disorders. Neurochem Int, 61(1):72-78.

Hagains CE, Senapati AK, Huntington PJ,et al. 2011. Inhibition of spinal cord dorsal horn neuronal activity by electtial stimulation of the cereballar cortex. J Neurophysiol, 106(5):2515-2522.

Heidelberger R, Heinemann C, Neher E, et al. 1994. Calcium dependence of the rate of exocytosis in a synaptic terminal. Nature, 371(6497): 513-515.

Hellmich UA, Gaudet R, 2014. Structural biology of TRP channels. Handb Exp Pharmacol, 223(1):963-990.

Hughes PA, Brierley SM, Young RL, et al. 2007. Localization and comparative analysis of acid-sensing ion channel (ASIC1, 2and 3) mRNA expression in mouse colonic sensory neurons within thoracolumbar dorsal root ganglia. J Comp Neurol, 500 (5): 863-875.

Hwang SW, Cho H, Kwak J, et al. 2000. Direct activation of capsaicin receptors by products of lipoxygenases: endogenous capsaicin-like substances. Proc Natl Acad Sci U S A, 97(11): 6155-6160.

Ikeda H, Takasu S, Murase K, 2014. Contribution of anterior cinulate cortex and descending pain inhibitory system to analgesic effect of lemon odor in mice. Mol Pain, 10:14.

Jones RC. 3rd, Otsuka E. Wagstrom E, et al. 2007.Short-term sensitization of colon mechanoreceptors is associated with long-term hypersensitivity to colon distention in the mouse. Gastroenterology. 133(1): 184-194.

Jones RC. 3rd. Xu L, Gebhart GF, 2005.The mechanosensitivity of mouse colon afferent fibers and their sensitization by inflammatory mediators require transient receptor potential vanilloid 1 and acid-sensing ion channel 3.J Neurosci, 25 (47) : 10981-10989.

Kellenberger S, Schild L, 2002. Epithelial sodium channel/degenerin family of ion channels: a variety of functions for a shared structure. Physiol Rev, 82 (3) :735-767.

Kim M, Javed NH, Yu JG, et al. 2001. Mechanical stimulation activates Galphaq signaling pathways and 5-hydroxytryptamine release fromhuman carcinoid BON cells. J Clin Invest, 108 (7) :1051-1059.

Kirkup AJ, Booth CE, Chessell IP, et al. 1999. Excitatory effect of P2X receptor activation on mesenteric afferent nerves in the anaesthetised rat. J Physiol, 520(Pt 2):551-563.

Klein AH,Sawyer CM,Takechi K,et al. 2012. Topical hindpaw application of L-menthol decreases responsiveness to heat with biphasic effects on cold sensitivity of rat lumbar dorsal horn neurons. J Neuroscience, 219:234-242.

Knowlton WM, Daniels RL, Palkar R, et al. 2011. Pharmacological blockade of TRPM8 ion channels alters cold and cold pain responses in mice. PLoS One, 6(9):e25894.

Kress M, Karasek J, Ferrer-Montiel AV, et al. 2008. TRPC channels and diacylglycerol dependent calcium signaling in rat sensory neurons. Histochem Cell Biol, 130(4):655-667.

Krishtal O, 2003. The ASICs: signaling molecules? Modulators? Trends Neurosci, 26(9):477-483.

Kuehn J, Mc Mahon P, Creekmore S, 1999.Stopping a silent killer. Preventing heart disease in women. AWHONN Lifelines, 3 (2): 31-35.

Kwak J, Wang MH, Hwang SW, et al. 2000. Intracellutar ATP increases capsaicin-activated channel activity by interacting with nucleotidebinding domains. J Neurosci, 20 (22):8298-8304.

Kwan KY, Allchorne AJ, Vollrath MA, et al. 2006. TRPA1 contributes to cold, mechanical, and chemical nociception but is not essential for hair-cell transduction. Neuron, 50 (2):277-289.

Lin Su, Chao Wang, Yong-hao Yu, et al. 2011. Role of TRPM8 in dorsal root ganglion in nerve injury-induced chronic pain.J BMC Neuroscience, 12:120.

Melzack R, Wall PD, 1965. Pain mechanisms: a new theory. Science, 150(3699):971-979.

Millan MJ, 1999. The induction of pain :an integrative review. Prog Neurobiol, 57 (1): 1-164.

Montecinos-Oliva C, Schuller A,Parodi J,et al. 2014. Effects of tetrahydrohyperforin in mouse hippocampal slices:neuroprotection, long-term potentiation and TRPC channels. Curr Med Chem, 21(30):3494-3506.

Navratilova E, Xie JY, Meske D,et al. 2015. Endogenous opioid activity in the anterior cingulate cortex is required for relief of pain. J Neurosci, 35(18):7264-7271.

Neto FL, Schadrack J, Platzer S,et al. 2001. Up-regulation of metabotropic glutamate receptor 3 mRNA expression in the cerebral cortex of monoarthritic rats. J Neurosci Res, 63(4):356-367.

Obata K, Katsura H, Mizushima T, et al. 2005. TRPA1 induced in sensory neurons contributes to cold hyperalgesia after inflammation and nerve injury. J Clin Invest, 115(9):2393-2401.

Omiya Y, Yuzurihara M, Suzuki Y, et al. 2008. Role of α 2 adrenoceptors in enhancement of antinociceptive effect in diabetic mice. Eur J Pharmacol, 592:62-66.

Page AJ, Brierley SM, Martin CM, et al. 2004. The ion channel ASIC1 contributes to visceral but not cutaneous mechanoreceptor function. Gastroenterology, 127 (6): 1739-1747.

Page AJ, Brierley SM, Martin CM, et al. 2007. Acid sensing ion channels 2 and 3 are required for inhibition of visceral nociceptors by benzamil. Pain, 133 (1-3) :150-160.

Page AJ, Brierley SM. Martin CM, et al. 2005. Different contributions of ASIC channels 1a, 2, and 3 in gastrointestinal mechanosensory function. Gut, 54(10): 1408-1415.

Pan H, Gershon MD, 2000. Activation of intrinsic afferent pathways in submucosal ganglia of the guinea pig small intestine. J Neurosci, 20(9): 3295-3309.

Pesquero JB, Araujo RC, Heppenstall PA, et al. 2000.Hypoalgesia and altered inflammatory responses in mice lacking kinin B1 receptors. Proc Natl Acad Sci U S A, 97(14):8140-8145.

Premkumar LS, Qi ZH, Van Buren J, et al. 2004. Enhancement of potency and efficacy of NADA by PKC-mediated phosphorylation of vanilloid receptor. J Neurophysiol, 91 (3): 1442-1449.

Price MP, Lewin GR, Mcilwrath SL, et al. 2000. The mammalian sodium channel BNC1 is required for normal touch sensation. Nature, 407(6807) :1007-1011.

Price MP, Mcllwrnth SL,Xie J,et al. 2001.The DRASIC cation channel contributes to the detection of cutaneous touch and acid stimuli in mice. Neuron, 32 (6):1071-1083.

Proudfoot CJ, Garry EM, Cottrell DF, et al. 2006. Analgesia mediated by the TRPM8 cold receptor in chronic neuropathic pain. J Curr Biol, 16:1591-1605.

Qu L, Li Y, Pan X, et al. 2012. Transient receptor potential canonical 3(TRPC3) is required for IgG immune complex-induced excitation of the rat dorsal root ganglion neurons. J neurosci, 32(28):9554-9562.

Riazi K, Galic MA, Kuzmiski JB, et al. 2008. Microglial activation and TNFalpha production mediate altered CNS excitability following peripheral inflammation. Proc Natl Acad Sci U S A, 105(44): 17151-17156.

Roza C, Puel JL, Kress M, et al. 2004. Knockout of the ASIC2 channel in mice does not impair cutaneous mechanosensation, visceral mechanonociception and hearing. J Physiol, 558 (Pt2):659-669.

Salter M, Strijbos PJ, Neale S, et al. 1996. The nitric oxide-cyclic GMP pathway is required for nociceptive signalling at specific loci within the somatosensory pathway. Neuroscience, 73: 649-655.

Schwartz ES, Gebhart GF, 2014.Visceral Pain.Curr Topic Behav Neurosci, 20:171-197.

Song XJ, Wang ZB, Gan Q,et al. 2006. cAMP and cGMP contribute to sensory neuron hyperexcitability and hyperalgesia in rats with dorsal root ganglia compression. J Neurophysiol, 95:479-492.

Sousa AM, Prado WA, 2001.The dual effect of a nitric oxide donor in nociception. Brain Res, 897(1-2) : 9-19.

Spiller RC Jenkins D, Thornley JP, et al. 2000. Increased rectal mucosal enteroendocrine cells, T lymphocytes, and increased gut permeability following acute Campylobacter enteritis and in post-dysenteric irritable bowel syndrome. Gut, 47 (6): 804-811.

Spiller RC, 2003. Postinfectious irritable bowel syndrome. Gastroenterology, 124 (6) :1662-1671.

Story GM, Peier AM, Reeve AJ, et al. 2003. ANK-TM1, a TRP-like channel expressed in nociceptive neurons, is activated by cold temperatures. Cell, 112(6):819-829.

Stucky CL, Dubin AE, Jeske NA, et al. 2009. Roles of transient receptor potential channels in pain. Brain Res Rev. 60(1):2-23.

Su SX, Shao JP, Zhao QZ, et al. 2017. MiR-30b attenuates neuropathic pain by regulating voltage-gated sodium channel Nav1.3 in rats. Front Mol Neurosci, 10:126.

Sugiura Y, Lee CL, Perl ER, 1986. Central projections of identified, unmyelinated (C) afferent fibers innervating mammalian skin. Science, 234(4774): 358-361.

Sugiura Y, Terui N, Hosoya Y, et al. 1993. Quantitative analysis of central terminal projections of visceral and somatic unmyelinated (C) primary afferent fibers in the guinea pig. J Comp Neurol, 332 (3): 315-325.

Sung CP, Arleth AJ, Shikano K, et al. 1988. Characterization and function of bradykinin receptors in vascular endothelial cells. J Pharmacol Exp Ther, 247(1):8-13.

Sutherland SP, Benson CJ, Adelman JP, et al. 2001. Acid-sensing ion channel 3 matches the acid-gated current in cardiac ischemia-sensing neurons. Proc Natl Acad Sci U S A, 98 (2):711-716.

Tack J, Demedts I, Dehondt, G, et al. 2002. Clinical and pathophysiological characteristics of acuteonset functional dyspepsia. Gastroenterology, 122 (7): 1738-1747.

Takasu K, Honda M, Ono H,et al. 2006. Spinal alpha(2)-adrenergic and muscarinic receptors and the NO release cascade mediate supraspinally produced effectiveness of gabapentin at decreasing mechanical hypersensitivity in mice after partial nerve injury. Br J Pharmacol, 148(2): 233-244.

Tanabe M, Nagatani Y, Saitoh K, et al. 2009. Pharmacological assessments of nitric oxide synthase isoforms and downstream diversity of NO signaling in the maintenance of thermal and mechanical hypersensitivity after peripheral nerve injury in mice. Neuropharmacology, 56: 702-708.

Thornley JP, Jenkins D, Neal K, et al. 2001. Relationship of Campylobacter toxigenicity in vitro to the development of postinfectious irritable bowel syndrome. J Infect Dis, 184 (5):606-609.

Tominaga M, Caterina MJ, Malmberg AB, et al. 1998. The cloned capsaicin receptor integrates multiple pain-producing stimuli. Neuron, 21 (3): 531-543.

Tominaga M, Wada M, Masu M, 2001. Potentiation of capsaicin receptor activity by metabotropic ATP receptors as a possible mechanism for ATP-evoked pain and hyperalgesia. Proc Natl Acad Sci U S A, 98(12): 6951-6956.

Vandewauw I, Owsianik G, Voets T, 2013. Systematic and quantitative mRNA expression analysis of TRP channel genes at the single trigeminal and dorsal root ganglion level in mouse. BMC neuroscience, 14:21.

Viguier F, Michot B, Kayser V, et al. 2012. GABA, but not opioids, mediates the antihyperalgesic effects of 5-HT7 receptor activation in rats suffering from neuropathic pain. Neuropharmacology, 63:1093-1106.

Voilley N, De Weilte J, Mamet J, et al. 2001.

Nonsteroid anti-inflammatory drugs inhibit both the activity and the inflammation-induced expression of acid-sensing ion channels in nociceptors. J Neurosci, 21 620): 8026-8033.

Wang J, Zhang LC, Lv YW, et al. 2008. Involvement of the nitric oxide-cyclic GMP-protein kinase G-K+ channel pathway in the antihyperalgesic effects of bovine lactoferrin in a model of neuropathic pain. Brain Res, 1209: 1-7.

Wang J, Zhang X, Cao B, et al. 2015.Facilitation of synaptic transmission in the anterior cingulate crotex in viscerally hypersensitive rats. Cereb Cortex, 25(4):859-868.

Watkins LR1, Maier SF, 2003. Glia: a novel drug discovery target for clinical pain. Nat Rev Drug Discov, 2(12):973-985.

Welsh MJ, Price MP, Xie J, 2002. Biochemical basis of touch perception: mechanosensory function of degenerin/epithelial Na+ channels. J Biol Chem. 277 (4): 2369-2372.

Woolf CJ, Salter MW, 2000. Neuronal plasticity: increasing the gain in pain. Science, 288(5472) : 1765-1769.

Zhang X, Tan F, Skidgel RA, 2013.Carboxypeptidase M is a positive allosteric modulator of the kinin B1 receptor. J Biol Chem, 288(46):33226-33240.

Zhou L, Huang J, Gao J,et al. 2014. Nmda and ampa receptors in the anterior cingulate cortex mediates visceral pain in visceral hypersensitivity rats. Cell Immunol, 287 (2): 86-90.

Zhuo M, 2008. cortical excitation and chronic pain. Trends Neurosci, 31 (4): 199-207.

第10章　内脏痛相关基础研究进展

如前述相关章节所示，近来关于内脏痛或内脏器官高敏感性的相关机制研究一直在不断深入，人们也逐渐发现了越来越多的相关受体、信号通路或内脏神经调节机制与内脏疼痛有关。但总体来说，关于内脏痛的研究与躯体相关疼痛研究相比，无论是基础方面还是临床方面都相对较少，因此对内脏痛的发生发展及其相关病理机制的理解也相对比较滞后。但是近些年来，关于内脏痛的机制研究又有了新的进展和突破，人们对其机制的了解也随之不断深化，与此同时，建立在基础研究上的临床诊疗和临床研究也取得了喜人的进展（详见后述章节）。

感觉神经元被分为三种中枢神经系统：迷走神经、胸腹神经和腰骶神经。副交感神经纤维由迷走神经和盆腔神经的大部分神经纤维组成，传递无意识的感觉信息到脑干中单独的神经系统。内脏传入交感神经，也被称为脊髓传入神经，通过背根向脊髓传递疼痛刺激。它们具有各种各样的内感受性和抗感染离子通道和受体，其中，疼痛感和抑制信号之间的平衡最终决定了神经末梢的激活状态。

在肠道内，有五种主要的结构类型的外发信号，它们似乎表现出不同的生理反应组合。这些结构包括位于肠内神经节末梢的"神经节层"；位于肠上皮下层的"黏膜"神经末端；靠近肌黏膜层的机械敏感性"黏膜肌层"；位于平滑肌内的"肌肉"神经末端；主要位于血管内的"血管"传入神经。肠道外传入神经的生理特征具有变化性和可塑性特征，这使得其作为内脏感觉神经元的类别，疼痛往往难以准确区分。关于胃肠疼痛值得注意的是，目前的证据表明，直肠的疼痛主要通过盆腔神经途径调节，而来自近端消化道的疼痛主要通过胸中动脉的脊髓传入，大部分与血管相关。来自于腰骶部的机械感受器具有低阈值、宽动态范围的特点，这很可能是导致疼痛路径激活的原因。机械性受体包括肠管和直肠肌-黏膜的末端，这意味着肠壁的两个末端及血管的传入都可调节疼痛的感觉。在人类直肠的局部麻醉中，利多卡因的应用可降低感觉传入，这表明机械性受体在黏膜表面与神经末端仍可能发挥一定的作用。

此外，大脑网络对于胃肠疼痛和肠道功能的改变，以及焦虑和不良体验，都是非常重要的。事实上，有相关的大脑网络与肠内的结构和功能的改变有关。可能涉及的神经网络包括中央执行系统、感觉运动系统、情绪觉醒系统和中央自主系统等。这些与内脏疾病病理生理学有关网络的输出以下行疼痛调制和自主神经系统活动的形式出现。总之，内脏痛的机制复杂，影响因素众多，本节重点关注并总结内脏痛的机制相关研究进展。

第一节 ELA-表观遗传-脑-肠轴与内脏痛

一、早期生活不良与内脏超敏

在对动物模型的研究中发现，内脏的超敏性与一些早期生活不良（early-life adverse，ELA）事件有关。而在人类中，炎性肠病、功能性消化不良和肠易激综合征可能在成年期发病，但导致内脏超敏的不良反应大多都不典型。目前，已有多种动物模型可用作研究 ELA 事件对内脏超敏性的影响及其潜在的机制，概括为表 10-1。这些模型建立的方法多种多样，包括机械刺激、化学刺激、心理应激及环境应激等。

新生儿期的机械（吸引）或化学刺激也与成年期的内脏高敏有关。在人类中，出生时有过胃吸引史与以后生活中的功能性肠胃失调发生相关。在鼠模型中，新生鼠期的胃吸引可导致成年动物慢性内脏和躯体痛觉过敏。功能消化不良的大鼠模型也显示了与 ELA 事件的联系。在新生大鼠中，碘乙酰胺的短暂性胃刺激会对成鼠产生长期持续的影响，包括对不同级别胃扩张刺激的内脏超敏。在这种功能性消化不良的动物模型中，即使没有受到后续的不良刺激，那些经历过新生期胃刺激的大鼠在成年后也表现出了抑郁和焦虑。新生期胃刺激引起内脏的高敏和抑郁/焦虑样行为可能是由促肾上腺皮质激素释放因子（corticotropin-releasing factor，CRF）和迷走神经相关的机制来调节的。

表 10-1 早期生活不良事件的动物模型

ELA 事件	种属/性别	ELA 暴露时间及频率	ELA 事件是否导致成鼠内脏高敏
结直肠扩张	雄性 SD 大鼠	产后 8～21 天；每天一次结直肠扩张	是
结肠内滴注芥子油	雄性 SD 大鼠	产后 8～21 天；每天一次结肠内滴注芥子油	是
结肠内滴注 TNBS	雄性 SD 大鼠	产后 10 天；使用一次 TNBS	否，但增加成鼠期损伤引起的内脏超敏
胃部吸引	雄性 Long Evans 大鼠	产后 2～11 天；每天一次胃部吸引	是
经口灌喂碘乙酰胺	雄性 SD 大鼠	产后 10～15 天；每天一次	是
新生期母婴分离	雄性 SD 大鼠	产后 2～12 天；幼崽与母体每天分离 3 小时	是
新生期母婴分离	不分性别 Wistar 大鼠	产后 1～14 天；幼崽与母体每天分离 2 小时	是
新生期母婴分离	雄性 Long Evans 大鼠	产后 2～12 天；幼崽与母体每天分离 3 小时	是
限制睡眠	不分性别 Wistar 大鼠	产后 2～9 天；每天 8 小时	是
产前慢性应激	不分性别 SD 大鼠	妊娠 11 天至分娩；孕鼠暴露于随机非典型间歇慢性应激，每天 2 次	是

注：ELA. 早期生活不良；TNBS. 三硝基苯磺酸

除了出生后的不良事件外，还有研究发现产前逆境对成年期动物的内脏敏感性也有影响。研究人员设计了一种慢性产前压力动物模型，将妊娠的母体暴露于一种非典型的间歇性压力中，从胚胎第 11 天到分娩期间每天两次。他们发现，长期的产前压力导致成年雄鼠和成年母鼠都发生了内脏异常敏感。其后暴露于慢性压力时，经历过产前长期压力的雌性后代表现出比雄性后代更强、更持久的内脏超敏。该研究表明，在宫内发育期间的长期压力是导致以后生活中内脏超敏发展的另一个危险因素。

二、表观遗传机制与内脏超敏

在出生之前及出生后的生命早期阶段，对痛觉传导通路的发展是至关重要的，并表现出巨大的可塑性。虽然有一定的证据支持，但由前述 ELA 事件引起的内脏过敏症的具体机制仍不十分确定。最近的几项研究表明，在内脏超敏中，异常表观遗传修饰可能也发挥了重要的作用（表 10-2）。

表观遗传修饰是指在不改变 DNA 序列的情况下，生长发育或环境因素影响基因表达的过程。这就产生了一种稳定的、潜在的、可遗传的表型。表观遗传机制包括转录组蛋白修饰和 DNA 甲基化，这可以促进或抑制基因转录，大多数表观遗传机制研究主要围绕组蛋白的乙酰化和 DNA 的甲基化过程。某些乙酰化的组蛋白如组蛋白 3（H3）和组蛋白 4（H4）降低了组蛋白和 DNA 之间的亲和力，放松了染色质，允

表 10-2 不同文献有关内脏超敏表观遗传机制的研究结论

模型	种属 / 性别	表观遗传机制	目标基因表达	定位	药理学
新生期结肠炎 + 成熟期结肠炎	雄性 SD 大鼠	BDNF 的 H3K9 和 H4K12 乙酰化	交感神经活动增强导致 BDNF 上调	脊髓	HAT 抑制剂抑制 BDNF 表达和内脏超敏
产前慢性应激 + 成熟期慢性应激	SD 大鼠，不分性别	BDNF 的 H3 乙酰化；HDAC1 与 BDNF 启动子关联减少	BDNF 上调	脊髓	HAT 抑制剂抑制 BDNF 表达和内脏超敏
新生期母婴分离	雄性 SD 大鼠	H4K12 脱乙酰	尚无相关研究	脊髓	HDAC 抑制剂可恢复 H4K12 乙酰化并减轻早期应激诱发的内脏超敏
避水应激	雄性 F-344 大鼠	GR 启动子 DNA 甲基化增加；CRF 启动子 DNA 甲基化降低	GR 表达下降，CRF 表达升高	杏仁中央核	HDAC 抑制剂可逆转避水应激诱导的内脏超敏
杏仁核注射皮质激素	雄性 F-344 大鼠	GR 启动子的 H3K9 脱乙酰	GR 表达下降，CRF 表达升高	杏仁中央核	HDAC 抑制剂增强 H3K9 乙酰化，增加 GR 表达，减少 CRF 表达，并减弱皮质类固醇诱导的内脏超敏

续表

模型	种属／性别	表观遗传机制	目标基因表达	定位	药理学
强迫游泳	雌性 SD 大鼠	单纯强迫游泳不改变总体组蛋白乙酰化；但 HDAC 抑制剂在 mGluR2/3 启动子中增加 H3K9 乙酰化	HDAC 抑制剂增加 mGluR2/3 表达	脊髓	HDAC 抑制剂增加 H3K9 乙酰化，减弱了强迫游泳诱发的内脏超敏
避水应激	雄性 SD 大鼠	增加 GR 及大麻素受体启动子 DNA 甲基化；增加 TRPV1 启动子组蛋白乙酰化	GR 及大麻素受体表达下降，TRPV1 表达增加	背根神经节	尚无相关研究

BDNF. 脑源性神经营养因子；CRF. 肾上腺皮质激素释放因子；GR. 糖皮质激素受体；H3K9. 组蛋白 H3 第 9 位赖氨酸；H4K12. 组蛋白 H4 第 12 位赖氨酸；HAT. 组蛋白乙酰转移酶；HDAC1. 组蛋白脱乙酰酶 1；mGluR2/3. 代谢型谷氨酸受体 2/3

许转录机制与特定的基因启动子相互作用，激活基因转录。另一方面，由于组蛋白脱乙酰酶（histone deacetylase，HDAC）减少了乙酰化，可稳定核染色质并抑制基因转录。DNA 甲基化则是指通过 DNA 甲基转移酶（DNMT）在一个基因的启动子区域中加入甲基转移酶，这通常会导致基因沉默。

1. 组蛋白乙酰化／脱乙酰作用　有研究称，在成年老鼠的肠道免疫应激中，组蛋白的乙酰化作用发挥了作用。ELA 事件本质上也属于新生期肠道免疫应激。虽然新生期的肠道免疫应激并未触发表观遗传的基因重组，但却增加了对成年期免疫应激的易感性。新生儿免疫应激之后，成年人的免疫应激导致蓝斑核的酪氨酸羟化酶表达增加，同时脑脊液中去甲肾上腺素水平提高。去甲肾上腺素作用于腰骶脊髓中的肾上腺素受体，导致脑源性神经营养因子（brain-derived neurotrophic factor，BDNF）的核心启动子发生乙酰化作用，最终导致 BDNF 基因转录的增加。在应用抑制剂抑制组蛋白乙酰化后，可降低脊髓中 BDNF 表达的表观遗传上调，且可对新生／成年大鼠产生内脏超敏的抑制作用。

研究表明，组蛋白的乙酰化作用可能会促进内脏疼痛，HDAC 抑制剂则通过增加组蛋白乙酰化水平来减弱内脏疼痛。最近的一项研究表明，母婴分离引起的内脏疼痛行为与腰骶脊髓中的 H4K12 乙酰化水平呈负相关。而在成熟期腹腔内注射 HDAC 抑制剂可降低 H4K12 乙酰化及内脏超敏。同样，在鼠脑室或杏仁核中给予 HDAC 抑制剂也会减弱应激或激素引起的内脏超敏。当杏仁中央核（central nucleus of amygdala，CeA）长期暴露于高皮质激素水平时，模拟了慢性应激的作用，在大鼠糖皮质激素受体（glucocorticoid receptor，GR）启动子中降低了 H3K9 乙酰化作用。GR 基因的沉默导致了在 CeA 的 CRF 表达上调，继而导致内脏的超敏。在大鼠 CeA 区双侧注射可增强 H3K9 的乙酰化，增加了 GR 的表达，降低了促肾上腺皮质激素释放因子（CRF）的表达，减少了皮质类固醇诱导的内脏超敏。此外，鞘内注射 HDAC 抑制剂可阻止强迫游泳应激导致的内脏超敏。然而，单纯游泳应激并不改变腰骶部总体组蛋白乙酰化，但 HDAC 抑制剂可增加 H3K9 的乙酰化作用，并增加代谢型谷氨酸受体 2 和 3（metabotropic glutamate receptor 2 and 3，mGluR2/3）的表达。以往的研究证明，脊髓中 mGluR2/3 的激活能减轻大鼠的神经病理性疼痛，表明 mGluR2/3 在脊髓中扮演了一个镇痛的角色。数据表明，某些应激源的激活会导致组蛋白在特定位置上的乙酰化作用增加（如脊髓中的 BDNF）。但矛盾的是，由不同的应激源激活 HDAC 时，还可导致脊髓中组蛋白的脱乙酰作用。因此从目前的研究来看，组蛋白乙酰化和脱乙酰似乎都与内脏疼痛有关。

2.DNA 甲基化 在痛觉传导通路中，关键基因的 DNA 甲基化改变也与内脏超敏的发生发展有关。避水应激引起的内脏超敏，与 CeA 区中 GR 启动子区域的 DNA 甲基化增加和 CRF 启动子的 DNA 甲基化降低有关；继而在相同的脑区降低了 GR 的表达，增加了 CRF 的表达。之前的研究表明，应激增加了大脑和肠道的 CRF 表达，而中枢和外周的 CRF 受体拮抗作用则可逆转由应激引起的内脏超敏。研究发现，慢性避水应激导致抗具有镇痛作用的大麻素受体 1 启动子的 DNA 甲基化，并降低了它的表达，这可能与应激引起的内脏疼痛相关。慢性避水应激同时也增加了 H3 的乙酰化，从而导致 TRPV1 表达及功能的上调。

上述这些研究表明，由不同的应激源引起的内脏超敏可能包括不同水平的痛觉传导通路上转录组蛋白的修饰和 DNA 甲基化。上述早期不良事件暴露与表观遗传因素一起，构成了成鼠内脏感觉超敏发生的重要机制（图 10-1）。尽管如此，对内脏痛

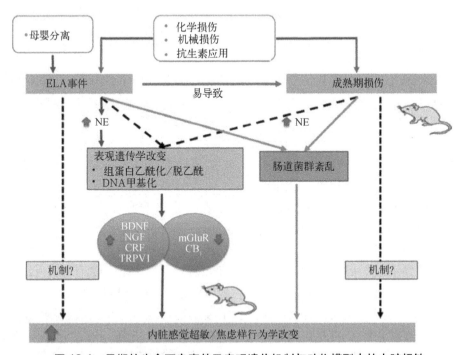

图 10-1 早期的生命不良事件及表观遗传机制与动物模型中的内脏超敏

BDNF. 脑源性神经营养因子；CB₁. 大麻素受体 1；CRF. 促肾上腺皮质激素释放因子；mGluR. 代谢型谷氨酸受体；NE. 去甲肾上腺素；NGF. 神经生长因子；TRPV1. 瞬时受体电位香草酸受体 1。虚线表示目前未知机制

[引自 Liu S, Hagiwara SI, Bhargava A, 2017. Early-life adversity, epigenetics, and visceral hypersensitivity. Neurogastroenterol Motil，29 (9) :e13170.]

机制的理解仍处于早期阶段，表观遗传机制的研究主要是基于动物模型，而临床研究的数据非常少。在以后的研究中，随着人类组织的相关研究的增加，可增强我们对在功能性胃肠病等内脏疼痛的发展过程中所涉及的表观遗传过程的理解。

三、脑 - 肠轴与内脏痛

20 世纪 90 年代初期，随着神经胃肠病学的逐步建立，脑 - 肠轴的概念也被相继提出。该概念的提出为认识精神心理因素与功能性肠病、腹部内脏疼痛等的相关性提供了新的思路。脑 - 肠轴是情感认知中枢与神经内分泌、自主神经系统、肠神经系统和免疫系统相联系的双向通路，它能够调节胃肠道的运动、感知、电生理、分泌及血运。应该注意到的是，脑 - 肠轴仅是一个功能性的传导通路，并非解剖学上存在的实际通路。大脑的各级中枢和脊髓接受并整合传入的信息，经自主神经系统和神经 - 内分泌系统将调控信息传送到肠神经系统或直接调控胃肠内的效应细胞。这个过程精细且复杂，但一般认为，只有经过这种调控作用后，胃肠道才能适应内外环境的变化，实现其正常生理功能。所以，目前的概念是将这一连接胃肠道与中枢神经系统的神经 - 内分泌网络称为脑 - 肠轴。当外界的刺激信号经过大脑接收后，影响了情绪状态的调控和神经反射的调节，这些刺激信号经记忆加工、认知处理和个体选择之后，在中枢神经系统、脊髓、自主神经系统和肠神经系统的回路中进行最终整合。这些整合之后，信号可导致胃肠道出现一系列反应，如胃肠动力改变、分泌增加等。脑 - 肠轴任一水平的变化均会影响胃肠的感觉、动力或者精神心理等。

脑 - 肠轴虽不是全新的研究领域，但在消化道许多疾病中，却是一个相对较新的研究热点。目前认为，如脑 - 肠轴功能

发生紊乱，易导致肠道内环境平衡失调、胃肠功能紊乱、胃肠道炎症、慢性腹部疼痛综合征及饮食障碍等，而这些因素可能都与内脏疼痛及超敏有直接或间接的关系。胃肠道和脑之间的双向信号网络系统对于维持机体内环境稳态与调节中枢及胃肠神经系统功能、激素变化和免疫水平等十分重要，该系统发生变化时，常引起应激行为反应发生改变。近年来研究发现，下丘脑 - 垂体 - 肾上腺轴在应激诱导的内脏痛超敏中也发挥重要作用，其中去甲肾上腺素和皮质酮可能是其中发挥作用的最重要信号分子。

研究表明，ELA 事件可导致新生大鼠重编并上调交感神经活动，导致内脏超敏与焦虑样行为。遭受过新生期结肠炎的大鼠，血浆的去甲肾上腺素水平升高，继而上调胃部神经生长因子（nerve growth factor，NGF）表达，最终加重胃部超敏反应。与无反应的大鼠及无 ELA 暴露史的大鼠相比，有新生期结肠炎导致腹部高敏感的大鼠在成年期胃部的 NGF 表达上调。在新生儿结肠炎后，腹腔神经节内的酪氨酸羟化酶表达升高，可能与胃部的去甲肾上腺素升高有关。因此，胃部的交感神经末梢释放去甲肾上腺素增加，上调了 NGF 表达，进而增加内脏运动对胃扩张的反应。

还有研究发现，蓝斑核中交感神经系统活性的上调和腰段脊髓 BDNF 的表达增加，可能是结肠炎大鼠在成年后发生内脏超敏的又一原因。研究者发现，暴露于 ELA 事件中的大鼠，成年期发生结肠炎症，脑脊髓液中的去甲肾上腺素水平升高触发了表观遗传机制，使得成鼠腰脊段脊髓中 BDNF 的转录增强。以上这些发现表明，ELA 事件增加了交感神经的释放，从而导致了表观遗传的变化，最终导致成年后的内脏过敏症的发展。

除此之外，免疫系统也是微生物与脑 -

肠轴相联系的一个重要组成部分，在维持 CNS 和胃肠道的内环境稳态中起着关键的作用。免疫性疾病和炎症性疾病往往都伴有精神性或神经性症状，尤其是抑郁症和慢性疼痛。也有学者认为，因为抑郁症和慢性内脏痛常有共同的神经机制，因此抑郁症可能是慢性内脏痛的合并症之一。免疫系统和下丘脑轴、自主神经系统及肠道神经系统之间，都存在直接或间接的联系，这些调控系统共同参与了内脏疼痛的病理生理过程。

第二节　SNS、肠道微生物等因素与内脏痛

一、交感神经系统与内脏痛

最近有研究表明，在神经胃肠病学和运动性的问题上，研究者论证了在动物模型中，交感神经系统的增强外流是内脏和躯体发生超敏的一个重要因素。内脏的超敏性或对肠内产生的有害和非有害刺激感觉的增加，目前是解释 IBS 患者慢性腹痛的主要假说。现在有多种技术可以用来评估人类受试者的结直肠癌的内脏反应：痛觉反应可通过疼痛评分、脑成像、神经生理读数、抑制反应或自主反应等来量化。在动物研究中，研究结果往往是伪情感的脑干反射行为，包括对膨胀的反应（内脏运动反应及血压和心率变化），以及大脑成像的变化。此外，在动物中表现出内脏高度敏感性的研究在理解涉及的病理生理学机制方面起着关键作用，但目前大多数的动物模型都是基于最典型的内脏超敏性、压力和炎症，以及肠道的刺激。

在外围水平，免疫细胞、肠色素细胞、胶质细胞、神经元和平滑的肌肉细胞在胃肠道壁等之间发生了复杂的相互作用。连接感觉通路，包括脊髓纤维和无髓的 C 纤维，将神经元突触的变化传递给脊髓和更高的神经中枢。这些传入的神经元来自于固有的肠道神经元，也有来自于外部的迷走神经、脊髓和盆腔的传入神经，并向更高的神经系统传递信息，而自主的副交感神经和交感神经传递的神经元则将信息从大脑传递到肠道。来自全身的感觉信息，包括内脏感觉，被传递给丘脑，丘脑在疼痛的中枢处理中扮演着主要的角色。从这里开始，信号被传递给不同的大脑区域，包括躯体感觉知觉，以及感知、情感和动机方面的疼痛体验，如躯体感觉皮质、背侧前扣带回皮质（dACC）和杏仁核。此外，在大脑中，不同的机制被描述为在小的和大规模的循环中，如突触可塑性，通道病及在不同的大脑结构中的受体调节改变了受影响的信息和功能失调的网络连接。

毫无疑问，有大量的胃肠感觉需通过神经传递给中枢神经系统，从饥饿、饱腹感、恶心到胀气、饱腹感、不适感到共同性、急迫性和通过粪便或气体的需要。因此，传入通路在胃肠道的不同水平上配备了多个特殊的突起于肠壁的末梢，并显示出有特定感觉的选择性受体，其中许多都未达到有意识知觉的水平。此外，高水平的神经可塑性导致了结构、突触和神经元功能的内在变化，这使得这些传入的神经细胞能够对它们微环境的改变做出反应，并导致疾病状态的胃肠功能紊乱。渗透率的增加，与肠道菌群、炎症和神经免疫相互作用的增强等都是引起传入敏感和关键受体机制的一部分。在其他方面的诸多研究中，最近已确定了瞬时受体电位（TRP）通道、阿片类和大麻素受体是内脏感知的重要参与者。

在肠道易激综合征的女性中，除肠道外的神经功能紊乱外，还显示出自主神经功能紊乱。这个途径说明大脑不仅通过迷走神经传入纤维感觉炎症，也能够通过迷走神经的传出纤维系统抑制炎症，其过程主要通过脾脏介导。这种抗炎途径在肠道中也有作用，是通过胆碱能迷走神经刺激与巨噬细胞和其他免疫细胞相互作用的，通过激活 $\alpha 7$ 尼古丁乙酰胆碱受体来抑制肠道内的炎症。

多项研究证明，减少交感神经流出可能会为其他与疼痛相关的疾病如纤维肌痛、慢性疲劳综合征和间质性膀胱炎等提出新的治疗方法。由于这些疾病在肠系患者中更为常见，而且也与增强交感神经系统活动有关，因此可能指向一个共同的病理生理过程。

二、肠道微生物与内脏痛

内脏感觉超敏是肠易激综合征（IBS）的临床特征之一。在诸多的可能因素之中，细菌的活性失调可能与感觉传导通路激活有关，但目前有关于细菌群落在 IBS 发展中作用的研究较少。在人类肠道中，各类菌群的数量众多，功能也极其复杂。一个健康成人肠道内定植的细菌总数多达 10^{14} 个，种类也超过了 1000 种。其中，厚壁菌门和拟杆菌门数量最多，其次还有梭杆菌门、放线菌门、疣微菌门和变形菌门等。在胃肠道中，由于不同部位的微环境不同，各部位的细菌种类和数量也各不相同。

1. 肠道微生物与应激　健康的肠道微生物群形成于生命的早期，该时期也是神经系统发育的重要时间窗，定植肠道的微生物对神经系统的发育和调节也有重要的作用。在幼年时期，肠道菌群即可能参与调节了内脏的感觉通路。研究发现，通过对妊娠期大鼠应激干预及新生期大鼠母婴分离模型研究，产前及出生后应激均可影响肠道微生物的定植。

当前，许多国家都存在过度使用抗生素的问题，特别容易导致人体肠道菌群的异常。研究发现，新生期应用广谱抗生素后可对肠道微生物群产生影响，最终导致成鼠内脏超敏。有多个不同研究证实，幼年期的应激改变了成年大鼠、新生小鼠、幼猴及人类的肠道微生物群的构成。将 IBS 患者粪便菌群转移到无菌鼠后，可引起内脏超敏，其原因可能与细菌代谢物如硫代物有关。这些观察结果表明，肠道菌群也可能在 ELA 事件的反应中发挥作用。此外，还有研究发现，母婴分离还可改变大鼠肠道菌群结构，并使其血清内皮质醇含量增加。因此，应激机制可能通过调节免疫和神经内分泌机制，引起肠道内环境紊乱，可能是引起内脏痛或加重其进展的重要原因之一。最近有多项研究关注内脏超敏动物模型的肠道菌群，试图探究肠道微生物在内脏超敏中发挥作用的具体机制。

2. 肠道菌群失调与内脏痛　如本章前述内容所述，脑 - 肠轴是大脑与胃肠道相互作用的双向调节轴，包括中枢神经系统、自主神经系统、肠神经系统、神经内分泌和神经内分泌免疫系统。事实上，内脏疼痛相关肠道微生物领域的研究与前述脑 - 肠轴一脉相承，微生物 - 脑 - 肠轴目前已发展成为一个前沿的研究领域，是一个包括神经科学、胃肠病学和微生物学等多领域的生物医学研究范畴。在微生物 - 脑 - 肠轴中，肠道微生物本身是双信号通路中至关重要的信息介质之一。某些心理／生理应激可改变原本有益于机体、对抗应激的肠道微生物群（如益生菌等）。

应激可引起一系列中枢及外周神经内分泌因子释放，并通过神经内分泌传递。发生应激时，下丘脑 - 垂体 - 肾上腺轴释放相应皮质醇增加，一方面直接影响外周神经系统兴奋性，另一方面激素作用于肠道效应器官引起肠道分泌功能紊乱、免疫细胞激活，继而引起肠道通透性增加，破坏了肠道黏膜的保护功能，使得肠道菌群移位和菌群结构变化。最新的研究发现，IBS 患者外周的肠道微生物代谢产物发生了变化，具体包括胆汁酸、乙酸 / 丙酸等有机酸、挥发性有机物质、多不饱和脂肪酸及短链脂肪酸等。而这些代谢物本身即可作为信号分子在肠道内发挥作用，如不饱和脂肪酸被认为是 TRP 通道尤其是 TRPV4 的内源性激动剂，可通过下游蛋白激酶 C 致敏外周感觉神经元，同时促进组胺和 5- 羟色胺分泌，共同作用引起内脏痛或感觉超敏。

另外，免疫系统在大脑和肠道动态平衡中也起着重要的中介作用，肠道微生物群本身也是肠道免疫系统的重要组成部分。最新的研究发现，应激可能破坏肠上皮细胞的完整性，进而引起革兰阴性菌群移位，促进 TLR4 的表达，导致免疫反应炎症介质 IL-6 和 IFNγ 的产生增加及单核细胞活化。

在以人类为对象的研究中，IBS 患者与健康人相比发生了显著的肠道微生菌群改变。因此，益生菌治疗可能会对 IBS 患者有益。通过益生菌治疗调节肠道微生物后，多种益生菌混合物（VSL#3）可阻止新生期母婴分离诱发的内脏痛超敏的进展，同时逆转色氨酸羟化酶 -1 (tryptophan hydroxylase-1，TPH-1) 基因的上调。此外，研究发现双歧杆菌属可有效改善应激和结肠炎诱导的内脏痛超敏，其中作用最为显著的包括婴幼儿双歧杆菌和植物乳酸杆菌等。通过汇总上述研究发现，早期生活不良事件、应激、肠道微生物、自主神经系统等因素，可能都是内脏痛觉高敏发生中的环节之一。在诸多因素当中，由于肠道微生物群是一个庞大而复杂的群体，因此在内脏痛中的作用机制还需进一步的研究

及探索。

三、硫化氢与内脏痛

硫化氢（H_2S）是一种内源性的气体递质，是继 NO 和 CO 之后发现的又一种新的气体信号分子，目前被认为是一种神经递质，在中枢神经系统中起着重要的作用。内源性 H_2S 主要由胱硫醚 β - 合酶（CBS）和胱硫醚 γ - 裂解酶（CSE）合成，不仅可直接作用于中枢神经系统发挥作用，还能通过抗氧化、调节神经内分泌及脑血管功能等，从而间接影响中枢神经系统功能，具有广泛的生理作用。近年来，越来越多的研究发现内源性 H_2S 在多种神经系统疾病的发病过程中发挥着重要作用。

具体来说，在许多组织器官中，H_2S 都似乎扮演着双重或复杂的角色。在神经系统中，有证据表明 H_2S 不仅通过激活包括 NMDA 在内的谷氨酸受体及激活 MEK/ERK 通路而产生神经毒性，H_2S 还通过多种机制发挥神经保护作用，如 ATP 敏感的钾通道激活和氯通道激活、细胞内的谷胱甘肽水平。内源性 H_2S 还通过 Ca^{2+}/ 钙调节通路参与了神经元激活，并通过增强 cAMP 诱导的 NMDA 受体反应性来调节长时程增强。

同时，H_2S 可能会引起感觉神经的兴奋，并在神经源性炎症中扮演重要角色，因为 H_2S 的生成物 NaHS 可增加豚鼠气道的神经肽释放，该效应随着 C 纤维神经元的辣椒素发生脱敏或应用 TRPV1 受体拮抗药辣椒平而减弱。此外，NaHS 可诱导离体的呼吸道发生收缩，而该效应可被 TRPV1 拮抗药或联用 NK1 和 NK2 速激肽受体预处理所逆转。还有研究显示，H_2S 刺激辣椒敏感的初级神经末梢后，通过激活大鼠膀胱内的 NK1 和 NK2 受体，释放速激肽，继而产生浓度相关性的收缩作用。然而大量研究发现，TRPV1 并不是 H_2S 的直

接靶点，H_2S 更有可能是通过 $Ca_v3.2$ T 型钙通道及 TRPA1 而激活感觉神经元。总之，H_2S 在躯体疼痛、内脏痛及神经性疼痛的信号传导方面，可能都扮演着重要的角色。此外，除了 H_2S 的其他气体信号分子，尤其是 NO，也在慢性内脏痛中发挥重要作用。

$Ca_v3.2$ T 型钙通道在接近静息膜电位时激活，并在中枢神经和周围神经元的兴奋性方面起着至关重要的作用。该通道在背根神经节（DRG）神经元中表达，分布在外围、中央轴及神经末端等各处，表明其在感觉传输中发挥作用。另有多项研究证明，TRPA1 与 $Ca_v3.2$ T 型钙通道共同发挥作用，调节 H_2S 介导的伤害感受器激活，从而共同参与了疼痛的进程（图 10-2）。

四、性激素与内脏痛

多年以来，性别差异是否在内脏疼痛或内脏感觉超敏的发生发展中存在显著区别，还一直存在争议。毫无疑问，性激素可影响脑 - 肠轴信号网络，也会影响到如

药物对内脏痛高敏患者疗效的临床试验结果。内脏痛性别差异的原因可能也存在着多种因素，如环境、心理和生物学差异等。而 IBS 是一种女性占多数的疾病（男女比例约 1：2），该发生率和女性对应激易感性较高是一致的。雌性激素如雌激素和孕激素水平在月经周期及在绝经期和绝经后发生了改变，而这种变化常常可以解释胃肠运动功能异常和内脏敏感性的变化。

研究发现，通过观察月经周期对胃肠道症状包括内脏痛的影响，发现许多妇女在黄体晚期胃肠道症状包括内脏痛发生概率显著增加。相比于男性，成年女性体内有较高水平的应激激素如促肾上腺皮质激素（ACTH）和皮质酮等；此外，有研究发现性腺激素特别是雌性激素还是 HPA 的重要调节剂之一。有实验证明，雌激素受体 α 和 β 本身可增加促肾上腺皮质激素释放激素（CRH）的表达。在动情前期，女性有较高水平的 CRH、ACTH 和皮质醇，相比较其他的动情循环周期而言，此期内雌二醇水平最高。性激素特别是雌激素在

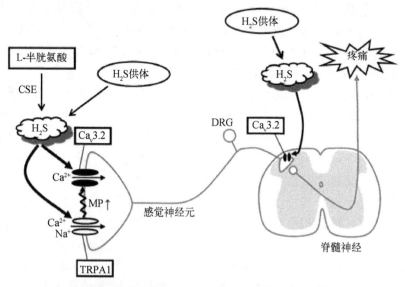

图 10-2 H_2S 在中枢及外周伤害性感受初级神经元中的作用

CSE. 胱硫醚 γ - 裂解酶；MP. 膜电位；DRG. 背根神经节

[引自 Terada Y, Kawabata A, 2015. H_2S and pain: a novel aspect for processing of somatic, visceral and neuropathic pain signals. Handb Exp Pharmacol, 230:217-230.]

月经周期的波动可能引起 5- 羟色胺能和谷氨酸等神经递质系统的变化，从而影响应激相关疾病的发生和疼痛治疗效果。许多研究证明，性别差异在应激反应本身及应激诱导的疼痛中具有一定的调节作用，但机制仍不十分明确，主要原因可能与大多数临床前实验都是用雄性动物来进行研究有关。总之，性别在内脏痛的病理生理过程的作用仍然不是很清楚，尚有待进一步的研究。

第三节　离子通道 / 受体和内脏痛

虽然内脏痛或内脏感觉超敏的确切病理生理学机制还不是特别清楚，但最近的研究较多关注了伤害性感受器的表达上调或其功能改变，以及它们的下游信号转导途径。与内脏感觉相关的离子通道或受体众多，此前研究较为关注的是瞬时受体电位（TRP）通道家族，但随着研究的不断深入，发现还有很多其他的离子通道或受体参与其中，发挥某些感觉或疼痛的调节作用。

一、TRP 通道

TRP 通道是一种非选择性阳离子通道家族，通常直接接受或转导渗透刺激、机械刺激、热刺激或化学刺激等，与内脏痛关系密切，因此针对 TRP 通道的拮抗剂也作为新型镇痛药物得到了越来越多的关注。在组织损伤或炎症中，促炎症介质的释放可激活 G 蛋白偶联受体超家族的受体，导致 TRP 通道敏感化和活化，从而增强疼痛和神经源性炎症。近年来，关于内脏痛的神经元 TRP 通道研究很多，多项研究发现 TRP 通道在内脏超敏方面具有调节作用，并试图探明其调制下的信号通路。通过更好地理解 TRP 通道及其调节剂，可能有助于开发更有选择性和更有效的治疗方法来治疗内脏超敏，改善内脏痛。胃肠道中有多种 TRP 通道（TRPV1、TRPV3、TRPV4、TRPA1、TRPM5 和 TRPM8 等），通过激活增加、受体敏感化（激活的阈值降低）或在内脏感觉过程中表达改变等方式来发挥作用。

伤害性感受相关的受体激活，如缓激肽受体（B_1）、5- 羟色胺受体（$5-HTR_4$）、组胺受体（HRH_2）和前列腺素受体（PGR）等，导致腺苷环化酶（AC）产生环腺苷酸（cAMP）。这就导致了蛋白激酶 C（PKC）的活性增加，进而使 TRP 通道通过磷酸化而发生敏化。另一方面，另一些疼痛相关的受体，如缓激肽受体（B_2）、蛋白酶激活受体 2（PAR2）、5- 羟色胺受体（$5-HTR_2$）、组胺受体（HRH_1）和前列腺素受体（PGR），则导致磷脂酶 C（PLC）生成二酰甘油（DAG）和三磷酸肌醇（IP_3），进而导致蛋白激酶 A（PKA）激活，最后使 TRP 通道磷酸化并发生高敏。与此同时磷脂酶 A_2（PLA_2）也被激活，导致花生四烯酸（AA）和下游多不饱和脂肪酸（PUFA）的产生，也可直接激活 TRP 通道。通过对 TRP 通道的磷酸化、激活和敏化会导致异常的疼痛及内脏超敏（visceral hypersensitivity，VHS）（图 10-3）。

最新研究发现，TRPA1 通道几乎完全表达于 TRPV1 的一个子集中，它是迷走神经、内脏神经和骨盆传入通路的小和中直径神经元，并且高度参与了由炎症和压力引起的机械和化学结肠过敏。此外，TRPV1 和 TRPA1 在结肠炎模型中，协同作用于调节炎症引起的内脏超敏。在非本原的基础上，TRPV4 通道可能会增强组胺、5-HT 和 PAR2 的调节作用。虽然 TRPV1、TRPV4 和 TRPA1 都具有敏感性，但 TRPM 8 的激活通过 TRPV1 的交叉脱敏和抑制 TRPA1 活性，可降低传入信号和内脏超敏性。

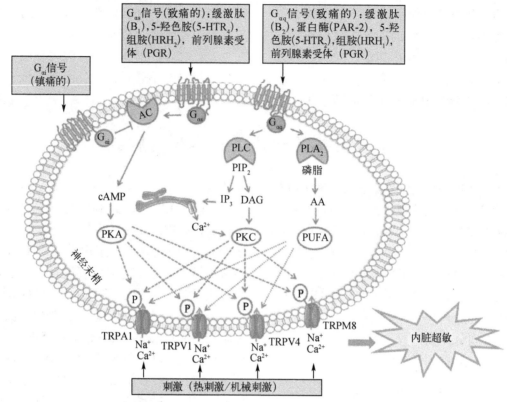

图 10-3 G 蛋白偶联受体 (GPCR) 介导的 TRP 通道敏感化,导致内脏的痛觉超敏

PIP₂. 磷脂酰肌醇二磷酸;P. 磷酸化;Ca²⁺. 钙离子;Na⁺. 钠离子

[引自 Balemans D, Boeckxstaens GE, Talavera K, et al. 2017. Transient receptor potential ion channel function in sensory transduction and cellular signaling cascades underlying visceral hypersensitivity. Am J Physiol Gastrointest Liver Physiol, 312(6):G635-G648.]

二、谷氨酸受体

谷氨酸是中枢神经系统中最重要的兴奋性神经递质,其受体分为离子型和代谢型,谷氨酸受体在激活后通过对 Na^+、K^+、Ca^{2+} 等阳离子调节或通过与 G 蛋白偶联,激活一系列信号转导途径,发挥其生物学作用。迷走神经和脊髓中的谷氨酸通过 NMDA 和非 NMDA 受体介导内脏伤害性信号的传入。早前的研究表明,NMDA 受体拮抗剂可减少结肠及其他内脏机械刺激诱导的迷走神经和盆腔神经传入。此外,NMDA 受体还有可能参与肠道非炎症性内脏伤害性刺激的信息传递,可能通过引起结肠内降钙素相关基因肽(CGRP)和 P 物质(SP)等物质释放来发挥调节作用。

目前的研究发现,除离子型谷氨酸受体外,代谢型谷氨酸受体也与内脏痛密切相关。研究表明,除 mGlu6 外,所有的代谢型谷氨酸受体在脊髓及以上中枢与疼痛相关的区域均有表达。最初的研究发现,这类受体可在内脏伤害性刺激过程中发挥作用,而谷氨酸受体拮抗剂 LY393053 可减少模型动物扭体实验的伤害性行为变化,通过微透析技术于杏仁中央核(CeA)内注入谷氨酸受体激动剂 DHP 发现,非伤害性内脏刺激反应也显著增加,且该作用可被活化的氧自由基(ROS)清除剂 PNB 和超氧化物歧化酶模拟物 Tempol 所逆转。此后相继有研究发现,mGlu1 拮抗剂

LY367385 也可降低内脏刺激的疼痛反应，mGlu5 拮抗剂在不影响大鼠结肠顺应性的前提下能有效地降低清醒大鼠的内脏运动反应，还可降低 CRD 诱发的心率及血压升高。

三、P2X 受体

嘌呤能 P2X 受体通道属于二次跨膜蛋白家族，目前已知的有 7 个亚型（P2X1 ~ 7），广泛分布于神经元、神经胶质细胞、上皮细胞、内皮细胞、骨骼、肌肉及造血细胞上。此前有大量研究表明，P2X 受体参与炎性疼痛和神经病理性疼痛的发生和发展，但在内脏痛中的作用研究相对较少。有研究发现，缺乏 P2X3 受体的大鼠尿道膀胱反射减弱，且疼痛相关的行为学变化减少。另有研究发现人患结肠炎时，ATP 门控离子通道 P2X3 表达增加。总之，P2X3 受体与内脏痛关系密切，但其敏化机制有待进一步探讨。

四、γ - 氨基丁酸受体

γ - 氨基丁酸（GABA）是中枢神经系统主要的抑制性神经递质，在抗伤害性反应中发挥重要作用。GABA 与突触前或突触后受体结合后，可导致离子通道构象发生改变，进而引起离子通道开放，带电离子进出细胞膜，导致膜电位超极化而使细胞处于抑制状态。GABA 受体分为两类：$GABA_A$ 和 $GABA_B$，其中 $GABA_A$ 是配体门控离子通道，$GABA_B$ 是代谢型 G 蛋白偶联受体。通过使用 $GABA_A$ 受体的拮抗剂和激动剂发现，脊髓 GABA 能环路的调节在疼痛过程中发挥着重要作用。目前认为，GABA 的抗伤害性作用由 $GABA_B$ 受体所介导，$GABA_B$ 受体在脊髓和大脑的多个部位均有表达。$GABA_B$ 受体参与胃肠道功能的调节，最常用的是 $GABA_B$ 受体激动剂巴氯芬，该物质在多种内脏痛大鼠模型中表现出抗伤害性感受作用。此外，皮下注射巴氯芬可以阻断膀胱的疼痛反应。总之，多项研究表明，$GABA_B$ 受体激动剂可通过外周发挥抗伤害性作用。

除上述离子通道和受体外，其他离子通道和受体都可能在不同的疼痛模型中发挥一定作用。总之，离子通道与受体参与的类型和作用大小可能有一定的组织器官特异性及疾病相关特异性。与此同时，参与内脏疼痛和躯体疼痛的离子通道机制也可能有所不同，这就要求广大研究者针对内脏器官与感觉传导的特点，设计与躯体疼痛相区别的模型或实验方法，对实验结果的把握和解读也可能与躯体疼痛有所区别。在此基础之上，人们对内脏痛的机制了解会一步步深入，基于此基础上的针对内脏器官传入神经特异性镇痛方法也就易于实现。

五、小　结

除上述因素之外，还有很多因素与内脏痛有关，如内源性阿片类物质。内源性阿片类物质因其对疼痛的下行抑制而得名。它们间接刺激了中脑导水管周围灰质（PAG）的输出神经元，这些神经元投射到外侧 RVM，以抑制脊髓内的痛感传播。在动物模型中，急性的吗啡治疗确实表现为对结肠扩张引起的疼痛，而与此相反，慢性吗啡治疗则诱发了内脏的高敏感。内源性内酰胺类药物也代表了一种内源性镇痛药，作用于有潜在治疗作用的神经。它们是根据对压力、疼痛、炎症和化学刺激的反应而合成的，在炎症过程中，大麻素及其受体的内源性水平的调节在免疫调节中起着重要作用，但增强大麻素信号可能对减轻腹部疼痛也有重要作用。对内源性内酰胺的调制降低了几种动物模型中内脏的超敏性，并降低了内酰胺的内源性水平，与后感染性肠病患者的腹部疼痛症状有关。

目前,越来越多的证据表明,TRP 通道、阿片类药物、大麻素受体相互作用,在疼痛的机制研究中形成一个"三巨头"的局势。最近的研究提到,受体亚型之间双向的相互作用可以通过直接或间接抑制或兴奋性行为实现。例如,CB_1 受体激活抑制小鼠传入神经元的 TRPV1 通道的敏感化,而 TRPV1 的拮抗作用与内源性阿片类物质相结合,似乎是治疗动物模型炎症性疼痛的一种创新的新治疗策略。在初步临床试验中,大麻素水平的增加还可增强阿片类药物的镇痛作用。这种所谓的"三巨头"是否也是肠道内疼痛调节的关键因素还有待证实,但如果是这样,则可能会为内脏疼痛的治疗策略研究打开大门。

最后,我们需要认识到,内脏痛特别是慢性腹部疼痛的有效治疗对于临床医生来说仍然是一个严峻的挑战。慢性腹部疼痛与内脏功能异常密切相关。在过去的 20 年里,研究已经确定了多个选择性的相互交叉的信号通路,而这些通路与内脏感觉神经相关,包括传入神经和传出神经纤维的特定受体。这种对内脏疼痛神经控制的新认识,有望通过抑制内脏疼痛的不同通路,进而在临床中开启更有效的治疗策略,切实减轻患者内脏疼痛与感觉超敏,提高患者的生活质量。

（虞大为　陆智杰　陈　浩

朱　姣　朱　妹）

参 考 文 献

Al-Hashimi M, Scott SW, Thompson JP,et al. 2013. Opioids and immune modulation: more questions than answers. Br J Anaesth, 111: 80-88.

Anand KJ, Runeson B, Jacobson B, 2004. Gastric suction at birth associated with long-term risk for functional intestinal disorders in later life. J Pediatr, 144:449-454.

Balemans D, Boeckxstaens GE, Talavera K, et al. 2017. Transient receptor potential ion channel function in sensory transduction and cellular signaling cascades underlying visceral hypersensitivity. Am J Physiol Gastrointest Liver Physiol, 312(6):G635-G648.

Blackshaw LA, Gebhart GF, 2002.The pharmacology of gastrointestinal nociceptive pathways. Curr Opin Pharmacol, 2(6): 642-649.

Brierley SM, Linden DR, 2014. Neuroplasticity and dysfunction after gastrointestinal inflammation. Nat Rev Gastroenterol Hepatol, 11: 611-627.

Brookes SJ, Spencer NJ, Costa M,et al. 2013. Extrinsic primary afferent signaling in the gut. Nat Rev Gastroenterol Hepatol, 10: 286-296.

Burnstock G, 2002. Potential therapeutic targets in the rapidly expanding field of purinergic signalling. Clin Med (Lond), 2(1): 45-53.

Cenac N, Bautzova T, Le Faouder P, et al. 2015. Quantification and potential functions of endogenous agonists of transient receptor potential channels in patients with irritable bowel syndrome. Gastroenterology, 149: 433-444.e7.

Deiteren A, De Man JG, Keating C,et al. 2015. Mechanisms contributing to visceral hypersensitivity: focus on splanchnic afferent nerve signaling. Neurogastroenterol Motil, 27: 1709-1720.

Feng CC, Yan XJ, Chen X, et al. 2014.Vagal anandamide signaling via cannabinoid receptor 1 contributes to luminal 5-HT modulation of visceral nociception in rats. Pain, 155: 1591-1604.

Gil DW, Wang J, Gu C,et al. 2015. Role of sympathetic nervous system in rat model of chronic visceral pain. Neurogastroenterol Motil, 28:423-431.

Holzer P, Hassan AM, Jain P, et al. 2015. Neuroimmune pharmacological approaches. Curr Opin Pharmacol, 25: 13-22.

Holzer P, Holzer-Petsche U, 2001.Tachykinin receptors in the gut: physiological and pathological implications. Curr Opin Pharmacol, 1(6): 583-590.

Hosoya T, Matsumoto K, Tashima K,et al. 2014. TRPM8 has a key role in experimental colitis-induced visceral hyperalgesia in mice. Neurogastroenterol Motil, 26: 1112-1121.

Hughes PA, Castro J, Harrington AM, et al. 2014. Increased kappa-opioid receptor expression and function during chronic visceral hypersensitivity. Gut, 63: 1199-1200.

Hughes PA, Moretta M, Lim A,et al. 2014. Immune derived opioidergic inhibition of vis- cerosensory afferents is decreased in Irritable Bowel Syndrome patients. Brain Behav Immun, 42: 191-203.

Hughes PA, Zola H, Penttila IA,et al. 2013. Immune activation in irri- table bowel syndrome: can neuroimmune interactions explain symptoms? Am J Gastroenterol, 108: 1066-1074.

Ji G, Neugebauer V, 2010. Reactive oxygen species are involved in group I mGluR-mediated facilitation of nociceptive processing in amygdala neurons. J Neurophysiol, 104(1): 218-229.

Lindstrom E, Brusberg M, Hughes PA, et al. 2008. Involvement of metabotropic glutamate 5 receptor in visceral pain. Pain, 137(2): 295-305.

Liu L, Li Q, Sapolsky R, et al. 2011. Transient gastric irritation in the neonatal rats leads to changes in hypothalamic CRF expression, depressionand anxiety- like behavior as adults. PLoS One, 6:e19498.

Liu LS, Winston JH, Shenoy MM, et al. 2008. A rat model of chronic gastric sensorimotor dysfunction resulting from transient neonatal gastric irritation. Gastroenterology, 134:2070-2079.

Liu S, Hagiwara SI, Bhargava A, 2017. Earlylife adversity, epigenetics, and visceral hypersens- itivity. Neurogastroenterol Motil, 29 (9) :e13170

Matteoli G, Boeckxstaens GE, 2013. The vagal innervation of the gut and immune homeostasis. Gut, 62: 1214-1222.

Mayer EA, Gupta A, Kilpatrick LA,et al. 2015. Imaging brain mechanisms in chronic visceral pain. Pain, 156(Suppl 1): S50-63.

McRoberts JA, Coutinho SV, Marvizon JC, et al. 2001. Role of peripheral N-methyl-D-aspartate (NMDA) receptors in visceral nociception in rats. Gastroenterology, 120(7): 1737-1748.

Moloney RD, Desbonnet L, Clarke G, et al. 2014. The microbiome: stress, health and disease. Mamm Genome, 25(1-2):49-74.

O' Mahony SM, Clarke G, Dinan TG,et al. 2017. Early-life adversity and brain development: Is the microbiome a missing piece of the puzzle? Neuroscience, 342:37-54.

O' Mahony SM, Felice VD, Nally K, et al. 2014. Disturbance of the gut microbiota in early-life selectively affects visceral pain in adulthood without impacting cognitive or anxiety-related behaviors in male rats. Neuroscience, 277:885-901.

Smith C, Nordstrom E, Sengupta JN,et al. 2007. Neonatal gastric suctioning results in chronic visceral and somatic hyperalgesia: role of corticotropin releasing factor. Neurogastroenterol Motil, 19:692-699.

Terada Y, Kawabata A, 2015. H_2S and pain: a novel aspect for processing of somatic, visceral and neuropathic pain signals. Handb Exp Pharmacol, 230:217-230.

Tramullas M, Finger BC, Moloney RD, et al. 2014. Toll-like receptor 4 regulates chronic stress-induced visceral pain in mice. Biol Psychiatry, 76(4):340-348.

Vermeulen W, De Man JG, De Schepper HU,et al. 2013.Role of TRPV1 and TRPA1 in visceral hyper- sensitivity to colorectal distension during experimental colitis in rats. Eur J Pharmacol, 698: 404-412.

Vermeulen W, De Man JG, Pelckmans PA,et al. 2014. Neuroanatomy of lower gastrointestinal pain disorders. World J Gastroenterol, 20: 1005-1020.

Winston JH, Li Q, Sarna SK. 2014. Chronic prenatal stress epigenetically modifies spinal cord BDNF expression to induce sex-specific visceral hypersensitivity in offspring. Neurogastroenterol Motil, 26:715-730.

Zador F, Wollemann M, 2015. Receptome: interactions between three pain-related receptors or the "Triumvirate" of cannabinoid, opioid and TRPV1 receptors. Pharmacol Res, 102: 254-263.

Zamuner AR, Barbic F, Dipaola F, et al. 2015. Relationship between sympathetic activity and pain intensity in fibromyalgia. Clin Exp Rheumatol, 33: S53-57.

下 篇

内脏痛临床

第11章 常见内脏痛的流行病学

当前，位于胸部、腹部或盆腔的疼痛是一种十分常见的体验，特别是慢性复发性的内脏痛困扰着相当庞大的人群。对于部分患者，这种感觉只是偶尔发生，但对某些患者来说这种体验却几乎每天存在。社区调查结果显示，超过25%的人存在断断续续的腹痛，约20%的人存在胸痛，超过16%～24%的女性存在各类盆腔疼痛。腹部疼痛是某些疾病的特异性症状，常常可根据疼痛的位置、性质等提示与之相关的疾病。虽然许多患者以疼痛为首发症状就诊，但其本身就医时并未被诊断患有器质性疾病。因内脏疼痛的性质模糊且定位不准确，这类疼痛往往被认为是原发性内脏痛。外科医生常称此类疼痛为非特异性腹痛，早期的教科书上则称为非器官源性疼痛。非特异性腹痛在接受住院治疗的男性和女性人群中，分别位于最常见原因的第10位和第6位，而且约有2/3的教学医院外科病房里的患者重复住院的原因就是非特异性腹痛。据估计，英国每年用在非特异性腹痛的花费约有1亿英镑。临床上，冠状动脉疾病的发生往往比较危急和严重，因此诊断胸痛时通常必须首先考虑心源性因素，直到排除心源性胸痛的可能。然而，据估计，每年在所有行冠状动脉血管造影术的胸痛患者中，约有30%的患者冠状动脉造影显示正常。另外，在14种不同的人群中非心源性胸痛（NCCP）的患病率约为13%。在澳大利亚，NCCP每年的年度卫生预算至少为3亿澳元。在美国和英国，持续非周期性盆腔疼痛的患病率约为16%。其中，约1/3盆腔疼痛的女性并无明显的妇科病变，1/3的女性在子宫切除术后仍有持续性疼痛。据推测，英国每年用在持续性盆腔疼痛的直接医疗费用为1亿5800万英镑，间接医疗费用为2400万英镑。此外，儿童期腹痛的年患病率从社区人群的20%到全科诊所的44%不等。在多达20%的患儿中，发作呈现间歇性或周期性。在急救医院接诊的腹痛患儿中，仅有30%具有明确的诊断，且其中高达33%的急诊阑尾切除术中阑尾是正常的。由于反复就医和住院，患儿不得不经常请假和休学，中断社交活动，这些都可能对他们的身心健康发展带来不利影响。无论是器质性还是功能性内脏痛，患者还经常伴有精神心理方面的合并症。为改善患者的生活质量，患者和医疗人员均需提高对精神心理疾病的认知及加强心理问题的监测和管理。综上所述，内脏痛具有发病率高、就医患者确诊困难、患者生存质量差等特点，开展内脏痛的流行病学研究，了解内脏痛的流行特点及其影响因素对于疾病防控与预后改善尤为必要。

第一节　常见内脏痛的流行病学

一、炎性肠病

在导致慢性内脏腹痛的疾病中，炎性肠病（inflammatory bowel disease，IBD）是最常见的一类疾病，它包括克罗恩病（Crohn's disease，CD）和溃疡性结肠炎（ulcerative colitis，UC）两大类，病因和发病机制不明。现有的诊断手段尚不能准确地识别出可能进展至慢性疼痛综合征的 IBD 患者。全球范围内的 CD 的年发病率为（0.6 ～ 20.3）/10 万人，UC 的年发病率为（0.1 ～ 15.6）/10 万人。全球不同地区的发病率存在地理差异，具体表现为北美、英国和北欧国家的发病率高于南欧、亚洲和非洲。但近 20 年来，IBD 病例数在我国迅猛增加。Wang 等和中国 IBD 协作组对 1990 ～ 2003 年 IBD 住院患者进行了回顾性研究，共收集了 3100 例 UC 和 515 例 CD 患者，结果显示我国 IBD 住院患者数量呈上升趋势，粗略推测 UC 患病率约为 11.6/10 万人，CD 约为 1.4/10 万人。西方国家 IBD 发病年龄多呈双峰状分布，UC 第一个发病年龄高峰为 30 ～ 39 岁，CD 为 20 ～ 29 岁，UC 和 CD 第二个发病年龄高峰为 60 ～ 70 岁，以第一个高峰病例数为多。与此相比，亚洲国家 IBD 发病年龄的第二高峰少见，UC 和 CD 发病年龄高峰较西方国家延迟约 10 年。IBD 发病率在世界各地的增高已促使研究者关注环境因素及生活方式在疾病发生发展中的作用，两者对 IBD 发生的影响可能比遗传因素更加重要。其中，喜食甜食和高蛋白饮食特别是动物蛋白是 IBD 发病的危险因素之一。多个研究表明，吸烟能够影响 IBD 的发病，其中，Mahid 等的 Meta 分析显示，吸烟会降低 UC 的发病风险，对于 UC 发病具有

一定的保护作用。这可能与尼古丁对直肠和结肠血流、黏液、细胞因子及花生四烯酸等物质的影响有关。口服避孕药被认为是 IBD 的危险因素，其中口服避孕药的妇女发生 CD 和 UC 的相对危险度（relative risk，RR）分别为 1.51（P=0.002）和 1.53（P=0.001），而停用避孕药后 IBD 的发病风险不再增加。阑尾切除术对 UC 的发病具有一定的保护作用，然而术后 5 年内 CD 的发病却显著增加。精神心理因素对 IBD 的发病可产生不容忽视的影响，有研究表明，心理应激会促进 IBD 病情的复发和加重，这可能与血清中的应激相关激素和细胞因子水平的升高有关。

二、慢性胰腺炎

慢性胰腺炎（chronic pancreatitis，CP）是指各种病因引起的胰腺组织和功能不可逆的慢性炎症性疾病，其病理特征为胰腺腺泡萎缩、破坏和间质纤维化。临床以反复发作的上腹部疼痛和（或）胰腺外、内分泌功能不全为主要表现，可伴有胰腺实质钙化、胰管扩张、胰管结石和胰腺假性囊肿形成等。CP 在美国的患病率为 42/10 万人，法国为 26/10 万人，日本为 33/10 万人，印度最高，为（114 ～ 200）/10 万人。据我国 1994 ～ 2004 年对 22 家医院共 2008 例 CP 的调查显示，患病率约为 13/10 万人，且有逐年增加的趋势。亚太地区胰腺炎患者多为热带性胰腺炎，且以青年男性居多。而在日本，大部分胰腺炎发生于老年男性患者。我国则多为中年发病，男女比例为 1.86：1。患者平均发病年龄为 48.9 岁 ±15 岁，60 岁左右存在一个发病高峰。CP 的致病因素较多，且通常是多因素联合作用的结果。酗酒是胰腺炎发病主

要的因素之一，在西方国家占 60% 以上，在我国约占 35%。其他致病因素包括高脂血症、高钙血症、胰腺先天性异常、胰腺外伤或手术、自身免疫病、基因突变或缺失等，其中 20% ~ 30% 患者的致病因素不明确。在所有胰腺炎患者中，18 岁以下儿童约占 3.76%，但发病机制与成人有所不同，其主要致病因素为幽门螺杆菌(66.21%)和胆道结石（21.34%）。CP 最主要的临床症状是疼痛。与西方国家患者的特征相似，我国 CP 患者中有 76.25% 的主诉疼痛，其中 51.25% 的患者为轻度疼痛，疼痛强度评分（numeric pain intensity scale，NPIS）在 1 ~ 3 分；10.31% 的患者出现重度疼痛，NPIS 评分在 7 ~ 10 分。除疼痛之外，其他常见症状还有黄疸（13.40%）、体重减轻（10.41%）、脂腹泻（6.92%）及消化不良（36.11%）等。

三、术后腹腔粘连

导致慢性腹痛综合征的术后腹腔粘连相关疾病手术包括胆囊切除术、疝修补术、粘连松解术等。目前，关于发生术后腹腔粘连的患者的流行病学资料尚不多，导致术后粘连的确切原因和发病机制仍未明确。文献报道的术后粘连的发生率从 45% 到 90% ~ 100% 不等。英国的一项尸检研究发现，在生前未经历腹部手术的患者中，28% 患者的腹内粘连与腹腔感染有关。虽然腹腔粘连和慢性腹痛的因果关系不明，但有证据表明，诊断性腹腔镜手术术后患者的术后疼痛缓解率近 80%，提示术后粘连可能是导致术后慢性疼痛潜在因素之一。术后粘连发生的危险因素主要包括手术路径、患者年龄、使用外源性异物如腹膜网等，以及存在污染病灶（如胆囊残余等）。其他可能的危险因素还包括手术类型，特别是胆囊切除术、疝修补术、盆腔手术和粘连松解术等。其中，胆囊切除术后的慢性腹痛发生率在 3% ~ 56%，而先前存在精神疾病、女性患者、术前症状持续时间较长及术后 6 周时发生疼痛等因素对后继的术后慢性疼痛发生有一定的预测作用。疝修补术后的慢性腹痛的发生率在 0 ~ 63%，对于此类患者而言，疾病复发、术前疼痛、严重急性术后疼痛、BMI 较大、年龄较小等因素与慢性术后疼痛的进展密切相关。

四、肠易激综合征

肠易激综合征（irritable bowel syndrome，IBS）是一组以腹痛、腹胀及大便习惯改变为主要特征，并伴随大便性状异常，持续存在或间歇发作，而又缺乏形态学和生物化学异常改变可解释的临床症候群。全球人群中有 10% ~ 20% 的成年人和青少年具有符合 IBS 的症状，其中，西方国家为 8% ~ 23%，大洋洲国家为 11% ~ 17%，非洲国家约为 10%，亚洲国家为 5% ~ 10%。我国 IBS 的人群患病率在不同地区亦不相同，其中北京地区常住人口 18 ~ 70 岁的人群中有症状符合 Manning 标准的 IBS 患病率为 7.26%，广州地区的居民中符合 Manning 标准的患病率为 11.5%，符合罗马Ⅱ标准的患病率为 5.16%，武汉地区就诊于消化科门诊的患者有 10.7% 被诊断为 IBS。多项调查或研究结果提示，不同国家和地区的饮食结构、生活环境和社会文化背景等因素造成 IBS 的发病率不同。IBS 可影响患者的生活质量，给患者造成极大的心理及经济负担。患者多以中青年居多，男女比约 1 : 2。本病的发病机制尚未完全明确，目前认为 IBS 的发病可能与肠道动力异常、内脏感觉异常、炎症、感染、神经 - 内分泌、遗传、饮食等多种因素的相互作用有关，其中胃肠动力异常和内脏感觉异常被认为是 IBS 主要的病理生理学基础。目前，对于其病因的研究主要包括消化道的动力异常、内脏感觉异常、肠道炎症与免疫功能变化、神经-内分泌和脑-肠轴功能紊乱、心理和社会因素等。总体来说，IBS的发病因素复杂，除上述几种病因外，还有性别、饮食、遗传等也与IBS有关。目前普遍认为，消化道动力异常和内脏感觉异常为IBS的病理生理基础，其他各种因素均间接影响这两方面，继而通过这两种机制引起IBS症状。总之，IBS的各种发病因素之间的相互作用、联系和影响复杂，单一机制不能解释IBS的全部症状，因此还需要进一步深入研究以探明多种因素间的复杂关联。

五、功能性消化不良

功能性消化不良（functional dyspepsia，FD）是我国常见的功能性疾病之一，它是指具有慢性消化不良症状，但不能用器质性、系统性或代谢性疾病等来解释产生症状原因的一类消化系统疾病。其中，消化不良是指表现为上腹部疼痛、上腹部烧灼感、餐后饱胀感及早饱等的一个或一组症状。中国的FD专家共识意见认为，FD的病程诊断应设定为3个月，且在诊断FD之前首先应排除具有相似症状的器质性、系统性或代谢性疾病。国内外研究表明，因消化不良症状接受胃镜检查的患者大多在检查后被诊断为FD。例如，新加坡报道的一项对5066例消化不良患者的研究中，79.5%的患者在检查后被诊断为FD。亚洲一项以罗马Ⅱ标准诊断的多中心研究显示，1115例消化不良患者经胃镜检查后，其中43%诊断为FD。国内的2项研究提示，有消化不良症状的患者经检查后诊断为FD的比例分别为69%和51%。但我国上消化道恶性肿瘤发病率较西方国家高，新近发布的恶性肿瘤流行病学数据显示，40～64岁胃癌患者占胃癌患者总数的53.4%。此外，结合我国早期胃癌筛查及内镜诊治共识意见，将40岁作为我国未经检查消化不

良患者的警报年龄较为合适。FD常与其他功能性疾病重叠存在，如IBS和胃食管反流病（gastric esophagitis reflux disease，GERD）。国内外研究报道的FD与IBS、GERD重叠的发生率相差较大，可能与诊断标准、研究人群、社会文化或患者主观表述差异有关。目前认为FD与GERD重叠在亚洲人群中较常见。此外，此类患者常合并精神心理障碍，易出现抑郁、焦虑，并影响睡眠和生活质量。与其他功能性胃肠病类似，目前FD的确切发病机制尚不清楚，但是普遍认为，FD的发病是由多种因素共同参与介导的。这些因素包括胃十二指肠动力异常（以胃排空延迟和容受性舒张功能下降为主要表现）和内脏高敏感，胃内局部环境影响因素（胃酸和幽门螺杆菌感染），脑-肠轴异常（精神心理因素），以及其他受到广泛关注但尚未得到高质量证据支持的因素，如遗传、饮食、生活方式等。FD的各种发病机制之间并不是完全独立的，而是相互影响、相互作用的。一般认为，不同的病理生理学机制可能与FD的不同症状相关，但各种机制与特定症状之间的具体关系尚不十分明确。

六、功能性腹痛综合征

功能性腹痛综合征（functional abdominal pain syndrome，FAPS），又称慢性特发性腹痛或慢性功能性腹痛，是指持续的或频繁发作的腹部疼痛，病程超过半年，疾病与肠道功能无关，而与内源性疼痛调节系统的改变密切相关，采用当前的诊断方法不能发现可以解释该病症的结构或代谢异常的一类综合征。FAPS患者常常伴随有抑郁、焦虑等心理障碍，并常有躯体其他部位的不适感或日常活动受限。国外研究显示，FAPS发病率低于其他常见的功能性胃肠疾病。美国人群发病率约为1.7%（多见于女性），我国尚缺乏FAPS相关的流行病

学资料。FAPS 患者除常就诊于消化内科外，还常就诊于普外科和疼痛门诊等。由于医生普遍对 FAPS 缺乏足够认识，加上患者就医心情迫切，常接受很多非必需的诊疗检查，以求发现可能相关的器质性病变。有学者对 FAPS 患者进行了 7 年的随访研究，发现其平均就诊次数超过 7 次，内镜检查或其他影像学检查 6.4 次，手术也达 2.7 次（主要为子宫切除术和剖腹探查术），且多数患者伴有抑郁或焦虑情绪。

七、麻醉剂性肠综合征

麻醉剂性肠综合征（narcotic bowel syndrome，NBS）是一类因持续性使用或不断增加麻醉药物剂量而发生的慢性或复发性腹痛症状加重的一类综合征。目前，这种综合征尚未被广泛地认识，但由于阿片类镇痛药使用的增加，它的流行情况可能正变得越来越普遍。阿片类药物所致的肠功能障碍的主要症状有便秘、恶心、腹胀、肠梗阻、进行性腹痛等。目前研究最多的是癌痛患者应用阿片类药物导致的肠道功能障碍。一项人群调查研究显示，NBS 的患病率很低，仅为 0.17%。在某病例系列研究中，20 年间仅识别出 4 例 NBS 患者。但由于阿片类药物正被越来越多地应用于慢性非恶性疼痛的患病人群中，NBS 的发病率或有增高的趋势。

八、非心源性胸痛 / 功能性胸痛

胸痛是临床上一种常见的症状，诊断时首先应考虑由心血管疾病所引起的胸痛。除此之外，由胃肠道、精神因素及肌肉骨骼等疾病所引起的胸痛称为非心源性胸痛（non-cardiac chest pain，NCCP）或功能性胸痛。西方国家报道在普通人群中的发病率为 23% ~ 33%，男女无差异。在国内，有报道称 NCCP 的发病率为 13.9%。在美国，每年因胸痛就诊的患者医疗费用高达 80 亿

美元，但有 1/3 以上患者并无急性冠状动脉疾病。在国内对于 NCCP 的研究及投入相对较少，而面对如此高的发病率，有理由让我们重视 NCCP 的临床特征、发病机制及治疗对策的研究。目前的研究认为，非心源性胸痛可根据病因分为微血管源性胸痛、食管源性胸痛、精神因素性胸痛及其他病因引起的胸痛，临床上也应根据其不同的病因而采取不同的治疗策略。

九、功能性肛门直肠痛

功能性肛门直肠痛（functional anorectal pain，FARP）属肛门直肠非器质性疾病，具体发病机制目前尚不清楚。国外的相关研究显示，FARP 总体发病率在 1% ~ 8%，以女性多见。国外文献中常将该疾病疼痛描述为模糊的钝痛或直肠部压榨样不适。肛门坠胀是临床多见的疑难症状之一，病因尚不明确，可能与肛肠科、妇科、泌尿科等多系统疾病有关，还与精神心理因素有关，属于神经症。因此，临床上遇到肛门坠胀患者，应考虑盆底肌肉、神经功能异常引起的功能性疾病，而不应局限于肛门直肠器质性疾病，以致错误诊断和治疗，延误患者病情。随着生物 - 心理 - 社会医学模式的改变及对脑 - 肠轴研究的不断深入，发现同其他功能性疾病一样，社会心理因素也对 FARP 有重要影响，一项研究显示，11.5% 的患者在过去 1 年里平均有 17.9 天因虚弱而不能工作或学习。

十、儿童反复发作性腹痛或复发性腹痛

儿童反复发作性腹痛或复发性腹痛（recurrent abdominal pain，RAP）是一种发作性的腹痛，每月均有发生，至少持续 3 个月以上，发作严重时可影响小儿的正常活动，而在发作间歇期患儿表现正常。据不完全统计，RAP 在国内占腹痛患儿的

50% 以上。欧美文献报道，RAP 可在学龄前出现，但较少发生在 5 岁以前及 15 岁以后，频发于学龄期（10 ~ 12 岁），在此年龄段的人群发病率为 10% ~ 19.2%，女孩多于男孩，比例约为 5 ∶ 3。日本报道的发生率为 3% ~ 4%。RAP 是临床上最常见的幼儿疾病之一，因其反复发作、长期持续，常规治疗经常得不到理想疗效，使患儿的身心健康及其家庭的正常生活受到影响；又因其病因涉及范围广泛，从而成为临床诊治难题。RAP 分为器质性和功能性，在小于 2 岁的儿童中，器质性 RAP 多见；而在学龄前期和学龄期，功能性 RAP 的比例增加。器质性疾病以胃肠道及泌尿生殖系统疾病为多，占 1/3 左右，如慢性便秘、寄生虫感染、碳水化合物不耐受等。功能性 RAP 的病因可能与儿童特殊的心理学表现、自主神经功能失调、内脏感觉高敏感或胃肠动力功能失调等因素有关。而近年来各系统疾病的研究进展及对疾病的探讨从传统的生物医学模式向生物 - 心理 - 社会医学模式的转化，改变了对儿童 RAP 的诊断和管理。

十一、慢性盆腔痛

慢性盆腔痛（chronic pelvic pain，CPP）是一种持续 6 个月以上的非周期性盆腔疼痛，其发病隐匿、病因复杂、诊断困难，任何盆腹腔脏器的器质性或功能性病变及精神神经异常均可以引起慢性盆腔痛。女性患者的 CPP 可发生在青春期、育龄期及绝经期等各个阶段，其中，14.7% 的育龄女性报告有盆腔痛，仅在美国就有大约 920 万的女性盆腔痛患者。英国报道的发病率约为 3.8%。由于患者就诊率低，且多数无创检查方法无法明确其病因，致使 CPP 的病因研究进展缓慢。CPP 是一种涉及妇产科、泌尿外科、骨科、疼痛科等多学科的疾病，不仅是盆腔周围器官功能障碍的表现，也可能导致进一步的功能障碍，并由此引发患者的生活及行为改变。目前已知的发病原因包括盆腔脏器粘连、盆腔淤血综合征、子宫内膜异位症及子宫腺肌病、子宫切除术后、病原体感染、肿瘤性盆腔疼痛、子宫脱垂和子宫后屈，以及间质性膀胱炎等。越来越多的临床和流行病学资料证实，同一名患者身上可能会出现多种盆腔及泌尿生殖系统的疼痛症状，且会伴发其他的慢性疼痛综合征。这表明，通过系统的治疗改变患者全身的疼痛调节机制可能是有效的治疗方法。此外，CPP 的另一个显著特征是育龄期女性的发病比例较高，提示激素调节可能是一个潜在的治疗研究方向。

十二、癌性内脏痛

癌性内脏痛是由于肿瘤引起的一类特殊的内脏痛，相比于一般内脏痛更为复杂、独特，并受患者的情绪、认知等精神因素影响，精神因素又受文化、宗教、语言等的影响，所以，至今还没有一种方法能明确疼痛是否完全由组织损伤所造成而无其他因素参与。肿瘤原发的部位不同，癌痛的患病率亦不同，其中泌尿生殖系肿瘤、食管肿瘤癌痛患病率分别为 77% 及 74%。国内报道的 4492 例重度癌痛中，与癌性内脏痛相关的有肺癌 1477 例，占 37.6%；消化系肿瘤 1763 例，占 39.2%；妇科肿瘤 212 例，占 4.7%；泌尿系统癌 184 例，占 4.1%。癌性内脏痛在癌症各期均可出现，也可作为癌症的首发症状，其中约 1/4 新诊断恶性肿瘤患者、1/3 正在接受治疗的患者及 3/4 晚期肿瘤患者会合并疼痛。有研究发现，肿瘤转移所引发癌痛较为多见，且在进展期和终末期癌症中疼痛更常见、更严重。在普通成年人癌症人群中，疼痛的患病率为 48%，大部分为中、重度癌痛。有报道称，新近诊断癌症时约 35% 的患者在 2 周内有疼痛的经历，其中 18% ~ 49% 的患者以癌痛作为首发症状，86% 的癌症患者在生命的最后 4 周仍存在疼痛问题。总之，癌性内脏痛是内脏原发及转移肿瘤最常见的相关症状之一，死于癌症的患者中约 70% 有疼痛经历。据世界卫生组织统计，30% ~ 50% 的癌症患者伴有不同程度的疼痛，其中早期患者 15% ~ 30%，中期为 40% ~ 55%，晚期为 50% ~ 75%。国内外的文献报道基本一致。

本节重点回顾了临床中常见的内脏疼痛疾病的流行病学情况。虽然许多患者并未排除内脏器质性病变的诊断，但目前的文献研究大多提示大部分患者确实存在功能性问题。由于这类疾病在分类及治疗上比较困难，因此，进一步深入了解内脏疼痛的病因和发病机制，进而研究和探寻相应的治疗对策及其临床疗效，对减轻患者的痛苦、降低不必要的医疗成本都有着积极而深远的意义。

第二节　围术期内脏痛的流行病学

疼痛涉及全身各部位、各器官系统，引起疼痛的病因是多方面的，包括创伤、炎症、神经病变等，表现为不同部位的疼痛和不同的疼痛性质。疼痛可以有多种分类方法，其中根据疼痛发生部位，可将其分为躯体痛、内脏痛和中枢痛。躯体痛的疼痛部位在躯体浅表，多为局部性，疼痛剧烈、定位清楚；内脏痛位于深部，一般定位不明确，可呈隐痛、胀痛、牵拉痛或绞痛等；中枢痛主要指脊髓、脑干、丘脑和大脑皮质等神经中枢疾病所致疼痛。深部组织和内脏发生病变时疼痛往往可扩散到受同一或紧邻的脊髓节段所支配的皮肤，此种疼痛称为牵涉痛。本节重点讨论的围术期内脏痛是指由于手术、创伤、产科或疾病状态，导致内脏受损或功能异常所引发的疼痛。

一、手术后急性内脏痛

国际疼痛研究协会（IASP）对急性疼痛的定义为近期产生的、持续时间较短的、有明确病因的疼痛。术后急性疼痛是手术结束后发生的急性伤害性疼痛，通常 ≤ 7 天，是临床最为常见并需要妥善处理的急性疼痛。术后急性疼痛与手术创伤大小、侵袭内脏器官程度及手术时间长短有密切关系。严重的术后疼痛，不仅给患者增加了痛苦，而且还可能增加术后并发症的发生，影响机体康复。研究表明，80% 的手术患者均会经历术后疼痛，而其中 88% 为中重度疼痛。即便是阑尾切除术、胆囊切除术、痔疮手术、扁桃体切除术及腹腔镜手术等较小的手术，也可发生中度以上疼痛。

有荷兰学者对 1490 例住院患者的调查发现，即使采取了一定的镇痛措施，仍有 41% 的患者在手术当日存在中度至重度疼痛，15% 的患者在术后第 4 天疼痛仍未缓解。术前、术中及术后相关的疼痛、组织损伤，以及炎性介质的激活，均可以促发外周和中枢敏感化的发生。

依据疼痛发生的部位，术后急性疼痛可分为切口创伤疼痛、深部疼痛（特别是肌肉痛）和内脏疼痛 3 种类型。

1. 切口创伤疼痛　胸腹部手术及肾脏手术后都可造成很强的切口创伤痛，原因是手术切口离横膈较近，由于呼吸运动持续不停，牵引切口创伤引起切口痛。尤其是当深呼吸、咳嗽或翻身时切口创伤受到大幅度牵引而产生更强的疼痛。在安静时，切口创伤痛主要表现为钝性痛，这时的痛冲动由 C 纤维所传递；当切口受到严重牵拉时，表现为钝性与锐性并存的混合性痛。这时的痛冲动由 C 纤维和 Aδ 纤维共同传递，Aδ 纤维负责传递锐性痛。

2. *深部疼痛* 股骨关节置换术或再建术后，常因脊髓反射造成的大腿股四头肌等深部肌肉的痉挛性收缩，引起强烈的疼痛，常与切口创伤痛同时发作。这种疼痛也可发生在脊柱、其他大关节及直肠等手术后。在一般情况下，疼痛刺激引起屈肌收缩（屈肌反射）并导致关节屈曲，屈肌反射是手足等四肢对疼痛刺激产生的一种防卫性反射，而在股骨关节手术后所发生的挛缩是伸膝关节的大腿股四头肌强烈收缩的结果。

3. *内脏疼痛* 手术后内脏疼痛主要是由于手术对内脏（特别是腹部器官）和壁层（腹膜或胸膜）造成损伤或病变所致。围术期内脏痛的原因：①空腔脏器的平滑肌痉挛；②胃肠或生殖泌尿系统的挛缩；③内脏结构的突然异常膨胀、牵拉或撕裂；④实质性脏器如肝/脾的被膜迅速异常扩张；⑤局部缺血的迅速发展，最敏感的是心脏；⑥空腔脏器炎症；⑦内脏结构的化学或机械刺激所致的黏膜炎症；⑧肠系膜、系带或血管的牵拉、压迫或扭转；⑨内脏如胰腺或心肌的坏死等。临床上围术期内脏痛多由两个或以上的因素相互作用所致。

内脏和皮肤或深部对伤害的感受有明显不同，内脏的伤害性感受器明显少于后两者，如切割或烧灼肠系膜、子宫颈或其他内脏器官并不一定引起临床上的疼痛，但内脏有特殊的伤害感受器，牵拉、扩张或缺血将引起一种弥漫性的定位不清的疼痛，并有明显的自主神经成分。

术后早期疼痛控制不良，将对患者的机体和精神造成严重影响，包括呼吸功能障碍、心脏做功和氧耗增加、血栓事件、胃肠道功能抑制、免疫功能下降等，同时可能延长住院时间，增加医疗费用。而不能在最初发生时控制的急性疼痛，其疼痛性质也会发生改变，可转变为神经病理性疼痛或混合性疼痛，并可能发展为慢性疼痛。

二、手术后慢性内脏痛

急性疼痛是由实际的或潜在的组织损伤造成的，持续时间较短。而非常严重或长期的伤害性传入及失去正常的神经传入会扰乱疼痛系统，以至于打乱刺激和疼痛之间的正常关系。这种被称为可塑性或中枢敏化的机制，改变了神经组织结构，从而延长疼痛的时程，可能导致对刺激反应的过度夸大，这是向慢性疼痛过渡的一个过程。

（一）术后慢性疼痛的定义

目前的研究中，对于术后慢性疼痛的定义尚不严格，依然没有公认的明确而统一的定义。各研究所采用的定义不同、时间不同，其流行病学估计也存在较大差异。目前，国际疼痛研究协会（IASP）对术后慢性疼痛给出以下定义。

（1）必须是在手术后才发生的疼痛状态。

（2）持续至少 2 个月。

（3）排除其他原因所致的疼痛。

（4）若该疼痛症状是术前疾病的延续，也应予以排除。

但最新的国际疾病分类（ICD-11）则将其定义为排除其他原因或术前疾病延续所致的术后持续 3 个月以上的疼痛。对持续时间的定义不同，其流行病学数据自然也有较大差别。总而言之，使用前后一致的术后慢性疼痛标准定义将会明显有助于对这个问题的严重性进行更为精确的描述，从而使我们能够更好地集中精力关注这一领域。

（二）术后常见慢性疼痛的流行病学

依据众多针对术后慢性疼痛的原

始研究和二次研究结果，其发病率为 10% ~ 30%。不同的手术，其术后慢性疼痛发病率不同，较大手术的发病率较高，20% ~ 50%，如胸科手术后慢性疼痛的发病率可超过 40%；相对较小的手术如腹股沟疝修补术，术后慢性疼痛发病率约为 10%。而总体而言，2% ~ 10% 患者为严重慢性疼痛，导致其生活质量严重下降甚至残障（表 11-1）。

另一方面，采用不同手术方式，术后慢性疼痛的发病率也可能不同。Wildgaard 等的研究显示，肺癌行开胸手术的慢性疼痛发病率约为 33%，而胸腔镜下手术的慢性疼痛发病率为 25%。而一项肺移植术后疼痛调查表明，其发病率仅为 5% ~ 10%，提示免疫机制可能参与了慢性疼痛的发生。

术后慢性疼痛的发病率与时间也明显相关（表 11-2）。Maguire 等报道，术后 7 ~ 12 个月时术后慢性疼痛的发病率为 57%；4 ~ 5 年为 36%，而 6 ~ 7 年为 21%。这

表 11-1　术后慢性疼痛发病率

手术类型	慢性疼痛发病率（%）	严重慢性疼痛发病率（%）
截肢	30 ~ 85	5 ~ 10
开胸手术	5 ~ 65	10
乳房切除术	11 ~ 57	5 ~ 10
腹股沟疝修补术	5 ~ 63	2 ~ 4
冠状动脉旁路移植	30 ~ 50	5 ~ 10
剖宫产	6 ~ 55	4
胆囊切除术	3 ~ 50	未知
输精管手术	0 ~ 37	未知
牙科手术	5 ~ 13	未知

表 11-2　不同类型手术术后 6 个月慢性疼痛发病率

手术类型	慢性疼痛发病率（%）	严重慢性疼痛发病率（%）
头面部手术	34	2.8
颈部手术	25	0
乳腺手术	39	5.1
开胸手术	44.5	4.9
纵隔手术	36	11.1
上腹部手术	32.1	3.5
下腹部手术	19.6	2.9
腹股沟疝修补术	37.8	6.5
脊柱手术	42.6	5.5
关节置换术	45.7	11.9
四肢骨科手术	38.1	5.4
躯干外生殖器手术	28.1	2.3

表明随着时间的推移疼痛有所改善。但也有研究结果意见不同，Dajczman 等的研究发现，胸科手术后 1 年有 50% 的患者发生慢性疼痛，术后 2 年发病率增高到 73%，术后 3 年为 54%，4 年为 50%，而 5 年为30%；研究者发现，除非药物等措施介入，否则疼痛并没有随着时间而改变。

国内一些单位也开展了术后慢性疼痛的流行病学调查。金菊英等参考 IASP 的定义，对我国术后慢性疼痛发病率进行了调查，结果表明受访的 3110 例患者中，有922 例均在术后 6 个月发生了慢性疼痛，发病率为 29.6%。刘飞等针对 981 例患者的调查结果则是 33.1%。其中以关节置换术、开胸手术和脊柱手术发病率较高，下腹部手术、颈部手术和躯干/外生殖器手术发病率较低；27% 为活动状态下疼痛，4% 患者为严重疼痛。同时，有 30.3% 和24.4% 的慢性疼痛患者有焦虑或抑郁状态，明显高于未发生慢性疼痛的患者（分别是11.4% 和 8.4%）。不同单位、不同文献报道的发病率并不一致，可能与多种因素相关，包括对疼痛的定义和评估、分析方法（前瞻性或回顾性）、随访时间、样本量、手术方式（如单纯胸科开放手术或胸腔镜手术）等，此外，麻醉方法、围术期镇痛管理等都可能影响术后慢性疼痛的发病率。

1. 胸科术后慢性疼痛　胸科术后慢性疼痛的起因尚不清楚，但多数研究认为肋间神经损伤是最重要的病理性因素。不同患者开胸术后疼痛程度大不相同，80%的患者术后疼痛 VAS 评分在 4 ~ 10 分。Matsunaga 等回顾性分析了 90 位开胸术后的患者，结果发现其术后慢性疼痛的发生率与术后急性痛期镇痛药的消耗量有很大关系。随后，多项研究均证实了这一观点，即胸科术后急性痛的严重程度与术后慢性疼痛的发病率显著相关。

Bayman 等针对 20 余年来的已发表文献做了系统评价，结果表明：从 1990年至今，开胸术后慢性疼痛的发病率基本不变，术后 3 个月的发病率约为 57%（51% ~ 64%），术后 6 个月的发病率约为47%（39% ~ 56%）；平均疼痛评分约为（30±2）分和（32±7）分（0 ~ 100 分制）。

2. 疝修补术后慢性疼痛　根据现有的报道，疝修补术术后慢性疼痛的发病率差异较大，国内报道为 4.1% ~ 12%，国外研究表明其发病率波动于 0 ~ 63%。疝修补术采用不同手术方式，其慢性疼痛发病率亦不相同。Powell 等在一项前瞻性队列研究中发现，腹股沟疝修补术后 4 个月慢性疼痛的发病率为 39.5%，中重度疼痛约占 23%。而 Eklund 和 Singh 等的研究表明，采用腔镜下和开放性腹股沟疝修补术的发病率差别较大，前者的静息痛和活动后疼痛的发病率约 10%，明显低于后者（约20%），且发病率不随时间推移呈下降趋势。

3. 乳腺手术后慢性疼痛综合征　Gartner 等开展的一项关于乳腺癌的全国性问卷调查发现大约 50% 做过乳腺癌手术的女性会发生术后慢性疼痛，其中重度疼痛的比例为 13%。65% 的患者表现为疼痛伴以腋区为主的感觉障碍，即出现神经病理性疼痛。Bruce 等进行的一项乳腺癌手术的前瞻性研究中发现，术后 4 个月和术后9 个月上半身出现手术前没有的疼痛的比例分别是 68% 和 63%，而如果去掉术前没有的疼痛这一限制语，则其发病率将高达83% 和 80%，其中重度疼痛的发病率分别是 23% 和 27%。在这些术后疼痛的患者中有神经病理性疼痛表现的占 40%。

国内林丽等调查了 200 例乳腺癌手术患者，发现 22.84% 出现了术后慢性疼痛；好发部位依次为手术同侧腋窝、手术同侧胸壁、手术同侧手臂及其他部位，其所占比例分别为 42.22%、26.67%、22.22%和 8.89%；疼痛患者的 ID-Pain 量表评分情况均不相同，其中在 2～3 分、1 分的患者所占比例相对较高，分别为 33.33%、37.78%；患者的疼痛性质均不相同，其中麻木样疼痛和烧灼样疼痛所占比例相对较高，分别为 33.33%、24.44%；多因素 Logistic 回归分析显示，年龄、术前焦虑抑郁、腋淋巴结清扫及 NRS 评分是乳腺癌术后疼痛综合征的独立危险因素，差异均有统计学意义。

（三）慢性疼痛的病理生理机制

手术创伤和炎症激活伤害性感受器，感受器将这些刺激转换为痛冲动，由 C 纤维和 Aδ 纤维传递至脊髓，初级传入神经与次级传入神经在脊髓背角形成突触连接，并通过对侧脊髓丘脑束和网状脊髓束通路将冲动传递至高级中枢，并最终产生痛觉。

局部炎症或损伤时，组织细胞释放炎症介质如细胞因子、缓激肽、前列腺素等，激活躯体感觉通路，导致伤害性感受器发生可塑性变化。感受器阈值降低，使机体对疼痛的感知增强，称为外周敏化（peripheral sensitization）。外周敏化有利于机体加强对损伤局部的保护。但这种敏化通常是可逆的。当伤口愈合或疾病得到控制后，疼痛敏化也相应消失。在外周敏化的同时，中枢神经系统也可增强脊髓背角疼痛信息的传递，导致对痛觉敏感。痛感觉随伤害性刺激的存在而持续存在，且强刺激的传入对脊髓背角感觉形成过程进行活性依赖的功能性调节，导致疼痛的长时间持续增强，甚至在外周的伤害性刺激已经不存在的情况下，脊髓中枢仍然对来自外周的刺激产生过度反应，称为中枢敏化（central sensitization）。临床上表现为对伤害性刺激的反应增强（痛觉过敏，hyperalgesia）或对正常非伤害性刺激（如触摸）产生痛觉（痛觉超敏，allodynia）。

神经损伤在慢性疼痛的发生发展过程中也起到重要的作用。损伤的神经及其邻近未损伤神经可自发异位放电，导致自发痛（spontaneous pain）的产生。

（四）术后慢性疼痛相关的因素

造成术后慢性疼痛的有关因素如表 11-3 所示，目前尚不清楚所有这些因素是否是偶然相关的导致慢性疼痛发生的。其中有些因素如性别、年龄是无法改变的，而手术方式、术后疼痛及心理因素等是可以适当干预的。

1. 手术因素　目前认为手术方式是影响术后慢性疼痛发生发展的一个重要因素。许多术后慢性疼痛与手术区域中重要神经的损伤有关，如乳腺手术后慢性疼痛可能与肋间臂神经损伤有关；胸科手术后慢性疼痛可能与肋间神经损伤有关。同时，许多基础科学的研究已成功展示了动物在被实施神经损伤之后的行为表现与神经性疼痛患者的症状相似。因此，在术中应尽量避免神经的损伤。

微创手术是减少术中神经损伤的重要手术方式。研究显示，腹腔镜疝气修补术

表 11-3　术后慢性疼痛发生的相关因素

术前因素	术中因素	术后因素
中度至重度疼痛超过 1 个月	手术方式及与其相关的神经损伤危险	中度至重度急性疼痛
反复多次手术		兼有神经毒性的化疗
心理因素		手术区域内放疗
女性患者		
年轻患者		

与开腹手术方式相比，其术后持续性疼痛的发病率明显降低。另外亦有多项研究表明腹腔镜胆囊切除术后慢性疼痛发病率要显著低于开腹手术。

另外，外科医生的经验也会影响术后疼痛的发病率。Tasmuth 等针对乳腺癌手术后慢性疼痛进行调查，发现在低手术量的手术机构接受手术的患者术后慢性疼痛的发病率明显高于高手术量机构。

2. **麻醉因素**　根据慢性疼痛发生发展的病理生理机制，围术期良好的镇痛将有助于抑制中枢敏化过程。

(1) 区域阻滞：区域阻滞技术通过局部麻醉药物阻断伤害性感觉向脊髓背角的传递，抑制中枢敏化，从而降低慢性疼痛的发生。一项 Cochrane 系统评价结果表明，开胸手术采用硬膜外镇痛可显著降低术后6个月慢性疼痛的发病率。与全身麻醉相比较，脊髓麻醉可降低剖宫产术后慢性疼痛的发病率。同样，椎旁阻滞可降低乳腺手术后慢性疼痛的发病率。

(2) 超前镇痛与预防性镇痛：由于术后严重的急性疼痛可诱发慢性疼痛，那么预防术后急性疼痛将可能有助于减少术后慢性疼痛的发病率。Crile 最初于1913年提出手术造成中枢痛觉激活会加剧术后急性疼痛的观点，并提倡在为患者进行全身麻醉时，也需要进行区域阻滞，以阻断术中伤害性刺激传入大脑，防止中枢神经系统产生变化而导致疼痛创伤。1983年，Woolf 等发现，在电刺激大鼠造成脊髓后角神经元中枢敏化模型中，在给予伤害性刺激前阻断刺激的传入，可有效减少或消除中枢敏化，在此基础上进一步发展并提出了超前镇痛和外周敏化的概念。但从临床应用角度，超前镇痛的有效性一直存在争议，采用不同定义或不同镇痛效果评价指标，其有效性结论不尽相同。2000年，Dionne 等提出了预防性镇痛的概念，主张

在疼痛发生前使用镇痛药，不应仅限于手术之前，而应贯穿于围术期全程。预防性镇痛认为防止中枢敏化的方法应该贯穿于从切皮到创伤最终完全愈合的整个过程中，其干预措施不一定发生在手术之前，而是更看重镇痛措施的实施质量和持续时间。Katz 等对涉及超前镇痛和预防性镇痛效果的27个临床试验进行了系统评价，其中包含12个超前镇痛相关研究和15个预防性镇痛相关研究，结果表明，预防性镇痛可显著降低术后疼痛程度，减少术后镇痛药物消耗量，而超前镇痛的获益则较为模棱两可。

然而，尽管预防性镇痛在缓解术后急性疼痛方面效果显著，但对于术后慢性疼痛发病率的影响却无明确结论。Bong 等对包含458例胸科手术患者的多项研究进行了系统分析，结果表明预防性硬膜外镇痛可显著减轻胸科术后24～48小时的疼痛。虽然术后重度疼痛的发生与慢性疼痛间关系密切，但慢性疼痛发病率在预防性镇痛组（39.6%）和对照组（48.6%）之间并无显著差异。一些早期研究显示多种镇痛药在围术期使用均可对术后持续性疼痛起到缓解作用，但大部分研究的试验方法均备受质疑。

(3) 加巴喷丁类似物：加巴喷丁是一种突触前钙通道阻滞药，可抑制突触兴奋性神经递质的释放，最初在临床主要当解痉药应用。随后的研究显示其对神经病理性疼痛疗效显著而引起关注。普瑞巴林是加巴喷丁类似物，较加巴喷丁具有更强的镇痛效能和更佳的药代动力学特性。Clark 等对11个临床研究进行了系统评价，结果显示围术期给予加巴喷丁（OR=0.52，P=0.04）和普瑞巴林（OR=0.09，P=0.007）均可以降低术后慢性疼痛的发病率。然而，该评价纳入研究数量仍较少，存在发表偏倚，因此仍需更大样本更优化的试验来证

实该结论。

（4）NMDA 受体拮抗剂：NMDA 受体拮抗剂氯胺酮也被证明是可以起到预防性镇痛作用的药物。动物实验显示该受体作为兴奋性氨基酸受体参与慢性疼痛的调节。Remerand 等全髋关节置换术的患者在切皮前静脉给予氯胺酮 0.5mg/kg，随后 24 小时持续输注氯胺酮 2μg/(kg·min)，结果显示接受氯胺酮治疗的患者术后 6 个月时静息痛与持续痛的发病率均明显减少。

3. 心理 - 社会因素　心理因素在急慢性疼痛及急性疼痛向慢性疼痛的转化过程中也起到重要作用。一些研究甚至认为在慢性腰背痛所致活动障碍中，心理因素所起的作用较病理因素更为重要。Hinrichs-Rocker 等的研究也表明，术前焦虑、抑郁、神经质等特性均是术后持续性疼痛的危险因素。

患者的陪护人员也会对疼痛评分和活动能力造成影响。当陪护人员或家属对其过度关心或照护时，患者往往疼痛程度更为剧烈；尤其是对于需要运动锻炼的患者而言，陪护人员对运动的过度保护将会加剧患者疼痛程度。

另一方面，医护人员的疏导对疼痛程度可起到缓解作用。早在 1964 年，Egbert 等就证实医护人员在术前对患者进行术后疼痛的治疗与配合进行宣教指导，可显著减少术后吗啡用量，并缩短住院时间。消极逃避疼痛的患者往往更容易抑郁并活动障碍，而对患者及其陪护人员进行宣教，鼓励积极对待并采取适当缓解措施，可提高患者的自我肯定态度及治疗依从性。

内脏痛的流行病学资料对于预防、诊断和治疗内脏痛及相关疾病具有重要的意义，有利于对疼痛的科普教育，制订相应的诊疗措施，促进疼痛的有效控制和消除。同时，严重的术后疼痛，不仅在术后早期对患者机体和精神造成严重影响，延长住院时间，增加医疗费用，若不能很好控制，则可发展为慢性疼痛。我们需要从围术期各相关因素入手，尽可能减少疼痛的慢性化。面对疼痛，仍需要做更多、更细致的工作，为消除疼痛做出应有的贡献。

第三节　流行病学调查案例介绍

流行病学是研究疾病与健康状态在人群中的分布及其影响因素，并研究制订与评价预防、控制和消灭疾病及促进健康的策略与措施的科学。研究者可使用各种方法开展流行病学调查：如可利用监测和描述流行病学（descriptive epidemiology）方法来研究疾病的三间分布（人群、地区和时间）状况，从而提供有关疾病病因的线索；可利用分析流行病学（analytical epidemiology）方法来研究与疾病发生有关的危险因素，检验病因假说。

在流行病学调查中，较为常见的方法是现况调查（prevalence survey）。现况调查是指按照事先设计的要求，在某一特定人群中，采用普查或抽样调查等方法收集特定时间内某种疾病或健康状况及有关暴露因素的资料，以描述该疾病或健康状况的分布及其影响因素，又称为横断面研究（cross-sectional study）。由于所调查的疾病或健康状况与某些特征或因素是同时存在的，即调查时"因"与"果"并存，无法判断其时序先后，因此现况调查不能得出有关因果关系的确定性结论，只能为病因研究提供线索。

专门针对内脏痛开展的现况调查较为少见，文献报道较多的则是内脏痛相关疾病的流行病学调查研究。本节通过以一项在我国杭州市开展的关于功能性肠病患病情况和危险因素的横断面研究为例,介绍内脏痛相关疾病的流行病学调查的实施步骤及注意事项。

一、明确调查目的与调查对象

确定调查目的是横断面研究的第一步,研究者应根据研究问题,明确本次调查所要达到的目的,如描述疾病或健康状况的三间分布,寻找疾病的危险因素,对疾病干预做需求分析及对疾病防治措施进行效果评价等。

根据不同的研究目的,可以选择不同的人群作为调查对象,既可以是对自然人群的抽样调查,也可对工人、农民、军人和医院门诊或住院患者等特定人群进行调查。

本节案例的研究目的是采用罗马Ⅲ标准考察中国人群功能性肠病和肠易激综合征的患病情况,评价疾病负担和卫生资源利用情况,并探索该疾病发生的危险因素。其调查对象为自然人群,选取了杭州市社区的 16～74 岁居民,排除了问卷填写不完整、正在接受胃肠道器质性疾病(如肿瘤、消化性溃疡等)和影响胃肠道功能疾病(如糖尿病等)治疗的患者等。

二、确定调查类型

横断面调查主要采用普查和抽样调查两种类型。调查类型的确定应以调查目的为依据。

(一)普查

普查(census)主要是以早期发现患者为目的,适用于患病率较高的疾病,并应具备真实性强、操作简便的实验室或仪器检查方法。普查的优点是根据研究目的确定的所有调查对象均能得到调查,周密计划、严格实施的普查所得的疾病和健康状况、分布特征,以及与自然和社会环境等因素的相关关系的真实性与可靠性较强。

其缺点是调查对象多、时限短,易发生漏查。普查需要的调查人员较多,如其调查技术和能力参差不齐,可能会影响调查结果的精确度。

(二)抽样调查

抽样调查(sampling survey)是对目标人群中一部分代表性人群,即样本人群,开展的调查。主要用于估计目标总体人群的患病率和疾病的分布特征。抽样调查比普查费用少、速度快、覆盖面大。由于抽样调查范围远远小于普查范围,容易集中人力、物力,并有较充足的时间,工作容易精确和细致。其缺点是当总体范围有限时,抽样调查不适用于患病率低的疾病,不适用于个体间变异过大的资料,且设计、实施和资料的分析均较复杂。

常用的抽样方法分为非概率抽样和概率抽样两大类,其中概率抽样方法在疾病研究中较为常用,主要包括简单随机抽样、系统抽样、分层抽样和整群抽样。

本节案例采用的是分层随机抽样方法。首先将目标人群按照性别和年龄分层;再在各个分层内由医务工作者根据居民的家庭住址随机抽样,各层的抽样比例按照该社区全部居民的性别和年龄分布确定。

三、估计调查人数

在抽样调查中,需要预先估计调查人数,即确定样本含量(sample size)。样本含量的确定是抽样调查中的一项重要问题,影响样本含量的主要因素:①总体标准差 σ 或总体患病率 π。总体标准差 σ 越大,所需的样本含量也越大,如非罕见病,总体患病率 π 接近 0.5 时,样本含量较大,若对总体患病率 π 一无所知,可设 $\pi=0.5$。②对调查结果精确性的要求,即允许误差(δ)。精确性要求越高,则允许误差 δ 越小,所需样本含量就越大。③显著性水平(α)。α 越小,样本含量越大,通常取 0.05 或 0.01。抽样方法不同，样本量估算方法不同，具体可参见流行病学或统计学教材。

四、确定调查方法

常用的调查方法有面访、电话、信访、网络及新媒体（如微信）等。调查方法的确定需从研究目的出发，结合所收集资料的特殊性，并考虑调查对象的特征和可及性进行选择。如果所调查人群的电话普及率高，则可以考虑电话采访；如果调查对象极其分散，则信访、网络、新媒体等调查方法可能比较合适；如果对调查质量的要求较高，所调查的内容需经调查员当面说明或核实，或者调查内容中有现场观测的指标，则选择面访更合适。在横断面研究中，对于需要进行体格检查或实验室检查方可获得的指标，应尽量采用简单易行的技术和灵敏度、特异度高的检验方法，这一点在患病率低的疾病调查中尤为重要。

本节案例采用面访，研究者将研究的基本资料发放给被抽取的社区居民，并邀请他们参加访谈以完成调查问卷的填写。访谈期间，调查员首先向被调查对象解释和说明研究的基本情况，被调查者签署知情同意书，并在社区医务人员和医学生在场的情况下完成调查问卷的填写。

五、确定调查指标和设计调查表

（一）确定调查指标

所采集的调查指标将直接用于统计分析和质量核查，是获得最终调查结果的数据基础，因此需充分利用文献回顾法和专家咨询法，对候选指标进行确认和筛选。疾病横断面研究的指标通常包括人口学资料（包括姓名、性别、年龄、职业、文化程度、民族、住址、联系方式等），疾病指标（包括发病、现患、伤残、生活质量、疾病负担、

死亡等），以及相关因素（主要是指某些可能与研究疾病相关的特征，如吸烟、流产、经济收入、饮食习惯、家族史等）。对于研究的任何一个指标，均须有明确的定义。在编制调查表时，可以同时编制一份"调查表项目说明"的手册以备参考。

（二）设计调查表

调查表又称问卷（questionnaire），是调查指标的载体，获取原始资料的主要方式之一。调查问卷的设计一般包括 4 个步骤。

（1）准备阶段：确定调查的主题和调查项目与指标，将问卷涉及的内容列出一个提纲并分析这些内容的主次和必要性。充分征求相关专业人士的意见，使问卷内容尽可能完备和切合实际需要。

（2）问卷的初步设计：问卷一般包括题目、调查与填表说明、问卷主体内容和核查项目 4 个部分。题目应能一目了然地表明所调查的内容，一般在 20 个字左右，不宜过长或过短。调查说明需简要介绍调查的主办单位或个人的身份、研究的目的和意义、匿名保证及致谢等。此外，还可以加入填写方法、要求、回收问卷的方式等具体事项。问卷主体内容包括了需分析的所有指标，不仅要考虑询问何种指标，还应考虑指标的提问方式（开放式问题或封闭性问题，直接性问题、间接性问题或假设性问题），然后再对指标进行筛选和编排，编排一般采用由浅入深，相对集中的原则。问卷的最后部分是项目核查，主要用于质控，如调查员姓名、调查日期等内容。

（3）预调查：在小范围内进行预调查，对调查表的适用性进行评价，即调查表能否收集到所需要的资料，并对调查表进行修改，进一步完善调查表。

（4）信效度评价：信度是指调查结果的可靠性，而效度则是衡量结果的有效性。信度和效度分析的方法包括定量方法和定

性方法。详见流行病或统计学教材。

本节案例研究者设计了一份基本资料的调查问卷，引用了若干现有的成熟的调查问卷或量表，具体如下。

（1）一般资料：包括调查对象的人口统计学资料、吸烟和饮酒情况、既往病史等。

（2）功能性胃肠病问卷（functional bowel disorder questionnaire，FBDQ）：其中，特异性疾病包括功能性便秘（functional constipation，FC）、功能性腹胀（functional bloating，FB）、功能性腹泻（functional diarrhea，FD）及IBS，此外，还有非特异性功能性胃肠病（unspecified FBD，UFBD）等。4种IBS的亚型分别为腹泻型IBS（IBS with diarrhea，IBS-D）、便秘型IBS（IBS with constipation，IBS-C）、腹泻和便秘混合型IBS（IBS with mixed diarrhea and constipation，IBS-M）及未定型IBS（unsubtyped IBS，IBS-U）。

（3）医院焦虑抑郁量表（hospital anxiety and depression scale，HADS）：量表得分≥8分属神经症，≥11分属临床显著性焦虑或抑郁。

（4）社会再适应评定量表（social readjustment rating scale，SRRS），也称为应激评定量表。它测量的是生活中的应激事件。量表共43个条目，代表43种不同的生活应激事件。总分由各个条目的分数加权求和得到。总分<150分：轻微患病风险；总分150～299分：中度患病风险；总分≥300分：应激相关疾病患病风险。

（5）生命质量8条简明量表[short form (8)，SF-8]：共包括8个条目，每个条目测量生命质量的一个维度，即对最近4周的健康总体自评、躯体活动功能、躯体功能对角色功能的影响、疼痛、活力、社会功能、心理功能、情绪对角色功能的影响。8个条目可以导出3个综合指标，即8个条目的平均分、4个身体相关条目的平均分及4个心理相关条目的平均分。

六、资料收集

（一）掌握有关的背景资料

收集被调查者的标识变量如出生日期、性别、文化程度、婚姻状况、家庭人数及家庭结构、家庭经济状况、职业等。

（二）疾病测量

在人群中进行横断面研究时，应采用简单、易行的技术和灵敏度、特异度均较高的方法进行疾病测量。对于疾病必须建立严格的诊断标准，诊断标准要便于不同地区的比较。调查表、体格检查或其他检查常常联合应用。如果可能，应测定疾病首次症状发作的时间。对于缓解期的疾病，应询问现在没有症状或体征的人过去是否曾患过该症状。

（三）变量测量

研究因素必须有明确的定义和测量尺度，应尽量采用定量或半定量尺度和客观指标。

七、资料整理、分析及结果解释

横断面研究的资料整理、分析及结果解释可参考如下步骤进行。

（一）资料的整理

首先应进行资料的审核，包括项目审核、数据审核和逻辑审核。由专人对调查表格的项目进行逐项检查，以提高数据的准确性和完整性，同时应填补缺漏、删去重复，纠正错误等，以免影响数据质量。研究者应建立相应的电子数据库，原始资料由专人录入计算机，并应用数据录入软件的核查功能和双人录入后比对来控制数据的录入质量，避免出现录入错误。

（二）资料的统计分析

调查资料的统计分析一般包括统计描述、统计推断（含单变量分析、多变量分析等）两方面内容。不同的资料应采用不同的统计分析方法。例如，计量资料采用均数、标准差进行统计描述，采用 95% 可信区间（confidence interval，CI）及 t 检验、方差分析、非参数检验等进行统计推断；分类资料则采用率、构成比等指标进行统计描述，采用 95% CI 和卡方检验、Fisher 确切概率法等进行统计推断。可借助图表，对疾病在不同地区、时间和人群的分布特征进行描述；也可采用相关、回归等方法筛选疾病的危险因素。

本节案例的统计分析方法：①统计描述。患病率、量表得分的均值 ± 标准差，以及各影响因素的比值比（odds ratio，OR）；②统计推断。正态分布计量资料的比较采用 t 检验，非正态分布采用 Mann-Whitney U 检验，组间率的比较采用卡方检验。多因素 logistic 回归用于计算 OR 值及其 95%CI。

（三）结果解释

横断面研究的结果解释一般应先说明样本的代表性、应答率等情况，然后估计分析调查中有无偏倚及其来源、大小、方向和调整方法，最后归纳疾病分布情况及提供病因线索。

横断面研究可根据疾病三间分布的特征，结合有关因素进行解释；若是利用横断面研究来寻找病因线索，可把被调查对象分为病例组和非病例组，通过比较某些特征或因素在两组间的差异为病因提供线索。需要强调的是，横断面研究只能提供病因的可能线索，而不能做出因果关联的推断。

本节案例的研究结果如下。

1. 应答率和样本特征 如图 11-1 所示，研究共访谈了 2115 例社区居民，因伴随疾病、撤销知情同意或问卷填写不全排除了 116 例，有 1999 例进入统计分析，应答率为 94.5%。调查对象的平均年龄为 41 岁 ±15 岁，50.1% 的调查对象为男性。FBD/IBS 组与非 FBD/IBS 组人群相比，伴随疾

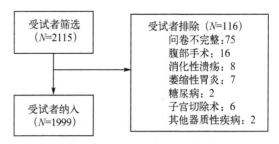

图 11-1 研究人群筛选流程图

[引自 Long Y, Huang Z, Deng Y, et al. 2017. Prevalence and risk factors for functonal bowel disorders in South China: a populaton based study using the Rome Ⅲ criteria. Neurogastroenterol Motil, 29(1).]

病更多。

2. 患病率 依据罗马Ⅲ标准做出诊断，在 1999 例调查对象中，831 例（41.6%）被诊断为 FBD，其中包括 FC（9.9%）、FB（6.8%）、FD（6.5%）、IBS（5.9%）和 UFBD（12.6%）。FC 和 FB 中女性占比分别为 62.1% 和 58.5%。有 117 例（5.9%）被诊断为 IBS，其中包括 IBS-D（47.1%）、IBS-M（23.9%）、IBS-C（12.8%）和 IBS-U（16.2%）。IBS 的男女患病率相似（男性 51.3%，女性 48.7%）。不同年龄段 FBD 和 IBS 的患病情况为从 26 ~ 45 岁患病率逐渐上升，46 岁以后患病率逐渐下降，患病率最高的年龄组为 36 ~ 45 岁（图 11-2，图 11-3）。

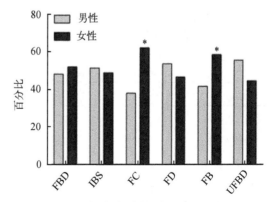

图 11-2 FBD 患病率的性别分布（* 表示 P < 0.05）

[引自 Long Y, Huang Z, Deng Y, et al. 2017. Prevalence and risk factors for functional bowel disorders in South China: a population based study using the Rome Ⅲ criteria. Neurogastroenterol Motil, 29(1).]

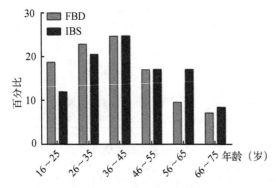

图 11-3 FBD 和 IBS 患病率的年龄分布

[引自 Long Y, Huang Z, Deng Y, et al. 2017. Prevalence and risk factors for functional bowel disorders in South China: a population based study using the Rome Ⅲ criteria. Neurogastroenterol Motil, 29(1).]

3. 量表得分 FBD 组与非 FBD 组相比，调查对象的焦虑得分更高 [（5±5）分对比（2±4）分]，抑郁得分也更高 [（5±5）分对比（4±6）分]。IBS 组与非 IBS 组相比，调查对象的焦虑得分更高 [（6±5）分对比（3±5）分]，抑郁得分也更高 [（6±5）分对比（4±5）分]。与非 FBD 组和非 IBS 组相比，FBD 组和 IBS 组的生活事件得分更高，生命质量更低。

4. 危险因素 Logistic 回归分析结果表明，有伴随疾病、焦虑 / 抑郁和生活事件得分是 FBD/IBS 的独立危险因素。与未患伴随疾病人群相比，患有伴随疾病的人群发生 FBD 的危险性更大（OR=2.80；95%CI：2.23 ~ 3.52）；有焦虑 / 抑郁症状的人群发生 FBD 的危险性更大（OR=1.49；95%CI：1.22 ~ 1.84）；生活事件应激得分每增加 10 分,危险性增加 1.03 倍（95%CI：1.02 ~ 1.04）。IBS 人群的多元回归结果与 FBD 人群相似（表 11-4）。

本节案例的研究结论：本研究通过选取杭州市社区人群开展了一项大型流行病学调查，获得了杭州市社区人群的 FBD 和 IBS 的患病情况。研究发现本人群 FBD 的患病率与北美人群相似，但 IBS 的患病率低于西方国家。研究还发现有伴随疾病、焦虑 / 抑郁和生活事件得分是人群发生 FBD/IBS 的独立危险因素。

八、调查偏倚与质量控制

偏倚（bias）是指由于某些非研究因素的干扰导致的调查或研究结果系统性地与真实情况不符。在横断面研究的设计、实施和分析等各个阶段均要注意控制偏倚，以保证调查结果的可靠、可信。横断面研究中的偏倚主要包括以下几种。

（一）选择偏倚

选择偏倚是指研究者在选择研究对象时由于选择条件受限制或设计失误所致的系统误差，最终导致研究样本缺乏代表性而使研究结果不能外推。横断面研究中可

表 11-4 FBD 和 IBS 的危险因素

	OR	OR 95%CI	P
FBD			
伴随疾病	2.80	2.23 ~ 3.52	< 0.001
焦虑 / 抑郁	1.49	1.22 ~ 1.84	< 0.001
生活事件得分（每增加 10 分）	1.03	1.02 ~ 1.04	< 0.001
IBS			
伴随疾病	3.79	2.59 ~ 5.57	< 0.001
焦虑 / 抑郁	1.59	1.06 ~ 2.38	0.024
生活事件得分（每增加 10 分）	1.03	1.00 ~ 1.05	0.027

能发生的选择偏倚包括无应答偏倚、选择性偏倚和存活者偏倚。

（二）信息偏倚

信息偏倚是指在收集和整理有关暴露或疾病的资料时出现的系统误差，主要发生在观察、收集资料及测量等实施阶段。信息偏倚主要包括调查对象引起的偏倚、调查员偏倚和测量偏倚。

为保证横断面研究的质量，必须在研究实施过程中进行质量控制，可采取的措施：①随机选择研究对象；②应答率一般应高于 80%；③进行预调查；④统一培训调查人员；⑤调查或检查方法标准化且前后一致；⑥调查后重测等。

本节案例的质控措施包括按照性别和年龄组分层的方法随机抽取样本，减小了选择偏倚；在调查实施时，调查人员进行了统一培训、调查人员现场对被调查对象的问卷填写过程给予必要的指导和监督，保证了应答率。

第四节　内脏痛流行病学研究的相关问题

当前，内脏痛的流行病学研究主要涉及内脏痛相关疾病负担的测量、患者生存质量的评价、诊断标准的确定等问题。

一、疾病负担

疾病负担（burden of disease）是研究疾病和相关危险因素导致的早死或伤残对患者、家庭、社会和国家等方面所造成的健康、经济、资源等的损失程度。疾病负担的测量有利于了解疾病对人群的危害程度和规律性，也有利于针对性地诊断、治疗和预防，从社会宏观角度研究疾病负担，可为制定相关公共卫生政策和干预策略提供依据。

疾病负担可以用一系列指标来测量和表达，主要包括四类：疾病指标、伤残/失能指标、时间指标和其他指标等。

（一）疾病指标

1. 发病率（incidence rate）　表示一定时期内，在可能发生某病的人群中某病新发病例所占的比例。其计算公式为

$$某病发病率 = \frac{该期间新发生的某病病例数}{一定时间内可能发生某病的平均人口数} \times 比例基数$$

式中的"期间"指观察所包括的时间范围，可以年、月或周为观察期间。"平均人口数"可以是一个地区或一个单位的全部人口，也可以是某一特定的人群，如某一年龄组或不同性别的人口等。比例基数可为 %、‰ 或 /10 万。

发病率反映疾病发生的强度，发病率的变化意味着病因因素的变化；通过比较不同人群某病发病率可以帮助确定可能的病因，提出病因假说或评价防治措施的效果。

2. 患病率（prevalence rate）　又称现患率，指特定时间内总人口中某病新、旧病例所占的比例，分为时点患病率和期间患病率。其计算公式为

$$某病患病率 = \frac{某观察期间一定人群中现患某病的新、旧病例数}{同期平均人口数} \times 比例基数$$

患病率通常用以反映慢性病的发生或流行情况。

（二）伤残／失能指标

1.质量调整生命年（quality adjusted life year，QALY） QALY在20世纪80年代被提出，它是一种结果测量方法，兼顾卫生保健干预所延长生命年的数量和质量，一个QALY表示一个健康生存年，反映疾病状态下或干预后剩余（经过调整）的健康寿命年数。它可以更全面、准确地反映医疗干预的效果及评价和比较人的健康状况。

2.伤残调整健康生命年（disability adjusted life year，DALY） 指从发病到死亡所损失的全部健康生命年，包括因早死所致的生命损失年（years of life lost，YLL）或者死亡损失生命年和疾病所致伤残引起的健康生命损失年（years lived with disability，YLD）或伤残生命年两部分。

$$DALY=YLL+YLD$$

与其他人群健康状况评价指标相比，DALY指标不仅综合了发病和死亡两个方面对人群健康的危害，而且还考虑了年龄相对重要性、疾病严重程度及贴现率等多种因素，更具有科学性和合理性，可以更全面客观地评价人群健康水平和各种疾病的相对危害程度。DALY是一个定量计算因各种疾病造成的早死与残疾对健康生命年损失的综合指标，是对疾病死亡和疾病伤残而损失的健康生命年的综合测量，可以科学地对发病、失能、残疾和死亡进行综合分析，是用于测算疾病负担的主要指标之一。

3.健康期望寿命（healthy life expectancy，HALE） 也称伤残调整期望寿命（disability adjusted life expectancy，DALE），是指一个人在能够维持良好的生活自理能力的平均年数，由Katzs等（1983年）首次提出。它将在非完全健康状况下生活的年数，经过伤残严重性权重转换，转化成相当于在完全健康情况下生活的年数：

$$HALE=LE-DALY$$

健康期望寿命（HLE）与普通的期望寿命（LE）的差别：普通的期望寿命以死亡为终点，而健康期望寿命以丧失日常生活能力为终点。它不仅能反映人群生命质量，也有助于卫生政策和卫生规划的制定。目前，HLE的计算方法常用的是Sullivan法，即以生活自理能力丧失率为基础而得。

（三）时间指标

时间指标反映的是患病后不能上学或参加工作造成的损失，如卧床天数、缺勤天数、休学或休工天数、平均卧床时间等。

（四）其他指标

1.两周就诊率 指调查前两周内居民因病或身体不适到医疗机构就诊的人次数与调查人口数之比。

2.两周未就诊率 指调查前两周内居民患病而未就诊的人次数与两周患病人次数之比。

3.一年住院率 指调查前一年内居民因病住院人次数与调查人口数之比。

二、生命质量评价

内脏痛是许多器质性或功能性疾病患者的伴随症状，这种疼痛体验有时会严重影响到患者的日常生活、学习、工作和社交等方面，使患者的生命质量明显下降。当今时代人们对内脏痛相关疾病的认识已从单一的生物医学模式转变为生物-心理-社会医学模式，治疗目标也从单纯缓解症状到同时重视症状指标和生命质量的改善。由于许多内脏痛相关疾病缺乏客观的生物学方面的诊断和评价疗效的指标，因此，对于患者生命质量进行测评能够为判断病情严重程度及评价治疗效果提供依据。

生命质量（quality of life，QOL），又称

生活质量或生存质量，是由 J. K. Calbraith 在 20 世纪 50 年代提出的。世界卫生组织（WHO）认为 QOL 是指不同的文化和价值体系中的个体对与他们的生活目标、期望、标准，以及所关心事情有关的生活状态的体验，包括个体生理、心理、社会功能及物质状态 4 个方面。而健康相关生命质量（health-related quality of life，HRQOL）则是指在疾病、意外损伤及医疗干预的影响下，测定与个人生活事件相联系的主观健康状态和个体满意度。它研究的对象既包括患者又包括健康者，研究确定因素与变化因素之间的关系。

生命质量评价是指具有一定生命数量的人在一定时点上的生命质量表现，通常需要借助专门的工具，即量表（instrument）来进行。量表是由若干问题和自我评分指标组成的标准化的测量工具。其严格程度、规范程度和标准化程度均比一般的调查问卷要高。量表一般呈树状结构，依次由分量表、维度和条目所组成。在内脏痛相关疾病研究中，量表大致可以分为两大类：普适量表和专用量表。

（一）普适量表

普适量表是为比较不同人群的健康状况而设计的，适用于各种人群的生命质量评价，既可用于患同一疾病不同群体的比较，也可用于不同疾病的患者和健康人群之间的比较，能综合评价疾病对患者生命质量的影响。并且，通过反映所有被调查者的总体生命质量，有助于宏观研究不同疾病对社会的影响，进而利于健康政策和医疗决策的制定。因此，普适量表的使用最为广泛。

比较常见的普适量表包括健康调查量表 36（the MOS item short from health survey，SF-36）、症状自评量表（symptom checklist 90，SCL-90）、一般健康量表（general health questionnaire，GHQ）、疾病影响量表（sickness impact profile，SIP）、世界卫生组织生命质量量表（WHO QOL-100）等。常用的疼痛强度的评价量表包括视觉模拟量表（visual analogue scale，VAS）、语言评价量表（verbal rating scale，VRS）、数字评价量表（numeric rating scale，NRS）、简式 McGill 疼痛问卷（the short-form MPQ，SF-MPQ）、简明疼痛量表（brief pain inventory，BPI）和 Abbey 疼痛量表等。另外，评价人群心理健康状态时常用的量表还包括汉密尔顿抑郁量表（Hamilton depression scale，HAMD）、汉密尔顿焦虑量表（Hamilton anxiety scale，HAMA）等。

（二）专用量表

专用量表用于特定的临床状态，尤其是测量治疗后疾病或健康问题负担的生命质量。该类量表可以针对某一病种、某些特定人群或者某类症状（如疼痛）及某些功能（如睡眠）而专门设计。

使用专用量表可更准确地测定某些慢性疾病患者的生命质量，如炎性肠病、慢性胰腺炎、IBS 等，以及某种药物的治疗对有关生命质量的影响等。例如，针对炎性肠病的专用量表有中文版 IBD 问卷（inflammatory bowel disease questionnaire，IBDQ）、IBD 疾病活动指数表（其中溃疡性结肠炎患者选用 Walmsley 简化结肠炎临床活动指数表，克罗恩病患者采用 Harvey-Bradshow 简化活动指数表）；针对 IBS 的专用量表有 Hahn 等编制的 IBS 生命质量问卷（IBS quality of life questionnaire，IBSQOL）、Patrick 等编制的 IBS 生命质量量表（IBS-QOL）、Chassany 等编制的专用于 IBS 和功能性消化疾病（functional dyspepsia，FD）生命质量的量表，即功能性消化不良生命质量量表（functional digestive disorder quality of life questionnaire，FDDQL）等；针对癌症患者的生命质量的量表有芝加哥 Rush-

Presbyterian-St.Luke 医学中心的 Cella 等研制的癌症治疗功能评价系统（functional assessment of cancer therapy，FACT）和欧洲癌症研究和治疗组织生命质量测定量表（EORTC QLQ-C30）等。

（三）量表的来源与选择

由于我国对生命质量的相关研究缺乏自主设计的高质量量表，现阶段量表主要翻译和引用国外现有研究中的成熟量表。应注意的是，选择现有研究中的成熟量表需要考察该量表是否来源于知名杂志、是否由知名学者开发、本研究与以往采用该量表的研究情境是否相似、量表是否已经过反复验证达到合格标准等方面。另外，鉴于种族和文化、经济状况的差异，应用国外成熟量表时还需结合国内的实际和研究的人群，考虑是否可行，必要时应做适当的修改与补充。对所选用的量表需进行信度和效度评价，对于信效度尚不满意的量表，需要在实践中加以检验、修改和完善。只有具有较高信效度的量表才能正式应用，以便获得可靠、可信的研究结果。

三、诊断标准对内脏痛流行病学研究的影响

疾病的诊断是认识疾病达到确定疾病具有独立性质的一个过程，包括病因学诊断、病理组织学诊断和病理生理学诊断等。在流行病学研究中，需要依据一定的诊断标准来明确疾病的诊断。采用公认、统一、规范的诊断标准，调查研究的结果才有价值。若各个研究所采用的调查方法也是规范和统一的，则研究的结果就可以互相比较。内脏痛相关疾病的诊断往往缺乏金标准，因此，国内外相关专家制定了一系列临床诊断标准来对此类疾病做出诊断。

以 IBS 为例，按罗马Ⅲ标准，IBS 以腹痛或腹部不适伴随排便或排便习惯改变为特征。结合亚洲人群包括中国人的 IBS 特征，将 IBS 定义为以腹痛、腹胀或其他腹部不适为主要症状，排便后症状改善，常伴有排便习惯 [频率和（或）性状] 的改变，缺乏临床常规检查可发现的能解释这些症状的器质性病变。各个国家调查的 IBS 患病率从 1.1% 至 45.0% 不等，这种差异除了与各国不同的社会、文化、地理和环境因素相关外，更重要的原因可能是采用的 IBS 诊断标准和用于调查的问卷质量各异。同一研究采用不同的诊断标准，IBS 症状人群的总体患病率也有很大差异。例如，Tao Bai 等在国内某三甲医院开展了一项横断面研究，比较采用罗马Ⅲ和罗马Ⅳ标准诊断门诊 IBS 患者的一致性。结果显示，在 1376 例被调查者中，采用罗马Ⅲ标准进行诊断，共有 12.4% 的患者被诊断为 IBS，而采用罗马Ⅳ标准进行诊断，则仅有 6.1% 的患者被诊断为 IBS。另外，总结不同时期研究中的 IBS 患病率发现有近年 IBS 患病率增加的趋势。Lovell 和 Ford 通过综述截至 2011 年已发表的横断面研究，发现 1981 ~ 1990 年 IBS 的总体患病率为 8.5%，1991 ~ 2000 年为 12.0%，2001 ~ 2010 年为 10.9%，2011 年为 21.0%。关于 IBS 总体患病率情况，由于各个研究间的研究地区、纳入研究人群特征和诊断标准均不同，所以相互之间异质性较大。

因此，在内脏痛相关疾病的流行病学研究中，无论是获得疾病或症状的患病情况，还是估计某种因素与患病结局的联系，均需明确疾病的诊断标准。明确、公认的诊断标准同时也是评价某项研究或成果意义或价值的重要参考。

（吴 骋 郭 威 吴晓丹 龚灿生）

参 考 文 献

金菊英，彭丽桦，杜洵松，等．2015. 手术后慢性疼痛的流行病学调查和危险因素分析．中国疼痛医学杂志，(7): 505-512.

李晓青，常敏，许东，等．2013. 中国肠易激综合征流行病学调查现状分析．胃肠病学和肝病学杂志，22(8):734-739.

李兆申．2011. 我国慢性胰腺炎临床流行病学特征．中国实用外科杂志，31(9):770-772.

林丽，邵秀霞，陆元霄，等．2015. 乳腺癌术后疼痛综合症的流行病学特征调查分析．中国转化医学和整合医学学术交流会（上海站）论文汇编.

刘飞，邹文军，鲍永新，等．2017. 术后慢性疼痛的发生率、危险因素及对病人生活质量的影响：大样本前瞻性研究．中华麻醉学杂志，(6): 684-688.

刘晓华，2014. 无张力疝修补术后慢性疼痛病因分析及治疗．中华疝和腹壁外科杂志（电子版）(3): 233-234.

刘瀛瀛，王锦琰，2009. 慢性盆腔及泌尿生殖系统疼痛综合征．中国疼痛医学杂志，15(1):1-2.

王家良，2014. 临床流行病学：临床科研设计、测量与评价．4版．上海：上海科学技术出版社.

吴柏瑶，张法灿，梁列新，2013. 功能性消化不良的流行病学．胃肠病学和肝病学杂志，22(1):85-90.

中华医学会消化病学分会胃肠动力学组，2016. 中国功能性消化不良专家共识意见(2015年，上海)．中华消化杂志，36(4):217-229.

中华胰腺病杂志编委会，2012. 慢性胰腺炎诊治指南(2012，上海)．中华胰腺病杂志，12(3):922-924.

Ahangari A, 1900. Prevalence of chronic pelvic pain among women: an updated review. Pain Physician, 17(2):141-147.

Alfieri S, Rotondi F, Di Giorgio A, et al. 2006. Influence of preservation versus division of ilioinguinal, iliohypogastric, and genital nerves during open mesh herniorrhaphy: prospective multicentric study of chronic pain. Ann Surg, 243(4): 553-558.

Andreae MH, Andreae DA, 2012. Local anaesthetics and regional anaesthesia for preventing chronic pain after surgery. Cochrane Database of Systematic Reviews, 10:CD007105.

APDW Chinese IBD Working Group, 2006. Retrospective analysis of 515 cases of Crohn's disease hospitalization in China: nationwide study from 1990 to 2003. J Gastroenterol Hepatol, 21(6):1009-1015.

Baars JE, Markus T, Kuipers EJ, et al. 2010.

Patients' preferences regarding shared decision-making in the treatment of inflammatory bowel disease: results from a patient-empowerment study. Digestion, 81(2): 113-119.

Bai T, Xia J, Jiang Y, et al. 2017.Comparison of the Rome IV and Rome III criteria for IBS diagnosis: A cross-sectional survey. J Gastroenterol Hepatol, 32(5):1018.

Bayman EO, Brennan TJ, 2014. Incidence and severity of chronic pain at 3 and 6 months after thoracotomy: meta-analysis. J Pain, 15(9): 887-897.

Bayman EO, Parekh KR, Keech J, et al. 2017. A prospective study of chronic pain after thoracic surgery. Anesthesiology, 126(5): 938-951.

Bong CL, Samuel M, Ng JM, et al. 2005. Effects of preemptive epidural analgesia on post-thoracotomy pain. J Cardiothorac Vasc Anesth, 19(6): 786-793.

Brennan TJ, Kehlet H, 2005. Preventive analgesia to reduce wound hyperalgesia and persistent postsurgical pain: not an easy path. Anesthesiology, 103(4): 681-683.

Bruce J, Quinlan J, 2011. Chronic post surgical pain. Reviews in Pain, 5(3): 23-29.

Bruce J, Thornton AJ, Powell R, et al. 2014. Psychological, surgical, and sociodemographic predictors of pain outcomes after breast cancer surgery: a population-based cohort study. Pain, 155(2): 232-243.

Clark L, 2014. Pre-emptive or preventive analgesia-lessons from the human literature? Vet Anaesth Analg, 41(2): 109-112.

Clarke H, Bonin RP, Orser BA, et al. 2012. The prevention of chronic postsurgical pain using gabapentin and pregabalin: a combined systematic review and meta-analysis. Anesth Analg, 115(2): 428-442.

Collett B, 2013. Visceral pain: the importance of pain management services. Br J Pain, 7(1):6.

Crile G, 1913. The kinetic theory of shock and its prevention through anoci-association(shockless operation). Lancet, 182(4688): 7-16.

Dionne R, 2000. Preemptive vs preventive analgesia: which approach improves clinical outcomes? Compend Contin Educ Dent, 21(1): 48, 51-44, 56.

Drossman DA, Morris CB, Schneck S, et al. 2009. International survey of patients with IBS: symptom features and their severity, health status, treatments, and risk taking to achieve clinical benefit. J Clin Gastroenterol, 43(6):541-550.

Eccleston C, Morley SJ, Williams AC, 2013. Psychological approaches to chronic pain management: evidence and challenges. Br J Anaesth, 111(1): 59-63.

Egbert LD, Battit GE, Welch CE, et al. 1964. Reduction of postoperative pain by encouragement and instruction of patients. A study of doctor-patient rapport. N Engl J Med, 270: 825-827.

Eklund A, Montgomery A, Bergkvist L, et al. 2010. Chronic pain 5 years after randomized comparison of laparoscopic and Lichtenstein inguinal hernia repair. Br J Surg, 97(4): 600-608.

Gartner R, Jensen MB, Nielsen J, et al. 2009. Prevalence of and factors associated with persistent pain following breast cancer surgery. Jama, 302(18): 1985-1992.

Gerbershagen HJ, Aduckathil S, van Wijck AJ, et al. 2013. Pain intensity on the first day after surgery: a prospective cohort study comparing 179 surgical procedures. Anesthesiology, 118(4): 934-944.

Guzmán J, Esmail R, Karjalainen K, et al. 2001. Multidisciplinary rehabilitation for chronic low back pain: systematic review. BMJ, 322(7301): 1511.

Hinrichs-Rocker A, Schulz K, Jarvinen I, et al. 2009. Psychosocial predictors and correlates for chronic post-surgical pain (CPSP) - a systematic review. Eur J Pain, 13(7): 719-730.

Hungin AP, Whorwell PJ, Tack J, et al. 2003. The prevalence, patterns and impact of irritable bowel syndrome: an international survey of 40,000 subjects. Aliment Pharmacol Ther, 17(5):643-650.

Institute of Medicine Committee on Advancing Pain Research C, Education. The National Academies Collection: Reports funded by National Institutes of Health// Relieving Pain in America: A Blueprint for Transforming Prevention, Care, Education, and Research. Washington (DC): National Academies Press (US).

Jantchou P, Morois S, Clavelchapelon F, et al. 2010. Animal protein intake and risk of inflammatory bowel disease: the E3N prospective study. Gastroenterology, 105(10):2195-2201.

Jenkins JT, O'Dwyer PJ, 2008. Inguinal hernias. Bmj, 336(7638): 269-272.

Kaplan GG, Jackson T, Sands BE, et al. 2008. The risk of developing crohn's disease after an appendectomy: a meta-analysis. Am J Gastroenterol, 103(11):2925-2931.

Kapural L, 2015. Chronic abdominal pain: an evidence-based, comprehensive guide to chinical management. New York: Springer.

Katz J, McCartney CJ, 2002. Current status of preemptive analgesia. Curr Opin Anaesthesiol, 15(4): 435-441.

Katz J, Seltzer Z, 2009. Transition from acute to chronic postsurgical pain: risk factors and protective factors. Expert Rev Neurother, 9(5): 723-744.

Kehlet H, Jensen TS, Woolf CJ, 2006. Persistent postsurgical pain: risk factors and prevention. Lancet, 367(9522): 1618-1625.

Koutroubakis IE, Vlachonikolis IG, 2000. Appendectomy and the development of ulcerative colitis: results of a metaanalysis of published case-control studies. Am J Gastroenterol, 95(1):171-176.

Long Y, Huang Z, Deng Y, et al. 2017. Prevalence and risk factors for functional bowel disorders in South China: a population based study using the Rome III criteria. Neurogastroenterol Motil, 29(1).

Lovell RM, Ford AC, 2012. Global prevalence of and risk factors for irritable bowel syndrome: a meta-analysis. Clin Gastroenterol Hepatol, 10(7):712-721.

Macintyre P, Schug S, Scott D, et al. 2010. APM: SE working group of the Australian and New Zealand college of anaesthetists and faculty of pain medicine. Acute pain management: scientific evidence, 3: 9-12.

Macrae WA, 2008. Chronic post-surgical pain: 10 years on. Br J Anaesth, 101(1): 77-86.

Maguire MF, Ravenscroft A, Beggs D, et al. 2006. A questionnaire study investigating the prevalence of the neuropathic component of chronic pain after thoracic surgery. Eur J Cardiothorac Surg, 29(5): 800-805.

Mahid SS, Minor KS, Soto RE, et al. 2006. Smoking and inflammatory bowel disease: a meta-analysis. Mayo Clinic Proc, 81(11):1462-1471.

Matsunaga M, Dan K, Manabe FY, et al. 1990. Residual pain of 90 thoracotomy patients with malignancy and non-malignancy. Pain, 41: S148.

Naomasa Sakamoto, Suminori Kono, Kenji Wakai, et al. 2010.Dietary risk factors for inflammatory bowel disease A Multicenter Case-Control Study in Japan. Inflamm Bowel Dis, 11(2):154-163.

Nikolajsen L, Sorensen HC, Jensen TS, et al. 2004. Chronic pain following Caesarean section. Acta Anaesthesiol Scand, 48(1): 111-116.

Poobalan AS, Bruce J, King PM, et al. 2001. Chronic pain and quality of life following open inguinal hernia repair. Br J Surg, 88(8): 1122-1126.

Powell R, Johnston M, Smith WC, et al. 2012. Psychological risk factors for chronic post-surgical pain after inguinal hernia repair surgery: a prospective cohort study. Eur J Pain, 16(4): 600-610.

Reddi D, Curran N, 2014. Chronic pain after surgery: pathophysiology, risk factors and prevention. Postgrad Med J, 90(1062): 222-227; quiz 226.

Remerand F, Le Tendre C, Baud A, et al. 2009. The early and delayed analgesic effects of ketamine after total hip arthroplasty: a prospective, randomized, controlled, double-blind study. Anesth Analg, 109(6): 1963-1971.

Renwei HU, Qin O, Xi C, et al. 2007. Analysis of the articles of inflammatory bowel disease in the literature of China in recent fifteen years. Chinese Journal of Gastroenterology, 12(2):74-77.

Schug SA, Palmer GM, Scott DA, et al. 2016. Acute pain management: scientific evidence, fourth edition, 2015. Med J Aust, 204(8): 315-317.

Singh AN, Bansal VK, Misra MC, et al. 2012. Testicular functions, chronic groin pain, and quality of life after laparoscopic and open mesh repair of inguinal hernia: a prospective randomized controlled trial. Surg Endosc, 26(5): 1304-1317.

Steegers MA, Snik DM, Verhagen AF, et al. 2008. Only half of the chronic pain after thoracic surgery shows a neuropathic component. J Pain, 9(10): 955-961.

Tasmuth T, Blomqvist C, Kalso E, 1999. Chronic post-treatment symptoms in patients with breast cancer operated in different surgical units. Eur J Surg Oncol, 25(1): 38-43.

Treede RD, Rief W, Barke A, et al. 2015. A classification of chronic pain for ICD-11. Pain, 156(6): 1003-1007.

Wang JL, Zhang WJ, Gao M, et al. 2017. A cross-cultural adaptation and validation of the short-form McGill Pain Questionnaire-2: Chinese version in patients with chronic visceral pain. J Pain Res, 10:121-128.

Wang Y, Ouyang Q, 2007. Ulcerative colitis in China: retrospective analysis of 3100 hospitalized patients. J Gastroenterol Hepatol, 22(9):1450-1455.

Wildgaard K, Iversen M, Kehlet H, 2010. Chronic pain after lung transplantation: a nationwide study. Clin J Pain, 26(3): 217-222.

Wildgaard K, Ravn J, Nikolajsen L, et al. 2011. Consequences of persistent pain after lung cancer surgery: a nationwide questionnaire study. Acta Anaesthesiol Scand, 55(1): 60-68.

Woolf CJ, 1983.Evidence for a central component of post-injury pain hypersensitivity. Nature, 306(5944): 686-688.

第12章 常用内脏痛的治疗方法

内脏痛的病因多样，且同一类病因在不同患者的疼痛表现不尽相同，患者对于疼痛的主诉也不一致。与躯体浅表疼痛相比，内脏痛具有如下特点：①定位不准确，常伴有牵涉痛或放射痛。例如，腹痛患者常不能说出疼痛的明确位置，胆囊炎的患者常伴有胃部不适或右侧肩胛部疼痛，手术牵拉阑尾时，患者常主诉胸前区不适等。②发生缓慢，持续时间较长，即主要表现为慢性疼痛，常呈进行性加重，但有时也可迅速转为剧烈疼痛。③内脏痛对机械牵拉、缺血、痉挛、炎症等刺激比较敏感，而对切割、烧灼等相对不敏感。④内脏痛常伴有不愉快的情绪活动，因此慢性内脏痛患者常有焦虑、抑郁等精神症状。此外，内脏痛常伴有恶心、呕吐和心血管及呼吸活动改变，这可能是由于传导内脏痛觉的神经通路与引起这些内脏反应的传出通路之间存在密切的关系。需要注意的是，如果内脏疼痛在短时间内得不到治疗或者控制，持续性内脏痛可引起痛觉过敏。

目前，对于内脏痛特别是顽固性与复杂性内脏痛的发病机制仍不完全清楚，在内脏痛的病因分类、镇痛药物和治疗方法的选择上也没有形成统一的诊疗标准。临床上必须结合患者的实际情况，选择合适的治疗方法。目前，内脏痛治疗方法主要包括药物治疗、神经调节疗法及中医治疗等。阿片类药物、非甾体抗炎药及辅助用药是目前内脏痛的主要治疗药物。当药物治疗无效或不良反应限制其应用时，可以考虑区域阻滞、神经射频调节治疗等。神经外科手术尽管不作为首选，但对于一些顽固性剧烈疼痛（尤其是癌性内脏痛患者）不失为一种行之有效的治疗手段。本章节主要介绍用于内脏痛治疗的药物、中医疗法、神经调节技术及手术疗法。

第一节 药物治疗内脏痛

一、阿片受体及阿片类药物

自 20 世纪 70 年代发现阿片受体以来，阿片类药物的药理学特性就一直受到广泛关注。阿片受体是体内最错综复杂的神经递质系统，不同的阿片受体通过在大脑及其他器官的交叉分布调节着阿片类药物的功能作用。随着人类对阿片受体亚型及晶体结构的进一步深入了解，阿片类药物已成为目前严重急性疼痛和癌痛的主要治疗药物。

关于阿片受体及作用于阿片受体的药物，在本书第 7 章第一节已做了较为系统详细的讲述，本章仅作简单回顾，重点讲述不同类型药物在临床中的应用及其注意事项，其中以双受体激动剂羟考酮为主。

（一）作用于 μ 阿片受体的药物

早年的研究认为，μ 阿片受体可分为 μ_1、μ_2 两个亚型，与镇痛关系最密切，并和呼吸抑制、欣快感、成瘾等不良反应相关。而近年的研究显示，除上述两种 μ 受体外，还可能存在新型的 μ 受体，吗啡 -6-β-葡糖醛酸苷、海洛因和 6-乙酰吗啡是这种新型受体的激动剂，而吗啡本身不与该受体产生相互作用。

μ 受体广泛分布于中枢神经，但其分布并不均匀。在不同的部位，阿片受体激动后产生的效果不一样，对各亚型受体的作用不同，导致了阿片类药物镇痛效应和副作用的不同，这也促进了新型高选择性阿片类受体的研发。近年来，不断有新的 μ 阿片受体激动剂应用于内脏痛的临床治疗。

μ 阿片受体激动剂（如吗啡、盐酸哌替啶、盐酸二氢埃托啡等）目前已经商品化，广泛用于临床，并取得了较好的镇痛效果。但由于给药的同时伴有明显的不良反应，故仍不是最理想的治疗内脏痛的药物。在诸多应用于临床的 μ 阿片受体激动剂中，吗啡是最早发现并用于临床的且最具代表性的 μ 阿片受体激动剂之一。早在 18 世纪之前人类就已经掌握了提取吗啡的技术，即从未成熟的罂粟中提取获得的干汁。至 1806 年，德国药剂师 Friedrich Sertürner 首先分离出了其中镇痛活性最为显著的生物碱——吗啡。在过去的一个多世纪里，尽管有多种新的强阿片类药物被成功合成，但吗啡仍然是全世界最广泛使用的阿片类药物，且近年来包括吗啡在内的阿片类药物的使用量还在持续增加。吗啡的使用不仅局限于缓解短期的疼痛，也常用于术后镇痛、慢性疼痛缓解等，在内脏疼痛的治疗中亦很常见。

一般而言，内脏痛在使用吗啡后，可能确实可以产生期望的镇痛效果，但同治疗躯体痛一样，随之而来的副作用也很多，如呼吸抑制、欣快感、肠胃蠕动降低、恶心、呕吐及瘙痒等。由于其代谢物性质特点及患者个体间的差异性，吗啡的药理学活性显得尤为复杂。包括年龄、肾功能损伤、用药途径及治疗时间等在内的诸多因素都易引起吗啡的药代动力学差异及代谢物的个体差异。无论采用何种方式给药，进入体内的吗啡 44%～55% 被转换为吗啡 -3-葡糖苷酸，9%～10% 被转换为吗啡 -6-葡糖苷酸，8%～10% 则为原形经尿液排出体外。目前，出于其诸多的副作用考虑，吗啡在临床中不作为常见内脏疼痛治疗的首选，但仍可用于衡量其他镇痛药物疗效的常见参照药物。

（二）作用于 κ 阿片受体的药物

κ 阿片受体简称 KOR，早期研究中使用的 κ 受体激动剂都是中枢性激动剂，在各种疼痛模型中显示出良好的镇痛效果，且无欣快感和依赖性，也无呼吸抑制和胃肠道抑制作用，因此被认为是极具吸引力、安全性较高的镇痛药物。但之后的研究发现，κ 阿片受体激动剂的药理作用远非想象中那么简单，它在发挥镇痛作用的同时，还可引起过度镇静甚至烦躁不安等不良反应，从而限制了其临床应用。

最近大量研究表明，外周选择性 κ 受体激动剂保持了内脏痛的治疗作用，同时一定程度上避免了副作用，因此再次引起关注。它可通过降低周围神经末梢伤害性感受器的兴奋性，从而产生镇痛作用。这一镇痛作用可被盐酸纳洛酮拮抗，也可被局部应用 κ 阿片受体拮抗剂所拮抗。同样，关于 κ 受体的分布、分型等药理学基础部分，本书第 7 章已有详细讲述，在此不再赘述。还需了解的是，κ 受体分布在神经系统的多个部位，包括中枢部分及外周部分。其亚型分类较为复杂，一般来说，可分为 κ_1 与 κ_2 受体亚型，后来发现还存在

κ3亚型。到目前为止，只有κ1亚型在人体和啮齿类动物中被克隆出来，克隆的κ1亚型和天然的κ1亚型在药理学作用上完全相同。

目前研究认为，选择性κ阿片受体激动剂多作用于κ1受体，激动效价为0.1～10nmol/L（具体结构见图12-1），对不同类型的内脏痛有较好的镇痛作用。

ADL10-0101是最近研究报道的一种选择性外周κ阿片受体激动剂，其在缓解慢性胰腺炎患者疼痛方面显示了突出效果。ADL10-0101是典型的外周选择性的κ1受体激动剂，它对炎性内脏痛镇痛作用明显，但对非炎性疼痛效果并不显著，同时未发现其有明显的中枢性不良反应。该药物可口服或皮下给药，起效时间较快，在60分钟内可达到最大药效，维持时间约为4小时。目前，ADL10-0101已进入Ⅱ期临床试验，且其二代产品也已进入临床试验，但最终是否能够作为内脏痛治疗药物，仍需进一步的临床验证。

另外，阿西马多林也是一种有效的κ阿片受体激动剂。研究发现，肠内灌注阿西马多林可拮抗肠机械性和热敏性疼痛，可能机制就是其逆转了结肠致炎后κ阿片受体表达上调。但还有研究发现，使用高剂量阿西马多林（1～3mg/kg）时可产生诸如焦虑、镇静、多尿等不良反应。因此，在临床使用时应特别注意合理控制药物剂量，以达到最佳的治疗效果。

（三）作用于多个阿片受体的药物

近年，同时作用于μ受体与κ受体的"双受体激动剂"羟考酮的临床应用得到越来越多的重视和认可。羟考酮是由蒂巴因（thebaine）改造合成的阿片类中枢神经镇痛药。化学名为4，5-环氧基-14-羟基-3-甲氧基-17-甲基吗啡烷-6-酮盐酸盐，羟考酮与吗啡的脂溶性类似，均低于芬太尼。羟考酮是阿片受体的纯激动剂，镇痛活性通过激动μ阿片受体与κ阿片受体产生。由于其独特的药理学机制，相较吗啡与芬太尼，羟考酮对内脏痛的效果可能更好。

羟考酮口服吸收良好，生物利用度60%～80%，高于吗啡。羟考酮的血浆蛋白结合率约40%，与吗啡类似。在成年人中，羟考酮的稳态分布容积在2～5L/kg，与吗啡相当；清除半衰期3～5小时。羟考酮代谢主要通过肝P450酶催化，其代谢产物也有镇痛活性；羟考酮及其代谢物主要经肾排泄。大约45%羟考酮主要通过CYP3A4和CYP3A5两个亚型催化，产生去甲羟考酮（noroxycodone）；11%的羟考酮主要是通过CYP2D6亚型催化产生去甲羟考酮（为主要代谢产物），镇痛活性明显强于羟考酮（表12-1）。

盐酸羟考酮缓释片是口服的阿片类镇痛药。1996年盐酸羟考酮缓释片在美国上市，商品名为奥施康定，是即释和控释双重作用的剂型，该药通过AcroContin技术实现双相释放和吸收，即释相达峰迅速，

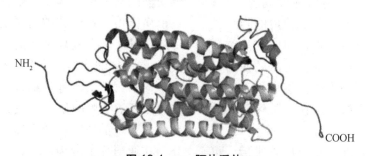

图 12-1 κ1阿片受体

表 12-1 吗啡和羟考酮药理学特性的比较

药物	适应证	剂量（口服）	生物利用度	参与代谢的肝药酶	主要活性代谢产物	无活性代谢产物	不良反应
吗啡	中到重度疼痛	20～40mg/d（控释制剂）	30%	葡萄糖醛酸 UGT2B7	吗啡-3-葡萄糖醛酸 55%，吗啡-6-葡萄糖醛酸 10%	去甲吗啡 4%	恶心、呕吐、便秘、腹痛等
羟考酮	中到重度疼痛	10mg/d，最高用药剂量为 200mg/12h（控释制剂）	60%	CYP2D6 CYP3A4	羟吗啡酮 去甲羟考酮	无	恶心、呕吐、便秘、瘙痒等

38% 的药物快速释放，1 小时内快速止痛；控释相药效持久，62% 的药物精确、缓慢释放，12 小时平稳持续镇痛。羟考酮已用于手术后镇痛，恶心发生率较低。达到相同的镇痛效果，羟考酮的用量约 10 倍于吗啡。在一项随机对照研究中，对比了口服羟考酮与鞘内注射吗啡在剖宫产后的镇痛效果，两者的镇痛效果类似，且羟考酮组的瘙痒发生率更低。在急性疼痛控制中，羟考酮的镇痛效果可能与给药途径有关。羟考酮在控制癌痛上也有良好效果。相较吗啡，羟考酮的恶心及致幻发生率可能较低。有报道，在癌痛患者中，口服吗啡、羟考酮、氢吗啡酮的疗效及毒性反应相似。口服给药产生相同的镇痛效果时，羟考酮的平均用量仅为吗啡的 67%。羟考酮可以激动 κ 阿片受体，参与内脏痛的调控，因此羟考酮对内脏痛更为有效。Staah 等让受试者分别口服 30mg 吗啡和 15mg 羟考酮，结果发现吗啡和羟考酮在对刺激皮肤和肌肉的疼痛上效果相当，但对热刺激及电刺激引发的食管疼痛，羟考酮的镇痛效果更好。

此外，美国食品药品监督管理局于 2015 年批准了艾沙度林（eluxadoline）用于腹泻型肠易激综合征（IBS-D）的治疗。艾沙度林可作用于 μ 受体和 δ 受体（为 μ 受体激动剂和 δ 受体拮抗剂），可以减轻肠道收缩。IBS-D 是肠易激综合征的一个亚型，患者会出现水样便。临床试验显示，每日两次 25mg、100mg 或 200mg 剂量的艾沙度林可减轻腹痛，改善粪便稠度和大便紧迫感。便秘、恶心、呕吐和腹痛是艾沙度林的最常见不良事件，但这些副作用都可缓解，并未有患者因此退出研究。艾沙度林的最严重风险是引起 Oddi 括约肌痉挛，导致胰腺炎。其禁忌证包括胆管阻塞、胰腺炎、严重肝损伤、严重便秘病史的患者及每天饮酒过度的患者。

纳布啡是 κ 受体完全激动剂，镇痛效果强、镇痛起效快、镇痛时间久。对 μ 受体具有部分拮抗作用，呼吸抑制和成瘾发生率低；对 δ 阿片受体活性极弱，不诱发产生烦躁和焦虑。纳布啡静脉注射起效快，起效时间为 2～3 分钟，肌内或皮下注射起效时间不到 15 分钟（达峰时间为 30 分钟），持续时间 3～6 小时。肝脏是其唯一的代谢场所，主要经肠道清除，经粪便排出，小部分经肾脏清除。与吗啡、芬太尼家族药物相比，纳布啡起效更快，作用时间更长。与其他 κ 家族药物相比，纳布啡起效更快，作用机制更明确，而且纳布啡的治疗指数达 1034，安全性较高。

阿片类药物的给药方式包括口服、静脉注射、静脉泵、鞘内、皮肤贴剂等。虽然当前各种新型的药物层出不穷，但目前普遍认为阿片类药物依然是治疗内脏痛最重要药物。由于不同阿片类药物的有效性和不良反应存在差异，因此对于内脏痛来说，双受体激动剂羟考酮可能是更加合理的药物治疗选择。此外，在重度慢性胰腺炎疼痛患者中发现，曲马多在相同的镇痛水平下，与吗啡相比胃肠道不良反应较小，因此对伴有肿瘤压迫导致肠梗阻的内脏痛患者可考虑优先选择曲马多，以免加重肠梗阻。如镇痛效果不佳需要使用强阿片类药物时，还可考虑更换药物给药途径，如鞘内途径给药等。如全身条件不适宜给予强阿片类药物，还可优先考虑通过其他手段改善全身条件后再行全身用药。

在某些终末期肿瘤导致的内脏痛患者中，还常伴有肝、肾功能损害，因此，对肝、肾功能不全患者应合理选择阿片类药物。如轻度肝功能不全患者，吗啡、羟考酮等药物应减量为 1/3 ~ 1/2，而中度以上肝功能不全患者则选择芬太尼类药物更加安全，如芬太尼透皮贴剂等。当患者存在重度肝功能不全时，使用芬太尼和舒芬太尼等强效阿片类药物时则应严密监护，长期使用需酌情减量。肾功能不全时，一般基于肾小球滤过率（GFR）调整阿片类药物的剂量。具体来说，当 GFR > 50ml/min 时，一般不考虑减量；GFR 在 10 ~ 50ml/min 时，吗啡、氢吗啡酮、羟考酮减量 1/2，芬太尼可考虑减量 1/4，美沙酮可不减量；当 GRF < 10ml/min 时，禁用吗啡、羟考酮，推荐氢吗啡酮减量 3/4，芬太尼减量 1/2，美沙酮减量 1/2。

二、非阿片类药物治疗

除了阿片类药物外，非阿片类药物在治疗内脏痛方面同样取得了良好的临床效果。肠易激综合征（IBS）是最具代表性的慢性内脏痛，其机制至今尚未完全清楚。

研究表明，除阿片受体激动剂外，非阿片类药物也可用于 IBS 的治疗。在此，以 IBS 的治疗为例，了解非阿片类药物在内脏痛治疗中的具体应用。

1. 非甾体抗炎药（NSAID）　非甾体抗炎药是临床最常用的镇痛药物之一，临床使用的 NSAID 种类很多，其作用机制类似（详见第 7 章第三节），副作用方面则主要集中在胃肠道、肾脏和心血管不良事件等。

NSAID 的作用靶点为环加氧酶（COX）-1 和 COX-2。COX-1 存在于胃肠道和肾脏等组织。COX-2 在炎症情况下表达增加，常用 COX-2 与 COX-1 的 IC_{50} 比值表示对二者的选择性不同，比值越大，对 COX-1 抑制越大，副作用越强。目前临床上常用的选择性 COX-2 抑制剂有美洛昔康、塞来昔布、尼美舒利等。NSAID 对各种创伤引起的剧烈疼痛和内脏平滑肌绞痛无效，但对轻中度炎性疼痛有确切的止痛效果。常用于慢性胰腺炎、妇科的慢性盆腔痛、子宫内膜异位症引起的疼痛、痛经、肾结石导致的肾绞痛等。同时，NSAID 也是癌性疼痛治疗的第一阶梯用药。

2. 5-羟色胺（5-HT）受体调节剂　5-HT 最早从血清中发现，故又名血清素，广泛存在于中枢神经系统、外周神经系统和胃肠道组织中，它是一种抑制性神经递质，在脑-肠轴的调节中发挥重要作用。在外周组织，5-HT 是一种强血管收缩剂和平滑肌收缩刺激剂。5-HT 受体至少有 7 个亚型，胃肠道中至少有 4 种，拮抗 5-HT₃ 受体（5-HT_3R）可减慢结肠和小肠转运，减少小肠分泌，增加粪便成形，减轻内脏疼痛。5-HT_4 受体（5-HT_4R）激动药可以调节平滑肌运动、电解质分泌和肠蠕动反射，但其确切机制尚不清楚。

5-HT_3R 拮抗药可用于治疗以腹泻为主的 IBS，减轻腹痛。阿洛司琼是第一个用于内脏痛治疗的 5-HT_3R 拮抗药，但由于其存在严重的不良反应（缺血性结肠炎和严重便秘），因此其临床试验不得不提前中止。雷莫司琼对 5-HT$_3$R 的结合力更强，对 IBS 效果显著。此外，昂丹司琼和格拉司琼对 IBS 的腹泻和腹痛也有治疗效果。

5-HT$_4$R 激动药可促进胃肠蠕动，调节分泌，可用于便秘型 IBS（IBS-C）治疗。5-HT$_4$R 激动药有受体全激动药和部分激动药两类。普卡必利是受体全激动药，可以促进功能性便秘患者的结肠转运，但对胃和小肠动力几乎没有影响，但由于其存在心脏毒性，临床应用受到限制。替加色罗是 5-HT$_4$R 部分激动药，可选择性与胃肠道内 5-HT$_4$R 结合并激活受体，主要用于女性 IBS-C 缓解症状的短期治疗。临床使用时应注意其心脏毒性。

同时兼有 5-HT$_4$R 激动药和 5-HT$_3$R 拮抗药作用的药物可用于腹泻便秘交替型的患者。莫沙必利主要激动 5-HT$_4$R，在大剂量时可拮抗 5-HT$_3$R，可促进胃和结肠的转运时间，对心脏的影响小。伦扎必利是 5-HT$_4$R 全激动药，同时也是 5-HT$_3$R 拮抗药，对结肠转运有剂量依赖性的促进作用，有研究表明其对 IBS-D 患者的腹痛腹泻也有缓解作用。

3. 胃肠道解痉药　解痉药主要包括抗胆碱药（如山莨菪碱）、胃肠道高选择性钙通道阻滞药（如匹维溴铵）和罂粟碱衍生物（如维林类）。抗胆碱能药物最常用，尚可部分拮抗胃结肠反射和减少肠内产气，减轻餐后腹痛。钙通道阻滞药（如硝苯地平、匹维溴铵）对胃肠道、胆道等平滑肌痉挛导致的疼痛有明显的治疗效果，同时也可用于 IBS 的治疗。

4. 抗抑郁药　临床上常用的药物按化学结构和作用机制，通常可分为三环类抗抑郁药（tricyclic antidepressant，TCA）、四环类抗抑郁药、单胺氧化酶抑制剂（monoamine oxidase inhibitor，MAOI）、5-

羟色胺再摄取抑制剂（selective serotonin reuptake inhibitor，SSRI）、5-羟色胺和去甲肾上腺素再摄取抑制剂（serotonin and norepinephrine reuptake inhibitor，SNRI）等。其中 SSRI 和 SNRI 占临床使用的 70% 以上。抗抑郁药已经被证实对神经病理性疼痛有治疗效果，也有实验表明 TCA 和 SNRI、SSRI 对 IBS 有良好的作用。IBS 患者中 70% 以上伴有精神障碍，抗抑郁药能够改善患者的焦虑、抑郁状态，有效缓解腹痛。临床治疗 IBS 使用的抗抑郁药的剂量约为抗抑郁剂量的 1/7，其作用机制在于调节脑-肠轴。抗抑郁药可能通过中枢和外周肠道机制，协调脑-肠轴而发挥作用。

5. 罗通定　罗通定（rotundine）为汉防己植物千金藤中提取的主要生物碱，其消旋体即四氢帕马丁（延胡索乙素），左旋体为其有效成分。罗通定的镇痛作用弱于哌替啶，强于解热镇痛药。治疗剂量无呼吸抑制作用，不引起胃肠道平滑肌痉挛，亦无成瘾性。在产生镇痛作用的同时，有镇静、催眠的作用。主要适用于胃肠、肝胆等消化系统疾病引起的内脏痛、月经痛、分娩后宫缩痛等。罗通定的不良反应较轻，偶见眩晕、恶心等症状。

由此可见，除了前述章节提到的药物以外，越来越多的非阿片类药物正在逐步走进临床，并应用于内脏疼痛的治疗。相对于阿片类药物来说，非阿片类药物一般副作用较轻，机制更加多元化，同时还可在阿片类药物为主的治疗中起到很好的辅助治疗作用。

三、小　结

通过对各类镇痛药物药理学机制的深入理解，结合不断的临床实践，内脏痛的有效药物治疗也日渐趋于规范。与躯体疼痛一样，内脏痛的痛觉传导通路也非常复杂，不同的药物起效的途径也各有不同，但最终的机制大多为阻断其传导通路中的某一环而产生作用。因此，联合用药、多模式、多途径用药，可能也是内脏痛治疗的最佳选择方案。但不可否认的是，目前国内关于药物治疗内脏痛的临床研究仍然非常少，且普遍存在证据级别低、结果可信度不佳的情况，因此高质量的内脏痛药物治疗临床研究仍有很长的路要走。此外，临床医生还需不断关注逐渐投入临床试验阶段的新兴药物，可能对某种特定的内脏痛来说，某种药物甚至可能有意想不到的突出疗效，这就要求我们在临床实践中不断地总结经验，以期尽快制定出各种类型内脏痛的药物治疗规范指南。由于药物治疗相对于针刺、电刺激、手术治疗等有创方法来说，有无创、起效迅速、风险相对较低、患者接受程度好等诸多优势，在未来仍是非常有竞争力的内脏痛治疗手段之一。

第二节 中医药治疗内脏痛

一、传统中医对内脏痛的认识

人类从茹毛饮血、刀耕火种的洪荒时代，接触到的第一种也是最重要的不适感觉很可能就是"疼痛"。因此从某种意义上甚至可以说，"疼痛"是医学起源的主要原因。在中国古籍《广雅》里对"疼"的注释为"疼，痛也"，《说文解字》里"痛"的解释为"痛，病也"，从上述释义可以看出，"疼痛"为同义字组词，最初指代的是一种疾病。而随着时代的变迁和医学的发展，词语本身的意义也有所迁延和扩大，疼痛除表示身体的疾病外，还可以表示心理上一种令人不够愉悦的情绪。在近代医学的认识中，疼痛更多指的是伴随疾病的一种症状或体征，而在当代医学中，人类对"疼痛"的认识又提高到了新的高度，意识到疼痛是造成人类痛苦的最普通、最直接的因素，因此再次将疼痛作为一个综合但独立的疾病进行探索研究，疼痛学这门新兴学科也随之蓬勃发展了起来。

在中医的古典医籍中，虽从未直接出现过"内脏痛"的字眼，但早在《黄帝内经·素问·举痛论》中就有了这样的描述"愿闻人之五藏卒痛，何气使然"，提出了类似内脏痛的"五脏卒痛"概念，且《黄帝内经》中提出"心痛、卒心痛、横积痛、胸痛、胸胁痛、少腹痛、腹内痛"等"内脏痛"疾病的概念，并从病因病机、症状体征、治则治法等进行了论述。例如，《黄帝内经·灵枢·厥心病》对心绞痛这样描述"厥心痛，与背相控，善瘛，如从后触其心，伛偻者，肾心痛也，先取京骨、昆仑，发狂不已，取然谷。厥心痛，腹胀胸满，心尤痛甚，胃心痛也，取之大都、太白；厥心痛，痛如以锥针刺其心，心痛甚者，脾心痛也，取之然谷、太溪；厥心痛，色苍苍如死状，终日不得太息，肝心痛也，取之行间、太冲；厥心痛，卧若徒居，心痛间，动作痛益甚，色不变，肺心痛也，取之鱼际、太渊。真心痛，手足青至节，心痛甚，且发夕死，夕发旦死"。《黄帝内经》以后，历代医家也从不同方面对内脏痛进行了多角度的探讨。西汉张仲景的《伤寒论》中涉及疼痛的条文就有70多条，其中"内脏痛"相关条文可达到43条，他将疼痛区分为外感痛与内伤痛，并用六经辨证的思想指导理法方药治疗痛证。在《金匮要略》中也有专篇《胸痹心痛短气病脉证并治》来论述胸痹、心痛、肺痛等疾病，从病因辨有寒、热、虚、实等不同，论述之确切，令人折服。宋代陈言《三因极-病证方论》

将疼痛的病因从内因、外因、不内外因三大类进行详细描述。金元四大家滋阴派朱丹溪对疼痛的病因有深刻的认识，他将病理产物"痰"作为疼痛的新病因，"食积痰饮，或气与食相郁不散"可发为心腹痛，"痰积流注厥阴，亦使胁下痛"等，"从痰论治"开疼痛治法的先河；另外他还从诊治规范方面提出了自己的见解，认为对于此类疼痛性疾病应先诊脉、次论因、再辨证、最后论证，并在治疗中提出疼痛需用引经药物，如太阳病用川芎、阳明用白芷、少阳加柴胡等。明代医家李中梓在《内经知要》中创新地提出"通则不痛，痛则不通"之论，成为经世流传的名言警句，当为实痛病机学说的精炼概括。张介宾在《景岳全书》中对疼痛的认识涉及病因病机的认识、病位的区别、病性的认定、诊断的明确及治则治法的确立等，如"凡病心腹痛者，有上、中、下三焦之别。上焦者，痛在膈上，此即胃脘痛也……中焦痛者，在中脘，脾胃间病也；下焦痛者，在脐下，肝肾大小肠膀胱病也。凡此三者，皆有虚实寒热之不同，宜详察而治之"，且他突破历代医家"痛无补法"的禁忌，认为"凡属诸痛之虚者，不可以不补也"，根据自己的温补方法，反推出"不荣则痛"的虚痛证病机，与李中梓的"不通则痛"的实证病机遥相呼应。清代以叶天士与王清任为代表，王清任以"瘀血论"立言，根据活血化瘀理论治疗疼痛，提出"补气活血""逐瘀活血"两种治疗方法，他创立的血府逐瘀汤、少腹逐瘀汤、膈下逐瘀汤、补阳还五汤等方剂，沿用至今，疗效明确；叶天士为温病学派的定鼎之人，在集历代治痛理论大成的同时，也总结提出了自己的观点，就如同在温病阶段上"卫、气、营、血"的辨证纲领，他对于疼痛的认识和论治也分层次递进，一是先寒热，继气血，又虚实之辨，二是内因七情与外感六因之辨；三是辨明证端，选择治法，调治立方。

对历代医家关于疼痛的论述进行梳理，我们归纳出，内脏痛的病因可分为六淫外邪致痛，内伤七情致痛、病理产物致痛，以及不内外因致痛。不同的病因可根据自身特点进行不同途径的侵袭，引起不同性质、不同部位、不同程度的疼痛病理变化；疼痛的病机总体分为两大类，一类为实证的"不通则痛"，一类为虚证的"不荣则痛"，影响到的是人体气血的变化，气血不通，营卫气伤或血脉虚涩，温养失职。

（一）内脏痛的病因

1.六淫外邪致痛　六淫致痛多为实证，为实痛，其致痛特点有外感性、季节性、地域性及转化性等，《黄帝内经》中就详载了关于六邪如风、寒、热、湿邪侵袭人体所造成的疼痛。其中寒邪致痛是《黄帝内经》中最主要的观点，如《黄帝内经·素问·举痛论》中列举 14 种痛证，其中 13 种疼痛病因均为阴寒所客。例如，"寒气客于脉外则脉寒，脉寒则缩踡，缩踡则脉绌急，绌急则外引小络，故卒然而痛""寒气客于肠胃之间，膜原之下，血不得散，小络急引故痛""寒气客于五藏，厥逆上泄，阴气竭，阳气未入，故卒然痛死不知人"等，都指出了寒邪为阴邪，主收引，寒邪侵袭人体的脉络，则引起脉络的拘急，局部气血运行不畅而发生疼痛。热邪也可致痛，热邪既可单独致痛，也可与其他如湿、燥相挟致病。《黄帝内经·素问·举痛论》"热气留于小肠，肠中痛，瘅热焦渴，则坚干不得出，故痛而闭不通矣"，是指燥热伤津，大肠腑气不通而致痛。湿也可致痛，如《黄帝内经·灵枢·周痹》曰："风寒湿气，客于外分肉之间，迫切而为沫，沫得寒则聚，聚则排分肉而分裂也，分裂则痛。"指出寒湿凝痰，结聚于分肉腠理，阻塞经络气血，不通则痛。

2. 内伤致痛

（1）七情致痛：中医上讲的"七情"是指"喜、怒、忧、思、悲、苦、惊"七种不同的情志表现。《黄帝内经·素问·五运行大论》上云："怒伤肝、喜伤心、忧伤肺、思伤脾、恐伤肾"，突然的、强烈的情感反应会扰乱脏腑气血的功能，从而导致疼痛的发生。宋代陈言在《三因极-病证方论·九痛叙论》中则明言七情皆可致痛，其云："五脏内动，汩以七情，则其气痞结，聚于中脘，气与血搏，发为疼痛。"具体表现如大怒伤肝，怒则气上，气机上逆，疏泄失职，壅滞不通而致痛；过喜伤心，喜则气缓，心气涣散，推动无力，血行滞涩致痛；久思伤脾，思则气结，气结则气滞血瘀而出现饮停喘满而痛；惊恐伤肾，恐则气下，肾无所主，精气下陷而致痛。

（2）饮食致痛：食量不节，暴饮暴食，胃肠受损，纳化失常，中满而痛；摄食不足，化源缺乏，气血衰少，不荣则痛；过食肥甘厚腻，"肥者令人内热，甘者令人中满"而痛；饮食偏嗜，伤在五味，损其脏腑，诱发疼痛，如《黄帝内经·素问·五藏生成篇》"多食甘，则骨痛而发落"。

（3）劳逸致痛：古人主张劳逸中和，有常有节，但劳伤过度，精竭形瘠是导致内伤虚损引起疼痛的重要病因，如《黄帝内经·素问·宣明五气篇》说："五劳所伤，久视伤血……久立伤骨，久行伤筋"，过度劳倦与内伤气血密切相关。过劳伤人，过度安逸同样也可致痛，"久卧伤气，久坐伤肉"就是这个道理，张介宾说："久卧则阳气不伸，故伤气；久坐则血脉滞于四体，故伤肉。"缺乏适度的运动易引起气机不畅，气滞血瘀而引起疼痛。

3. 病理产物致痛　痰饮、瘀血、结石、肿瘤为"继发性痛因"，是常继发于其他疾病之后的病理产物，一旦形成又成为产生疼痛的新原因。例如，《丹溪心法》云："痰因气滞而聚，既聚则碍其路，道不得运，故痛作也。"此即言因痰致痛之理；血液循行，本应循经环流，周而复始，濡养全身，但若因气滞、寒热等对正常循行的干扰，影响血液的正常运行，即可形成瘀血，瘀血可停留于身体各部，不通则痛，发为各种痛证，如心血瘀阻可出现胸痹疼痛，肝气郁久，气滞血瘀可致胁肋疼痛和癥瘕痛，血瘀下焦可出现少腹疼痛或妇科疾病的疼痛；结石、肿瘤停聚，阻碍气机，损伤脏腑，使脏腑气机壅塞不通，发为疼痛。

4. 不内外因致痛　外伤后导致经脉瘀阻，气血不通而致痛，如《正体类要》指出"肢体损于外，气血伤于内，营卫有所不贯，脏腑由之不和"而出现疼痛等症状。

（二）内脏痛的病机

尽管疼痛是由许多致病因素单独或者协同作用，通过多种方式和途径导致机体的病理变化，引起不同部位、不同性质、不同程度的疼痛，但就总纲而言，疼痛离不开虚实二字，影响的不外乎是气血阴阳。寒热不合，瘀血气滞，营卫气伤，气血逆乱，导致"不通则痛"；气血亏虚，血脉虚涩，温煦失职，濡养失司，则会造成"不荣则痛"。

1. 不通则痛

（1）脉络收引：人体经络在生理状态时处于分布平均、卷舒自如的状态，从而维持气血的正常运行，如果受到诸如寒热等病因侵袭时，其平允自如的平衡将被打破，经脉或屈曲蜷缩，或拘急牵引，影响到气血的运行而发生疼痛。所以《黄帝内经·素问·举痛论》中论述寒邪致病时提到"经脉流行不止、环周不休，寒气入经而稽迟，泣而不行，客于脉外则血少，客于脉中则气不通，故卒然而痛"，以及热邪致病导致的"痛而闭不通"，无论寒热，都是有形邪气壅闭经络，导致气血凝滞，艰涩不通而导致疼痛。这种有形实邪导致的疼痛，往往呈暴发态势，且痛势较剧。

常见的有寒邪内阻、阴寒凝结、寒邪客胃等证。

（2）气机失调：人体的气流行全身，内至五脏六腑，外达筋骨皮毛，而一旦各种病因引起气的运动失常，则会导致气机失调，升降出入失衡而致痛，如"脉不通则气因之，故痛"。常见的有肺气闭阻、脾胃气滞、肝郁气滞、痰湿阻络等。

（3）瘀血阻络：如果气行有滞，血必因之而涩；气行有阻，血必因之不通。因寒热不和、气机不调、出血外伤等原因使气血运行发生了不同程度的障碍，血行不畅而凝滞，则不同程度的疼痛，即随之而产生。《黄帝内经·素问》说"脉不通则气因之，故痛"，就是属于此类病变。常见的有瘀阻脉络、瘀血阻滞等证。

2. 不荣则通　营行脉中，卫行脉外；营主濡养，卫主温煦。如果营气不能有序地行于经脉之中，卫气不能正常地行于经脉之外；或者营气不能尽其濡养的功能，卫气不能行其温煦的职责，就会在相应脏腑器官发生疼痛。

（1）阳失温煦：阳气之于人体就如《黄帝内经·素问·阴阳应象大论》所言"阳气者，若天与日"，张介宾也曾说过"天之大宝，只此一丸红日；人之大宝，只此一息真阳"，足见阳气对于人体的重要性。阳气具有温养五脏六腑，激发、推动人体各种活动的作用，若卫阳受损，阳气虚弱或阳气被遏，均会使脏腑经络失却温煦而产生疼痛。临床常见内脏痛包括心阳不振引发的心绞痛，脾气虚弱导致的胃脘痛，以及肾气不足导致的下腹痛等。

（2）阴失濡养：阴包括营阴、血液、津液等，全身组织器官、四肢百骸均赖其濡养、滋润以发挥正常功能。正如《黄帝内经·素问·痹论》对营阴的描述："荣者，水谷之精气也。和调于五脏，洒陈于六腑，乃能入于脉也。"若阴液亏损枯涸，或导致血不荣络，脏腑失养而痛，就如《黄帝内经·素问·举痛论》所说"脉涩则血虚，血虚则痛"的情况；或导致阴虚火旺，气血被扰而痛。临床常见有肝血不足引发的疼痛，胃阴亏虚导致的灼痛等。

3. 心神所主　《黄帝内经·素问·至真要大论》在论述病机时提到"诸痛痒疮，皆属于心"，疼痛发生的病机虽直接与气血的失衡有关，但同时疼痛的表达还必须有"心神"的参与。王冰注《黄帝内经·素问》就说到"心寂则痛微，心燥则痛甚，百端之起，皆由心生"，揭示了疼痛的程度还由"五脏六腑之大主""精神之所舍"的心神来决定，若心神有变化，则机体对疼痛刺激的敏感程度和疼痛的阈值也随之发生变化。

（三）对内脏痛的辨证

1. 首辨部位

（1）辨脏腑：如疼痛发生在胸腹部，为三焦所在，胸膈以上为上焦，属心、肺；胸膈以下脐以上为中焦，属脾、胃；脐以下为下焦，属肝、肾；两胁属肝、胆；如疼痛发生在背部，则肩背属心、肺；腰属肾。根据疼痛部位不同，初定所属脏腑。

（2）辨经络：如疼痛发生在头面、四肢，可根据经络循行来定部位（类似于现代医学的放射痛、牵涉痛等）。如痛在头部，前额属阳明，两颞侧属少阳，后脑及颈项属太阳，巅顶属厥阴；痛在四肢总体而言，外侧属三阳经，内侧属三阴经。一般而言，病情较轻，疼痛可仅出现在本经或表里经，而病情较重时，同名经及表里经的同名经也可出现疼痛。

2. 次辨虚实　实证疼痛多来势较迅速，疼痛程度较重，一般而言，新病年壮者多为实证，疼痛多为刺痛、胀痛、剧痛，同时可伴有胀闭，或痛而拒按，或喜寒恶热，或有形实邪，且脉实气粗；虚证疼痛多呈渐进性，疼痛相对而言较轻，或是由轻逐渐加重的过程。一般而言，久病年衰者多为虚证，疼痛性质多为隐痛、冷痛、徐痛等，并且痛而喜按，喜温恶寒，饥则痛剧，脉虚气少等。

3. 再审寒热 《黄帝内经·素问·举痛论》中列举了14种痛证，唯热留小肠一条为热痛外，余皆系阴寒所客。从临床上也观察到不论何种疼痛，因于寒的十之八九，因于热的十仅二三。寒分实寒与虚寒，但无论其为有形的寒邪，或为无形的虚寒，因寒主收引，主凝滞气血，实寒与虚寒都容易使经脉蜷急、稽滞、牵引、拘挛，从而妨碍血气的运行而致疼痛。如属实寒侵袭人体，寒邪较盛，往往出现气逆、胀满、强直、身重、拒按、不思食、舌苔白滑、脉来弦紧有力诸症；属阳气亏损的虚寒病变，则每见恶寒、倦怠、气短、喜暖、喜按、时作时止、遇冷加剧、舌淡苔薄、脉沉细无力诸症。疼痛因于热的，多由热邪灼精耗血，多见痛而不可近、恶热喜冷、口渴思饮、烦躁不宁、大便燥结、小便短赤、苔黄少津、脉弦数等。

4. 后定气血 疼痛的病变离不开气血二字，辨内脏痛，要区分痛在气分或痛在血分。凡属痛在气分者，疼痛多为胀痛，疼痛时作时止，可痛无定处，呈游走性；凡属痛在血分者，疼痛多可见有形实质，痛而硬满，或刺痛，或持续性疼痛，疼痛部位固定不移。其他如食积、痰滞等，亦属于有形实邪，要注意兼证，脉证合参，方可与血证相鉴别。

二、传统中医治疗内脏痛的方法

中医治疗疼痛有其自身原则，需根据疼痛的病机来进行"疏通"和"补益"的治疗，即补虚泻实，通经止痛，其中"不通则痛"者以通经活络为主，兼以温阳散寒、祛风逐湿、清热利湿或活血化瘀、消积软坚；"不荣则痛"者以温阳益气、滋阴润燥、

补益气血为主，以通经活络、理气止痛为辅。另外尚需注意疼痛的不同阶段，顾及"急则治其标，缓则治其本"的原则。对于内脏痛而言，"不通则痛"的实痛与"不荣则痛"的虚痛往往见于疾病发展的不同阶段，如部分癌性疼痛早、中期以实痛居多，晚期以虚实夹杂痛为多，因此在治疗内脏痛的时候，不能仅为"通、补"二法所困，不能仅拘执一方，要注意疾病的动态发展，将辨病与辨证相结合，谨守病机，各司其属，盛者责之，虚者责之，疏其血气，令其调达，而致和平。中医治疗内脏痛方法较多，运用最多的当属中药治疗，其次为针刺与艾灸法，再次为诸如推拿、外治等方法。

（一）中药治疗内脏痛

1. 散寒温中止痛法 散寒止痛法适用于寒邪直中内里引发的疼痛。当机体外感寒邪或贪食生冷或阴寒内生，寒邪凝聚于脏腑，阳气被遏，不得舒展，气机阻滞，不通而痛；寒为阴邪，主收引，气血遇寒则凝，故冷痛暴作。机体除出现某脏腑疼痛外，尚有畏寒喜暖、疼痛遇寒更甚、脉弦紧等表征。用于散寒止痛的药物有川乌、草乌、附子、干姜、细辛、麻黄、肉桂、吴茱萸、丁香、小茴香、高良姜等，代表方剂有治疗胸痹心痛证属阴寒凝结的枳实薤白桂枝汤、乌头赤石脂丸；治疗胃脘痛寒邪客胃的高良姜汤；治疗腹痛属寒邪内阻的附子理中丸等。

2. 清热利湿止痛法 清热利湿止痛法适用于外受夏月暑气，湿热熏蒸，内陷运化失常，湿热内生，致脏腑蓄热，气机阻滞而痛者。湿热困于脾胃肠腑，腑气不通而痛，症见胃脘腹痛，纳呆恶心，小便黄，大便黏滞不畅或大便秘结，舌质红，舌苔黄干或黄腻，脉滑数，常用的药物有石膏、知母、大黄、黄连等，常用方剂有清中汤、承气汤（大承气汤、小承气汤、调胃承气

汤）、白头翁汤等；湿热熏蒸肝胆，肝脉闭阻，胆道不畅，可见胁肋胀痛，小便黄赤，舌苔黄腻，脉弦数或滑数，常用的药物有黄柏、黄芩、栀子、龙胆草等，常用方剂为龙胆泻肝汤。

3. 理气通络止痛法　理气止痛法主要用于治疗肝郁不畅、气机郁滞或是腑气不通、气机阻滞等证。人体气机以畅顺为贵，如有郁滞，轻则闷胀，重则疼痛，且常呈攻窜发作。常见于肝郁气滞证、胃肠气滞证，此类疾病疼痛特点为伴有胀闷感，疼痛走窜不定，时轻时重，且与情绪波动密切相关。常用的药物有陈皮、枳实、木香、柴胡、郁金、川楝子、白芍、香附、枳壳、青皮、玫瑰花等，常用的方剂有四逆散、柴胡舒肝散、木香调气散、开胸顺气丸、逍遥散等。

4. 活血化瘀止痛法　活血化瘀止痛法是通过行气、活血、化瘀等方药以促进血液流通，消散瘀血停滞，从而止痛的方法。血要发挥其"外濡皮肉筋骨，内养五脏六腑"的作用，必须有两个前提：一是血必须行于脉中，二是血流应顺畅而不可滞留。而瘀血指的是停滞瘀积之血，古代文献又有"死血""蓄血""积血""衃血""离经败坏之血"等称谓。瘀血证最主要的症状是疼痛，《血证论》中言"瘀血在经络脏腑之间，则周身作痛，以其堵塞气之往来，故滞碍而痛"。瘀血引起的疼痛有其典型特征，疼痛性质多如针刺，或如刀割绞痛，往往固定不移，且夜间疼痛加重，而且血瘀日久，还往往形成有形肿块，甚而变成积聚，更甚者为岩。会进一步阻碍气机和血行，加剧机体疼痛。应用活血化瘀药物应该注意到活血而不破血，化瘀而不伤正的原则。一般而言，瘀血较轻者，选用当归、川芎、丹参、赤芍、鸡血藤、桃仁、红花等活血止痛调经药物，瘀血重甚而有积者，可选用三棱、莪术、五灵脂、水蛭、土鳖虫、

虻虫、穿山甲等破血消癥药物，常用代表方剂有血府逐瘀汤、膈下逐瘀汤、温经汤、大黄牡丹汤、生化汤、复元活血汤等。

5. 祛痰散结止痛法　祛痰散结法是指通过消导、涌吐、逐下、补益的手段，以祛除停留于脏腑、经络等身体各处引起气机失调的痰浊，从而治疗疼痛的方法。"痰之为病，变化百出"，因此痰浊诱发的内脏痛，表现多种多样，涉及的脏腑较众。临床上根据痰饮病因、病证的不同，又可分为风痰、寒痰、湿痰、燥痰、热痰、虚痰、实痰、气痰等，相应而言祛痰的方法也较多，包括消导祛痰法、涌吐祛痰法、逐下祛痰法、补益祛痰法等。常用中药包括半夏、白芥子、瓜蒌、贝母、竹茹、桔梗、昆布、葶苈子等，代表方剂有二陈汤、五苓散、苓桂术甘汤、真武汤、礞石滚痰丸等。

6. 化积消滞止痛法　化积消滞法属消导法，是通过消导和散结，使积聚之实邪逐渐消散的一种治法。例如，食积，九积之一，食滞不消，日久成积，会导致腹部胀痛进而阻滞气机。食积引起的疼痛常伴有腹胀硬拒按，吞酸嗳腐，不思饮食。一般选用的药物有山楂、神曲、麦芽、槟榔、鸡内金、牵牛子等，常用的方剂有保和丸、枳实导滞丸、健脾丸等；另外消导法还多用攻伐之剂，来治疗如癥积、结石、痰核、瘿瘤等坚积之患，用药上宜软坚消积，渐消减缓，不可大量或长时间使用过多峻猛急攻之药，否则会积未消而正已伤，疼痛反剧。

7. 益气温阳止痛法　益气温阳止痛法适用于内脏痛属气虚、阳虚痛者。《难经·二十二难》说"气主煦之"，指气有熏蒸温煦机体的作用，气虚则温煦作用不足，可出现畏寒肢冷，血运迟缓，引起血液和水液代谢失常，从而产生疼痛。常用益气温阳药物有人参、党参、黄芪、白术、升麻、大枣、甘草、仙茅、淫羊藿等，

代表方剂有四君子汤、补中益气汤、黄土汤等。

8.补血养阴止痛法　补血养阴法适用于或阴液亏损，虚火内灼之痛，或血不荣络，滋养不足而痛者。营阴亏虚多见于素体阴血亏损，或热病耗伤阴液，或久病中虚、生化乏源之人，营血不足，身体的组织器官就得不到濡养，容易引发各种病痛。此类患者根据虚损偏重分为血虚证及阴虚证，血虚证疼痛一般表现为疼痛较缓，隐隐作痛者多，同时伴有面色淡白或萎黄、口唇、眼睑、爪甲色淡，心悸多梦，手足发麻，头晕眼花，妇女经血量少色淡、衍期甚或闭经，舌淡脉细等，常用药物有熟地黄、当归、白芍、阿胶、鸡血藤、何首乌、龙眼肉等，代表方剂有四物汤、当归补血汤、归脾汤等；阴虚证疼痛特点为灼痛，痛势悠悠，同时可伴有腰膝酸软、五心烦热、口干咽燥、舌红少苔、脉细或细数等症状，常用中药有玄参、山药、天花粉、麦冬、石斛、枸杞子、百合等，代表方剂有六味地黄丸、左归丸、大补阴丸、一贯煎、益胃汤、沙参麦冬汤、百合固金汤等。

（二）针灸治疗内脏痛

针灸具有显著镇痛作用，其治疗范围广泛，疗效良好。在辨证明确、选穴精当、操作得法时，甚至可达到立竿见影的止痛效果。对于人体内脏器官的急性痛证，如急性心绞痛、胆绞痛、肾绞痛、急性胃肠痉挛、痛经和各种急腹症疼痛者，均可起到一定的镇痛作用。针灸镇痛的治疗原则是根据《黄帝内经·灵枢·经脉篇》中所言"为此诸病，盛则泻之，虚则补之，热则疾之，寒则留之，陷下则灸之，不盛不虚，以经取之"来补虚泻实，通经止痛。一般而言，"不通则痛"者以舒经通络为主，兼以活血化瘀、温阳散寒或祛痰散结；"不荣则痛"则以通经活络为辅，更偏重于益气温阳、滋阴养血。在治疗选穴时，不仅仅

选取以痛为腧的局部经穴，重要的是针对不同病因病机采用不同的配穴方法，如前后配穴法、俞募配穴法、表里配穴法、原络配穴法、远近配穴法、子母配穴法等来合理配方。

1.针刺镇痛　以下列举两种在古代文献中出现次数最多的内脏痛疾病的针刺治法，选穴以古文献中记载为主，与现代针灸治疗学略有出入。

【心痛】

心痛是患者自觉心脏部位疼痛的病证，包括有文献中记载的心痛、心疼、厥心痛、心掣、心疝、心如锥刺等，但古人有时误将心脏周围脏器组织的疼痛也称作心痛，所以，这里所言的"心痛"不一定单指心脏疾病如心绞痛的疼痛，可能还包括部分胃、食管、纵隔、肺、胸膜、胸壁等脏器组织的疼痛均可属于本心痛范围。

针刺选穴方法如下。

（1）循经取穴法

1）多取任脉穴：因本证疼痛多在胸部中线位置，而任脉循行在胸腹正中，与引起疼痛的心、胃、肺等脏器组织紧密相连，故选用次数最高，占诸经穴次之首。最常用的穴位是中脘、巨阙、上脘等。

2）多取心包经与心经穴：本证主要病位在心，心包经的"是主脉所生病者，烦心心痛"、心经的"是动则病嗌干心痛，渴而欲饮"均有"心痛"之证。故"心痛"的治疗多取心包经、心经穴。心是"君主之官"，常由心包代其受邪，故心包经穴的选用重要性远超过心经，常用穴为内关、大陵、间使、曲泽、劳宫、中冲和神门等。

3）多选用足三阴经穴：足三阴经从循行上与胸部、上腹部关系密切，另外因与心包经及心经相交接，故"心痛"也可选取足三阴经穴位，以达到疏通经络止痛的功效。例如，肾经"其直者，从肾上贯肝膈，入肺中""其支者，从肺出络心，注胸中"，

后接手厥阴心包经；肝经"其直者，从肾上贯肝膈"；"其支者，从肺出络心，注胸中"；脾经"复从胃，别上膈，注心中"，接手少阴心经，均说明了足三阴经的重要性。常用穴为足少阴肾经的涌泉、太溪、然谷；足厥阴肝经的太冲、行间、大敦；足太阴脾经的公孙、隐白、太白等。

（2）分部取穴法

1）多取胸部、上腹部穴位：根据局部取穴的原则，本证多取胸部、上腹部穴位。例如，《针灸甲乙经》曰"心痛，身寒，难以俯仰、心疝气冲冒，死不知人，中脘主之"；《千金药方》称"胸痹心痛，灸膻中百壮"。

2）多取上肢内侧面穴位：因本证多取心包经、心经穴，故上肢内侧面的穴位选用十分集中。例如，《针灸大全》取内关，配不同穴位，治疗多种心痛症；《针灸甲乙经》曰："心痛善悲厥逆，悬心如饥之状，心惕惕而惊，大陵及间使主之。"

3）选用上背部背俞穴：中医学认为，脏腑之气输注于背俞穴；现代医学认为，控制心、肺、食管、胃的交感神经从背部脊髓 $T_{1\sim9}$ 发出，故治疗本证亦可取相应的背俞穴，如《千金要方》谓："心痛如锥刀刺，气结，灸隔俞七壮。"

【腹痛】

腹痛是指胃脘以下，耻骨以上部位发生的疼痛，包括古代文献中的腹痛、腹疼、肚痛、大腹疼、腹如刀切、腹绞急、食积痛、鼓胀痛、石水痛、奔豚气痛、里急后重痛、产后痛等。中医学认为腹内包括有中焦、下焦，有脾、胃、肝、胆、肾、膀胱、小肠、大肠、女子胞等许多脏腑，并为任、冲、带、阴维、足三阴、足二阳（足阳明、足少阳）等经脉所循行经过，这些脏腑、经脉受外邪侵袭，或内伤积聚，或食积虫滞，均可使气血运行受阻，导致腹痛。西医学认为胃肠道、肝、胆、胰、泌尿生殖器官，以

及腹膜、腹膜后、肠系膜、腹壁等发生病变，均可导致腹痛，这些都与本证相关。

针刺取穴如下。

（1）循经取穴

1）多取任脉穴：任脉循行于腹部正中，与腹内诸脏腑紧密相连，故选用频次最高。常用穴为中脘、气海、关元、神阙、巨阙、石门、水分、中极等。

2）多取胃经穴：胃经循行于腹部，属胃络脾，故腹痛，尤其是与脾胃相关的腹痛多取该经腧穴。常用穴是足三里、天枢、气冲、丰隆、陷谷等。

3）多取足三阴经穴：足三阴亦循行于腹部，与脾、胃、肝、胆、肾、膀胱相属络。常用穴是足三阴经穴位，如足太阴脾经的三阴交、太白、公孙、商丘、阴陵泉；足少阴肾经的照海、太溪、复溜；足厥阴肝经的大敦、太冲、行间等。

4）配合使用膀胱经背俞穴：因为背俞穴是脏腑之气输注之处，现代研究表明，控制腹部器官的自主神经多数从背部脊髓发出，因此刺激与腹内脏腑相关的背俞穴，可通过这些自主神经，调整腑脏的功能，起到止痛作用。常用穴为肝俞、脾俞、胃俞、大肠俞、肾俞等。

（2）分部取穴

1）多取腹部穴位：如《针灸聚英》曰"腹痛……邪客经络，药不能及，宜灸气海、关元、中脘"；《类经图翼》载"天枢：一传治挟脐疼痛"。

2）多取下肢属阴面内侧的穴位：如《针灸大成》曰："产后血块痛，气海、三阴交"；《席弘赋》云："肚疼须是公孙妙。"

3）常用足三里等足阳经穴：《济生拔萃》曰："凡刺腹痛诸穴，须针三里穴，下气良"；其他常用者还有化痰要穴丰隆，即《千金要方》载，丰隆主治"腹若刀切痛"。

4）配合选用背俞穴：《针灸甲乙经》载，膈俞主治"腹中痛，积聚"。

5）选用下肢末端穴：因为四肢末端的神经末梢丰富，感觉敏锐，给予刺激会有强烈的感觉，而大脑一定区域的兴奋则导致了其他部位的抑制，故刺激末端穴所引起的皮质相应区域的兴奋，可以抑制腹痛在皮质的兴奋灶，起到缓解腹痛的效果。又因为下肢经脉与腹部相连或关系密切，故可取下肢末端穴。

2. 灸法治痛　灸法是一种古老的医疗方法。艾灸疗法与针刺疗法，并称为"针灸"，在中医学中占有重要地位。艾灸是指应用艾绒或其他材料通过烧灼、熏熨等方法直接或间接刺激体表的穴位或特定部位，以达到治疗疾病的外治法。《医学入门》说"凡病药之不及，针之不到，必须灸之"，有些疾病用针刺或中药治疗效果不佳时，可加用灸法，从而取得良好的疗效。例如，《肘后备急方》言"治心疝发作，有时激痛难忍方，灸心鸠尾下一寸，名巨阙"，《针灸问对》称"脐腹冷疼，完谷不化，灸气海、三里、阳辅，三日后以葱熨灸疮，皆不发，复灸数壮，亦不发"。中医认为灸法具有温散寒邪、温通经脉、活血逐痹、消瘀散结、回阳固脱等作用，因此对以虚证、寒证、阴证、阳气不足之证为主的内脏痛具有较好的疗效，下面介绍几种灸法的操作方法。

（1）直接灸是指用艾条在穴位上直接熏灸的方法。

一般内脏痛取穴：选用以痛为腧的疼痛局部腧穴，并针对不同病机采用不同的选穴原则。常用穴位有足三里、中脘、胃俞、脾俞、膈俞、三阴交、太溪。

操作方法：将艾条的一端点燃，选用悬灸法或借助灸治工具，对准施灸部位，距离穴位2～3cm处固定、回旋或雀啄灸，使患者局部皮肤有温热而无烧灼感，一般每次10～15分钟，至皮肤稍起红晕为佳。

（2）隔物灸是指在艾柱与皮肤之间隔垫某些物品施灸，也可称为间接灸。其中，所隔物品可根据病机不同而不同。

取穴：心痛证，膻中、内关、心俞；胆痛证，日月、中脘、阳陵泉、足三里；胃痛证，中脘、足三里；肾痛证，肾俞、照海、中极、命门、关元；腹痛证，中脘、天枢、气海、足三里、合谷。

操作方法：在所选穴位上放置2.5cm×3cm大小、厚约0.2cm的鲜姜片，或食盐，或附子饼等，用针穿刺数孔，以利于热量的交流，然后在其上放置圆锥形艾炷。一般每穴施灸3～5壮，以患者感到有热气向体内渗透、局部皮肤潮红为度。

（3）温针灸是指针刺与艾灸相结合的一种灸疗方法，此法艾绒燃烧的热力可通过针身传入体内，使热力更深入，可同时发挥针与灸的双重作用，以达到温通止痛的作用。

一般取穴：膻中、中脘、关元、足三里、三阴交、背俞穴。

操作方法：在针刺得气后，留针，在针柄上穿置1.5～2cm艾段，点燃，待其燃尽后取下，除去灰烬，拔出毫针。

3. 其他疗法治疗

（1）外治法：利用敷、贴、熏、洗、滴、吹等方法，将中草药制剂施于体表或从体外进行治疗，主要利用药物透过皮肤、黏膜、腧穴、孔窍等部位直接吸收，发挥整体和局部调节作用，是中药治疗疼痛最常用的方法之一。其特点是止痛迅速，使用安全，毒性反应小。在《医学源流论·薄贴论》中即提出："若其病既有定所，在于皮肤筋骨之间，可按而得之者，用膏贴之，闭塞其气，使药性从毛孔而入，其腠理通经贯络，或提而出之或攻而散之，较之服药有力。"目前常用的是将药物外敷于痛处及穴位体表，敷贴选穴一般多选用病变局部的穴位、阿是穴或经验穴，临床最常用的是神阙、涌泉穴。例如，《东医宝鉴》有"封脐艾"法，用艾叶、蛇床子、木鳖子，打粉取末，用绵包裹，敷在脐上神阙穴，用来治疗"脐腹冷痛或泄泻"，另有现代报道用通心膏（徐长卿、当归、丹参、王不留行、鸡血藤、葛根、延胡索、红花、川芎、桃仁、姜黄、郁金等）外敷心俞、厥阴俞、膻中来治疗心绞痛。

（2）耳穴贴压法：简称压丸法，是指用硬而光滑的药物种子或圆形粒子，如王不留行、莱菔子、白芥子及磁珠等贴压耳穴，以达到治疗目的一种方法。"耳者，宗脉之所聚也"，耳与脏腑、经络均有密切联系，如《黄帝内经·灵枢·邪气脏腑病形篇》说："十二经脉，三百六十五络，其血气皆上于面而走空窍，其精阳之气走于目而为睛，其别气走于耳而为听"，另外全息医学理论也认为，耳作为一个局部器官，相当于一个倒置的人体，蕴含了人体的所有信息。当机体某个部位出现异常，病理反应就会循着经络路线将异常信息传递到相关的耳穴上，使耳内出现阳性反应点，因此耳穴既可以是诊断用穴，也同时是治疗用穴。耳穴疗法具有疏通经络、调和气血、补肾健脾、调节神经平衡、镇静止痛等诸多功能，因此被广泛应用于临床。耳穴在选取上除选择相应脏腑对应点外，多加用交感、神门、皮质下、肾上腺等反应点，以提高疗效。运用耳穴贴压治疗胆石症疼痛、痛经、肛肠术后疼痛、癌痛等均有相关报道。

（3）推拿法：是一种非药物的自然疗法、物理疗法，是指在中医基础理论指导下，医者在人体上根据经络、穴位用推、拿、按、摩、揉、捏、点、拍等手法进行治疗的方法。推拿又称"按跷""跷引""案杌"等。推拿手法得当，可达到疏通经络、推行气血、扶伤止痛、祛邪扶正、调和阴阳的疗效。例如，《黄帝内经·素问·血气形志篇》云："经络不通，病生于不仁，治之以按摩醪药"，

明代养生家罗洪先在《万寿仙书》说："按摩法能疏通毛窍，能运旋荣卫。"《外台秘要》载有"张文仲疗卒心痛方"："闭气忍之数十遍，并以手大指按心下宛宛中取瘥"，这样的穴位按摩治疗在现代临床推拿上仍有运用，如有报道按摩俞募穴（心俞、巨阙）来治疗冠心病引起的心脏绞痛。推拿的镇痛作用，以往的解释，虽有镇静止痛，解痉止痛，消肿止痛，活血止痛及散风止痛，理气止痛，消炎止痛等，但真正的镇痛作用机制，并非能用"不通则痛，通则不痛"来一概论之。现代医学认为，推拿手法能引起、激发神经、体液调节功能等一系列的改变，影响到体内与疼痛相关的神经介质、激素的分泌代谢和化学物质的衍化释放过程，如调节疼痛相关的神经递质（调节 5- 羟色胺的代谢，促使乙酰胆碱分解和失活，促使外周血浆中的儿茶酚胺下降而尿中的儿茶酚胺升高），恢复细胞膜巯基及钾通道结构的稳定性，提高痛阈，关闭脊髓冲动传递，以及调节心理因素等方面，从而起到镇痛作用。

三、现代中医对内脏痛的治疗进展

（一）内脏痛中医的治疗现状

现阶段中医疼痛的研究多是以应用研究为主，基础研究为辅的综合性研究。其研究内容主要包括以下内容：疼痛诊治的古今文献研究、治疗疼痛药物的文献研究、中药有效成分的研究、古今治痛药物的作用对比研究、经方或效方治疗疼痛的止痛机制研究、针灸治疗内脏痛的优选经穴处方研究、针灸治疗疼痛的机制研究等。

1. 中药口服　荆玉玲等用芍药甘草汤治疗痛证 60 例，其中胃痛者 15 例，腹痛者 32 例，胁痛者 8 例，胸痛者 5 例。治疗方法：均给予芍药甘草汤加味口服。方药组成：芍药、甘草，气滞者加香附、降

香；血瘀者加乳香、延胡索，寒者加附子，热者加石膏、栀子，每日1剂水煎服。60例经治疗均获效，其中痊愈49例，有效11例。沈娟等应用血府逐瘀汤治疗冠心病引起的心肌缺血患者106例，总有效率达84.91%，周堂恒自拟化痰祛瘀汤治疗心绞痛，对照组用长效硝酸甘油、酒石酸美托洛尔和肠溶阿司匹林治疗，治疗组总有效率为92%，对照组总有效率为83.3%。陈永贵将56例肠易激综合征主要表现为腹痛的患者辨证分为肝郁脾虚型、脾虚湿盛型、脾肾阳虚型，根据不同证型分别给予痛泻药方加味、香砂六君子汤加减、四神丸加味，取得良好疗效。陈长怀等用桂参止痛合剂观察418例癌痛患者，采用双盲对照试验，结果表明该药对中度以上癌性疼痛，效果良好，且同时具有改善肿瘤患者其他临床症状，提高生活质量的作用；周正华等报道运用中药（沙参、石斛、代赭石、枸杞子等）治疗食管癌术后23例，总有效率可达83.7%；程仁权等报道采用中药研末口服（蜈蚣、全蝎、水蛭、血竭、白芥子、白花蛇、蟾酥）治疗胃癌疼痛76例，显效72例，有效2例，无效2例，总有效率为97.3%。

2. 中药制剂静脉用药　黄智芬等报道用双黄连粉针配合复方丹参注射液治疗放疗后疼痛的临床治疗观察56例，结果表明双黄连粉针剂具有清热解毒、抗病毒、抗炎、显著提高宿主细胞免疫功能和杀灭病原的双重作用；复方丹参注射液具有活血化瘀、通络止痛、改善血液流变性和调节血液黏滞度等作用，二者合用治疗疼痛有吸收快、疗效高的特点。

3. 针灸治疗　章梅等报道针刺和中药对癌症疼痛作用的临床研究，对90例具有不同程度疼痛症状的癌症患者分别进行针刺镇痛、中药内服及外敷镇痛、WHO药物三阶梯止痛和针药结合治疗，结果表明针刺组镇痛效果优于单纯西药组和中药组。胡莎莎等研究耳针对结直肠扩张（CRD）所造成大鼠内脏痛的影响，将29只SD大鼠随机分为空白对照组、模型组、耳针组和假针刺组，连续记录大鼠CRD前后、干预期及干预后各组肌电图（EMG）和心率变异性（HRV），采用荧光定量PCR观察结肠中5-HT$_{1A}$受体mRNA的表达。结果表明耳针可有效改善CRD导致的大鼠内脏痛且这种调节作用可能与5-HT递质受体系统有关。侯贺鑫总结了近年来我国温针灸的研究进展，认为从文献研究可得出，温针灸对即刻镇痛具有明显的效果，且镇痛时间持久，因此，温针灸镇痛现被广泛应用于临床上，常用于慢性和急性疼痛的治疗。温针灸在传承的过程中不断进行创新，其干预手法从单一化发展到多元化，从单纯的应用温针灸为主导模式转换为多种干预方法共同协作模式，即在温针灸基础上配合中药或西药口服，或配合康复训练、手法等其他治疗方式。

4. 其他外治法　外用中药止痛的特点为药物经皮肤吸收，就近作用于患病局部，避免口服药物经消化道吸收所遇到的多环节灭活作用，提高了药效，但要严格掌握药物的毒性及剂量。例如，周宜强报道应用中药洋金花、细辛、川芎、红花、乳香、没药、冰片等药物制成外用药贴，通过透药给皮来达到缓解癌痛，提高生活质量的目的。鲍红荣等报道癌痛贴膏（血竭、雄黄、冰片、蒜汁、氮酮、乳膏基质）治疗癌痛有效率为33.3%。陶寰等报道使用癌痛宁巴布剂治疗癌性疼痛治疗组105例，蟾蜍膏对照组30例，吗啡缓释片对照组50例，结果3组不同程度止痛效果比较，提示癌痛宁巴布剂对中度、重度疼痛的显效率及总有效率均强于对照组。

（二）针刺镇痛的机制研究

针刺有显著的镇痛效果，针刺镇痛不

仅应用广泛,而且疗效显著。新中国成立后对针刺镇痛的研究分为几个阶段,首先在针刺镇痛的疗效上及针刺麻醉的有效性上进行的研究;其次是对经络及穴位特异性的研究;近年来着重对镇痛机制进行探索,趋向于多学科及先进技术的交叉,从基因组学、分子生物学、神经解剖学、神经生理学、免疫内分泌学、心理学等多角度来探讨针刺镇痛的机制。

1. **针刺镇痛效果评价研究** 针刺治疗各种疼痛性疾病具有确切疗效,但疼痛是一种主观感受,不便于测量,也缺乏量化的工具和指标。对疼痛的评价标准不同,因此对针刺镇痛的疗效评价也不同。临床研究之间缺乏可比性,这导致研究人员对针刺镇痛的认识也各不相同。

(1)镇痛评价:针刺镇痛的临床研究除应在对主观指标(疼痛)进行进一步的定性和定量的研究外,还应从多维度、多视角进行综合评价,如引起疼痛的原发疾病、疼痛本身表现的程度、伴随症状、心理情况、生活质量等,以充分体现针刺镇痛的优势和特色。

(2)镇痛特点:针刺镇痛是一种非药物的自然疗法,其本质在于调动机体自身的抗痛系统功能并削弱诱痛系统的作用。针刺镇痛有其自身独有的规律,即具有整体调节、双向调节、优势调节、自限调节、无肝肾毒性、无药物成瘾性等性质,要充分利用好针刺镇痛的特点,这对认识针刺作用规律,更好地运用针刺镇痛,具有重要意义。

(3)镇痛效应:针刺镇痛的作用分为"即时效应"和"后续效应","即时效应"是指单次针刺期间立竿见影、效如桴鼓的效果,"后续效应"表现为针刺结束后可持续较长时间的镇痛作用,这两种效应可用来解释针刺在急、慢性疼痛的治疗上均有可靠的效果。但目前在针刺的临床研究上有

几项缺乏,一为多研究单穴及少量常用穴,缺乏针对疾病的特定穴,缺乏穴位组方的研究;二为古今在针刺的选穴上有不尽相同之处,缺乏对古代医籍的进一步挖掘及古今选穴的演变在疗效上的差异对比;三是缺乏对针刺时间、频次、手法等的研究,针刺的效应是有"时间窗"和"半衰期"的,如何将针刺效应浓度与疼痛的程度、疼痛的时间有效结合,都是日后值得研究的问题。对针刺的科学规范,是将针刺效应发挥最大化、进一步提高临床疗效的坚实基石。

2. **针刺镇痛现代研究** 针刺是通过刺激腧穴的感受器,使感受器发生兴奋,兴奋以神经冲动的方式,透过传入神经传向中枢,针刺信息经各级中枢整合调制后,通过传出途径对痛反应进行调节和控制。随着现代医学的发展,对针刺镇痛机制的研究不仅仅局限于神经解剖结构,而是趋向于多样化,目前的研究主要集中在基因组学、分子生物学、边缘频谱分析和神经生理学、心理干预等方面。

(1)神经解剖学:针刺镇痛涉及整个神经系统的功能,包括局部机制和中枢机制。在局部,针刺可兴奋各类传入纤维(主要由Ⅱ、Ⅲ类纤维传入,也有学者认为当穴位电针刺激的强度达到Ⅲ类纤维兴奋时,镇痛效果最好),而各类纤维都有程度不同的镇痛效应。就中枢参与针刺镇痛而言,多位学者做了有意义的探索,如 J. Shu 等用电刺激大鼠内脏大神经之后给予电针,然后用 Sokoloff 式 2-脱氧葡萄糖放射自显影定量分析观察脑局部葡萄糖代谢率的变化,发现电针组和疼痛组之间在脊髓和脑的某些部位代谢率明显不同,如脊髓胸腰段的背侧角($T_{6\sim8}$,$L_{1\sim3}$)、蓝斑、中缝大核、巨细胞网状核、中脑导水管周围灰质及丘脑系带侧体,提示脊髓和脑的这些结构可能在电针治疗内脏痛中起了关键作用;

Z. Huang 等的实验显示，电针足三里穴能够抑制由强烈刺激清醒兔子腹部迷走神经引发的内脏躯体反射，而这种抑制作用能被纳洛酮部分翻转，或通过损伤孤束核来减弱，提示孤束核在电针抑制内脏痛中起了重要作用；Jian-Hua Liu 等运用免疫组化技术观察 c-fos 在孤束核中的表达，发现电针大鼠面部穴位产生的躯体传入信息与伤害性胃扩张内脏传入信息可能在孤束核内侧整合。龚珊等发现，电针能抑制腹腔内注射锑酒石酸钾产生的扭体反应，这种抑制作用能被电刺激室旁核所增强，但能被脑室内注射升压素抗血清或升压素拮抗剂、电解质损坏室旁核所减弱，提示室旁核内的血管升压素能神经元也参与了电针治疗内脏痛的镇痛作用。T. Guoxi 等发现丘脑核中不仅存在躯体伤害性神经元，也存在内脏伤害性神经元。刺激初级感觉皮质、扣带回、尾状核、伏核、杏仁核、松果体缰、丘脑腹后外侧核、导水管周围灰质及黑质能引起丘脑核内伤害性神经元的抑制作用，而电针猫后腿足三里穴能对丘脑核伤害性神经元产生抑制作用。以上研究提示了孤束核、室旁核、丘脑核在针刺治疗内脏痛上起到了中枢参与镇痛的作用。

从诸多研究，可以推出这样的结论，脊髓是对针刺镇痛进行初步处理、译释的第一站；脑干是针刺镇痛信息整理、辨析、激发、综合、承上启下的中继，对针刺镇痛起到重要作用；丘脑部分是对各种信息进行复杂分析、综合调整，并有多种神经体液参与，是加强和控制镇痛的协调中枢；边缘系统及其核团和多种神经递质参与，对针刺镇痛起到协同作用；大脑皮质是最高中枢，对针刺镇痛不单是兴奋和抑制过程，更是一个复杂的调整、指挥中枢，既能加强镇痛，又能抑制矫枉过正，起到保持动态平衡的作用。

（2）神经生理学：从神经生理学角度对针刺镇痛机制的研究，主要集中在针刺对神经系统和神经递质两方面的影响。

针刺对神经系统的作用，包括针刺对周围神经和中枢神经的作用。针刺传导痛觉的神经，不仅可使这一神经中痛觉纤维的传导发生阻滞，即通过针刺抑制痛觉神经向脊髓传递疼痛信息，同时抑制脊髓细胞对伤害性刺激的反应，从而减少或阻止痛冲动的传导和痛源部位的传入冲动。中枢神经内不仅存在痛觉中枢，还存在与镇痛有关的组织结构和对各种刺激信息进行整合、加工的调制系统。当疼痛刺激发生以后，经周围神经传导进入脊髓，再由新旧脊髓丘脑束传入中枢神经的各级水平，经过中枢神经系统对该刺激信息进行整合、加工，产生痛觉和痛的情绪反应。此时针刺不仅能抑制新旧脊髓丘脑束将疼痛信息传入中枢神经系统，又能将减弱的疼痛信息和针刺信息通过新旧脊髓丘脑束传入中枢神经的各级水平，通过一定的神经体液和痛觉调制系统的整合加工，改变疼痛性质，并使疼痛刺激引起的感觉和反应受到抑制，从而起到镇痛作用。例如，M. Sun 等的实验显示，躯体和内脏伤害性刺激能同时诱导大鼠丘脑腹后外侧核的痛兴奋神经元释放增加和痛抑制神经元释放减少，通过注射吗啡和电针足三里，痛兴奋神经元的释放减少，痛抑制神经元释放增加，这表明大鼠丘脑腹后外侧核内的痛兴奋神经元和痛抑制神经元同时发生电活动，参与调节痛觉及吗啡和电针的镇痛作用。

针刺对神经递质的作用，现代研究证实许多中枢神经递质的含量变化与针刺镇痛效应密切相关。其中了解较多的有乙酰胆碱、5-羟色胺、脑内吗啡样物质、去甲肾上腺素和多巴胺等。总体来讲，通过针刺可使脑内具有镇痛作用的递质（乙酰胆碱、5-羟色胺、脑内吗啡样物质）数量增加或作用加强，而使抗镇痛作用的递质（去甲肾上腺素、多巴胺）减少，从而达到镇痛作用。很多学者做了相关研究，其中了解较多的有缩胆囊素（CCK）、中枢阿片肽、乙酰胆碱、5-羟色胺、脑内吗啡样物质、去甲肾上腺素和多巴胺等。例如，Jen-Hwey Chiu 等实验发现，电针能诱导 Oddi 括约肌活力的改变，这种改变不能被提前使用阿托品、普萘洛尔、酚妥拉明或纳洛酮所抑制，但能被提前使用 CCK 受体拮抗剂丙谷胺所阻断，电针刺激过程中血浆 CCK 浓度明显提高，说明电针引起 CCK 分泌，CCK 反过来作用于胆道活动；Masahiro Iwa 等把平均动脉压的升高当作直肠扩张导致内脏痛的一个指标，电针实验犬的足三里能显著降低直肠扩张导致的平均动脉压的升高，而电针足三里的抗伤害性作用能被事先加纳洛酮所阻断，但不能被纳洛酮甲硫氨酸所阻断，这些结果提示，电针足三里可以通过中枢阿片途径减轻内脏痛；另外有研究证明电针刺激内脏牵拉痛（VTP）大鼠双侧足三里穴，可通过激活肌间神经丛内含脑啡肽（ENK）的神经元释放 ENK，进而抑制乙酰胆碱(ACh)和 P 物质（SP）的释放而产生镇痛作用；XiaoYu Tian 等对出生几天的大鼠连续进行机械性直肠扩张制造成慢性内脏痛敏大鼠模型，用腹部撤回反射（AWR）的评分作为内脏痛敏的一个指标，发现电针能显著提高慢性内脏痛敏大鼠的痛阈，降低 AWR 评分，用光谱-图像-X 线成像追踪模型大鼠结肠内 5-HT 浓度发现，5-HT 浓度明显提高，而电针之后结肠内 5-HT 浓度显著降低，用免疫组织化学方法检测到电针之后模型大鼠 5-HT$_{4\alpha}$ 受体和 5-HT 转运体的表达均明显增加，推断电针减弱大鼠慢性内脏痛敏可能通过 5-HT 途径；蔡佰元等研究了甲氧氯普胺（MCP）对电针镇痛的作用及 MCP 对兔子内脏痛模型的作用，发现 MCP 静脉滴注能增强电针镇痛作用及延长镇痛持续时间，且 MCP 的这种增强作用能够被脑室内注射阿扑吗啡（多巴胺受体激动剂）所减弱，此外，电针 20 分钟或静脉注射 MCP，脑脊液中高香草酸（HVA）浓度明显升高，但当电针和静脉注射 MCP 同时使用时，HVA 浓度升高不明显；表明 MCP 能加强电针镇痛作用和延长镇痛持续时间，且这些作用和阻断中枢多巴胺受体有关；曹福元等通过运用 NADPH-d 酶组织化学技术观察电针双侧"足三里"穴治疗内脏痛时结肠壁、背根神经节和脊髓内一氧化氮合酶（NOS）活性的变化发现，内脏痛组大鼠肠、脊髓和背根节的 NOS 活性显著高于正常组，而电针加内脏痛组 NOS 活性又显著低于内脏痛组，说明 NO 在不同水平参与了疼痛的调节，电针对大鼠急性盆腔内脏痛具有预防性治疗作用，且 NO 可能参与电针对内脏痛的调节作用，而电针加内脏痛组阳性神经成分及其活性比内脏痛组明显下降，说明针刺可以抑制 NOS 的表达，其作用机制可能是通过抑制 NO 的合成或释放，从而对内脏痛起到调节作用。总体来讲，通过针刺可使脑内具有镇痛作用的递质（乙酰胆碱、5-羟色胺、脑内吗啡样物质）数量增加或作用加强，而使抗镇痛作用的递质（去甲肾上腺素、多巴胺）减少，从而达到镇痛效应。

（3）分子生物学及基因组学：针刺镇痛是机体内发生的一个从外周到中枢各级水平，涉及神经、内分泌、免疫多因素相互作用的整合过程，即调动致痛与抗痛这一对对立统一的复杂动态过程。在这一过程中，神经系统和神经递质的作用并不是各自孤立，而是相互配合的。目前有关针刺镇痛机制的研究已从细胞水平发展到分子水平，如 mRNA 探针、基因敲除、基因敲进、含递质 cDNA 的脂质体注射等基因干预技术针刺对原癌基因表达的调节。

基因组学：针刺可影响多种基因的表达。增强中枢阿片基因、阿片受体功能，有利于自身内啡肽物质的生成和利用，在脑内的靶基因有 c-fos、c-jun 基因等。电针可调节 c-fos 等原癌基因的表达，不仅可用于癌性疼痛，还可能阻断因长期创伤而激活 c-fos 等原癌基因最终形成恶性肿瘤的癌变过程，以避免某些肿瘤的发生，从而将针刺的应用扩展到肿瘤防治方面。

（4）边缘频谱分析：为了对疼痛进行有效的治疗和控制及得到疼痛的客观评价标准。通过建立人体疼痛实验模型，利用现代脑电分析技术，从脑部神经电活动的调制，研究针灸镇痛过程中脑电信号的特征变化。以取得针灸镇痛的中枢机制和客观评价标准。实验对志愿者建立疼痛模型后，进行经皮穴位电刺激（TEAS）治疗和无任何刺激治疗两组实验，记录实验中的脑电信号。提取边缘频谱（SEF）特征。发现 SEF 在疼痛刺激后明显升高，然后逐渐降低，但是 TEAS 治疗实验组降低速度更快，程度更高。研究表明，TEAS 有一定的镇痛效果，且 SEF 有望成为疼痛的客观评价指标之一。SEF 在认知科学和麻醉科学中已得到广泛应用，并被广泛应用于麻醉深度的判断。在针灸镇痛的研究中，SEF 特征的变化可作为针刺镇痛引起麻醉效果的一个指标。

（三）艾灸镇痛的机制研究

现代研究表明艾灸具有调节微循环、抗炎、降脂、活血化瘀等方面的作用，研究认为施灸皮肤局部是艾灸整体调节效应的初始应激环节，是对艾灸温热刺激相应的首要组织。皮肤被认为是一个神经免疫内分泌器官，其中分布多种活性物质，通过皮肤免疫组化法研究已经证实，其组织中存在多种神经肽、神经递质、神经激酶，包括 P 物质（SP）、神经激肽 A、神经降钙素、降钙基因相关肽（CGRP）、血管活性肠肽（VIP）、垂体腺苷酸环化酶激活多肽（PACAP）、β-内啡肽、脑啡肽、强啡肽、乙酰胆碱、肾上腺素、去甲肾上腺素、促黑色素细胞激素、促肾上腺皮质激素释放激素等。这些物质的存在及相互作用凸显了皮肤在维持机体内环境稳定中的重要意义。另外各种物质的调节途径还存在多样性，如最近的研究表明，SP 诱导的血管扩张在局部可以被一氧化氮（NO）调节，而 CGRP 诱导的血管扩张却不能被调节；在对皮肤 VIP 的研究发现这种肽能够介导血管舒张和扩散，其不仅仅作为一种生理活动的神经肽和神经递质被识别，而且更进一步地通过从肥大细胞释放的组胺和缓激肽诱导的水肿来参加神经源性炎症。艾灸对局部的刺激可能对以上物质及物质间的功能活动产生影响，经过机体的神经内分泌系统，从而在局部产生"温通"以达到"止痛"的效应。

另外艾灸除具有"温通"的疏通作用，治疗"不通则痛"的实痛证外，还可以通过"温补"（主要是补气与补阳两个方面）的补益，来治疗"不荣则痛"的虚痛证。现代研究表明艾灸具有调节免疫功能增强体质的作用。有研究报道，正常机体艾灸后施灸局部肥大细胞脱颗粒现象较为显著；日本学者的研究发现灸刺激皮肤后，真皮层肥大细胞脱颗粒，然后通过传入淋巴管移行至局部淋巴结边缘窦，与其他免疫细胞一起诱发特定的局部免疫反应。也有报道发现艾灸后穴位局部 Hsp70 表达水平显著增高，肥大细胞脱颗粒现象和 Hsp70 均与免疫相关。在皮肤，VIP 样免疫反应在与血管相联系的神经纤维腺体如汗腺、睑板腺腺体、毛囊及梅克尔细胞中被发现，同样，在密切联系解剖的肥大细胞相中也发现了 VIP-染色纤维。VIP 免疫反应存在于不同物种的多种免疫活性细胞中，并且在神经免疫网络中是一种重要的分子。VIP

在 T 淋巴细胞中通过下调肿瘤坏死因子 - α（TNF- α）、白细胞介素 -1（IL-1）、IL-6，IL-10 的释放，起到免疫抑制监管作用。多种神经肽和神经激素及其受体产生于感觉神经或者在生理或病理条件下的皮肤细胞，包括甲状旁腺激素释放因子、生长激素、催乳素、强啡肽、神经降压素、胃泌素释放肽、缓激肽、缩胆囊素、甲状腺激素、内皮素、腺嘌呤或 ATP 和它们的嘌呤受体等，对于其中的大多数，特定的高亲和力受体已经在皮肤、免疫活性细胞中发现，这表明这些多肽在皮肤稳态和神经免疫网络中都有其重要的作用。皮肤中与免疫相关的多物质发现，为阐明局部皮肤热刺激产生的机体免疫及稳态调节提供基础数据支持。

第三节　神经调节疗法

由于内脏痛的机制尚未完全清楚，目前的治疗也缺乏针对性，造成目前常用的镇痛药物对某些内脏痛尤其是顽固性内脏痛治疗效果不佳，顽固性内脏痛一般是指药物治疗效果不佳、反复发作、病程超过 3 个月、严重影响工作和生活的各种内脏疼痛，比较常见的是肿瘤引起的癌性内脏痛和由于慢性炎症、术后粘连等原因造成的内脏痛。其治疗需要疼痛科、神经内科、神经外科、骨科医生，以及心理学家、理疗师等多学科的参与。在治疗内脏痛时，要明确导致疼痛的原因，如果是肿瘤、组织或器官解剖结构改变（如椎间盘突出等）导致的疼痛，首先要治疗原发病和解剖结构改变对神经的压迫，然后才是针对疼痛的治疗。对药物治疗、神经阻滞、物理治疗、心理治疗、针灸等非手术治疗无效或出现无法耐受的不良反应者，可以采用神经调节疗法（主要包括神经阻滞、神经毁损、电刺激等方法）甚至外科手术治疗。

一、神经阻滞 / 毁损

内脏疼痛治疗往往有很多选择。影像学介导下针对靶点的诊断性阻滞，通常使用局部麻醉药，一旦确定了靶点，还可以使用神经毁损术，用于缓解潜在的长期疼痛。神经阻滞 / 毁损主要用于顽固性内脏痛和部分癌痛患者。

神经阻滞疗法就是将局部麻醉药，如利多卡因、布比卡因等直接注入神经节、神经干或神经丛及其周围阻断疼痛传导的一类方法。神经毁损性治疗分为化学性毁损和物理性毁损，化学性毁损主要通过化学药剂破坏神经结构而提供长期的镇痛，这些技术起源于 20 世纪 30 年代，最初化学药剂被用来治疗严重的恶性疼痛和其他非恶性的慢性疾病，最常用的药剂是酚甘油（苯酚）和无水乙醇。物理性毁损主要为射频治疗，包括标准射频（continuous radiofrequency ablation，CRFA）和脉冲射频（pulsed radiofrequency ablation，PRFA），其原理为使与疼痛有关的神经组织变性而获得较长时间持续镇痛的一种方法；物理性毁损还包括冷冻消融术（cryoablation）和水冷式射频消融（cooled RFA），水冷式射频消融是一种用于治疗各类疼痛综合征的新的射频技术，其作用原理和 CRFA 类似，电极尽量靠近靶神经，通过切断神经传导来减轻疼痛。水冷式射频消融使用的是一种特殊的电极，在环境温度下可由连续流动的水主动冷却电极。近几年文献报道较多的治疗顽固性内脏痛的神经阻滞 / 毁损方法主要有以下几种。

（一）腹腔神经丛或内脏神经阻滞 / 毁损

历史上第一例腹腔神经丛阻滞术

(neurolytic celiac plexus blockade，NCPB）是由 Max Kappis 在 1914 年完成的。腹腔神经丛负责支配胃肠道神经包括肝脏、胆道、肾、脾、肾上腺和肠系膜，正因为它如此广泛地支配着胃肠道神经，在临床上通常会采用局部麻醉药阻滞腹腔神经丛的方法来诊断性治疗一些内脏痛的患者，包括胰腺癌、上腹部恶性肿瘤和慢性胰腺炎。如果疼痛有缓解，可以在腹腔神经丛或内脏神经周围注射神经毁损药物进行毁损。

腹腔神经丛是人体最大的自主神经丛，一般位于腹膜后，包括 2 个较大的腹腔神经节围绕在腹腔动脉或者肠系膜上动脉周围，这些腹腔神经节隐藏在肾上腺的内侧和膈脚的前侧。最近一项尸体研究发现，94% 的腹腔神经节在 T_{12} 或 L_1。腹腔神经丛由交感纤维和副交感纤维所形成的网状结构组成，接受来自 3 种内脏神经（内脏大神经、内脏小神经和内脏最小神经）发出的纤维，这些内脏神经来源于 $T_{5 \sim 12}$ 节段水平，同时它也接受来自迷走神经的副交感纤维。腹腔神经丛是肝脏、胰腺、胆囊、胃、脾脏、肾脏、肠、肾上腺和血管神经分布的发源地（图 12-2）。

经皮腹腔神经丛毁损术一般在 CT、超声和 X 线透视引导下进行，按照阻滞针进入腹腔神经丛的方位，可分为以下几种术式。

1. 前入路法　应用前入法技术时，一般采用经腹壁 CT 引导定位，患者取仰卧位，从剑突下 1 ~ 2cm 稍偏左侧穿刺，单针穿刺垂直进针。经胃小弯上方到达腹主动脉和膈脚的正前方，在腹腔干旁或腹腔干与肠系膜上动脉根部之间注入药物。近年来也开展在超声引导下的穿刺技术，与 CT 不同的是，

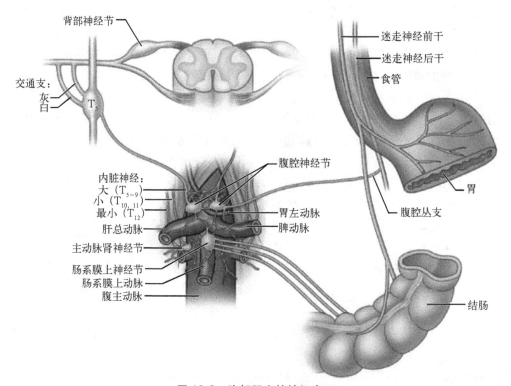

图 12-2　腹部器官的神经支配

（引自 Kapural, L, 2015. Chronic Abdominal Pain: An Evidence-based, Comprehensive Guide to Clinical Management. New York: Springer-Verlag.）

超声无放射损伤，操作过程中不需要注入造影剂，可实时引导穿刺针，并确认针尖与腹主动脉、腹腔干和肠系膜上动脉的位置关系，可动态观察药液的弥散范围，具有实时监测、无辐射、操作相对简便等优点。对于那些有腹腔肿瘤压迫的患者来说，不能长时间的俯卧位，此时前入法就具有一定的优势，使得那些不便于俯卧位的患者可以经腹部入路进行腹腔神经丛穿刺，同时降低了穿刺风险。但总体来说前入路法有可能造成胃瘘、肠瘘或胰瘘等，应用不是很广泛。

2. 后入路经椎间盘法（膈脚前法）　一般在 X 线透视或 CT 引导下完成，皮肤穿刺点多选择 T_{12} ~ L_1 椎间盘水平，由背侧进针沿着椎体或椎间盘外缘穿刺，距中线 5cm 处或稍前侧方，必要时亦可穿过腹主动脉到达其前方。此方法中穿刺针要从后方穿透膈脚，直接到达腹腔神经丛附近，注射药物直接扩散在主动脉的前侧方（图 12-3），同时由于膈肌的阻挡作用，神经破坏药物不会渗透到椎体附近的神经根和脊

髓动脉，避免了意外的邻近组织结构损伤。采用同侧入路的方法即皮肤穿刺点如位于中线右侧，进针后针尖亦位于腹主动脉的右侧。然后注入稀释后的造影剂，观察造影剂的分布情况，待造影剂扩散范围达到预期目标后，诊断性地注入 1% ~ 2% 的利多卡因，观察 10 ~ 15 分钟，若无双下肢麻木、运动障碍并可使疼痛缓解时，则可经穿刺针注入神经破坏药乙醇或苯酚。也可从左侧穿刺，针尖应朝向 L_1 椎体的下 1/3，穿透主动脉直至通过针管的血流停止，此时，膈脚前法也被称为经主动脉法。该方法由于操作简单、安全，以及效果好、不良反应小等优点，近年来甚受关注。

3. 后入路经膈脚法（膈脚后法）　膈脚后法不同于膈脚前法，注射药物主要分布在膈脚和脊柱之间，而不是在膈脚前的腹腔神经丛附近，穿刺针应抵达椎体前缘膈脚后方停止（图 12-3）。首先通过 CT 对腹腔神经丛穿刺通道进行测量，然后选择合适的角度进针，引导方法和穿刺点的选择及给药方法

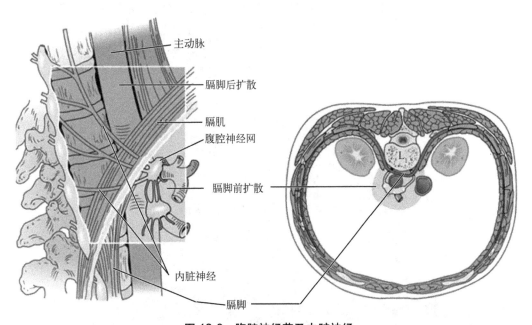

图 12-3　腹腔神经节及内脏神经

（引自 Kapural, L, 2015. Chronic Abdominal Pain: An Evidence-based, Comprehensive Guide to Clinical Management. New York: Springer-Verlag.）

与经椎间盘法相同，但进针后要求针尖应朝向 L_1 椎体的上 1/3，到达 T_{12} 椎体前外侧面，膈肌附着点的上方，壁层胸膜的内侧，不要超出椎体前缘 0.5cm。本方法的目的是阻滞内脏大神经，适用于上腹部肿瘤累及腹腔神经丛或腹腔神经丛毁损困难者。

4. 后入路经皮连续腹腔神经丛毁损法　腹腔神经丛支配着除盆腔脏器外几乎所有的腹腔内脏器，常规一次性注入破坏性药物仍有部分患者疼痛不能完全缓解。除患者本身的病情变化外，近期疗效不佳的主要原因是一次性注入的阻滞药物剂量相对不足，不能充分浸润和阻滞全部的腹腔神经丛，残留的神经纤维使患者仍然感受到疼痛，或对神经的破坏不彻底，导致神经在较短时间内修复，疼痛复发。故经皮连续腹腔神经丛毁损可以弥补以上不足。

5. 经食管超声内镜腹腔神经丛毁损术　超声显像具有独特的优势，包括详尽的软组织显像及提供实时组织取样的能力。然而，超声的局限性是它无法显像充满空气的结构或是极其致密的结构（如钙化）。当腹腔中存在大量的脂肪或空气伪影时，经腹超声通常不能充分显像所有腹腔结构。食管超声内镜（endoscopic ultrasonography，EUS）通过内镜在胃和十二指肠下放置超声探头克服了这个限制，如与十二指肠壁接触的超声探头离胰腺内段胆总管只有 5mm 的距离，EUS 是一个类似于上消化道内镜微创手术的低风险操作。

通过 EUS 引导将神经破坏剂注射于腹腔神经节区域多用于治疗由胰腺癌和慢性胰腺炎等上腹部疾病引起的剧烈腹痛。腹腔神经节位于腹主动脉的前侧方（图 12-4），腹腔神经节与腹腔干根部的相对关系比较固定，在 EUS 下可以清晰显示。所以 EUS 可以较为准确地对腹腔神经节进行定位。与传统经皮穿刺方法比较，腹腔神经节与胃腔仅一壁相隔，穿刺距离近，定位准确，因此副作用和并发症大大减少。

6. 内脏神经阻滞术　现阶段腹腔神经丛阻滞术治疗上腹部内脏痛尤其是癌性疼痛已被广泛认同。需要注意的，在中晚期癌性疼痛患者中，影响腹腔神经丛阻滞疗效存在诸多因素，如肿瘤扩散破坏局部结构引起后腹膜的解剖位置改变、腹水或癌灶侵犯腹腔神经丛及传导通道、包膜组织影响药物扩散等因素。腹腔神经丛阻滞 / 毁损术对上腹部癌肿侵犯腹腔神经丛的早期和转移灶较小时，

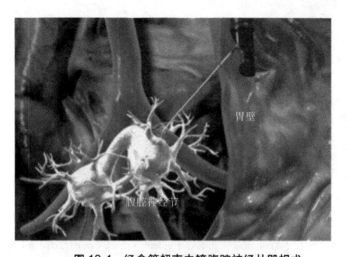

图 12-4　经食管超声内镜腹腔神经丛毁损术

具有较好的镇痛效果（此系腹腔神经丛周围间隙仍较大，破坏性药物易弥散，可以达到较广泛的腹腔神经变性，故能取得满意的镇痛效果），然而癌肿广泛侵犯转移时，腹腔神经丛阻滞术的疗效并不理想，这主要与腹腔神经丛的肿瘤侵犯程度关联。根据上腹部内脏痛觉通路可知，中晚期癌症疼痛通过神经纤维传至腹腔神经丛，并从腹腔神经丛传至内脏神经。内脏大小神经从腹腔神经丛离开穿越膈脚，在膈脚后间隙沿椎体表面入到神经纤维连接到交感神经链（图 12-3）。故为提高疗效，人们利用超声、CT 等辅助手段尝试内脏神经阻滞术（splanchnic nerve block，SNB）治疗中晚期癌痛患者，发现 SNB 不论在镇痛效果还是提升生活质量方面都有较好的效果。由于恶性肿瘤晚期常出现广泛腹、盆腔转移，伤害性神经冲动往往不能被单一交感神经丛毁损术所阻断。在此情况下，尝试联合多个神经阻滞治疗顽固性内脏癌性疼痛也是非常有益的。SNB 与后入路经膈脚法非常相似，相比后者穿刺位置更高，当应用 SNB 时，针尖朝向 T_{12} 椎体，最终 X 线显像针尖位于 T_{12} 椎体的前 1/3 和下 1/3 的交界区（图 12-5）。这两种方法本质上相同，都是通过注射药物向头端扩散来阻滞内脏神经。操作时一般采用双侧穿刺，穿

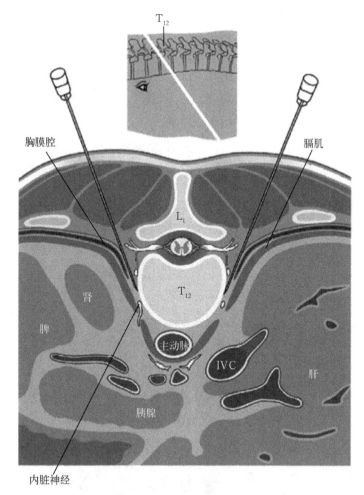

图 12-5　内脏神经穿刺
IVC. 下腔静脉

（引自 Kapural, L, 2015. Chronic Abdominal Pain: An Evidence-based, Comprehensive Guide to Clinical Management. New York: Springer-Verlag.）

刺针在 X 线透视或 CT 引导下尽量到达椎体前方靠近中线的位置，随后注射破坏性药物。

腹腔神经丛阻滞会有些潜在的并发症，包括穿透硬脊膜、交感链阻滞后的低血压、穿刺后的局部腰背痛，损伤血管后的后腹膜血肿、腹泻、气胸、乳糜胸、肾脏损伤、排尿困难、射精障碍和由针尖穿刺引起的主动脉夹层。并发症的发生和采用何种阻滞方式相关，Ischia 等研究了 61 名胰腺癌患者在应用 3 种技术（膈脚前法、膈脚后法和内脏神经阻滞）后的有效性和并发症，他们发现采用膈脚后法或内脏神经阻滞时，直立性低血压的发生率较高，分别是 50% 和 52%，而膈脚前法只有 10% 的发生率。但是腹泻在膈脚前法时的发生率为 65%，而膈脚后法和内脏神经阻滞时的发生率分别只有 25% 和 5%，另外在评估异常性疼痛、血尿、呃逆、肩胛间区疼痛和反应性胸膜炎时，3 组之间的发生率没有显著性差异。

（二）上腹下丛阻滞

上腹下丛（superior hypogastric plexus）和奇神经节一样，是一种腹膜后结构，它位于 L_5 下 1/3 和 S_1 的上 1/3 之间（图 12-6），在椎体前缘正中的两侧分布，位置接近于左、右两侧髂总血管的分叉处，上腹下丛通过腹下神经（hypogastric nerve）支配盆腔脏器。上腹下丛阻滞可以减轻癌症或慢性非癌症疾病所致的盆腔内脏痛。

操作时患者取俯卧位，下腹部下放置一个枕头，使腰椎不过于前凸，腰骶部常规消毒后进行铺巾准备，在前后位 X 线透视引导下明确 $L_{4,5}$ 椎间隙，在此椎间隙水平的双侧，从中线旁开 5 ~ 7cm，对皮肤和皮下组织进行局部麻醉，随后用 2 根 22G、18cm 的穿刺针斜向内侧穿刺，针尖调整为向内侧 45° 和向尾端 30°，朝向 L_5

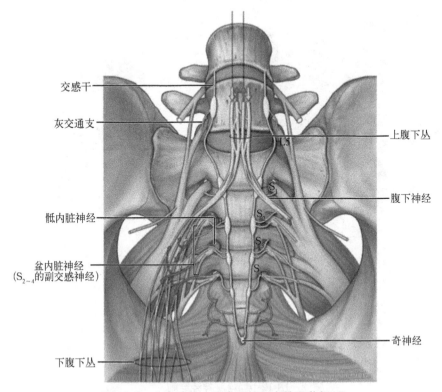

图 12-6 上腹下丛、下腹下丛和奇神经节解剖

（引自 Drake RL, Vogl AW, Mitchell AWM, 2015. Gray's Anatomy For Students. 3rd edition. London: Elsevier.）

椎体的前外侧，在穿刺过程中 L_5 横突和髂嵴会阻碍进针的路线，此时必须轻微调整进针入口或进针方向。在进针过程中需要间断使用 X 线透视，针尖在行进中若是接触到骨质，即被认为到达 L_5 椎体，针尖在 X 线透视下应位于 L_5 椎体前外侧。如果接触到 L_5 椎体的骨质，针尖应该顺着骨质滑过去，向前到达椎体前缘 1cm，此时会有一个落空感，预示着针尖已经穿透腰大肌筋膜、进入腹膜后区域，此时，X 线前后位显像针尖位于 $L_5 \sim S_1$ 椎体接合处，侧位显像针尖应刚好在 L_5 椎体前外侧边缘的前面（图 12-7）。随后进行负压抽吸，注射 3 ~ 4ml 造影剂，侧位透视下显示一个光滑的后缘，此为腰大肌筋膜形成，前后位显像的造影剂应局限于中线。

在传统操作方式中，由于髂嵴、L_5 横突和 L_5 神经根可以成为穿刺的障碍，同时可能造成对神经根的损伤，2005 年 Turker 等提出了改良的方法，患者取侧卧位，使用 X 线显像确认 L_5/S_1 间隙，皮肤消毒铺巾后进行局部麻醉，在透视引导下一根长 15cm 的 20G 千叶针向着椎间盘穿刺，侧位透视下，针应该穿过鞘内囊，继续穿过椎间盘，直到针尖突破椎间盘前缘，此时注射造影剂并用前后位和侧位透视来确认针尖位置。

进行上腹下丛阻滞时，它的邻近解剖组织可能发生一些潜在并发症，由于距离髂总血管分叉较近，最主要的并发症包括穿透血管后的血管内注射和（或）出血及血肿。其次，如果没有预估到针尖的深度，就可能发生肌内或是腹腔内注射，还有一些小概率的并发症包括硬膜外或鞘内注射、L_5 神经根损伤和肾脏输尿管损伤。除了邻近上腹下丛解剖原因所致的并发症，还有操作方法中固有的并发症，在经椎间盘的穿刺过程中由于

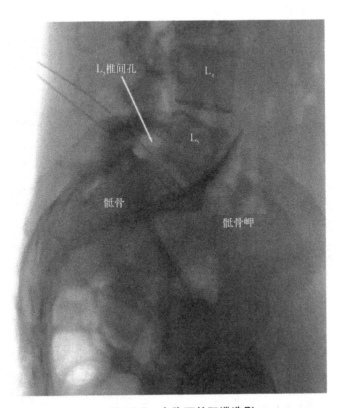

图 12-7　上腹下丛阻滞造影

（引自 Diwan S, Staats P, 2015. Atlas of Pain Medicine Procedures. New York: McGraw-Hill Education.）

破坏了椎间盘的完整性，就可能发生椎间盘炎，通常会预防性地使用抗生素，但仍有可能使椎间盘退化。如果采用前入法，并发症包括损伤膀胱、髂总动脉和肠道。

（三）下腹下丛阻滞

下腹下丛（inferior hypogastric plexus）是椎旁成对的交感神经纤维网，紧贴于骶骨前，背侧与骶骨相邻，腹侧与直肠后壁相邻（图 12-6）。一般可通过干扰下腹下丛的传来治疗恶性和非恶性的交感持续性疼痛性疾病，包括远端结肠、膀胱、阴茎、阴道、直肠、肛门和会阴等区域的疼痛治疗。

通常主张采用经骶骨入路阻滞下腹下丛。患者取俯卧位，通过前后位 X 透视确定 S_2 骶孔的位置，常规消毒，在距离 S_2 骶孔外侧 1cm 处进行皮下局部麻醉注射，使用 22G 腰麻针穿透皮肤，在 S_2 骶孔外侧朝向骶骨进行穿刺，穿刺针随后进入 S_2 骶孔外侧部分，逐渐往腹侧和内侧行进，避免引起感觉异常。最佳的进针轨迹是在 X 线透视下穿刺针在骶孔且针尖朝向中线。如果注射 1ml 造影剂，可在前后位 X 线透视下看见骶前头尾部的扩散（图 12-8）。如

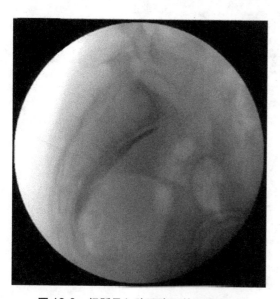

图 12-8　经骶骨入路下腹下丛阻滞造影
（引自 Diwan S, Staats P, 2015. Atlas of Pain Medicine Procedures. New York: McGraw-Hill Education.）

果看到单侧扩散，可在对侧再次进行操作。通常使用 5 ~ 15ml 局部麻醉药或加上类固醇进行阻滞治疗。若是单侧诊断性阻滞造成对侧扩散的话，则应当取消双侧阻滞。经骶孔的方法避免了穿透椎间盘及其造成的一系列不良后果。如果 S_2 骶孔不是特别清晰或骶孔狭窄，则可以通过 S_1 或 S_3 进针。一般很少会出现穿刺到 S_2 神经根并引起感觉异常。如若发生，则退针后在骶孔内重新调整方向。由于直肠位于下腹下丛的腹侧，如果针尖进入腹部的空腔脏器，可能导致患者腹腔感染。

（四）奇神经节阻滞

奇神经节（ganglion impar）也被称为Walther 神经节或骶尾神经节，它是一个孤立的腹膜后结构，位于骶尾关节前方的骶尾骨接合处（图 12-6），它标志着两条椎旁交感神经链的尾端终止。奇神经节的神经支配包括会阴部、直肠远端、肛门区、尿道远端、外阴和阴道外 1/3。阻滞奇神经节可以诊断和治疗上述区域的内脏或交感持续性疼痛。Wemm 和 Semerski 在 1995 描述的经骶尾部入路的方法现在仍广为使用。在这项操作中，穿刺针经过骶尾骨接合处直接插入到后腹膜间隙。由于肠胀气或粪便的原因，有时候在前后位透视过程中较难观察到骶尾骨接合处。Lin 等成功地在透视过程中联合应用超声引导，取得较好的效果，超声引导主要用于明确骶尾骨接合处，同时结合前后位和侧位显像，后者用于明确针尖的深度和观察造影剂的扩散。另一种改良的阻滞方法主要为了克服由于骶尾韧带钙化而难以穿透或者不能行经骶尾穿刺的患者而设计的。此操作在透视引导下，穿刺针指向尾骨横突下方，一旦接触到骨质即为触碰到了横突，此时针尖继续往下滑动，滑过尾骨前缘表面，滑向骶尾骨接合处水平。CT 引导下的奇神经节阻滞也已经有报道。

行经骶尾部入路法阻滞时，患者取俯卧位，使用前后位透视引导，确认骶尾骨接合处的位置，皮肤和皮下组织局部麻醉，应用 22G、9cm 的腰穿针并结合前后位和侧位透视，穿刺进入后腹膜间隙，注射造影剂确定针尖位置（图 12-9）。如果进行神经毁损，则注射苯酚。

近来文献报道了上述操作可能引起的并发症。使用弯针技术可出现组织损伤、直肠穿透等导致的感染、血管损伤导致的出血和骨膜注射等。经骶尾部入路法对患者来说较为舒适，并且由于使用的是直针，理论上对患者的创伤较小。然而，多次操作后，由于骶尾部盘的硬化，使得透视下不能很好地显影，可导致操作难度加大。经尾骨阻滞法的潜在并发症是由穿透关节盘引起，包括关节盘炎、瘘管形成和出血等。

（五）椎管内输注

20 世纪 80 年代，在脊髓内发现阿片类受体后，通过椎管内途径给药特别是阿片类药物获得了推广普及。由于晚期癌症患者不能忍受阿片类药物全身给药带来的严重副作用，通常会调整为椎管内给药，这样可以大大降低阿片类药物的剂量。现今，

输注的方法已经从简单的经皮硬膜外导管发展到完全置入式的硬膜外或鞘内输注泵。全置入系统的感染风险小，维护费用低，但手术时间较长且成本较高。最近的随机对照试验表明，经全置入系统给药可改善疼痛缓解率和药物相关副作用。药物通常选用阿片类药物联合局部麻醉药，吗啡作为最常使用和研究的阿片类药物，常与布比卡因联合使用。与全身输注吗啡的患者相比，蛛网膜下腔输注吗啡的患者副作用较少。椎管内给药还可输注可乐定和齐考诺肽等药物。

实施传统的椎管内给药时，患者取侧卧位，通过腰椎蛛网膜穿刺给予生理盐水和各种浓度的局部麻醉药。这种蛛网膜下腔技术存在一定的缺陷，Raj 在 1977 年提出了硬膜外腔技术，以避免由蛛网膜下腔穿刺带来的头痛问题，并可通过硬膜外导管皮下隧道连接电子微量泵，持续注入局部麻醉药，以治疗顽固性晚期癌痛，适用于自颈部到骶部脊神经分布区的癌性疼痛。治疗时可根据肿瘤部位和疼痛区域的相应脊神经支配节段中点为穿刺点进行穿刺置管；根据患者的身高、体质强弱、营养状态和疼痛范围，按每个脊神经节段 0.6 ~ 1.2ml 局部麻醉药给药。镇痛的优良率为 97.87%，效果较确切。硬膜外腔技术也存在恶心、呕吐、尿潴留、皮肤瘙痒、运动阻滞和导管置入失败等并发症，这些并发症会给患者带来一些困扰。严重神经损伤、硬膜外血肿或脓肿等的并发症较为少见。在单次硬膜外阻滞中，常先注入局部麻醉药以验证穿刺位置是否正确，然后再注入神经破坏药（如乙醇等）达到长期镇痛的目的。硬膜外腔注入神经破坏药时，既要使感觉神经脱水变性或发生脱髓鞘改变，使其失去传导功能，达到镇痛的目的，又要尽可能减少对运动神经功能的影响，以避免感觉神经阻滞后伴随的运动神经麻

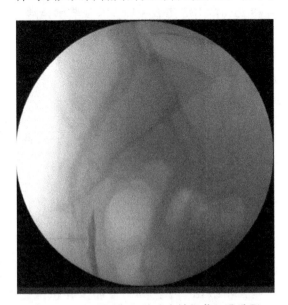

图 12-9　经骶尾部入路法奇神经节阻滞造影

痹，以及膀胱、直肠功能失调等不良反应的发生。因此，选择合适的药物浓度与剂量尤为重要。

鞘内药物输注治疗通过埋藏在患者体内的药物输注泵，将泵内的药物输注到患者的蛛网膜下腔，作用于相应的脊髓节段，阻断疼痛信号通过脊髓向大脑传递，从而达到控制疼痛的目的。鞘内药物输注系统由两个部分组成：置入患者脊髓蛛网膜下腔的导管和置入患者腹部皮下的药物输注泵。医生在术前先通过药物测试观察患者对药物的反应和疼痛的缓解情况。如果测试情况良好，则置入全部输注系统。鞘内药物输注最大的优点在于可以大大减少药物用量（约为口服剂量1/300），不良反应小而轻微，同时整个系统完全置入患者体内，不影响患者的生活质量。鞘内输注系统有多种可调模式，可以根据患者的疼痛情况给予不同的输注模式，以使用最小的药量获得最大的疼痛缓解。鞘内药物输注治疗的不足之处是比较昂贵，使用 6～7 年后需更换皮下置入的药泵。

二、神经电刺激技术

神经电刺激技术已经发展了四五十年，主要针对传导疼痛的不同神经部位进行电刺激，以减少疼痛的传导和接收，从而缓解疼痛。近年来，神经电刺激技术越来越多地应用于内脏痛的治疗。根据刺激的部位可以分为胃肠道电刺激、周围神经电刺激、周围神经区域电刺激、脊髓电刺激、运动皮质电刺激、脑深部电刺激和非侵入性经颅电刺激。

（一）胃肠道电刺激技术与胃肠道运动障碍

1. *功能性胃肠病* 功能性胃肠病（functional gastrointestinal disorder，FGID），包括功能性消化不良（functional dyspepsia，FD）和肠易激综合征（irritable bowels syndrome，IBS），通常表现为腹痛和（或）腹部不适。FGID 是指在目前诊断技术下未发现明确病因的一系列慢性或反复发作的腹部综合征，是一种临床诊断。FD 和 IBS 的症状通常与进食相关，除了腹痛外，还包括胀气、早饱、腹胀、嗳气和恶心。慢性内脏痛的病理生理机制包括对扩张的高敏反应、胃肠道运动异常、自主功能紊乱和中枢神经功能受累。然而，由于对 FGID 伴随的慢性内脏痛机制至今不明，目前缺乏仍有效的治疗措施。内脏痛的药物治疗包括阿片类、小剂量三环类抗抑郁药和 5-HT 再摄取抑制剂等。但这些药并不是对所有患者都有效，而且长期效果不确定。其他治疗措施包括催眠、认知行为疗法、电针灸和生物制剂，疗效尚需进一步研究。因此，迫切需要新的治疗手段来缓解 FGID 患者的内脏痛。

胃运动异常可能是引起 FGID 患者继发性腹部不适或疼痛的原因。FD 患者的主要胃运动功能障碍包括：①胃窦动力低下和胃排空延迟，但这种功能障碍与腹痛症状的非同步性使这种因果关系不确定性；②胃触发电活动节律异常，36% 的 FD 患者和 25% 的 IBS 患者表现为这种节律异常，并与胃排空延迟相关，但并不与腹痛症状相关；③胃张力和适应性舒张异常。有报道表明，一部分 FD 患者的消化不良与胃适应性舒张异常相关。

只有 20%～75% 的 IBS 患者表现出动力异常。IBS 患者的回肠、结肠和直肠表现出对进食、扩张、应激、缩胆囊素、新斯的明和促肾上腺皮质激素释放激素注射等刺激的反应增强；胃和近端小肠没有表现出这种反应增强。

FGID 患者的一个共同特征是对刺激的敏感性增强，即内脏高敏。这可能与感觉受体异常敏化、中枢异常疼痛传导和自主神经功能障碍相关。一部分 FD 和 IBS 患者具有选择性机械扩张内脏高敏，并与嗳气、疼痛和体重减轻症状相关。但也有一部分患者对扩张没有高敏反应，提示还有其他重要机制参与症状的产生。

伤害性刺激促使外周炎性介质释放，如 ATP、5-HT、缓激肽、前列腺素、辣椒素受体 1 和 4、蛋白酶激活受体 2、一氧化氮 (NO) 和肥大细胞等，降低静默伤害性感受器的传导阈值，从而引起伤害性传入神经的外周敏化。这些炎症介质导致的主要结果是损伤部位的痛敏增强，即初级敏化。电压门控钠通道 (voltage-gated sodium channel, VGSC) 等离子通道、神经递质受体和营养因子也被认为参与了外周敏化过程。

有研究表明，前列腺素 E_2 (PGE$_2$) 和 NMDA 受体是参与脊髓背角中枢敏化形成的最重要因子。PGE$_2$ 和 NMDA 受体拮抗剂可以阻止中枢敏化的形成，NMDA 受体拮抗剂氯胺酮还能逆转已经形成的内脏敏化。中枢敏化可能也发生在远距离的伤害性刺激，如十二指肠受到伤害性刺激后发生的食管敏化和左半结肠受到球囊扩张后的直肠敏化。IBS 患者乙状结肠受到反复扩张后的中枢敏化可能是直肠敏化的原因。

外周和中枢敏化并不能完全解释内脏高敏机制。伤害性传入的中枢处理涉及一系列皮质和皮质下脑结构。功能性神经影像学，如功能性磁共振成像 (functional magnetic resonance imaging, fMRI)、正电子发射计算机断层成像 (positron emission tomography, PET)、脑磁图 (magnetoencephalography, MEG)、脑电图 (electroencephalography, EEG) 和皮质诱发电位 (cortical-evoked potential, CEP)，为中枢区域检查提供了方便。Mayer 等在 fMRI 研究中发现，受到直肠乙状结肠扩张后，IBS 患者涉及情感-情绪方面的皮质下脑区域（包括边缘系统、中脑导水管周围灰质和丘脑）激活不足。IBS 患者激活异常的区域还有前扣带回、杏仁核和脑干等，提示内脏伤害性感受异常的部分机制来源于中枢。

中枢与胃肠道的信息传递是通过自主神经系统 (autonomic nervous system, ANS) 进行的，包括副交感神经系统 (parasympathetic nervous system, PNS) 和交感神经系统 (sympathetic nervous system, SNS) 通路。研究 ANS 的一个重要方法是观察心率变异度 (heart rate variability, HRV)。大部分研究表明 IBS 患者与健康对照者的 HRV 不存在差异；但将 IBS 按照是否以小肠症状为主、临床症状程度、是否合并抑郁表现或是否有吸毒史进行分类后，表现出了自主神经功能的差异。

2. 胃肠道电刺激在 FGID 患者中的应用 胃肠道 (gastrointestinal, GI) 电刺激与心脏起搏疗法类似，是一种通过外加电流驱动各段胃肠道起搏点以促进胃肠运动的疗法 (图 12-10)。GI 电刺激包括了一系列脉冲刺激，通常是具有恒定电流或电压的长方形脉冲波；刺激参数包括频率、脉

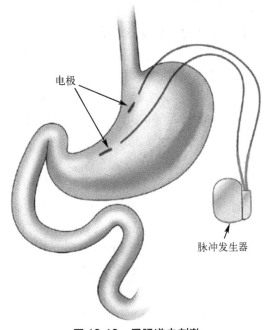

图 12-10 胃肠道电刺激

冲波宽度和幅度。GI 电刺激方法包括长脉冲刺激、短脉冲刺激和成串脉冲刺激。根据刺激电极的数量，分为单通道和多通道 GI 电刺激。长脉冲刺激由一系列 10 ~ 600 毫秒的单个脉冲按序组成，刺激频率与胃慢波生理频率相近。短脉冲刺激有一系列几百微秒（μs）的脉冲按序组成，刺激频率通常是胃慢波生理频率几倍高。短脉冲成串刺激由短脉冲成串组成，由两种信号共同控制：持续高频短脉冲（5 ~ 100Hz）和打开或关闭脉冲的控制信号。

最近，研发出了新的 GI 刺激方法，包括同步电刺激和双脉冲电刺激。同步电刺激的刺激与内在慢波同步化。双脉冲电刺激的刺激由短脉冲（几百微秒）和随后的长脉冲（几百毫秒）组成，刺激部位为两个。

正常犬接受长脉冲电刺激后，胃和小肠出现了胃肠道起搏或驱动，而且胃和小肠慢波的最大驱动频率大约比内在频率高 20%。胃肠道起搏的慢波驱动不受迷走或交感通路调节，提示存在单纯外周或肌肉内效应。其他动物研究表明，长脉冲 / 低频率胃电刺激（gastric electrical stimulation, GES）纠正了血管收缩素或胰高血糖素诱导的胃节律异常和链脲佐菌素诱导的糖尿病。经皮 GES 也能改变胃慢波和抑制胃运动，对肥胖等进食障碍性疾病可能具有治疗作用。长脉冲小肠电刺激（intestinal electrical stimulation, IES）也被证明能驱动小肠慢波和纠正小肠节律异常。

长脉冲单通道 GES 虽然对健康犬的胃排空不起作用，但能改善胃轻瘫动物和患者的胃排空。长脉冲四通道 GES 对健康和疾病动物均能改善胃排空。多通道微处理器控制的成串脉冲序列 GES 也有相似作用。双通道双脉冲 GES 或同步 GES 被证明能通过胆碱能通道改善胃窦收缩，加速胃排空及改善糖尿病患者的节律异常和呕吐样反应。低刺激能的长脉冲 GES 可轻度改变

胃张力，而对胃舒张异常患者有益。高刺激能 GES 能抑制胃张力而导致胃扩张，可能使肥胖患者产生早饱感而获益。

IES 可能对胃肠道功能具有多重效应，包括胃排空、小肠收缩、营养吸收和饱感返回到中枢神经系统。IES 被证明能通过氮能通路降低胃张力，通过肾上腺素能通路抑制胃窦收缩和延长胃对液体的排空。高刺激能长脉冲 IES 可能经交感通路增强小肠收缩抑制 60% ~ 74%，这种抑制效应依赖于脉冲宽度和幅度。短脉冲 IES 可减少血管升压素动物模型的恶心、呕吐，改善十二指肠扩张介导的胃排空延迟；从而防止十二指肠扩张导致的恶心、呕吐症状。同步 IES（synchronized IES, SIES）通过胆碱能通路介导肠道收缩和加速小肠转运。IES 的作用位点对肠道转运和吸收具有重要作用。通过置于末端小肠的 IES 电极（后向 IES）可以延迟断肠和倾倒综合征犬的肠道转运和增加吸收。通过置于小肠近端的 IES（前向 IES）可以加速受回肠刹车反馈机制减慢的小肠转运。

结肠电刺激（colon electrical stimulation, CES）对结肠转运有兴奋作用，这种作用可能是通过氮能通路实现的。但是，CES 抑制胃排空和小肠动力，并且通过交感通路抑制胃张力和通过氮能通路抑制直肠张力。

Enterra 已经获得美国 FDA 批准，可用于治疗胃轻瘫患者的恶心呕吐症状。Enterra 疗法的参数与短脉冲成串刺激相近，有两个间歇 72 毫秒的短脉冲组成，每 5 秒重复一次。脉冲宽度约为 0.3 毫秒，幅度约为 5mA。Enterra 胃刺激系统包括 3 个主要部件：植入脉冲发生器、一对植入电极和一个外部远程编程系统。其主要并发症为脉冲皮下植入部位的感染，发生率约为 10%。

在胃轻瘫的治疗中，胃肠电刺激对合

并糖尿病的患者比不患糖尿病的患者更为有效；对不服用阿片类镇痛的患者比服用阿片类药的患者更为有效。虽然胃肠电刺激能缓解 90% 胃轻瘫患者合并的上腹痛，还有一小部分患者无法得到改善。

（二）脊髓电刺激

脊髓电刺激（spinal cord stimulation，SCS）是将微电极植入椎管内，以电脉冲刺激脊髓后角感觉神经元及后柱传递束，从而改变痛信号的传导，达到缓解疼痛的一种神经调控方法。SCS 已被美国 FDA 批准用于治疗躯干和四肢慢性疼痛。

1. 作用机制　闸门控制学说是公认的 SCS 作用机制，即脉冲发生器发出的电流经由导线到达电极，在疼痛信号到达大脑前，电脉冲信号将其阻断，使疼痛被一种舒适的异常感觉代替。SCS 缓解慢性腹部疼痛的机制尚未明确，目前研究包括脊髓以上调节通路激活、抑制性神经调质（如 GABA）释放、逆向激活后神经传导阻滞、直接抑制突触后内脏背柱通路和节段性或脊髓上水平交感释放下调等。

胃肠道运动的神经调节系统包括内在的肠神经系统（enteric nervous system，ENS）和外在的迷走和内脏神经，这些外在神经又分为由副交感和交感神经束加载信息的传入和传出部分。大部分副交感和交感传出纤维终止于肠肌间神经丛，与肠神经节相连接；也有一些交感轴突直接终止于括约肌平滑肌。

胃肠道上存在多种感觉感受器，将信息传递至传入神经纤维。受激活的感觉感受器通过迷走和内脏神经将信息传递至 CNS。内脏神经加载的脊髓传入纤维在背根神经节内存在神经元，并与背角脊髓束形成突触联系，激活第二级神经元，将信息返回到肠道或经过脊髓上传到中枢。脊髓下胸段 6 个节段和上腰段 3 个节段的传入纤维可能传递来自内脏的疼痛信号，可

能是 SCS 的作用位点。众所周知，GI 运动受迷走激活而增强，受交感激活而抑制，两者保持相对平衡。有证据表明，SCS 降低交感张力和交感迷走平衡，这可能是其增加 GI 运动的原因。也有研究表明，SCS 通过抑制 DRG 内脊髓内脏传入神经元而发挥作用。

2. 临床应用　1967 年 Shealey 首次将刺激电极植入脊髓背柱应用于疼痛治疗并获得成功。之后，SCS 技术得到了快速发展。目前不仅用于神经病理性疼痛，还应用于顽固性心绞痛、缺血性肢痛和外周血管性疾病等伤害性疼痛的治疗。

应用 SCS 技术治疗慢性内脏痛的最早报道在 2000 年，患者为 78 岁男性，肠系膜缺血导致慢性餐后剧痛，在其 T_6 水平硬膜外植入 SCS 电极后，疼痛得到了完全缓解。SCS 技术在其他内脏痛应用的病例报道也得到了肯定的结果，包括食管运动功能障碍、肠易激综合征（IBS）、慢性胰腺炎、家族性地中海热、创伤后脾切除后疼痛、普通慢性腹痛和慢性内脏性盆腔痛。

迄今为止，对脊髓刺激在 GI 运动中的效应研究还不多。一项肠梗阻术后的动物研究发现，置于 T_5 和 T_8 的 SCS 可使胃排空正常化，并可改善上胃肠道的转运。另一项对 SCS 在 GI 运动中的应用的系统性研究发现，在健康鼠中，置于 T_9 和 T_{10} 的 SCS 呈强度依赖性地增加胃张力、增加胃液体排空和加速小肠转运；SCS 加快健康鼠和和糖尿病鼠的胃固体排空速度分别为 24% 和 78%。

由于这些报道中对患者的选择、电极放置的位置和仪器的类型各有不同，很难将这些肯定结论推及 SCS 对慢性内脏痛患者的长期疗效。2010 年，有一项回顾性研究考察了 35 例慢性腹痛患者应用 SCS 后的 1 年远期疗效。与大部分研究一致，电极置于硬膜外 T_5 或 T_6 水平（图 12-11，

图 12-12）。86% 的患者在测试结束时疼痛缓解了 50% 以上，接受永久植入的 28 名患者中有 19 名完成了 1 年期随访，VAS 评分保持低水平 [（3.8±1.9）分]。去年有一项对 32 名腹股沟区腹痛的患者进行的 SCS 前瞻性研究结果显示，背根节电刺激能长期缓解神经病理性腹股沟区疼痛。

SCS 技术治疗慢性内脏性腹痛的应用方案还没有得到统一。一般先要进行多学科的评估并制订治疗方案，通常包括认知和行为治理、药物治疗、辅助治疗、介入诊断性阻滞和治疗性阻滞。以下几点已得到大家的认同：采用逆向硬膜外阻滞技术来鉴别腹痛性质（内脏痛、躯体痛还是中枢性疼痛）；通常仅在其他保守治疗失败后应用 SCS 技术；在永久植入 SCS 前还需进行心理评估和多学科讨论；永久植入 SCS 前，进行一段时间的测试治疗，对疼痛缓解 > 50% 的患者才考虑永久植入。

（三）周围神经电刺激

周围神经电刺激（peripheral nerve stimulation，PNS）通过直接刺激外周神经抑制疼痛，是治疗外周单一神经病变和交感神经介导性顽固性疼痛的重要方法。PNS 对神经源性疼痛比伤害性疼痛更为敏感，长期有效率 > 50%。

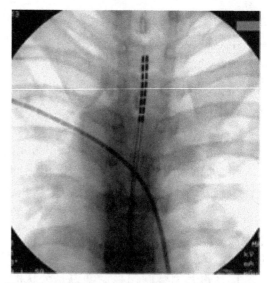

图 12-11 X 线引导下 SCS 电极置于硬膜外 T$_5$ 水平
（引 自 Kapural L, 2015. Chronic Abdominal Pain: An Evidence-based, Comprehensive Guide to Clinical Management. New York: Springer-Verlag.）

1. 作用机制 同 SCS 类似，PNS 的作用机制尚未明确，理论基础可能是闸门控制理论，即大的周围神经纤维刺激抑制了 C 纤维的活性，从而降低了脊髓后角神经元对伤害性刺激的反应。这种抑制作用可能存在于局部组织、脊髓和脊髓上通路。外周神经刺激引起的感觉异常是由 Aβ 纤维介导的，这与闸门理论相符。直接刺激外周神经可以导致其兴奋性降低、传导速度暂时减慢

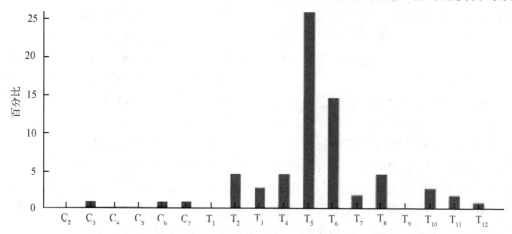

图 12-12 慢性腹痛治疗中 SCS 电极在椎管内置入节段的分布
（引自 Kapural L, 2015. Chronic Abdominal Pain: An Evidence-based, Comprehensive Guide to Clinical Management. New York: Springer-Verlag.）

和电阈值增加。大鼠实验表明，低频刺激
Aδ 纤维增强了脊髓胶状质单突触和多突
触兴奋性突触后电位的长时程抑制。慢性
头痛患者应用枕神经刺激后，其背前区脑
桥、前扣带回和楔叶的血流增加。

　　PNS 可能对伤害性疼痛也有一定作用，
已有病例报道了其在下腰痛和颈痛中的应
用。这点上，PNS 要优于 SCS，后者虽然
对神经病理性疼痛和缺血性疼痛有着突出
作用，但对伤害性疼痛作用极少。Ellrich
和 Lamp 在志愿者中用电和红外激光研究
了外周神经刺激对伤害性疼痛的效应，结
果发现红外激光能促进 Aδ 和 C 纤维的激
活，所有志愿者接受激光刺激后产生了针
刺样疼痛；与对照组相比，桡浅神经刺激
大大降低了诱发电位，缩短了潜伏期。

　　然而，这些机制是否能推及外周调节
对内脏痛的调节作用还有待进一步研究。
Qin 等观察到在以往动物模型实验中，刺
激躯体传入纤维能引起胃扩张的心血管反
应。他们建立了麻醉大鼠胃扩张的内脏痛
模型，将两个电极分别植入前肢正中神经
和后肢腓总神经，给予频率 50Hz、强度
0.5 ~ 2.0mA 的电刺激。这种刺激通常能
同时激活 A 和 C 纤维。他们在胸段脊髓内
置入微电极测定 T_9 和 T_{10} 的细胞外电位，
以评估外周刺激的调节效应。结果显示，
对躯体传入纤维的刺激能影响内脏伤害性
信息的传递。正中神经和腓总神经刺激能
改变 63% ~ 67% T_9 和 T_{10} 水平神经元对胃
扩张的反应。这一机制被认为是同时通过
脊髓固有通路和脊髓上抑制通路发挥作用
的。另一种可能是弥漫性伤害性抑制控制
现象，即躯体和内脏的广泛性伤害性刺激
导致的背角会聚神经元抑制。

　　2. 临床应用　早在 15 世纪，Scriboni-
us Lagus 观察到一个国王仆人在踩到电鳐
后大大缓解了他的痛风性慢性足痛。1887
年，Althaus 记录了一位腹痛和上腹部水肿

的女性患者，在接受电刺激后疼痛完全缓
解，且水肿完全消除。Wall 和 Sweet 将绝
缘电刺激针放置在自己的眶下神经来验证
闸门理论，发现 100Hz 的方波刺激能缓解
针刺痛。1968 年，Sweet 和 Wepsic 对 1 名
26 岁神经病理性手痛患者植入了外周神经
刺激器，疼痛得到明显缓解。伤害性神经
通路汇集的神经丛和单神经都可以成为外
周神经调节的靶点，目前最常选用的外周
神经包括尺神经、正中神经、桡神经、胫
后神经、腓总神经和枕大神经。

　　PNS 在慢性内脏性腹痛中的应用尚
不多，目前只有一些病例报道，但结果
是肯定的。胃肠道的伤害性传入通常认为
是经腹腔神经丛和内脏神经到达脊髓中枢
T_5 ~ L_2 水平的。迷走神经通常被认为仅仅
传递功能和生理性信息，而不参与疼痛信
息传导；但最近的研究认为其参与了伤害
性感受的情绪效应和胃痛的自主部分。腰
交感链也是外周刺激的重要靶点，通常用
来治疗交感介导的下肢疼痛，最近也被用
于肾脏性疼痛。骶神经刺激（sacral nerve
stimulation, SNS）对 IBS 和膀胱性疼痛有
效，能降低交叉器官敏化模型的内脏机械
痛敏感性。

　　第一例外周内脏神经刺激用于 1 名 36
岁伴有严重右上腹痛的慢性胰腺炎患者。
她接受了内镜下胆囊切除、Oddi 括约肌切
开和 Roux-en-Y 手术，但疼痛持续存在，
并随进食恶化。患者接受腹腔神经丛乙醇
毁损后，仅能获得 3 个月的疼痛缓解，每
天需要大量芬太尼以缓解疼痛。一开始，
对该患者实施了腹腔神经丛刺激，将 2 根
150mm 长的刺激针放置于 L_1 水平腹腔神经
丛位置，给予 5 分钟、2Hz 的刺激后，患
者感觉良好，VAS 从 9 下降到 0，维持了
48 小时。随后，植入 2 个单极电极至上述
位置，进行测试刺激，疼痛完全缓解，每
12 小时需刺激 10 分钟。但在相同位置植

入永久多极电极时存在技术困难，因而最终电极植入在 T_{11} 和 T_{12} 椎体前，患者疼痛缓解满意，每天刺激时间 < 6 小时，芬太尼需要量从 225μg/h 下降到 12.5μg/h。

腰痛 - 血尿综合征（loin pain hematuria syndrome，LPHS）的临床表现为腰痛和血尿，病因不明，肾功能通常不受影响，治疗的目标是控制症状。这些患者的腰痛往往较剧烈，对保守治疗方式反应不佳。由于大部分的伤害性传入纤维都是自主性的，腰交感链便是一个理想的刺激靶点。2009 年，Goroszeniuk 等报道，腰交感链刺激成功治疗了 4 例 LPHS 患者。L_3 水平的腰交感链刺激被用来预测内脏神经刺激是否有效（图 12-13）。对 5 例内脏痛患者采用 2Hz 低频刺激维持 5 分钟后，2 例患者获得了 24 小时的疼痛完全缓解。对这 5 名患者在 L_3 椎体前水平置入测试单极电极后，3 例患者疼痛得到了完全缓解。其中 2 名植入了永久多极电极的患者，疼痛得到了长期缓解，而且每天仅需要做 2 ~ 3 次刺激。

PNS 的作用靶点、技术、仪器、作用方式和最佳频率还需要进一步探索。外周神经刺激专用刺激仪，尤其是针对腹腔交感链的刺激仪很快会被设计出来投入临床应用。

外周神经电刺激的应用受到一定的限制，如电极通常需要外科医生来完成，植入的过程中存在神经周围纤维化和直接损伤神经的危险等。

（四）经皮神经电刺激

经皮神经电刺激（transcutaneous electrical nerve stimulation，TENS）是指通过穿刺技术将电极直接植入疼痛部位的皮下，通过低频脉冲电刺激治疗疼痛的方法，类似于传统的针灸电疗。与 PNS 和 SCS 不同，这种刺激方式不需要选择某一外周神经或脊髓背柱区域为靶点，可以应用于不呈神经分布的区域疼痛，而且并发症风险相对较低。

1. 作用机制　TENS 技术的效应依赖于其频率，高频（50 ~ 100Hz）刺激和低频（< 10Hz）刺激的作用机制不同。低频 TENS 能被 μ 阿片受体、$GABA_A$ 受体、5-羟色胺受体及毒蕈碱 M1 和 M3 受体阻断剂拮抗，而且反复刺激会产生耐受，提示低频 TENS 可能通过下行抑制通路、μ 阿片、5- 羟色胺和胆碱能神经递质发挥作用。高频 TENS 机制与阿片通路相关，它能提高血流中 β - 内啡肽和脑脊液中甲硫氨酸脑啡肽水平，阻断 δ 阿片受体可拮抗其镇痛

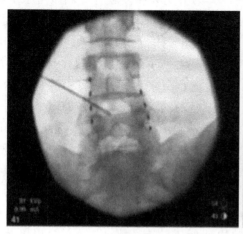
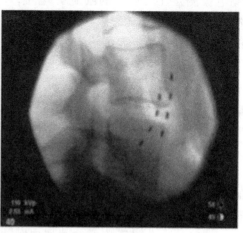

图 12-13　C 臂机显示腰交感链刺激电极正确位置

（引自 Kapural, L, 2015. Chronic Abdominal Pain: An Evidence-based, Comprehensive Guide to Clinical Management. New York: Springer-Verlag.）

效应。高频 TENS 效应能被 GABA 受体拮抗剂拮抗，但不能被 5- 羟色胺受体拮抗剂拮抗，这点与低频 TENS 不同。

2. 临床应用　1999 年 Weiner 首次采用皮下植入电极的方法成功治疗了枕神经病理性神经痛。这种电刺激技术的实施难度大大降低。TENS 技术已被广泛应用于颈源性头痛、眶下神经痛、非典型面痛、带状疱疹后遗神经痛、髂腹股沟神经痛、尺神经痛、坐骨神经痛和臂丛神经病变。靶向刺激（targeted stimulation，STS）/区域刺激技术被证实在很多疼痛性疾病（如腰背痛、肋软骨炎、顽固性心绞痛和盆腔痛）都有效，可以成为 SCS 的一种替代或联合应用技术。

虽然经皮外周神经调节在慢性腹痛中的应用还不多，目前仅有一些病例报道，但结果是肯定的。2006 年报道了采用这一技术治疗的 3 例内脏痛患者。这些患者均为内脏和腹壁混合性疼痛，且疼痛区域不呈皮区分布。由于腹部内脏痛可能与腹壁继发性躯体痛觉过敏相关，对腹壁的靶点治疗可能改善相应内脏痛，研究者认为采用经皮刺激比 SCS 更合适。第一例为腹股沟疝修补术后的慢性右下腹痛患者，皮下刺激测试成功后，植入了永久刺激器，疼痛得到完全缓解。第二例为肝移植术后腹壁疝修补后右腹痛患者，植入了 3 个皮下电极后，疼痛明显改善。第三例为改良 Wipple 术后慢性胰腺炎的右上腹痛患者，一开始 2 个电极平行于脊柱纵轴方向放置，疗效较差，复诊时将电极呈水平线放置，疼痛缓解较理想。第三次复诊时，由于电极移位进入较深位置而影响疗效，再次调整电极到较表浅位置时，疼痛又得到缓解。由此可见，电极的方向和深度在 TENS 的应用中是影响疗效的重要因素。

TENS 应用的一般方法是，在盲法或影像引导下经改良 14G Tuohy 穿刺针或导管导入电极，然后在原位对其进行测试刺激。这种方法中一个重要缺陷是如果刺激不正确，电极需重新导入，这种反复穿刺导入可能导致周围组织的损伤、患者不适和增加操作时间。

（五）非侵入性体外神经调节

非侵入性体外神经调节是指运用体外神经映射电极进行低频刺激来达到神经调节的技术（图 12-14）。刺激通常采用 2Hz 低频，球形电极放置于神经体表投影位置或非神经分布的疼痛最重部位，逐渐增加

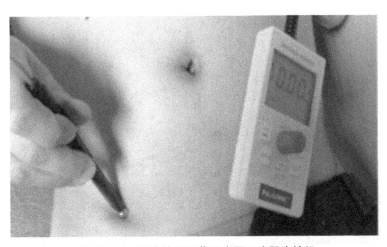

图 12-14　体外神经调节器应用于腹股沟神经

（引自 Kapural, L, 2015. Chronic Abdominal Pain: An Evidence-based, Comprehensive Guide to Clinical Management. New York: Springer-Verlag.）

刺激强度，直至出现感觉异常。这一技术可以用于门诊患者，对使用后疼痛得到长时间缓解的患者可以提供机器，并指导其如何使用。该技术也还用来筛查患者是否适用其他外周神经调节技术。

这种体外刺激虽然在顽固性心绞痛和病理性神经痛患者中取得了成功，但在腹部内脏痛中的诊断和治疗作用还有待进一步研究。

一种新的无创耳内置入的经皮电神经区域刺激被证实能调节中枢疼痛通路，降低杏仁核和脊髓神经元的基础放电，从而缓解炎性后疼痛动物模型的内脏和躯体的高敏反应。

（六）运动皮质电刺激

运动皮质电刺激（motor cortex stimulation，MCS）方法是利用神经导航技术，确定中央沟和中央前回与颅骨和头皮的体表位置关系，将电极放在中央前回的表面，再用临时刺激器进行刺激，通过调节刺激器发放电刺激的最佳电压、频率和脉宽，以达到治疗疼痛的最佳效果（图 12-15）。

1. 作用机制　MCS 的镇痛机制目前不明确，尚有争议。有学者认为 MCS 通过刺激皮质下的横行纤维而激活从皮质至丘脑或脊髓的下行通路和从丘脑至皮质的上行通路。也有学者认为 MCS 降低了疼痛丘脑原本的高兴奋性。一项 PET 研究显示，MCS 可增强脑内相关结构释放内源性阿片类物质而发挥镇痛作用。

2. 临床应用　MCS 临床应用的理论依据来自于电刺激实验鼠运动皮质可显著暂时性抑制脊髓背侧神经元对强烈机械刺激的反应，而不影响其对无害刺激的反应。MCS 目前在临床上主要针对中枢及外周传入神经阻断性疼痛，如脑出血或梗死后引起的中枢痛，截肢后的残肢痛、幻肢痛和三叉神经损伤后神经痛。这些疼痛很难通过外周电刺激改善，运动皮质的电刺激可以抑制大脑皮质邻近区域对疼痛的感受，对于脑卒中后的疼痛患者，还可以改善疼痛肢体的运动功能。MCS 在内脏痛应用的报道尚没有。

MCS 总的实施过程一般需要 1 周左右，先手术植入脉冲发生器，用导线将电极与之相连，测出相应参数；然后根据患者症

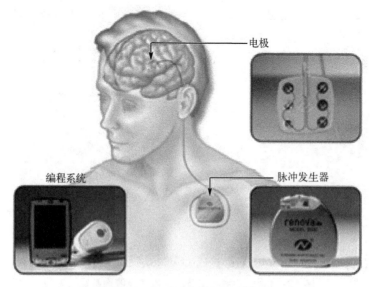

图 12-15　运动皮质电刺激系统
（引自 https://www.medgadget.com）

状改善程度进行第二次调节,将各项参数调整至达到最佳的临床疗效。治疗的关键在于对中央沟的精确定位和选择合适的刺激参数。有研究认为,刺激中央前回的运动皮质比刺激中央后回的感觉皮质在缓解疼痛上更有效。

(七)脑深部电刺激

脑深部电刺激(deep brain stimulation,DBS)是通过立体定向方法,根据 MRI 图像精确定位治疗靶点,将电极埋置于脑深部运动神经核团,通过植入于胸前的刺激器发出高频电脉冲刺激,使相应神经核团产生一系列生化和物理效应,从而改变相应核团兴奋性,使机体痛阈下降,达到有效镇痛的目的(图 12-16)。

1. 作用机制 尽管人们对疼痛有了深刻的认识,发掘了多种 DBS 治疗靶点。然而对 DBS 治疗慢性疼痛的确切机制仍不十分清楚。DBS 治疗慢性疼痛机制中唯一可以肯定的是,刺激电极需精准地植入相应靶点才能取得良好的效果。有研究表明,电刺激中脑导水管周围灰质(periaqueductal

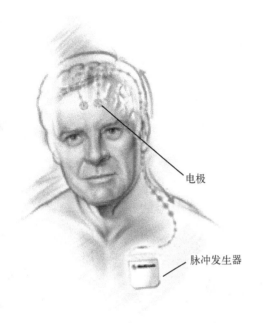

图 12-16 脑深部电刺激系统
(引自 https://www.mddionline.com)

电极

脉冲发生器

gray,PAG)/室周灰质(periventricular gray,PVG)靶点可以引起内源性阿片肽释放增加,并有实验证明阿片肽抑制剂纳洛酮可以逆转该镇痛效果。然而这一理论并不能够解释为什么有的患者采用 PVG/PAG 靶点治疗之后,没有内源性阿片肽的增加,却同样可以起到良好的镇痛效果。这提示可能存在一种非阿片肽依赖的机制。

感觉丘脑的镇痛可能依赖于一种非阿片肽依赖性机制。丘脑是感觉传导通路的"中继器",是伤害性感受整合和感知的主要组织结构,它接受并传递上行性感觉信号,包括疼痛。而电刺激可以影响内、外侧丘系上行伤害性感觉的整合,同时可沿神经脊髓束下行影响脊髓背角神经元的活性。另一方面,DBS 的镇痛原因还有可能是其活化了感觉运动皮质、基底神经节及内侧丘脑之间的长环多突触传导通路。调节 DBS 电刺激的频率、强度对于患者镇痛可产生明显不同的影响。这也提示 DBS 可能通过影响特定神经环路的节律起到镇痛效果。

ACC/dACC 区在人的感觉、运动、认知方面都有重要作用,包括内脏运动、骨骼肌运动、内分泌活动、发声、集中注意力、对疼痛的预期、移情等。电刺激该区可以减轻慢性疼痛所引起的焦虑、抑郁等情绪的负面感受,以改善生活质量。因此,dACC 可能通过改善患者的情绪体验而达到镇痛目的。与此同时,Mohseni 等利用基于体素的形态学分析发现疼痛会引起 ACC 区灰质密度减少。随后,Rodriguez 等进一步证实,当患者实施 DBS 手术疼痛缓解后,ACC 区灰质密度较术前逐渐增加。皮质密度的变化或许也解释了 ACC 镇痛的原因,但还需更深入的研究。

2. 临床应用 DBS 用于治疗顽固性疼痛的研究开始于 20 世纪 50 年代,到目前为止,已有很多相关临床病例报道。DBS

能够有效缓解多种慢性顽固性疼痛，包括神经损伤性疼痛、丛集性头痛、幻肢痛及因手术治疗失败导致的腰背痛等，总体有效率为 50%～60%，部分高达 80%。Hamani 等应用丘脑腹侧尾核和 PAG/PVG 区 DBS 治疗 21 例慢性疼痛患者，其中 13 例行永久刺激器植入，5 例获得长期缓解，植入靶点均为丘脑亚核。Bitar 等报道 PAG/PVG 区 DBS 治疗幻肢痛非常有效。Leone 等报道了双侧下丘脑 DBS 治疗丛集性头痛，取得良好的长期效果。Franzini 等报道下丘脑后区 DBS 治疗神经病理性三叉神经痛和多发性硬化导致的三叉神经痛的疗效，其中 DBS 对神经病理性三叉神经痛无效，而多发性硬化导致的三叉神经痛获得明显改善。Walcott 等报道了 1 例阵发性偏头痛患者行下丘脑后区 DBS 治疗后获得明显缓解。一项规模较大的调查发现，在接受 DBS 治疗的 424 例慢性顽固性疼痛患者中，即时有效率为 70%，长期疗效为 50%，在所有疼痛类型中，慢性腰背痛的治疗效果最佳，有 80% 的患者获得了长期缓解。

DBS 的有效刺激靶点包括 PAG、PVG、被盖、下丘脑、丘脑腹后外侧核（nucleus ventralis posterior lateralis，VPL）和腹后内侧核（ventralis posteromedialis，VPM）、毗邻室周灰质的丘脑结构如背内侧丘脑、束旁核、丘脑正中核及其他部位如内囊、中隔、尾状核等。目前最常用的刺激靶点是 PAG/PVG、VPL/VPM 及下丘脑。

总之，DBS 已经成为慢性顽固性疼痛治疗的一种选择，但不同刺激靶点的疗效具有疼痛类型依赖性。DBS 在慢性腹痛中的应用尚缺乏报道。

（八）非侵入性经颅刺激

经颅直流电刺激（transcranial direct current stimulation，tDCS）是一个应用电流调节大脑功能的非侵入性和相对安全的技术，这项相对成熟的技术是通过头皮电极将低振幅电流传导到皮质等特定部位（图 12-17）。tDCS 刺激位点包括运动皮质、背外侧前额皮质、视觉皮质和躯体感觉皮质。

tDCS 的作用机制可能是通过极性依赖性的神经元静息膜电位的迁移而引起刺激位点及相连区域的神经细胞兴奋性的改变；但其神经分子机制仍不十分清楚。

tDCS 已经被应用于临床治疗的多个方面，包括神经病理性疼痛的镇痛、抑郁的治疗、对肠炎引起的慢性腹痛的镇痛等。最近一项临床研究表明，tDCS 治疗能缓解肝细胞癌性患者的内脏痛。一项对 20 名 Crohn 病和溃疡性结肠炎慢性腹痛患者的随机对照研究结果显示，tDCS 对疼痛的缓解与炎症活性不具相关性，这种作用机制可能存在于中枢。

经颅磁刺激（transcranial magnetic stimulation，tMS）是通过一个线圈将强大而快速变化的电流应用于脑皮质，在时间 - 磁场改变基础上进行脑刺激（图 12-18）。tMS 对脑皮质活动的调节作用依赖于刺激

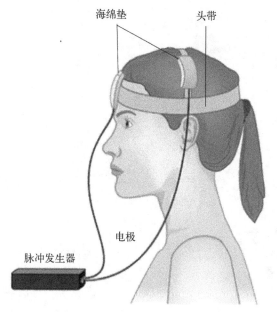

图 12-17 经颅直流电刺激系统
（引自 http://bipolarnews.org）

的参数，可以产生抑制作用，也可表现为易化作用。通常而言，低频刺激（1Hz）抑制靶皮质区兴奋性；高频刺激（20Hz）则与之相反。动物研究表明，tMS 与 NMDA 结合位点相关，能增加瞬时 - 早期基因表达。

tMS 已被用于治疗多种类型的慢性内脏痛，包括器质性和功能性疼痛综合征。最近研究结果表明，tMS 能增加 IBS 患者对结肠机械和电刺激的疼痛阈值，缓解患者的临床疼痛。一项在对 5 名胰腺炎患者应用 tMS 的研究结果显示，3 名患者取得了很好的疗效，疼痛缓解率为 59%。

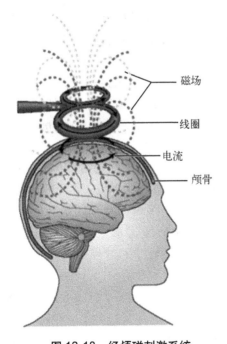

图 12-18　经颅磁刺激系统
（引自 https://www.brainclinics.com）

第四节　手术疗法

一般说来，对于保守治疗无效的患者，可以考虑采用手术方式治疗疼痛。手术镇痛的原理在于阻断痛觉由外周感受器向大脑皮质痛觉中枢传导的通路，常用的镇痛手术目前主要有以下几种。

一、脊髓前外侧束切断术

1912 年，Spiller 和 Martin 最先开展了脊髓前外侧 1/4 象限切开术，即脊髓前外侧束切断术（anterolateral cordotomy），用于治疗顽固性疼痛，取得了较好的疗效。1913 年，Foestor 成功完成首例颈髓的脊髓丘脑侧束切断术，并正式把该手术命名为脊髓前外侧束切断术，此后该术式日渐成熟定型，手术多采用后入路，分为颈髓和胸腰髓的脊髓前外侧术切断术两种，成为 20 世纪早期治疗各种顽固性疼痛的一种常用手术方式。1963 年，Mullan 和其同事将锶针插入脊髓丘脑侧束（lateral spinothalamic tract，LST），最早采用经皮消融术治疗颈椎疼痛。Rosomoff 和其同事在 1965 年报道采用射频消融术行经皮脊髓前侧束切除术。使用射频治疗技术在减少手术创伤方面具有显著优势，因此射频治疗技术成为毁损术最常用的方法。20 世纪 60 年代以后，开始倡导和施行经皮侧方穿刺脊髓前外侧束射频热凝毁损术。和开放式手术相比，它保有脊髓前侧外束切断术的优点，并能够通过调节时间和温度而控制毁损范围，能够在患者清醒时实施手术，因而可避免全身麻醉带来的风险。其镇痛效果与开放性手术相似，但并发症较少。近年来，随着 CT 等影像诊断技术的发展和毁损方法的不断进步，经皮手术得以不断改进和完善。

脊髓前外侧束主要为脊髓丘脑侧束，位于脊髓的前外侧 1/4 象限，是痛觉和温度觉的主要传入通路。切断脊髓前外侧束既可以阻断痛觉的二级传导通路，又可以阻断非特异性痛觉传导通路，疗效较为肯定和持久。

1. 适应证　适用于解除各种原因所致的躯体及内脏疼痛，因癌症而遭受剧痛的患者，涉及骨盆、腿部、臀部及躯干下部疼痛是脊髓前外侧束切断术的最佳适应证。上肢、上腹部和胸部的疼痛一般行 C_2 水平的脊髓前外侧束切断；下腹部、会阴部、下肢的疼痛宜行 T_2 水平的脊髓前外侧束切断；疼痛位于中线或两侧者，可以切断两侧脊髓的前外侧束，但在高位颈髓不宜行双侧切断，以免引起呼吸肌麻痹。

2. 手术方法

（1）开放性脊髓前外侧束切断术：开放性脊髓前外侧束切断术可在全身麻醉下进行，但多采用局部麻醉加静脉麻醉，局部麻醉手术有利于术中随时观察痛觉消失平面的变化和肢体的运动功能，避免损伤脊髓的皮质脊髓束。患者一般取侧卧位或俯卧位，后正中直切口，切除 $C_{2,3}$ 或 $T_{1,2}$ 的棘突和椎板，纵行切开硬脊膜。在脊髓的上、下两个神经根之间找到齿状韧带，其基底部应位于脊神经前根和后根之间的中点。齿状韧带前方为脊髓前外侧束（脊髓丘脑侧束），后方为锥体束。在齿状韧带前方，用锋利的尖刀片将脊髓切开至前根的内侧，切开深度不能超过 4.5mm，可以重复切割 2～3 次（图 12-19）。

术中可以用蚊式血管钳钳住齿状韧带，牵拉脊髓向后旋转 45°，使脊髓前外侧充分显露，利于手术切断脊髓前外侧束。可有少量出血，通过常规止血方法进行止血。闭合脊髓硬膜和软膜，以减少脑脊液漏。行双侧脊髓前外侧束切断术时，两侧脊髓的切口不能在同一节段上，至少要相差 1～2 个节段，否则会影响脊髓的血供，导致严重并发症。最好分 2 次完成两侧的脊髓前外侧束切断，时间间隔 2 周以上。

（2）经皮脊髓前外侧束切断术：经皮脊髓前外侧束切断术常在 X 线和 CT 引导下采用射频系统进行毁损，$C_{1,2}$ 水平脊髓前外侧束切断术采用侧入路，而 $C_{4\sim7}$ 水平脊髓前外侧束切断术采用前入路。患者仰

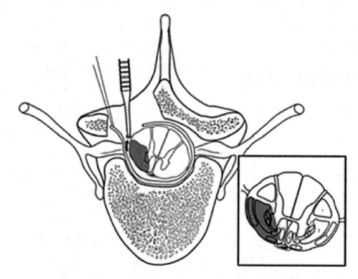

图 12-19　开放式脊髓前外侧束切断术横截面图
灰色阴影区代表打开软膜之后的损伤区。齿状韧带用作找到损伤部位后缘的标志
[引自 Tomycz L, Forbes J, Ladner T, et al. 2014. Open thoracic cordotomy as a treatment option for severe, debi-litating pain. J Neurol Surg A Cent Eur Neurosurg, 75（2）:126-132.]

卧位，局部麻醉后，在 X 线和 CT 引导下经皮插入带电极的穿刺针。能清晰看到齿状韧带是手术成功的关键，使用水溶性造影剂（如三碘三酰苯）或少量空气，可使齿状韧带显影。穿刺针正好位于齿状韧带前方时，可将针插入脊髓。可通过阻抗和神经电生理进行定位，脑脊液中的阻抗约为 400Ω，脊髓的阻抗常超过 1000Ω。插入穿刺针时，通常可造成局部疼痛的暂时增加，可通过 X 线或 CT 图像观察电极位置，并采用电刺激进行定位。

采用低频刺激（2 ～ 5Hz）和低刺激强度，身体同侧颈部肌肉抽搐，表明穿刺针头端位于前方或靠近前根。采用低刺激强度在身体同侧手臂、肩膀、躯干或腿部肌肉产生抽搐，表明穿刺针头端靠近皮质脊髓束，应将刺针重新放置在更靠前方的位置。将刺激水平提升至更高强度（大约为 100Hz）以诱发产生最佳的刺激效果。通常在刺激的对侧躯干或下肢可产生或暖或冷的感觉，这说明电极位置靠近疼痛区域。如果患者主诉身体同侧手臂或头后部感觉异常，说明电极位置太靠后，位于齿状韧带背侧。如果对侧手部产生感觉异常，说明电极放置正确。

电极头端有 2mm 的裸露端，可在脊髓局部形成一定范围的毁损。毁损温度通常为 70 ～ 80℃，持续时间约 60 秒（30 ～ 40mA，30 ～ 60 秒），可毁损 2 ～ 3 次。执行毁损术时和术后，应检查患者是否有运动无力的迹象。一旦完成毁损术，则应记录痛觉缺失的程度。针刺感觉降低范围应覆盖整片疼痛区，如果痛觉缺失程度不充分，可以稍稍调整电极位置，采用相同的参数进行毁损。如果需要实行双侧脊髓前外侧束切断术，期间需至少间隔一周，以使手术不良反应降至最低。

3. 疗效

（1）开放性脊髓前外侧束切断术的疗效：几乎所有的脊髓前外侧束切断术都用于癌性疼痛的治疗，通常为肺癌或胃肠道肿瘤。由于此类患者群体的存活期通常较短，因此很少有超过 2 年的长期随访研究（表 12-2）。

表 12-2　开放式脊髓前侧柱切断术随访结果

	患者数量	损伤平面	良好结果	并发症	随访期（月）
Cowie 和 Hitchcock，1982 年	43 例癌痛 13 例良性肿瘤疼痛	C, T	疼痛立即缓解率达 93% 1 年疼痛缓解率为 55%	短暂性尿潴留（11%） 短暂性轻偏瘫（3.5%） 永久性感觉迟钝（7%） 因呼吸衰竭（颈脊髓前外侧束切断术）造成的死亡（3.5%）	＜ 18 个月
Piscol，1975 年		C, T	癌症：长期疼痛缓解率为 65% 慢性疼痛：长期疼痛缓解率为 20% ～ 63%		＞ 12 个月
Tomycz 等，2014 年	4 例癌痛 5 例良性肿瘤疼痛	T	疼痛良好缓解率达到 33% 疼痛缓解改善率达到 33%	镜像痛 / 感觉迟钝（11%） 短暂性腿无力（22%） 尿失禁（33%）	2 ～ 72 个月（中位数为 31 个月）

续表

患者数量	损伤平面	良好结果	并发症	随访期（月）
White 等，1950年；White 和 Sweet，1969年　145例癌痛 65例良性肿瘤疼痛	C，T	1年以上疼痛缓解率为54% 6个月疼痛缓解率为77% 1年以上疼痛缓解率为56%	尿失禁（13%） 腿无力（5%） 死亡（4%~20%）	2~132个月

注：包括随访期超过6个月的研究。C. 颈脊髓前外侧束切断术；T. 胸脊髓前外侧束切断术

引自 Konrad P, 2014. Dorsal root entry zone lesion,midline myelotomy and anterolateral cordotomy. Neurosurg Clin N Am, 25(4): 699-722.

多数患者（White 和 Sweet 报道为77%）的癌痛能立即缓解，1/4患者的癌痛可得到部分缓解。部分患者可能无效，甚至引起神经功能障碍。6个月时，一多半患者再次出现疼痛。在 Cowie 和 Hitchcock 所做的文献回顾之中，Piscol 提供的病例（1385例患者）及 Mansuy 等提供的病例（124例患者）在接受颈脊髓前外侧束切断术或胸脊髓前外侧束切断术1年后，疼痛的缓解程度有所下降；但很少会让患者接受二次毁损术。

除了癌痛之外，有极个别文献报道用该手术治疗腰椎神经根病变或周围神经病变。大约2/3患者的疼痛区域在躯体下部，而不是躯体上部。单侧脊髓前外侧束切断术后有70%~90%的患者疼痛立刻减轻，而双侧脊髓前外侧束切断术后，疼痛即刻缓解的患者只占40%~78%。

单侧开放性脊髓前外侧束切断术并发症的发生率为3%，双侧手术则为20%。轻瘫和泌尿功能并发症的发生率较高（10%~20%），特别是双侧切断术的患者。双侧切断术还可能出现性功能障碍等并发症，尤其是双侧颈脊髓前外侧束切断术较易造成呼吸肌麻痹，出现呼吸功能障碍，严重者可导致患者死亡。因此，双侧切断术应慎重。

（2）经皮脊髓前外侧束切断术的疗效：大多数患者在接受手术之后疼痛能立即缓解，疼痛缓解的比例可达90%（表12-3）。

表12-3描述了经皮脊髓前外侧束切断术的长期疼痛缓解情况。一般而言，只有50%~60%患者在1年内疼痛持续缓解，因此经皮脊髓前外侧束切断术适用于缓解恶性肿瘤导致的严重疼痛。其他文献也报道，经皮脊髓前外侧束切断术治疗非癌性疼痛，效果不是特别理想。Lahuerta 等在1985年报道，良性肿瘤造成的疼痛与恶性肿瘤造成的疼痛相比，经皮脊髓前外侧束切断术在非癌性疼痛中的疗效不理想，只有20%患者的疼痛得到完全缓解（恶性肿瘤疼痛为66%），40%患者疼痛根本没有得到缓解（恶性肿瘤患者为12%）。

尽管癌症患者行经皮脊髓前外侧束切断术后，疼痛无法得到长期缓解，但多数患者在术后1年内疼痛可明显缓解。在大样本病例的随访研究中，大多数手术前需服用阿片类药物或者其他镇痛药物的患者在术后6个月内不再需要服用镇痛药。Rosomoff 及其同事的研究纳入了789例患者，这些患者在接受经皮脊髓前外侧束切断术后，84%的患者在术后3个月内不再需要服用镇痛药物。经皮脊髓前侧柱切断术能使患者的生活质量在术后2年内得到明显改善。

4. 并发症

（1）开放性脊髓前外侧束切断术的并

表 12-3　经皮脊髓前外侧束切断术的随访结果

	患者数量	随访结果
Rosomoff 等，1965 年	789 例	初发：90%
		3 个月：84%
		1 年：60%
		2 年：40%
Meglio 和 Cioni，1981 年	1279 例	早期疼痛缓解率：87%
		腿部疼痛缓解率：72%
		无力：4.8%
		低血压：1.8%
		死亡：1.6%
Lorenz 等，1998 年	2616 例	膀胱功能障碍：7.6%
		短暂性同侧身体无力：7.6%
		共济失调：4.0%
		呼吸功能障碍：3.5%
		低血压：2.2%
		永久性同侧身体无力：1.0%
		死亡：3%

引自 Hodge CJ, Christensen MD, 2002. Anterolateral cordotomy//Burchiel K. Surgical management of pain. New York: Thieme: 732-744.

发症：表 12-2 总结了开放式脊髓前外侧束切断术的并发症。尿潴留或尿失禁是两种最常见的并发症，发生率为 11% ～ 33%。此外，还包括永久性感觉迟钝(7% ～ 11%)、短暂性轻偏瘫 (3.5% ～ 22%)，以及颈脊髓前外侧束切断术造成的呼吸窘迫或呼吸抑制 (3.5% ～ 4%)。患有癌症的患者在接受开放式胸脊髓前外侧束切断术之后还可出现镜像痛 (7% ～ 11%)，表现为患者在接受脊髓前外侧束切断术之后，在原疼痛区域的对侧出现类似的疼痛，通常持续数周至数月。

硬脊膜切开与椎板切除引起的并发症包括脊柱不稳、脑脊液漏和脑膜炎。

（2）经皮脊髓前外侧束切断术的并发症：与开放式脊髓前外侧束切断术相似，

经皮脊髓前外侧束切断术也可误伤脊髓丘脑束以外的脊髓。表 12-3 列出了在经皮脊髓前外侧束切断术的并发症。经皮脊髓前外侧束切断术导致的死亡（平均死亡率为 3%）可能与呼吸抑制有关，而且通常发生在双侧经皮脊髓前外侧束切断术之后。其他常见的并发症包括膀胱功能障碍(7.6%)、短暂性同侧身体无力 (7.6%)、共济失调 (4.0%)、呼吸功能障碍 (3.5%) 及永久性同侧身体无力 (1.0%) 等。

二、脊髓背根入髓区毁损术

20 世纪 60 年代，人们发现脊髓背根入髓区 (dorsal root entry zone，DREZ) 与痛觉传导有关，并开始探讨将其作为疼痛手术治疗的靶点。1972 年 3 月，里昂 Pierre

Weitheimer 神经病学研究所为 1 例潘科斯特综合征（Pancoast 综合征）患者实施了第一例脊髓背根入髓区切开术（dorsal root entry zone lesioning）。同年，其他几例癌痛患者也接受了同样的手术，患者术后疼痛缓解满意。此后，又有数例慢性神经源性疼痛（包括患肢痛和臂丛神经撕脱伤后疼痛）患者接受了该手术。随着对脊髓解剖结构认识的深入和科技的发展，一些学者对该手术进行了改良，在显微外科切开的基础上，发展了射频毁损术、激光毁损术和超声毁损术。1979 年，Nashold 等首次报道了对臂丛神经撕脱伤疼痛患者行脊髓背根入髓区微凝固，取得了较好的效果。随后他们又给脊髓损伤等患者开展了脊髓背根入髓区微凝固。随着脊髓电生理监测的开展，手术的并发症显著下降，使得脊髓背根入髓区毁损术得到了一定的推广。

脊髓背根入髓区包括背根分支、后外侧束及脊髓后角的第 I ~ V 层。每一后根分成 4 ~ 10 根直径 0.25 ~ 1.5mm 的支根进入脊髓后角。根据背根传入神经纤维的粗细及目的地的不同，它们在脊髓背根入髓区重新排列，传递痛觉的细纤维位于传递触觉的粗纤维周围。后外侧束位于后角的后外侧，在疼痛刺激传入纤维的调节中发挥了重要作用，其内侧部将背根的兴奋性冲动传至邻近的节段，而外侧部将中央胶质状的抑制性影响传递给近邻的节段。后角是感觉系统进行第一次突触传递的部位，粗传入纤维投射至脊髓后角的第 III 层和第 IV 层，细传入纤维投射至第 I、II 层和第 IV 层，伤害性传入信号在后角被神经元间的和下行的联系调控。

脊髓背根入髓区（图 12-20）切开的范围：①背根分支周围部分小的伤害性纤维（细纤维）；②后外侧束的兴奋性内侧部分；③后角最外层（Rexed 板层的 I ~ V 层）。应保留脊髓背根入髓区中的抑制性

结构，即到达后角的丘系纤维（粗纤维）和走行于后外侧束外侧部的中央胶状质内脊髓的固有联络纤维。脊髓背根入髓区切开术是永久性地破坏伤害性传入通路的二级神经元，即破坏了正常的伤害性传导通路，以缓解伤害性刺激所致的疼痛。同时，一些学者发现，痛觉除了是对伤害性刺激传入的反应外，还与中枢神经系统内神经元的自发放电有关。在一些传入神经阻滞性疼痛患者中，脊髓后角的电生理活动异常活跃。破坏脊髓背根入髓区可同时消除脊髓后角的异常电生理活动，使疼痛得以缓解。

1. 适应证

（1）癌性疼痛患者，且有较长的生存期，一般情况良好，能承受全身麻醉下的开放性手术，疼痛部位较局限。例如，Pancoast 综合征，肿瘤侵犯腰骶神经丛引起的神经病理性疼痛，周围神经、神经丛、神经根肿瘤所致的神经病理性疼痛。

（2）臂丛神经撕脱后疼痛是脊髓背根入髓区切开术较好的适应证。脊髓背根入髓区切开的范围不应仅仅局限于损伤的节段，而应扩展至邻近的神经根，尤其损伤的水平与疼痛区域相一致时。

（3）脊髓或马尾神经损伤后疼痛。这些患者大多数有脊柱外伤史，只有当患者的疼痛呈节段性，且疼痛的区域与脊髓损伤的水平和范围相一致时，手术才有效。T_{10} 以下（脊髓圆锥）的脊柱外伤，尤其疼痛位于下肢而非会阴部时，是脊髓背根入髓区切开术较好的适应证。

（4）周围神经损伤后疼痛。如果疼痛表现为阵发性闪电样疼痛、痛觉异常或痛觉过敏（如残肢痛、幻肢痛、开胸术后肋间神经痛），脊髓背根入髓区切开术的效果较好。

（5）带状疱疹后神经痛。对于脊髓背根入髓区切开术治疗带状疱疹后神经痛的疗效

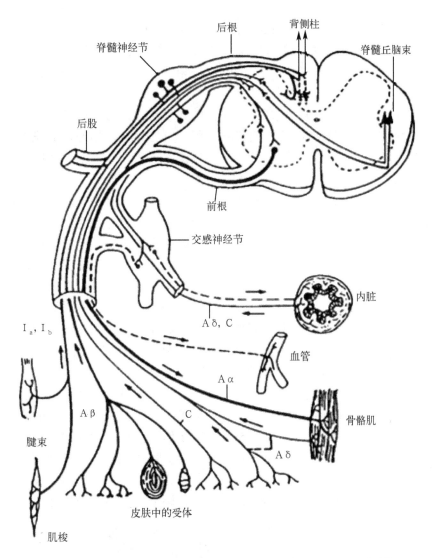

图 12-20　脊髓横截面：示意与脊髓背根入髓区有关的相关组织学结构

C 类纤维将伤害性信息及其他疼痛相关信号（如热和皮肤机械感受信息）传递至支根侧面的脊髓后根入髓区。调节伤害性信息的背根神经节中的一级神经元与 Rexed 板层 Ⅰ～Ⅴ 层中的二级神经元在同侧形成突触联系

（引自 Bonica JJ, 1990. Anatomic and physiologic basis of nociception and pain//Bonica JJ. The Management of Pain. 2nd edition. Philadelphia: Lea and Febiger: 28-94.）

尚有争论。一些学者认为，脊髓背根入髓区切开术只能缓解皮肤的浅表疼痛（如痛觉异常和痛觉过敏），部分患者术后可出现新的紧束感。因此，在决定采用脊髓背根入髓区切开术治疗带状疱疹后神经痛时必须慎重。

（6）痉挛状态合并疼痛。脊髓背根入髓区切开术还可阻断肌伸张反射信号的传入，降低肌张力，改善痉挛状态，它对痉挛合并疼痛的患者疗效较好。

2. **手术方法**　患者行全身麻醉，取俯卧位，手术需在显微镜下进行。颈部手术的患者应采用头架固定，保持颈部屈曲。在相应疼痛节段行半椎板或全椎板切除术，纵行切开硬脊膜，显露患侧相对应的脊髓节段的后外侧面。根据解剖或在电生理监测(肌电图)的帮助下行脊髓节段的定位(图12-21)。沿选定的脊髓手术区,在小根支进入后外侧沟入口的腹外侧纵向切开软脊膜,采用显微剥离器械沿脊髓背根入髓区钝性分离,直达后角,可通过其颜色变为灰色加以辨别。采用显微双极电凝低功率烧灼,扩大毁损范围,一般毁损的深度为3mm。脊髓后外侧动脉走行于后外侧沟中,其直径为0.1～0.5mm,由后根动脉发出,并通过Lazorthes脊髓圆锥吻合环与Adamkiewicz动脉的前降支在尾端吻合,该动脉必须从后外侧沟游离出来,并加以保护。

除了用显微外科技术切开脊髓背根入髓区外,还可通过特定的射频电极对脊髓背根入髓区进行毁损。该电极的直径为0.25mm,裸露的头端长2mm。毁损温度和时间决定毁损灶的大小,通常采用75℃,持续15秒,每隔1mm做一个毁损灶。

1972年,Sindou对脊髓背根入髓区毁损术和切开术进行了大量研究。射频毁损术的优点在于毁损面积通常约为1mm²,具有可再生性。此外,在脊髓背跟入髓区毁损术之中运用Nashold射频电极(图12-22),确保毁损深度为2.5mm,与电极头保持相等间距。开放式脊髓背根入髓区毁损术的优点是可在直视切开脊髓,射频毁损的缺点是无法看到脊髓内部实际的毁损范围。可能存在毁损部位的跳跃区域,造成效果不理想,并可偏离脊髓背根入髓区的毁损界线,从而增加并发症的发生率。

3.疗效 近年来,脊髓背根入髓区射频毁损术的成功率已有所提高。臂丛神经撕脱伤患者的手术结果较好。有回顾性研究报道,臂丛神经撕脱伤的疼痛缓解率已从54%上升至91%,5年的疼痛缓解率可达50%以上。患有末梢部位疼痛而非弥漫性远端疼痛(与脊髓损伤有关)患者的效果更好(缓解率分别为78%和20%)。Tomas、Haninec、Falci及其同事的研究表明,术中采用电生理监测脊髓背角可提高手术的疗效并减少并发症的发生。对于脊髓损伤区域远端的钝痛、酸痛和灼痛(类似于幻肢痛的患者),手术效果往往不太满意。这些数据提示脊髓背根入髓区可能不包含调节此类疼痛的痛觉通路。脊髓外部

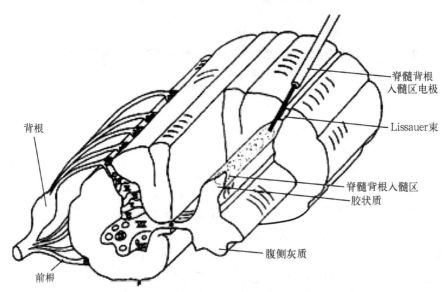

图 12-21 脊髓纵剖面:示意相关脊髓解剖结构的关系

背根 / 前根 / 脊髓背根入髓区电极 / Lissauer束 / 脊髓背根入髓区 / 胶状质 / 腹侧灰质

(改编自 Nashold BS, Pearlstein RD, 1996. The DREZ operation. Park Ridge (IL): The American Association of Neurological Surgeons. American Association of Neurological Surgeons.)

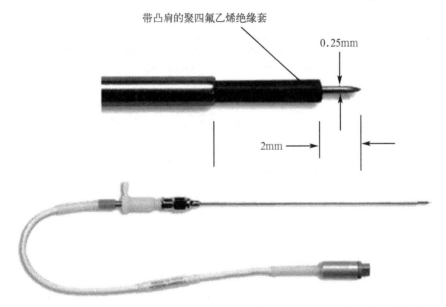

带凸肩的聚四氟乙烯绝缘套

0.25mm

2mm

图 12-22　脊髓毁损术用的 Nashold 脊髓背根入髓区毁损电极（NTCD，Cosman 医药公司，美国马萨诸塞州伯灵顿市）

的自主神经通路可能参与调节脊髓背根入髓区毁损术无法治愈的顽固性疼痛。

脊髓背根入髓区切开术对脊髓损伤后肢体疼痛的疗效较满意。有研究回顾了105 例脊髓损伤后疼痛的患者，其中 83% 的患者疼痛缓解满意。Falci 等报道的疼痛缓解满意率为 74%。

脊髓背根入髓区毁损术治疗带状疱疹后神经痛的疗效不是很确切。Friedman 和 Bullitt 报道，32 例患者中，29 例患者的疼痛在术后数月得到缓解，但一年后只有 8 例患者的疼痛得到较好的缓解。在 Duke 医院，对 86 例带状疱疹后遗痛的患者实施了 96 次脊髓背根入髓区毁损术，术后早期，53% 的患者疼痛完全缓解，33% 的患者疼痛部分缓解。3 个月后，47% 的患者疼痛完全缓解，28% 的患者疼痛部分缓解。考虑到在胸部行脊髓背根入髓区毁损术，运动功能受损的风险较高，因此带状疱疹后神经痛患者行脊髓背根入髓区毁损术应谨慎。

脊髓背根入髓区毁损术在截肢后疼痛（残肢痛和幻肢痛）中疗效的研究资料较少。

有报道，9 例幻肢痛患者中，6 例疼痛缓解满意。6 例截肢相关性神经根撕脱伤患者中，5 例疼痛缓解满意。脊髓背根入髓区毁损术对仅有残肢痛的患者疗效欠满意。

4.并发症　毁损节段相对应的阶段性感觉减退或缺失是脊髓背根入髓区切开术的一种副作用，而非并发症，由于大多数患者术前就已存在感觉减退或缺失，因此该副作用对患者的生活质量影响很小。

脊髓背根入髓区切开术的并发症主要为脊髓损伤，最常见的是同侧后柱损伤所致的同侧本体感觉障碍，或皮质脊髓束损伤所致的同侧肢体无力。

表 12-4 总结了与脊髓损伤相关的脊髓背根入髓区射频毁损术的潜在并发症。并发症发生率为 3% ～ 14%。胸段脊髓背根入髓区毁损术造成的损伤最为常见，因为此处的脊髓背角最薄，损伤可表现为毁损部位下方出现永久性感觉丧失，即身体同侧的本体感觉丧失及轻微触觉减退，其发生率为 2% ～ 70%。通过采用较小的电极和提高手术经验可减少这一并发症的发生。

表 12-4 脊髓背根入髓区射频毁损术的并发症

	接受脊髓背根入髓区毁损术原因	患者数量	永久性感觉丧失或运动功能丧失	短暂性感觉丧失或运动功能丧失	其他（%）
Sami 和 Moringlane，1984 年	臂丛神经痛和脊髓损伤	35 例	0	3% 短暂性运动功能丧失，25% 短暂性运动功能丧失，23% 短暂性感觉丧失和运动功能丧失	0
Richte 和 Seitz，1984 年	臂丛神经痛和脊髓损伤	10 例	30% 永久性感觉丧失，10% 永久性感觉丧失和运动功能丧失	10% 短暂性运动功能丧失	20
Thomas 和 Jones，1984 年	臂丛神经痛	34 例	12% 永久性感觉丧失 / 运动功能丧失	50% 短暂性感觉丧失 / 运动功能丧失	
Garcia-March 等，1987 年	臂丛神经痛	11 例		9% 短暂性运动功能丧失	
Friedman 和 Bullitt，1988 年	臂丛神经痛脊髓损伤带状疱疹后遗神经痛	39 例56 例32 例	60% 永久性感觉丧失 / 运动功能丧失5% 永久性运动功能丧失，5% 轻微69% 永久性运动功能丧失		16
Campbel 等，1988 年	臂丛神经痛	10 例	20% 反射亢进		10
Ishijima 等，1988 年	臂丛神经痛、脊髓损伤和带状疱疹后遗神经痛	30 例	62% 永久性感觉丧失		14
Saris 等，1988 年	截肢后疼痛	22 例	41% 轻微永久性感觉丧失 / 运动功能丧失		1
Saris 等，1988 年	神经末梢疼痛	12 例	> 50% 永久性感觉丧失，8% 运动功能丧失	17% 短暂性运动功能丧失，8% 括约肌功能丧失，74% 轻微辨距不良	7
Kumagai 等，1992 年	各种原因	17 例	71% 永久性感觉丧失，41% 运动功能丧失		35
Edgar 等，1993 年	脊髓损伤	102 例	2% 永久性感觉丧失，3% 运动功能丧失		5
Sampson 等，1995 年	椎体疼痛马尾神经痛	29 例10 例	3% 永久性感觉丧失，14% 运动功能丧失，10% 括约肌功能丧失	3% 短暂性运动功能丧失10% 短暂性运动功能丧失	7
Rath 等，1997 年	各种原因	73 例			
Samii 等，2001 年	臂丛神经痛	47 例	4% 运动功能丧失	10% 短暂性运动功能丧失	2

续表

	接受脊髓背根入髓区毁损术原因	患者数量	永久性感觉丧失或运动功能丧失	短暂性感觉丧失或运动功能丧失	其他（%）
Falci 等，2002 年	脊髓损伤	41 例	70% 永久性感觉丧失，14% 运动功能丧失		9
Tomas 和 Haninec，2005 年	臂丛神经痛	21 例	14% 永久性感觉丧失 / 运动功能丧失		
Chen 和 Tu，2006 年	臂丛神经痛	60 例		25% 短暂性感觉丧失	
Awad 等，2013 年	臂丛神经痛、脊髓损伤和癌痛	19 例		11% 短暂性运动功能丧失	

引自 Konrad P, Caputi F, El-Naggar AO, 2009. Radiofrequency dorsal root entry zone lesions for pain//Lozano AM, Gildenberg PL, Tasker RR. Textbook of Stereotactic and Functional Neurosurgery. 2nd edition. Berlin: Springer: 2251-2268.

三、脊髓前连合切开术

脊髓前连合切开术（anterior commisurotomy）的适应证与脊髓前外侧束切断术相似。前连合切开术切断两侧痛觉传导的二级交叉纤维，可有效缓解双侧或中线部位的疼痛，较两次行单侧脊髓丘脑束毁损术所致的运动神经束损伤风险更小，且能保留触觉和运动觉，对运动功能和自主神经功能的影响也较小。1927 年，Armour 最早报道了脊髓前连合切开术。手术切断穿过中央管前方的连合纤维，因此也阻断了双侧脊髓丘脑束。采取脊髓前连合切开术的另一个优点是，沿中线切开脊柱，因而可切断包含内脏痛通路在内的神经传导通路。Viswanathan 及其同事为 11 例患者实施了胸段脊髓前连合切开术，以治疗重度的癌痛，疼痛部位分别为下腹部、骨盆或双腿。Gildenberg 和 Hirshberg 在 1984 年提出了不全脊髓前连合切开术，Nauta 及其同事在 1997 年提出实行脊髓前连合切开术的目的纯粹是为了缓解内脏痛，切开范围应包含脊髓的内脏痛通路，因此切开部位应不低于上胸段 T_8 水平。

1. 适应证　脊髓前连合切开术适用于胸腔、腹腔、盆腔、会阴部或下肢的慢性疼痛，也可用于脊髓蛛网膜炎、外伤、神经根炎等所致的顽固性疼痛。

该手术非常适用于患有严重躯体和（或）双侧下肢疼痛的患者。相比脊髓前外侧束切断术，患有腹部或盆腔器官及双侧下肢疼痛的患者更适合接受脊髓前连合切开术。

2. 手术方法　患者行全身麻醉，取俯卧位，找到目标脊髓节段（大多数患者为 $T_{10}\sim L_1$）。切开椎板，沿中线切开硬脊膜，暴露脊髓。在显微镜下找到两侧脊髓背根入髓区之间的中点。然后采用蛛网膜刀或显微手术刀片，沿中线纵向切开软脊膜和脊髓，直到能透过前沟看到软脊膜。

与脊髓前外侧束切断术相似，实施脊髓前连合切开术时，避免出现并发症的关键在于明确脊髓前动脉的位置。术后可给予地塞米松，减轻水肿。若手术效果确切，患者在术后数天即可明显减少镇痛药物的使用。

3. 疗效　表 12-5 列出了脊髓前连合切开术及局限性脊髓中线切开术随访结果。多数患者的疼痛得到很好或较好的缓解。两种手术方式的主要差异在于脊髓前连合切开术能够缓解身体双侧下肢疼痛及内脏痛。而局限性脊髓中线切开术对于单纯的内脏痛有较好的疗效。有报道，超过50%的患者接受局限性脊髓中线切开术后，内脏痛得到很好或较好的缓解。

4. 并发症　接受此类手术的患者通常处于癌症晚期，因而并发症较多，可直接影响患者的预后。表12-5列出了几种手术并发症。一般来说，腿部无力（双侧或单侧）是比较严重的并发症，发生率大约为27%，可能与脊髓背侧微观结构损伤有关，可造成患者感觉异常、感觉迟钝或步态障碍，甚至可出现严重的腿部烧灼感。

四、脊髓后正中点状切开术

长期以来，顽固性内脏疼痛一直缺乏一种安全有效的微创手术方法，传统的脊神经后根切断术、脊髓前外侧束切断术及脊髓前连合切开术等手术对于躯干和四肢疼痛的治疗效果较好，对内脏痛的疗效则多不满意。而且，这些手术创伤较大，容易出现大小便功能障碍、肢体运动功能或

感觉功能障碍等较严重的并发症。20世纪90年代，Al-Chaer和Willis等研究证实，内脏痛觉的传导主要经同侧脊髓背侧柱（dorsal column，DC）的中间部向上传导至延髓薄束核，然后再经对侧丘脑腹后外侧核投射到大脑皮质中央后回。对于盆腔和下腹部内的内脏痛觉传导，脊髓背侧柱的作用甚至要超过脊髓丘脑束。根据这一理论，1997年美国的Nauta等最早报道了脊髓后正中点状切开术（punctate midline myelotomy），手术在脊髓T_8水平进行，目的是治疗宫颈癌引起的盆腔内脏痛，手术取得了较满意的效果，除了术后出现短暂性下肢麻木外，未发生其他严重并发症。该术式选择性地切断了脊髓背侧柱中间部，阻断了内脏痛的传导，但不损伤脊髓丘脑束等其他的重要结构。手术在显微镜下操作，精确度高、创伤较小、操作简便、疗效较肯定、并发症较少，能够有效控制疼痛症状，减少镇痛药物的用量，明显改善患者的生活质量，为肿瘤患者的放化疗、

表 12-5　脊髓前连合切开术的随访结果

	切开平面	预后	并发症	随访时间
连合部切开术				
Soure，1969年 25例	T_{10}至脊髓圆锥	很好：大多数患者术后立即缓解疼痛	烧灼感觉迟钝：12%	36个月（$n=3$）
Viswanathan等，2010年 11例	T_{10}至圆锥体（$n=10/11$）	很好：45% 好：27% 差：9%	腿部无力：27% 尿潴留：9%	1～41个月
局限性脊髓中线切开术（只切开后柱）				
Gildenberg和Hirshberg，1984年 14例	$T_{9,10}$	很好：75%	无	2～13个月
Ki和Kwon，2000年 8例	$C_7～T_2$	很好：25% 好：38%	短暂性感觉异常：37%	1～4个月
Nauta，1997年 1例	T_8	下腹部/骨盆疼痛得到较好缓解	无	10个月

引自 Konrad P, 2014.Dorsal root entry zone lesion,midline myelotomy and anterolateral cordotomy. Neurosurg Clin N Am, 25(4): 699-722.

免疫治疗、生物治疗等其他治疗创造条件，是治疗各种顽固性内脏痛的有效方法。

1. 适应证　适用于治疗各种盆腔、腹腔、胸腔脏器肿瘤晚期引起的癌性内脏痛；也适用于慢性炎症、放疗、化疗等其他原因引起的顽固性内脏痛。但是，肿瘤晚期多脏器严重功能障碍、严重出血倾向或者手术部位附近有肿瘤转移或浸润、局部存在感染、溃疡或坏死的患者，不宜施行该手术。

2. 手术方法　手术在全身麻醉下进行，患者取俯卧位。根据疼痛部位及范围，确定脊髓后正中点状切开术的手术节段；盆腔痛一般选择 $T_{7,8}$ 节段，下腹部痛选择 $T_{4,5}$ 节段，上腹部痛则选择 $T_{2,3}$ 节段。胸腔痛由于对应的脊髓节段在高位颈髓，手术可能造成呼吸肌麻痹等严重并发症，一般慎行手术。手术咬除相应脊椎的棘突，椎板正中开窗（约 2cm×3cm），沿中线纵行切开硬脊膜。在手术显微镜下，用锋利的尖刀片在脊髓后正中沟的两侧分别各做一个宽约 2mm、深约 5mm 的点状切开，以切断脊髓背侧柱中间部的内脏痛传导纤维。术中要注意保护脊髓后正中静脉，需先将其分离并向一侧牵拉后，再切开后正中脊髓。脊髓切开的角度要与脊髓表面垂直，注意不要过多偏离中线或切开过深，以免损伤脊髓的其他重要结构。

3. 疗效　脊髓后正中点状切开术治疗癌性内脏痛的疗效确切。1999 年，德国 Becker 等报道了一例肺癌术后出现上腹部和中腹部疼痛的患者，行 T_4 脊髓后正中点状切开术后，疼痛明显缓解。2000 年，韩国 Kim 等报道成功施行 $T_{1,2}$ 节段脊髓后正中点状切开术 8 例，均为胃癌引起的腹部内脏痛，63% 的患者疼痛缓解满意。美国 Nauta 等总结了 6 例脊髓后正中点状切开术治疗内脏痛的病例，随访至患者死亡（3 ~ 31 个月），全部患者均无疼痛复发。2001 年，Vilela-Filho 等采用 CT 引导下经皮穿刺技术行脊髓后正中点状切开术，成功治疗了 2 例顽固性盆腔痛。

4. 并发症　术后大多会出现短暂性下肢麻木、深感觉减退，持续一段时间后会逐渐恢复，可能与手术刺激脊髓、损伤薄束或术后水肿累及薄束有关，一般不会出现任何严重并发症。

五、小　结

综上所述，内脏痛表现的多源性、多样性等特点增加了其病理生理机制和药物治疗研究的难度。目前内脏痛的治疗手段很多，但总体效果并不令人满意。阿片类药物、非甾体抗炎药及辅助用药的联合应用构成了内脏痛治疗的主要措施。中医治疗内脏痛作为一种有益的补充，已越来越受到国外的关注。中医治疗内脏痛更强调疾病的动态发展，将辨病与辨证相结合。治疗方法包括中药治疗、针刺与艾灸及推拿外治等。在上述治疗无效时，可考虑选择神经调节疗法，包括神经阻滞、鞘内药物输注、神经毁损、神经电刺激等。对于保守治疗无效而又严重影响生活质量的顽固性内脏痛患者，手术治疗不失为一种有效的治疗手段。常用的手术方法有脊髓前外侧束切断术、脊髓背根入髓区毁损术、脊髓前连合切开术、脊髓后正中点状切开术等。手术治疗有一定的并发症发生率，临床上应严格根据手术适应证，合理选择手术方案，术前应告知患者潜在的手术风险和并发症发生率。今后，应进一步针对各种治疗方法开展大样本随机对照研究，并在此基础上内形成统一的内脏痛诊疗标准。

（顾卫东　郎非非　杜冬萍　吴军珍
徐永明　曲冬梅　和婧伟）

参 考 文 献

陈言，1957. 三因极 - 病证方论. 北京：人民卫生出版社.

刘立公，顾杰，2000. 急病针灸典籍通览. 上海：上海科学技术出版社.

陆智杰，俞卫锋，2013. 内脏痛 - 基础与临床. 北京：人民军医出版社.

孟庆云，1998，中医痛证理论发展之历程. 中国中医基础医学杂志. 4(8):1-2.

戚丽，易韬，张建斌，等. 2016. 温和灸对慢性内脏痛敏模型大鼠结肠 CRFR2 表达的影响. 世界中医药，11(12):2529-2531.

孙永海，陶蔚，2016. 疼痛病学诊疗手册神经病理性疼痛分册. 1 版. 北京：人民卫生出版社.

王冰注，2002. 黄帝内经 · 素问. 北京：人民卫生出版社.

王庆其，2012. 黄帝内经鉴赏辞典. 上海：上海辞书出版社.

王永炎，鲁兆麟，2013. 中医内科学. 北京：人民卫生出版社.

吴焕淦，2016. 中国灸法学. 上海：上海科学技术出版社.

许东，方秀才，王承党，2012. 抗抑郁药对肠易激综合征的疗效及其机制研究进展. 中华医学杂志，92 (48):3445-3447.

张杜枭，葛卫红，于锋，等. 2014. 羟考酮临床治疗研究进展. 药学与临床研究，22(6):527-531.

中华医学会妇产科学分会子宫内膜异位症协作组，2015. 子宫内膜异位症的诊治指南. 中华妇产科杂志，3:161-169.

周娟，王晓艳，李为民，2007. 针刺治疗内脏痛的基础研究进展. 上海针灸杂志，26(10):45-48.

朱初良，曾均，2005. 针灸镇痛机理研究概况. 河北中医药学报，20(2):38-40.

Afari N, Ahumada S, Wright L, et al. 2014. Psychological trauma and functional somatic syndromes: a systematic review and meta-analysis. Psychosom Med, 76: 2-11.

Azpiroz F, Bouin M, Camilleri M, et al. 2007. Mechanisms of hypersensitivityin IBS and functional disorders. Neurogastroenterol Motil, 19(Suppl 1):62-88.

Babygirija R, Sood M, Kannampalli P, et al. 2017. Percutaneous electrical nerve field stimulation modulates central pain pathways and attenuates post-inflammatory visceral and somatic hyperalgesia in rats. Neuroscience, 356: 11-21.

Bajwa ZH, Ho C, Grush A, Kleefield J, et al. 2002. Discitis associatedwith pregnancy and spinal anesthesia. Anesthesia Analg. 94(2):415-416. Case

Reports, Table of contents.

Bonica JJ, 1990. Anatomic and physiologic basis of nociception and pain//Bonica JJ. The Management of Pain. 2nd edition. Philadelphia: Lea and Febiger: 28-94.

Bradesi1 S, Herman1 J, Mayer EA. 2008. Visceral analgesics: drugs with a great potential in functional disorders? Curr Opin Pharmacol, 8(6): 697-703.

Buiten MS, DeJonste MJL, Beese U, et al. 2011. Subcutaneous electrical nerve stimulation: a feasible and new method for the treatment of patients with refractory angina. Neuromodulation, 14:258-265.

Carragee EJ, Don AS, Hurwitz EL, et al. 2009. 2009 ISSLS Prize Winner: Does discography cause acceleratedprogression of degeneration changes in the lumbar disc: a ten-yearmatched cohort study. Spine (Phila Pa 1976). 34(21):2338-2345. Comparative Study.

Ceballos A, et al. 2000. Spinal cord stimulation: a possible therapeutic alternative for chronic mesenteric ischaemia. Pain, 87(1): 99-101.

Chang L, Ameen V, Dukes G,etal. 2005.A dose-ranging, phase Ⅱ study of the efficacy and safety of alosetron in men with diarrhea-predominant IBS. Am J Gastroenterol, 100: 115-123.

Chiu JH, 2002.How is the motility of gastrointestinal sphincters modulated by acupmoxa.International Congress Series, 1238(8):141-147.

Datir A, Connell D, 2010. CT-guided injection for ganglion imparblockade:a radiological approach to the management of coccydynia.ClinRadiol, 65(1):21-25. Evaluation Studies.

Diwan S, Staats P, 2015. Atlas of Pain Medicine Procedures. New York: McGraw-Hill Education.

Drake RL, Vogl AW, MitchellAWM, 2015. Gray's Anatomy For Students. 3rd edition. London: Elsevier.

D'Costa RAFJ, Hanna M, 2013. Opioids, Their Receptors,and Pharmacology. Springer-Verlag London, 109-119.

de Leon-Casasola O, 2008. Neurolysis of the sympathetic axis for cancerpain management// Benzon H, Rathmell J, Wu C, et al. Raj's Practical Management of Pain. Philadelphia:Mosby Elsevier.

Didari T, Mozaffari S, Nikfar S, et al. 2015. Effectiveness of probiotics in irritable bowel syndrome: Updated systematic review with meta-analysis. World J Gastroenterol, 21: 3072-3084.

Ellrich J, Lamp S, 2005. Peripheral nerve stimulation inhibits nociceptive processing: an electrophysiological study in healthy volunteers. Neuromodulation. 8(4):225-232.

Foxx-Orenstein AE, 2016.New and emerging therapies for the treatment of irritable bowel syndrome: an update for gastroenterologists. Therap Adv Gastroenterol, 9(3): 354-375.

Garsed K, Chernova J, Hastings M, et al. 2014.A randomised trial of ondansetron for the treatment of irritable bowel syndrome with diarrhoea. Gut, 63: 1617-1625.

Goroszeniuk T, Khan R, Kothari S, 2009. Lumbar sympathetic chain neuromodulation with implanted electrodes for long term pain relief in loin pain haematuria syndrome. Neuromodulation, 12(4):284-291.

Goroszeniuk T, Kothari S, Hamann W, 2006. Subcutaneous neuromodulating implant targeted at the site of pain. Reg Anesth Pain Med, 31(2):168-171.

Goroszeniuk T, Pang D, Al-Kaisy A,et al. 2011. Subcutaneous target stimulation—peripheral subcutaneous fi eld stimulation in the treatment of refractory angina: preliminary case reports. Pain Pract, 11(2):1-9.

Grundy D,Alchaer ED,Aziz Q, et al. 2006. Fundamentals of neurogastroenterology: basic science. Gastroenterology, 130(5):1391-1411.

Hanks GW, de Conno F, Cherny N, et al.2001. Morphineand alternative opioids in cancer pain: the EAPC recommendations.Br J Cancer, 84:587-593.

Hodge CJ, Christensen MD, 2002. Anterolateral cordotomy//Burchiel K. Surgical management of pain. New York: Thieme: 732-744.

Ibrahim NM, Abdelhameed KM, Kamal SMM, et al. 2018. Effect of transcranial direct current stimulation of the motor cortex on visceral pain in patients with hepatocellular carcinoma. Pain Medicine, 19(3):550-560.

Ignelzi RJ, Nyquist JK, 1976. Direct effect of electrical stimulation on peripheral nerve evoked activity: implications in pain relief. J Neurosurg, 45:159-165.

Ischia S, Ischia A, Polati E,et al. 1992.Three posterior percutaneousceliac plexus block techniques. A prospective, randomizedstudy in 61 patients with pancreatic cancer pain. Anesthesiology, 76(4):534-540.

Iwa M, Strickland C, Nakade, et al. 2005.Electroacu-puncture reduces rectal distension-induced blood

pressure changes in conscious dogs.Dig Dis Sci, 50(7): 162-167.

Kapural L, Deer T, Yakovlev A, et al. 2010. Spinal cord stimulation for visceral abdominal pain: results of the national survey. Pain Med, 11(5):685-691.

Kapural L, Sessler D, Tluczek H,et al. 2010. Spinal cord stimulation for visceral abdominal pain. Pain Med, 11(3):347-355.

Kapural L, 2015. Chronic Abdominal Pain: An Evidence-based, Comprehensive Guide to Clinical Management. New York:Springer-Verlag.

Konrad P, Caputi F, El-Naggar AO, 2009. Radiof-requency dorsal root entry zone lesions for pain// Lozano AM, Gildenberg PL, Tasker RR. Textbook of Stereotactic and Functional Neurosurgery. 2nd edition. Berlin:Springer:2251-2268.

Konrad P, Caputi F, El-Naggar AO, 2009. Radiofr-equency dorsal root entry zone lesions for pain// Lozano AM, Gildenberg PL, Tasker RR. Textbook of Stereotactic and Functional Neurosurgery. 2nd edition. Berlin: Springer: 2251-2268.

Konrad P, 2014.Dorsal root entry zone lesion,midline myelotomy and anterolateral cordotomy.Neurosurg Clin N Am, 25(4): 699-722.

Lacy BE, 2015. Neuroenteric stimulation for gastrop-aresis. Curr Treat Options Gastroenterol, 13(4): 409-417.

Langlois LD, Le Long E, Meleine M, et al. 2017. Acute sacral nerve stimulation reduces visceral mechanosensitivity in a cross-organ sensitization model. Neurogastroenterol Motil, 29(4).

Lee SE,Kim JH, 2007. Involvement of substance P and calcitonin gene-related peptide in development and maintenance of neuropathic pain from spinal nerve injury model of rat.Neurosci Res, 58(3): 245-249.

Levine AB, Parrent AG, MacDougall KW, 2016. Stimulation of the spinal cord and dorsal nerve roots for chronic groin, pelvic, and abdominal pain. Pain physician, 19(6): 405-412.

Lin CS, Cheng JK, Hsu YW, et al. 2010.Ultrasound-guided ganglion impar block: a technical report. Pain Med, 11(3):390-394.

Loev MA, Varklet VL, Wilsey BL,et al. 1998. Cryoablation: anovel approach to neurolysis of the ganglion impar. Anesthesiology, 88(5):1391-1393.

Matharu M, Bartsch T, Ward N,et al. 2004.Central neuromodulation in chronic migraine patients with suboccipital stimulators: a PET study. Brain, 127:220-230.

Mayer EA, 2000. Spinal and supraspinal modulation

of visceral sensation. Gut, 47 Suppl 4:iv69-72

Mazurak N,Seredyuk N,Sauer H, et al. 2012. Heart rate variability in the irritable bowel syndrome: a review of the literature. Neurogastroenterol Motil, 24(3):206-216.

Munir MA, Zhang J, Ahmad M, 2004. A modified needle-inside-needle techniquefor the ganglion impar block. Can J Anaesth, 51(9):915-917.

Nashold BS, Pearlstein RD, 1996. The DREZ operation. Park Ridge (IL): The American Association of Neurological Surgeons. American Association of Neurological Surgeons.

Nebab EG, Florence IM, 1997. An alternative needle geometry for interruptionof the ganglion impar. Anesthesiology, 86(5):1213-1214.

Osti OL, Fraser RD, Vernon-Roberts B, 1990. Discitis after discography.The role of prophylactic antibiotics. J Bone Joint Surg Br, 72(2):271-274.

Paicius RM, Bernstein CA, Lempert-Cohen C, 2006. Peripheral nerve field stimulation in chronic abdominal pain. Pain Physician, 9:261-266.

Pang D, Goroszeniuk T, O'Keeffe D,et al. 2012. Novel stimulating needle for peripheral and subcutaneous neuromodulation. 6th World Congress-World Institute of Pain. Pain Practice, 12:1-199.

Plancarte R, Amescua C, Patt RB,et al. 1990. Superior hypogastricplexus block for pelvic cancer pain. Anesthesiology, 73(2):236-239.

Qin C, Chen JDZ, Zhang J, et al. 2010. Somatic afferent modulation of thoracic (T9-T10) spinal neurons receiving gastric mechanical input in rats. Neuromodulation, 13:77-86.

Rivière PJ, 2004.Peripheral kappa-opioid agonists for visceral pain.Br J Pharmacology, 141：1331-1334.

Sarkar S, Hobson AR,Hughes A, et al. 2003. The prostaglandin E2 receptor-1 (EP-1) mediates acid-induced visceral pain hypersensitivity in humans. Gastroenterology, 124(1):18-25.

Sator-Katzenschlager S, Fiala K, Kress HG,et al. 2010.Subcutaneous target stimulation (STS) in chronic noncancer pain: a nationwide retrospective study. Pain Pract, 10(4):279-286.

Scarpellini E, Tack J, 2008. Renzapride: a new drug for the treatment of constipation in the irritable bowel syndrome. Expert Opin Investig Drugs, 17(11):1663-1670.

Sun Y,Song GQ,Yin J, et al. 2009.Effects and mechanisms of gastrointestinal electrical stimulation on slow waves: a systematic canine study. Am J Physiol Regul Integr Comp Physiol, 297(5):R1392-1399.

Szarka LA, Camilleri M, Burton D, et al. 2007. Efficacy of on-demand asimadoline, a peripheral kappa-opioid agonist, in femaleswith irritable bowel syndrome. Clin Gastroenterol Hepatol, 5:1268-1275.

Tamimi M, Davids HR, Barolat G, et al. 2008. Subcutaneous peripheral nerve stimulation treatment for chronic pelvic pain. Neuromodulation, 11:277-281.

Tomycz L, Forbes J, Ladner T, et al. 2014. Open thoracic cordotomy as a treatment option for severe, debi-litating pain. J Neurol Surg A Cent Eur Neurosurg, 75(2):126-132.

Toshniwal GR, Dureja GP, Prashanth SM, 2007. Transsacrococcygealapproach to ganglion impar block for management of chronic perinealpain: a prospective observational study. Pain physician, 10(5):661-666.

Turker G, Basagan-Mogol E, Gurbet A,et al. 2005.A new technique for superior hypogastric plexus block:theposteromediantransdiscal approach. Tohoku J Exp Med, 206(3):277-281.

Volz M S, Farmer A, Siegmund B, 2016. Reduction of chronic abdominal pain in patients with inflammatory bowel disease through transcranial direct current stimulation: a randomized controlled trial. Pain, 157(2): 429-437.

Waldman S, 2007. Hypogastric plexus block and impar ganglion block.Philadelphia: Saunders Elsevier.

Weiner RL, Reed KL, 1999. Peripheral neurostimulation for control of intractable occipital neuralgia. Neuromodulation, 2:217-221.

WemmJr K, Saberski L, 1995. Modified approach to block the ganglionimpar (ganglion of Walther). RegAnesth, 20(6):544-545.

Yi T,Qi L,Wu H,et al. 2012.Analgesic action of suspended moxibustion in rats with chronic visceral hyperalgesia correlates with enkephalins in the spinal cord. Neural Regen Res, 7(3):219-222.

Zhang XM, Zhao QH, Zeng NL, et al. 2006.The celiac ganglia: anatomic study using MRI in cadavers. AJRAm J Roentgenol, 186(6):1520-1523.

第13章　内脏痛的心理相关因素及治疗

第一节　内脏痛的心理学机制

疼痛本身即是一种极为复杂的精神心理活动。内脏痛的实质在于：内脏相关的伤害性刺激或机体各种功能异常反映到中枢神经系统，最终上升到意识水平而产生疼痛的感觉，其他所有运动、情感和认知反应都是继发性的。内脏痛除了受生理及病理因素的重要影响外，也受心理环境等因素的影响，而且心理因素始终伴随着疼痛的全过程。疼痛模型也逐渐由传统的生物医学模式向生物-心理-社会模型（the biopsychosocial model）转变。所谓的生物-心理-社会模型，就是将传统的生物医学模式和心理社会相关的致病因素相结合，来了解疾病发生的原因。在该模型中，生命早期的遗传因素和环境因素作用及生活应激、心理状态、应付策略和社会支持等都可影响患者的生理，如运动和感觉系统等。此外，心理因素也通过中枢神经系统和肠神经系统作用于患者生理，心理和生理因素共同形成了内脏痛相关疾病的症状和行为。同时，疾病本身也反作用于心理和生理因素，疾病还可导致药物治疗、就医行为等，进而影响患者的日常功能和生活质量，疾病的后果又影响疾病的症状和行为。因此，心理社会因素和疼痛的关系是心理社会因素尽管不是内脏痛疾病发病的直接因素，但在症状的诱发和加重、慢性化中具有重要的作用，是患者疾病行为和疾病信念的重要决定因素。通常为了了解患者的心理状态，还需要对患者的心理社会特征进行测评，以发现潜在的心理疾病，以便制订合理的诊治策略。总而言之，若有生物学上的疾病，则给予适当的治疗，治疗时也是以生理、心理及社会层面做整体的全面照顾。若诊断并非生物学上的疾病所造成，则要探究是否有心理社会因素造成的身体的不适，如重大的应激源等。同时，针对应激源的处理，在治疗时也要考虑生理、心理及社会层面。心理学机制又可分为心身性、自发反应性和精神性机制。

一、心身性机制

内脏痛常使患者发生心理生理的紊乱。当有严重情绪紧张时，通过心理生理反应，产生肌肉痉挛，局部血管收缩，内脏功能障碍并释放致痛物质。反过来，它们又增加诱发心理生理性伤害冲动，疼痛则持续地存在下去。例如，慢性消化性溃疡患者，在情绪紧张时常伴发溃疡性内脏痛，可能是心身性机制的原因导致的，其次还有心绞痛、慢性胃炎、脉管炎、慢性结肠炎、慢性肝炎、慢性胰腺炎、脑血管病、癌症等。

二、自发反应性机制

患者在某次患病后有慢性疼痛行为形

成。最初诱发的反应和疼痛行为，可被患者有利的结果或反应（如制动）所加强。对这类疼痛的治疗必须消除可能加强疼痛的正（或负）反馈作用的因素，如症状转换型、医源性暗示型、趋避冲突转嫁型、症状模拟型、基因预警型等。

三、精神性机制

对于一些慢性内脏痛的患者，其发病初期的心理状态和生活质量的下降总是与疼痛联系到一起，诱发精神上的忧虑和恐惧。在以后的生活中，疼痛发作即产生精神忧虑，精神忧虑进而会有"疼痛发作"，而这种精神因素所造成的内脏疼痛感觉和心身因素所致的内脏痛感觉同样真实，如疑病症的疼痛、抑郁症的疼痛、癔症的疼痛、焦虑症的疼痛、更年期综合征的疼痛等。

疼痛是一种主观感觉过程，它与外界伤害性刺激并不一定有严格的相关关系。人的情绪、性格、精神状态、注意力等精神心理因素能显著影响疼痛的耐受性。而精神心理状态的稳定性又受制于童年时期和成年时期的经历、性别、社会文化程度、周围环境等客观因素。尽管疼痛的性质、产生的原因和治疗方法是相似的，但是人对疼痛的反应却千差万别，可见疼痛的感受受到多种主观因素的影响，包括意识水平、对疼痛的认识和情感反应等。

第二节　内脏痛的生理心理社会相关因素

近年来，越来越多的研究将心身视为一个整体部分，如果它们任何一方发生了失调，则会导致疾病的发生。生物 - 心理 - 社会模型不仅仅强调了社会心理因素的重要性，也强调了社会心理因素可导致疾病的发生（心理性和精神性方面），或者疾病可导致一系列的心理症状（身心性或心理性方面的叠加），或者应激可影响生理反应（心理生理方面）。而疾病相关的生物 - 心理 - 社会模型可有助于了解与内脏痛及其相关疾病，以及其相关的社会心理和生理方面的相互作用。

一、环　境　因　素

1. 家庭功能（family function）　患有功能性胃肠病（functional gastrointestinal disorder，FGID）的儿童常伴有 FGID 家族史阳性。患有肠易激综合征（irritable bowel syndrome，IBS）的父母，其子女的就医行为明显比未患有 IBS 的父母的子女多，而这种情况并不仅仅局限于胃肠道症状，也会与父母的症状表现有关。虽然目前有很多研究针对这些家族模式的遗传方式进行了研究，但是孩子如何受到父母影响，从而导致了 FGID 的发生，并且这些因素所造成的影响比遗传因素更大的原因还不甚明确。根据正性强化或奖励的基本学习原理，一种行为发生后，继之以强化奖赏，则会增加这种行为发生的可能性，而这一理论可以解释儿童发生 FGID 的原因。母亲表现出更多异常病态行为的患儿与其他儿童相比，会出现更严重的胃痛及更多的上学缺席行为。实验室的研究发现，当父母被要求对患儿的疼痛做出积极的或共情反应时，患儿对其疼痛的报告频率比当父母被要求忽视患儿的疼痛时所表现出来的投诉频率明显要多。此外，儿童的腹痛症状与父母的心理状态，特别是与焦虑、抑郁和躯体化等方面也显著相关。孩子可通过观察学习从而表现出病态行为来实现这种相关性，在这种情况下，很可能导致患儿增加对其他感觉的注意或灾难化程度。父母对孩子疼痛的灾难化认知程度也可预测他们对孩子腹痛所做出的反应，以及孩子发生功能性残疾的可能性。

2. 早期生活经历 (early life)　早期生活经历，包括儿童期的不幸，如失去双亲、躯体虐待、性虐待等，这些都可以影响个体的个性形成，包括对应激的应对方式和对疾病的态度。这一经历也被认为是在成年期发生精神障碍（如焦虑症、抑郁症和躯体化障碍）的危险因素之一。有研究指出，在 333 名 IBS 患者中，31% 的患者在 15 岁前因为死亡、离婚或分居等原因失去双亲，这一结果表明儿童时期的社会剥夺似乎也起着重要的致病作用。另外，研究表明，多达 40% 的 IBS 患者和其他肠道疾病患者在儿童时期曾经历了不良生活事件，特别是在体罚、情感虐待及性虐待方面；而这些虐待史又与 FGID 的严重程度和临床预后（如心理痛苦和日常生活功能）相关，而且，这一高相关性会导致就医行为的增加。有趣的是，到转诊中心就诊的患者，其胃肠道疾病与虐待史的相关性高于到一级诊所就诊的患者。这样就可以解释为什么性虐待史常常与许多躯体症状、心理障碍、长期卧床及频发的就医行为相关。需要注意的是，儿童期虐待史的高发生率不仅仅出现在 FGID 人群（接近 50%），类似的高发生率也出现在非胃肠道功能性躯体综合征的人群中（如盆腔疼痛、头痛和纤维性肌痛）。在慢性盆腔疼痛患者中，儿童时期的性虐待和躯体虐待发生率也很高。与无盆腔疼痛症状的患者相比，儿童期性虐待史在慢性盆腔疼痛患者中的发生率相对较高，而且其躯体化障碍、情感障碍及创伤后应激障碍的共病率也有所增高。另有研究发现，与外阴疼痛综合征患者相比，慢性盆腔疼痛患者的儿童时期的虐待经历比例更高，抑郁症和躯体化障碍的发生率也更高。脑成像研究表明，有被虐待史的个体大多存在大脑形态学和功能上的改变。存在倒叙和侵入性创伤记忆的被虐受害者，

则可能导致应激介导、投射至海马的去甲肾上腺素能神经元的改变，而海马参与了记忆的编码和检索过程。

3. 应激性生活事件 (stressful life event)　应激性生活事件，通常指发生在最近数周或数月内的亲人离世、离婚及家庭成员发生事故或重大疾病等。FGID 的发病已被证实与这些重大生活事件相关，约有 2/3 的患者曾经经历过类似的事件，而只有约 1/4 的健康对照组在同样的时期内有类似经历。IBS 患者对最近发生的应激性生活事件严重程度的感知远远高于炎性肠病患者。还有研究发现，应激性生活事件与 IBS 患者的症状恶化和其频繁的就医行为显著相关。而且，IBS 患者最常经历的应激性生活事件，对于男性来说主要是与事业相关的事件，对于女性来说主要是与家庭相关的事件。慢性盆腔疼痛症状的出现与应激性生活事件相关，此处应激性生活事件往往特指性关系、婚姻或亲密关系的建立及第一次妊娠等，而非其他一般的社会心理因素。另外，慢性应激事件被认为是长期患病后 IBS 症状程度的主要预测因子。一个对非住院 IBS 患者的纵向研究显示，慢性应激事件是唯一能有效决定 IBS 症状的发生频率和严重程度的因素。

二、心理状态

与应激相关的精神疾病，包括抑郁症 (depression) 和焦虑症 (anxiety)，是最容易致残的和最常见的致病因素。这些疾病常与多种其他系统性和躯体性疾病并存，包括从心血管疾病到胃肠道功能的改变。尽管应激与精神疾病之间存在着紧密的联系，但对于应激介导病理变化，从而导致疾病易感性增加这一复杂过程的探索仍在持续进行中。已有研究证明，身体和心理的应激源可增加内脏敏感性，这种现象也被称为内脏感觉过敏（visceral hypersensitivity），表现为对胃肠道充盈扩张、肠肌收缩等生理现象极为敏感，容易感到疼痛，即痛阈下降。与此同时，心理和药物干预介导应激诱发的内脏感觉过敏被认为可以改善内脏痛症状。有趣的是，精神疾病（如抑郁症和焦虑症）往往伴随着内脏痛的加重而以共病的形式出现。然而，对于内脏痛与精神疾病之间的因果关系尚不完全明确。

心理应激是 FGID 发生的一个重要的危险因素，当该因素存在时，可使 FGID 症状持续甚至加重。此外，它会对医患关系及治疗效果带来负面的影响。同时，心理应激不仅仅是导致疾病发生的一个原因，也可能是疾病发展的一个后果。研究表明，高达 94% 的 FGID 患者符合精神病的诊断标准，如焦虑症、抑郁症或躯体化障碍（somatization）。此外，约一半的慢性内脏痛患者，如 IBS、纤维性肌痛、颞下颌关节紊乱症、慢性疲劳综合征和慢性盆腔疼痛患者等，经常伴发这些精神疾病症状。多元统计分析的证据表明，这些疾病并不是单一躯体化障碍的多种表现形式，而是属于多种不同的精神疾病。尽管如此，共同的心理特征确实是疾病之间的显著重叠特征。

1. 抑郁症　越来越多的文献关注抑郁与疼痛直接的相互作用，而这种相互作用可被定义为抑郁 - 疼痛综合征，提示这两种症状往往是共存的，相关的治疗也是相似的，并且相互产生负面影响，以及受控于相同的生物学通路和神经递质。抑郁症患者往往表现出一系列复杂的重叠症状，包括情绪和躯体的不适。而躯体不适通常包括医学上无法解释的疼痛。尽管大家普遍认为抑郁症和疼痛症状是较为常见的合并症，但抑郁症和慢性疼痛之间的相关程度仍然是一个倍受争议的问题，而目前的研究还未能完全解决这一问题。相关文献

提供了更多的证据支持了慢性疼痛与抑郁症之间的相关性，并认为这两种并存的综合征可能是常见的临床表现。然而，在大多数情况下，抑郁症似乎更倾向于是慢性疼痛的一种合并症。

对于 IBS、功能性消化不良（functional dyspepsia，FD）、非心源性胸痛（non-cardiac chest pain，NCCP）及盆腔痛综合征（pelvic pain syndrome）的患者，最常见的伴发精神疾病为抑郁症。抑郁症的主要症状是悲伤、感情的压迫、不快乐和缺乏动力等。其他的症状还包括失去兴趣、消极想法、内疚感、自责、对个人失败的恐惧及对未来的恐惧等。研究表明，FGID 患者的抑郁症共病率约为 30%，其中 IBS 患者及 FD 患者分别为 31.4% 和 35%，同时，慢性前列腺炎 / 慢性盆腔疼痛综合征（chronic prostatitis/ chronic pelvic pain syndrome，CP/CPPS）患者为 78%，NCCP 患者为 7%。另一方面，共病抑郁症还与一些不良结局有关，包括医疗资源的高使用率、医疗高成本、机体功能的损伤、生活质量的降低、治疗参与度的下降和治疗效果的不佳等。

2. 焦虑症　焦虑障碍与疼痛的共病似乎比较普遍。有研究发现，疼痛与焦虑症状有关。更具体地说，有充分证据表明，恐惧与回避行为是诱发急性疼痛和慢性疼痛的关键因素。研究人员还发现，疼痛恐惧和不适应性的应对与疼痛恐惧相关的肌张力亢进密切相关。流行病学研究表明，慢性疼痛和焦虑症之间的相关性可以与慢性疼痛和其他情绪障碍的相关性相比较。当焦虑症和慢性疼痛共病时，这两者之间的相关性往往是很复杂的，而且它们之间可能并不仅仅是一种简单的因果关系，因为这两种症状可能拥有共同的病因。

作为一种最常见的精神共病症，焦虑症在 FGID 患者中的发病率为 30% ～ 50%。患者可通过提高相关的自主唤醒度以应对

应激反应，或在中枢水平影响胃肠道的敏感性和运动功能，从而诱发或维持 FGID 症状。焦虑症的易感性可能是受控于与 FGID 易感性相似的通路，尤其是在焦虑敏感性、机体警觉性及机体耐受性方面。其中，IBS 患者常常会出现焦虑症，如广泛性焦虑症（generalized anxiety disorder）、惊恐障碍（panic disorder）及创伤后应激障碍（post-traumatic stress disorder，PTSD）等。研究表明，焦虑症状往往先于 IBS 发病，特别是以腹泻为主要症状的 IBS。这表明了精神障碍不一定是 FGID 的症状反应之一。反之，精神症状（特别是焦虑）很可能参与了 IBS 的发生。与一般人群相比，IBS 患者更可能出现焦虑。一项社区研究发现，存在 IBS 症状的被访者中有 16.5% 合并广泛性焦虑症，而不存在 IBS 症状的受访者中只有 3.3% 合并广泛性焦虑症。与此同时，焦虑与胃肠道感觉及症状相关，这可被称为胃肠特异性焦虑（gastrointestinal specific anxiety，GSA）。而 GSA 可影响 IBS 患者的症状的严重程度及其生活质量。研究表明，IBS 患者与健康受试者相比，可出现更为严重的 GSA。患有严重胃肠道症状的 IBS 患者，其 GSA 的评分也很高。

恐慌症的特点是反复的、意想不到的惊恐发作，这一精神障碍在女性中尤为常见。患者常常会经历意想不到的强烈恐惧事件，以及与心肺、胃肠道、神经系统及认知症状相关的事件。一项在二级及三级胃肠科诊所进行的研究报道表明，12% 的 IBS 患者合并恐慌症，14% 合并广泛性焦虑症，29% 合并抑郁症。另一方面，胸痛在患有惊恐发作的人群中较为常见。研究表明，15% ~ 60% 的 NCCP 患者会合并惊恐障碍。过度换气可引起食管痉挛和惊恐发作，但这种相互作用的机制尚不清楚。如果过度换气引起食管运动功能变化或导致胸部疼痛，则惊恐发作与患者 NCCP 的

产生密切相关。另外，越来越多的研究表明，焦虑 / 恐慌症在 CP/CPPS 患者中十分常见，特别是恐癌症、性病恐惧及对阳萎的恐惧。另外，关于女性退伍军人的研究表明，IBS 在 PTSD 患者中较为常见，同时，创伤后应激障碍也被认为是导致 IBS 发生的一个独立危险因素。

3. 躯体化障碍　根据 DSM-Ⅳ 标准，躯体化障碍属于躯体形式障碍中的一种疾病。它可被定义为一种慢性精神疾病，其主要特征是个体可涉及身体任何系统和器官的躯体症状，其中许多无法用医学来解释，且经各种医学检查不能证实有任何器质性病变足以解释其躯体症状。躯体化障碍在 FD 中尤为常见，常被认为是出现 FD 症状最重要的决定因素。对于 FD 患者，躯体化障碍与胃肠运动感觉功能有关，包括胃敏感性及其排空、症状严重程度和生活质量受损程度。躯体化障碍还与 FD 的一些症状（如上腹痛、上腹部和胸骨后烧灼感及消化不良症状）及医疗资源的使用有关，并可预测不良的治疗效果，包括由于副作用而导致停药的可能性增加。另外，躯体化障碍被认为是 IBS 患者频繁出现肠外症状（如肌肉骨骼不适、泌尿系统症状、性症状、头痛和持续疲劳）及 FGID 与其他功能性躯体综合征出现高共病率的原因之一。约 2/3 的 FGID 患者出现其他功能性躯体综合征的症状，包括间质性膀胱炎、慢性盆腔疼痛、头痛、肌痛等。但当前的问题是，不同的功能性躯体综合征是否真正代表单一不同的疾病，还是一个拥有共同病理生理学过程的疾病的多个不同临床表现，目前关于这方面的研究仍存在争议。多篇在三级医疗中心进行的研究报道表明，IBS 患者存在过度躯体化倾向，其躯体化障碍的患病率高达 25%。然而，一篇关于躯体化障碍的综述提出，在初级医疗机构和一般人群研究样本中，躯体化障碍则非

常罕见，其终身发病率仅为 0.1% ~ 0.2%。

三、应　激

1. 应激（stress）与下丘脑 - 垂体 - 肾上腺轴（hypothalamic-pituitary-adrenal axis，HPA）应激源可以是内在的，如机体上的感染或炎症，也可以是外在的，如心理上的威胁。这些应激源可以唤醒一个复杂的适应性反应网络，以稳定或平衡机体的内环境，并确保生存。机体通过所谓的稳态应变（allostasis），即机体通过变化积极维持稳态的适应过程，以达到稳定或内环境平衡（homeostasis）。应激反应通过激活交感神经系统引起快速反应，并通过唤醒 HPA 产生相对较慢的反应。快速反应路径可释放儿茶酚胺（如肾上腺素和去甲肾上腺素），使机体进入经典的"战斗或逃逸"模式，并增强交感神经系统的激活，如心率增加、血压升高和汗腺激活等。当生理及心理应激源激活 HPA 时，促肾上腺皮质激素释放激素（corticotropin releasing hormone，CRH）从下丘脑的室旁核传递到垂体，引起促肾上腺素皮质激素（adrenocorticotropic hormone，ACTH）的释放。反过来，ACTH 可刺激肾上腺分泌糖皮质激素（人体内的皮质醇，啮齿类动物中的皮质酮）。这一过程是应激反应的关键。糖皮质激素可以透过血脑屏障进入多个大脑区域，如杏仁核、前额叶和海马，与糖皮质激素受体和盐皮质激素受体结合。在健康个体中，这些神经反应系统积极地适应可预测和不可预知的事件，以便与应激反应同步，使身体能够有效地应付应激源。然而，HPA 的持续或过度激活会对机体和大脑产生应变，这种变化被称为"非稳态负荷"。因此，对应激事件的不适应性可能导致致病状态。这个仅归因于应激源的性质，如持续时间、严重程度和类型，还可能包括影响机体适应应激源能力的因素，如遗传因素、早期生活经历、认知因素和环境因素。

关于应激在临床疼痛状态，特别是胃肠道功能紊乱（如 IBS）的病理生理、临床表现及治疗效果中的作用已有文献报道。某些应激性生活事件已被证明与一些胃肠道疾病的发生与恶化相关，如 FGID、感染后 IBS 及炎性肠病等。研究表明，应激可引起 IBS 患者的胃肠功能的改变，并导致内脏痛的发生。负性的早期生活事件，包括情感虐待、性虐待或身体虐待等，已被证明是 IBS 发生的主要易感因素之一。尤其是对于遗传易感性的个体，童年期的创伤事件（如忽视、虐待、失去照顾者或处于危及生命的情景等），被认为可引起中枢应对系统（包括 HPA）发生持续变化，从而容易导致内脏痛的发生，同时常伴随焦虑、抑郁和情绪困扰的发生。此外，这还可能会引起糖皮质激素受体表达的表观遗传编程的发生，从而影响相关行为的适应性及应激相关障碍的易感性。对于 IBS 成年患者，其患病经历、就医行为及治疗效果与急性应激事件、慢性社会应激、焦虑障碍及适应不良的应对方式存在负相关。同时，与应激相关的社会心理因素，如躯体化、神经质和疑病症也是发生感染后 IBS 的重要因素。还有证据表明，创伤后应激障碍（PTSD）患者的胃肠道症状及 IBS 的患病率增加。毫无疑问，应激与心理因素对胃肠道疾病起到至关重要的作用。

对于自主神经系统，胃肠道功能紊乱（如 IBS）的患者经常发生应激相关的障碍，表现为副交感神经活动减少和交感神经活动增多。交感神经紧张度的增加可加重胃肠道刺激的程度。应激可影响内脏痛的不同方面，包括牵涉痛区域，以及伴随发生的运动和自主反射。有研究指出，IBS 患者会出现异常的内脏痛转移。此外，接受直肠扩张的一组 IBS 患者出现躯体伤害性屈反射的改变,提示脊髓对伤害性刺激处理过程的过度兴奋。自主神经系统功能紊乱,特别是副交感神经活动下降,也被认为是 IBS 患者的多种肠外症状发生的生理病理表现,与此同时还会共病其他慢性疼痛疾病(如纤维性肌痛、慢性盆腔疼痛、慢性疲劳综合征和偏头痛)及精神疾病。

感觉信息的处理与评估,特别是对于伤害性刺激,已被广泛证实其具有认知、动机和情感的因素,而这些因素都可能受到心理应激的影响。IBS 患者对疼痛相关信息的过度警觉,已被视为是一种心理应激,也是这类人群容易出现内脏感觉过敏的重要因素之一。此外,对疼痛的期望及对疼痛的可控性调节也可因疼痛刺激而产生不愉悦感。功能性脑成像研究表明,IBS 患者的警觉网络(即前额皮质)被过度激活,而疼痛下行抑制脑区(如前扣带回皮质)的活动则被抑制。脑岛和前扣带回皮质在认知和情感方面的感觉信息加工过程中起着关键作用。再者,IBS 患者往往表现出更多的负面情绪(如焦虑、愤怒和压力),在出现内脏痛的时候,其参与预期“自上而下”调节的脑区(如背内侧脑桥、杏仁核和前扣带回皮质)的激活程度,与这些负面情绪的等级呈负相关。研究还表明,焦虑和抑郁与内脏痛刺激的主观反应有关,并与疼痛性直肠扩张刺激引起的相关脑区的激活有关。

最近,有研究根据慢性疼痛的常见症状提出了“中枢敏感综合征”的概念。根据易感人群的中枢应激路径的改变在发病机制中所发挥的主要作用,这个概念很好地诠释了应激相关疾病的“自上而下”的病理生理模型。中枢敏感综合征的两个主要表现为血清系统的改变和 HPA 的失调。此外,其他神经递质的水平也出现异常,如去甲肾上腺素、多巴胺和内源性大麻素

的缺乏,以及脑脊液中 P 物质的增加。当出现中枢神经系统过度反应时,机体中有效的防御将参与其中(如内脏痛增加、神经源性炎症、神经内分泌及自主神经功能紊乱等)。

2. 菌群 - 肠 - 脑轴(microbiome-gut-brain axis,GBA)　菌群 - 肠 - 脑轴在中枢神经系统与胃肠道功能之间起着双向调节的作用,整合了大脑与胃肠道之间的情绪与认知信息。肠道菌群与肠 - 脑轴直接的相互作用是通过中枢神经系统、内分泌系统、免疫系统及体液连接等方式,将信号在肠道菌群与大脑之间来回传递。生理上,肠腔发生的传入信号通过多个内脏传入途径(包括肠道、脊髓及迷走神经)传递到中枢神经系统;然后,在肠神经系统(enteric nervous system,ENS)、脊髓、延核及边缘系统做出稳态反射,即机体对生理和病理肠道传入信号产生适当的肠道反应。迷走神经内脏传入通过这种稳态反射,对情绪、疼痛、饱腹感及免疫应答进行了调节。原则上,肠神经系统的反射通路可调节并同步所有的胃肠道功能(即蠕动、分泌、肠道供血量),因此,维持肠道功能与机体的内稳态的协调性则需要中枢神经系统与胃肠道之间持续且紧密的联系。皮质边缘系统“自上而下”的作用可促使这些反射的产生和应答,在较低级通路上施加不同的运动反应模式,以及调节内脏痛信息的传递。同时,这种下行调节可由认知或情绪而诱发,或对环境需求做出反应,也可以在睡眠期间、在环境应激的状态下或在强烈的情绪影响下(如恐惧或愤怒)调节局部反射功能。总而言之,肠 - 脑轴参与了消化过程的调控(包括食欲和食物摄入量)、肠道相关的免疫系统的调节、机体的生理情绪状态(如睡眠、应激及焦虑)及胃肠道活动的协调。因此,肠 - 脑轴对于维持肠道内稳态至关重要。

病理上，肠-脑轴的失调很可能诱发慢性腹痛和胃肠道相关的疾病，包括肠道炎症和饮食失调。多种疾病的临床研究（如 FGID 和肝性脑病）表明，肠-脑轴功能紊乱会导致应激反应及行为的改变。此外，某些菌群与多种疼痛疾病相关，包括内脏痛、炎性疼痛、偏头痛及与自身免疫相关的风湿性关节炎。而且，胃肠道感染或胃肠道疾病与胸痛、头痛和偏头痛相关，这一系列结果表明菌群对疼痛的影响不仅仅存在于肠道，还可存在于机体的其他器官或部位。最新的研究对肠道菌群对大脑和行为的影响进行了研究，脑成像结果提示，由病原性空肠弯曲杆菌引起的肠道感染可引起某些脑区的激活（如孤束核和臂旁核），从而调节胃肠道感觉功能。

另一方面，应激相关的精神疾病（如焦虑）与胃肠道疾病（如 IBS 和炎性肠病）的高度共病进一步验证了肠-脑轴在这一双向沟通网络中的重要性。有证据表明，IBS 患者常患有心理障碍（如焦虑或抑郁），而有心理压力的人更容易患上感染后 IBS。关于疼痛与菌群的研究提示，乳酸菌（如双歧杆菌和乳杆菌）可减轻 IBS 患者的内脏痛。而且研究表明，健康人群的腹痛腹胀与乳杆菌的不足有关。此外，众多实验室对肠-脑轴在通过 HPA 调节的应激反应中的作用进行了探索。益生菌的使用可调节情绪刺激的中枢处理及大脑感觉和认知回路的静息态功能连接。研究表明，不同形式的心理应激可引起肠道菌谱发生改变（如益生菌的增多），从而改善由于应激而带来的负面影响。

四、其他因素

1.对疼痛的信念　信念是指在个体上或在文化背景方面所共同拥有的认知结构，可以被概括为或特指某种情景下塑造个体对环境的感知，并形成其体验的意义。对疾病的态度决定了患者对症状的反应。当一些人忽视某些症状（如腹痛或胸痛）时，另一部分人则详尽地描述症状甚至夸大症状。疼痛信念是指个人对疼痛经历的感受或认识，并呈现个体与疼痛之间的双向作用，即个体对疼痛的概念及疼痛对个体的意义，同时，反映出个人对疼痛经验的评价。有学者认为，持续性疼痛的信念包括了机体的疼痛信念（即痛苦的生理体验）和心理的疼痛信念（即疼痛体验所带来的内在影响和感受）这两个维度。而这两个维度都可能对疼痛概念带来积极的（如对疼痛体验的个人控制感）或消极的（如对健康的潜在威胁的处理感到无助）影响。已有研究表明，患者的疼痛信念及态度可能会影响其疼痛的缓解程度、对疼痛的反应、应对方式及就医行为等。此外，负性疼痛信念还可能导致疼痛从急性阶段发展到慢性阶段。

2.疼痛灾难化（pain catastrophizing）

灾难化一词的使用最早可追溯至 21 世纪初，由 A. Ellis 所提出。随后，A. Beck 将其用于关于焦虑症和抑郁症的临床研究中，认为灾难化是一种认知的适应不良。他们认为，当事情的发生与自己的意愿不符时，人们便毫无理由地认为一定会发生可怕的灾祸。同样，疼痛灾难化大致被认为是接受现实或预期的疼痛事件时，表现出来的一种被夸大的负性认知和情感定势，是一种会导致心理痛苦和疼痛加剧的适应不良的应对方式。相关的文献也证明了灾难化在疼痛的情感、认知功能及生理反应中的影响力，并认为灾难化是最主要的疼痛预测因子，其次是疼痛相关的恐惧和躯体警觉性。灾难化已被证实与慢性疼痛相关，并在疼痛管理措施中可预测其不良结果。文献也指出了疼痛灾难化与一系列的临床疼痛相关结果之间一致的、普遍的、强烈的相关性，这些疼痛相关的结果包括临床疼痛严重程度、疼痛相关的活动干扰、残疾、抑郁和其他负面情绪及社会支持网络的改变等。此外,灾难化可增加疼痛的行为表达,以及各种异常的病态行为(如更频繁地接触医疗保健专业人士)。无效的应对方式(如应对腹部疼痛和不适)有时候特别容易导致疼痛灾难化。研究表明,疼痛灾难化会给 IBS 患者带来更多的烦恼和痛苦。同时,疼痛灾难化可能是男性泌尿系统疾病引起慢性盆腔疼痛的临床表型分类中的关键组成因素之一。关于 CP/CPPS 的研究表明,疼痛灾难化可导致 CP/CPPS 患者出现更严重的残疾、抑郁症状及疼痛。

3. 性别 研究表明,疼痛敏感性和耐受性存在性别差异。相对于男性,女性对疼痛的耐受能力较低。然而,女性更能习惯暴露于慢性疼痛刺激的情境中。与男性相比,女性在不同的情况下(如脊髓损伤导致的颈部压力性疼痛和 IBS 导致的内脏痛),可承受更大的疼痛强度。其中,IBS 在女性中更为常见,男女患病比例约为 1∶2。与此同时,与应激相关的疾病在女性中也更为普遍。研究表明,应激引起的疼痛调节也存在性别差异。

疼痛的性别差异涉及多个方面的相互作用,如生理、心理及社会文化的影响。而这些因素可以是过去的经历、文化的影响,也可以是内分泌的因素、脊髓层面以上的调节。对于女性,其月经周期、痛经状况和妊娠与疼痛阈值之间有着独特的相互作用,而且这些女性特有的生理特征可影响其对疼痛刺激的判断。目前,虽然对于为何腹痛在女性中更好发的原因尚不清楚,但研究显示一些基本的胃肠功能存在明显的性别差异,如胆囊排空、结肠转运时间、内脏敏感性、中枢神经系统对疼痛的处理等。性激素(如雌激素和孕激素)对胃肠功能存在特殊影响,可影响女性对疼痛的感知,也会增加焦虑。与此同时,大量的证据也表明,男性与女性在处理伤害性刺激的过程中存在较大的差异。由于这些女性的特征往往被视为与分娩相似的"生理的或正常的"自然事件,女性内脏痛通常被低估或得不到充分的治疗。最近,有学者探讨了加强对女性内脏痛的关注及早期治疗的重要性,期望提高女性内脏痛患者的治疗效果,进而改善其生活质量。

第三节 内脏痛的心理治疗

疼痛是内脏痛这一类疾病主要的临床表征之一。心理因素在疼痛知觉及疼痛反应中扮演着重要角色,诸如应激、情绪等可影响内脏痛的病理发展及转归。疼痛体验包含感觉、情绪、认知、行为等多个维度。疼痛疗法若仅关注疼痛体验的单一层面,注定是失败的。而针对疼痛多维度的干预,如减轻患者的生理负担、缓解消极情绪、改变负性认知等,将有益于患者的康复。言语指导、注意力分散、对情境的重新赋意解读及自我掌控感等都能对疼痛体验产生极大的影响。基于这些证据,心理学家和精神病学家开发了一系列控制疼痛的心理治疗方法。目前,越来越多的研究已证实,心理治疗能够促进内脏痛患者的预后,尤其适用于伴有中重度疼痛症状的患者、常规药物疗效欠佳者或由心因类因素(应激、情绪等)导致疼痛症状被夸大者。心理治疗能够通过提升患者的自我效能感来控制疼痛,具备关于疼痛控制的高自我效能感可降低日常生活中的心理应激,减少疼痛干扰,进而提高患者的生活质量。这些都得益于心理治疗能帮助患者掌握对抗持续性疼痛的日常生活技能，如应对疼痛加剧、管理疼痛诱发的各种负面情绪（焦虑、恐惧、抑郁等）、保持积极乐观的心态等。此外，个体化的心理治疗可能与疼痛的药物治疗产生协同增强作用，从而有效镇痛，促进临床康复。但为达这一目的，仅凭单一的药物治疗难以实现。在制订个体化心理治疗方案的过程中，综合考虑患者的个体因素显得尤为重要，如患者人格特征、当前处境（相关的生活事件、参与心理治疗的原因）、患者赋予疾病的意义（惩罚或者受罪）、患者针对疼痛的应对机制及一贯的行为模式。这些因素均可作为心理治疗疗效及患者预后的预测指标。

一、放松疗法

作为大多数疼痛心理疗法的基本组成步骤，放松疗法（relaxation）可有效减少交感神经系统和运动神经系统的活动。在竞争情境下，人体往往处于一种紧张和应激的状态，时刻为可能的突发紧急状况准备着，即"战斗或逃逸反应"（fight-flight response）。这种心理应激反应会加速人体内肾上腺素分泌，导致肌肉紧张、血压升高、心率和呼吸加快。而这一系列生理活动最终会反馈到神经系统，产生紧张感和兴奋感，甚至可能直接引发疼痛（如紧张性头痛和腰背痛），或间接影响向大脑投射疼痛信号的相关神经元活动。

Benson 等提出，"放松反应"（relaxation response）是所有医疗干预的基础。放松能够引导个体关于自身健康状况的主观体验。Benson 依据其放松反应的理论开发了一套简单易行的放松技术，旨在引导个体通过渐进性的训练逐步放松身体的各个肌肉群。具体步骤如下。

（1）以舒服的姿势静坐，并闭上双眼。

（2）由下而上深度放松身体肌肉。

（3）用鼻呼吸，并关注一呼一吸的节奏。在每次呼气的同时小声默念"一"。重复这个步骤至20分钟。当完成这20分钟的练习后仍然保持闭眼几分钟，之后再慢慢睁开双眼。

（4）在整个过程中，无须顾虑是否成功达到深度放松的状态。保持一种被动体验，让放松自然发生。当有其他杂乱的思想闯入时，尽可能地无视这些干扰，并反复练习第3步骤。每日练习1～2次。由于消化过程会影响这种主观体验的变化，应避免在餐后2小时内进行放松训练。

上述这一简单的放松技术已被证实能影响生理体征，产生深度放松的效果，如降低代谢率、血压及呼吸频率。相比于安慰剂而言，放松能有效缓解紧张性头痛。尽管目前没有针对放松对内脏痛疗效的研究，但这一技术已被应用于一系列的临床病理疼痛的治疗中，并已列入重度慢性疼痛的治疗方案中，未来有待于进一步深化这一技术的临床应用。

二、生物反馈

生物反馈（biofeedback）是借助精密的工具，探查和放大人体的生理活动所产生的各种信息，包括脑电波、心功能、呼吸、肌肉活动及皮肤温度等，通过显示系统将信息转变为易于理解的信号，使个体学会利用发自自身的生理活动信号，有意识地控制体内各种生理过程，促进生理功能恢复，从而达到治疗疾病的目的。通常，生物反馈的训练可与放松练习相结合，从而达到更好的治疗效果。

关于生物反馈应用于慢性腹痛疗效的研究非常有限，仅有少数的结果来自于肠易激综合征的研究。当前大多数文献综述指出，生物反馈应用于胃肠道障碍的临床治疗缺乏循证医学的证据。关于生物反馈对便秘、大便失禁、腹痛等治疗有效性的问题仍然受到诸多质疑。尽管如此，一些研究依然证实了生物反馈在治疗内脏痛中的有效性。其中，热生物反馈结合食疗可作为复发性腹痛的有效治疗手段；前额的肌电生物反馈和热生物反馈可缓解肠易激综合征患者的压力；肌电生物反馈也能显著减少便秘的发生；通过生物反馈引导的放松练习，包括渐进性的肌肉放松、热生物反馈及认知治疗，能够有效减轻肠易激综合征患者的胃肠道反应（如腹痛、便秘、腹泻）；仅通过 4 小时的生物反馈训练控制心率，即可显著影响机体的胃肠道收缩功能。但由于上述研究采用的是随机临床对照设计，未能有效控制对照组的期望效应（安慰剂），致使这些研究可能过分夸大了生物反馈的治疗效果。此外，有关生物反馈结合呼吸练习用于功能性消化不良患者的研究显示，患者对水摄入量的耐受性及生活质量评分均得到显著提高，但这项研究缺乏对患者长期预后情况及对照治疗组疗效的观察。

从上述有关生物反馈的临床研究可以看到，生物反馈是一项颇具临床应用前景的技术，能够有效分散患者注意力，辅助放松练习，有助于患者获得对疼痛的自我掌控感。将生物反馈与其他心理治疗方法联合运用，可以显著增强镇痛效果。

三、催 眠 疗 法

催眠（hypnosis）是一种对内高度集中、自我关注的潜意识状态。通过催眠进行镇痛的干预程序包括诱导放松状态，引导个体集中注意力并对内关注，相对抑制个体对周边环境的意识，同时结合镇痛的言语指导。

催眠具有一定的治疗作用。目前，已有多项独立的临床随机对照试验证明，催眠疗法是一种针对肠易激综合征的有效的心理治疗方法，具有缓解症状、提高生活

质量的作用。有研究者在一篇系统综述中指出，催眠疗法可持久地改善患者症状，显著影响结直肠敏感性及运动性功能，并缓解由长期的肠道症状引发的心理压力（如焦虑、抑郁、非适应性的认知等）。经过系统的催眠治疗后，81% 的患者在 5 年内仍可维持症状的改善，由此可见催眠治疗的效果是持久且稳固的。此外，催眠疗法不仅能有效缓解大多数肠易激综合征患者的主要症状群，还能积极地影响非结直肠类的症状。例如，催眠治疗可使患者的内脏疼痛阈值恢复正常，而疼痛阈值的变化与临床症状的改善具有显著的关联；通过催眠治疗，患者胃肠道反应中与感觉、运动关联的成分也能显著减少。

尽管催眠疗法在肠易激综合征的辅助治疗中取得了一定成效，但催眠的镇痛机制仍然不明确。催眠疗法用于其他类型内脏痛的疗效也有待进一步验证。另外，由于催眠适用于那些有较高受暗示性特征的群体，而仅有不到 15% 的人具有这种催眠易感性，催眠疗法用于非催眠易感性人群可能存在诸多困难，甚至难以被真正催眠，因此催眠疗法的适用范围有一定的局限性。

四、心 理 咨 询

心理咨询（psychological counseling）旨在通过一系列具有统一目标的干预策略，了解患者当前的处境及其所面临的各种难以言喻的问题，以个体治疗、团体治疗或家庭治疗等多种模式，缓解乃至解决患者的心理问题，并最终达到心理平衡的状态。目前，针对疼痛患者的心理咨询有多种不同的治疗取向，循证医学证据比较充足的疗效研究集中于心理动力学取向和认知 - 行为取向的治疗方法。只有综合评估患者的生理心理状态，选用恰当的心理咨询方法，才能获得理想的治疗效果。

1. 心理动力学疗法 心理动力取向的咨询强调个体的发展、内在心理冲突、人际关系及对慢性疾病适应能力的差异性，并寻找导致心理问题发生的潜意识冲突，消除潜意识的冲突是治疗的关键。心理动力学疗法在癌症疼痛的治疗中取得了非常显著的疗效，能缓解癌痛患者的症状，减少疾病带来的心理困扰，提高患者的整体生存质量。这提示，心理动力疗法对内脏痛可能也有显著的疗效。

2. 认知行为治疗 认知行为疗法（cognitive-behavioral therapy，CBT）被广泛用于控制慢性疼痛症状，尤其在肠易激综合征、慢性盆腔疼痛综合征（chronic pelvic pain，CPP）、非心源性胸痛（non-cardiogenic chest pain，NCCP）的治疗中疗效显著。该疗法综合了特殊技能训练（如放松、疼痛应对技能）和认知治疗（重组负性认知，如灾难化），进而缓解疼痛、疼痛导致的残障及应激，同时提升患者的自我效能感。

在肠易激综合征中，相比于自助式的控制干预，渐进性的肌肉放松训练和认知治疗都能有效减轻胃肠道反应。另外，在常规治疗的基础上实施多元行为治疗（扩展渐进性肌肉放松训练，在其中加入应对策略和问题解决能力的训练）可极大程度地缓解肠易激综合征的腹痛症状并提高患者的生活质量，尽管患者对直肠膀胱扩张感觉过敏没有任何改善。团体的认知行为治疗也能缓解疼痛及胃肠道反应，增加患者积极应对策略的使用，减少退缩行为，这些疗效能伴随治疗的进展持续达4年之久。近期一项针对认知行为疗法治疗重度功能性肠道障碍的多站点试验显示，相比于单纯的言语指导，认知行为治疗能更有效地减轻各业型肠易激综合征的症状，而地昔帕明仅针对特殊临床亚型具有优于安慰剂的疗效，这些结果提示心理行为干预措施在肠易激综合征的治疗中有广泛的应用价值。

近期，研究者针对肠易激综合征的标准化认知行为治疗程序进行了修正，缩短干预时长，使这一疗法在大规模的临床应用上更具有实际操作性。例如，与常规护理相比，划分为八个节段的认知行为治疗与单次长时程的认知行为治疗均能提高患者的生活质量，但前者能产生更稳固的治疗效果，减轻胃肠道反应，缓解心理压力，这提示简短高效的认知行为治疗能维持长期的疗效。另外，在治疗过程中，患者心理压力伴随其胃肠道反应的变化而变化。成功接受认知行为治疗的肠易激综合征患者表现出更少的抑郁和焦虑症状，而那些胃肠道反应没有得到改善的患者，其抑郁和焦虑症状未能缓解。直接使用药物治疗肠易激综合征患者的精神障碍，其胃肠道反应及精神症状均能得到有效改善。值得一提的是，心理疗法带来的益处可能具有时间的累积效应，即随着时间的推移而逐渐增加。在接受认知行为治疗后长达3～12个月的随访中，患者胃肠道症状的改善可维持并持续改善，其疼痛及腹胀症状也逐渐减轻。此外，患者也表现出抑郁和焦虑症状的减少，并且胃肠道反应的减少与积极自动思维的增加和消极自动思维的减少有显著的关联。

在针对138名男性慢性盆腔疼痛综合征患者的系列案例研究中，研究者将一种称为"矛盾放松训练"（paradoxical relaxation training）的技术联合肌筋膜触发点释放治疗（myofascial trigger-point release therapy）使用。患者在心理学家的指导下进行8次练习后，开始为期6个月的家庭训练。患者不断学习胸式呼吸并逐渐接受肌肉紧张也是一种放松肌肉的训练方式。从总体上看，72%的患者在治疗过程中对疼痛和泌尿系统症状的评分显著降低。尽管从技术层面上考虑这并非认知行为干预，但近期一项针对书面情绪暴露（written emotional disclosure）的临床随机对照试验表明，该方法也能有效减轻慢性盆腔疼痛综合征患者的评价性疼痛。所谓的书面情绪暴露，即要求患者每天花费 20 分钟书写慢性盆腔疼痛综合征对其生活的影响，并连续 3 天练习该书面表达方法。目前，这一简单的干预方法已被一些研究证实能有效缓解类风湿关节炎和纤维肌痛患者的疼痛，虽然仍有一些研究得出不一致的结果。值得指出的是，情绪暴露法的疗效可能受到与情绪及情绪表达相关因素的调节。

目前，研究者开发了一系列多元化的运动、生物反馈及认知行为治疗相结合的干预方法，通过放松录音带、皮肤电反应生物反馈装置和报警手表提示的快速放松练习实现这些干预方法的可操作化，其中包括言语指导、呼吸维持训练（过度通气）、生理运动、分级暴露、认知重建及放松练习。一些未经严格控制的小样本研究显示，这一系列的干预方法可显著降低非心源性胸痛患者的胸痛频率及抑郁、焦虑和残疾评分，同时能增强患者的运动耐受性，并且这些疗效能维持长达 6 个月。这一结果在针对认知行为治疗的随机对照试验中得到验证，甚至有研究进一步指出，除了改善非心源性胸痛患者的生活质量及精神状态外，认知行为治疗还能增加患者在接受治疗 6 个月后疼痛消失的可能性。

五、身心疗法

近年来，身心疗法（mind-body intervention）获得临床及学术界的诸多关注。已有多项研究探索该疗法作为一种临床辅助治疗用于各种类型疼痛的疗效。毋庸置疑，应激可累积并加剧疼痛，而长期处于慢性疼痛状态本身也是一种强烈的应激。因此，缓解应激、促进放松并提升幸福感的治疗在内脏痛综合征中具有广泛的临床应用。越来越多的临床研究提示，在现有的治疗中联合身心疗法显得尤为必要。

如果身心疗法可用于缓解癌性疼痛，那么这一疗法用于治疗内脏痛也具有较高的可信度。身心疗法兼具安全、廉价、简便易操作等多项优点。这一疗法可以通过个人或者团体的形式开展，并且患者往往能从中快速掌握简单甚至复杂的技术。通过保持规律的身心练习，患者不仅能获得症状的改善，还能提升其针对当前状态的自我效能感和掌控感。

功能障碍中的生物反馈治疗旨在使异常的生理功能恢复正常，而这些异常生理功能的变化被认为是疾病症状产生的基础。非适应性思维和感知觉偏差会影响症状严重程度及症状对患者生活的干扰，而认知和认知行为治疗有助于识别这类思维模式。心理动力学疗法和人际关系疗法旨在改善人际关系困难导致的症状。压力管理训练（如进行性肌肉松弛）通常与其他具体的干预措施相结合，如生物反馈、催眠、认知治疗等，这些联合的治疗方法有助于抑制可能加剧或触发疾病症状的交感神经系统兴奋性活动，并提升总体健康。

多项随机对照试验显示，多模式的身心疗法对治疗多种内脏痛疾病具有显著的疗效，尤其在针对肠易激综合征和复发性腹痛儿童患者的治疗中。近期一篇综述指出，身心疗法能有效缓解胃肠道反应的不适。例如，生物反馈结合认知治疗、压力应激管理、渐进性肌肉放松训练从整体上减少肠易激综合征的生理症状的发生，但仅有生物反馈和放松疗法可缓解心理症状群。

六、多学科综合疗法

越来越多的研究证明，多学科综合疗

法（multidisciplinary therapy）可成功治疗慢性疼痛，并且已被进一步修正用于治疗慢性盆腔疼痛综合征。这一干预措施最初由 Rapkin 和 Kames 试用，并经临床随机对照试验证实其疗效优于常规治疗。Peter 等进一步研究发现，相比于常规治疗，女性患者在接受综合治疗（包括临床会诊、心理治疗、物理治疗）后，其总体疼痛、日常生活障碍及其他与慢性盆腔疼痛综合征相关的症状都得到显著改善。令人惊讶的是，尽管目前许多综述及评论高度宣扬多学科综合干预（包括认知行为治疗、物理疗法）的有效性，但仍然缺少随机对照临床试验进一步确定这一综合疗法的必要组成部分。

七、小　结

综上所述，有关心理疗法用于腹部和盆腔等内脏疼痛治疗的实证性研究的质量参差不齐，并且也存在诸多缺陷。鉴于心理因素在持续性疼痛中的重要影响及此类疼痛在标准的临床医疗干预中的难治性本质，开发有效的心理疗法并将其整合到该类患者的治疗中势在必行。

诚然，治疗提供者所需的专业知识及患者参与治疗所需的大量时间是导致心理疗法难以从实验室研究转化为临床应用的两大因素。通过减少专业需求并允许患者在专业疗程限制外利用便利的时间寻求治疗可以减少这些因素对临床转化的影响。使用自动录音带诱导催眠状态的技术显示出治疗肠易激综合征的优越性。单次简短的认知行为治疗可部分改善症状，尽管其疗效要远远低于连续 8 次的认知行为治疗。电话技术可以使这种简单的干预措施产生

更大的疗效，通过交互式语音系统，提醒患者加强使用认知行为的疼痛管理策略。目前，使用互联网提供和测试自我管理干预措施正逐年增加，并且基于互联网的放松训练可大大减少头痛的发生。这些简便的干预技术，如自动录音带、书面或计算机驱动的材料，是否提供了一种可行且有效的替代常规劳动密集型和高时间要求的心理干预措施尚待进一步研究。如果患者通过简单易行的自我干预计划缓解了症状，那么这些干预措施就具有广泛传播的潜力；如果确实验证了这些干预措施的有效性，其可传播性将远远大于传统的心理干预方法。

另外，近期一项功能性磁共振成像研究提示了另一个探索心理疗法治疗腹部和盆腔疼痛的重要研究方向。在这项研究中，肠易激综合征患者以小组形式接受为期 10 周的认知行为治疗。该疗法旨在提升患者问题解决能力，识别并纠正非适应性信念及错误的信息，最终患者的疼痛严重程度和心理应激都得到了极大的改善。伴随这些变化可观察到一致的影像学结果，即在边缘系统（包括杏仁核、部分前扣带回）区域，大脑皮质静息状态下的神经元活动大大减少，而这些脑区密切参与疼痛感知和自我调节。这一发现有力地验证了上述心理干预方法的临床价值，可以改善来自内脏的疼痛信息加工相关中枢神经系统的功能失调。此外，这一转化研究强调了完善生物心理学方法来探索和管理持续性腹部和盆腔疼痛，以及功能性疼痛障碍的重要性。

（李晓云　周丽丽　胡　理）

参 考 文 献

Asmundson GJ, Norton GR, Allerdings MD, 1997. Fear and avoidance in dysfunctional chronic back pain patients. Pain, 69(3): 231-236.

Bennett EJ, Piesse C, Palmer K, et al. 1998. Functional gastrointestinal disorders: psychological, social, and somatic features. Gut, 42(3): 414-420.

Bhasin MK, Dusek JA, Chang BH, et al. 2013. Relaxation response induces temporal transcriptome changes in energy metabolism, insulin secretion and inflammatory pathways. PLoS One, 8(5): e62817.

Bonnert M, Olen O, Lalouni M, et al. 2017. Internet-delivered cognitive behavior therapy for adolescents with irritable bowel syndrome: a randomized controlled trial. Am J Gastroenterol, 112(1): 152-162.

Bower JE, Irwin MR, 2016.Mind-body therapies and control of inflammatory biology: A descriptive review. Brain Behav Immun, 51: 1-11.

Chiarioni G, Salandini L, Whitehead WE, 2005. Biofeedback benefits only patients with outlet dysfunction, not patients with isolated slow transit constipation. Gastroenterology, 129(1): 86-97.

Coulter ID, Favreau JT, Hardy ML, et al. 2002. Biofeedback interventions for gastrointestinal conditions: a systematic review. Altern Ther Health Med, 8(3): 76-83.

Creed F, 1999.The relationship between psychosocial parameters and outcome in irritable bowel syndrome. Am J Med, 107(5A): 74S-80S.

Drossman DA, Camilleri M, Mayer EA, et al. 2002. AGA technical review on irritable bowel syndrome. Gastroenterology, 123(6): 2108-2131.

Elsenbruch S, 2011.Abdominal pain in Irritable Bowel Syndrome: a review of putative psychological, neural and neuro-immune mechanisms. Brain Behav Immun, 25(3): 386-394.

Eslick GD, Jones MP, Talley NJ, 2003. Non-cardiac chest pain: prevalence, risk factors, impact and consulting--a population-based study. Aliment Pharmacol Ther, 17(9): 1115-1124.

Felice VD, Moloney RD, Cryan JF, et al. 2015. Visceral pain and psychiatric disorders.Mod Trends Pharmacopsy-chiatry, 30:103-119.

Geisser ME, Robinson ME, Riley JL, 1999. Pain beliefs, coping, and adjustment to chronic pain: let's focus more on the negative. Pain Forum, 8(4): 161-168.

Hefner J, Rilk A, Herbert BM, et al. 2009. Hypnotherapy for irritable bowel syndrome—a systematic review. Z Gastroenterol, 47(11): 1153-1159.

Hjelland IE, Svebak S, Berstad A, et al. 2007. Breathing exercises with vagal biofeedback may benefit patients with functional dyspepsia. Scand J Gastroenterol, 42(9): 1054-1062.

Hoffman JW, Benson H, Arns PA, et al. 1982. Reduced sympathetic nervous system responsivity associated with the relaxation response. Science, 215(4529): 190-192.

Jensen MP, Karoly P, 1991. Control beliefs, coping efforts, and adjustment to chronic pain. J Consult Clin Psychol, 59(3): 431-438.

Keefe FJ, Rumble ME, Scipio CD, et al. 2004. Psychological aspects of persistent pain: current state of the science. J Pain, 5(4): 195-211.

Kwon JK,Chang IH, 2013.Pain, catastrophizing, and depression in chronic prostatitis/chronic pelvic pain syndrome. Int Neurourol J, 17(2): 48-58.

Larauche M, Mulak A, Tache Y, 2012.Stress and visceral pain: from animal models to clinical therapies. Exp Neurol, 233(1): 49-67.

Mayer EA, 2011.Gut feelings: the emerging biology of gut-brain communication. Nat Rev Neurosci, 12(8): 453-466.

Mogil JS, 2012.Sex differences in pain and pain inhibition: multiple explanations of a controversial phenomenon. Nat Rev Neurosci, 13(12): 859-866.

Moloney RD, Johnson AC, O'Mahony SM, et al. 2016. Stress and the Microbiota-Gut-Brain Axis in Visceral Pain: Relevance to Irritable Bowel Syndrome. CNS Neurosci Ther, 22(2): 102-117.

Norman SA, Lumley MA, Dooley JA, et al. 2004. For whom does it work? Moderators of the effects of written emotional disclosure in a randomized trial among women with chronic pelvic pain. Psychosom Med, 66(2): 174-183.

Palsson OS,Whitehead WE, 2013. Psychological treatments in functional gastrointestinal disorders: a primer for the gastroenterologist. Clin Gastroenterol Hepatol, 11(3): 208-216; quiz e222-223.

Peters AA, van Dorst E, Jellis B, et al. 1991. A randomized clinical trial to compare two different approaches in women with chronic pelvic pain. Obstet Gynecol, 77(5): 740-744.

Rapkin AJ,Kames LD, 1987. The pain management approach to chronic pelvic pain. J Reprod Med, 32(5): 323-327.

Riegel B, Bruenahl CA, Ahyai S, et al. 2014. Assessing psychological factors, social aspects and psychiatric co-morbidity associated with chronic prostatitis/chronic pelvic pain syndrome (CP/CPPS) in men—a systematic review. J Psychosom Res, 77(5): 333-350.

Ringel Y, Drossman DA, Leserman JL, et al. 2008. Effect of abuse history on pain reports and brain responses to aversive visceral stimulation: an FMRI study. Gastroenterology, 134(2): 396-404.

Romano JM,Turner JA, 1985. Chronic pain and depression: does the evidence support a relationship? Psychol Bull, 97(1): 18-34.

Rutten J, Vlieger AM, Frankenhuis C, et al. 2017. Home-Based Hypnotherapy Self-exercises vs Individual Hypnotherapy With a Therapist for Treatment of Pediatric Irritable Bowel Syndrome, Functional Abdominal Pain, or Functional Abdominal Pain Syndrome: A Randomized Clinical Trial. JAMA Pediatr, 171(5): 470-477.

Sullivan MJ, Thorn B, Haythornthwaite JA, et al. 2001. Theoretical perspectives on the relation between catastrophizing and pain. Clin J Pain, 17(1): 52-64.

Surdea-Blaga T, Baban A, Dumitrascu DL, 2012. Psychosocial determinants of irritable bowel syndrome. World J Gastroenterol, 18(7): 616-626.

Sweis GW, 2015. Psychological Determinants and Treatments for Chronic Abdominal Pain, in Chronic Abdominal Pain. Springer: New York: 245-256.

Tanaka Y, Kanazawa M, Fukudo S, et al. 2011. Biopsychosocial model of irritable bowel syndrome. J Neurogastroenterol Motil, 17(2): 131-139.

Tunks ER, Crook J, Weir R, 2008. Epidemiology of chronic pain with psychological comorbidity: prevalence, risk, course, and prognosis. Can J Psychiatry, 53(4): 224-234.

Van Oudenhove L, Levy RL, Crowell MD, et al. 2016. Biopsychosocial aspects of functional gastrointestinal disorders: how central and environmental processes contribute to the development and expression of functional gastrointestinal disorders. Gastroenterology, 150(6): 1355-1367.

Van Oudenhove L, Vandenberghe J, Geeraerts B, et al. 2008. Determinants of symptoms in functional dyspepsia: gastric sensorimotor function, psychosocial factors or somatisation? Gut, 57(12): 1666-1673.

Van Oudenhove L,Aziz Q, 2013. The role of psychosocial factors and psychiatric disorders in functional dyspepsia. Nat Rev Gastroenterol Hepatol, 10(3): 158-167.

Vlaeyen JW, Seelen HA, Peters M, et al. 1999. Fear of movement/(re)injury and muscular reactivity in chronic low back pain patients: an experimental investigation. Pain, 82(3): 297-304.

Whitehead WE, Palsson O, Jones KR, 2002. Systematic review of the comorbidity of irritable bowel syndrome with other disorders: what are the causes and implications? Gastroenterology, 122(4): 1140-1156.

第14章　内脏术后痛与加速康复外科

内脏系统如胃、结直肠、胆囊、子宫、附件、肾脏、膀胱、前列腺等，常因为损伤、肿瘤、炎症、畸形及功能障碍等疾病，需接受手术治疗。如何有效地控制内脏手术后接踵而来的疼痛（包括躯体痛和内脏痛）及应激反应，是促进患者术后康复的重要环节。近20年来，随着对围术期创伤应激机制和作用认识的深入及大量围术期优化管理措施的循证医学证据支持，以"无痛、无应激"为核心，采用一系列优化的围术期管理措施以达到促进患者术后快速康复为目的的加速康复外科（enhanced recovery after surgery，ERAS）已成为现代围术期医学的热点话题。本章先简要介绍ERAS的历史、现状及核心理念，然后描述常见的内脏手术后疼痛的表现，最后总结ERAS指导下的内脏术后痛的处理方法，期望有助于内脏手术患者的术后疼痛管理，促进患者快速康复。

第一节　ERAS 的概念

ERAS不是简单的重视外科手术的速度，而是强调患者术后的快速康复。它是在循证医学基础上，结合了围术期病理生理学的研究进展、微创外科的发展及麻醉学的进步，提出的围术期管理的新理念。

一、ERAS 的历史

ERAS是在"快通道"（fast track）的理念上衍生而来的。快通道这个概念最早起源于20世纪70年代对危重患者的紧急救治，其通过设置一系列的特别措施而使患者得到快速的入院及治疗。20世纪90年代快通道外科被用于描述冠状动脉旁路移植手术患者早期拔管，是促进患者康复的一系列措施之一。

1997年丹麦的Kelhet教授在《英国麻醉学杂志》（*British Journal of Anaesthesia*）上发表了题为《多模式方法控制术后病理生理改变促进患者康复》的文章，该文详细分析了影响患者术后康复的围术期一系列因素如术前的合并症、营养不良、术中的应激、低体温、输血、术后的疼痛、免疫抑制、恶心呕吐、便秘、低氧、睡眠障碍、蛋白丢失、引流管刺激及常见的术后并发症，并针对上述因素和常见并发症，提出了采用多模式的围术期处理措施，以达到减轻手术损伤，控制围术期应激反应，降低术后并发症及费用，最终促进患者术后康复的理念。这个理念也就是目前世界范围内被外科医生、麻醉医生、营养治疗医生、康复医生所共同重视的"ERAS"理念。

2007年中国人民解放军南京军区南京总医院普通外科研究所的黎介寿院士将ERAS的理念引进国内，并正式将其译名为"加速康复外科"。2015年黎介寿院士领衔，在南京举行了中国第一届加速康复外科大会，并成立了中国加速康复外科专家协作组。

二、ERAS 的现状

经历了 20 年的发展，目前 ERAS 的理念已在多个国家，被多个外科专业广泛实践。国外成立了多个外科专业的 ERAS 协作组，并先后颁布了结直肠癌手术、胃切除术、食管切除术、胃减容手术、胰十二指肠切除术、肝切除手术、根治性膀胱肿瘤切除术、头颈部肿瘤切除术、妇科肿瘤切除术等一系列促进相关手术术后康复的围术期处理指南。

我国自 2015 年在南京成立加速康复外科协作组后，也相继颁布了结直肠手术、胃癌胃切除手术及髋膝关节置换手术的加速康复外科的专家共识。作为 21 世纪外科集成创新的重要成果之一，ERAS 在世界各地众多的外科领域蓬勃发展。

三、ERAS 的核心

正如本节开始所述的，ERAS 不是简单的手术操作快捷，其核心是应用现在临床上已成熟的理论和方法来减少与阻断患者的应激反应，降低患者机体由此产生的反应，尤其是负效应的反应，从而加快患者从手术创伤中恢复过来，以促进患者更快的康复。

ERAS 包括一系列的围术期处理措施（图 14-1），具体内容有术前咨询和患者培训、缩短禁食禁水时间、预防深静脉血栓、预防性使用抗生素、预防性镇痛、术中保温、合适的手术径路和切口、尽量不放置引流管、恰当的麻醉管理、术中体液控制、充分的术后镇痛、早期活动、限制静脉补液量、术后营养支持、防治恶心呕吐等。其中，有效的术后镇痛是 ERAS 最核心的环节之一。

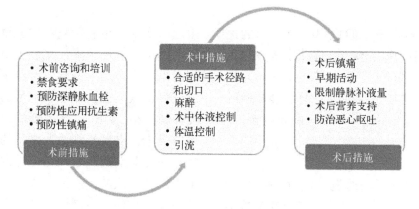

图 14-1 ERAS 围术期处理的主要措施

第二节 常见的内脏术后痛

内脏手术后常出现明显的急性疼痛，按照疼痛的来源，可将内脏手术后疼痛分为躯体痛（又分为皮肤皮下的浅表躯体痛和骨关节肌肉软组织的深部躯体痛）和内脏痛（表 14-1）。一般来说，躯体痛是因为体表（皮肤组织）或深部组织（骨骼肌肉组织）的痛觉感受器受到手术的机械损伤所致，而内脏痛是由于渗透、压迫、牵

表 14-1　内脏术后急性疼痛的来源分类及特点

	浅表躯体痛	深部躯体痛	内脏痛
受损组织	皮肤、皮下组织、黏膜	肌肉、肌腱、关节、筋膜、骨骼	内脏
痛觉定位	精确定位	定位弥散或放射，有体表牵涉痛	定位模糊，有体表牵涉痛
疼痛性质	锐痛、刺痛或灼痛	通常是钝痛或抽筋	深部痛或锐刺痛，常牵涉到一定皮区
伴随症状和体征	皮肤触痛、痛觉过敏、异常性疼痛	皮肤触痛、反射性肌痉挛、交感兴奋	恶心、呕吐、不适、出汗、触痛

拉，或扭转胸、腹、盆腔脏器导致这些部位的痛觉感受器活化而引起的疼痛。此外，深部躯体痛和内脏痛中还存在着体表的牵涉痛（referred pain），即疼痛的感知部位位于远离病变关节或内脏脏器的体表部位，如心绞痛时疼痛可牵涉至左上肢，胆囊炎时可出现右肩部的牵涉痛，颈椎小关节退行性变的肩背痛或上胸背痛、腰椎小关节退行性变的腰背痛和臀部疼痛等。

下面按照不同的手术类型简单介绍常见内脏手术后疼痛的部位、性质及特征。

一、胃肠肿瘤手术后急性痛

胃、肠肿瘤是我国成年人常见的实体肿瘤，根治性手术切除肿瘤是最有效的治疗手段。根据患者的一般情况、肿瘤的大小、手术医生的经验，可采用开腹手术、微创腔镜手术或机器人手术等方式。开腹手术一般选用腹部正中切口或腹直肌旁切口，微创手术一般在腹壁做 3 ~ 5 个小切口，分别插入一个称作"trocar"的管道状工作通道，手术操作均通过这些工作通道进行。

开腹手术的患者术后疼痛一般比较剧烈，手术切口区可有明显的躯体痛，疼痛性质尖锐，切口周围的皮肤可出现明显的疼痛高敏和触觉过敏的表现；患者还可出现内脏痛，主要表现为脐周或者腹部弥散

的胀痛、隐痛，疼痛性质模糊，定位不明确，常伴有恶心、呕吐等表现，如果术后持续明显的内脏痛，应警惕消化道梗阻、缺血、麻痹的可能。一般术后明显的疼痛持续 48 ~ 72 小时，然后逐步缓解。

微创手术的患者术后疼痛相对较轻微，除腹壁数个小切口区，明显的尖锐躯体痛外，也可能出现腹部弥散的隐痛，如果术后 48 小时，内脏痛仍明显且有进行性加重的倾向，应排除消化道缺血、梗阻的可能。与开腹手术相比，微创手术患者术后明显疼痛的时间缩短。

二、胆囊切除术后急性痛

慢性结石性胆囊炎是胆囊切除术的主要指征。既往多采用肋缘下或者腹直肌旁切口行开腹手术，随着微创技术的推广及普及，目前多采用经腹腔镜胆囊切除术。

除了腹壁切口的尖锐躯体痛外，胆囊切除术的患者还可出现以腹部的弥散性隐痛为特征的内脏痛及右肩胛下区或者腰背部的牵涉痛。有研究观察了腹腔镜胆囊切除术后急性切口痛、内脏痛及牵涉痛与术后慢性疼痛（术后 12 个月仍存在的不明原因的疼痛）的关系，发现术后早期持续存在的内脏痛是胆囊切除术后慢性疼痛的独立危险因素。

三、泌尿外科手术后急性痛

泌尿外科手术主要包括泌尿道结石手术、肾切除术、膀胱肿瘤手术，以及前列腺手术等。其中泌尿道结石手术，多利用人体天然腔道，采用膀胱镜、输尿管镜或者经皮肾镜等微创方法实施。患者多无明显的躯体痛，但手术操作对泌尿道的机械损伤，可诱发泌尿道痉挛，出现腰背部或下腹部弥散性钝痛或绞痛，并可伴有会阴部反射的内脏痛。

肾切除术可采用开放手术、腔镜或机器人的微创方法。患者术后可出现明显的季肋部切口尖锐的躯体痛，也有患者出现内脏痛，多表现为腰背部的弥散隐痛。

膀胱肿瘤手术包括经尿道膀胱镜下的肿瘤切除术及根治性膀胱肿瘤切除术。前者创伤小，疼痛多较轻微，一般无明显躯体痛，内脏痛多表现为下腹部、尿道或者会阴部烧灼样刺痛。根治性膀胱肿瘤切除术亦可采用开放手术、腔镜或机器人的微创方法，该手术除切除膀胱外，常行结肠或回肠代替膀胱与输尿管末端吻合，手术步骤复杂，创伤明显。患者术后疼痛多剧烈，主要表现为腹部切口尖锐的躯体痛，也可出现以腹部弥漫性的胀痛为特征的内脏痛，如果内脏痛明显，且持续超过48小时，应警惕重建后消化道缺血、梗阻的风险。

前列腺手术主要包括经尿道前列腺切除术及前列腺癌的根治手术。前者创伤较小，术后疼痛相对较轻，除腹壁膀胱穿刺处的躯体痛外，患者可由于膀胱颈痉挛、局部感染等原因出现下腹部刺痛、隐痛及排尿痛，可伴有尿频、尿急等不适。前列腺癌根治术目前多采用腔镜或机器人的微创方法，由于手术部位毗邻直肠，且需吻合膀胱和后尿道，患者可出现下腹部或者尿道的隐痛、刺痛、烧灼样疼痛，部分患者还自述肛门周围的坠痛、隐痛。

四、妇科术后急性痛

妇科手术主要包括子宫及附件的手术。良性病变时，手术范围相对局限，多选择下腹部横切口开放手术或者腔镜手术，一般创伤较小，术后疼痛较上腹部手术轻微。子宫肌瘤剜除术的患者，由于术后需要使用缩宫素（又称催产素）预防子宫创面的出血，可出现以下腹部的隐痛、胀痛、痉挛痛为主诉的内脏痛。恶性病变时，手术切除范围多广泛，且需要清扫盆腔及腹主动脉旁淋巴结，患者术后疼痛多剧烈，除手术切口的剧烈锐利疼痛外，患者还可出现弥漫性腹部胀痛。

五、剖宫产术后急性痛

随着二胎政策的实施，高龄产妇越来越多，剖宫产的比例也越来越高。既往剖宫产术多采用下腹部正中纵切口，目前多采用下腹部横切口，与纵切口相比，横切口张力低，术后切口疼痛较轻。除切口痛外，由于子宫强直性收缩，患者可出现以下腹部间隙性绞痛为特征的内脏痛。

六、人工流产术后急性痛

全球每年实施4000万～6000万例的人工流产，其中我国每年人工流产1300万例以上。虽然目前人工流产时广泛采用静脉麻醉以减轻孕妇的痛苦，但术后以下腹部间隙性隐痛、胀痛、痉挛痛为特征的内脏痛仍然严重地干扰患者的术后恢复。

七、食管手术后急性痛

食管手术主要是食管肿瘤的根治手术，该手术创伤大，胸部、腹部及颈部可能均有切口，食管基本被全部切除，管状胃在颈部与食管残端吻合。患者术后切口疼痛剧烈，一般内脏痛不明显，如果术后出现胸、腹部持续的胀痛、隐痛伴发热、恶心、呕吐，应考虑消化道梗阻、缺血、吻合口瘘的可能。

八、肝脏术后急性痛

肝脏手术主要是切除肝脏的良性或恶性病变，根据病变范围、患者的一般状况及手术医生的经验，可选择开腹或者腔镜微创手术。术后上腹部切口的疼痛明显，由于肝脏包膜内的内脏感觉神经对张力敏感，手术切除病灶减张后，术前的上腹部的胀痛可减轻，如果术后出现持续的上腹部胀痛、隐痛伴引流管内大量血性液体，应警惕切面出血的可能。

九、肺手术术后急性痛

一般认为除肺表面的脏层胸膜外，肺内不存在伤害性感受器，所以肺手术后内脏痛不明显，主要是切口及胸膜疼痛，定位清楚、性质尖锐，程度较严重，如果疼痛控制不佳，可影响患者的呼吸功能，增加术后肺不张、肺炎的发生率。

上面扼要介绍了多种内脏手术术后疼痛的表现及特征，但在临床实践中，很难详细区分术后疼痛的各种成分（躯体痛、内脏痛及牵涉痛），以及这些成分对患者生理及心理功能的不同影响。尽管如此，在处理患者的术后疼痛时，应仔细分析患者对疼痛部位、性质、持续时间及伴发症状的描述，判断疼痛的来源，选择合适的治疗方法和药物，以达到最佳的术后和镇痛效果最小的不良反应，促进患者术后恢复。

第三节　ERAS 理念指导下的内脏术后痛处理

有效的术后疼痛管理是 ERAS 的核心元素之一，针对不同的手术类型，多学科的 ERAS 专家组提出了术后镇痛的处理原则。结合这些指南，本节详细介绍 ERAS 理念指导下的内脏术后疼痛管理的方法和药物。

一、多模式镇痛是内脏术后痛治疗的核心原则

既往阿片药物是术后镇痛的主要选择，但大量的使用阿片药物可导致一系列的不良反应，如呼吸抑制、过度镇静、恶心呕吐、瘙痒、肠麻痹、尿潴留等，反而影响了患者的康复。因此，多个 ERAS 协作组均推荐，根据手术的类型、患者的情况，采用多种非阿片类药物联合多种镇痛方法的多模式镇痛方案（multimodal analgesia，MMA），在保证有效镇痛的同时减少阿片药物的用量，从而有利于患者早期活动，早期进食，达到快速康复的目的。

MMA 包括多种镇痛技术和镇痛药物，其核心是在多个层次阻断疼痛信号的产生、传导、传递及调制，从而改善镇痛效果，同时避免单一使用大剂量阿片药物所带来的不良反应。常用的镇痛方法包括硬膜外镇痛、鞘内镇痛、椎旁神经阻滞、切口或者腹腔局部麻醉药浸润、静脉利多卡因输注等方法。常用的镇痛药物包括对乙酰氨基酚、非甾体抗炎药（nonsteroidal antiinflammatory drug，NSAID）、阿片、氯胺酮、加巴喷丁及普瑞巴林、糖皮质激素等药物。下面首先介绍这些技术和药物，然后探讨不同内脏手术术后合理的多模式镇痛方案。

二、常用的镇痛方法

常用的镇痛方法主要是利用局部麻醉药，在末梢、神经干、神经丛、神经根水平，阻断伤害性信号的产生、传导，从而减轻或缓解疼痛。根据阻断的水平，可将镇痛方法分为以下七类。

（一）硬膜外镇痛

人体的内脏位于胸腹腔，肋间神经是

胸腹腔体壁的感觉神经，因此胸段的硬膜外阻滞能有效地减轻患者胸腹部手术后的躯体痛。胸段硬膜外给予局部麻醉药亦可有效阻断起源于 $T_1 \sim L_3$ 侧角的到达胸腹腔脏器的交感神经传入及传出纤维，但不能干扰食管、胃、小肠及大部分结肠的迷走信号，因此硬膜外镇痛（epidural analgesia，EA）存在内脏痛镇痛不足的可能。

1. 硬膜外阻滞的实施及优缺点　内脏手术如果选择 EA，应根据手术切口的位置选择合适的硬膜外穿刺间隙。术中硬膜外阻滞复合全身麻醉，可明显减少全身麻醉药、肌松药和阿片药的用量。一项纳入9044 例全身麻醉患者的荟萃分析报道 EA可使患者围术期死亡率降低 40%。与全身给予阿片药相比，EA 可提供术后 72 小时内更好的运动和静息痛的镇痛效果，加速胃肠功能恢复，降低胰岛素抵抗，同时减少呼吸及心血管系统并发症。低血压、瘙痒及尿潴留是 EA 的常见并发症，但 2012年一项随机对照研究发现，如术后第一天拔除导尿管，并不增加再插导尿管及尿路感染的风险。

2. EA 的临床管理　EA 一般多在手术开始前放置硬膜外导管，给予试验剂量局部麻醉药（一般采用 2% 利多卡因），以判断硬膜外阻滞的效果。EA 常选用局部麻醉药联合阿片药，阿片药可选择脂溶性（如芬太尼类）或水溶性（如吗啡）的药物，但目前仅有少量关于这两类阿片药物硬膜外镇痛效果及副作用的对比研究。有研究认为，硬膜外使用吗啡可增加尿潴留的风险，低浓度的布比卡因（0.1%）联合小剂量的芬太尼（3μg/ml）能获得满意的镇痛效果，同时最少的不良反应。此外硬膜外给药中添加少量的肾上腺素（1.5 ～ 2μg/ml）可改善镇痛效果，特别是运动咳嗽时的镇痛效果，同时降低瘙痒和恶心的发生

率。也有报道可乐定用于 EA，但镇痛效能不明确，同时低血压和过度镇静的风险增加。对于 EA 相关的低血压，如果确定容量是充足的，优先选用血管收缩药。

除局部麻醉药、阿片药、肾上腺素及可乐定外，既往有研究报道椎管内给予硫酸镁、苯二氮䓬类、氯胺酮、曲马多及新斯的明用于术后镇痛，但 2016 年美国疼痛协会颁布的术后镇痛指南不推荐椎管内使用上述药物，其否定使用这些药物的理由：① 效果不明确，且安全性有待证实；② 这些药物暂无不含保存剂的制剂。

术后 EA 一般应用 48 ～ 72 小时，待胃肠功能恢复，可逐步停用 EA，改为口服镇痛药。

（二）蛛网膜下腔镇痛

蛛网膜下腔镇痛（intrathecal analgesia，IT）是将镇痛药（水溶性阿片、局部麻醉药或其他药物）注射入蛛网膜下腔，通过作用于脊髓及后根神经节的痛传导神经元相关受体，从而发挥镇痛作用。一般为单次注射，仅能提供术后早期的镇痛作用。与硬膜外镇痛类似，IT 不能阻断食管、胃、小肠及大部分结肠的迷走信号，也存在内脏痛镇痛不足的可能。

1. IT 的实施及优缺点　IT 一般选择 $L_{2,3}$ 或 $L_{3,4}$ 间隙穿刺，单次给予水溶性阿片如吗啡及氢吗啡酮。蛛网膜下腔给予吗啡可提供术后早期（术后 24 小时）的有效镇痛，有益于患者的术后康复。但与静脉应用吗啡相比，蛛网膜下腔应用吗啡后，瘙痒和呼吸抑制的风险明显增加，尿潴留风险也轻微增加。此外鞘内给予氢吗啡酮（复合布比卡因或者可乐定），术后 12 小时内低血压的风险增高。鉴于上述的这些不良反应，老年患者应尽可能采用其他的多模式镇痛技术。但对于低危的接受腔镜结直肠手术的患者，蛛网膜下腔吗啡镇痛是

一种有效缩短住院时间的镇痛方法。

2. IT 的临床管理　IT 一般在手术开始前完成。研究报道，对于 ≤ 75 岁的患者，蛛网膜下腔吗啡的推荐剂量为 200 ~ 250μg，对于 > 75 岁的患者，蛛网膜下腔吗啡的推荐剂量为 150μg，可联合使用等比重或重比重的布比卡因 10 ~ 12.5mg。

3. EA/IT 的禁忌证及并发症　EA/IT 的绝对禁忌证包括患者拒绝、出血体质、严重的低血容量、高颅内压、穿刺部位感染。相对禁忌证包括严重的主动脉或二尖瓣狭窄、严重的左心室流出道狭窄、脓毒症或菌血症、痴呆、精神错乱或者情绪不稳定。并发症主要包括镇痛不足、药物误注射入血管、全脊麻、背痛、低颅压头痛、神经损伤、硬膜外血肿、脑脊膜炎、硬膜外脓肿及硬膜外导管断裂。

（三）椎旁神经阻滞

椎旁神经阻滞（paravertebral blockade，PVB）是在椎旁间隙阻滞躯体神经、交感神经，从而产生镇痛作用的一种方法。近 20 年，PVB 受到越来越多的关注，最近的临床资料认为，PVB 既可作为术中全身麻醉的一种辅助方法，又可明显地改善术后镇痛效果，同时减低术后恶心呕吐的发生率，提高患者的满意度。与椎管内镇痛相似，PVB 不能干扰食管、胃、小肠及大部分结肠的迷走信号，因此也存在内脏痛镇痛不足的可能。

1. PVB 的实施及优缺点　PVB 可采用体表解剖定位，根据穿刺针突破肋骨横突韧带的突破感或阻力消失感来判断针头到达椎旁间隙；近年也有文献报道采用超声引导技术进行穿刺；胸腔镜手术时，亦可由手术医生在腔镜观察下进行穿刺。穿刺成功后可单次给予阻滞药物，也可留置导管，持续输注阻滞药物。与胸段 EA 相比，PVB 操作简单，对血流动力学影响轻微，

不影响下肢运动，不干扰膀胱功能。

2. PVB 的临床管理　PVB 可在手术开始前或者手术结束后进行。首先根据手术的切口，选择要阻滞的神经根，然后进行穿刺。多个椎旁神经阻滞时，如果单次给药，成人可采用 0.5% 布比卡因或 0.5% 罗哌卡因（可联合肾上腺素 2.5μg/ml），每个间隙给予 3 ~ 4ml，总剂量不超过 0.3ml/kg；儿童采用 0.125% ~ 0.25% 布比卡因（可联合肾上腺素 2.5μg/ml），每个间隙给予 3 ~ 4ml，总剂量不超过 0.5ml/kg。单个间隙留置导管持续阻滞时，成人可采用 0.25% ~ 0.5% 布比卡因或者 1% 利多卡因，输注速度 0.1ml/（kg·h），儿童可采用 0.125% ~ 0.25% 布比卡因或者 1% 利多卡因（可联合肾上腺素 2.5μg/ml），输注速度分别为 0.2ml/（kg·h）和 0.25ml/（kg·h）。

3. PVB 的禁忌证及并发症　PVB 的禁忌证主要包括穿刺部位感染、肺气肿、局部麻醉药过敏、肿瘤侵犯椎旁间隙。相对禁忌证主要包括胸腔手术史、胸廓畸形、出血性疾病及抗凝治疗。PVB 的并发症主要包括穿刺失败（失败率在 6.8% ~ 10%）、气胸、血胸、血气胸、肺出血、低血压、误入椎管、脊髓损伤等。

（四）经腹横肌平面阻滞

经腹横肌平面阻滞（transversus abdominis plane block，TAP）是在腹内斜肌和腹横肌间隙阻滞支配腹壁感觉的肋间神经的一种镇痛方法。理想的 TAP 技术可阻滞 $T_{7~12}$ 的肋间神经、髂腹下和髂腹股沟神经及 $L_{1~3}$ 后支的外侧皮神经，从而减轻腹前壁和侧壁切口手术的疼痛。与椎管内镇痛相似，TAP 不能干扰食管、胃、小肠及大部分结肠的迷走信号，因此也存在内脏痛镇痛不足的可能。

1. TAP 的实施及优缺点　TAP 多在超声引导下进行，在"Petit"三角区的腹内斜肌和腹横肌间隙注射药物，阻滞上述神

经，达到镇痛效果（图 14-2）。自 2007 年首先报道了超声引导下的 TAP 技术后，有多篇研究观察了 TAP 技术在开腹内脏手术、腹腔镜内脏手术及剖宫产手术的应用，虽然研究结果有所差异，但最近的荟萃分析结果认为，TAP 能改善术后早期（24 小时内）的镇痛效果，减少术后 24 小时内吗啡的用量，不增加术后恶心呕吐及瘙痒的发生率。

2. TAP 的临床管理　TAP 可在术前进行，也可在术中由外科医生在关腹前或腹腔镜指引下完成，术后也可根据患者的情况，实施多次 TAP。也有文献报道在筋膜间隙留置多孔导管持续输注局部麻醉药镇痛。对于腹部正中切口，可行双侧的 TAP 阻滞。目前对于 TAP 的实施时机、选用的局部麻醉药、药物的剂量和容积，还缺乏统一的标准。但似乎单次 TAP 时，最少需要 15ml 的局部麻醉药才能保证满意的镇痛效果，持续输注时，可采用 0.2% 的罗哌卡因（8～10ml/h）持续输注 48～72 小时，中线切口每侧输注 8～10ml/h，此外应给予阿片药控制内脏痛。

3. TAP 的禁忌证和并发症　TAP 阻滞的绝对禁忌证包括患者拒绝、腹壁皮肤及软组织感染、穿刺点的异常。凝血功能障碍是否为其绝对禁忌证尚需进一步研究。TAP 阻滞的并发症发生率极低，包括感染、血肿形成、神经损伤、局部麻醉药的毒性反应（局部麻醉药使用剂量过大或误注入血管）、穿入腹腔、穿伤肠管、穿伤肝脏等。

（五）切口局部麻醉药浸润

切口局部麻醉药浸润（wound infusion of local anaesthetic，WI），阻断感觉神经末梢对伤害性刺激的感知和传递是近 10 年逐渐兴起的一种术后镇痛方法，但该方法不能阻断术后内脏痛的感知。

1.WI 的实施及优缺点　该方法由外科医生实施，可单次切口分层局部麻醉药浸润，也可留置一根和手术切口长度相当的多孔导管，持续输注局部麻醉药。导管可放置在切口的不同位置，但主要放在皮下或者筋膜下。目前该方法已用于胸科、骨科、

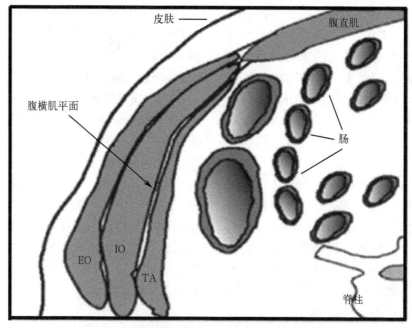

图 14-2　腹横肌截面：显示腹横肌平面的位置
EO. 腹外斜肌；IO. 腹内斜肌；TA. 腹横肌

普通外科、妇科及骨科手术，大部分研究认为手术后切口局部麻醉药浸润镇痛能改善镇痛效果，减少阿片药物用量。开腹手术时 EA 与连续 CI(CWI) 的术后镇痛效果的比较，目前尚无一致的结论。对于腔镜结肠手术患者，2013 年一项研究比较了 EA 和 CWI 的术后镇痛效果，认为两种镇痛方法效果相似，患者出院时间无明显差异。

2. WI 的临床管理　WI 一般在手术结束，准备关闭切口时，由外科医生实施，可单次注射，也可留置导管持续输注。大部分研究给予 0.2% 罗哌卡因（10ml/h），持续输注 48 ~ 72 小时，也有使用酰胺类局部麻醉药的报道。此外应给予阿片药控制内脏痛。

3. WI 的禁忌证和并发症　WI 的主要禁忌证是患者对局部麻醉药过敏。该方法操作简单，多项荟萃分析的结论认为其并发症少，目前尚无局部麻醉药中毒的报道，且不增加切口感染的发生率，不增加切口裂开的风险。

（六）腹腔局部麻醉药浸润

腹腔内灌注局部麻醉药，可在局部阻断腹膜及腹腔内脏的伤害性感受器，同时可经腹膜吸收入血发挥全身作用，从而产生镇痛作用。作为术后多模式镇痛的一种方法，腹腔局部麻醉药浸润（intraperitoneal local anaesthetic，IPLA）已在多种腹腔内脏手术使用逾 20 年。

1. IPLA 的实施及优缺点　可在手术中或结束前，腹腔内注入或者雾化给予局部麻醉药。腹腔镜胃切除术的研究发现 IPLA 能减轻术后腹部疼痛，降低肩部牵涉痛的发生率，同时明显减少阿片药的用量。一项研究观察了腹腔镜胆囊切除术患者，胆囊床放置布比卡因浸润的止血纱的术后镇痛效果，发现胆囊床局部麻醉药浸润能明显减轻患者术后的内脏及肩部的牵涉痛。但一项妇科腔镜手术的研究发现，患者腹腔雾化给予 1% 的罗哌卡因 10ml 不能减轻术后疼痛，减少阿片药用量。

2. IPLA 的临床管理　根据手术的类型及外科医生的经验，局部麻醉药由外科医生在术前、术中或手术结束前注入腹腔，可广泛散布于腹腔、膈下或胆囊床。经常使用的局部麻醉药包括布比卡因、左旋布比卡因、利多卡因及罗哌卡因，部分研究联合使用了肾上腺素，其中布比卡因是使用最广泛的局部麻醉药。文献报道的布比卡因的浓度为 0.1% ~ 0.5%，总容积 20 ~ 100ml，总剂量 50 ~ 150mg。

3. IPLA 的禁忌证及并发症　IPLA 主要禁忌证是患者对局部麻醉药过敏。该方法简单易行，目前研究尚无其相关并发症的报道。

（七）静脉输注利多卡因

鉴于利多卡因的阻断伤害性传导的作用及抗炎活性，静脉输注利多卡因（intravenous lidocaine infusion，IVL）已作为多种手术术后多模式镇痛的方法之一。

1. IVL 的实施及优缺点　2010 年的一项荟萃分析总结了 IVL 在腹部手术术后镇痛中的效果，认为 IVL 能减轻腹部手术术后 24 小时内的疼痛，减少阿片药用量，加速患者康复。2016 年的一项纳入更多研究、涵盖病例数更多的荟萃分析认为，IVL 改善术后镇痛的效果仅限于开腹手术和腹腔镜手术，IVL 对术后胃肠功能的恢复、阿片药的用量、恶心呕吐及住院时间的影响目前还不能明确。既往研究认为 IVL 不增加术后恶心呕吐的发生率，不导致术后过度镇静。

2. IVL 的临床管理　一般在麻醉诱导时或诱导前 30 分钟，静脉输注负荷剂量利多卡因 1.5mg/kg（理想体重），然后按照 2mg/（kg·h）的速度持续输注至手术结束（也有研究输注至术后 4 ~ 24 小时）。目前尚无明确既能提供有效术后镇痛又能促进患者术后康复的合理 IVL 输注时间。

3. IVL 的禁忌证及并发症 IVL 主要禁忌证是患者对利多卡因过敏、严重的心脏传导阻滞、癫痫患者。IVL 时应监测 ECG，警惕心律失常的可能风险，此外也应注意利多卡因的中枢毒性。

除上述的镇痛方法外，肋间神经阻滞也是胸科手术后常用的镇痛手段之一，尽管注射的局部麻醉药性能差异，但该方法仅可提供术后短时间的疼痛缓解。虽然术后可行多次阻滞，但气胸的风险显著增加。此外，与全身使用阿片药相比，肋间神经阻滞并不能降低术后肺部并发症的发生率。

三、常用的镇痛药物

随着 MMA 理念的推广，在合理选择术后镇痛方法的同时，联合使用恰当的镇痛药物，可明显改善术后镇痛效果，降低不良反应发生率，加速患者的术后康复。目前用于术后 MMA 的镇痛药物包括对乙酰氨基酚、NSAID[非选择性、选择性环加氧酶 2（cyclooxygenase 2，COX-2）抑制剂]、阿片、氯胺酮、加巴喷丁及普瑞巴林、糖皮质激素等。

（一）对乙酰氨基酚

1. 药理作用 对乙酰氨基酚（acetaminophen）在体内结合部位目前仍不清楚，其几乎没有抑制环加氧酶的作用。现认为其发挥解热镇痛作用主要是通过中枢；也有学者认为调节 5- 羟色胺对抗伤害系统或刺激下行性 5- 羟色胺活性是其作用机制；此外还有研究证明其作用与氧化亚氮或 NMDA 受体相关，但上述所有作用机制并未被公认。

2. 临床应用 对乙酰氨基酚对多种疼痛均有效，而且全身副作用小，与其他药物合用，不易发生药物不良反应、风险小是其主要优点。2016 年美国术后急性疼痛

指南推荐，如无禁忌，常规使用对乙酰氨基酚作为术后 MMA 镇痛的组成部分。

现有口服和静脉制剂。术后可先用静脉制剂，以后改为口服维持。短期使用最大剂量为 60 mg/（kg•d），依此成人每日剂量为 4g（1g，每天 4 次），合剂不超过 2g。

3. 不良反应 一般剂量较少引起不良反应，偶见恶心、呕吐、腹痛、厌食，偶见皮疹、粒细胞缺乏等，但无血小板抑制、胃肠道溃疡出血、肾脏和心脏毒性。

过量使用对乙酰氨基酚可导致致死性肝损害。当酒精中毒、肝病或病毒性肝炎时，本品有增加肝脏毒性的危险，应慎用。

本品可透过胎盘，考虑到可能对胎儿造成的影响，故孕妇不宜应用。

3 岁以下儿童和新生儿因其肝脏、肾脏功能发育不全，应避免使用。

（二）非选择性 NSAID

非选择性 NSAID 是指该药物既能抑制 COX-1，又能抑制 COX-2。按照分子结构的不同，临床可选用的非选择性 NSAID 可分为水杨酸类（代表药物：阿司匹林）、吡唑酮类（代表药物：保泰松、安乃近）及芳基烷酸类（按酸的结构又可分为多种，代表药物：氟比洛芬酯、双氯芬酸、布洛芬、酮咯酸、氯诺昔康等）。可供临床使用的非选择性 NSAID 种类众多，鉴于内脏手术术后早期不便口服药物，本节仅介绍目前术后镇痛广泛应用的可胃肠外给药的药物：氟比洛芬酯、双氯芬酸、氯诺昔康及酮咯酸。

1. 氟比洛芬酯（flurbiprofen axetil）

（1）药理作用：氟比洛芬是一种丙酸类的 NSAID 抗炎药，氟比洛芬酯注射液是由脂微球和其包裹的氟比洛芬组成。脂微球对其包裹的药物具有靶向性，使包裹药物在炎性组织、手术切口及肿瘤部位靶向聚集，从而增强药效；包裹药物的释放受到控制，使药效持续时间更长；由于药物是脂溶性的，易于跨越细胞膜，从而促

进包裹药物的吸收，进一步缩短起效时间。静脉注射50mg氟比洛芬酯后5～10分钟，全部水解为氟比洛芬，6～7分钟血药浓度即达峰值（8.9mg/ml）。氟比洛芬到达炎症部位后，被前列腺素合成细胞，如巨噬细胞和中性粒细胞摄取，抑制前列腺素合成，从而达到镇痛作用。

（2）临床应用：研究表明，氟比洛芬酯的镇痛作用强于阿司匹林或酮洛芬肌内注射。该药静脉注射后15分钟起效，30分钟作用明显，1～5小时作用达高峰，镇痛持续时间3～6小时，有时可达9小时以上。

成人常用剂量为静脉注射50 mg/次，注药时间应持续1分钟以上，24小时内用药不超过200mg，也可将其溶于100ml生理盐水30分钟内静脉滴注。

（3）不良反应：包括胸闷、冷汗、血压降低、四肢麻痹感等休克症状，急性肾功能不全，胃肠道出血，抽筋。

氟比洛芬酯可通过胎盘，孕妇和哺乳期妇女应尽量避免使用。在儿童中（2岁以上）虽有用药的报告，但经验较少，应慎用。

严重消化性溃疡、出血性疾病、肝肾功能严重障碍、严重高血压或心脏疾病、对本制剂成分有过敏史者及有阿司匹林哮喘史的患者禁用。

2. 双氯芬酸（diclofenac）

（1）药理作用：双氯芬酸是氨基苯乙酸衍生物，其抗炎作用比阿司匹林强20～50倍，具有抗风湿、抗炎解热和镇痛作用，可用于急性或手术后疼痛镇痛。

（2）临床应用：建议深部肌内注射，一次50mg，镇痛效果与100mg哌替啶或10mg吗啡的作用相当，且维持时间较长，24小时内用药不超过150mg。

（3）不良反应：包括上腹部疼痛、恶心、呕吐、腹泻等胃肠道不适反应，还可出现

头痛、眩晕、皮肤红斑或皮疹。

本品可经血液透入胎盘，一般主张妊娠期和围生期避免使用。12个月以下的婴儿禁用。

有肝肾功能损害或胃肠溃疡病史者慎用，尤其是老年患者。

3. 氯诺昔康（lornoxicam）

（1）药理作用：氯诺昔康是烯醇酸类的一种NSAID，是COX-1和COX-2的平衡抑制剂，大剂量时对IL-6和可诱导的一氧化氮合成酶（NOS）有抑制作用。也有认为其可激活阿片神经肽系统，发挥中枢镇痛作用。

（2）临床应用：氯诺昔康静脉注射可用于术后镇痛，可在手术前给药，也可在手术结束时给药。起始剂量静脉注射8mg，如不能镇痛追加8mg，术后第一天可能还需要8mg（通常在上1个剂量后8～12小时给药），24小时总量不超过24mg。以后每天2次，每次8 mg，总量不超过16mg。

（3）不良反应：主要是胃肠道反应，轻者表现为恶心、胃痛，重者表现为胃、小肠黏膜出血，溃疡穿孔甚至发生大出血。其他的不良反应包括肾功能损害、抑制血小板聚集、皮肤反应和支气管痉挛（类似阿司匹林哮喘），氯诺昔康未观察到有肾、肝功能指标明显变化，但肝肾功能障碍的患者使用氯诺昔康治疗时应当慎重。

小于15岁的儿童、青少年，以及妊娠、哺乳期妇女忌用。

4. 酮咯酸（ketorolac）

（1）药理作用：酮咯酸属于吡咯酸的衍生物，是一种非选择性的COX抑制剂。由于人体组织对其有良好耐受性，可经肌肉、经静脉和口服吸收，由于该药的组织兼容性好，亦可经眼、鼻黏膜吸收。

（2）临床应用：多项研究认为单次剂量的酮咯酸能明显减轻多种手术（骨科、妇科、胆囊切除术、扁桃体手术等）术后

疼痛、减少阿片药用量、降低术后恶心呕吐的发生率。推荐的口服剂量为 10 mg，胃肠外给药剂量为 30 mg，最大持续时间分别为 5 天和 2 天。静脉注射或肌内注射后 30 分钟内开始产生镇痛作用，1～2 小时后达到最大镇痛效果，镇痛作用持续时间 4～6 小时。静脉注射或肌内注射时，65 岁以下患者，建议每 6 小时静脉注射或肌内注射 30mg，最大日剂量不超过 120mg。65 岁或以上患者、肾损伤或体重低于 50kg，建议每 6 小时静脉注射或肌内注射 15mg，最大日剂量不超过 60mg。

（3）不良反应：主要包括胃肠道溃疡、出血、穿孔，手术后出血，肾衰竭，过敏及过敏样反应和肝衰竭等。临产、分娩妇女及哺乳期妇女禁用本品。本品仅以单次静脉注射或肌内注射给药方式用于儿童（≥2 岁），肌内注射剂量不超过 30mg，静脉注射剂量不超过 15mg。

（三）选择性 COX-2 抑制剂

选择性 COX-2 抑制剂是指药物只抑制 COX-2，对 COX-1 没有活性，在体外实验中此类药物抑制重组 COX-2、COX-1 所需浓度比一般大于 100 倍。目前临床使用的选择性 COX-2 抑制剂主要有塞来昔布、依托考昔及帕瑞昔布，其中帕瑞昔布是目前唯一可胃肠外给药的选择性 COX-2 抑制剂，也是术后常用的镇痛药物，本节仅简要介绍帕瑞昔布的药理特性及其在术后镇痛中的应用。

帕瑞昔布（parecoxib）

（1）药理作用：帕瑞昔布是一种前体药物，在静脉注射或肌内注射后经肝脏酶水解，迅速转化为有药理学活性的物质——伐地昔布。伐地昔布在临床剂量范围是选择性 COX-2 抑制剂，研究显示 COX-2 作为环加氧酶异构体由促炎症刺激诱导生成，从而推测伐地昔布通过抑制 COX-2，从而减少与疼痛、炎症和发热相关的前列腺素

类物质的合成，发挥其药理作用。帕瑞昔布在牙科、妇科、腹部、矫形及心脏手术后的镇痛作用已得到证实。

（2）临床应用：推荐剂量为 40mg，静脉注射或肌内注射给药，随后按需间隔 6～12 小时给予 20mg 或 40mg，每天总剂量不超过 80mg。可直接进行快速静脉注射，或通过已有静脉通路给药。肌内注射应选择深部肌肉缓慢推注。疗程不超过 3 天。

（3）不良反应：与非选择性的 NSAID 相比，帕瑞昔布的胃肠道反应较轻微，但仍存在肾脏损伤的风险。由于选择性 COX-2 抑制剂缺少抗血小板作用，此类药物可能引起严重心血管血栓性不良事件、心肌梗死和脑卒中的风险增加，其风险可能是致命的。

不推荐在妊娠期前 2/3 阶段或分娩期使用帕瑞昔布，正在哺乳的妇女不应使用帕瑞昔布。帕瑞昔布没有在儿童或青少年中的使用经验，故不推荐使用。

（4）非选择性 NSAID 与选择性 COX-2 抑制剂与结肠手术后吻合口瘘：近年一些回顾性的病例分析研究认为围术期使用非选择性 NSAID 与选择性 COX-2 抑制剂可能增加结肠手术后吻合口瘘的风险。但 2015 年一项纳入 4360 例患者的回顾性研究认为结直肠手术患者术后一天使用此类药物不增加吻合口瘘及切口感染发生率，同时不增加术后 30 天死亡率。综合各项研究结果，目前对于非选择性 NSAID 及选择性 COX-2 抑制剂与结肠手术后吻合口瘘的关系有以下认识：使用 3 天或更久时间的此类药物较使用 1～2 天风险明显增加；选择性 COX-2 抑制剂的风险较非选择性 NSAID 低；不同结构的非选择性 NSAID 吻合口瘘风险不同（目前的研究提示双氯芬酸的风险最高）。

（四）阿片药物

虽然阿片药物有众多的不良反应（恶心呕吐、呼吸抑制、便秘、瘙痒、肌僵直、肌阵挛和惊厥、镇静和认知障碍、缩瞳、抑制免疫功能、耐受和成瘾），但其仍然是术后镇痛中最强有效的药物。阿片主要是通过作用于其受体发挥药理作用，目前公认的阿片受体可分为多种亚型（$\mu_1 \sim \mu_3$、δ_1、δ_2、$\kappa_1 \sim \kappa_3$、ORL-1），分布于神经轴突的不同水平，从大脑皮质到脊髓，也可分布于某些外周神经，介导痛觉敏化的传入和传出机制。阿片受体是疼痛的内源性神经调控系统的重要组成部分，与肾上腺素能系统、5-HT 能系统和 GABA 能系统相互作用。

由于阿片受体种类繁多，分布广泛且不均匀，受体还存在着二聚化、磷酸化、内吞、循环等复杂的调节机制，因此不同的阿片药物的药理作用存在差异。对于术后疼痛的不同成分：躯体痛、内脏痛，作用于不同阿片受体的药物也存在差异。动物实验发现降结肠的传入神经纤维上存在 κ 受体，仅 κ 受体激动剂能减轻结肠扩张引起的传入神经兴奋。人体试验发现羟考酮（中枢性 μ、κ 受体激动剂）能提高受试者对体表、深部躯体及食管扩张的刺激阈值，而外周作用 κ 受体激动剂 CR665 仅能提高受试者对食管扩张的刺激阈值。这些研究结果提示中枢性 μ、κ 受体激动剂对躯体痛、内脏痛均有效果，而外周作用 κ 受体激动剂仅对内脏痛有效。因此对以内脏痛为主的患者，可考虑使用外周作用 κ 受体激动剂，以避免中枢阿片受体激动导致的不良反应。

临床使用的阿片药物众多，按照与阿片受体的作用，临床常用的阿片药（表 14-2）可分为激动剂（中枢性 μ、δ 受体激动剂：吗啡、氢吗啡酮；中枢性 μ、κ、δ 受体激动剂：哌替啶；中枢性 μ、κ 受体激动剂：羟考酮；中枢性 μ 受体激动剂：芬太尼、舒芬太尼）、激动 - 拮抗剂（中枢性 κ 受体激动剂 /μ 受体拮抗剂：喷他佐辛、纳布啡）及拮抗剂（μ 受体拮抗剂：纳洛酮、纳曲酮）。

曲马多是一种特殊的阿片药，其分子机构与吗啡相似，但其与 μ 阿片受体的亲和性弱（小于吗啡的 1/6000），且缺乏与 δ 和 κ 受体的亲和力，因此激活阿片受体可能只是曲马多的作用机制之一。除作用于 μ 阿片受体外，曲马多还能抑制神经元重摄取去甲肾上腺素和 5- 羟色胺，产生镇痛作用。此外曲马多在体内还存在着复杂的降解过程，可产生多种有药理活性的代谢产物，参与了曲马多的镇痛作用。术后镇痛时，曲马多的推荐剂量为手术结束前 30 分钟静脉注射 $2 \sim 3mg/kg$，24 小时用量不超过 400mg[具体的患者自控镇痛（patient controlled analgesia，PCA）设置见表 14-2]。由于与 μ 受体亲和力弱，临床镇痛剂量的曲马多呼吸抑制作用轻微、轻度影响胃肠排空作用、对血流动力学没有临床意义的影响，而且不抑制甚至增强细胞免疫功能。头晕、恶心、呕吐是曲马多最常见的不良反应。

地佐辛也是目前国内术后镇痛常用的一种阿片受体激动 - 拮抗剂，但目前对其的作用机制还不明确，最近的研究认为其对 μ 受体有激动作用，拮抗 κ 受体，同时还能抑制神经元重摄取去甲肾上腺素和 5- 羟色胺。地佐辛在术后镇痛中的应用还需要进一步研究。

对于术后疼痛，如果患者没有用药禁忌，MMA 应首先考虑给予对乙酰氨基酚、NSAID 及选择性 COX-2 抑制剂，同时选择合适的镇痛方法，如果疼痛仍然控制不佳，应考虑给予阿片药。对于阿片药的使用，2016 年美国疼痛协会术后镇痛指南推荐：①如果患者可以口服，建议口服给药，口

表 14-2 常用阿片类药物静脉患者自控镇痛（IV-PCA）的推荐剂量

阿片类药物	起效时间（分钟）	达峰效应时间（分钟）	临床作用持续时间（小时）	相对于吗啡的效能	IV-PCA 的推注剂量	IV-PCA 的锁定时间	持续静脉输注*
吗啡**	2～4	15～20	2	1	1～2mg	6～10	0～2mg/h
氢吗啡酮	2～3	10～15	2	5	0.2～0.4mg	6～10	0～0.4mg/h
哌替啶***	10	30	3～4	1/10	10～20mg	6～10	0～20mg/h
芬太尼	1～2	5	1～2	100	20～50μg	5～10	0～60μg/h
舒芬太尼	1	5	1	1000	4～6μg	5～10	0～8μg/h
曲马多	10	35	4～6	1/10	10～20mg	6～10	0～20mg/h

* 不推荐持续静脉注射，除了长期使用阿片类药物的患者或者单纯 PCA 镇痛不完善的患者

** 由于吗啡活性代谢产物吗啡 -6- 葡糖醛酸苷的蓄积，所以不推荐用于血清肌酐＞ 2mg/dl 的患者

*** 禁用于肾衰竭、惊厥性疾病患者（由于神经毒性代谢产物去甲哌替啶）及服用单胺氧化酶抑制剂的患者（有恶性高热综合征的风险）。仅推荐用于无法耐受其他阿片类药物的患者

服药物不建议采用长效制剂；②如果患者不能口服，必须采用全身给药的方式，应避免采用肌内注射的方式；③建议使用 IV-PCA；④对于 PCA 的设置，阿片敏感的患者不建议给予背景剂量，以降低恶心、呕吐、呼吸抑制等不良反应的发生率；⑤全身给予阿片术后镇痛时，应加强对患者镇静深度、呼吸状态及不良反应的监测。

（五）氯胺酮

1. 药理作用　氯胺酮是非特异性的 N-甲基 -D- 天冬氨酸（N-methyl-D-aspartate，NMDA）受体拮抗剂，而 NMDA 受体的激活与中枢神经的敏化、疼痛的长时间增强和转录依赖性的敏化作用相关，因此氯胺酮可用于控制术后疼痛、痛觉过敏和痛觉超敏。此外氯胺酮的作用机制还涉及阿片能、胆碱能、单胺能受体及钠通道。

2. 临床应用　多项研究观察了围术期静脉给予氯胺酮在 MMA 中的应用，发现氯胺酮能减少术后镇痛药的用量，降低术后疼痛评分及术后慢性痛的发生率。既往研究既有术前、术中给药，也有术后给药，而且氯胺酮的剂量范围很宽 [首次注射剂量 0.15～2mg/kg，维持输注 0.12～2mg/

（kg·h）]。目前还缺乏充足的证据来确定合理的氯胺酮剂量。2016 年美国疼痛协会术后疼痛指南建议：术前静脉注射氯胺酮 0.5mg/kg，术中持续输注 0.6mg/（kg·h），术后停用或低剂量维持。此外该指南建议使用氯胺酮的临床医生应了解氯胺酮的作用及副作用，并建议氯胺酮用于大手术、阿片耐受或不能耐受阿片治疗的患者。

3. 不良反应　幻觉和梦魇是氯胺酮常见的副作用。

（六）加巴喷丁及普瑞巴林

1. 药理作用　加巴喷丁和普瑞巴林的分子结构和 γ 氨基酪氨酸类似，其药理作用主要是通过阻断电压依赖性钙通道的 $\alpha_2\delta$ 亚基，减少钙离子内流至突触前神经终板，减少兴奋性神经传递介质如谷氨酸、P 物质和去甲肾上腺素从突触前末梢的释放，从而降低了神经元的兴奋性。

2. 临床应用　多项研究观察了加巴喷丁及普瑞巴林在多种手术（妇科手术、胆囊手术、胸科手术、骨科手术等）术后急性疼痛的应用，认为加巴喷丁及普瑞巴林能改善术后镇痛效果，同时减少阿片药物的用量。由于两种药物仅有口服

制剂,大部分研究均采用了术前 1 ~ 2 小时口服给药,其中加巴喷丁的常用剂量为 600 ~ 1200mg,普瑞巴林的常用剂量为 150 ~ 300mg,但也有小部分研究术后 12 小时再次口服加巴喷丁 600mg 或者普瑞巴林 150 ~ 300mg。虽然既往研究认为大剂量的加巴喷丁或者普瑞巴林改善术后镇痛的疗效更好,但这可能与大剂量的两种药物更强的镇静作用有关,因此尚不能根据目前的研究结果确定加巴喷丁和普瑞巴林用于术后 MMA 的合理剂量。对于加巴喷丁及普瑞巴林在术后 MMA 的应用,2016 年美国疼痛协会术后疼痛指南建议:对于接受大手术或者疼痛剧烈手术的患者,或者高度的阿片耐受的患者,可考虑术前口服加巴喷丁或普瑞巴林。肾功能不全的患者应适当减少药物用量。

3. 不良反应　眩晕、嗜睡和镇静是加巴喷丁和普瑞巴林主要的不良反应。

(七)糖皮质激素

糖皮质激素因抑制环加氧酶和脂氧合酶而具有镇痛和抗炎作用。多项临床研究观察了不同剂量、不同种类的糖皮质激素(地塞米松、泼尼松、甲泼尼龙)在多种手术(甲状腺手术、胆囊手术、结肠手术、妇科手术、乳腺手术、关节置换手术等)中的应用,认为围术期单次剂量糖皮质激素能减低术后 24 小时患者的疼痛评分,减少术后 24 小时阿片药的用量,不影响术后伤口愈合,不增加术后感染风险。关于围术期皮质激素的剂量选择,2011 年的一项荟萃分析研究认为中等剂量(0.11 ~ 0.20mg/kg)和大剂量(> 0.20mg/kg)的地塞米松较对照组明显减少术后 24 小时的阿片药,而低剂量(< 0.1mg/kg)地塞米松的阿片节约效应不明显,但该分析仅纳入 4 项低剂量(< 0.1mg/kg)地塞米松的研究结果,因此目前还不能确定围术期糖皮质激素合理的剂量。

总而言之,目前认为围术期单次剂量糖皮质激素(地塞米松、泼尼松、甲泼尼龙)虽然作用不是很突出,但能明显减轻术后疼痛、减少阿片药用量,同时没有明显的副作用。

除了上述的药物外,还有很多药物用于术后 MMA,其中 α_2 肾上腺素能受体激动剂可乐定和右美托咪定是目前临床经常使用术后多模式镇痛的药物。这两种药物可作用于蓝斑和脊髓后角 α_2 受体,从而增强类阿片类药物的中枢镇痛和镇静作用。2012 年的一篇荟萃分析纳入了 30 项相关研究(共 1792 例受试者,其中 933 例接受了可乐定或右美托咪定治疗)发现,可乐定和右美托咪定可减少术后 24 小时吗啡的用量,还可降低 24 小时的疼痛程度,同时降低了术后早期恶心的发生率,但可乐定增加了术中和术后低血压的风险,右美托咪定增加了术后心动过缓的风险,不过患者的术后恢复时间无明显延长。此外在单次外周神经阻滞镇痛时,联合使用可乐定可延长局部麻醉药作用时间约 2 小时,但低血压、心动过缓及过度镇静的风险亦增加。

综上所述,MMA 是 ERAS 术后镇痛的核心理念,它强调联合多种镇痛技术和镇痛药物(尤其是 NSAID 和选择性 COX-2 抑制剂),在保证有效镇痛的同时,尽量避免既往单纯大剂量阿片镇痛相关的头晕、恶心呕吐、肠麻痹等不良反应,有利于患者术后的早期活动、早期进食,以达到患者快速康复的目的。随着对术后疼痛发生机制的认识深入,根据手术方式、创伤程度及患者特征,确定副作用小及有利于患者早期进食、早期活动、加速康复的镇痛药物和镇痛方法是 MMA 的重要研究方向。

四、不同内脏手术后 MMA 的选择

如上所述,MMA 是术后镇痛的核心

原则，下面根据手术的类型、手术的方式，结合多学科 ERAS 指南，谈谈不同内脏手术后 MMA 的镇痛方法和镇痛药物的选择。

1.**胃肠肿瘤手术**　镇痛药物如无禁忌，应常规按建议剂量和疗程使用对乙酰氨基酚和 NSAID/选择性 COX-2 抑制剂、右美托咪定，可使用单次剂量的糖皮质激素。对于开腹的、预计比较复杂、创伤比较严重的手术，可酌情选用氯胺酮、加巴喷丁或普瑞巴林及静脉阿片 PCA 镇痛。

镇痛方法的选择，应考虑手术的方式。如果是开腹手术，强烈建议使用 EA，可使用 TAP、IVL，可考虑使用 WI。如果是腔镜手术，不优先选 EA，可使用 IT、TAP、IVL 及 WI。使用 IPLA 可减轻手术内脏痛及牵涉痛。

2.**胆囊切除术**　如无禁忌，应常规按建议剂量和疗程使用对乙酰氨基酚和 NSAID/选择性 COX-2 抑制剂，可使用单次负荷剂量的右美托咪定、单次剂量的糖皮质激素。可考虑静脉阿片 PCA 镇痛。

镇痛方法的选择，应考虑手术的方式。如果是开腹手术，强烈建议使用 EA，可使用 IVL，可考虑使用 WI。如果是腔镜手术，不优先选 EA，可使用 IT、IVL 及 WI。使用 IPLA 可减轻手术内脏痛及牵涉痛。

3.**泌尿外科手术**　镇痛药物如无禁忌，应按建议剂量和疗程使用对乙酰氨基酚和 NSAID/选择性 COX-2 抑制剂、右美托咪定，可使用单次剂量的糖皮质激素。对于开腹的、预计比较复杂、创伤比较严重的手术，可酌情选用氯胺酮、加巴喷丁或普瑞巴林及阿片静脉 PCA 镇痛。

镇痛方法的选择，应考虑手术的方式。如果是开放手术，强烈建议使用 EA，可使用 TAP，可考虑使用 WI。如果是腔镜手术，不优先选 EA，可使用 IT、TAP、WI、IPLA。

4.**妇科手术**　如无禁忌，应按建议剂量和疗程使用对乙酰氨基酚和 NSAID/选择性 COX-2 抑制剂、右美托咪定，常规使用单次剂量的糖皮质激素。对于开腹的、预计比较复杂、创伤比较严重的手术，可酌情选用氯胺酮、加巴喷丁或普瑞巴林，并考虑术后阿片静脉 PCA 镇痛。

应根据手术的大小考虑术中麻醉方式及术后镇痛方法，对于创伤较小的手术，优先选择椎管内麻醉联合静脉麻醉，采用 IT。对于创伤大、复杂大手术，尽管 EA 在开腹胃肠手术的显示出多种优势，但考虑到 EA 麻醉准备时间长、影响患者早期活动及低血压风险，目前妇科手术并未常规推荐使用 EA。建议使用 WI 及静脉阿片 PCA 镇痛。

5.**剖宫产手术**　剖宫产术后存在明显的切口痛及子宫强直性收缩相关的内脏痛。IT、WI 可有效缓解切口痛，使用 NSAID/选择性 COX-2 抑制剂可有效减轻子宫收缩相关的内脏痛。

6.**人工流产术**　人工流产术后疼痛主要为内脏痛。既往研究观察了布洛芬与对乙酰氨基酚在人工流产术后的镇痛效果，认为布洛芬优于对乙酰氨基酚，且不干扰米索前列醇的作用。此外有研究比较了羟考酮和芬太尼在人工流产术中的应用，认为两者镇痛效果相似，但芬太尼发生呼吸抑制较多。

7.**食管手术**　镇痛药物如无禁忌，应常规按建议剂量和疗程使用对乙酰氨基酚和 NSAID/选择性 COX-2 抑制剂、右美托咪定，可使用单次剂量的糖皮质激素。可酌情选用氯胺酮、加巴喷丁或普瑞巴林及静脉阿片 PCA 镇痛。

镇痛方法的选择，应考虑手术的方式。开放手术，强烈建议使用 EA，可使用 PVB，可考虑使用 WI。腔镜手术，目前还缺乏公认的推荐镇痛方案，可考虑 PVB、WI。

8. 肝脏手术　肝脏手术的患者可能存在不同程度的肝功能损害，应谨慎应用乙酰氨基酚和 NSAID/ 选择性 COX-2 抑制剂，可术前单次使用糖皮质激素，但糖尿病患者不应用。

不推荐常规使用 EA，防治 EA 相关的低血压引起的肾功能不全，可考虑 IT 及 WI 镇痛。

9. 肺手术　EA 是目前开胸肺切除术术后镇痛的最佳方法，它不仅能提供良好的术后镇痛效果，还能减少术中的应激反应，以及降低术后肺部并发症的发生率。PVB 也可提供开胸术后满意的镇痛效果。

镇痛药物，既往研究认为 NSAID、选择性 COX-2 抑制剂、右美托咪定能减轻胸科术后疼痛，减少阿片药用量；但静脉氯胺酮不能改善 EA 的效果，不能减少术后肺部并发症。对于肺手术术后镇痛药物的选择，目前尚无明确的指南推荐。

五、小　结

综上所述，本章首先介绍了 ERAS 的基本概念、历史和核心理念，然后概要分析了不同内脏手术术后痛的表现，最后详细介绍了 ERAS 理念下 MMA 的常用镇痛药物和镇痛方法，并具体探讨了不同内脏手术时 MMA 的镇痛方法和镇痛药物的选择。内脏手术种类繁多，术后疼痛表现千差万别，虽然可以把内脏术后痛分为躯体痛、内脏痛及牵涉痛三种成分，但在临床实践中，很难区分各种成分的严重程度及其对患者心理和生理功能的影响程度。尽管如此，在术后 MMA 方案设计时，要考虑到手术的大小、方式及患者的特征，选择合适的镇痛药物、恰当的镇痛方法，尽可能有效地控制不同疼痛成分，同时避免单一药物或方法相关的影响患者恢复的不良反应，以达到患者术后快速康复的目标。

（谢军明　刘　健）

参 考 文 献

江志伟，李宁，2015. 结直肠手术应用加速康复外科中国专家共识（2015 版）. 中国实用外科杂志，35(08):841-843.

黎介寿，2007. 加速康复外科的理念和意义. 中国处方药，66（9）：54.

徐建国，2007. 疼痛药物治疗学. 1 版. 北京：人民卫生出版社.

中国研究型医院学会机器人与腹腔镜外科专业委员会，2017. 胃癌胃切除手术加速康复外科专家共识（2016 版）. 中华消化外科杂志，16(1):14-17.

中国医师协会麻醉学医师分会，2015. 促进术后康复的麻醉管理专家共识(2015). 中华麻醉学杂志，35(2): 141-148.

Apfel CC, Turan A, Souza K, et al. 2013. Intravenous acetaminophen reduces postoperative nausea and vomiting: a systematic review and meta-analysis. Pain, 154(5): 677-689.

Chen W, Zheng R, Baade PD, et al. 2016. Cancer statistics in China, 2015. CA Cancer J Clin, 66(2):115-132.

Chou R, Gordon DB, de Leon-Casasola OA, et al. 2016. Management of postoperative pain: A Clinical Practice Guideline From the American Pain Society, the American Society of Regional Anesthesia and Pain Medicine, and the American Society of Anesthesiologists' Committee on Regional Anesthesia, Executive Committee and Administrative Council. J Pain, 17(2):131-157.

Dahl JB, Nielsen RV, Wetterslev J, et al. 2014. Post-operative analgesic effects of paracetamol, NSAIDs, glucocorticoids, gabapentinoids and their combinations: a topical review. Acta Anaesthesiol Scand, 58(10): 1165-1181.

Feldheiser A, Aziz O, Baldini G, et al. 2016. Enhanced Recovery After Surgery (ERAS) for gastrointestinal surgery, part 2: consensus statement for anaesthesia practice. Acta Anaesthesiol Scand, 60(3):289-334.

Findlay JM, Gillies RS, Millo J, et al. 2014. Enhanced recovery for esophagectomy: a systematic review and evidence-based guidelines. Ann Surg, 259(3):413-431.

Grass JA, 2005. Patient-controlled analgesia. Anesth

Analg, 101(5 Suppl): 44-61.

Halabi WJ, Kang CY, Nguyen VQ, et al. 2014. Epidural analgesia in laparoscopic colorectal surgery: a nationwide analysis of use and outcomes. JAMA Surg, 149(2): 130-136.

Johns N, O'Neill S, Ventham NT, et al. 2012. Clinical effectiveness of transversus abdominis plane (TAP) block in abdominal surgery: a systematic review and meta-analysis. Colorectal Dis, 14(10): e635-e642.

Joshi SK, Su X, Porreca F,et al. 2000. kappa-opioid receptor agonists modulate visceral nociception at a novel, peripheral site of action. J Neurosci, 20(15):5874-5879.

Kahokehr A, Sammour T, Srinivasa S, et al. 2011. Systematic review and meta-analysis of intraperitoneal local anaesthetic for pain reduction after laparoscopic gastric procedures. Br J Surg, 98(1): 29-36.

Kehlet H, 1997. Multimodal approach to control postoperative pathophysiology and rehabilitation. Br J Anaesth, 78(5):606-617.

Lassen K, Coolsen MM, Slim K, et al. 2012. Guidelines for perioperative care for pancreaticoduodenectomy: Enhanced Recovery After Surgery (ERAS®) Society recommendations. Clin Nutr, 31(6):817-830.

Liu SS1, Richman JM, Thirlby RC,et al. 2006. Efficacy of continuous wound catheters delivering local anesthetic for postoperative analgesia: a quantitative and qualitative systematic review of randomized controlled trials. J Am Coll Surg, 203(6):914-932.

Marret E, Kurdi O, Zufferey P, et al. 2005. Effects of nonsteroidal antiinflammatory drugs on patient controlled analgesia morphine side effects: meta analysis of randomized controlled trials. Anesthesiology, 102(6): 1249-1260.

Marret E, Rolin M, Beaussier M, et al. 2008. Meta analysis of intravenous lidocaine and postoperative recovery after abdominal surgery. Br J Surg, 95(11): 1331-1338.

Mathiesen O, Wetterslev J, Kontinen VK, et al. 2014. Adverse effects of perioperative paracetamol, NSAIDs, glucocorticoids, gabapentinoids and their combinations: a topical review. Acta Anaesthesiol Scand, 58(10): 1182-1198.

Melloul E, Hübner M, Scott M, et al. 2016. Guidelines for Perioperative Care for Liver Surgery: Enhanced Recovery After Surgery (ERAS) Society Recommendations. World J Surg, 40(10):2425-2440.

Meylan N, Elia N, Lysakowski C, et al. 2009. Benefit and risk of intrathecal morphine without local anaesthetic in patients undergoing major surgery: meta-analysis of randomized trials. Br J Anaesth, 102(2): 156-167.

Mortensen K, Nilsson M, Slim K, et al. 2014. Consensus guidelines for enhanced recovery after gastrectomy: Enhanced Recovery After Surgery (ERAS®) Society recommendations. Br J Surg, 101(10):1209-1229.

Nygren J, Thacker J, Carli F, et al. 2012. Guidelines for perioperative care in elective rectal/pelvic surgery: Enhanced Recovery After Surgery (ERAS®) Society recommendations. Clin Nutr, 31(6):801-816.

Popping DM, Elia N, Van Aken HK, et al. 2014. Impact of epidural analgesia on mortality and morbidity after surgery: systematic review and meta-analysis of randomized controlled trials. Ann Surg, 259(6): 1056-1067.

Scott LJ, Perry CM, 2000. Tramadol: a review of its use in perioperative pain. Drugs, 60(1):139-176.

Thorell A, MacCormick AD, Awad S, et al. 2016. Guidelines for Perioperative Care in Bariatric Surgery: Enhanced Recovery After Surgery (ERAS) Society Recommendations. World J Surg, 40(9):2065-2083.

Waldron NH, Jones CA, Gan TJ, et al. 2013. Impact of perioperative dexamethasone on postoperative analgesia and side-effects: systematic review and meta-analysis. Br J Anaesth, 110(2): 191-200.

Wardhan R, 2015. Update on paravertebral blocks. Curr Opin Anaesthesiol, 28(5):588-592.

Weinbroum AA, 2012. Non-opioid IV adjuvants in the perioperative period: pharmacological and clinical aspects of ketamine and gabapentinoids. Pharmacol Res, 65(4): 411-429.

第 15 章　胸痛的特点与治疗

胸痛按其起因可以分为非心源性胸痛和心源性胸痛两大类，非心源性胸痛主要包括①胸壁疾病：急性皮炎、皮下蜂窝织炎、带状疱疹、肌炎、肋软骨炎、肋间神经炎、肋骨骨折、血液系统疾病所致的骨痛（急性白血病、多发性骨髓瘤）等；②呼吸系统疾病：肺动脉栓塞（肺梗死）、胸膜炎、胸膜肿瘤、自发性气胸、急性气管 - 支气管炎、肺炎、肺癌等；③纵隔疾病：纵隔脓肿、纵隔肿瘤、纵隔气肿；④消化系统疾病：胃食管反流病（GERD），包括反流性食管炎、食管癌、急性胰腺炎、胆囊疾病、食管痉挛、食管裂孔疝等；⑤心理 - 精神性疾病：如抑郁症、焦虑症、惊恐障碍等；⑥其他：如过度通气综合征、痛风；非心源性胸痛最为常见的是食管源性的胸痛。而心源性胸痛主要包括①急性冠状动脉综合征；②急性心包炎；③主动脉夹层；④其他器质性心脏病：心肌病、心肌炎、心脏瓣膜病、主动脉瘤、主动脉窦瘤破裂等；⑤心脏神经症。其中最为常见的是急性冠状动脉综合征引发的胸痛。本章将主要围绕以食管源性功能性胸痛为代表的非心源性胸痛和以急性冠状动脉综合征为代表的心源性胸痛展开阐述。

第一节　非心源性胸痛

非心源性胸痛（non-cardiac chest pain，NCCP）或食管源性功能性胸痛的特点是阵发的难以解释的胸痛，通常靠近中线，性质为内脏痛。诊断标准：病程持续至少 12 周，迁延 12 个月以上的中胸部疼痛不适，性质常为非胃灼热样，无病理性的胃食管反流、贲门失弛缓症或其他已知的病理性致死性疾病。本节将重点阐述 NCCP 的病理生理学机制方面的研究进展，其中感觉和传入神经功能障碍是着重关注的部分。

美国非心源性胸痛的预计年新发病例数为 450 000 例，绝大多数患者心脏疾病评估为阴性。患者可能因为反复的评估、治疗、高昂的诊治费用等的困扰，生活质量受到严重影响。非心源性胸痛涉及多学科领域，包括心脏病学、内科学、胃肠消化病学、急诊医学、精神病学等在内的多个学科中都有涉及，也充分说明了其复杂性。

一、食管的功能解剖

食管是从喉延伸至胃的一个肌性管状结构，成人食管长度约 25cm，按功能可将其划分为若干部分，各部分有着不同的生物力学和特点。在穿过环咽肌（或称为上食管括约肌，upper esophageal sphincter，UES）时，食管按其解剖位置从上到下可以分为三段：颈段、胸段、腹段。颈段食管从 UES 延伸到隆凸，位于气管后方。从隆凸水平至膈肌食管裂孔处为胸段食管，位于左主支气管后方，毗邻左心房。最下为腹段食管，长 2～4cm，是食管连接到胃的一个肌性导管，又可称为下食管括约肌（lower esophageal sphincter，LES）。食管上有 3 处较狭窄：第一个狭窄部分位于食管和咽的连接处（内径约 14mm），第二个狭窄部分位于食管与左支气管的交叉处（内径为 15～17mm），第三个狭窄部分位于食管穿过的膈肌处（内径为 16～19mm）。这些狭窄处异物容易滞留，也是肿瘤的好发部位，同时参与了食管主要感受信号的接收和传递，包括疼痛。食管的主要功能是运送食物入胃，其次有防止呼吸时空气进入食管及阻止胃内容物逆流入食管的作用。

食管由内到外分为黏膜、黏膜下层、肌层和外膜。黏膜由坚硬致密的复层扁平上皮组织组成，可以防止坚硬的食物划伤食管，上皮下还有薄薄一层黏膜肌层。肌层分为内层的环形肌和外层的纵行肌两层，通过肌肉的伸缩蠕动，将食物往下输送。食管两端分别有上、下括约肌，可防止食物反流。食管的肌层由多种肌肉群构成，上 1/3 主要是骨骼肌肌群，下 1/3 主要是平滑肌肌群。交感和副交感神经在这两个区域都有分布和支配。肌肉层下有肠肌神经丛分布而黏膜下则有黏膜下丛分布。当这些神经丛或相关神经节发生退行性变时，可引起食管动力障碍或贲门失弛缓症。

食管的感觉神经信号由支配该区域的迷走神经或脊神经的神经节接收，向中枢投射到孤束核。目前研究认为，疼痛感受主要来源于脊神经，接受的内脏痛神经冲动主要来自于两种类型的伤害性感受器：高阈值感受器和低阈值感受器。高阈值感受器主要负责感受机械性的伤害性刺激并转化为疼痛信号，低阈值感受器司理内脏的调节，一般不感受疼痛，病理条件下可

将非伤害性信号编码放大为伤害性信号。另外，内脏器官还存在一些"沉默"型脊髓伤害性传入纤维，可在慢性炎症条件下被活化。

有研究在 4 个不同水平比较了食管的生物力学和感觉参数，结果发现，LES 及远端食管横截面积最小，且食管壁张力最高，比食管中段和近端的变形能力差，感受器阈值也较低。食管横纹肌比平滑肌敏感性高而顺应性低。性别并不影响食管的生物力学特性，但年龄可能影响食管功能，老年人不管是平滑肌还是横纹肌段，横截面积都较大，食管扩张性较小，引起不适和疼痛的阈值较高。

近期研究发现，食管横纹肌和平滑肌在 NCCP 患者中扮演着不同的功能。在 20 例 NCCP 患者和 15 例健康志愿者中，使用球囊扩张法测试食管不同部位的功能，结果发现，UES 下方 5cm（横纹肌）和 LES 上方 10cm（平滑肌）扩张后，85% 可以引出胸部疼痛，而 20% 的患者仅扩张平滑肌段，10% 仅扩张横纹肌段食管就可引起疼痛，所以在判断食管源性胸痛时应当充分认识到大部分患者对食管扩张引起的疼痛是敏感的，少部分患者则存在部位特异性。

二、疼 痛 机 制

胸痛从范围上讲是从上腹部到锁骨区域的疼痛不适，其性质可以是躯体性的也可以是内脏性的，躯体痛与骨骼肌疾病相关，定位明确，而内脏痛多由内脏器官引起，定位相对比较困难。

（一）伤害性感受和传入传出信号的扰乱

NCCP 的确切机制尚不明了，但目前已有部分机制被揭示。Cilbert 等在犬模型中发现食管气囊扩张可引起冠状动脉血管收缩，此种作用可被阿托品和迷走神经切断术所缓解。这种反应称为"内脏心反射"，是由于

食管神经丛与心脏神经丛共享了一部分传入神经通路造成的，然而关于这一共同神经通路的研究还很缺乏，这种疼痛症状是原发于外周因素如食管化学感受器、生物力学感受器和温度感受器还是由于扰乱了中枢神经通路的调控，目前仍然知之甚少。

近期的研究提供了一个慢性疼痛调制的新概念，认为慢性疼痛包含三个相互联系、相互区别的阶段。在第一阶段，初级感受器接收伤害性刺激并通过 A δ 纤维和 C 纤维（无髓鞘）将其上传到疼痛中枢。由于本阶段为保护性逃避反射，第一阶段常不伴有组织损伤。第二阶段，伤害性信号与炎性反应和组织损伤相关，损伤的组织释放出缓激肽、血清素、前列腺素、细胞因子、生长因子。这些活性因子使伤害性感受器传入信号激烈发放。经过传入信号的敏化和中枢信号的调制作用，产生诸如异常性疼痛（对非伤害刺激产生疼痛）、原发性痛觉过敏（对组织损

伤部位的伤害性刺激反应增强）或继发性痛觉过敏（对伤害性刺激周围非损伤组织产生的反应性增强）。慢性炎症所致的原发性内脏神经痛存在长时程敏感化作用，这一点已在许多动物模型中获得证实，包括大鼠结肠克罗恩病引起的内脏痛模型。第三阶段，机体发生外周或中枢神经的直接损伤，可引起自发性神经病理性疼痛，同时不依赖任何刺激。

抑制途径可对抗激活途径并产生内源性镇痛作用。尽管食管疼痛的调节还需进一步的研究，直肠痛抗激惹研究（异位应用伤害性刺后产生的痛觉调制作用）显示有若干脑区参与，包括导水管周围灰质（PAG）、延髓腹侧（RVM）网络、弥散性伤害抑制性控制（DNIC）途径等。由于这些区域提升了负反馈环的作用及与前扣带回皮质、岛叶皮质、额叶皮质发生内在联系，可潜在地调节躯体、内脏神经和抗伤害反射（图 15-1）。

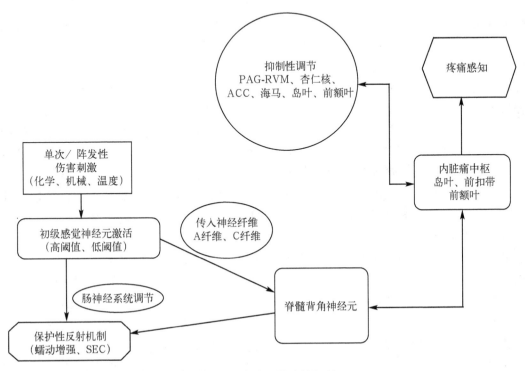

图 15-1 食管源性痛的机制

PAG-RVM. 中脑导水管周围灰质；SEC. 食管持续收缩

（引自 Pasricha PJ, Willis WD, Gebhart GF, 2006.Chronic Abdominal and Visceral Pain.）

食管源性的功能性胸痛可由多种疾病引起，包括反酸、动力障碍、内脏高敏感等，且作用可能发生重叠。有假说认为，胃酸或胆汁的反流不仅可通过食管化学感受器感知疼痛，而且可通过保护机制或改变胃食管动力反过来引起疼痛。在反复慢性刺激下，内脏痛的通路可以通过外周或中枢进行调控。

（二）内脏高敏感性：中枢性和外周性作用的比较

食管高敏感性的概念最早由 Richter 等提出，他们发现使用食管球囊充气扩张的患者比对照组胸痛发生率明显增高（60%vs20%）；而较大样本的研究则显示，在 50 例 NCCP 和 30 例志愿者中，气囊扩张可使 56% 的 NCCP 患者发生胸痛，而志愿者发生率为 20%，检出率为 48%，但球囊扩张试验仍存争议，存在多种不一的结果。由于未考虑到反酸、食管动力障碍患者的食管壁生物力学改变，球囊扩张试验的结果可能不够精确。

阻抗面积测定法是一项可以在管腔内逐级球囊扩张同时测定食管感觉、生物力学和动力特性的技术，可以为胸痛患者提供内脏高敏感性的证据。NCCP 患者食管感受阈值下降 50%，呈现高反应性和低顺应性，典型的胸痛症状可在 80% 患者中重复出来。为进一步测试究竟是高敏感性还是动力失调占主导作用，Rao 等测试了对 16 例患者与 5 名志愿者给予阿托品（可松弛食管壁、降低动力成分）前后球囊扩张的效果，基础状态下 81% 患者和 20% 志愿者出现胸痛，使用阿托品松弛食管壁后感受阈值并未改变。这项研究证明内脏高敏感性纵使不是直接参与功能性胸痛的产生，也在其中扮演了重要的角色。

近来，神经功能影像学的发展开拓了胸痛患者中枢机制的研究（图 15-2）。通过监测皮质血流作为食管球囊扩张引起皮质活跃度的指标，Aziz 等明确了边缘系统及其周围结构如脑岛、前扣带皮质、前额叶等是内脏痛的高级中枢。Shaker 等在 10 名志愿者中比较了酸刺激和球囊扩张后的功能性脑磁共振成像，确认导水管周围灰质、额叶及扣带皮质内或联系区都存在相似的皮质激活模式。Aziz 还指出胸痛与中枢敏化相关，在 7 名 NCCP 患者和 19 名健康志愿者中，在酸暴露前后使用电刺激食管远、近端，NCCP 患者在酸刺激时食管痛阈显著降低而且持续较长时间，提示存在感觉传入的中枢强化现象。中枢敏化理论在十二指肠酸刺激导致食管高敏感性实验中得到了进一步证实，胃肠道多种器官的内脏传入冲动都汇集到脊髓背角神经元，十二指肠内脏神经的激活可使食管对酸敏感化。近期研究发现 NMDA 受体参与了食管对酸的高敏反应的中枢敏化作用，使用 NMDA 受体阻断剂氯胺酮可以预防和逆转这种中枢敏化。皮质诱发电位研究发现，某些胸痛和内脏痛高敏感的患者食管传入呈高敏感、高警觉状态，进一步提示了中枢敏化机制的存在。

（三）食管动力障碍的作用

早在 1892 年，Willian Osler 就首次描述了"假性心绞痛"并将其归因于食管动力障碍。自那时起，食管痉挛被认为是胸痛的病因之一，除此以外，还有其他几种食管动力疾病认为与胸痛有关，如播散性食管痉挛（DES）、"胡桃夹食管"、失弛缓症、硬皮病和非特异性动力障碍等。食管动力障碍原因引起的胸痛占 12% ~ 33%，在这些病种中 30% ~ 50% 是胡桃夹食管，30% 是非特异性动力障碍，15% 是 DES。

然而关于动力障碍引起 NCCP 的证据还有不少争议和矛盾之处，有一项 100 例左右 NCCP 患者的研究发现虽然 32% 的患者食管动力异常，但他们在食管测压增高期间并未感受到胸痛，另外一项 248 例患

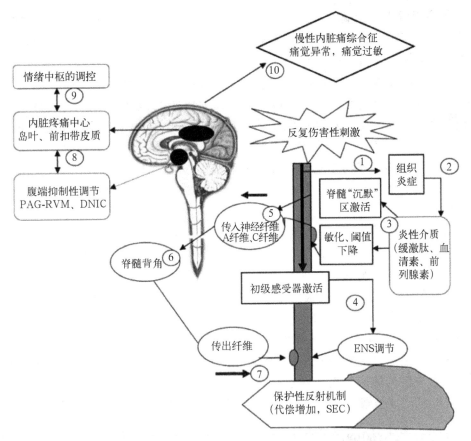

图 15-2　食管源性胸痛及反复伤害性刺激引起的内脏高敏感性机制

PAG-RVM. 中脑导水管周围灰质；DNIC. 弥漫性伤害抑制性控制；SEC. 食管持续收缩

（引自 Pasricha PJ, Willis WD, Gebhart GF, 2006.Chronic Abdominal and Visceral Pain，并重新绘制和编排.）

者的大样本研究发现食管动力异常并不常见。美国胃肠病协会认为，根据已有的证据尚不足以证明胃肠动力异常是导致胸痛的病因，因此不建议将食管测压作为诊断胸痛的常规手段。有研究显示 10 例 NCCP 患者经消化道腔内超声检查发现在自发性胸痛发作时存在持续性的食管收缩，进一步研究发现这种持续性食管收缩与反酸和胃灼热感有关。另有研究显示 90% 的胸痛患者和胡桃夹食管患者有食管高敏感性，食管动力异常不像是引起胸痛的病因而更像是胸痛相关的食管壁生物力学异常。

（四）胃食管反流病

胃食管反流病（gastroesophageal reflux disease，GERD）主要是由于下食管括约肌（LES）功能失调，尤其是一过性下食管括约肌松弛（transient lower esophageal sphincter relaxation，TLESR），同时存在食管蠕动缺乏及胃排空延缓，使食管廓清能力下降所致。由于心脏和消化脏器同由自主神经支配，痛觉主要经交感神经传导，两者的痛觉纤维和胸部躯体组织的痛觉纤维在中枢神经系统内有时会彼此发生重叠交叉，并有可能会聚于相同脊髓节段的同一神经元而分享共同的传导通路。由于机体遭受浅表痛比内脏痛更为普遍，因而中枢常把内脏传入的疼痛信息误释为来自躯体浅表组织而表现为胸痛。

胃灼热症状（胸骨后疼痛和灼热感）是 GERD 患者主要表现之一，胃灼热感不被认为是起源于胃十二指肠的功能性消化不良症状，是 GERD 中等程度特异性的临床表现。伴有频繁胃灼热症状（至少 1 次 / 周）者中有 37% 的患者出现 NCCP，胃灼热症状不频繁者（少于 1 次 / 周）有 30.7% 的患者出现 NCCP，而没有 GERD 症状的患者仅有 7.9% 的患者出现 NCCP。研究显示，具有频繁、偶然和没有 GERD 症状的患者，NCCP 的发生率分别为 37.6%、28.3% 和 12.2%。

（五）心理 - 精神性疾病

据估计，17% ～ 43% 的 NCCP 患者存在某种精神心理异常。胸痛也是惊恐发作（panic attack）的表现之一。研究报告指出，NCCP 中惊恐障碍、焦虑和抑郁的患病率较高。精神心理因素与功能性胸痛有关，但它们的潜在作用复杂，精神心理疾病也许是促使患者就医的原因，而未必是导致胸痛的直接原因。

三、食管源性胸痛的发病特点

（一）症状体征

NCCP 患者主要表现为反复发作的胸骨后压榨性灼热感，可能放射至背部、颈部、臂部或下颌。而心绞痛多为劳累、情绪激动、寒冷或暴饮暴食后诱发的胸骨后不适压迫感，持续数分钟，口服硝酸甘油或休息后缓解。胸痛是患者急诊入院的最常见原因之一，然而只有 15% ～ 34% 急诊胸痛入院的患者最终被诊断为冠心病。由于 NCCP 患者在胸痛病史和体征表现上可能与冠心病心绞痛有相似之处，都可以表现为胸骨后心绞痛样症状，为避免误诊或漏诊，所有可疑 NCCP 的患者都应在就诊初始阶段就由心脏科医生进行心血管评估以排除心源性疾病，这一点必须引起首诊医生的高度重视。

（二）发病特点

Wong 等发现大多数的 NCCP 患者主要通过初级保健医生（primary care physician，PCP）诊治，约占 79.5%，没有转诊至胃肠疾病专家。对于胸痛患者，大多数专科的诊断评估为心脏病（62%），其次为胃肠疾病（17%）。大多数的相关专科对于非心源性胸痛患者的进一步管理倾向于胃肠疾病（76%），其次为心血管疾病（8%）。但是，对于胃肠疾病，实际转诊率为 29.8%，而心血管疾病的转诊率为 14%。

GERD 是食管源性胸痛最常见的病因，西方人群中 GERD 相关的食管源性胸痛占比 40% ～ 60%，中国则约为 51%，伴反流症状的患者有更严重的胸痛，并伴有不同程度的精神障碍。胃灼热、酸性反流是食管源性胸痛的独立危险因素。据报道，GERD 相关的 NCCP 患者占 10% ～ 70%。GERD 相关的 NCCP 常自诉由进食或是侧卧诱发胸痛，服用抗反流的药物得到缓解。但仍有不少患者缺乏典型的胃食管反流的症状（胃灼热感和酸反流）。内镜研究显示：食管黏膜损伤的发生率非常低，如侵蚀性食管、消化性溃疡、溃疡、Barrett 食管及食管腺癌，因此内镜检出 NCCP 的概率并不高。

NCCP 对患者生活质量的影响很可能与其他功能性胃肠道疾病有一定关系，如肠易激综合征。不过，NCCP 患者一般预后良好，只是由于症状持续时间长，反复入院，长期服用药物，反复心脏检查等原因影响正常工作和生活，可能造成生活质量下降。

（三）流行病学

关于普通人群中 NCCP 的患病率的研究不多，在 6 个基于人口的研究中，NCCP 的平均年度流行率约为 25%。这些研究的在许多方面存在差异，如 NCCP 的定义、地理位置、取样大小、取样顺序、种族差异等。目前研究的主要发现：NCCP 在普通人群中也有较高发病率，NCCP 的患病率随着年龄的增长而下降。25 岁以下的女性及 44 ~ 55 岁的女性具有 NCCP 的高发病率。Kennedy 等学者发现，女性比男性更有可能出现 NCCP 而进入医院急诊。亚洲的 NCCP 患者比欧洲的 NCCP 患者更多地表现为胸痛。在美国，非裔美国人比高加索人胸痛症状少。据估计，美国约 6500 万的人群有 NCCP（发病率约为 24%），NCCP 是 GERD 最常见的非典型表现或食管外表现。

Tew 等报道，与缺血性心脏病相比，NCCP 患者较为年轻化，有饮酒 / 吸烟习惯，部分可能有焦虑型人格，有些患者虽然缺乏心脏病的证据但仍服用心脏病的药物来治疗。目前 NCCP 已经成为高花费的疾病，据估计，美国 NCCP 每年的医疗保健支出超过了 31 500 万，主要由于反复诊察入院、急诊、住院及处方药等，还不包括间接花费（如旷工的损失和一些对患者生活质量产生影响的症状带来的花费）。

总而言之，食管源性胸痛主要特点：①与性别、年龄相关。②疼痛多在吞咽时发作或加剧，常发生于餐后 1 小时，持续 4 ~ 5 分钟放射至肩部。③疼痛常位于胸骨后，当食管发生痉挛或胃食管大部分患者伴有胸痛，39% 在胸骨后，35% 在剑突下，1/3 的患者向后背放射，需要与心绞痛鉴别。其余症状依次是胸骨后作堵、发紧不适，放射至左右侧胸、肋缘、上肢、肩部及咽喉部等。④胸痛程度：VAS 平均计分为（4.2±1.4）分，其中，疼痛程度最明显的是胸骨后放射至后背痛（5.8±1.7 分）。⑤常伴有食管疾病的其他症状如非进行性吞咽困难、胃灼热、反酸和夜间反流等。⑥胸痛伴有食管形态学病变者，除胸痛外，有较明显的消化系统症状；食管外症状按照发生率依次为嗳气、咽部异物感、咽喉炎、牙龈炎、慢性咳嗽、吞咽困难、哮喘等；胸痛伴有食管运动障碍者，除胸痛外，部分患者缺乏明显的消化系统症状。

四、NCCP 的诊断

在排除心脏因素和非食管疾病如肺部胸膜疾病、肌肉骨骼疾病、腹腔病变（胆石症、胆囊炎、消化性溃疡）等引起的胸痛之后，需要进行相关的诊断试验来明确 NCCP 是由 GERD 还是其他食管因素引起。NCCP 的诊断目前还没有金标准，对于胃食管反流病引起的 NCCP 诊断测试一般包括钡餐食管镜、上消化道内镜检查、酸灌注试验、24 小时食管 pH 监测和质子泵抑制剂（proton pump inhibitor，PPI）试验。由于上述测试大多为侵入性试验，且患者需承担较高费用，不少医生对其有一定顾虑，另一方面这些测试值由于缺乏相关参考值可能会使情况更加复杂（表 15-1）。近年来随着 PPI 的发展，能够在一般医疗条件下实现，流程简单、支出少，大大改进了 NCCP 的诊治。PPI 作为一种非侵入性检测，敏感性和特异性都较高，对于 PPI 诊断或试验性治疗失败的患者，建议行 pH 测试。对于大部分的 NCCP 患者，若每日 2 次 PPI 试验治疗失败，需要怀疑是否因为在治疗期间并未出现食管反酸。

表 15-1　非心源性胸痛的诊断测试

胃食管反流
食管吞钡造影检查
上消化道内镜检查
酸灌注试验
24 小时食管 pH 监测
质子泵抑制剂试验
食管动力学
食管压力测量
依酚氯铵测试
麦角新碱测试
内脏高敏感性诊断工具
酸灌注试验
气囊膨胀试验

在非心源性胸痛中，食管压力测量仅限于单独诊断贲门失弛缓症及相关疾病和弥漫性食管痉挛。这主要是因为缺乏患者痉挛性运动障碍和胸痛症状的记录。此外，研究还显示，在有食管动力学障碍的患者（除贲门失弛缓症外）中，镇痛药比平滑肌松弛剂更有助于缓解症状。

1. 胃食管反流病引起的非心源性胸痛的诊断手段

（1）食管吞钡造影检查：食管吞钡 X 线检查敏感性较低（20%），但它对食管裂孔疝和贲门失弛缓症的诊断有一定优势。GERD 诊断试验中即使发现钡反流，诊断意义也需要质疑，Johnston 等发现有一定比例的患者存在自发性的钡剂反流，且 pH 测试异常者与测试正常的患者相似，另外健康人群中自发性的钡剂反流率达到 20%。此外，对于吞咽困难的患者，钡剂检查往往受限。因此，钡剂仅被用于初筛，以决定是否需要进一步上消化道内镜检查。

（2）上消化道内镜检查：上消化道内镜在 NCCP 诊断中的价值有限，只有不超过 25% 的患者可见食管黏膜受累。但内镜检查是排除恶性病变和消化性溃疡、了解 GERD 相关 NCCP 患者是否存在糜烂性食管炎和 Barrett 食管（食管下端有不正常的柱状上皮覆盖）的重要手段。

如患者存在体重减轻、吞咽困难、呕吐和贫血等症状，采用上消化道内镜检查可作为初步评估，以排除恶性肿瘤或其他上消化黏膜疾病。

（3）24 小时食管 pH 动态监测：可证实患者是否存在病理性酸反流及了解胸痛与酸反流的关系，常用参数为"反流指数"。在胃食管反流病的患者中，敏感度和特异度分别达到 60% ~ 96% 和 85% ~ 100%。但在 NCCP 患者中还缺少敏感度评估方面的研究。据估计约 60% 的 NCCP 患者存在病理性的食管酸性暴露或阳性反流指数

（SI）。Hewson 等测试了 100 位 NCCP 患者，检测到 48% 的患者存在病理性的食管酸性暴露。在 83 位存在 NCCP 的患者中，pH 测试发现 50 例（占 60%）反流指数阳性患者。然而，Dekel 等的研究发现仅有很少的 NCCP 患者存在反流指数阳性的情况（GERD 相关的 NCCP 为 19%，而非 GERD 相关的 NCCP 为 10.6%），原因是大部分测试对象在 pH 试验中没有经历胸痛。

目前，一种无线便携式的 pH 动态监测仪进入市场，它包括了经口或经鼻插入的无线电 pH 微胶囊，附着于食管黏膜上。pH 微胶囊可以测量食管内的 pH 并发送数据。该设备可避免鼻导管引起的不适，耐受性好，有助于 GERD 相关 NCCP 的鉴别，更好地确定胸痛症状与发生酸反流之间的联系。近期有研究显示，48 小时的便携式 pH 动态监测记录提高了酸反流发生的检测效率。

近 10 年来，随着 PPI 治疗试验的开展，24 小时食管 pH 监测在 NCCP 评估中的地位发生了显著改变。目前，该项监测一般推荐用于 PPI 经验性治疗失败的 NCCP 患者。

（4）酸灌注试验：起初用于鉴别心源性胸痛和食管源性的胸痛。测试的基本原理是客观评估食管对酸暴露的化学敏感性。Fass 等在距下食管括约肌的上缘 10cm 处放置测压导管以确保食管黏膜对酸的足够暴露。首先，在 2 分钟内注入盐水，于患者不知情的情况下，以 10ml/min 的速度注入 0.1mol/L 盐酸溶液，直至患者产生疼痛症状或烧灼感。在酸灌注结束时，通过使用语言描述量表用诱导典型症状感知的持续时间和受试者报告的总感觉强度，来评估食管对酸的化学敏感度。

酸灌注试验具有高度的特异度，但敏感度范围在 6% ~ 60%。但正在接受治疗的患者可出现假阴性，不能排除食管源性

引起的胸痛。

目前，由于酸灌注试验在非心源性胸痛和其他食管疾病的诊断价值有限，因此在临床上实践中很少使用。由于低敏感性和非侵入性检测手段（如 PPI）的出现，酸灌注试验也许可以走进博物馆了。

（5）PPI 试验：简便易行，具有较高的敏感度和特异度，是一项很有价值的 NCCP 诊断试验，可作为诊断 GERD 相关 NCCP 最先使用的方法。PPI 试验诊断 GERD 相关 NCCP 的敏感度为 78%～92%，特异度为 67%～86%。两项荟萃分析证明，PPI 治疗能减轻 NCCP 症状，是识别食管异常酸反流有价值的诊断试验。但多数已发表的研究样本量都不大，并且选取研究时可能存在偏倚，所以仍应结合其他指标共同分析。

奥美拉唑是首个用于非心源性胸痛诊断的质子泵抑制剂，剂量是每日 60～80mg，其他药物包括兰索拉唑（剂量每日 30～90mg）、雷贝拉唑（每日 40mg）等。试验的持续时间为 1～28 天。

Fass 等报道了 37 位 NCCP 患者分配至安慰剂或试验组，试验组采用大剂量的奥美拉唑，早上 40mg，晚上 20mg，试验持续 7 天，治疗后胸痛程度至少缓解了 50%，诊断敏感度为 78.3%，特异度为 85.7%，准确率为 90%。近期的一项中国人群研究显示：PPI 试验使用兰索拉唑每日 30mg，持续 4 周，可用于诊断内镜阴性的 GERD 相关 NCCP。

（6）多通道腔内阻抗测定法：采用集成有 pH 传感器的阻抗探头可进一步评估食管功能及反流与症状的关系。原理主要是基于空气、食管壁、唾液的电导性不同，引起食管腔内各部分的阻抗值不同。高导电的物质（如唾液）阻抗低，而低导电性的物质（如空气）阻抗值高。阻抗导管与 pH 传感器集成使用可以一次性研究食管内的理化环境与相关症状的关系。根据不同组分（酸、无酸、气体、液体和气液混合物）的特征性阻抗曲线分析食管内环境的改变。近期有研究利用这项技术验证了无酸性反流的 GERD 患者并不少见，而且也可能具有典型的胃灼热样症状。但目前尚无将多通道管腔内阻抗法用于 NCCP 评估的研究报道。

2. 食管动力障碍的诊断工具

（1）食管测压技术：食管标准测压、激发试验、24 小时动态测压等曾广泛用于 NCCP 的研究和临床诊断。但近年认为，对抑酸治疗无反应（PPI 试验阴性）或食管 pH 监测阴性的患者才考虑食管测压，其在 NCCP 中的意义可能仅局限于排除贲门失弛缓症，而失弛缓在没有吞咽困难等伴随症状的 NCCP 患者中并不常见。诊断其他食管运动疾病，如胡桃夹食管、LES 高压、弥漫性食管痉挛等不影响治疗方案的选择，因为这些患者既可试用平滑肌松弛剂也可试用疼痛调节剂，或两者合用。

NCCP 患者食管测压时可能发现食管运动功能正常，另一方面食管测压时患者也不一定有胸痛。为增加测压术的敏感性，有专家建议将测试时间延长至 24 小时。然而，其结果差别很大，某些患者是在监测期间没有任何症状（只有 27%～43% 的患者在测试期间有症状），另研究者可能将 13%～24% 的患者瞬时疼痛记录成了食管动力障碍。

（2）腾喜龙试验（依酚氯铵试验）：腾喜龙是一种胆碱酯酶抑制剂，能增加肌肉细胞的胆碱能活性。在注射后 30～60 秒起作用，平均持续 10 分钟左右，可用于诱发食管收缩引起胸痛。方法是按 80mg/kg 或总量 10mg 静脉注射腾喜龙，5～10 分钟分 5～10 次吞咽 5～10ml 水。一般来说，在腾喜龙测试结束后的 5 分钟内，受试者感到疼痛，因为腾喜龙的代谢快，疼痛会很快缓解。副作用可能会包括增加流涎、恶心、呕吐和腹部痉挛的可能性，主要原因是胆碱能的刺激，但一般无须阿托品拮抗，对冠状动脉几乎无影响。在 NCCP 患者中，腾喜龙测试的灵敏度为 9% ~ 55%。因为缺少金标准，确切的灵敏度仍不为所知。不过，如果腾喜龙测试是阳性的，那么胸痛的原因很可能来自食管。

（3）其他刺激性测试：麦角新碱是一种心内科医生用来诊断原发性心绞痛的拟交感类药物，静脉应用麦角新碱可通过诱导食管收缩运动而引起胸痛，与腾喜龙具有相似的敏感性。但由于麦角新碱心脏副作用大，很少用于食管刺激试验。乌拉胆碱试验很少应用于临床，其诊断价值可疑而且副作用多。

3. 内脏高敏感性诊断工具

（1）球囊扩张：最初是用来研究各种功能性肠功能紊乱中出现的内脏痛觉过敏的。研究表明，相比于普通患者，NCCP 的患者更易出现内脏痛觉过敏，且这种痛觉过敏在低气囊容积下就可以出现。球囊扩张主要用于研究痛阈，此法在多种功能性肠紊乱的研究中也得到了延伸，尤其是肠易激综合征和功能性肠缺血。此外，球囊扩张也广泛用于对比评估多种药物对 NCCP 或普通患者食管痛阈的影响。

既往研究显示，对于诊断明确的缺血性心脏病患者而言，球囊扩张引起的食管痛在没有心电图的改变下，很难与心绞痛辨别，这可能与脊髓或中脑水平的感觉通路聚集有关，球囊扩张引起的疼痛似乎并不会影响冠脉血流。球囊位置一般放在食管下括约肌上 10cm，用电子气压调节器令球囊压力呈阶梯式增加。由于受到多种因素影响，球囊扩张的应用一直受到局限。

（2）阻抗平面法：这种方法用于研究食管生物力学。其采用的是薄的橡胶球囊，用来研究食管痛觉感受阈。球囊内压力从

0 开始加，每次加 $5cmH_2O$，直到监测到感受阈。每次充气后，球囊会被完全放气 3 分钟，而球囊每次充完气后持续 3 ~ 5 分钟再放气。每次扩张的交叉部分的区域会被测量记录下来，而食管感受是否出现则靠口述。就目前而言，该技术仅用于科研目的，临床很少用。

（3）脑成像：食管紊乱患者的脑-肠关系是研究热点。胃肠道与中枢神经系统通过神经通路产生复杂的联系，这些神经通路负责采集与分析肠道功能。像正电子发射计算机断层成像（PET）及功能性磁共振（fMRI）等这些成像技术越来越被广泛用于研究脑-肠轴。

功能性脑成像在 NCCP 中的应用价值还有待进一步研究。由于精神心理疾病在 NCCP 患者人中的患病率较高，对治疗反应差或者有精神心理异常表现的患者或许应接受专科医生的精神心理评估。

PET 扫描可以用于研究人脑的功能性的神经解剖学，可用于大脑代谢有关的生物化学和生理学研究。不同于 PET，功能性核磁共振不需要放射性标志物，因此被认为是一种更加安全的成像技术。功能性磁共振可以监测神经元活动增强时，局部氧浓度的增加。这项影像学技术最适合用于定位病变位置，而非神经元活性的序列或持续时间。总之，fMRI 能提供解剖及功能方面的相关信息。

评估不同食管疾病患者的大脑活动仍需深入研究。不过判定 NCCP 患者中枢是否对食管内刺激物有不同的处理反应，非常有意义。同样关注应激、焦虑、情绪低落的生理状态及其对应的中枢核团也很重要。

（4）心理评估：由于 NCCP 患者心理异常的发生率较高，所以一些患者需要心理医生或心理咨询师的帮助。决定哪些患者应接受心理咨询，且需要个体化处理，

但对于治疗措施无反应及表现出心理疾病特征的患者，往往需要首先关注。医生可以使用设计好的心理面试来判定患者是存在心理疾病。目前有很多心理疾病诊断工具，如 Symptom Checklist-90R（SCL-90R）及贝克抑郁问卷等。总之，在评估 NCCP 时，需重视其是否合并心理疾病。

五、食管源性胸痛的治疗

（一）概述

NCCP 的治疗需了解导致这些症状的可能机制（表 15-2）。对于胃食管反流病（GERD）相关的 NCCP，针对胃食管反流进行治疗大多能有效缓解患者的症状。对于非 GERD 相关的 NCCP，疼痛调节是治疗的基石。与之相反，平滑肌松弛药物对于食管动力障碍的患者效果十分有限。图 15-3 提供了一个推荐的治疗流程。

表 15-2 非心源性胸痛的可能机制

- 胃食管反流
- 食管动力障碍
- 异常的机械生理特性
  高活跃
- 顺应性
- 持续的纵向肌肉收缩
- 内脏高反应性
- 中枢对内脏刺激的改变
- 自主神经活性改变
- 精神心理异常
  极度惊吓
  焦虑
  情绪低落

（二）与 GERD 相关的 NCCP 的治疗

GERD 的治疗应包括生活方式改变及药物干预。生活方式改变包括夜间睡觉时抬高床头、减少脂肪摄入、戒烟及避免食

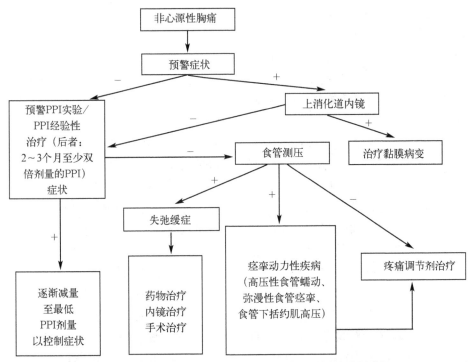

图 15-3 非心源性胸痛的诊断和治疗（PPI：质子泵抑制剂）

（引译 Pasricha PJ, Willis WD, Gebhart GF, 2006. Chronic Abdominal and Visceral Pain，并编排）

用那些加重胃食管反流的食物等，上述措施可减少胃食管反流症状的发生。不同于典型的GERD，目前我们仍旧缺乏关于改变生活方式在GERD相关的NCCP中的特殊价值方面的研究。

大多数关于H₂受体拮抗药（H₂RA）与安慰剂或与奥美拉唑进行对照的研究规模太小或者未经控制变量。据报道，H₂RA用于GERD相关的NCCP的有效性为54%～83%。与PPI相比，H₂RA对于NCCP的作用非常有限。在一项研究中，13个GERD相关NCCP的患者服用高剂量雷尼替丁（150mg，一天4次）治疗8周，其中7个患者既往服用低剂量雷尼替丁无效。高剂量雷尼替丁对于所有患者均有效，其中2名患者需要300mg一天4次。DeMeester等随访了23名GERD相关NCCP的患者至2～3年。12名患者接受了制酸剂及西咪替丁药物治疗，另外11名患者接受了抗反流手术治疗。接受药物治疗的患者中，仅5名（42%）在随访期间胸痛缓解。总之，由于H₂RA较快的耐药性及相对较短的作用时间，其用于GERD相关NCCP的作用效果十分有限。该类药物的耐药性通常在2周内反复摄入时出现，导致其制酸效果下降。

然而，PPI的制酸效果更强且持续时间更长，并且无耐药性发生。在一项双盲、安慰剂对照的研究中，患GERD相关NCCP的患者服用奥美拉唑20mg，一天2次，治疗8周。与安慰剂组相比，接受奥美拉唑治疗的患者胸痛发作显著减少。虽然目前PPI中仅奥美拉唑有数据支持其在NCCP的长期有效性，但很有可能其他PPI也有类似的效果。患有GERD相关NCCP的患者初始治疗需接受双倍剂量的PPI直至症状缓解，随后调整为能控制症状的最小维持剂量。

与GERD的其他食管外表现相同，患

NCCP的患者需接受至少2个月治疗直至最佳症状控制。证据表明，长期接受PPI治疗十分有效。Borzecki等针对NCCP患者进行了一项决策分析，用于比较经验性服用H₂RA或标准剂量PPI治疗8周与初始即进行评估检查（上消化道内镜或者钡剂）。经验性治疗组的患者平均每人医疗费用约849美元，而初始评估检查组为2187美元。

目前仅有较少研究评价腹腔镜胃底折叠术在GERD相关NCCP中的治疗价值。Patti等随访了具有胸痛及其他GERD相关症状并接受了抗反流手术的患者。在那些术前食管pH测定试验中无胸痛发作的患者中，65%的患者术后症状可缓解，然而，在那些术前试验证实胸痛与胃食管反流相关的患者中，96%的患者术后症状缓解。Farrell等评估了抗反流手术在患有GERD但症状不典型患者中的有效性。90%的患者胸痛症状改善，并且50%的患者症状完全缓解。虽然这些研究表明抗反流手术用于GERD相关NCCP十分有效，但是选择合适适应证的患者需要十分谨慎。

目前研究设计了一些内镜技术用于证实在胃食管交界处的抗反流屏障的存在。目前主要有3种内镜治疗技术：缝合、射频消融及注射药物。Sham使用所有内镜技术进行试验证实内镜治疗仅改善主观症状（胃灼热严重程度、生活质量等），而对客观表现（食管酸暴露、PPI摄入、食管下括约肌的基础压力等）的改善则有限。目前尚无研究专门针对GERD相关NCCP的患者。目前这些内镜治疗方法尚处于试验阶段并缺乏数据支持，即使是确诊为GERD相关NCCP的患者仍然不可常规使用。

（三）食管动力障碍的治疗

针对NCCP患者食管动力障碍的治疗目前尚存争议。这主要是由于大量数据证实除失弛缓症外，NCCP及食管痉挛动力性疾病的患者对于镇痛药的治疗反应优于平滑肌松弛药。此外，NCCP 患者对于止痛剂的反应似乎与是否存在食管动力障碍无关。另外，针对食管痉挛性疾病缺乏有效的治疗手段。

与 NCCP 相关的食管运动障碍包括高压性食管蠕动、非特异性食管动力障碍、弥漫性食管痉挛、食管下括约肌高压及贲门失弛缓症。高压性食管蠕动从测压上来讲定义为食管远端收缩幅度增强（超过 180mmHg），目前仍存争议。研究者们长期针对该测压现象的临床关联进行争论。然而，Achem 等报道，抗反流治疗用于与高压性食管蠕动相关的胸痛，可使得大多数人症状改善。仅在小部分人群中观察到了高压性食管蠕动现象正常化，这揭示了胃食管反流病可能是他们症状发作的原因，而非食管远端收缩幅度增强。因此，对于高压性食管蠕动的患者，在使用平滑肌松弛药物之前应首先考虑抗反流治疗。在 NCCP 患者及食管动力障碍疾病中，平滑肌松弛药物效果有限。

使用硝酸酯类药物治疗的数据有限并且通常是基于个人经验。正常人群舌下含服硝酸甘油及使用长效硝酸酯类对于食管收缩幅度没有影响。在一项病例报道中，舌下含服 0.4mg 硝酸甘油对于改善食管运动障碍有较短作用并且能够缓解胸痛。关于长效硝酸酯类在 NCCP 及食管运动障碍的作用目前仍有争议。既往有研究报道称舌下含服硝酸甘油及服用硝酸异山梨酯可使患者胸痛症状完全缓解并持续 7 年，但研究无法得到重复。

在 NCCP 及可能存在食管动力障碍的患者中，研究最为透彻的平滑肌松弛药物即钙通道阻滞剂（地尔硫䓬、硝苯地平及维拉帕米）。这些药物在临床实践中很常见，但由于其低血压、便秘和足部水肿等副作用，使之在使用上仍然存在顾虑，因此实际应用的价值有限。在小样本临床试验中，对 NCCP 患者和用食管测压诊断为高压性食管蠕动的患者，地尔硫䓬（60 ~ 90mg，一日 4 次）可以显著缓解胸痛。硝苯地平（10 ~ 30mg，一日 3 次）则对于 NCCP 和高压性食管蠕动患者的作用有限。该药对症状的改善作用仅仅持续 2 周，而且只有在 3 周后才会被注意到。在第 6 周的治疗末期，该药则似乎完全失去了药效。钙通道阻滞剂在临床上的作用有限，已在 NCCP 和其他痉挛食管运动性障碍患者中也得以证实。

对合并食管运动障碍的 NCCP 患者，其他药物的临床数据则更加稀少。解痉药溴化喹溴铵被用在 8 个 NCCP 和高压性食管蠕动患者。这个药物可减少食管收缩幅度，但是否会减轻胸部疼痛并不明确。肼屈嗪是一种可直接扩张外周血管的抗高血压药物，其在 5 个 NCCP 患者中被证实可缓解胸痛、吞咽困难并降低食管收缩的幅度和持续时间。

肉毒杆菌毒素不可逆转地与包含乙酰胆碱的神经元结合，与其释放的神经递质相互作用。将该毒素注入食管括约肌失弛缓症患者的食管下括约肌时，可增加食管下括约肌的基础张力并能缓解症状。一些非对照试验中，肉毒杆菌毒素注入食管下括约肌，包括 NCCP 和已经报道的痉挛运动障碍患者，研究报道肉毒杆菌毒素注入食管下括约肌在 72% 的患者中使胸痛发作减少了 50%。治疗流程中，共 100 个单位肉毒杆菌毒素被注射到 4 周，在胃食管交界处用 20 个单位注射 5 次。在这项研究中，胸痛平均缓解时间约为 7 个月。但是，50% 的患者需要二次干预来维持缓解率。总之，可以证实的是肉毒杆菌毒素注射可以使痉挛食管运动性障碍的 NCCP 患者的临床症状得到短期改善，但非对照试验也是必需的。

同样，肺扩张术或食管肌层纵行切开术（Heller 肌层切开）在 NCCP 和失弛缓性运动障碍患者是否使用抗反流术仍存在争议，一般情况下最好避免使用。

（四）内脏超敏反应的治疗

与安慰剂相比，疼痛调节剂或者内脏镇痛药被证实可以显著改善 NCCP 患者的症状。目前，包括三环类抗抑郁药、曲拉唑酮、选择性血清素再吸收抑制剂（SSRI）及茶碱在内的几类药物已经被证实有效。抗抑郁药作为疼痛调节剂用来治疗源于食管的胸痛患者，已经有 20 年历史。

三环类抗抑郁药（TCA）减轻内脏疼痛的机制仍然不很清楚。一部分学者认为是中枢作用，另一部分认为是外周作用。目前已证实 TCA 对乙酰胆碱，H_1 和 α - 肾上腺素能受体具有多种受体亲和力。去甲替林和地昔帕明是次级胺类（三级胺类的代谢产物）对受体有较低的亲和力，并且产生了副作用。三级胺类包括阿米替林、丙米嗪、多塞平及其他药物。丙米嗪被证实可提升正常人食管的感知阈值而不影响食管的正常生理功能，提示其有内脏镇痛作用。在 NCCP 患者中，可观察到该药物相似的作用，且这种作用独立于心脏、食管和心理学测试结果。除此之外，尽管由于副作用大，患者脱失率可达到 30% 之多，TCA 在 NCCP 患者中有长期镇痛作用。使用上，TCA 的治疗应睡前服用，从低剂量开始（10 ~ 25mg），逐周递增 10 ~ 25mg，直至到达每天 50 ~ 75mg 这一目标值，并且无情绪改变。由于 TCA 作用于不同受体，为了改善疗效，一种 TCA 无效后可以考虑换用其他 TCA。

SSRI 在 NCCP 患者中的应用鲜有研究，其与 TCA 相似，其主要通过神经调节效应介导其对内脏疼痛的镇痛。Varia 等进行了一项随机、双盲、安慰剂对照研究，来评估 SSRI 之一舍曲林用于 NCCP 患者治疗的有效性、耐受性和安全性。患者被随机分为接受舍曲林或安慰剂治疗，初始剂量为 50mg，一天一次，并且逐渐滴定为最大剂量 200mg，研究者根据患者的反应进行调整剂量。通过意向性分析，研究者们证实：与安慰剂相比较，接受舍曲林治疗的患者疼痛评分显著降低，不论其能否同时改善精神心理评分。这项研究证实了 SSRI 在治疗非 GERD 相关 NCCP 中的潜在地位。

曲唑酮，一种抗抑郁及抗焦虑药物，低剂量（每日 100 ~ 150mg）被证实可改善合并食管运动障碍的非 GERD 相关 NCCP 患者的症状，而不影响食管的收缩幅度。Clouse 等在一项双盲、安慰剂对照（每日 100 ~ 150mg）的试验中使用曲唑酮治疗 15 名合并食管运动障碍的 NCCP 患者 6 周，并且与 14 名接受安慰剂治疗的患者进行比较。与安慰剂组相比，治疗组被证实可显著改善患者的症状，这提示曲唑酮在合并食管痉挛运动障碍疾病的 NCCP 中可能有治疗价值。其他具有内脏镇痛作用的药物仅有个别的文献报道。在一项非盲临床试验中，输注茶碱可缓解食管源性功能性胸痛患者的症状，其机制可能是阻断了肾上腺素能受体。在球囊扩张试验中，皮下注射奥曲肽（一种生长抑素类似物）100mg 可提高正常人群的食管疼痛感知阈值，而与食管顺应性无关。表 15-3 总结归纳了 NCCP 的治疗药物。

（五）心理疾病的治疗

一部分 NCCP 患者可能同时患有心理或精神异常，这既可能是胸痛原因也可能是胸痛的结果。在 NCCP 患者早期干预治疗时宣称疾病是良性的，以宽慰患者是一种重要心理暗示模式，当然还需要其他的治疗措施。对于惊恐障碍的患者，服用阿普唑仑和氯硝西泮可减少恐慌症发作频率、胸痛发作和焦虑评分。但是，苯二氮䓬类

表 15-3　非心源性胸痛的药物治疗

- 胃食管反流病
- 质子泵抑制剂
  - 奥美拉唑（洛赛克）20mg PO bid
  - 雷贝拉唑（安斯菲）20mg PO bid
  - 泮托拉唑（protonix）40mg PO bid
  - 兰索拉唑（prevacid）30mg PO bid
  - 埃索美拉唑（耐信）40mg PO bid
- 食管运动功能障碍
  - 地尔硫䓬（恬尔心）60 ～ 90mg PO qid
  - 硝苯地平（Adalate/ 心痛定）10 ～ 30mg PO tid
  - 二硝酸异山梨醇（速必瑞锭）10 ～ 20mg PO bid ～ tid
- 内脏高敏感性
- 三环类抗抑郁类（常用）50mg PO qd
  - 去甲替林（aventyl/pamelor）
  - 阿米替林（elavil/endep）
  - 多塞平（sinequan）
- 曲唑酮（desyrel）100 ～ 150mg PO qd
- 舍曲林（左洛复）50 ～ 200mg PO qd

药物应慎用于非心源性胸痛患者，主要由于其成瘾作用。丁螺环酮是一种无依赖性的抗焦虑药物，但目前尚无其用于 NCCP 患者的研究。

NCCP 中的年轻患者和男性患者似乎对医学心理学治疗持更为开放的态度。然而，这些患者中心理合并症的管理应由该领域专家进行，包括惊恐发作、抑郁症和焦虑症的处方药的开具。研究提示，行为学治疗对 NCCP 患者可能有效。Hegel 等报道了 3 名患胸痛和焦虑症的患者经肌松治疗和控制性腹式呼吸练习（在递增式复合活动中练习）的病例。其中 2 名患者经治疗其持续了 12 个月的胸痛在频率和强度上均有明显下降。Klimes 等对胸痛患者只进行单一行为学治疗的控制研究，治疗包括对患者的疾病教育、呼吸方式的控制、精神放松的训练和从疼痛中转移注意力及其生活环境中掌握新技能的实践。与在等待名单上的对照组相比，治疗组在胸痛发作、功能性障碍、持续了 46 个月既往干预的心理困扰等方面均有显著改善。

（六）前景展望

NCCP 的研究前景将继续聚焦于疼痛的机制研究，同时应在减轻内脏性疼痛的治疗新模式方面做出全新的尝试。未来的研究可能主要集中在提高对食管内刺激的感知能力的中枢和周围神经敏感性的作用上。而且，对于其他如 IBS 和非溃疡性消化不良等功能性 GI 疾病，目前现有的治疗方式也可在 NCCP 患者中进行尝试。

选择性 5-HT$_3$ 受体拮抗药阿洛司琼既往用于腹泻型 IBS 女性患者的治疗，对于 NCCP 患者可能具有潜在治疗效果。这类血清素相关类药物似乎具有疼痛调节效应，这种效应可能由药物改变胃肠道中外来感受信号的产生、传递和处理而产生。新 5-HT$_3$ 受体拮抗药安全性得到提高，目前还在研发并最终对非 GERD 相关性 NCCP 的治疗发挥作用。新的部分性 5-HT$_4$ 受体拮抗药替加色罗在调节食管来源的疼痛中发挥的作用还有待阐明。

背角神经元表达的 NMDA 受体的磷酸化通过增加兴奋性和接收信号的范围使中枢敏感化。这种中枢敏感化可能通过拮抗脊髓内的 NMDA 受体加以预防甚至逆转。然而，介导对 NMDA 受体和非 NMDA 受体拮抗剂敏感的内脏性高压的中枢神经系统机制同样重要。其他诸如非多托嗪、阿西马朵林、κ 阿片受体激动剂（对 IBS 患者产生周围抗镇痛效应）、神经激肽受体拮抗药、NK1 和 NK2（减少肠道动力和疼痛）、缩胆囊素 A 受体拮抗剂氯谷胺在治疗非 GERD 相关性 NCCP 中可能都将发挥一定作用。

PPI 也是食管源性胸痛治疗的有效药物，尤其是各种酸相关疾病如消化性溃疡、GERD 及佐林格 - 埃利森综合征 (Zollinger-

Ellison syndrome)。但 PPI 在临床中仍然存在以下问题：PPI 过度使用与药物的优选、PPI 与其他药物的相互作用、长期用药的安全性及药物基因组学与 PPI 的合理使用等。近年来又出现了一种新型速效的钾离子竞争性酸抑制剂（potassium-competitive acid blocker，P-CAB），又称酸泵拮抗药（acid pump antagonist，APA），如 CS-526、索雷普兰（soraprazan）和雷维普兰（raveprazan）这类药物起效迅速、与食物刺激无关、剂量反应效果可以预见并对酸的分泌具有明显的阻断效应，这些特点都使其能作为一种诊断工具或改善 GERD 相关性 NCCP 的短期和长期治疗发挥重要作用。

总而言之，NCCP 是 GERD 中最为常见的一种非典型性 / 食管外症状。过去 10 年对该病的诊断已主要转向非侵入式方式——PPI 试验或 PPI 经验性治疗。对 NCCP 患者进行 pH 检测的新近作用仍在评估中，食管测压仅限于对失弛缓症的诊断，而高效抗反流药物的应用又提高了我们对 GERD 相关性 NCCP 患者的治疗能力。对于非 GERD 相关性 NCCP 患者，无论食管动力障碍存在与否，疼痛调节剂仍然是治疗的基石。

第二节 心源性疼痛

心血管疾病引起的胸痛也称心源性胸痛，常见于冠心病、急性冠状动脉综合征（ACS）、肺栓塞、主动脉夹层、张力性气胸、急性心包炎及严重的心脏瓣膜疾病等。这些疾病往往起病急，致死率、致残率高，是急诊科中急危重症的常见类型，根据其典型表现有时也称为"急性胸痛"。快速、准确鉴别诊断是急诊处理的难点和重点，正确的早期识别和早期治疗可明显降低死亡率、改善远期预后。由于多数造成心源性疼痛的疾病起病凶险，其中尤其以急性冠脉综合征常见，国内不少单位建立了"胸痛中心"，以便"一键启动"快速应对，通过多学科 [包括急救医疗系统（EMS）、急诊科、心内科、影像学科] 合作，提供快速而准确的诊断、危险评估和恰当的治疗手段，对胸痛患者进行有效的分类治疗，从而提高早期诊断和治疗 ACS 的能力，降低心肌梗死发生的可能性或者避免心肌梗死发生，并准确筛查出心肌缺血低危患者，达到减少误诊和漏诊、过度治疗，以及改善患者临床预后的目的。全球第一家"胸痛中心"于 1981 年在美国巴尔的摩 St.ANGLE 医院建立，至今全世界"胸痛中心"已经迅速发展，并成立了"胸痛协会"等相关学术组织。研究显示，胸痛中心的建立显著降低了胸痛确诊时间，降低了心肌再灌注治疗时间，缩短了住院时间，减少了再次就诊次数及不必要的检查费用，改善了患者健康相关的生活质量和就诊满意度。由于"胸痛中心"建设等相关内容在心内科治疗指南中已经有大量描述，本章节不作赘述，而是着眼于分析和了解心源性疼痛的特点，重点围绕发病的病理生理学环节加以探讨，并阐述心源性胸痛的痛传导通路、相关的发生机制并简要介绍不同类型心源性疼痛的诊治要点。

一、与心源性疼痛有关的痛传导通路

（一）感受器

背根神经节和三叉神经节中存在大量的伤害性感受器，它们是传递伤害性冲动的初级感觉神经元的外周部分，广泛分布于皮肤、肌肉、关节和内脏。伤害性刺激或直接兴奋这些感受器，或通过释放致痛物质激活它们。按传入纤维的直径，伤害性感受器的神经纤维可分为有髓鞘的 Aδ 纤维和无髓鞘的 C 纤维。根据对伤害性刺激反应的性质，伤害性感受器分成高阈值机械感受器（HTM）和多觉型伤害性感受器（PMN）。前者只对强的机械刺激起反应，后者对机械刺激、温度（过高／过低）、化学物质的刺激均可起反应。心肌内感受疼痛的纤维既有 Aδ 纤维也有 C 纤维，属于多觉型伤害性感受器，有效刺激为扩张、牵拉、痉挛和化学刺激。

（二）传入神经

疼痛信号的传入纤维行走于自主神经中，传统观念认为只存在于交感神经，但近年研究认为迷走神经也起作用。这两类神经有各自的优势分布区域：心脏前壁多由交感神经分布，下壁迷走神经占优势。由于神经分布不同，心脏不同部位缺血时，疼痛也倾向于出现在体表不同部位，这可以帮助临床医生判断梗死部位。但临床数据表明，这种区别不稳定、有重叠，并不能作为判断心肌缺血部位的可靠依据，一般来说仅作参考。

（三）传导通路

心血管系统的疼痛属于内脏痛，沿内脏感觉传导通路上行，传入路径复杂，至今尚不完全清楚。一般认为，信号沿迷走神经传导的过程由单一神经元完成，其周围突分布于脏器内，中枢突终止于孤束核。交感神经通路第 1 级神经元是假单极神经元，胞体位于脊髓背根神经节，周围突进入与第 8 颈神经、第 1～5 胸神经相连的交感神经椎旁节，但不发生神经元的中继与交换，直接穿出后加入交感神经，随交感神经分支分布，末梢止于肌束之间；中枢突经脊神经后根，终止于脊髓后角。疼痛信号传来时，中枢突可兴奋脊髓中的次级神经元，在脊髓和脑干等处

产生广泛的分散。疼痛在中枢神经系统中主要通过脊髓前外侧部的脊髓丘脑束和脊髓网状束向上传导。在动物实验中还发现了另外 3 条通路：脊柱通路、脊髓 - 臂旁核 - 杏仁核通路及脊髓 - 下丘脑通路。这 3 条通路分别将疼痛信号传递到丘脑的腹后外侧核、杏仁核中央外侧部和下丘脑背侧、外侧区，并引发感情 - 情感反应、行为反应、自主神经反应和内分泌反应。信号在低级中枢得到初步整合后，投射到大脑皮质相应区域，产生痛觉。

（四）疼痛介质

外伤、疾病和炎症都能造成组织损伤，损伤的细胞释放一些引起疼痛的内源性化学物质，称致痛物质。致痛物质的化学本质各不相同，有 K^+、H^+、组胺、5-HT、缓激肽、前列腺素和 P 物质等。K^+、H^+ 存在于受损部位的固有组织细胞中，组胺、5-HT、前列腺素存储在聚集于损伤处的血小板、嗜碱性粒细胞、肥大细胞中，P 物质储存于神经纤维末梢。当组织受到伤害性刺激时，致痛物质可以释放到胞外，刺激伤害感受器引起疼痛。心肌缺血时，致痛物质的产生主要有 3 条途径：冠状动脉供血不足引起心肌细胞缺氧，线粒体的电子传递活动停止，ATP 不能产生并很快耗尽。ADP 在细胞内积累并降解为腺苷，腺苷在细胞内逐渐堆积，并向胞外释放；心肌在缺氧条件下维持节律性收缩必须依靠无氧酵解产生能量，这一过程将产生乳酸。由于没有足够的血流将乳酸带走，缺血局部发生酸中毒，在 pH 下降的同时，K^+ 外流；酸中毒活化激肽释放酶原，它存在于损伤部位组织间隙中，活化后把高分子的激肽降解为缓激肽。缓激肽是由 9 个氨基酸组成的小肽，有很强的致痛作用。以上途径产生的腺苷、缓激肽、H^+、K^+ 等都是致痛物质。其中，缓激肽是炎性致痛物质，与缓激肽 β 受体结合，在肢体伤害性疼痛中

有强烈的致痛作用。然而对心绞痛的发生，腺苷的作用更加重要。低浓度的腺苷具有扩张冠状动脉的作用，大量堆积则引起剧烈疼痛。腺苷在心脏有 A1、A2 受体，只有 A1 受体存在于传入神经末梢上。除直接的致痛作用外，腺苷还能提高神经的兴奋性、降低痛阈，增强 K^+、H^+ 和缓激肽的致痛作用。另外，还有 ATP 受体 P2X，可能也参与了心源性疼痛。

二、心绞痛发生机制的假说

（一）机械性假说

机械性假说由 Colbeck 等首先提出，这一假说认为心肌缺血引起的疼痛可能与心室壁扩张的时机械应力有关。但有研究对"机械性假说"提出了质疑，理由是麦角新碱激发左心室扩张，但并不诱发心绞痛。Tomai 等发现在 PTCA 过程中，球囊在相同压力时，冠状动脉 ECG 记录到的心肌缺血程度、疼痛性质相仿，如果球囊所处的压力不同，则压力大时心肌缺血程度及心绞痛症状重，推测冠状动脉壁的机械性牵引与疼痛有关，并可解释部分成功置放冠状动脉支架的冠心病患者临床无心肌缺血证据，但出现局限性胸痛。

（二）化学性假说

20 世纪 30 年代，Lewis 提出心肌缺血性疼痛可能为缺血时心肌释放一些致痛物质所致，故而提出"化学性假说"。20 世纪 80 年代中期，腺苷被认为可能是心绞痛的化学介质，并以快速静推腺苷进行冠心病的筛选试验。1990 年 Crea 等观察发现，稳定型心绞痛患者冠状动脉内持续灌注腺苷可引起典型胸痛发作，而注入同等剂量的腺苷至右心房则不发生胸痛，同时还指出腺苷引起的胸痛并不是由于心肌缺血造成的，理由是 ECG 无缺血性改变。此外，腺苷注入正常冠状动脉和周围血管床也可诱发疼痛，但与外周动脉的机械性扩张无

关。对于运动诱发心绞痛的患者，由于运动前应用氨茶碱（非选择性腺苷 P1 受体拮抗药）可明显减轻症状，从而提出腺苷是心脏感觉受体的刺激物，认为内源性腺苷是心脏、肌肉缺血性疼痛的介质。

（三）神经支配假说

交感神经传入纤维与心脏性疼痛的神经传递有关，有研究指出，迷走神经传入纤维也传递心脏性疼痛，心脏内有感觉神经纤维网与冠状动脉伴行，而痉挛则是这些神经末梢的有效刺激之一。目前认为，心脏交感、副交感神经纤维均支配冠状动脉，交感神经传入纤维主要位于前壁，迷走神经传入纤维主要位于下壁。生理学研究认为，心脏传入神经的激活由心脏神经节、纵隔神经节、胸神经节及单条传导通道神经元等参与，只有当心肌缺血引起心脏传入纤维的神经冲动达到皮质时才出现痛觉。Sylven 等发现注入极小剂量腺苷可减轻运动诱发心绞痛的程度，推测腺苷可能是神经源性调节剂，一方面刺激传入纤维，另一方面抑制心脏的传入冲动。目前研究认为，缺血性心脏疼痛不仅依赖于心肌缺血产生的特殊信号，而且依赖于心脏、纵隔、胸神经节的调节。糖尿病患者可出现心脏交感神经和副交感神经增粗、神经纤维呈纺锤样改变、神经元数量减少，有较高比例的糖尿病患者发生无痛性心肌缺血。

（四）心绞痛与心肌缺血

心肌细胞缺血或缺氧可直接引起疼痛。这一假说的证据有：①大多数感觉神经纤维最终分支为游离神经末梢，止于肌束之间，意味其感受的很可能是心肌细胞周围微环境的变化；②蹬车运动实验中，患者发生心绞痛之前几乎都能监测到心电图的改变，这些改变是心肌缺血的信号，且心肌缺血与心绞痛在时间上有稳定的先后顺序；③缺血的心肌细胞释放 H^+、K^+、腺苷

等，并激活激肽系统产生缓激肽，这些物质都已证明是致痛物质；④心绞痛与心肌梗死的疼痛性质相同，只是后者缺血更严重，疼痛持续时间更长；⑤疼痛在患者活动时加剧，休息时减轻；⑥并不是只有冠状动脉阻塞或痉挛才会引起心绞痛，人在处于缺氧环境（如海拔 3500m 以上地区或高空）或严重贫血（没有足够的血红蛋白携带氧气供应心肌组织）的情况下，也可出现类似心绞痛的症状。

心绞痛还与心肌缺血部位相关，Lichstein 等根据疼痛分布结合 PTCA 估计病变部位，指出左胸痛发生右冠状动脉阻塞的可能性＜10%；上腹痛并放散至颈、颏等部位发生左前降支阻塞的可能性＜13%。而 Eriksson 等观察发现，前壁和下壁心肌梗死患者心脏缺血性疼痛的分布相似，药物试验亦显示类似结果：患者分别在左、右冠状动脉注入腺苷，75% 诱发疼痛部位是一致的。Pasceri 报道了 38 例单支血管病变行 PTCA 治疗患者，3 年后再狭窄进行冠状动脉造影时观察疼痛部位及放射与狭窄的关系，发现疼痛发生于不同部位并伴有放射，以诊断发生新的血管狭窄的准确性为 96%，敏感度为 58%。

三、心源性胸痛的诊治要点

正确、快速筛查出高危的胸痛患者并及时做出诊断和处理，尽可能挽救患者的生命，减少患者的经济负担及节约有限的医疗资源，减少医患纠纷，这是处理心源性胸痛的原则。遇到心源性胸痛患者，最重要的是判断患者是否存在威胁生命的疾病，其中危及生命的疾病有：①急性冠状动脉综合征；②急性主动脉夹层动脉瘤破裂；③肺栓塞；④急性心包炎或心脏压塞；⑤心瓣膜病；⑥梗阻性肥厚型心肌病。

（一）急性冠状动脉综合征

急性冠状动脉综合征（ACS），主要涵盖以往分类中的 Q 波性急性心肌梗死（AMI），非 Q 波性 AMI 和不稳定型心绞痛。近年来又将 ACS 划分为 ST 段抬高的 ACS 和非 ST 段抬高的 ACS。急性缺血性胸痛发病急、变化快、危险大，有些在院的危重患者由于存在严重应激状态，易合并 ACS，而手术或原有疾病状态往往掩盖了 ACS 的临床特征。因此，正确的诊断和鉴别诊断对正确的处理极为重要。

缺血性胸痛表现为心前区和胸骨后压迫性的闷痛或撕裂样痛，可以放射到左肩、左胸壁内侧、后背、颈两侧及下颌部。疼痛常在劳力时诱发，持续 3 ～ 5 分钟，休息或含服硝酸甘油后缓解。心肌梗死时，胸痛程度严重且持续时间长，患者往往会有"濒死感"。其典型症状是持续性心前区或胸骨后，或剑突下难以忍受的压榨样剧烈疼痛＞ 30 分钟，口含硝酸甘油 1 ～ 3 片仍不能缓解，可伴有出汗、面色苍白和恶心呕吐。通常胸痛可放射到左上肢尺侧，也可向两肩、两上肢、颈部、颏部或两肩胛区放射。有时疼痛部位不典型，可表现为背部、胃部、左上肢酸胀和不适。女性、年龄＞ 75 岁的患者胸痛常不典型，糖尿病者患者因自主神经功能受损，临床症状也不典型，有些老年患者可以心力衰竭或者休克为首发表现。胸痛特征如表 15-4 所示。

表 15-4　ACS 相关的心源性胸痛特征

胸痛为压迫性、紧缩性、烧灼感、刀割样或沉重感
无法解释的上腹痛或腹胀
放射至颈部、下颌、肩部、背部或左臂或双上臂
胃灼热感，胸部不适伴恶心 / 呕吐
伴持续性气短或呼吸困难
伴无力，眩晕、头晕或意识丧失
伴大汗

注：女性，糖尿病和老年患者有时症状不典型，除外伤，有上述症状时立即心电图检查

心电图（ECG）已成为诊断胸痛患者的最基本和最重要方法之一。入院时 ECG 改变与患者早期病死率关系依次为 ST 段升高的最高，ST 段下降的中等，T 波倒置的最低。急性心肌梗死最敏感、最特异的标志是 ST 段升高。80%～90% 新出现 ST 段升高的患者为急性心肌梗死。ST 段下降提示心肌缺血，但是其诊断心肌梗死的可靠性差，约 50% ST 段下降的患者最终确诊为急性心肌梗死。包括肺栓塞、心肌炎、心肌缺血在内的多种疾病都可以出现对称性 T 波倒置，所以其特异性差，仅有约 30% 患者可能最终诊断为心肌梗死。对于 ECG 正常的胸痛患者，应注意动态观察心电图的变化。某些发病后即到医院就诊的患者，随着时间的延长，急性心肌梗死典型的 ST 段升高的 ECG 表现才能显现。4%～23% 的不稳定型心绞痛患者的 ECG 正常，1%～5% 的急性心肌梗死患者 ECG 表现为逐渐出现病理性 Q 波。一些无胸痛症状的心肌缺血患者常需动态观察 ECG 的 ST-T 改变才可发现，而这些患者可能为高危患者。患者胸痛发作时若心电图正常为低危患者。一定要在心电图上标注好时间和患者的简要症状，方便进行比较。此外，心肌损伤标志物的检查也是临床常用的手段，最常用的标志物有肌酸激酶 MB 同工酶（CK-MB）、肌红蛋白、肌钙蛋白 T（TnT）和肌钙蛋白 I（TnI）。在心肌梗死发病后 2～3 小时，肌红蛋白已升高，故是目前能用来最早诊断心肌梗死的生化指标。在症状发作 7 小时后，肌钙蛋白与 CK-MB 监测对心肌梗死的诊断很有价值，TnI 或 TnT 对诊断 AMI 的特异性与敏感性均较高。心肌损伤标志物浓度与心肌损害范围呈正相关。一般来说，肌钙蛋白水平越高，心肌损伤的危险性越高。

既往的研究发现，胸痛类型、病史和 ECG 三方面临床特征可以将胸痛患者分为高危者和低危者。① CK-MB 诊断心肌缺血敏感性和特异性都很高，一般在发病后 4～6 小时升高。心脏 TnI 和 TnT 诊断心肌缺血的敏感性和特异性均优于 CK-MB，出现时间相似于 CK-MB，可作为无梗死心肌缺血发生心脏并发症危险性的预测因子。但心肌酶学出现时间较晚，且不能判断心肌缺血。② 由于左心室壁的活动在心肌缺血时可发生节段性室壁运动异常或 LVEF ＜ 40%，早于临床症状出现和 ST 段改变，因此对于可能有心肌缺血的急诊患者应进行超声心动图检查，但超声心动图不能判定心室壁活动的异常是急性的还是慢性的。③ 核素显像可用来鉴别心肌缺血和陈旧性心肌梗死，对于 ECG 无特异性改变的胸痛患者进行该项检查是可取的，但由于对技术设备要求较高，核素半衰期短且价格昂贵而难以在一般急诊工作中开展。④ 持续 12 导联 ECG 监测提高了阵发性或无症状性心肌缺血检测的敏感性。⑤ 早期运动试验可能是一种比较安全、可靠和经济的手段，因此部分学者认为急诊胸痛患者应做平板运动试验以筛选低危人群。

治疗原则：保护和维持心脏功能，挽救濒死的心肌，防止梗死面积的扩大，缩小心肌缺血范围，及时处理严重心律失常、泵衰竭和各种并发症，防止猝死，使患者不但能度过急性期，且康复后还能保持尽可能多的有功能的心肌。冠心病常见的治疗方法有 3 种：药物治疗、介入治疗和外科旁路移植治疗，其中药物治疗是所有治疗的基础。冠心病的后续治疗应以饮食生活习惯的改变和调脂治疗为基础，配合抗血小板药物、硝酸酯类及 β 受体阻滞剂等药物，以减轻患者的症状，提高生活质量，延长寿命。早期治疗中最重要的是尽快实施再灌注，而选择和采用正确有效的再灌注策略是获得最佳治疗效果的关键。因此，部分患者需要介入和外科手术治疗，以改善患者的症状和生存率。

临床研究明确显示对急性 ST 段抬高性心肌梗死（segment elevation myocardial infarction，STEMI）而言，再灌注越快，预后越好。美国心脏病学会/美国心脏学会（ACC/AHA）推荐开始溶栓治疗的时间窗是发病后 30 分钟内，D2B 时间窗（门诊 - 首次球囊扩张时间，door-to-balloon time）是发病后 90 分钟内。值得注意的是，上述目标并不是再灌注的理想时间，而是可接受的再灌注最长时间。无论采用溶栓治疗还是冠状动脉介入治疗（PCI），两种治疗方法均受到医疗设备和患者因素的影响。研究提示，PCI 优于药物再灌注。ACC/AHA 的 STEMI 指南所采纳的 22 项随机临床试验显示，与溶栓治疗相比，接受 PCI 治疗的 STEMI 患者近期死亡率低，非致命性心肌梗死复发率低，出血性脑卒中发生率低。这种差异在高危人群中如心源性休克，严重心力衰竭或者电不稳定者中更明显。目前对于 STEMI 的早期再灌注治疗建议：发病 3 小时内就诊，溶栓和急诊 PCI 都是可选择方案，如发病 3 小时后就诊，推荐首选急诊 PCI 治疗。目前有很多研究在做 STEMI 救治流程改进，包括院前完成心电图检查、院前联系好接收医院、院前与急诊室沟通确定治疗方案、急诊室启动心导管室等，经证实可以显著降低再灌注时间。

（二）急性主动脉夹层动脉瘤破裂

急性主动脉夹层动脉瘤是主动脉中层形成夹层血肿并沿主动脉壁延伸剥离的一种严重心血管疾病，主要病因为高血压和主动脉中层囊样变性，主动脉夹层瘤分离的疼痛在起病初就到达高峰，疼痛可向头、颈、上肢、背、肋、腹、腰和下肢放射，两上肢和（或）下肢之间的血压有明显差别，可有下肢短暂性偏瘫、瘫痪和主动脉瓣关闭不全的表现，可伴有呼吸困难，患者多

有高血压与动脉硬化的病史，疼痛发作时有休克表现，但血压仍较高，有时可能暂时下降但又复升，可有单侧桡动脉搏动减弱或消失，有些患者可出现心包摩擦音。主动脉夹层动脉瘤临床典型表现为在心前区或胸骨后突然出现的剧烈烧灼痛或撕裂痛，此时应当采取超声心动图、CT、磁共振成像（MRI）、数字减影血管造影（DSA）或选择性动脉造影等检查以助确诊。该疾病的治疗原则主要是阻止夹层血肿进展和撕裂造成的严重并发症。药物治疗主要目的是降低收缩压和左心室射血速度，首选硝普钠和 β 受体阻滞剂。一般考虑先经内科治疗，同时根据病情选择手术或介入治疗。

（三）肺栓塞

肺栓塞是内源性或外源性栓子堵塞肺动脉或其分支引起的肺循环障碍的临床和病理生理综合征。肺栓塞的诊断通常是根据临床表现加上 1 项或多项辅助检查确诊。一般的检查方法有心电图、动脉血气分析、胸部 X 线片、血浆 D- 二聚体等，而肺动脉造影、肺通气/灌注扫描、CTPA 是确诊或排除肺栓塞较为可靠的诊断方法。肺栓塞的治疗方法主要有抗凝治疗、溶栓治疗、介入治疗与手术治疗等。临床上应根据不同情况，选择合适的治疗方法。

（四）急性心包炎或心脏压塞

心包炎累及下部心包壁层，可引起胸部锐痛或闷痛。部位更靠左，可牵扯到颈、肩、背部，呼吸、转身、吞咽、翻身时加重，前倾坐位可减轻。患者多有近期"上呼吸道感染"病史，疼痛可持续数小时。心包摩擦音是心包炎的典型体征。ECG 可有所有导联 ST 段抬高，aVR 导联则压低，抬高的 ST 段呈弓背向下，发病后数日内回到等电位线，发现 T 波低平或倒置，心肌标志物动态演变不明显，或出现病理性 Q 波。对于出现胸痛、呼吸困难、心动过速和病因不明的体静脉淤血或心影扩大，应

考虑急性心包炎的可能。在心前区听到心包摩擦音，心包炎诊断即可成立。超声心动图是诊断心包积液最敏感、最准确的方法。急性心包炎诊断后，尚需结合相关辅助检查做出病因诊断。治疗应包括对原发疾病的病因治疗、解除心脏压塞和对症治疗。急性心包炎患者均应卧床休息，加强营养，维持水分及电解质平衡及使用镇痛药等，一般无须使用强心剂或利尿剂。应根据不同病因选择适当的药物治疗。

（五）心瓣膜病

主要为主动脉瓣狭窄和（或）关闭不全。以狭窄为主者多引起典型的劳累性心绞痛，含化硝酸甘油无效，还可引起头晕、黑矇或晕厥。以关闭不全为主者，心绞痛多发生于夜间或睡眠中，可持续数分钟至 1 小时以上，含化硝酸甘油可暂时缓解，但数分钟后可再发作。心脏听诊可闻及杂音，心电图可有 ST-T 段改变。超声心动图可明确诊断。治疗上主要包括镇静、吸氧、控制心力衰竭及对症处理等，主动脉瓣狭窄者对 β 受体阻滞剂有效。

（六）梗阻性肥厚型心肌病

梗阻性肥厚型心肌病又称特发型肥厚型主动脉瓣下狭窄（IHSS），主要症状有胸痛、乏力。可发生头晕、晕厥或起立及运动时眩晕。其胸痛性质与劳累性心绞痛相似。胸骨左缘第 3 ~ 4 肋间可听到较粗糙的喷射性收缩期杂音（含硝酸甘油时增强，应用 β 受体阻滞剂时减弱）。心电图示左心室肥大，缺血性 ST-T 改变，Ⅱ、Ⅲ、aVL 等导联出现病理性 Q 波，但心肌酶正常。超声心动图有助于明确诊断。治疗上需要较为严格地控制正常窦性心律，维持心率，使用 β 受体阻滞剂，维持较长的射血时间和心脏舒张期，以改善心肌灌注和做功，避免过度强心和易导致流出道梗阻的措施。

四、小 结

本章主要围绕胸痛相关问题展开了阐述，虽然都是胸痛，但食管源性功能性胸痛为代表的非心源性胸痛和以急性冠状动脉综合征为代表的心源性胸痛在发生机制及紧急的程度上有显著的不同，心源性胸痛需要高度警惕，立即处理，以尽量缩短心肌缺血时间，减少死亡率，目前不少医院成立了胸痛中心，以便一键启动，迅速完成心肌血运重建。在排除心源性疼痛后，根据疼痛来源是消化系统、呼吸系统还是胸壁等进行判断，对于非心源性胸痛的诊断应该根据病史、体征特点来鉴别诊断。常见的非心源性胸痛主要是食管源性功能性胸痛，其诊治有独特的特点，我们需要充分了解其发生机制，了解食管源性疼痛与压力、酸碱化学感受之间的关系，以便更好地指导治疗，而随着新型药物的研发，越来越多既往难以控制的胸痛也有了更多治疗选择，此外我们还要时刻提醒自己的是，非心源性胸痛不仅应该注重躯体治疗还应注重患者心理和情绪的治疗。

（吴镜湘）

参 考 文 献

Achem SR, Kolts BE, Wears R, et al. 1993. Chest pain associated with nutcracker esophagus: a preliminary study of the role of gastroesophageal reflux. The American journal of gastroenterology, 88(2):187-192.

Al-Chaer ED, Kawasaki M, Pasricha PJ, 2000.A new model of chronic visceral hypersensitivity in adult rats induced by colon irritation during postnatal development. Gastroenterology, 119(5):1276-1285.

Anderson JL, Adams CD, Antman EM, et al. 2011. 2011 ACCF/AHA Focused Update Incorporated Into the ACC/AHA 2007 Guidelines for the Management of Patients With Unstable Angina/

Non-ST-Elevation Myocardial Infarction: a report of the American College of Cardiology Foundation/American Heart Association Task Force on Practice Guidelines. Circulation, 123(18):e426-579.

Anderson JL, Adams CD, Antman EM,et al. 2007. ACC/AHA 2007 guidelines for the management of patients with unstable angina/non ST-elevation myocardial infarction: a report of the American College of Cardiology/American Heart Association Task Force on Practice Guidelines (Writing Committee to Revise the 2002 Guidelines for the Management of Patients With Unstable Angina/Non ST-Elevation Myocardial Infarction): developed in collaboration with the American College of Emergency Physicians, the Society for Cardiovascular Angiography and Interventions, and the Society of Thoracic Surgeons: endorsed by the American Association of Cardiovascular and Pulmonary Rehabilitation and the Society for Academic Emergency Medicine. Circulation, 116(7):e148-304.

Aziz Q, Andersson JL, Valind S, et al. 1997. Identification of human brain loci processing esophageal sensation using positron emission tomography. Gastroenterology, 113(1):50-59.

Balaban DH, Yamamoto Y, Liu J, Pehlivanov N, Wisniewski R, DeSilvey D, 1999. Mittal RK: Sustained esophageal contraction: a marker of esophageal chest pain identified by intraluminal ultrasonography. Gastroenterology, 116(1):29-37.

Barish CF, Castell DO, Richter JE, 1986. Graded esophageal balloon distention. A new provocative test for noncardiac chest pain. Dig Dis Sci, 31(12):1292-1298.

Benjamin SB, Gerhardt DC, Castell DO, 1979. High amplitude, peristaltic esophageal contractions associated with chest pain and/or dysphagia. Gastroenterology, 77(3):478-483.

Bernstein LM, Baker LA, 1958. A clinical test for esophagitis. Gastroenterology, 34(5):760-781.

Birn RM, Bandettini PA, Cox RW,et al. 1999. Event-related fMRI of tasks involving brief motion. Human brain mapping, 7(2):106-114.

Borzecki AM, Pedrosa MC, Prashker MJ, 2000. Should noncardiac chest pain be treated empirically? A cost-effectiveness analysis. Archives of internal medicine, 160(6):844-852.

Dekel R, Martinez-Hawthorne SD, Guillen RJ,et al. 2004. Evaluation of symptom index in identifying gastroesophageal reflux disease-related noncardiac chest pain. Journal of clinical gastroenterology, 38(1):24-29.

DeMeester TR, O'Sullivan GC, Bermudez G,et al. 1982. Esophageal function in patients with angina-type chest pain and normal coronary angiograms. Annals of surgery, 196(4):488-498.

Eslick GD, Fass R, 2003. Noncardiac chest pain: evaluation and treatment. Gastroenterology clinics of North America, 32(2):531-552.

Eslick GD, Talley NJ, 2004. Non-cardiac chest pain: predictors of health care seeking, the types of health care professional consulted, work absenteeism and interruption of daily activities. Alimentary pharmacology & therapeutics, 20(8):909-915.

Eslick GD, 2004. Noncardiac chest pain: epidemiology, natural history, health care seeking, and quality of life. Gastroenterology clinics of North America, 33(1):1-23.

Eslick GD1 JM, Talley NJ, 2003.Non-cardiac chest pain: prevalence, risk factors, impact and consulting a population-based study. Aliment Pharmacol Ther, 17(9):1115-1124.

Fang J, Bjorkman D, 2001.A critical approach to noncardiac chest pain: pathophysiology, diagnosis, and treatment. The American journal of gastroenterology, 96(4):958-968.

Fass R, Fennerty MB, Ofman JJ,et al. 1998. The clinical and economic value of a short course of omeprazole in patients with noncardiac chest pain. Gastroenterology, 115(1):42-49.

Fass R, Naliboff B, Higa L,et al. 1998.Differential effect of long-term esophageal acid exposure on mechanosensitivity and chemosensitivity in humans. Gastroenterology, 115(6):1363-1373.

Garcia-Compean D, Gonzalez MV, Galindo G,et al. 2000. Prevalence of gastroesophageal reflux disease in patients with extraesophageal symptoms referred from otolaryngology, allergy, and cardiology practices: a prospective study. Digestive diseases, 18(3):178-182.

Gebhart GF.J.J, 2000.Bonica Lecture—2000: Physiology, pathophysiology, and pharmacology of visceral pain. Regional anesthesia and pain medicine, 25(6):632-638.

Gilbert NC, 1942.Influence of Extrinsic Factors on the Coronary Flow and Clinical Course of Heart Disease. Bulletin of the New York Academy of Medicine, 18(2):83-92.

Hewson EG, Sinclair JW, Dalton CB,et al. 1991. Twenty-four-hour esophageal pH monitoring: the most useful test for evaluating noncardiac chest pain. The American journal of medicine,

90(5):576-583.

Hobson AR, Aziz Q, 2004.Brain processing of esophageal sensation in health and disease. Gastroenterology clinics of North America, 33(1):69-91.

Johnston BT, Troshinsky MB, Castell JA,et al. 1996. Comparison of barium radiology with esophageal pH monitoring in the diagnosis of gastroesophageal reflux disease. The American journal of gastroenterology, 91(6):1181-1185.

Katerndahl DA, Trammell C, 1997.Prevalence and recognition of panic states in STARNET patients presenting with chest pain. The Journal of family practice, 45(1):54-63.

Keay KA, Clement CI, Owler B, et al. 1994.Conve-rgence of deep somatic and visceral nociceptive information onto a discrete ventrolateral midbrain periaqueductal gray region. Neuroscience, 61(4):727-732.

Kennedy JW, Killip T, Fisher LD, et al. 1982. The clinical spectrum of coronary artery disease and its surgical and medical management, 1974-1979. The Coronary Artery Surgery study. Circulation, 66(5 Pt 2):III16-23.

Klimes I, Mayou RA, Pearce MJ,et al. 1990. Psychological treatment for atypical non-cardiac chest pain: a controlled evaluation. Psychological medicine, 20(3):605-611.

Locke GR, Talley NJ, Fett SL,et al. 1997.Prev-alence and clinical spectrum of gastroesophageal reflux: a populationbased study in Olmsted County, Minnesota. Gastroen-terology, 112(5):1448-1456.

Miller LS, Pullela SV, Parkman HP,et al. 2002. Treatment of chest pain in patients with noncardiac, nonreflux, nonachalasia spastic esophageal motor disorders using botulinum toxin injection into the gastroesophageal junction. The American journal of gastroenterology, 97(7):1640-1646.

Mujica VR, Mudipalli RS, Rao SS, 2001. Pathop-hysiology of chest pain in patients with nutcracker esophagus. The American journal of gastroenterology, 96(5):1371-1377.

Nevens F, Janssens J, Piessens J,et al. 1991. Prospective study on prevalence of esophageal chest pain in patients referred on an elective basis to a cardiac unit for suspected myocardial ischemia. Dig Dis Sci, 36(2):229-235.

Pasricha PJ, Willis WD, Gebhart GF, 2006. Chronic Abdominal and Visceral Pain.

Patel RS, Rao SS, 1998. Biomechanical and sensory parameters of the human esophagus at four levels.

Am J Physiol, 275(2 Pt 1):G187-191.

Patti MG, Molena D, Fisichella PM,et al. 2002. Gastroesophageal reflux disease (GERD) and chest pain. Results of laparoscopic antireflux surgery. Surgical endoscopy, 16(4):563-566.

Prakash C, Clouse RE, 2005. Value of extended recording time with wireless pH monitoring in evaluating gastroesophageal reflux disease. Clinical gastroenterology and hepatology : the official clinical practice journal of the American Gastroenterological Association, 3(4):329-334.

Rao SS, Hayek B, Mudipalli R, et al. 2002. Does esophageal function vary at the striated and smooth muscle segments in functional chest pain? The American journal of gastroenterology, 97(9):2201-2207.

Rao SS, Hayek B, Summers RW, 2001. Functional chest pain of esophageal origin: hyperalgesia or motor dysfunction. The American journal of gastroenterology, 96(9):2584-2589.

Rao SS, Mudipalli RS, Mujica VR, et al. 2003. Effects of gender and age on esophageal biomechanical properties and sensation. The American journal of gastroenterology, 98(8):1688-1695.

Richter JE, Barish CF, Castell DO, 1986. Abnormal sensory perception in patients with esophageal chest pain. Gastroenterology, 91(4):845-852.

Richter JE, 2000. Chest pain and gastroesophageal reflux disease. Journal of clinical gastroenterology, 30(3 Suppl):S39-41.

Richter JE, 2000.Extraesophageal presentations of gastroesophageal reflux disease: an overview. The American journal of gastroenterology, 95(8 Suppl):S1-3.

Saab CY, Park YC, Al-Chaer ED, 2004. Thalamic modulation of visceral nociceptive processing in adult rats with neonatal colon irritation. Brain Res, 1008(2):186-192.

Sengupta JN, Gebhart GF, 1994. Characterization of mechanosensitive pelvic nerve afferent fibers innervating the colon of the rat. Journal of neurophysiology, 71(6):2046-2060.

Sifrim D, Holloway R, Silny J,et al. 2001. Acid, nonacid, and gas reflux in patients with gastroesophageal reflux disease during ambulatory 24-hour pH-impedance recordings. Gastroenterology, 120(7):1588-1598.

Stahl WG, Beton RR, Johnson CS,et al. 1994. Diagnosis and treatment of patients with gastroesophageal reflux and noncardiac chest pain. Southern medical journal, 87(7):739-742.

Sylven C, 1993. Mechanisms of pain in angina pectoris—a critical review of the adenosine hypothesis. Cardiovascular drugs and therapy, 7(5):745-759.

Tew R, Guthrie EA, Creed FH, et al. 1995. A long-term follow-up study of patients with ischaemic heart disease versus patients with nonspecific chest pain. Journal of psychosomatic research, 39(8):977-985.

Vaezi MF, 2006.Review article: the role of pH monitoring in extraoesophageal gastro-oesophageal reflux disease. Alimentary pharmacology & therapeutics, 23 Suppl 1:40-49.

Varia I, Logue E, O' Connor C,et al. 2000. Randomized trial of sertraline in patients with unexplained chest pain of noncardiac origin. American heart journal, 140(3):367-372.

Wang Y, Zeng XL, Gao RR,et al. 2009. Neurogenic hypothesis of cardiac ischemic pain. Medical hypotheses, 72(4):402-404.

Willert RP, Woolf CJ, Hobson AR, et al. 2004. The development and maintenance of human visceral pain hypersensitivity is dependent on the N-methyl-D-aspartate receptor. Gastroenterology, 126(3):683-692.

Wo JM, Waring JP, 1997. Medical therapy of gastroesophageal reflux and management of esophageal strictures. The Surgical clinics of North America, 77(5):1041-1062.

Wong WM, Beeler J, Risner-Adler S, et al. 2005. Attitudes and referral patterns of primary care physicians when evaluating subjects with noncardiac chest pain--a national survey. Digestive diseases and sciences, 50(4):656-661.

Wong WM, Lai KC, Lam KF,et al. 2003. Prevalence, clinical spectrum and health care utilization of gastro-oesophageal reflux disease in a Chinese population: a population-based study. Alimentary pharmacology & therapeutics, 18(6):595-604.

Xia HH, Lai KC, Lam SK, et al. 2003. Symptomatic response to lansoprazole predicts abnormal acid reflux in endoscopy-negative patients with non-cardiac chest pain. Alimentary pharmacology & therapeutics, 17(3):369-377.

第 16 章　腹部内脏痛

第一节　胃肠感觉的神经解剖基础和常见胃痛

胃肠痛是胃肠感觉的一部分，是胃肠感觉神经的活动在各级中枢内整合的结果。胃肠道受内在感觉神经和外来感觉神经的双重支配，是胃肠道神经支配的特点。但这两种感觉神经在产生胃肠感觉中的作用不同，其中内在感觉神经不直接参与胃肠感觉的形成。而外来感觉神经的活动则经过各级中枢的整合作用，引起胃肠痛和广泛的胃肠分泌与运动反应。

一、胃肠神经支配

支配胃肠道的神经成分有外源和内在两种成分，包括交感肾上腺素能和副交感胆碱能神经，以及非胆碱能非肾上腺素能神经(嘌呤能神经、肽能神经和一氧化氮神经等)共同组成肠自主神经系统（图 16-1）。

（一）自主神经系统

所谓外来自主神经是指支配胃肠的自主神经，包括交感神经和副交感神经（图 16-2）。交感神经从脊髓胸腰段侧角发出，经过腹腔神经节、肠系膜神经节或腹下神经节，更换神经元后，节后纤维分布到胃、小肠及结肠等部分的胃肠平滑肌、血管平滑肌及内在神经元上。其节后纤维末梢释放的递质为去甲肾上腺素。一般情况下，交感神经兴奋时可抑制胃肠平滑肌的活动和腺体的分泌。部分交感肾上腺素能纤维终止于内在神经元上；通过释放去

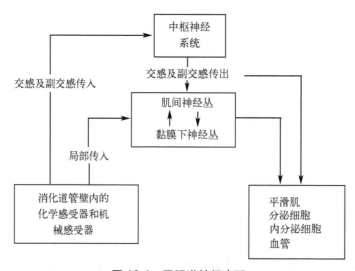

图 16-1　胃肠道神经支配

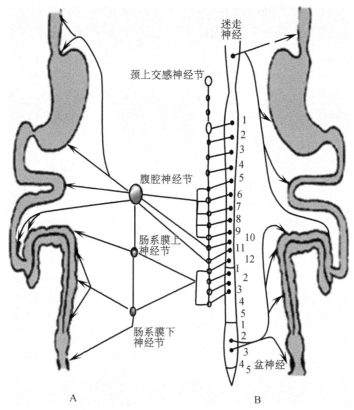

图 16-2　胃肠自主神经支配
A. 交感神经支配；B. 副交感神经支配

甲肾上腺素作用于内在神经元，并引起后者的抑制。因而，由交感神经发放的冲动，也可抑制由内在神经丛或迷走神经传递的反射活动。

副交感神经通过迷走神经和盆神经支配胃肠。到达胃肠的纤维属于节前纤维，它们与内在神经元发生突触联系。其节后纤维支配腺细胞、上皮细胞和平滑肌细胞。内在神经丛的多数副交感纤维是兴奋性胆碱能纤维，少数是抑制性纤维；而在这些抑制性纤维中，多数既不是胆碱能，也不是肾上腺素能纤维，它们的末梢释放的递质可能是肽类物质，因而被称为肽能神经，如血管活性肠肽（VIP）、P 物质（SP）、脑啡肽和生长抑素等。目前认为，胃的容受性舒张、机械刺激引起的小肠充血等，均为神经兴奋释放 VIP 所致，VIP 能神经的作用主要是舒张平滑肌，舒张血管和加强小肠、胰腺的分泌活动。胃肠道存在的许多以 VIP 为递质的内在神经元，也参与上述功能的调节。另外，迷走神经中约有 75% 的神经纤维为传入纤维，可将胃肠感受器信息传给高位中枢，引起反射调节活动，如迷走 - 迷走反射。

（二）肠神经系统

胃肠的内在神经系统又称为肠神经系统，由存在于食管至肛门的消化道壁内的两类神经丛组成。一种是位于胃肠壁黏膜下层的黏膜下神经丛，另一种是位于环行肌与纵行肌层之间的肌间神经丛。每个神经丛都包含无数的神经元和神经纤维，据估计，内在神经中约有 10^8 个神经元，包括感觉神经元、中间神经元和运动神经元。运动神经元释放乙酰胆碱（ACh）和血管活性肠肽（VIP），主要调节腺细胞和上皮细胞功能，也支配黏膜下血管。肌间神经丛中有以乙酰胆碱和P物质（SP）为递质的兴奋性神经元，也有以VIP和一氧化氮（NO）为递质的抑制性神经元。肌间神经丛的运动神经元主要支配平滑肌细胞。图16-3显示了肠神经系统的传导通路。

内在神经丛的神经纤维（包括进入消化道管壁的交感纤维和副交感纤维）则把胃肠壁的各种感受器及效应细胞与神经元互相连接，起着传递感觉信息、调节运动神经元的活动和启动、维持或抑制效应系统的作用。目前认为，消化道管壁内的内在神经丛构成了一个完整的、相对独立的整合系统，在胃肠活动的调节中具有十分重要的作用。

二、胃肠感觉感受器

根据对刺激的电生理反应特点和所在部位，通常将胃肠感受器分为黏膜感受器、肌感受器和浆膜感受器3种。黏膜感受器分布于胃肠全段黏膜，感受机械、渗透压、温度和化学刺激，对缩胆囊素和5-HT也很敏感。黏膜感受器因对适宜刺激的特异性较差，因而又称为多功能感受器；但也有学者认为，肠黏膜感受器可选择性感受温度和营养物质。肌感受器是一种牵张感受器，对肌层的张力变化和胃肠容量的变化敏感，对缓激肽、四肽胃泌素、胰岛素、乙酰胆碱、去甲肾上腺素、P物质和十二指肠内食糜的化学刺激也起间接反应，因为这些化学物质可引起胃肠平滑肌张力的改变。浆膜感受器是一种痛觉感受器，其阈值不同，高阈值的浆膜感受器对胃肠的痉挛和扩张、牵拉、挤压等机械刺激发生反应，也有对柔和的探查、轻压、缺血、炎症等刺激敏感的低阈值浆膜感受器。

关于感受器形态学的研究进展缓慢，因此对各类感受器的形态特征知之甚少。有学者认为，胃肠痛感受器是游离神经末梢，

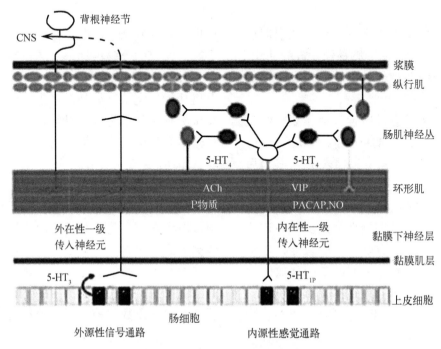

图16-3　肠神经系统传导同路

PACAP. 垂体腺苷酸环化酶激活多肽

而与迷走神经传入纤维相连的感受器则有板状的，也有花篮状的。但这些感受器及其与传入神经末梢连接部位的结构尚不清楚。

三、胃肠感觉的传入神经

胃肠感觉的传入神经包括舌咽神经内脏感觉纤维、迷走神经传入纤维及脊神经内脏感觉纤维 3 种。这些传入纤维组成胃肠感觉的第一级传入神经。

（一）舌咽神经内脏感觉纤维

舌咽神经有 4 种不同功能的混合神经，其中感觉神经有 2 类。一类是起于舌咽神经上神经节的躯体感觉神经。另一类是起自舌咽神经下神经节的内脏感觉神经，后者的周围突分布于咽部和舌根、咽鼓管黏膜及颈动脉窦和颈动脉体，其中枢突终止于孤束核。发自咽部和舌根的传入纤维，参与吞咽反射反射弧的组成。

（二）迷走神经传入纤维

迷走神经也是混合神经。其中有 3 种感觉神经：①躯体感觉神经。其胞体位于迷走神经上神经节，周围突分布于耳郭和外耳道皮肤的迷走神经耳支，中枢突终止于三叉神经脊束核。②特殊感觉（味觉）神经。其胞体位于迷走神经下神经节，周围突分布于味蕾、喉及会厌的黏膜，中枢突终止于延髓的孤束核。③包括胃肠感觉纤维在内的内脏感觉纤维。胃肠感觉纤维的胞体位于迷走神经下神经节，其周围突广泛分布于自食管至横结肠右半部的黏膜层、肌层和肌间神经丛，而其中枢突则进入延髓，与孤束核形成突触。此纤维主要传导来自胃肠黏膜的机械、化学感受器和肌层牵张感受器的信息。此外，自喉黏膜、腹腔其他脏器、心脏及主动脉弓的压力和化学感受器的传入纤维也在迷走神经传入纤维中走行，经过迷走神经下神经节，最后分别与延髓的孤束核或心血管中枢联系。

（三）脊神经内脏感觉纤维

脊神经是混合神经，含有躯体运动神经、躯体感觉神经、内脏运动神经和内脏感觉神经。内脏感觉神经的细胞体在脊神经节，其中枢突随脊神经后根进入脊髓后角交换神经元，分别与脊髓丘脑束和脊髓的内脏运动神经元联系。根据细胞周围突的走行途径，通常将脊神经内脏感觉纤维分为交感神经通路和盆神经通路。交感神经通路发自肠系膜和胃肠管的浆膜，少数发自肌层。发自胃和肝、胆及胰的交感神经通路的传入纤维穿过腹腔神经节和 $T_1 \sim T_{12}$ 交感链，而来自小肠和大肠及盆腔器官的交感神经通路的传入纤维则穿过肠系膜上、下神经节和 $L_1 \sim L_3$ 交感链，汇入脊神经后根。需指出的是，组成这些通路的神经纤维在经过上述各神经节时均不交换神经元。有学者认为这些传入纤维在经过椎前神经节时发出侧支，并与节内神经元形成突触。脊神经内脏感觉纤维的交感神经通路多数为 C 类纤维，阈值高，对缺血、牵拉及伤害性刺激较为敏感，主要传导胃肠的痛觉信息，同时可反射性地抑制胃肠分泌及其运动。脊神经内脏感觉纤维的盆神经通路起自 $S_2 \sim S_4$ 神经节细胞，其周围突与盆神经并行，穿过下腹下神经丛，分布到横结肠左半部以下肠管的黏膜层和肌层，主要传导由黏膜的机械感受器和化学感受器及肌层的牵张感受器发来的信息。而其中枢突则汇入骶神经后根，进入脊髓骶段后角，与脊髓丘脑束联系并通过中间神经元与盆神经核联系。在此通路的神经纤维中 A δ 纤维较多，主要传导横结肠以下肠管的内脏感觉和部分痛觉。

四、胃肠感觉信号在中枢内的传导和整合

胃肠感觉主要通过迷走神经传入纤维和脊神经胃肠感觉纤维传入，在各级中

枢内逐级编码与解读，最后在大脑中整合形成。

迷走神经传入纤维进入延髓后终止于内侧孤束核并与之交换神经元。孤束核是延髓重要的内脏感觉神经核，是胃肠感觉在迷走神经传入通路中的第二级神经元的所在部位。孤束核通过中间神经元与迷走神经背核、疑核、最后区、延髓网状结构、脑桥臂旁核、下丘脑室旁核和杏仁核，以及其他中枢神经核团有广泛的联系。由内侧孤束核向背侧丘脑的特异性中继核团投射，组成第二级传入纤维，其中味觉纤维终止于腹后内侧核，其余的纤维与核团的具体联系尚不清楚。有学者认为，部分迷走神经传入纤维可不经过孤束核而直接终止于下丘脑。由背侧丘脑特异性中继核团发出的第三级传入纤维向大脑边缘系统和大脑皮质内脏感觉区投射，引起饥饿感、饱满感及恶心感等胃肠的特异感觉，同时引起消化道分泌和运动的变化。

脊神经内脏感觉细胞的中枢突在脊髓后角内的分布有一定规律。C 类纤维主要分布于 Ⅱ～Ⅷ 板层，主要与脊髓丘脑内侧束形成突触联系，传导钝痛觉；而 Aδ 纤维则主要分布于 Ⅳ～Ⅴ 板层，主要与脊髓丘脑外侧束形成突触联系，传导锐痛觉。外侧、内侧脊髓丘脑束的主要区别在发生学上，前者形成较后者晚，并走行在后者的前外侧。脊髓丘脑束上行脊髓 1～3 节后，多数纤维交叉至对侧上行。外侧脊髓丘脑外侧束在上行途中向中脑导水管周围灰质和上丘发出侧支，到丘脑腹侧基底核和后核群交换神经元，最后投射到大脑皮质内脏感觉区，引起锐痛觉。脊髓丘脑内侧束则在上行途中向脑干网状结构和丘脑下部发出侧支，到丘脑髓板内侧核和中心外侧核交换神经元，最后投射到大脑边缘系统和大脑皮质内脏感觉区，引起钝痛。在临床上，通常将腹痛分为内脏痛、体壁痛及

牵涉痛 3 类。内脏痛常因胃肠管的炎症、膨胀、牵拉、痉挛或实质性脏器的肿胀而发生。这些刺激通过 C 类纤维和脊髓丘脑内侧束引起钝痛。但是腹膜壁层因受炎症刺激而发生体壁痛时，刺激通过躯体感觉神经的 Aδ 纤维和脊髓丘脑外侧束引起锐痛。盆神经通路的信息在骶髓后角交换神经元，加入脊髓丘脑束并与盆神经核联系。神经冲动沿脊髓丘脑束上行，引起便意和排便动作。但其在高位中枢内的具体通路不详。

内脏痛往往伴随牵涉痛，但其发生机制尚不十分清楚。目前对其发生机制的解释有共有学说、扩散学说和闸门控制学说 3 种理论，具体内容详见本书基础部分相关章节。

五、慢性胃炎的发病机制和特点

慢性胃炎是由各种病因引起的胃黏膜慢性炎症。我国是幽门螺杆菌（*Helicobacter pylori*，Hp）高感染率国家，人类是目前唯一被确认的幽门螺杆菌传染源。60% 以上的慢性胃炎患者存在幽门螺杆菌感染。"幽门螺杆菌感染—慢性浅表性胃炎—萎缩性胃炎—肠化生或不典型增生—胃癌"这一发展途径已得到临床验证。一般认为，通过人与人之间密切接触的口—口或粪—口传播是幽门螺杆菌的主要传播途径。幽门螺杆菌感染几乎无例外地引起胃黏膜炎症，因此感染后机体一般难以将其清除，常可转变为慢性感染。

（一）发病机制

1. 幽门螺杆菌感染　幽门螺杆菌是慢性胃炎最主要病因。幽门螺杆菌通过产氨作用、分泌空泡毒素等物质而引起细胞损害；其细胞毒素相关基因蛋白能引起强烈的炎症反应；其菌体胞壁还可作为抗原诱导免疫反应。这些因素的长期存在导致胃黏膜的慢性炎症。有研究表明，

80%～95%的慢性活动性胃炎患者胃黏膜中有幽门螺杆菌感染，5%～20%的幽门螺杆菌阴性率反映了慢性胃炎病因的多样性；幽门螺杆菌相关性胃炎者幽门螺杆菌的胃内分布与炎症一致；根除幽门螺杆菌可使胃黏膜炎症消退，一般中性粒细胞消退较快，淋巴细胞、浆细胞消退需较长时间。感染幽门螺杆菌后少有自发清除，因此慢性胃炎常长期持续存在，少部分慢性非萎缩性胃炎可发展为慢性多灶萎缩性胃炎，极少数慢性多灶萎缩性胃炎经长期演变可发展为胃癌。流行病学研究显示，慢性多灶萎缩性胃炎患者发生胃癌的危险明显高于普通人群。由幽门螺杆菌感染引起的胃炎15%～20%会发生消化性溃疡。幽门螺杆菌感染引起的慢性胃炎还偶见发生胃黏膜相关淋巴组织淋巴瘤者。在不同地区人群中的不同个体感染幽门螺杆菌的后果如此不同，被认为是细菌、宿主和环境因素三者相互作用的结果。

2. **精神因素** 过量的精神刺激、忧郁及其他精神因素反复作用于大脑皮质，造成大脑皮质功能失调，导致胃壁血管的痉挛性收缩，胃黏膜发生炎症或溃疡。

3. **细菌及其毒素的作用** 由于鼻、口腔、咽喉等部位感染病灶的细菌或毒素不断地被吞入胃内，或胃内缺乏胃酸，细菌易在胃内繁殖，长期作用而引起慢性胃炎。

4. **胃黏膜损害** 长期服用对胃有刺激的药物、食物及进食粗糙食物或吸烟等，这些因素反复作用于胃黏膜，使其充血水肿。如长期大量服用阿司匹林、吲哚美辛等可破坏黏膜屏障；烟草中的尼古丁不仅影响胃黏膜的血液循环，还导致幽门括约肌功能紊乱造成胆汁反流，各种原因的胆汁反流均可破坏黏膜屏障。

5. **自身免疫** 自身免疫性胃炎以富含壁细胞的胃体黏膜萎缩为主；患者血液中存在自身抗体如壁细胞抗体，伴恶性贫血者还可查到内因子抗体，本病可伴有其他自身免疫病如桥本甲状腺炎、白癜风等。上述表现提示本病属自身免疫病。自身抗体攻击壁细胞，使壁细胞总数减少，导致胃酸分泌减少或丧失；内因子抗体与内因子结合，阻碍维生素 B_{12} 吸收，从而导致恶性贫血。

（二）慢性胃炎痛的特点

慢性胃炎大多无明显体征，有时可有上腹部轻压痛。由幽门螺杆菌引起的慢性胃炎多数患者无症状；有症状者一般表现为上腹痛或不适、上腹胀、早饱、嗳气、恶心等消化不良症状。一般来说，有无上述症状及其严重程度与慢性胃炎的内镜所见和组织病理学改变并无明确的相关性。自身免疫性胃炎患者还可伴有贫血表现。

对于浅表性胃炎患者可有慢性不规则的上腹隐痛、腹胀、嗳气等，尤以饮食不当时明显，部分患者可有反酸、上消化道出血，此类患者胃镜证实糜烂性及疣状胃炎居多。对于萎缩性胃炎患者，不同类型、不同部位其症状亦不相同。胃体胃炎一般消化道症状较少，有时可出现明显厌食、体重减轻，舌炎、舌乳头萎缩。可伴有贫血，在我国发生恶性贫血者罕见。萎缩性胃炎影响胃窦时胃肠道症状较明显，特别有胆汁反流时，常表现为持续性上中腹部疼痛，于进食后即出现，可伴有含胆汁的呕吐物和胸骨后疼痛及烧灼感，有时可有反复小量上消化道出血，甚至出现呕血，此系胃黏膜屏障遭受破坏而发生急性胃黏膜糜烂所致。

六、慢性胃炎的诊断和治疗

近年来的研究认为，慢性浅表性胃炎与幽门螺杆菌感染密切相关。慢性胃炎中幽门螺杆菌检出阳性率很高，常与胆汁反流物、食物、药物的不良刺激有关。慢性萎缩性胃炎可在浅表性胃炎基础上合并发生，也可能与免疫、内分泌及恶性贫血等因素有关。

1. 主要检查

（1）胃镜检查结合直视下活检是诊断慢性胃炎的主要方法。

（2）慢性胃炎中幽门螺杆菌感染的阳性率高达 70%～90%，可通过胃镜取胃黏膜组织检查，可查患者血中幽门螺杆菌的抗体。另外，还可以在慢性胃炎抗幽门螺杆菌治疗前后检查，作为追查指标之一。

（3）X 线钡剂造影在大多数慢性浅表性胃炎无异常表现。萎缩性胃炎通过气钡双重造影显示胃黏膜萎缩，胃皱襞相对平坦、减少，慢性萎缩性胃炎的胃酸分泌低下。

（4）用五肽胃泌素刺激测定每小时基础胃泌酸量、最大泌酸量、高峰泌酸量，有助于萎缩性胃炎的诊断。

（5）血清壁细胞抗体试验和血清胃泌素测定可作为诊断萎缩性胃炎及分型的参考指标。

2. 诊断　慢性胃炎的病史常不典型，症状并无特异性，阳性体征较少。主要根据患者的症状，如饭后上腹部饱胀、疼痛等，可怀疑有慢性胃炎。X 线检查一般只有助于排除其他胃部疾病，确诊主要依靠胃镜和胃黏膜活组织检查，辅以胃液分泌物检查。

3. 治疗　慢性胃炎的治疗目的是缓解症状和改善胃黏膜组织学，包括炎症、萎缩和肠化等。但萎缩/肠化的逆转尚待进一步研究证实。慢性胃炎消化不良症状的处理与功能性消化不良相同。根除幽门螺杆菌可消除或改善胃黏膜炎症，防止萎缩、肠化进一步发展；无症状、幽门螺杆菌阴性的非萎缩性胃炎无须特殊治疗；对萎缩性胃炎，特别是严重的萎缩性胃炎或伴有

异型增生者，应注意预防其恶变。胃酸、胃蛋白酶在胃黏膜糜烂、反酸和上腹痛等症状的发生中起重要作用，抗酸或抑酸治疗对愈合糜烂和消除症状有效，因此对于有胃黏膜糜烂和（或）以反酸、上腹痛等症状为主者可根据病情或症状严重程度选择抗酸药、H_2 受体拮抗药或质子泵抑制剂治疗。其中抗酸药作用短暂，质子泵抑制剂抑酸作用强而持久，可根据病情或症状严重程度选用。

七、胃轻瘫所致胃痛

胃轻瘫（gastroparesis，GP）是指在无机械性梗阻情况下出现的胃排空延迟。其常见症状有早饱、餐后饱胀感、腹胀、腹痛、恶心、呕吐、厌食、体重减轻、营养不良等，可不同程度地影响患者生活质量。

胃轻瘫根据病因可分为原发性胃轻瘫和继发性胃轻瘫，其中原发性胃轻瘫又称特发性胃轻瘫，多见于年轻女性，目前发病机制尚不清楚，病变部位可能在胃的肌层或支配肌肉的肌间神经丛。继发性胃轻瘫常见病因有糖尿病、胃切除术或迷走神经离断、感染等。

在胃轻瘫患者中，腹痛的发生率约达 90%，仅次于恶心，其中女性腹痛发生率稍高于男性。腹痛的部位也各不相同，其中上腹部、脐区、下腹部、左季肋区、右季肋区、左髂部、右腰部、左腰部、右髂部发生率分别为 42.6%、13.1%、11.5%、9.8%、6.6%、3.3%、1.6%、0%、0%。进食可加重腹痛，夜间腹痛常干扰患者睡眠。

目前胃轻瘫治疗原则包括纠正营养不良、脱水及电解质紊乱，适当使用促动力药和抗抑郁药，有研究发现电刺激对治疗胃轻瘫也有一定作用。

第二节　肠易激综合征腹痛

一、肠易激综合征定义及分类

1. 定　义　肠易激综合征（irritable bowel syndrome，IBS）是一种以慢性或反复发作的腹痛伴排便习惯改变为特征的功能性肠病，并缺乏形态学和生化标志的异常，是一个缺乏器质性改变的临床综合征，其胃肠道症状常表现为腹痛，肠道习惯改变如腹泻或便秘、腹胀或肠道紧迫感。

2. 分　类　根据患者粪便的形状将 IBS 分为 4 型。①便秘型：硬便或块状便占粪便量≥ 25%，糊状便或水样便占粪便量< 25%；②腹泻型：稀便或水样便占粪便量≥ 25%，硬便或块状便占粪便量< 25%；③混合型：稀便或水样便占大便量≥ 25%，硬便或块状便占粪便量≥ 25%；④未定型：粪便的性状不符合上述分类之中的任一标准，硬便或块状便为 Bristol 分级 1 ~ 2 级，稀便或水样便为 Bristol 分级 6 ~ 7 级（Bristol 分级：1 级为分散的硬块，似坚果；2 级为腊肠状，但成块；3 级为腊肠状，但表面有裂缝；4 级似腊肠或蛇，光滑柔软；5 级为软团，边缘清楚；6 级为绒状物，边缘不清，糊状便；7 级为水样便，无固体成分，完全是液体）。

二、肠易激综合征腹痛的病因及发病机制

腹痛和排便的改变是 IBS 的特征性表现，但是这些症状也可以在某些情况下一过性地出现，或与一些慢性疾病长期伴随，其中腹痛表现最为突出，多位于下腹或左下腹，便前加剧，冷食后加重，多在清晨 4 ~ 5 时出现。Heaton 发现 IBS 的腹痛是健康成人腹痛发生率的 6 倍。IBS 患者的腹痛常难以定位，可在腹部游走，且疼痛性质易变。大多数患者腹痛可能存在排便后腹痛缓解、疼痛发作时排便次数增多、腹痛发作时排稀便、腹胀明显等特点。一项荟萃分析研究显示 IBS 患者症状存在性别差异，女性多倾向于腹痛和便秘，而男性则更倾向于腹泻。有研究结果显示，IBS 患者及健康女性经期中 IBS 症状均有增加，提示女性激素可加重 IBS 症状。IBS 疼痛的程度在个体间和个体内的差异都比较大，且疼痛发作呈间歇性或持续性，疼痛的程度也难以量化，明显降低了人们的生活质量，造成了巨额的医疗费用。目前，对于 IBS 的发病机制研究进展缓慢，对其引起腹痛的机制缺乏重视，导致治疗 IBS 腹痛的有效方法缺乏。如何减少 IBS 患者的痛苦，是临床医生共同关注的问题。

（一）腹痛的病因

目前 IBS 腹痛的发病机制尚未明确，没有一种单一的发病机制可完全解释其所有的临床表现。因此，大多学者认为该病的发生是多种发病因素共同作用的结果，主要涉及胃肠动力异常、内脏高敏感性、免疫异常、精神心理因素、感染、脑-肠轴失调、肠黏膜屏障功能紊乱等多种因素，且各种可能的机制间存在着密切的联系。

（1）遗传因素：有研究表明，IBS 患者存在家族集聚倾向，同卵双胞胎 IBS 的患病率高于异卵双胞胎，提示 IBS 与遗传基因异常相关。目前证明 IBS 和基因之间有关的研究主要集中在 5-HT 转运体转录活性上。

（2）饮食因素：有研究者对 IBS 患者发病情况进行随机调查后发现，有 70% 的患者自述摄食后出现肠道症状。这是因为胃肠道有人体最大的黏膜淋巴组织，在食物抗原传递、识别和抗体产生中均发挥重

要作用。免疫系统把进入体内的某种食物当成异常抗原，产生食物特异性抗体，抗体与食物颗粒形成免疫复合物，沉积在肠黏膜组织中，引起消化道组织发生变态反应，诱发一系列消化道症状。致敏食物抗原透过肠黏膜屏障进入黏膜固有层，激活固有层免疫细胞，增加抗体和细胞因子产量，升高的抗体和细胞因子引起肠道炎症反应，肠道神经-免疫-内分泌网络失控，导致肠功能紊乱，从而发生腹痛、腹部不适、腹胀及腹泻等症状。

（3）炎症因素：当肠道急性感染后，可在部分患者引起感染后IBS，尽管病原体已被清除，但肠道仍有轻度炎症改变，表现为上皮内和黏膜固有层淋巴细胞、巨噬细胞增加。这些免疫细胞与肠神经纤维接触紧密，释放炎症介质可影响肠神经系统功能和肌肉收缩性。炎症刺激导致巨噬细胞活化脱颗粒，释放多种生物活性物质影响肠道运动和感觉，这也许是炎症所致IBS症状的关键。

（4）精神与心理因素：IBS作为一种个体特异性、多病因的异质性疾病，其发生与患者生活应激、精神状态等因素密切相关。研究显示，IBS患者中有自杀倾向的比例是对照组的 $2 \sim 4$ 倍。

功能性胃肠病症状的病理实质是一种有神经支配调节障碍的动力或感觉障碍，在中枢神经系统中，高级神经活动核团与胃肠感觉运动功能神经核团之间具有丰富的突触和环路联系。认知和情感中枢与神经内分泌、肠神经系统和免疫系统之间存在双向通路，外在刺激与内在信息通过神经链接与高级神经中枢相连，影响胃肠感觉、动力和分泌，内脏活动也反作用于中枢痛感、情绪和行为区域。因此，异常精神心理因素有可能导致胃肠道同时出现多部位、多功能异常改变，从而表现出不同的症状特点。

（二）腹痛的发病机制

（1）胃肠动力学异常：IBS的主要临床症状为腹痛或腹部不适，伴排便习惯或粪便性状改变，所以对其病因研究最早集中在胃肠动力异常。目前大多数研究结果显示IBS患者胃排空基本正常。有研究用胃电图观察IBS患者餐后胃排空状况，发现IBS患者中存在胃排空延迟现象。另有研究显示，只有伴消化不良症状的IBS患者才存在胃动力异常。小肠内容物转运速度可直接用来评估小肠运动。有研究认为，腹泻型患者小肠内容物转运速度加快，而便秘型患者转运速度减慢，提示小肠运动障碍在IBS发病中起重要作用。正常人结肠运动形式主要有混合运动和推进运动。混合运动主要是使肠内容物和肠壁充分接触，利于水和无机盐的吸收，推进运动主要用于运输肠内容物。目前IBS患者复杂的胃肠动力异常尚无特征性标志和统一定论，需进一步临床研究。此外，IBS胃肠动力异常与临床症状的相关性并不恒定。因此，从影响胃肠动力的关键环节着手，寻找改善IBS症状的有效药物，是今后的研究方向之一。

（2）内脏高敏感：内脏高敏感是IBS重要的病理生理机制之一，亦是IBS的生物学标记。目前认为，IBS患者存在内脏高敏感状态（包括痛觉过敏和痛觉异常），参与痛觉感知的脊髓兴奋性明显增加。有研究报道，IBS患者对直肠扩张的疼痛阈值较正常人和功能性腹痛综合征患者明显下降，其中脊髓背角是调节内脏敏感性的关键部位。有研究发现，IBS患者可能存在内脏神经敏感性增加，但并非所有的IBS患者都有内脏感觉异常。目前对内脏高敏感机制的研究主要集中在动物实验上，不但与人类差异较大，且多采用结直肠刺激法造模，忽略了腹痛、腹泻等症状的产生也可能与小肠有关。

内脏高敏感机制主要在于内脏机械性感受器的敏感性改变、感觉神经传入异常、中枢伤害性神经元敏感化。患者肠道炎症介质受体的活化可影响肠壁机械性受体、脊髓神经、中枢伤害神经元的敏感性、兴奋性，从而影响内脏高敏感的发生。但也有研究认为，IBS 患者结肠较正常人疼痛阈值和加负荷感觉阈值降低，是因为对于疼痛的报告标准降低，而不是由于内脏高敏感，这种标准的降低一般是由心理因素决定的。所以研究者认为，IBS 患者的内脏高敏感可能由心理因素决定而非生理因素决定。

（3）脑 - 肠轴功能紊乱：脑 - 肠互动是指胃肠道信息经肠神经系统传入中枢神经系统，并由后者反馈调控胃肠活动的过程，由神经 - 内分泌机制参与组成的脑 - 肠轴实现。肠神经系统遍布于整个肠壁的黏膜层至浆膜层，与中枢神经系统联系紧密。神经递质如 5-HT、降钙素基因相关肽、P 物质、缩胆囊素、脑啡肽、一氧化氮、血管活性肽等，广泛分布于肠神经系统和中枢神经系统。可参与调节胃肠运动、感觉、情绪反应和免疫等。基因芯片筛选发现，内脏高敏感小鼠脑 - 肠轴通路中有近 500 种基因表达异常。但上述分子在脑 - 肠轴功能紊乱中的具体作用机制还有待进一步研究。此外，作为脑 - 肠互动的重要组成部分，自主神经功能紊乱亦在 IBS 发病中起重要作用。IBS 患者普遍存在交感神经紧张性增高、迷走神经反应性下降，但相关研究结论尚不一致。

（4）免疫调节异常：大量研究表明，不仅是感染后 IBS，无明确感染证据的 IBS 患者的肠道和外周血同样存在轻度免疫异常，其回肠和结肠黏膜显微镜下活检可见非特异炎症改变，免疫细胞如肠嗜铬细胞、巨噬细胞、T 细胞、肥大细胞等数量较健康志愿者明显增加，免疫组化染色显示上皮内淋巴细胞和固有层免疫细胞数量增加。目前证实，IBS 患者结肠黏膜固有免疫破坏，表现为结肠黏膜标本中 Toll 样受体表达异常，引起结肠黏膜低度炎性反应，同时增多的 T 细胞、肥大细胞与肠神经系统的轴突纤维在解剖学上毗邻，其分泌增多的炎症细胞因子和神经递质可作用于肠神经丛、平滑肌细胞引起感觉、运动异常；另外，这种低度炎症还可破坏肠黏膜上皮屏障功能，造成肠黏膜通透性增加，肠道通透性增加可以促进炎症、促进暴露的下层管腔抗原，随后干扰肠道感觉和运动。而在肠道感染原被清除后，免疫细胞往往消退缓慢，约 50% 感染后的 IBS 患者低度炎症可持续 5 年。有研究显示，7% ~ 32% 的 IBS 患者有胃肠道感染史，炎症消退机制存在缺陷可能是感染后 IBS 产生的主要原因。持续存在的低度炎症可增加内脏敏感性，也可导致部分患者平滑肌细胞形态的改变，以及神经肽含量或其免疫反应神经元数量的增加等，这些异常与患者症状的产生密切相关。伴有排便次数增多、水样便和腹痛的 IBS 患者外周血中的炎性细胞因子明显高于不伴上述症状的 IBS 患者，中和血液中的炎性因子可明显改善 IBS 患者的肠道功能，减轻患者的腹部症状。同纤维肌痛的患者相比，IBS 患者血浆中 IL-1β 和 TNF-α 的水平明显升高，提示这两种因子可能与 IBS 患者腹痛症状的发生关系密切。

免疫调节异常同样可参与 IBS 患者腹痛症状的发生，机制可能与炎性细胞及分泌的细胞因子刺激分布于肠道的神经纤维有关。电镜下可见靠近 IBS 患者结肠黏膜神经纤维末梢的活化肥大细胞数目明显，并与患者的腹痛或腹部不适的程度和频率明显相关。患者的结肠黏膜标本上清液肥大细胞释放的介质明显增高，当用上清液刺激人黏膜下神经元时，可使神经元放电频率增加。感染后 IBS 患者的外周血单核细胞可激活支配小鼠结肠的盆神经和腰内脏神经，使小鼠肠道黏膜、肌层和浆膜层的机械敏感性增强。对 IBS 患者给予肥大细胞稳定药酮替芬或免疫抑制药美沙拉嗪治疗后，可明显增加患者对直肠扩张刺激的感觉阈值，改善患者的腹胀、腹泻等临床症状。

（5）IBS 腹痛相关因子

1）辣椒素受体即瞬时受体电位香草酸亚型 1（transient receptor potential vanilloid 1，TRPV1）：辣椒素可引起即刻的疼痛回避反应，以及持续的痛觉过敏。研究发现辣椒素可使 49℃ 刺激引起的舌痛加剧，即增强 TRPV1 通道的作用加剧了对温度的痛觉过敏。研究发现 IBS 患者直肠痛阈下降，TRPV1 阳性神经纤维、P 物质阳性神经纤维、神经纤维总数、肥大细胞和 CD3 淋巴细胞数明显增加，疼痛指数亦明显高于对照组。TRPV1 在化学性炎症引起内脏痛觉过敏中起关键作用，甚至是不可缺少的。另有研究者认为，内脏痛觉过敏的产生，也可能与低阈值直肠机械感受器在正常生理范围内被激活有关。在结直肠刺激过程中，一方面结直肠扩张诱发的相对缺血状态可导致局部的酸化；另一方面，扩张过程中产生的介质如 ATP、内源性大麻素类物质也可以激活 TRPV1，而化学机制引起的 TRVP1 激活或再募集也不能排除，因此，TRPV1 依赖的传导通路对痛觉过敏的产生非常重要，其诱发因素包括化学刺激、机械刺激及热刺激。

2）5-HT：作为一种重要的脑 - 肠神经递质，参与了腹痛各个层次的调节。肠嗜铬细胞作为肠道最主要的内分泌细胞，可合成和储存 5-HT，亦能合成其他胃肠激素。肠腔压力增加、迷走神经刺激、变态反应、十二指肠酸化等均可促使肠嗜铬细胞释放 5-HT，其可与黏膜固有层的外源性初级传入神经末梢的 5-HT 受体结合，导致内脏

传入神经及肠神经系统高敏感，同时激活多种神经活性物质，致脑 - 肠轴信号紊乱，使传入中枢的化学信号异常，引起不适感及一系列反射活动；另外，5-HT 及其他物质还可以通过直接激活、致敏内脏初级传入感觉神经元或改变伤害性感受器的基因表达等途径，增强胃肠道和中枢神经系统之间神经投射的灵敏性，产生内脏高敏感，由此产生各种 IBS 症状。

3）脑源性神经营养因子（brain-derived neurotrophic factor，BDNF）：是神经营养物质的一员，在神经系统的形态可塑性方面发挥重要的调节作用。适量的内源性 BDNF 可维持感觉神经及其神经通路的正常功能，但其异常升高则可导致多种与疼痛相关的异常感觉的产生，有研究证实 BDNF 在肠道亦有大量表达，IBS 患者结肠黏膜中 BDNF 表达水平显著升高，且与患者腹痛症状的严重程度有良好的相关性。有研究证实，IBS 患者结肠黏膜的神经纤维密度明显增高，其神经系统有明显的结构异常，主要表现为神经元增生和神经突触增生等，该变化可能与结肠黏膜上皮及固有层组织神经营养因子的分泌增加有关。因此目前认为，IBS 患者肠黏膜神经纤维密度的增加可能与结肠黏膜上皮细胞 BDNF 表达增加有关。

4）P 物质及其受体：P 物质是最早发现的一种神经肽，由 11 个氨基酸构成，广泛分布于哺乳动物中枢和周围神经系统及外周组织中，以胃肠道和中枢神经系统含量最高，是一种主要的促炎症性感觉性神经肽。其受体是鸟嘌呤核苷酸结合蛋白偶联受体超家族成员之一，含有 7 个跨膜区，通过 G 蛋白与细胞效应系统相互作用。研究发现 IBS 患者回盲部肠黏膜中 P 物质及其受体 R 阳性表达显著增加，而表达的 P 物质除了能将感觉信息传递给中枢神经系统外，还具有扩张血管、使肥大细胞释放

组胺、浆液外渗、影响巨噬细胞和白细胞等外周生理调节的作用。P 物质具有刺激小肠、结肠黏膜分泌水和电解质的作用，可以导致血浆外渗、中性粒细胞浸润。目前研究认为 P 物质能激活受体致使结肠感觉过敏，当两者结合后，可导致中性粒细胞聚集，引发各种炎症介质分子的链锁式释放。由此我们可以推断 P 物质受体的变化可能影响着 IBS 的严重程度，两者共同影响 IBS 的发生，同时可见两者在 IBS 的发病中均起着重要的作用，且肠黏膜 P 物质受体表达增多与 P 物质的作用密切相关。

5) PAR2：蛋白酶激活受体家族（PAR）属于 G 蛋白偶联受体家族成员，在哺乳动物的组织和细胞中不均衡分布，具有促炎性和抗炎性的双重作用。IBS 患者近端空肠、末端回肠及升结肠黏膜组织中肥大细胞的数量明显高于正常人群，而肥大细胞可释放多种生物活性递质如 PAR2、5-HT、类胰蛋白酶等。目前研究认为，肥大细胞的浸润及生物活性递质的释放与 IBS 患者腹痛感觉的产生有关，其中 PAR2 在神经元的信息转换中扮演着特殊的角色，活检组织的培养上清液可以刺激 PAR2 阳性的脊髓背根神经钙信号释放，引起神经细胞持续兴奋，将这些上清液灌入小鼠结肠中可导致小鼠躯体感觉过敏及内脏感觉过敏，而这些效应可被 PAR2 拮抗药所阻断，提示类胰蛋白酶是引起内脏感觉过敏的重要物质，且通过 PAR2 介导。无论是细胞还是动物模型方法都表明 PAR2 活化引起持续的内脏高敏或肠神经元的超兴奋性，表明 PAR2 活化在内脏超敏中发挥重要作用。实验证实，结肠内广泛存在 PAR2 阳性的神经元。给予 PAR2 激动药后，肠道对机械和热的刺激敏感性增加，这也说明 PAR2 的激活在 IBS 内脏高敏感的发生中扮演着重要角色。脊髓背角作为脑-肠轴的中间站，是内脏致敏调节的关键部位，PAR2 阳性的

伤害感受神经元终止于脊髓背角，在 PAR2 激活后释放 P 物质，导致对热和机械刺激的痛觉过敏，P 物质参与疼痛信息传递。这样，PAR2 的激活引起伤害神经元的过度兴奋，释放兴奋性神经递质，导致内脏敏感性增加。

综上所述，肥大细胞的表达和活化增多，释放类胰蛋白酶增多，而类胰蛋白酶作为 PAR2 的强力激活剂可激活 PAR2，后者阳性的伤害感受神经元兴奋性增高，导致肠道的敏感性也增加，进而释放兴奋性神经递质 P 物质，其对肥大细胞的反向调节增加了 IBS 内脏高敏性。

三、腹痛与肠易激综合征的诊断与治疗

1. 诊断　IBS 是一种常见的功能性胃肠疾病，全面准确诊断 IBS 是提高疗效的前提。IBS 的诊断经历了几个发展过程，由 1978 年最初提出的 Manning 标准到 1999 年的罗马 II 标准。目前国际上公认的是 2006 年提出的罗马 III 诊断标准，它属于症状诊断标准，排除器质性疾病依然是诊断 IBS 的前提。IBS 患者常存在症状重叠，合并精神心理障碍，生命质量普遍下降，故提倡从多维度诊断 IBS 病情的严重程度，以更好地指导治疗。

2006 年罗马 III 诊断标准提出：

(1) 反复发作腹痛或腹部不适，在最近 3 个月内每月至少 3 天，且伴有以下 2 条或 2 条以上：①排便后改善；②发作时伴排便次数的改变；③发作时伴排便性状的改变。

(2) 目前的症状持续至少 3 个月，且诊断前至少 6 个月曾有过 1 次发作。

(3) 研究或临床验证时，疼痛或腹部不适频率至少每周 2 天作为入选条件。

2016 年罗马标准委员会提出了罗马 IV 标准，罗马 IV 标准在 IBS 诊断标准中删去

了"腹部不适"，强调"腹痛"是诊断 IBS 的必需条件，其余诊断标准同罗马Ⅲ标准。

2. 治疗

（1）健康教育：大多数患者对 IBS 存在严重的认识误区，健康教育的方式以医生建议为主、其他多种宣传材料为辅的综合形式，宣传方式呈现多样化、个体化。目前已经证明有效的宣传教育有助于减轻 IBS 患者的自觉症状、减少就诊次数、降低医疗费用。

（2）饮食治疗：饮食对症状影响很大，某些食物常可以引发症状出现，避免某些特殊食物可以减少症状的发生。其可能的发病机制与消化道的产气、结肠发酵、餐后的动力异常、对特殊食物的不耐受等有关。对于存在腹胀、腹泻和肛门排气增多的患者，可以选择低纤维或排除性饮食疗法，而对于便秘患者，则可选用高纤维饮食。不同纤维制剂对于 IBS 的症状改善的疗效不同。通过对 IBS 患者和健康对照血清中的 14 种 SIgG 进行监测，发现对 SIgG 升高的 IBS 患者给予剔除过敏食物的干预治疗，31.4% 的患者症状可以完全缓解，避免大餐，减少乳糖类、脂肪、山梨醇、木糖醇、产气食物及小麦制品等摄入可缓解部分 IBS 患者的症状。

（3）解痉药：抗胆碱能药如阿托品、溴丙胺太林、东莨菪碱等能有效改善腹痛等症状，但应注意不良反应。目前使用较普遍的为选择性肠道平滑肌钙通道阻滞剂如匹维溴铵、奥替溴铵等，或离子通道调节药马来酸曲美布汀，均具有较好的安全性。此类药物可以松弛胃肠道平滑肌、降低结肠对进食和应激的反应。一项系统评价分析了 22 项 12 种不同解痉药与安慰剂对照治疗 IBS 的研究，发现解痉药治疗后症状未改善的相对危险度值为 0.68，需要治疗数是 5。亚组分析发现仅有西托溴铵、东莨菪碱、匹维溴铵、奥替溴铵、双环维

林 5 种解痉药疗效明显优于安慰剂，而曲美布汀、美贝维林、阿尔维林、哌仑西平、吡芬溴铵、帕吉维林、罗西维林疗效与安慰剂相当，解痉药与安慰剂不良反应的发生率无统计学差异。有研究表明，用薄荷油治疗 IBS 的随机对照试验（RCT）结果显示，在治疗 4 周后，治疗组中 75% 的患者症状总分较基线期降低 50% 以上，而安慰组仅 38% 的患者达到该标准。薄荷油治疗组治疗后 4 周总体评分均较基线期明显降低，而安慰组中未见明显改变。

（4）5-HT 相关药物

1）5-HT$_3$ 拮抗药：可调节肠神经系统、减少胃肠道分泌和蠕动、减少痛觉信号的传入。此类药物包括阿洛司琼、昂丹司琼、格雷司琼和西兰司琼等，其中仅阿洛司琼被美国 FDA 批准用于 IBS 临床治疗。但由于该药物可引起严重的缺血性肠炎的并发症，在 2000 年撤出市场，2002 年决定在限制此药销售和适用范围后恢复上市，但适应证仅限于以严重的腹泻为主、对常规治疗无效的 IBS 女性患者。有多项随机对照试验研究显示阿洛司琼在缓解 IBS 的腹痛、腹部不适、焦虑及总体症状方面优于安慰剂，且阿洛司琼与西兰司琼的疗效相似。另外，西兰司琼具有和阿洛司琼相似的不良反应，其主要并发症为便秘和缺血性肠炎，其中缺血性肠炎的发生率每年约为 1.1/1000，因此未能通过 FDA 批准上市。

2）5-HT$_4$ 受体激动药：主要包括西沙必利、替加色罗、伦扎必利等，可促进胃肠动力、调节内脏感觉。国内一项多中心替加色罗治疗便秘型 IBS 的临床研究发现，对治疗非常满意率为 21.51%，满意率为 61.92%，对具有腹痛症状的患者均获得较好的满意度，为 83.87%。在一项随机对照试验研究中，与安慰剂相比，替加色罗可使混合型 IBS、便秘型 IBS 患者总体症状改善率达 15% 以上。而另一项研究结果

指出，替加色罗可改善 IBS 的总体症状，但腹痛或腹部不适症状并未得到有效改善。该项研究共纳入 29 项研究，包括 11 614 例替加色罗治疗组及 7031 例安慰组，替加色罗组心血管事件的发生率为 0.11%，明显高于安慰组的 0.01%。伦扎必利兼有 5-HT$_4$ 受体激动药及 5-HT$_3$ 受体拮抗药作用。临床 Ⅱ b 药物试验研究发现，每日 4mg 伦扎必利对腹痛或不适缓解率、排便频率和粪便性状的改善情况明显优于安慰组，且各剂量组伦扎必利均表现出良好的耐受性，但伦扎必利Ⅲ期临床试验疗效却不尽如人意。

(5) 氯通道激活药：其主要包括鲁比前列酮，研究中发现其可以有效改善 IBS 患者的腹痛及腹部不适症状。在鲁比前列酮用于便秘型 IBS 患者的临床药物研究中发现，1171 例便秘型 IBS 在接受 8μg 每日 2 次的鲁比前列酮治疗 12 周后，其治疗腹部不适症状的整体有效率显著高于安慰剂治疗组，并有效改善了 IBS 患者生活质量、焦虑症状及躯体症状等。该药物的主要不良反应包括恶心、腹泻等。

(6) 阿片类药：阿片类或阿片类似物可通过刺激肠道阿片受体从而抑制结肠蠕动和分泌，具有止泻作用；另外，阿片受体激动剂如阿西马朵林，可使 IBS 患者机体痛阈升高，有效改善患者腹痛症状。

(7) 抗抑郁药物：此类药物主要包括三环类抗抑郁药和新型的选择性 5-HT 再摄取抑制剂（SSRI）。有研究者对 596 例患者进行随机对照试验研究发现，对于腹泻型 IBS 患者，阿米替林与安慰剂组相比，腹痛或不适的完全缓解率、总体症状缓解率、腹痛积分与排便频率明显好转，且耐受性良好。另有多项随机对照试验显示，低剂量的三环类抗抑郁药可有效改善 IBS 患者腹痛及腹部不适症状。但也有研究表明，帕罗西汀对腹痛积分、便秘、腹胀、腹泻、紧张等并无明显改善。

(8) 微生态制剂：肠道各正常菌群间互相制约、互相依存，在质和量上形成互利共生的生态平衡。IBS 患者普遍存在肠道菌群失调。其中，双歧杆菌等对人体有益的益生菌减少，而具有潜在致病性的肠杆菌过度生长。有研究表明，利用益生菌改善 IBS 患者的肠道菌群紊乱，可缓解多数患者的症状，且在部分患者中疗效显著。

(9) 心理治疗：主要包括建立良好的医患关系、调整生活方式、认知行为疗法、动力心理治疗、催眠疗法、松弛疗法、暗示疗法、抗精神病药物治疗等方面。最新的一项随机对照试验研究表明认知行为治疗可显著改善患者的腹痛、整体症状，且可改善健康相关生命质量及 IBS 严重程度。目前认为认知行为治疗、动力心理治疗和催眠治疗较一般治疗更能全面改善症状。有荟萃分析显示，催眠疗法能明显缓解 IBS 患者的消化道症状、提高生活质量，且对消化道外症状也有改善作用。2007 年英国胃肠病学会 IBS 指南推荐催眠疗法可用于对常规治疗效果不佳及无严重精神心理疾病的 IBS 患者。但目前有关心理学的治疗研究普遍存在无法做到盲法、纳入研究病例数少、方法学不可靠、治疗机制不明确等缺点。

综上所述，IBS 治疗药物及方案繁多，但没有一种药物或方案能完全有效地治疗各种类型的 IBS，另外对于 IBS 腹痛的发生机制仍不清楚。就目前研究结果显示，多种因素及机制均参与了 IBS 腹痛的发生，因此在治疗方面缺乏有效、安全的药物。在药物研发迅速进展的同时隐藏着一定的风险，如西沙必利、替加色罗等药物曾在上市后由于发现严重的并发症而退市，因此，必须谨慎对待各种新药。如不加选择，只是简单地把这些药物应用于患者则可能事与愿违。由于 IBS 是基于症状标准而诊断的一个综合征，随着诊断标准的变化，必然导致 IBS 检出率发生变化，这说明 IBS 的诊断具有一定的主观性与随意性，因此 IBS 诊治的规范与严谨也是我们目前面临的主要问题。进一步开展与 IBS 相关的动物模型研究可更好地阐述 IBS 病因与发病机制，寻找基于生物标志物诊断 IBS 可能更优于单纯依靠症状学标准，采用更有效或更有临床意义的生理学或患者自述的指标评估 IBS 的严重程度及治疗效果，开展心理因素对 IBS 影响的基础与临床研究，使用更有效的治疗，重点评估 IBS 药物或其他治疗模式的疗效，开发更有效的治疗 IBS 的药物等一系列研究，都将是今后的重要课题。

第三节　消化性溃疡痛

一、消化性溃疡痛的可能发病机制

引起消化性溃疡的病变及疼痛的机制尚未完全清楚，已知正常人致溃疡因素和抗溃疡的保护因素之间处于后者占优势的平衡状态。如果致溃疡因素增加和（或）抗溃疡的保护因素减弱，则可发生消化性溃疡。

溃疡疼痛属于内脏性疼痛，内脏性疼痛产生的原因主要有：①平滑肌剧烈地收缩或过度地伸展；②炎症；③缺血；④实质性脏器被膜急剧扩张；⑤神经直接受侵等。由此推测溃疡疼痛的可能机制是：根据小肠运动的主要功能为进一步研磨、搅拌和混合食糜，那么相对的小肠壁在收缩时必须向内有一定的压力才能进行研磨，当肠内容物较少时，相对的小肠壁可互相接触，在空腹状态时小肠运动，使相互接触的十二指肠壁互相挤压碾磨，发生溃疡痛。

另外，各种原因如进食等导致消化性溃疡患者胃酸分泌增加，过高的胃酸促进胃蛋白酶原分解成胃蛋白酶增多，过多的胃酸和胃蛋白酶对胃十二指肠黏膜有刺激和侵蚀作用，或可加重胃十二指肠炎或溃疡，引起临床症状。同时由于胃酸分泌增多，负反馈作用引起胃泌素分泌减少，而胃泌素对胃的运动有较强作用，可提高幽门泵活动，使幽门舒张，促进胃排空，所以胃酸过高反而抑制胃蠕动导致胃排空障碍，加重溃疡痛的症状。

二、消化性溃疡腹痛部位及特点

上腹痛是消化性溃疡最为常见的临床表现，其疼痛常位于上腹中部，偏左或右侧，十二指肠溃疡的疼痛多位于剑突和脐之间，多在上腹部，通常是右侧，可向背部、肋缘和胸部放射性扩散，胃溃疡呈左前胸下部或左上腹部疼痛，疼痛范围约数厘米直径大小。溃疡病疼痛可表现为隐痛、钝痛、刺痛、烧灼样疼痛或胀痛。无并发症的患者，疼痛多不剧烈，可以忍受。疼痛的强度与溃疡的大小及胃酸的水平没有明确关系。并发症的发生常改变溃疡疼痛的性质和强度。

溃疡活动期通常伴有上腹的压痛，其压痛区域比较局限，与慢性胃炎的弥漫性压痛不同。贲门部或小弯部溃疡压痛点多位于上腹部剑突下或稍偏左；幽门部溃疡多在脐上正中线或稍偏右处；十二指肠溃疡则多位于脐旁右上方。溃疡合并幽门梗阻时，腹痛可变为持续性胀痛，无节律性。碱性药物治疗效果不显著，常伴有呕吐，呕吐后腹痛可缓解。

绝大多数患者具有典型的临床症状，即长期性、周期性和节律性上腹疼痛、不适。而少数患者可无任何症状，部分患者以出血、穿孔为首发症状。

由于溃疡发生后可自行愈合，但愈合后常易复发，故常有上腹疼痛长期反复发作的特点。整个病程平均 6～7 年，有的可超过 10 年，甚至更长。

上腹疼痛呈反复周期性发作，是溃疡的特征之一。十二指肠比胃溃疡更为明显，所谓疼痛的周期性是指疼痛持续数日、数周或数月后，继以数月至数年的缓解，而后又复发。一年四季均可复发，但以秋末冬初气温较冷的季节更为常见。一些患者经过长年累月的发作使复发更为频繁，发作持续时间更长，缓解期则相应缩短，也可连续几年频繁发作之后，复发次数减少，最后溃疡完全愈合。

节律性是消化性溃疡又一特征。由于疼痛的发生与溃疡面接触胃酸和胃酸的酸度有关，而食物是引起胃酸分泌的主要原因。因此，溃疡的疼痛与进食有一定的关系。在一天中，凌晨 3 时至早餐的一段时间胃酸分泌最低，故在此时间内很少发生疼痛。十二指肠溃疡的疼痛多在两餐之间发生，持续不减直至下餐进食或服抗酸药后缓解。胃溃疡疼痛的发生较不规则，且常在餐后 1 小时内发生，经 1～2 小时后逐渐缓解，直至下餐进食后再出现上述节律性疼痛。部分十二指肠溃疡患者，由于夜间胃酸较高，尤其在睡前曾进餐者，可发生半夜疼痛。定时发生的半夜疼痛是十二指肠溃疡的又一特点。

三、消化性溃疡痛的治疗

消化性溃疡治疗的目的在于消除疼痛、溃疡愈合及预防溃疡的复发。除一般治疗外，药物疗法显得尤为重要，主要包括抑制胃酸分泌及消除细菌感染，对消化性溃疡诊断明确的病例，要区分其有无幽门螺杆菌感染。

对感染阳性者根除幽门螺杆菌治疗可使溃疡的治疗时间缩短。应用以抗酸药为中心再加上两种抗生素的三联疗法，即法莫替丁 20mg（每日 2 次，口服）或奥美拉唑 20mg（每日 1 次，口服），阿莫西林 500mg（每日 4 次，口服）及替硝唑 400mg（每日 4 次，口服），共 2 周。其中抗酸药可用枸橼酸铋钾来替代，120mg（每日 4 次，口服）。抗酸药疗程在十二指肠溃疡为 4～6 周，在胃溃疡疗程可延长至 8～12 周，应根据溃疡是否愈合来确定。当应用黏膜保护药来代替抗酸药时，其中枸橼酸铋钾的疗程不超过 8～12 周，以后服用可用 H_2 受体拮抗药来维持。国外提出的以铋剂为中心的"标准"方案包括枸橼酸铋钾、甲硝唑（或替硝唑）和阿莫西林（或四环素），2 周幽门螺杆菌根除率为 80%～90%。国内根据国人体重轻的特点，把后两种抗生素剂量减半，即"低剂量"三联疗法，幽门螺杆菌根除率达 70%～80%，不良反应大大降低，且此方案价格低廉，可在基层推广应用。国外有报道用四联疗法，即以铋剂为中心的三联疗法再加 1 种质子泵抑制剂，可提高疗效，但国内两组报道认为加用抗酸药仅能早期缓解溃疡症状，幽门螺杆菌根除率无明显提高。

对幽门螺杆菌阴性者，可用一种 H_2 受体拮抗药或质子泵抑制剂，十二指肠溃疡的疗程为 4～6 周，胃溃疡的疗程为 8～12 周，并可按溃疡的愈合情况适当缩短或延长；反复发作者应长期服维持量，至少 1 年，或者更长，口服抗酸药者加服黏膜保护药和枸橼酸铋钾 120mg（每日 4 次，餐前口服），8 周为 1 个疗程，效果优于常用抗酸药者。消化性溃疡患者在进行根除幽门螺杆菌治疗前均应经内镜检查肯定诊断，并详细测量溃疡大小和判断 Sakita-Miwa 分期以观察对溃疡愈合。根除治疗后进行同样检查以评价其治疗效果。一般于服药前3日内和除菌治疗停药4周进行纤维胃镜检查。检查时取距幽门口周围3～5cm胃窦小弯和大弯黏膜各1块及胃体中段小弯和大弯黏膜各1块进行组织学检查，另外，再取胃窦小弯黏膜2块，1块做尿毒酶试验，另一块做幽门螺杆菌培养。治疗前尿毒酶试验均阳性，组织学和幽门螺杆菌培养两项中至少一项阳性定为感染。停药4周复查时尿毒酶试验、组织学及幽门螺杆菌培养均阴性定为幽门螺杆菌被根除。溃疡愈合的情况判定可分为愈合、好转和无效。溃疡愈合是指患者无自觉症状，胃镜下溃疡愈合；好转是指自觉症状，胃镜下溃疡缩小率超过50%；而无效是指患者可以伴有或不伴有自觉症状，胃镜下溃疡大小无改变或者愈合未足50%。

总之，虽然溃疡病的病因和发病机制尚未完全明了，但其致病因素因不同患者有不同临床表现，给予针对性治疗，是取得良效的重要步骤。目前，治疗溃疡病的手段主要是药物，药物几乎能使所有溃疡愈合，消除全部症状。

第四节 慢性胰腺炎及其急性发作所致疼痛

一、慢性胰腺炎定义、流行病学及分类

慢性胰腺炎是指由于各种不同病因引起的胰腺组织和功能持续性损害，其病理特征为胰腺纤维化，临床以反复发作的腹痛、胰腺外分泌不足为主要症状，可合并有内分泌不足、胰腺实质钙化、胰管结石和胰腺假性囊肿形成。

慢性胰腺炎发病率在世界范围存在明显的地域差异。西方国家平均每年每10万人中新发10～15例，但在瑞典，每年增加3～8例。在亚太地区，平均每10万人中有10例；在印度南部及其他一些地区，每10万人中有100多例，主要为热带性胰腺炎。目前尚没有中国慢性胰腺炎发病率的明确数据，以及基于人口普查的流行病学资料，所发表的数据均从医院中获得，据估算，1996～2003年，慢性胰腺炎的发病率逐年增加，分别为每10万人中有3.08、3.91、5.28、7.61、10.43、11.92、12.84和13.52例，特别是在我国东部发达地区，慢性胰腺炎发病率上升速度明显高于其他地区。这提醒我们要更加重视和研究慢性胰腺炎。

慢性胰腺炎根据病因可细分为不同种类。酒精性慢性胰腺炎，也是西方工业化国家慢性胰腺炎最常见形式。热带胰腺炎流行于印度和印度尼西亚，感染率无性别差异，被认为是饮食因素引起，但这种临床疾病的准确发病机制仍然未知。其他种类的慢性胰腺炎包括由于基因突变（如胆囊纤维化基因）引起的遗传性胰腺炎、高钙血症或高脂蛋白血症等代谢失调引起的慢性胰腺炎，胰腺分隔或十二指肠壁囊肿引起的慢性胰腺炎，以及不明原因的原发性慢性胰腺炎。慢性胰腺炎的多种病因可能会引起疼痛类型和模式的叠加，其中腹痛特别是上腹部痛是最常见的疼痛类型。

二、慢性胰腺炎与疼痛

腹痛是慢性胰腺炎的主要临床症状，通常表现为上腹部反复发作的间歇性疼痛。随着病情的进展，疼痛发作的频率逐渐增加，无症状期进行性缩短，最终进展为持续性疼痛。胰腺炎疼痛部位通常在上腹部，

有时可放射到后背部和左肩部。典型的胰腺炎症状出现在进食后，但疼痛本身常与进食无直接关系。胰腺炎疼痛的程度在个体间和个体内的差异都比较大，难以量化。随着疼痛发作频率从间歇性进展到持续性，疼痛的程度也从轻微痛发展到需要频繁的住院，患者劳动能力逐步丧失。全国多中心调查 2000 例慢性胰腺炎患者显示腹痛为首发症状者达 72.65%。这与西方国家患者特征相似，其不但是患者就诊的主要原因，而且也严重地影响着患者的生活质量。因此，缓解疼痛在慢性胰腺炎的治疗中占有相当重要的地位。

不幸的是，我们对慢性胰腺炎的生物学理解进展缓慢，尤其是在胰腺炎的基本症状如疼痛的发病机制方面。治疗过这类患者的内科医生都注意到疼痛不仅是慢性胰腺炎最重要的症状，而且也是最难治疗的，普遍认为对慢性胰腺炎疼痛理解少，且治疗存在争论。因此，胰腺炎疼痛方面知识的缺乏已经严重阻碍了对患者治疗的改进，导致各种常基于纯粹解剖学方面的经验治疗具有高损伤性且效果有限。尽管治疗方法多样，但尚未达成一致的意见，当前没有一种治疗方法令人满意。如何减少慢性胰腺炎患者的痛苦是临床医生共同关注的问题，本章将主要针对慢性胰腺炎疼痛的发生机制及治疗对策进行探讨。

三、慢性胰腺炎疼痛的发生机制

传统理论认为，因胰管阻塞、胰腺纤维化引起的胰腺组织高压或胰腺缺血是诱发慢性胰腺炎疼痛的主要病因。随着对慢性胰腺炎疼痛病因的探究深入，人们发现慢性胰腺炎时胰腺局部的神经纤维数目增多，直径明显增大，神经束膜受损，在此基础上浸润于胰腺局部的免疫细胞、多种炎症介质、神经营养因子、神经肽等可致敏受损的胰腺内神经，引起感觉传导通路

的一系列变化从而诱发慢性胰腺炎痛觉高敏感的发生发展。因此，目前观点认为神经源性炎症和神经源性疼痛是慢性胰腺炎疼痛形成和维持的关键因素之一。

（一）胰管内高压

在我国，慢性胆道系统疾病是导致慢性胰腺炎疼痛的主要原因。胆汁少量多次反流入胰管造成胰酶在胰腺内激活，长期反复的慢性刺激是导致慢性胆源性胰腺炎疼痛的原因。尤其是在合并有胆道系统结石的情况下，结石或感染引起的胰胆管交界处狭窄或梗阻，胰液流出受阻，进而形成胰管内压升高，导致胰腺腺泡及小导管破裂，损伤胰腺组织及胰导管系统，使胰管扭曲变形，更增加了慢性胰腺炎疼痛的发作次数与程度。临床上常表现为上腹部或脐周反复发作间歇性疼痛，严重时可呈持续性、进行性加重而呈集丛样疼痛，可向双侧季肋区及背部、胸部、肩胛等处放散。

有观点认为，胰管下段阻塞形成胰管扩张和管内高压是造成胰腺炎疼痛的主要原因，这是外科和内镜下胰管引流术等治疗方法的理论依据。研究表明，胰管内结石、慢性炎症导致的胰管内狭窄及壶腹括约肌功能紊乱可导致胰管内压力明显增高，进而引起疼痛。目前，手术和内镜是测得胰管内压力的主要方法，ERCP 技术也可对胰管内压力进行精确的测定。研究表明，正常人胰管内压力一般为 $8 \sim 20\text{mmHg}$。慢性胰腺炎患者胰管内压力比正常人高 $8 \sim 10\text{mmHg}$。然而，此观点备受争议。虽然胰管梗阻是引起疼痛的重要因素，也有证据显示内镜和外科胰管引流术后短期疼痛减缓明显，但手术的失败也提示胰管扩张并不是引起疼痛的唯一病因。一部分病例显示有疼痛症状和无疼痛症状患者的胰管扩张概率相似，而另一些病例显示无论有无胰管狭窄和扩张，患者都有严重的疼痛症状。手术和内镜方法可测得慢性胰

腺炎患者的胰管内压力增加，但胆总管堵塞与胰腺疼痛程度并不相关，而且胆总管梗阻的内镜引流并不能改善慢性胰腺炎的疼痛。此外，Oddi 括约肌功能紊乱虽可以导致慢性胰腺炎及急性复发性胰腺炎的胰管内压力增加，但胰管内压力大小和慢性胰腺炎的疼痛程度也不相关。目前，被临床普遍接受的仍是胰管结石引起胰管高压和胰管狭窄及梗阻引起胰腺纤维化导致胰腺炎疼痛的理论，尽管其尚未获得试验数据的支持。

（二）胰腺实质内高压

胰腺实质高压是导致慢性胰腺炎疼痛的另一病理机制。间隔室综合征理论能更好地解释这一点。胰腺实质被伸展性相对较差的胰腺被膜完全包围，当炎症刺激胰腺实质时，实质可充血肿胀，因被膜限制其膨胀，导致胰腺实质内组织压力明显升高，毛细血管和静脉塌陷，胰腺组织灌注减少，进而导致无氧代谢及酸中毒，引起胰腺的持续性疼痛。通过手术的方法如果能将胰腺实质内压力降低 10mmHg，患者的疼痛症状通常能得到有效缓解。1 年后随访表明，术后再次出现疼痛的患者胰腺实质内压力往往接近术前水平，这表明胰腺实质内压力增高与慢性胰腺炎疼痛明显相关。

（三）氧化应激反应

活性氧类的产生和清除失衡导致胰腺腺泡细胞损害的理论得到越来越多的承认。在对酒精性慢性胰腺炎患者的研究分析中发现，血清中抗氧化剂水平显著降低。由酒精、吸烟、化学毒物等因素引起的氧自由基释放过多，可引起炎症反应和组织损害，导致慢性胰腺炎疼痛。饮酒可作为独立性因素直接导致胰腺疼痛，这一情况在国外较为多见。体外实验表明，酒精性慢性胰腺炎患者可因中性粒细胞被激活而使活性氧类产生量增加，造成细胞和组织损伤。另有报道提示，体内微量营养素的缺乏可加重氧化应激。有研究针对慢性胰腺炎患者的饮食调查发现，其微量营养素摄入的减少，加重氧化应激反应，可能与其疼痛的发生有关。

（四）外周伤害感受机制

胰腺内疼痛感受器的可能刺激因素：收缩或结石引发的导管高压，纤维化导致的实质压力增高，毒性物质如乙醇。然而，至今没有证据证明这些因素与胰腺疼痛有直接关系，甚至在没有这些因素的条件下，慢性胰腺炎的患者常还会有剧痛。已经证实腺泡细胞受损后释放的物质如质子、缓激肽、硫化氢、血清素和钙将通过各自受体激活伤害感受神经。然而必须提到的是，这些分子直接激活伤害感受神经尚未在慢性胰腺炎动物模型或慢性胰腺炎患者中得到证实。所以，这些分子激活伤害感受神经仍然是一个理论推断。另一方面，胰腺内只发现了两种伤害感受器且已经证明能被这类物质直接激活 PAR2 和 TRPV1。有研究通过增强的 C-Fos 蛋白免疫反应性检测显示大鼠体内胰蛋白酶进入胰导管后通过与 PAR2 结合激活感觉背根神经节神经元。值得说明的是，上述研究采用了行为检测模型而不是慢性胰腺炎模型。在另一个重要的研究中，研究者用三硝基苯磺酸诱发大鼠产生慢性胰腺炎，与对照组相比，实验组有显著增大的除极静息电位且胰腺特有背根神经节神经元的 A 型钾电流密度降低。慢性胰腺炎模型中 TRPV1 表达增加和胰腺特有背根神经节神经元辣椒素应答增强进一步验证了伤害感受性纤维被直接激活。此外，以上提到的一些炎症介质也能通过降低其刺激阈值来间接激活 TRPV1。

（五）外周神经病态改变机制

研究上述外周伤害感受机制的动机，部分源于对急性胰腺炎的平行研究，目前被接受的慢性胰腺炎及其他胰腺疾病的神经病态概念根植于对组织病理学标本中神经改变的初步识别。Keith 等首次报道慢性胰腺炎存在炎性细胞尤其是嗜酸性细胞显著浸润胰腺内神经的现象。他们发现疼痛与这些神经周围嗜酸性细胞浸润百分比显著相关。在后续的研究中，Bockman 等发现慢性胰腺炎存在神经密度增加和肥大的现象。更重要的是，他们对慢性胰腺炎胰腺内神经进行超微结构分析时，观察到了一些神经损伤的证据，如断裂的神经束膜、水肿的神经内容物和炎性细胞浸润到神经内部。

（1）胰腺神经可塑性：胰腺内神经损伤似乎需要很多外周神经可塑性的改变，最好的证据就是胰腺内神经的显著肥大和萌发。研究发现慢性胰腺炎神经可塑性标志分子 GA-43 过表达也验证了这一现象。这种可塑性在对比正常胰腺和慢性胰腺炎自主神经支配情况后得到了进一步阐释。在对比正常胰腺和慢性胰腺炎患者胰腺的交感神经和副交感神经支配情况时，发现慢性胰腺炎胰腺交感神经支配显著减少。表面上两者副交感支配情况没有明显差异，但伴有严重神经病性腹痛和（或）严重胰腺神经炎的慢性胰腺炎患者交感和副交感支配均显著减少。在分析外周神经时，不仅要考虑神经元组成，还要考虑这些神经中神经胶质细胞的状态。上述研究的目的不仅要研究慢性胰腺炎胰腺的自主神经支配，也要分析这些神经中施万细胞的作用。研究显示，神经胶质细胞在神经性疼痛中起关键作用，尤其是对于炎症疾病。为了解其激活状态，有研究者定量分析了慢性胰腺炎中神经胶质转录因子 Sox10 和神经上皮干细胞标志神经干细胞蛋白的表达。与神经病态的原理，慢性胰腺炎中神经胶质的激活状态也明显不同：神经内的 Sox10 表达极度减少，而 Nestin 的免疫反

应性却显著增加。这些发现有助于初步阐释胰腺神经病态中神经胶质的作用，因此具有重要的意义。

神经损伤时，施万细胞通过释放神经营养物质开始增殖、去分化，轴突生长和髓鞘再生，以及疼痛感受器致敏。因 Sox10 在成熟施万细胞中持续存在，慢性胰腺炎中神经 Sox10 表达降低很可能是成熟施万细胞数量减少的标志，这可能是由上述反应性去分化造成的。这种阐释与观察到的 Nestin 上调相符合，因为神经胶质 Nestin 的高表达及随后的发生神经萌发已经在神经肌肉接头处肌肉去神经后得到证实。所以，与其他多种神经病一样，在胰腺神经病中 Sox10 和 Nestin 的改变可间接指示神经胶质的激活。

总体来说，慢性胰腺炎神经病理性改变主要包括三大主轴：自主神经支配的变化，神经胶质激活和相关神经病理性疼痛，可以说胰腺神经病变的特点是"神经重构"。这种胰腺神经改变可能是造成慢性胰腺炎疼痛治疗中胰腺"去神经"技术疗效不佳的原因之一。尤其在观察到内脏神经中与感觉神经伴行的交感神经显著减少后，我们应该思考慢性胰腺炎患者内脏神经和腹腔丛感觉/伤害感受神经的分布和数量。如前所述，慢性胰腺炎中疼痛可能是通过诸如到达背根神经节的迷走或躯体感觉传入神经而不是与内脏神经伴行的传入神经进行传递的。经大量对照试验证明，慢性胰腺炎患者最有效的疼痛缓解方法是胰头手术切除。因此，针对胰腺神经病根源进行干预，即胰腺内部干预，比手术或化学切除神经纤维更加有效，而后者本质上就可能不是疼痛的传递途径。

（2）神经 - 炎症的作用：胰腺神经病变的程度，神经重构和胰腺神经炎之间的相互依赖性应该引起我们对神经炎症在外周内脏神经病产生中的作用的关注。产生

胰腺神经炎的作用物仍未被发现。在几十种已知的炎症标志物中，研究显示只有主要来源于浸润肥大神经的炎性细胞的IL-8，与正常胰腺相比慢性胰腺炎组织中过度表达。然而，是什么因素将炎性细胞吸引到神经从而介导神经损伤和神经性疼痛的呢？为了回答这个关键的问题，有研究者研究了神经元衍生的化学引诱物，即神经元炎症趋化因子。典型代表是此类分子的趋化因子CX3。它很有可能通过三个方面诱发上述慢性胰腺炎中神经病态的改变：首先CX3是免疫细胞的化学引诱物，其次它还可以通过神经胶质的激活诱发神经病性疼痛，最后它还具有促进组织纤维化的作用。在慢性胰腺炎中，研究者们不仅在蛋白质水平检测到了趋化因子CX3及其受体CX3CR1的过表达，还发现患严重神经性疼痛和胰腺神经炎的患者对趋化因子CX3和CX3CR1的平均免疫反应性增高。此外，这些改变在长期神经性疼痛患者中显得更为明显。因此，研究者们鉴定出了一种针对神经元分子诱导产生炎性细胞神经亲和力的分子相似物。有研究认为阻断CX3CR1可能对改善胰腺内神经炎症及腹部神经源性痛觉感受起重要作用。目前有待于针对其他细胞因子和趋化因子受体进行进一步研究。纵观胰腺神经病态研究，近期的发现提示慢性胰腺炎神经性疼痛是众多细胞和分子共同作用的结果，包括免疫细胞、受损神经、神经再生、胶质细胞激活、趋化因子、细胞因子及一些其他尚未鉴定出的物质。

（六）中枢神经病态改变和神经可塑性机制

（1）增敏作用：慢性胰腺炎外周神经损伤的论证为"胰腺神经病"成为外周内脏神经病的一个新亚类奠定了基础。鼓舞人心的是近期许多研究表明慢性胰腺炎的神经性疼痛症状在中枢神经系统水平也有类似改变。如前所述，在外周神经损伤时，神经易于受周围环境的有害刺激影响，分泌一些能进一步致敏伤害感受器的因子。外周伤害感受器的持续增敏导致脊神经元的致敏，而后者可将外周信号传递至大脑。这种总体的增敏是神经性疼痛症状的标志。这种增敏导致了神经性疼痛的主要症状，即异常性疼痛和痛觉过敏。

（2）牵涉痛：在一个前瞻性研究中，对慢性胰腺炎患者进行了多种方式和多器官的刺激，观察了牵涉痛区域是否有增加及患者内脏和体表器官的感觉反应。他们还提出慢性胰腺炎患者有来自体表器官和内脏器官的传入信号的聚集，这些器官的伤害性刺激将产生中枢过度兴奋的征象。和假定的情况一样，他们在对慢性胰腺炎患者进行单次和重复电刺激后发现其与对照组之间的疼痛反应有很大的区别。这种区别反映了慢性胰腺炎中神经源性疼痛症状的一个重要特点，即时间总和作用。而且，研究者还证实了慢性胰腺炎患者牵涉痛区域有较大的增加，因而证明了慢性胰腺炎神经源性疼痛的两个主要特征。关于他们对痛觉的发现还存在争议。他们发现慢性胰腺炎患者对皮肤、十二指肠和食管处的机械刺激的敏感度减弱。文章的作者认为胃肠道慢性器质性疾病如克罗恩病、食管炎和胃溃疡也都表现出对机械刺激的痛觉减退。相反的是，Buscher等证实慢性胰腺炎患者表现出显著的全身深度痛觉过敏，甚至是在阿片类药物治疗下也是如此。由于中枢疼痛存在复杂的病理生理过程，很难对这些相互矛盾的发现做出准确解释。同样，也很难解释为什么Dimcevski等报道的慢性胰腺炎患者外周痛觉减退，而中枢则过度兴奋且牵涉痛区域增加。

（3）下行抑制系统：可以确定的是，中枢神经系统最终控制痛觉感知，尤其是高位中枢如脑干，对慢性胰腺炎患者的神经性疼痛起主要的调节作用。这种所谓的"下行抑制控制"是在持续疼痛刺激存在下被激活的，持续疼痛刺激导致背侧角脊神经元活动反应性的抑制。虽然说慢性胰腺炎患者可能存在下行抑制，近期的一些发现却与此并不相符。慢性胰腺炎存在下行"易化"在 Vera-Portocarrero 等的研究中得到了证实。他们通过对慢性胰腺炎大鼠模型单次局部注射皮啡肽 - 皂草素破坏负责下行调节的脑干细胞，而后观察到慢性胰腺炎相关的腹部过敏症继续维持而没有被阻断。在另一个最新的研究中，这种下行易化而非抑制的现象在慢性胰腺炎患者中得到了证实。在直肠乙状结肠区域给予电刺激或热刺激，与对照组相比，慢性胰腺炎患者远处痛觉明显过敏。因此，器质性胃肠道疾病由于弥散性有毒物质抑制性控制都表现为痛觉减退，但这种假说不能在有明显全身性痛觉过敏的慢性胰腺炎患者中得到验证。

（4）脑电图改变：在注重对脑的疼痛处理的研究中，也能发现慢性胰腺炎具有神经病理性疼痛特点的证据。在这个领域最早的一个研究中，研究者对慢性胰腺炎患者的食管、胃和十二指肠进行了内镜下的电刺激，同时通过脑电图记录了事件 - 关联脑电位（ERBP）。引人注目的是，与对照组相比，慢性胰腺炎患者中表征外源性大脑疼痛处理的早期 ERBP 的潜伏期明显降低。后续的分析发现这些 ERBP 能定位到大脑皮质中典型的内脏感觉区域，即两侧的岛叶、带状前回、两侧第二躯体感觉区。很有意思的是，慢性胰腺炎组两侧的胰岛偶极子位置更靠中间，而扣带回位置更靠后，这提示一个重要信息：慢性胰腺炎患者大脑皮质存在重组。在进一步的研究中，研究者证实 EEG 中 θ 波活动增加，而 EEG 中 θ 波活动增加是神经性疼痛的典型现象，从而进一步为慢性胰腺炎疼痛

症状的神经病性特点提供了证据。Fregni 等证实了谷氨酸盐水平增加并通过磁共振波谱检测发现右侧顶级躯体感觉皮质区活动过度。实质上，将会有可靠的证据证明慢性胰腺炎中枢神经系统重构和活动调节是神经病理性疼痛综合征的一个标志。

（七）小结和讨论

阐明慢性胰腺炎疼痛的发生机制是一个巨大的挑战。20 世纪下半期胰腺手术技术的发展，临床科学家的出现，基础研究科学家和疼痛专家浓厚的兴趣使该病发病机制相关的大量信息得以积累。慢性胰腺炎疼痛机制可从以下三个主要方面来分析：外周伤害感受，外周 / 胰腺神经病变和神经可塑性，中枢神经病变和神经可塑性。慢性胰腺炎似乎与神经损伤后的神经递质和神经营养因子介导的胰腺外周疼痛感受器的持续增敏有关。这种外周胰腺神经病变通过"神经重构"导致胰腺内神经可塑性改变，神经可塑性改变与人胰腺自主神经支配的改变有关。其进一步导致脊髓感觉二级神经元的过度激活，并呈现一个过度兴奋的状态。最后，脑干和大脑的脊髓上区域通过下行易化和重组加剧了这种尾部的过度激活以处理更多外周的输入。因为，对于慢性胰腺炎神经病理性疼痛综合征，神经病理性疼痛机制明显占主导地位，而且与原发性神经痛综合征相比，主要依靠来自外周疼痛感受器持续伤害性刺激。手术切除这个"神经系统神经病变"的起源及由此产生的伤害感受器的间隙的有效性，否则疼痛刺激将持续传递至中枢神经系统。这是这种综合征的一个重要特点。所以，根据慢性胰腺炎中伤害感受和神经病的相互关联，临床医生可将慢性胰腺炎疼痛视为"主要为神经病态的""混合型"的疼痛。只有认真考虑这种特殊的混合型机制才能获得慢性胰腺炎疼痛的理想治疗方法。

四、慢性胰腺炎疼痛的治疗

慢性胰腺炎疼痛在不同患者之间和同一患者不同阶段差异很大，导致这种差异的因素包括病因学、胰腺炎的自然病史及相关并发症的有无，此外，社会心理因素，如二次增益和容易上瘾的人格显著增加了这些患者治疗的复杂性。大部分已发表的文献为治疗酒精性胰腺炎患者疼痛的文献，因为这是这种疾病最常见的形式。然而即使在这类患者，疼痛也并不表现为一个统一的症状，其模式可能会对治疗和预后产生影响。慢性胰腺炎疼痛的治疗是一个难题。尽管有新的影像学检查和胰腺评估手段，但是临床上慢性胰腺炎疼痛的治疗还是存在很大的随意性，常以失败告终。如不能正确地认识慢性胰腺炎疼痛的复杂性及其病理机制，疼痛的处理相当困难。美国胃肠病学会指南指出，对慢性胰腺炎是否存在假性囊肿、胆管狭窄和十二指肠梗阻等可治疗的并发症的判断非常重要。另外还需排除引起腹痛的其他病因，如消化性溃疡、胆道疾病、胃肠动力紊乱等。长期大量饮酒将加速胰腺内分泌和外分泌功能不全的进展。酒精性胰腺炎造成的胰腺功能改变甚至在停止酒精摄入后仍然进展，当然其进展会减缓。对于严重酒精性胰腺炎患者，停止酒精摄入并不改变其胰腺疼痛的特征，但继续滥用者，死亡率将比戒酒或减少酒精摄入者高3倍，更重要的是前者体格缺陷发生率也高3倍。

由于慢性胰腺炎腹痛机制的复杂性使得临床治疗非常困难。目前认为慢性胰腺炎腹痛的治疗应多学科合作、综合运用各种药物并解决心理问题。慢性胰腺炎的治疗包括多种方法，如假囊肿、胰管梗阻可以通过内镜或体外冲击波碎石术予以治疗，外科手术可以做局部病灶清除、神经松解术和神经阻滞术等。然而，对于大多数患者而言，药物治疗还是占主要地位的。慢性胰腺炎疼痛的治疗很困难，往往需要使用强效的阿片类药物。而神经性疼痛治疗的基石是作用于中枢不同靶点的多功能性药物，如三环类抗抑郁药、加巴喷丁或普瑞巴林、曲马多及最终选择的阿片类药物。研究显示对神经性疼痛治疗有效的药物对慢性胰腺炎也可能有效，Drewes等的研究证明，三环类抗抑郁药和普瑞巴林对于疼痛难以缓解的患者起作用，能作为镇痛的辅助用药。Simley等也指出加巴喷丁可以增强胰腺炎动物模型的吗啡的药效。因此，将来慢性胰腺炎疼痛的药物治疗应多考虑联合用药。

因此，疼痛首先考虑内科治疗，效果不佳时考虑神经阻滞及毁损切除、内镜下碎石、引流和放置支架等措施，其后才考虑手术减压、引流、胰腺切除等治疗。手术是内科和内镜治疗失败的慢性胰腺炎患者有效的治疗手段，其中15%～20%的患者必须行手术治疗，如假性囊肿感染、破裂和出血等。

(一) 内科治疗

1. **饮食** 慢性胰腺炎患者应接受专业的饮食指导，内分泌和外分泌功能不全的程度如同微量营养素缺乏，需要进行专业的饮食测定。常规建议是低脂饮食，每餐进食总量要小，以避免过度刺激胰腺。但是尚未见对这一观点的完整评估报道。另外，减少酒精摄入也是酒精性胰腺炎的主要治疗措施。虽然大部分研究认为戒酒不能缓解患者疼痛，但是酒精性胰腺炎患者戒酒后死亡率可下降至原来的1/3。

2. **药物治疗** 对于慢性胰腺炎患者来说，疼痛治疗不可避免地需要用到镇痛药。镇痛治疗一般分为3个阶段：第一阶段可以使用非麻醉性镇痛药，如非甾体抗炎药、对乙酰氨基酚，但非阿片类镇痛药缓解疼痛的效果并不理想；第二阶段可选用不同作用强度的麻醉药，如首选强力但不良反应小的镇痛药如曲马多。曲马多的特点是不良反应(特别是胃肠道的不良反应)较小，可作为慢性胰腺炎镇痛的一线用药。第三阶段一般为胰腺癌后期重度疼痛时，考虑应用阿片类镇痛药。但即使在此阶段，我们也应尽量选择缓释剂型来减少服药次数以降低药物成瘾的可能，剂量一般需针对个体情况进行调整，以最小有效剂量为宜，避免使用短效阿片类药物如哌替啶。此外，缩胆囊素受体拮抗药、胰酶抑制剂、蛋白酶抑制剂、白三烯受体拮抗药都有一定的疗效。

目前，慢性胰腺炎疼痛采用内科治疗依然十分困难，镇痛药依然是临床上主要依赖的药物，胰酶制剂、抗氧化药、口服蛋白酶抑制药、奥曲肽等在临床上的使用还存在较多争议。

(二) 内镜治疗

虽经适当的生活调理、内科治疗仍然反复急性发作的顽固性疼痛，尤其是胰腺内压力增高明显者，多主张尽早手术减压，阻止或逆转病程的发展，改善逐步丧失的内、外分泌的功能，并缓解疼痛。单纯采用内镜减压治疗，约 2/3 的慢性胰腺炎患者疼痛可长期完全或基本缓解。

内镜治疗可通过解除胰管梗阻，降低胰管内压力等方式缓解慢性胰腺炎疼痛，并以其操作方便、创伤小、痛苦少、安全性高等优点成为当今治疗慢性胰腺炎的热门手段。尤其对于内科药物治疗失败、手术风险高的患者，内镜治疗更能显示其优势作用。

内镜缓解慢性胰腺炎疼痛的机制在于内镜能够有针对性地对胰管结石及胰管扩张进行治疗。有多项研究对此进行了论证。近期有一项超过 1000 例患者的大样本研究，患者构成中包括胰管狭窄、结石及狭窄合并结石。内镜治疗结果显示内镜减压对慢性胰腺炎的总有效率为 86%，显示了

内镜治疗在慢性胰腺炎治疗中的重要性。而内镜治疗的并发症发生率约为 25%，绝大部分都很轻微，理想的内镜治疗对象应该是胰管狭窄伴有上游扩张的患者。总之，内镜治疗慢性胰腺炎疼痛有着良好的发展前景，但同时亦存在诸多不确定性，相信随着病例的不断积累和总结，以及相关技术的持续改进，将会成为一项治疗慢性胰腺炎疼痛的主要手段。

(三) 外科治疗

慢性胰腺炎虽然是良性疾病，却有潜在恶变可能，在治疗上通常需要外科手术干预，且疗效与手术方式的选择、术后并发症的控制密切相关。当药物难以控制顽固性疼痛，或者慢性胰腺炎合并有假性囊肿、胰瘘、胆道梗阻及消化道梗阻时，外科手术治疗成为疾病控制的关键。手术治疗的目的除缓解疼痛及解除压迫症状外，还包括改善内外分泌功能及获取病理结果。手术是内科治疗和内镜治疗失败的慢性胰腺炎患者有效的治疗手段，有 15% ~ 20% 的患者必须手术治疗。手术应尽量减少对胰腺内、外分泌功能的影响，有效缓解疼痛。患者胰管直径大于 7mm 被认为是典型的引流指征，而直径小于 3mm 的所谓"小胰管"则应考虑胰腺切除手术。手术方式大体上可分为去神经术、胰管减压术和胰腺切除术。

(四) 手术与内镜治疗比较对照研究

目前手术与内镜方法的争论主要是派系之争。然而，最近发表了阻塞性慢性胰腺炎患者手术与内镜治疗的第一个前瞻性随机对照研究。手术方式根据患者解剖确定，包括切除和引流术；内镜治疗包括括约肌切开术、支架术和(或取石)体外冲击波碎石术。在 140 例适宜的患者中，约 50% 同意随机地选择一种治疗。然而，不管分析包括所有 140 例患者或仅包括那些随机选择的患者，所得结果相似。分析包括所有患者时，两组的初期成功率在 50%

左右，但在 5 年随访期，外科组约 35% 的患者认为完全没有疼痛，而内镜组仅有约 15%。患者治疗后均有不同程度体重增加。因此，笔者推断对于疼痛梗阻性慢性胰腺炎患者，在减轻长期疼痛的治疗方法中，手术优于内镜治疗。

（五）小结

慢性胰腺炎疼痛仍然是临床上一个主要的挑战。这些患者的治疗很困难，当前可采取的措施都存在明显的不足之处。然而，新近来自临床和动物研究的发现开始揭示出疼痛的可能机制，希望能在不久的将来为镇痛治疗提供新的靶点，这些可能的靶点包括 TRPV1、NGF-TrkA 及 PAR2 等。

第五节　功能性胆道疼痛综合征

一、概　　述

功能性胆道疼痛综合征是一种以右上腹和（或）右上象限持续或复发性疼痛为主要表现，与胆道结石无关、不存在可以解释症状的结构或代谢异常的功能性疾病。功能性胆道疼痛综合征可严重影响患者的日常生活和精神状态。目前关于该病的相关研究不多，国外流行病学研究报道其男性发病率为 6% ~ 8%，女性患者更为多见，发病率为 12% ~ 25%。

功能性胆道疼痛是一个复杂的临床难题，常见于两类患者：一类是胆囊并无结石，但表现出典型的胆囊结石和胆绞痛症状；另一类是胆囊切除术后的患者，但仍有类似于胆道疼痛的间歇性复发。对于前一类患者，我们一般着重于胆囊的检查，考虑是否有行胆囊切除术的指征；而对于第二类患者，我们更加关注胆囊 Oddi 括约肌，确定是否有行内镜下行括约肌切开术（ES）的指征。但以上两种情况的病理机制并不明确，所以相应的诊断和治疗仍然存在争议。

近年来，随着人们对消化道动力和功能性疾病的研究不断深入，对胆道系统的功能性疾病也达到了新的认识水平。目前认为，功能性胆道疾病是一组独立的动力障碍性疾病，有其独特的病理生理基础，

但缺乏特异的症状和体征，易与其他胃肠功能障碍相混淆。罗马Ⅲ委员会重新定义了功能性胆道痛，以试图解决这个临床难题（表 16-1）。一些非胆道异常同样也可以根据其临床特点而被排除，如心绞痛通常由运动引起且其持续时间不超过 1 小时，其疼痛不会有数月至数年的间歇期；泛酸通常在使用抗酸或抑酸药后缓解；肾结石尿常规检查有异常；腹部或胸壁的综合症状通常在运动、咳嗽或深呼吸时加重；肠易激综合征（IBS）的腹部不适常有排便习惯改变并可能在排便后缓解等。

表 16-1　功能性胆道痛罗马Ⅲ诊断标准

必须包括局限于上腹和（或）右上腹的疼痛发作及以下所有条件：

1. 发作持续 30 分钟或更长
2. 间隔不同时间（不是每天）症状复发
3. 疼痛程度维持稳定
4. 疼痛呈中到重度并足以影响患者的日常活动或需到急诊科就诊
5. 排便后疼痛不缓解
6. 改变体位后疼痛不缓解
7. 应用抗酸药后疼痛不缓解
8. 排除可以解释症状的其他器质性疾病

支持诊断的标准：疼痛可伴有以下 1 条或多条

1. 疼痛与恶心和呕吐有关
2. 疼痛放射至背部和（或）右侧肩胛下区
3. 夜间被痛醒

二、胆囊和胆道的解剖和生理

胆道系统包括肝内外胆管、胆囊及 Oddi 括约肌等部分，起于毛细胆管，其终末与胰管汇合，开口于十二指肠乳头，外有 Oddi 括约肌围绕，如图 16-4 所示。

1. 胆道系统的解剖

（1）肝内胆管：起自毛细胆管，继而汇集成小叶间胆管、肝段、肝叶胆管及肝内的左右肝管。肝内胆管和肝内肝动脉、门静脉及其各级分支的分布和走行大体一致，三者同为一结缔组织鞘（Glisson 鞘）所包裹。左右肝管为一级支，左内叶、左外叶、右前叶、右后叶胆管为二级支，各肝段胆管为三级支。

（2）肝外胆道，主要分为以下几部分。

1）左、右肝管和肝总管：左、右肝管出肝后，在肝门部汇合成肝总管。左肝管较为细长，长 2.4 ~ 4cm，全程位于肝门横沟内，与肝总管间形成 90°夹角；右肝管较短粗，长 1 ~ 3cm，与肝总管形成 150°夹角。肝总管直径 0.4 ~ 0.6cm，长 2 ~ 4cm，位于肝十二指肠韧带中，其下段与胆囊管汇合形成胆总管。

2）胆总管：肝总管与胆囊管汇合形成胆总管。胆总管长 7 ~ 9cm，直径为 0.6 ~ 0.8cm。根据其行程和毗邻关系，分为四段：十二指肠上段、十二指肠后段、胰腺段和十二指肠壁内段。

3）Oddi 括约肌：85% 的人胆总管与主胰管在肠壁内形成一共同通道，并膨大形成胆胰壶腹（Vater 壶腹）。壶腹周围有

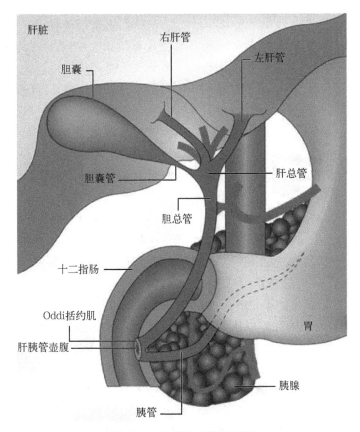

图 16-4　胆囊和胆道的解剖

[引自 Wistuba II, Gazdar AF, 2004. Gallbladder cancer: lessons from a rare tumour. Nature Reviews Cancer, 4 (9) :695-706.]

括约肌（Oddi 括约肌）使十二指肠黏膜隆起形成皱襞。Oddi 括约肌主要包括胆管括约肌、胰管括约肌和壶腹括约肌，具有控制和调节胆总管和胰管的排放，以及防止十二指肠内容物反流的重要作用。

4）胆囊：为囊性器官，呈梨形，位于肝脏脏面的胆囊窝内。成人胆囊约 3cm×7cm，容量为 30～50ml。胆囊壁分为 3 层，黏膜层、肌层和浆膜层。胆囊内壁有大量的皱襞以利于吸收。胆囊的血流供应来自胆囊动脉，胆囊动脉通常分自右肝动脉，是终束动脉。胆囊的静脉通常汇入门静脉。胆囊淋巴管与肝纤维囊淋巴管相连。胆囊交感神经来自腹腔神经，与肝动脉和门静脉伴行，传导脏器的疼痛，表现为右季肋部、上腹部和右肩部的疼痛。胆囊副交感神经来自双侧迷走神经，与胆囊运动调节有关。

5）胆囊管：由胆囊颈延伸而成，长 2～3cm，直径约 0.3cm。胆囊起始部内壁黏膜形成螺旋状皱襞，称 Heister 瓣，有防止胆囊管扭曲和调节胆汁进出胆囊的作用。胆囊管大多成锐角，在肝总管右侧壁与之汇合，但常有变异。

2. 胆囊的生理 胆囊在人体中是一个重要的消化器官，它不仅有储存、浓缩、排泄（收缩）胆汁的功能，还有调节肝内外胆道压力的重要作用及重要的分泌和免疫作用。

目前认为，功能性胆道疾病是一组独立的动力障碍性疾病，在罗马 Ⅲ 分类中，功能性胆道疾病包括胆囊功能不良和 Oddi 括约肌（SO）功能不良。因此，以下我们着重介绍胆囊的运动生理。

（1）胆囊运动生理：胆囊的充盈和排空是一个复杂的生理过程，与进食和消化时期的活动相协调。胆囊充盈在消化间期和夜间进行，由胆囊的容受性舒张和 Oddi 括约肌张力增高完成（胆囊 -SO 神经反射）。在消化间期，胆囊周期性部分地排出浓缩的胆汁并纳入未浓缩的胆汁，与胃肠道的移行性运动复合波（MMC）同步。MMC 的每一循环约 90 分钟。胆囊在上一个 MMC 的 Ⅱ 期出现收缩，在下一个 MMC 的 Ⅰ 期进行充盈。其意义在于可排出黏稠胆汁和胆盐沉积物，防止胆石形成。

胆囊排空由进餐刺激引起。餐后胆囊收缩先为即时发生的头相，由迷走神经调节。胆囊排空 15% 时，胃排空开始，胃 - 胆整合为食物的消化做好了充分的准备。随后的肠相持续时间较长，一般认为是由食物进入十二指肠刺激缩胆囊素（CCK）释放所致。胆囊收缩时间的长短及收缩强度与食物的种类有关。当食物含有大量的脂肪时，胆囊将加倍收缩，持续时间延长。在餐后数小时内胆囊始终保持收缩状态，只有夜间才会达到充盈后的基本容量。

（2）胆囊运动的调节：Oddi 括约肌的松弛与胆囊收缩同步，受到神经和体液的调节。胆囊运动的神经调节处于次要地位。刺激交感神经，引起胆囊舒张；刺激迷走神经，引起胆囊收缩。迷走神经中还含有非肾上腺素非胆碱能神经纤维（NANC），释放血管活性肠肽（VIP）和一氧化氮（NO），使胆囊在消化间期舒张。

激素在胆囊运动的调节中起主要作用。引起胆囊收缩的主要激素是 CCK 和胃动素，引起胆囊舒张的主要激素是血管活性肠肽（VIP）、胰高血糖素、生长抑素及 NO。CCK 是散在于十二指肠和空肠的内分泌细胞在受到肠腔内酸和营养物质的刺激所分泌的多肽，在血浆中的半衰期为 2.5 分钟，主要由肾排泄。胰液尤其是胰蛋白酶可抑制 CCK 的释放。胆囊的收缩和胆汁的排泄也负反馈抑制 CCK 的释放。CCK 的作用可分为直接和间接作用。CCK 可直接作用于胆囊壁上的 CCK 受体引起胆囊的收缩。胆囊的收缩程度与 CCK 呈剂量 - 依赖关系，也与胆囊壁 CCK 受体的数目有关。CCK 亦可作用于迷走神经间接引起胆囊收缩。研究表明，注射相当于餐后水平的CCK 引起的胆囊收缩或进食引起的胆囊收缩，可被毒蕈碱样受体阻滞剂、胆碱能受体阻滞剂和迷走神经切除所抑制。有学者认为，CCK 在体外的作用通过 CCK 受体实现，而在体内的作用则通过 CCK 的间接作用。在消化间期，胃动素起主要作用，它使胆囊收缩与 MMC 同步，其作用可被阿托品抑制。

三、功能性（非结石性）胆道痛的可能机制

胆道痛是结构性或功能性流出道梗阻时胆囊收缩异常导致胆囊内压增加所引起。功能性胆道痛可能的机制包括胆囊运动减弱、结构或功能性胆囊排出口部分梗阻、胆囊收缩和 Oddi 括约肌松弛失调、内脏超敏反应。

1.胆囊运动功能不良

（1）胆囊运动功能低下：原发性胆囊运动功能低下可能是 CCK 受体减少，CCK受体下调或是兴奋 - 收缩耦联机制障碍所致。继发性胆囊运动功能低下的病因包括腹腔疾病、CCK 缺乏症、长期胃肠外营养、长期饥饿、毕Ⅱ式胃大部切除术后、糖尿病、生长抑素、避孕药、VIP 瘤、生长抑素瘤等。

（2）胆囊运动功能失调：①功能性胆囊运动功能失调，由于胆囊对内源或外源性 CCK 的刺激产生不协调的收缩，产生功能性痉挛造成胆囊流出道梗阻。在一组非结石性胆绞痛的患者中，雨蛙素可诱发类似胆绞痛症状，并伴有胆囊排空减低，硝酸甘油则可缓解雨蛙素所引起的症状，并使胆囊排空恢复正常。该试验证实了上述机制的存在。②器质性胆囊运动功能失调，狭窄造成胆囊流出道梗阻，胆囊为克服梗阻而加强收缩，引起胆绞痛。病因包括慢性胆囊炎及纤维化。长期反复功能性痉挛也可以引起亚临床感染、纤维化，导致狭窄。

2. Oddi 括约肌功能障碍（sphincter of Oddi dysfunction，SOD）

是指该括约肌运动异常致患者胆汁、胰液排出受阻，使胆管、胰管内压升高，临床表现为胆汁淤积、胆源性腹痛、胰源性腹痛或复发性胰腺炎。SOD 由两部分组成：① SO 功能障碍，指 SO 原发的运动异常导致张力升高、少部分张力降低；② SO 狭窄，由于炎症及其随后的纤维化所导致的结构改变。由于目前很难在组织学水平研究人体 Oddi 括约肌，对 Oddi 括约肌轻度的组织学改变亦无明确的标准，同时尸检结果也发现 Oddi 括约肌常有组织学改变，因此，很难将功能性紊乱与组织学或轻微的器质性改变区分开。

3. 内脏超敏反应

内脏疼痛感受器向丘脑和大脑皮质的投射可能导致内脏痛觉过敏（轻度疼痛刺激引起严重疼痛），并可能进一步导致异常性疼痛（无害刺激产生疼痛的状态）。如同其他胃肠道功能紊乱一样，胆道系统或其邻近结构的敏感性增高可能与胆囊功能障碍患者的疼痛有关。例如，Desautels 等研究显示，在伴有持久腹痛的胆囊切除术后患者，并不存在Ⅰ型或Ⅱ型 Oddi 括约肌功能障碍，用恒压器装置使十二指肠膨胀能在大多数患者再现十二指肠特异性内脏疼觉过敏的症状。

此外，功能性胆道痛患者胆囊排空异常还可能与胆囊结晶形成、慢性胆囊炎等病史有关。Velanovic 等前瞻性研究了 36名因可疑功能性胆道痛行胆囊切除术的患者，将他们与有胆石症症状行胆囊切除术的患者作比较。研究发现，在没有胆结石的患者中，90% 胆囊中有胆汁结晶，62%经鉴定有胆囊壁内结晶。与此相比，81%的胆结石患者发现在胆囊壁内有结晶。研究者推测功能性胆囊痛可能是胆汁饱和及胆囊运动障碍导致晶体生长，从而导致胆石形成和慢性炎症的一系列胆囊病理过程的部分反应。这些发现得到了 Brugge 等的

另一项研究的支持，其研究结果显示，可疑功能性胆囊痛患者胆固醇结晶和胆囊切除术后预后有关。此外，在 Velanovich 关于功能性胆囊痛的研究中，94% 的无胆结石患者和 100% 的胆结石患者有慢性胆囊炎的病史。但是，在行胆囊切除术且术后症状减轻的可疑功能性胆道痛患者中，并没有发现胆囊病变异常，这种情况与缺乏慢性胆囊炎组织病理学所见一致。事实上，不同的文献报道之间结果差异很大，尽管已有研究表明组织学正常的患者更不易完全消除症状，但胆囊组织学改变是否为胆囊收缩减弱的起因或结果尚不清楚。

目前我们对功能性胆囊痛的发病机制仍知之甚少。值得进一步研究的原因不是胆囊切除术后症状持续存在，而是胆囊切除术前的症状可能与其他伴发的胃肠运动紊乱有关。在可疑功能性胆囊痛患者中，各种运动障碍样症状普遍发生，研究发现胆囊排空异常患者常伴有胃肌轻瘫和便秘发生，表明功能性胆囊功能障碍可反映全肠道运动性紊乱。

四、功能性（非结石性）胆道痛的诊断、检查和治疗

（一）功能性（非结石性）胆道痛的诊断和检查

1. 排除结石及其他可能疾病　要正确诊断功能性（非结石性）胆道痛，首先需要排除结石及其他可能导致胆道痛的疾病。常规的实验室检查包括肝和胰腺的生化指标；胃镜及肠镜检查；超声内镜，能发现小于 3mm 的胆囊和胆管结石，优于经腹超声。此外，在胆囊收缩刺激后，分析十二指肠内的胆汁可以测定其中的胆固醇微晶体或胆红素盐颗粒。只有以上这些检查都是阴性的，才能做出功能性胆道痛的诊断。

2. 胆囊运动功能改变　胆囊运动功能改变已成为多数或大多数有原位胆囊的功能性胆道痛诊断的基础。对怀疑胆囊功能障碍应进行下列项目。

（1）检验检查：肝功能和胰酶指标必须是正常的。

（2）腹部 B 超：可清除楚显示胆囊各切面，计算胆囊容积。能初步排除胆囊炎、胆石症，还可进行脂餐或缩胆囊素 8 肽（CCK-8）刺激试验以了解胆囊排空功能。正常情况下，SGEF 可达 70% 以上，如小于 40% 则为异常，但是功能性或器质性胆囊运动功能低下均可引起排空障碍，单纯的 CCK 诱发试验无法识别，不仅缺乏敏感性和特异性，其结果还不可靠，对功能性胆道痛患者的诊断意义不大。腹部 B 超方法简便、安全，但是检测结果受操作者技术水平的影响，胆囊容积计算欠精确，不能检测胆汁反流，此外，超声的重复性较差。

（3）胆道显像技术：①胆囊造影术，前一日午餐进食脂肪丰富的食物，以刺激胆囊收缩排空，晚餐进食无脂肪食物，之后不再进食。晚 10 时口服造影剂，常用碘番酸 3g，0.5g/ 次，每次间隔 5 分钟。口服后 10 小时为最佳摄片时间。先空腹摄片，除外胆囊器质性病变，之后进食脂肪餐（常用油煎蛋）。胆囊一般在脂餐后 60 分钟缩小 1/2，如在 120 分钟内胆囊缩小不到 1/2，即可认为胆囊收缩功能减低。该方法简便、价廉，但是接触放射线，胆囊体积计算不够精确，易受肝肾及胃肠功能的影响，故现已少用。②核素显像：常用 ^{99m}Tc DIDA 测定胆囊运动功能（SGEF），是目前检测胆囊排空最准确的方法。排泄分数可以用来表示 CCK 刺激后的胆囊排空作用。模拟在体胆囊容积的体外模型，与放射性方法测量相比，容积法测量的射血分数相关系数为 0.98。因此，胆道闪烁显像术（CCK-CS）能靠检测 ^{99m}Tc HIDA 的变化观察胆囊容积改变，以测量不规则的胆囊排空作用。尽

管引入临床实践已有 20 多年，该技术测量胆囊排泄分数（GEF）所使用的 CCK 给药剂量和给药速度在大多数研究中尚未形成标准。由于 GEF 随着给药剂量和速度的变化而变化，CCK 的给药剂量和速度都很重要，但是许多研究对 CCK 不同给药剂量和速度导致不同的 GEF 使用相同的定义。而且，CCK 长期给药时得到的 GEF 低下的定义标准值差异很大。一些研究很难得到临床有用的标准值，想要与已发表的研究做比较就很困难。

此外，GEF 异常并不总是意味着胆囊疾病，GEF 低下还与其他许多因素有关，应对其他病因进行检查和治疗。Kellow 等认为 CCK 刺激时腹泻为主的肠易激综合征（IBS）比便秘为主的 IBS 胆囊收缩要少。Sood 等认为与健康受试者相比，IBS 患者禁食时胆囊容积更大，胆囊排空时间更短。Tabet 等研究者发现与胆石症患者相比，胆囊运动障碍患者发生与 IBS 症状类似的并发症的概率更高。这也许能解释为什么在胆囊运动障碍患者行胆囊切除术后仍有症状存在，也支持了胆囊运动障碍可能是全身胃肠道运动异常一种表现形式的假说。其他许多情况如糖尿病、妊娠、自发性慢传输型便秘、肥胖、肝硬化、胃排空减少和使用不同的药物时会导致 GEF 值降低。此时 GEP 低下如果用于手术标准评估，忽略这些因素可能导致不必要的胆囊切除术。

（4）疼痛激发试验：因其敏感性、特异性均较低，目前基本已废弃。

3. Oddi 括约肌功能障碍（SOD） 内镜下 Oddi 括约肌测压（SOM）是目前诊断 SOD 最有价值的方法，基础压超过 40mmHg 即可诊断 SOD，SOM 还能预测患者对经内镜 Oddi 括约肌切开（EST）的治疗反应。但易并发术后胰腺炎，因此应首先进行无创检查筛选。

近年来由于认识到 SOD 是部分急性复发性胰腺炎的病因，同时发现部分 SOD 患者胆管测压正常而胰管异常或两侧均异常，因此主张同时胰胆管测压。Raddawi 等报道基础压异常在测压异常的患者中 35% ~ 65% 都局限在一侧，Oddi 括约肌内压异常在胰腺炎患者中多局限在胰管部分，有胆源性腹痛和肝功异常者则局限在胆管部分。Aymerich 等回顾分析了 73 例同时进行的胰胆管测压，发现 19% 两侧基础压均正常，40% 两侧基础压均不正常，41% 仅一侧异常。在 59 例压力升高者中，19 例胆管压力正常而胰管压力异常，10 例胰管压力正常但胆管压力异常，只测胆管压力诊断 SOD 的敏感性为 68%，而只测胰管压力诊断 SOD 的敏感性为 83%。如果只测胆管压力，26% 的 SOD 会被漏诊。鉴于测压后胰腺炎发生率较高，Wehrmann 等采用一种微电子传感系统进行 SOM，与毛细管水灌注式 SOM 有较好的相关性，而术后胰腺炎较少。

但是，关于 SOD（括约肌功能紊乱）在胆囊正常的无结石性胆道痛的发病中是否发挥作用仍有争议。现有研究通常假设 SOD 在胆囊切除术前就存在，且认为在一些患者中是导致症状发生的根本原因。那么，我们就不得不考虑如下两个问题：SOD 是否和 GEF 低下有关，括约肌切开术（ES）而非腹腔镜胆囊切除术是否应该作为无结石性胆道痛患者的一线治疗方法。

尽管有证据表明 SOD 在胆囊正常的胆道痛患者中存在，GEF 值和 Oddi 括约肌基础压力值之间并没有因果关联。现有文献仍缺乏足够证据推断胆道括约肌切开术是否对 GEF 低下的胆道痛患者有效。Ruffolo 等在 81 例无结石性胆道型腹痛和肝酶正常的患者中研究了 SOD 和 GEF 低下之间的关系：在 GEF 正常和异常的患者，分别有 57% 和 56% 的患者 Oddi 括约肌压力升高，而 Oddi 括约肌压正常和升高的患者 GEF

值没有显著的统计学差异。Kalloo 等也在 30 例无结石性胆囊的胆道型腹痛患者中探究了 GEF 和 Oddo 括约肌压之间的关系发现，7 例 Oddi 括约肌压升高的患者其 GEF 平均值与 23 例 Oddi 括约肌压正常患者的相似。此外，Soto 等发现在有胆道痛症状的无结石性胆囊患者普遍存在基础 Oddi 括约肌压升高，但 GEF 和 Oddi 括约肌压相关性差。Choudhary 等描述了 35 例胆囊正常而基础 Oddi 括约肌压升高的患者，43% 的患者在行单独 ES 后持续性疼痛缓解，其余 20 例无效或对 ES 治疗初始有效而后复发的患者中，11 例进行了胆囊切除术，其中 8 例患者感觉疼痛明显减轻。联合行 ES 和胆囊切除术的患者有 66% 效果良好或是优秀。因此，现有文献没有充分的证据表明在有无结石胆囊的胆道痛患者 GEF 值能准确地预测胆囊切除术或胆道括约肌切开术的效果。

（二）功能性（非结石性）胆道痛的治疗

在没有可靠且无创的治疗方法的情况下，有研究者认为，需要审慎地考虑非手术的治疗方案，包括仔细评估患者心理情况、使用对慢性内脏痛有调节作用的药物，如三环类抗抑郁药（TCA）等。

1.胆囊功能障碍　目前临床上可有以下几种选择措施。

（1）药物治疗：①西沙必利，改变胆囊运动功能，促进胆囊收缩。②熊去氧胆酸，虽减弱胆囊运动，但能减轻胆源性腹痛。③非甾体抗炎药，能降低内脏疼痛阈值或炎性反应。

（2）手术治疗：越来越多的资料表明，胆囊切除尤其是腹腔镜胆囊切除是目前治疗胆囊运动功能障碍最有效的方法。但对手术的指征和手术时机难以掌握。有研究者建议，如胆囊排空功能障碍未发现明显原因，可切除胆囊，如胆囊排空正常，可

通过十二指肠引流或内镜获取胆汁，显微镜下分析胆固醇性微结石或胆色素结晶，也可检查 ERCP、磁共振胰胆管成像（MRCP）、超声内镜（EUS）以检出结石，如 ERCP 未发现结石或其他异常，可考虑内镜下 Oddi 括约肌测压决定下一步治疗。

2.Oddi 括约肌功能障碍（SOD）治疗原则是降低由 Oddi 括约肌引起的胆汁和胰液排出时的阻力。

（1）可试用松弛平滑肌药物，如抗胆碱能药物、硝酸甘油类、钙通道阻滞药等。药物仅能暂时缓解症状，停药后症状可能复发。

（2）内镜下括约肌切开术：是目前 SOD 的标准治疗方法。EST 术后 Oddi 括约肌功能丧失，压力降低，胆汁排出通畅，故能取得肯定的疗效。SOD 测压异常者，内镜下十二指肠乳头括约肌开术后症状明显改善。一项荟萃分析提示 EST 治疗 SOD 只对 SO 压力升高（> 40mmHg）者有效，而对压力正常者，EST 与对照相比疗效无差异。但也有研究认为 EST 对胆源型 SOD 的疗效无论其压力有无升高均无显著差异。

五、胆囊切除术后功能性胆道痛的诊断、检查和治疗

（一）胆囊切除术后功能性胆道痛的诊断与检查

众所周知，腹腔镜胆囊切除术优于传统的开腹手术，因此腹腔镜手术量持续上升，而胆囊切除术后胆型疼痛也随之上升。但目前，此类患者疼痛的治疗尚存争议。

此类患者根据 SOD 的情况分为 3 种类型：

Ⅰ型胆源性腹痛：至少 2 次测得谷丙转氨酶、谷草转氨酶、胆红素浓度升高，且每次超过正常值上限 2 倍；ERCP 示胆总管扩张（≥ 12mm）；ERCP 示胆总管排空时间延长（> 45 分钟）。建议行 Oddi 括约肌切开术。

Ⅱ型胆源性腹痛：上述表现中仅有

1 ～ 2 项。建议行 ERCP 测 Oddi 括约肌压力，若 > 40mmHg，大部分患者能受益于括约肌切开术。也有一小部分 Ⅱ 型但压力正常的患者接受括约肌切开术后疼痛有所缓解。

　　Ⅲ 型胆源性腹痛：此类患者经 ERCP 测压也无法预判括约肌切开术的疗效，仅很少部分患者感到有效，其病理生理和治疗方法都有所不同。

（二）胆囊切除术后功能性胆道疼痛的原因

　　胆囊切除术后功能性胆道疼痛的可能病因在于十二指肠，或者合并了胆道问题。有研究发现 SOD 3 种类型的患者表现出十二指肠特异性内脏痛敏。Ⅱ 型和 Ⅲ 型的患者 IBS 肠易激综合征患病率高于人群发病率，因此如仅针对 Oddi 括约肌进行治疗，症状很难缓解。

　　十二指肠痛敏的症状与胆型疼痛类似，且胆道痛敏可伴或不伴括约肌功能紊乱。这种重合现象的神经生物学基础研究还很缺乏，可能包括括约肌 - 肠道神经连接，或感觉汇聚脊髓背角的传入神经纤维。已发现在十二指肠和括约肌之间存在着双向神经连接，因此在胆囊切除之前或之后，因胆道疼痛高敏而发生十二指肠痛敏，正常的刺激能导致这两个部位都表现出高敏感性。

　　在胆囊切除术前和术后还需要关注患者的心理行为特性，不兼顾这方面问题有可能导致长期的疗效不佳。

（三）胆囊切除术后功能性胆道痛的临床治疗

　　此类患者的首选治疗是药物疼痛脱敏，同时需注意评估是否存在心理功能障碍或肠易激综合征。小剂量三环类抗抑郁药持续给药（10 ～ 75mg/d）适用于疼痛发作频繁或合并 IBS 的患者，副作用包括镇静、便秘、口干、眩晕等，其中阿米替林、丙米嗪的发生率较高，去甲替林和脱甲丙米嗪的发生率相对较低。胃肠功能紊乱的患者对副作用更加敏感，有时需要更换为另一种 TCA，用药期间需加强监测，最多每 3 ～ 4 周加量 1 次。

　　由于很多患者表现出情绪紊乱或心理社会应激，抗抑郁药有可能进一步提高疗效，可选用全量的选择性 5- 羟色胺再摄取抑制剂或其他抗抑郁药。

第六节　外科术后（腹腔粘连）所致内脏痛

一、概　　述

　　腹腔粘连是腹部手术后壁层腹膜与脏层腹膜之间的异常粘连，是腹腔或盆腔外科术后的常见并发症。研究报道，腹腔手术后腹腔粘连的发病率为 67% ～ 93%，开放性妇科手术后的发病率高达 97%。一方面，粘连形成是它对抗外来刺激的生物性保护机制，可使存在的腹腔炎症局限化，这是其有利的一面；但是，腹腔粘连也给患者带来许多危害，如由于附着和牵拉造成的持续性慢性疼痛或不适，推移或压迫脏器所引起的功能障碍以致引发粘连性肠梗阻、女性不孕等并发症。因此，腹腔粘连的防治对于腹腔手术后患者的恢复有重要意义。

　　腹腔粘连主要分为先天性粘连和获得性粘连，后者病因一般源于炎症或手术。炎性粘连主要源于腹腔内的炎症反应，如细菌性和（或）化学性腹膜炎、阑尾炎、慢性盆腔炎、炎性肠疾病、异物反应、长期腹膜透析等；手术后粘连的原因主要是外科操作引起的组织损伤，如切口、烧灼、缝合等。容易导致粘连形成的手术包括结肠直肠手术、妇产科手术和急诊阑尾手术等。术后腹腔粘连的发生率也随着患者年龄、手术次数、外科术式复杂程度的增加而增加，严重者可导致小肠梗阻、女性不孕、腹腔盆腔慢性疼痛等并发症。

腹腔粘连性疼痛的原因有很多。腹部和盆腔器官的紧张、牵拉和收缩，刺激腹膜痛觉感受器，而且粘连限制了器官的活动度和扩张性，是粘连相关疼痛的主要原因。此外，粘连本身可以形成疼痛刺激，直接参与疼痛机制。研究表明，盆腔术后的粘连组织可以直接产生痛觉刺激；而新近研究发现，人类腹腔和盆腔粘连组织中含有神经纤维，正好印证了上述观点。事实上，粘连组织由血管化胶原束形成，含有脂肪组织和一定量的神经纤维（有髓鞘和无髓鞘）。但是这些神经结构的功能尚不明确，可能参与了局部的血流调节、神经源性的炎症反应及伤口愈合过程。

二、粘连性疼痛的病理生理

（一）腹腔粘连的发病机制

腹膜是人体中最大的浆膜，其覆盖在腹腔脏器的表面，对脏器有支持和固定作用。正常生理状态下，腹膜分泌小量浆液湿润脏器表面，减少脏器间摩擦的作用。机械损伤、组织缺血、外源性物质的植入及腹腔炎症、腹部放射和腹腔内注射化学药物等均会引发腹腔粘连。腹腔粘连是多因素综合作用的结果，近年来，随腹腔粘连的形成机制有了更深入的研究，现从间皮细胞、炎症细胞、纤溶状态三个方面分别加以说明。

1. 间皮细胞的作用　腹膜表面由单层间皮细胞组成，其修复机制与皮肤有所不同。腹膜缺损区可由边缘的正常腹膜中的间皮细胞长入而修复，其完整性及功能的正常与否与粘连的形成密切相关。腹膜对损伤非常敏感，无论损伤大小，间皮细胞都可以同时增生分化形成鞘细胞，参与腹膜修复。当腹膜受到创伤时，间皮细胞层

受损从基膜上脱落发生气球样变，产生片状裸露区，从而形成粘连。除完整性外，间皮细胞的功能改变也具有重要意义。腹腔高渗状态可抑制腹膜间皮细胞的游走，从而导致间皮细胞层的缺失，如长期腹膜透析的患者。

2. 炎症细胞的作用　主要参与炎症反应的细胞有巨噬细胞、肥大细胞、T淋巴细胞。

（1）巨噬细胞的作用：腹膜的炎症或损伤触发凝固状态，促进多种化学介质的释放，激活白细胞和间皮细胞，而且巨噬细胞被活化后，也会释放多种炎性介质（如环氧合酶及其代谢物、纤溶酶原激活物、PAI、IL-1、IL-6、TNF等）并募集新的间皮细胞。

（2）肥大细胞的作用：腹腔粘连患者血清中有大量肥大细胞分泌，表现为分泌大量纤维渗出物，成纤维细胞显著增殖。此外，有研究者发现小鼠腹腔粘连建模术后粘连组织及腹腔液体中含有大量肥大细胞，随着粘连组织变得致密，肥大细胞数量逐渐减少，炎性细胞显著增多。体外实验发现，将肥大细胞粉碎物分别加入正常肠组织及粘连组织的成纤维细胞中进行共同培养，均可促进成纤维细胞显著增殖。因而认为肥大细胞在粘连形成早期具有促进纤维形成的作用。

（3）T淋巴细胞的作用：Chung等研究者首次证明腹膜粘连形成的免疫机制是在T细胞调控之下。T淋巴细胞具有免疫调节的作用，T细胞来源的细胞因子及化学因子在粘连形成中起重要作用。T淋巴细胞来源的IL-17、中性粒细胞趋化因子CXC、巨噬细胞化学因子炎性蛋白-2/CXC18及CXCL1都与粘连形成有关，这些因子可进入腹腔并定植在腹腔黏膜。

3. 纤溶系统的作用　纤溶系统在粘连的形成过程中起着关键作用。生理状态下，

纤溶系统可将腹腔内纤维蛋白的沉积及时降解清除。但腹腔手术及创伤等因素所引发的炎症导致腹腔分泌含有大量纤维蛋白原的渗出液，渗出液激活腹腔内的凝固级联反应，凝固与纤溶的动态平衡被破坏，促进纤维蛋白原转化为纤维蛋白，导致腹腔内的纤维蛋白最终将形成粘连。研究者在多种动物模型中发现，纤溶活性降低时，可发生粘连产物增加。这也解释了为什么腹膜特异性的纤溶活性常常是预防粘连的靶点。

此外，外科术后常发生局部血供不足、组织氧供减少，这也会抑制纤溶活性、促进纤维组织持续增生，最终导致腹膜粘连。腹膜的缝合、压迫、牵拉、接触异物（术者手套等）都会造成局部缺血。此外，腹膜内出血等因素也会抑制纤溶活性，促进粘连形成。

（二）粘连性疼痛的发病因素

1. **内脏因素** 美国每年有 1600 万患者诉有腹部疼痛，其中 200 万人在接受药理学干预、微创治疗和手术干预后仍然有严重的持续性腹痛。

内脏受体及其传入神经将内脏的信息传递至中枢神经系统，信息传递过程本身很少被感知到，人类感知到的往往是内脏的不适和疼痛。当来自内脏的感觉发生变化时，往往提示一些功能性改变，如小肠病变、间质性膀胱炎、输尿管绞痛等，通常表现为内脏痛觉过敏。痛觉过敏包括外周和中枢神经系统两部分，理论上外周或中枢均可单独启动和维持这一过程。

内脏的伤害性感受器位于空腔脏器的浆膜、黏膜、肌层，经无髓 C 纤维和小直径的 Aδ 纤维传导。多项研究报道，内脏的痛觉感受器只对强烈的机械刺激和化学反应（如炎症产物）做出应答；在空腔脏器中同样存在一定数量的痛觉感受器，可以在相应器官发生炎症反应时被激活。

2. **腹壁因素** 慢性腹壁痛（CAWP），表现为持续性或间歇性疼痛 1 个月以上，且部位局限固定，腹壁肌肉压痛点直径小于 2.5cm。CAWP 常被漏诊或误诊，其实慢性腹痛的患者中有 10% ~ 30% 疼痛主要源于腹壁，他们往往经历了反复的临床检查和昂贵的微创探查，不仅浪费了医疗资源，也延误了诊断和治疗。

腹壁痛主要来源于胸腹部内脏的牵涉痛、T$_{7~12}$ 神经根的损伤及腹膜、腹壁损伤导致的神经损伤。手术医源性周围神经损伤往往是慢性腹壁痛最常见的病因。手术切开本身会直接损伤皮肤神经，缝合或结痂嵌压也会间接损伤皮肤神经。腹部皮肤神经卡压综合征（ACNES）最常发生于腹直肌的外缘，既可能是手术创伤所致，也可能是源于皮肤神经的解剖存在异常。周围神经卡压征容易发生在神经纤维走行发生改变的位置，如骨 - 纤维管或无弹性的肌肉纤维缘、腱弓等，因为这些位点最容易受到机械刺激。

腹壁疼痛最常见的原因则是腹直肌外侧缘发生神经卡压。在腹直肌鞘内，神经和血管被脂肪和结缔组织所包绕，与伴行的动脉、静脉形成一个相对独立于周围组织的单位。从后向前观察腹直肌时，可见后层的游离下缘为凸向上方的弧形线，称弓状线（半环线）。此线以下的腹直肌后面直接与腹横筋膜相贴。

（三）腹壁痛的鉴别诊断

怀疑患者有腹壁痛时，首先要排除腹腔内病变。详细询问病史，进行细致的体格检查，内镜筛查，结合影像诊断、实验室检查，有助于排除其他可能导致腹痛的病因，如腹腔恶性肿瘤、半月线疝（表现类似 T$_{10}$ 神经卡压）、其他神经系统疾病所导致的疼痛及髂腹股沟或髂腹下神经卡压（腹股沟区手术所致）。

愈创木脂化学法或免疫法粪便隐血试

验（FOBT）有助于检测是否存在腹腔内器官病变或腹腔内肿瘤，但在筛查中很难评估 FOBT 的敏感性、特异性和阳性预测值。因此，有慢性腹痛的症状，但是骨腔内病理阴性及 FOBT 阴性的患者应该考虑是否是 ACNES。

值得注意的是，在下腹痛的患者中，ACNES 很难与髂腹股沟神经、髂腹下神经及生殖神经分支卡压相鉴别。另外一种难以与神经卡压相鉴别的是腹壁肌筋膜疼痛，因为这些患者也有 Carnett's 试验阳性的表现。但是，肌筋膜疼痛的患者往往主诉全身有多个肌筋膜压痛点。此外，诊断 ACNES 还要排除肿瘤侵犯神经、带状疱疹、创伤性神经根炎、腹直肌鞘血肿、疝气、肋骨痛等。

三、腹腔粘连内脏痛的治疗

（一）诊断性治疗

1.Carnett's 试验　是一种鉴别腹痛是否源于腹壁较为简单的方法。当患者抬高上身或直腿抬高使腹壁紧张时，触压腹部不适区域感到疼痛，则该试验阳性。

Gallegos 和 Hobsley 等研究者认为，Carnett's 试验尤其适用于诊断腹壁痛。当 Carnett's 试验阳性且疼痛区域邻近手术瘢痕时，注射局部麻醉药后患者立即感到疼痛消失，即可确认是腹壁痛，否则需要考虑是否存在其他导致疼痛的病因。

2. 鉴别性硬膜外阻滞　局部麻醉药对不同神经纤维的作用不同，因此鉴别性神经丛阻滞有助于确定疼痛病因。硬膜外置管后给予安慰剂或局部麻醉药，可以鉴别是否存在心理因素、交感、伤害感受或中枢的原因。但是，这种方法对疼痛病因的诊断效能有待于进一步证明。回顾以往文献，只有两篇研究提示鉴别性神经阻滞可以预测治疗效果，但证据等级较低，且这两篇研究纳入的病例数均较少。

鉴别性神经阻滞的理论基础是神经纤维对局部麻醉药的敏感性不同，根本原因在于不同的神经纤维，其解剖和功能存在差异，如直径大小和髓鞘含量。这种方法的局限在于局部麻醉药和神经纤维之间的相互作用是动态的、不可预测的，而且可能受多种因素的影响。因为不同种类的神经纤维的直径大小存在重叠，这种方法很难准确区分出某种特定的神经纤维。此外，鉴别性神经阻滞操作耗时，也存在发生神经阻滞并发症的风险。

3. 腹直肌鞘阻滞和腹横肌平面阻滞（TAP）两者目标神经区域不同。腹直肌鞘阻滞一般在肋骨下缘与皮肤成 45°进针，在腹直肌后鞘和腹横肌筋膜之间注入局部麻醉药，为腹部中线提供感觉阻滞。而 TAP 一般在腹部侧面，将局部麻醉药注入腹内斜肌和腹横肌之间，双侧阻滞可以为脐下区域提供镇痛。

新近的研究表明，在慢性腹壁痛（CAWP）中，小儿腹壁痛建议采用腹直肌鞘阻滞和腹横肌平面阻滞的治疗方法。当腹壁痛的痛点难以准确定位时（如小儿患者），腹直肌鞘阻滞用于诊断和治疗是一种更好的选择。由于皮神经分支解剖结构的特殊性，1/3 的患者腹直肌鞘阻滞可能无效。

$T_7 \sim L_1$ 神经的前支穿过腹内斜肌和腹横肌之间的间隙，即腹横肌平面，TAP 阻滞即可达到阻断这些神经传入的效果。超声引导的 TAP 技术增加了注射的准确性和安全性。2009 年，Soliman 和 Narouze 提议将 TAP 作为鉴别性硬膜外阻滞的替代方案，用于区分内脏痛和腹壁痛。与鉴别性硬膜外阻滞相比，TAP 有较少的副作用，尤其是当有经验的医生在超声引导下进行该操作时；其缺点是用于对腹痛的鉴别诊断时，TAP 常难以区分躯体感觉性疼痛。

4. 椎旁神经阻滞　也有利于腹痛的鉴

别。相应区域的脊神经没有筋膜鞘，因此对局部麻醉药非常敏感。将局部麻醉药注射到椎体的椎旁间隙，药液主要沿椎旁长轴扩散，阻滞躯体神经和交感神经，包括胸神经后支。该间隙毗邻胸膜和轴突，注射不当有气胸或局部麻醉药向硬膜外、鞘内扩散的风险。禁忌证有凝血障碍、抗凝治疗、椎旁肿瘤或脓肿。

Richardson 等对共纳入 538 例患者的 12 项研究进行了概括，发现椎旁阻滞为胸科、腹部和妇科手术都可以提供较好的术中和术后镇痛。Naja 等也报道椎旁阻滞可以为胸段的难治性肌筋膜疼痛综合征提供较好的治疗效果。

（二）内脏因素导致的疼痛的治疗

1. 脊髓电刺激（SCS）　因传统观点认为慢性内脏痛是一种躯体痛，而脊髓电刺激对于神经病理性疼痛效果确切，因此既往认为其并不适用于慢性内脏痛。近年来慢性内脏痛的神经病理变化受到关注，外周内脏伤害感受器和脊髓内 WDR 神经元存在痛觉敏化。

药物治疗、交感阻滞、射频消融是内脏痛的常用治疗手段，但是仅能提供暂时的疼痛缓解。动物研究表明脊髓电刺激可以抑制内脏 - 运动反射，明显改善内脏痛的治疗效果，可以考虑作为一种长期的治疗方案。

2006 年，Tiede 等首次报道了用 SCS 成功治疗多次外科手术导致腹腔粘连的顽固性腹痛。Kapural 等报道采用 SCS 治疗的慢性腹痛的患者多为慢性胰腺炎、术后腹腔粘连和胃轻瘫患者。将电极放置在硬膜外后间隙脊髓中线 $T_{5,6}$ 间隙水平可治疗大部分腹痛，或 $T_{11,12}$ 水平治疗下腹痛。对 SCS 测试反应不佳的患者，交感神经阻滞也无明显效果。反之，对交感神经阻滞有较好反应的患者，SCS 测试也是满意的。

2. 交感神经阻滞　经皮穿刺阻滞交感神经，常用于对药物治疗反应不佳的患者，有助于制订下一步治疗方案，如交感神经热凝或化学毁损、SCS。

胸交感神经节切断术的指征：CRPS Ⅰ 和 Ⅱ，胸部神经病理性疼痛，胸壁、胸内脏、上腹内脏痛，带状疱疹，带状疱疹后遗神经痛，乳腺切除后幻痛，动脉闭塞缺血，药物抵抗性雷诺病，Burger 病，上肢损伤等。胸交感神经阻滞的并发症有神经根损伤、脊髓损伤、气胸等。

腹腔神经阻滞和内脏神经阻滞，一般用于上腹部恶性或非恶性肿瘤相关的疼痛。$T_{5\sim9}$ 的节前纤维汇合形成内脏大神经（在 $T_{9,10}$ 水平），走行穿过横膈膜、终止于腹腔神经丛；$T_{10,11}$ 的节前纤维联合形成内脏小神经，而 T_{12} 的节前纤维形成内脏最小神经。因此，腹腔神经阻滞和内脏神经阻滞的作用区域包括食管下 1/3 至横结肠、肝、胆道、肾上腺、肠系膜。适应证：腹腔内脏到脾区的肿瘤、药物治疗无效的良性腹痛。不良反应有低血压和腹泻。并发症有神经损伤、瘫痪、气胸、肠道损伤和出血。一项纳入分析了 31 项研究的综述提示 85% ～ 90% 的患者在接受腹腔神经丛阻滞（NCPB）治疗后，疼痛缓解效果满意。另外一项 Meta 分析的结论也肯定了 NCPB 的有效性和安全性。

腰交感链位于腰椎椎体的前侧方。腰交感神经链阻滞常用于 CRPS Ⅰ 和 Ⅱ、周围神经性疼痛及缺血相关性疼痛。腰交感神经链阻滞常见的副作用是外周血管舒张导致的低血压；并发症有出血、神经根损伤、生殖股神经损伤、麻痹、肾穿刺损伤等。

上腹下神经丛位于腹膜后，中线稍偏左，L_3 椎体下缘至 S_3 骶椎上缘，邻近髂总血管的分叉。神经丛的分支下行进入盆腔，进入下腹下神经丛，接受 $S_{2\sim4}$ 副交感神经纤维，形成盆腔、直肠中部、前列腺、子宫阴道神经丛。上腹下神经丛阻滞适用于降结肠到直肠及盆腔泌尿生殖系统的癌性或非癌性疼痛。并发症包括血管内注射、椎间盘炎、神经损伤、泌尿系损伤、膀胱、肠道潴留。

奇神经节是交感链的末端神经节，解剖位置多变，多位于骶尾连接的尾侧。奇神经节阻滞可用于外阴痛、慢性会阴痛和骶尾痛患者。

交感神经阻滞的有效性尚且缺乏文献报道，现有的报道质量欠佳，仅腹腔神经丛/内脏神经阻滞的证据级别达到 1B，今后仍需要设计完善的大样本量 RCT 研究。

3. 毁损性神经阻滞 毁损性神经阻滞在癌痛患者的管理中仍然发挥着重要的作用。药物性毁损和技术性毁损，究竟哪种效果更好，尚无定论。腹腔和盆腔脏器的传入神经纤维在交感神经节汇聚，神经毁损技术则主要在神经节水平干扰交感神经系统的功能。

有几项不同的穿刺技术用于注射神经毁损药物，其中胸膜间阻滞、腹腔神经丛阻滞、上腹下丛神经阻滞和奇神经节阻滞最为常用。

胸膜间阻滞，在壁层和脏层胸膜之间注入局部麻醉药，造成单侧胸部多节段的躯体阻滞，同时阻滞交感链和内脏神经，缓解手术或非手术胸部和上腹部急慢性疼痛。胸膜间阻滞对来自食管、肝胆、胃、胰腺的内脏痛治疗效果确切，并发症则包括气胸、膈神经麻痹、呼吸困难等。为了达到毁损的效果，苯酚浓度最初报道为 6%，后来增加至 10%。顽固性剧烈疼痛的患者也可选用局部麻醉药（布比卡因或罗哌卡因）持续或间断注射。

腹腔神经丛接受迷走神经的副交感纤维及肝、胰腺、胆囊、胃、脾、肾、肠道和肾上腺的自主神经纤维。腹腔神经丛阻滞能有效缓解慢性胰腺炎疼痛或上腹部癌痛。并发症包括低血压、腹泻、感觉迟钝、肩胛间区背痛、反应性胸膜炎、呃逆、血尿、

腹膜后血肿、截瘫、暂时运动麻痹、腹主动脉穿刺伤等。毁损使用酒精或苯酚，酒精浓度 50% ~ 100%。在神经纤维毁损前会造成重度疼痛，因此需提前注入局部麻醉药。

下腹上神经丛阻滞可用于慢性盆腔疼痛。毁损性阻滞对下腹或盆腔癌痛有效，但有时副作用不能耐受。

4. 射频治疗 射频（radio frequency，RF）也是一种治疗慢性痛的有效方式，具有微创和可用于门诊治疗的优点。由于射频的靶点选择性，副作用较少，射频毁损区域位于针尖（截面直径 5 ~ 6mm），为电刺激和阻抗监测增加了准确性和安全性。

射频因其可参考经验丰富、选择性更强和并发症少的优点，通过毁损内脏神经可用于药物治疗无效的慢性胰腺炎、胰腺癌、肝肿瘤或腹部手术导致的疼痛。因此，对于腹痛综合征的患者，当非手术治疗和对症治疗无效时，可以考虑采用 RF 疗法。

内脏神经射频具有选择性强、并发症少的优点。该技术的成功率取决于诊断准确、神经结构明确、技术娴熟程度及患者合理的预期。将射频作为多模式治疗的一部分可以避免或减少有创或昂贵治疗方式的使用。

脉冲射频（pulsed radio frequency，PRF），并不需要毁损神经即可达到镇痛作用，现在越来越多的脉冲射频技术用于临床。由于不需要毁损神经，PRF 避免了传统 RF 治疗内脏痛时的副作用，而且有效性也便于监测。在 WHO 阶梯疗法中，脉冲射频可以考虑作为治疗慢性疼痛的一线疗法的第二种策略。

（三）腹壁疼痛的治疗

非手术治疗是针对 CAWP 的一线方案。如果疼痛本身并没有影响患者的生活质量，诊断性局部神经阻滞有利于明确病因。对于中重度疼痛的患者，联合长效糖皮质激

素有利于改善长期镇痛的疗效。有研究报道，儿科患者在腹直肌鞘阻滞联合应用局部麻醉药和糖皮质激素，可以显著改善镇痛效果。腹肌舒展、局部用药、神经刺激等非手术治疗可用于轻重度疼痛。但是，仅不到 40% 的患者非手术治疗有效。此外，在肌筋膜扳机点进行肉毒素注射或局部苯酚注射也可能有助于改善症状。周围神经卡压（ACNES，髂腹股沟神经卡压，髂腹下神经卡压）的患者，要考虑是否具有进行神经松解术的指征。

此外，对于顽固性病例，除上述的治疗方案外，还可以考虑以下方案。外周和中枢神经调控（脊髓电刺激、周围神经电刺激、外周区域刺激）对外周神经卡压或神经根病变导致的神经病理性疼痛有效；脉冲射频对胸神经根疼痛有效；当其他方法不能有效镇痛时，可选用鞘内药物持续输注镇痛。

（四）其他治疗方法

与躯体结构不同，内脏接受双重的神经支配，有迷走神经的感觉支，其胞体位于脑干；还有脊髓初级传入神经，其胞体位于相应脊髓节段的背根神经节。正常情况下，人体感知不到来自内脏的感觉，只有当不适或疼痛时，人体才能意识到。

鞘内药物输注（IDD）系统已逐渐成为慢性腹痛患者的一项有效的替代治疗选择。IDD 的作用机制是干扰疼痛信号向大脑传递的过程，其适应证较广，可以使用多种作用机制不同的药物达到镇痛效果，常用的药物有阿片类药、局部麻醉药、可乐定、齐考诺肽等，但目前只有阿片类药物的作用机制研究得较为透彻。阿片类药物主要通过与脊髓后角中突触前和突触后的 μ 型阿片受体结合进而抑制 C 纤维的痛觉信号传递；局部麻醉药主要是通过阻断神经细胞膜上的电压门控钠通道、抑制动作电位的传导，进而阻断疼痛信号的传递；齐考诺肽则是通过阻断 N 型钙通道发挥作

用；其他的辅助药物可以直接抑制神经传导和 C 纤维的递质释放。

目前有多种不同的联合用药方式应用于临床，如阿片类药物与局部麻醉药、阿片类药物与可乐定、阿片类药物复合局部麻醉药和氯苯胺、阿片类药物复合局部麻醉药和可乐定等。据文献报道，联合用药的有效性是肯定的，但是相关研究主要是个案报道和回顾性分析，缺乏长时程的前瞻性研究。很多药物的药物相互作用、剂量范围和长期安全性的参考数据有限；鞘内导管及输注装置内的药物间相互作用是否会对人体产生不利影响，这一相关信息也不完善。目前临床上所使用的用药方案仍然需要通过进一步的研究来明确最佳方案。

尽管有理论基础支持采用 IDD 治疗慢性腹痛，但是其实际应用非常有限。据我们所知，至今仍然没有关于 IDD 治疗粘连相关性腹痛的报道。然而，Guttman 等报道，在正中弓状韧带综合征（median arcuate ligament syndrome，MAL）导致的难治性慢性腹痛患者中，IDD 可以取得令人满意的效果。在该研究中，其他所有的治疗方案包括口服阿片类药物、交感神经阻滞、SCS 和手术，都未能提供足够的疼痛缓解效果，但是通过在 T_{11} 水平植入的 IDD 系统给予吗啡，10 天后患者的疼痛完全缓解，恢复了正常的生活质量。尽管我们不能根据一份个案报道下结论，但是该研究结果提示我们，当所有其他常规疗法都无法改善内脏痛时，IDD 可能是治疗内脏痛的合适选择之一。

四、腹腔粘连的预防策略

医源性腹腔粘连在腹腔和盆腔术后的发生率高达 95%，粘连相关的并发症不仅给患者带来痛苦，也增加了医疗负担，因此预防术后粘连非常重要。有些手术的粘连发生风险更高，如回盲瓣手术、急诊阑

尾手术等。粘连组织与皮肤结痂不同，是细胞过度增生、血管化的动力结构。抑制细胞增生、分化、迁移、血管形成、凋亡、抗宿主反应是潜在的治疗靶点。

术后腹腔粘连的预防策略主要包括以下几种。

（一）屏障防治

腹膜表面损伤是粘连形成的关键原因。因此防治腹腔粘连要防止腹膜损伤，用屏障物将易形成粘连的腹膜破损部分隔离，使间皮细胞在充足的时间内修复，而组织粘连是在术后即刻开始形成。选择的屏障材料应避免有致炎性及免疫原性，可在损伤部位保持活性，同时可自行降解。同时预防粘连的最关键时间为术后 7 日内。

1. 机械屏障　即用生物可吸收膜将浆膜损伤部位隔离，主要有氧化再生纤维素膜（Intercced）、透明质酸加羧甲基纤维素（Seprafil）、聚 - 己内酯隔离膜等。氧化再生纤维素（ORC）可在组织损伤表面形成一层屏障，8 小时内转变为凝胶状态，有效地降低粘连程度，可随器官轮廓而塑形，在临床应用之前需彻底止血。有研究者应用 Interceed 治疗粘连可干扰或阻断粘连形成的各个环节，防止过多的纤维蛋白沉积，促进纤维蛋白溶解、预防粘连的形成。Seprafil 为人工透明质酸防粘连屏障，研究表明 Seprafil 具有抑制炎性细胞激活和聚集，减少成纤维细胞、血纤蛋白原的聚集等作用。聚 - 乙内酯隔离膜是脂肪簇聚酯材料，有研究者将聚乙内酯隔离膜固定在大鼠腹膜创面上，预防术后腹腔粘连效果显著。聚乳酸薄膜是 L-lactide 和 D,L-lactide 聚合物，可明显减少手术后腹膜粘连的形成，组织相容性好，可在体内降解成血凝、上皮形成、纤维蛋白溶解等。

2. 药物屏障　几丁聚糖是由天然高分子聚氨基葡萄糖促进上皮细胞生长、止血、润滑作用及生物屏障作用来阻止粘连形成。有研究表明，抑制肌腱外源性愈合，促进伤口愈合，防止腹腔粘连，具有良好组织相容性，可在体内降解。还有研究应用几丁聚糖防治患者腹腔粘连，术后对患者随访 6 个月均未出现临床肠粘连症状及体征。右旋糖酐为抗粘连剂，覆盖于腹膜受损部位阻碍血凝块附着和纤维蛋白性粘连形成；另有报道称，采用甲硝唑、右旋糖酐按 1：2 配制液对腹腔感染手术进行腹腔灌洗，术后未发现肠梗阻、腹痛、腹胀，有效地防止了腹腔感染手术后肠粘连的发生，无明显不良反应。

（二）药物防治

药物防治腹腔粘连的机制为抑制炎症反应及纤维细胞生长，促进纤维蛋白的分解与吸收，清除纤维蛋白渗出物，阻止纤维蛋白的沉积和粘连带的形成，从而抑制腹腔粘连。

1. 促进纤维蛋白溶解药物　重组链激酶（r-sk）可激活纤维蛋白酶原、促进纤维蛋白分解、消除局部炎性，从而达到防治腹腔粘连的目的。有研究者认为，应用 r-sk 可以促进腹部手术术后胃肠道功能恢复，及早进行肠内营养，预防术后腹腔粘连，并减少术后腹部症状。

2. 防止纤维沉积的药物　奥曲肽抑制胃肠道激素的释放，减少消化液的分泌，降低肠黏膜的通透性，故能显著抑制消化液的丢失。有报道称，应用奥曲肽可以有效预防术后腹腔粘连的发生。

3. 减少炎症反应药物　抑制炎症反应药物，可通过影响环氧合酶（COX-2）活性而改变花生四烯酸代谢，抑制其终产物如前列腺素和血栓素的形成，抑制白细胞的功能，从而预防粘连的形成。COX-2 抑制剂可以显著减少新生粘连组织的微血管密度，比非选择性环氧合酶抑制剂有更持久的抗粘连能力。有报道称，给实验动物短期口服 COX-2，可有效防治术后腹腔粘连。

五、小　结

鉴于腹膜粘连的发生与手术密切有关，因此，轻柔细心的手术操作和严格遵循外科手术原则仍是预防腹膜粘连最有效的措施，尽量减少手术的机械性刺激、妥善保护肠管、清除腹腔积液和积血等均重要。若腹膜缺损过大，则不必勉强缝补，否则缝合张力过大反而易引起组织缺血。腹膜缺损不予缝补，并不影响其抗张力的强度。

术后腹腔粘连的形成是一个复杂的过程，涉及生物化学及生物物理的多方面因素。虽然目前在形成机制及治疗方面取得了一些进展，但是远未达到令人满意的程度，且目前尚无有效防治腹腔粘连十分理想的方法。理想的治疗方法是从促进间皮细胞修复、提高 T 细胞的免疫防御功能、降低组织炎症反应和渗出、促进腹腔巨噬细胞吞噬功能的角度出发，多靶点、多环节发挥防治腹腔粘连的发生。屏障作用与药物治疗均有一定的临床应用价值，这些手段是否肯定有效仍需进一步的大样本高质量的临床研究加以证实。随着分子生物学的发展，对腹腔粘连机制从分子生物学角度进行阐述，将有利于从细胞及分子水平上对纤维蛋白形成及溶解过程调节，从而探索出新的临床治疗途径。

第七节　小儿常见慢性腹痛

一、概　述

小儿慢性腹痛（recurrent abdominal pain，RAP），是由多种器质性和功能性原因引起的小儿常见慢性腹痛病，因其病因涉及范围广泛，并具有反复发作、长期持续、常规治疗疗效不甚理想等特点，从而成为临床诊治的难点，也严重影响了患儿的身心健康及其家庭生活。

RAP 最早由 Apley 等提出，是指发生在 3 岁或 3 岁以上儿童的一种反复发作性腹痛、每月均有发生、至少连续 3 个月，发作严重时可影响患儿的正常活动，而在发作间歇期表现正常。据我国国内不完全统计，RAP 占腹痛患儿的 50% 以上，欧美文献报道 RAP 可在学龄前出现，但较少发生在 5 岁以前及 15 岁以后，频发于学龄期（10 ~ 12 岁），在此年龄段的人群发病率为 10% ~ 19.2%，女孩多于男孩，比例为 5 ∶ 3，日本报道发生率为 3% ~ 4%。

随着诊断技术的发展，尤其是消化内镜在儿科的普及与提高，使 RAP 的诊断与治疗水平得到了显著提高。根据引起腹痛的病因，将 RAP 分为器质性和功能性两大类。在学龄前期和学龄期，仅有 10% 的病例有器质性疾病，功能性 RAP 占 90% 以上，因此在以下内容中我们将分别介绍器质性及功能性 RAP 的相关病因、诊断及治疗。

二、器质性 RAP 的病因、诊断及治疗

（一）病因

器质性 RAP 的病因有腹部因素与全身性因素。

1. *腹部常见疾病*　①胃、十二指肠疾病：急、慢性胃炎，胃或十二指肠溃疡，胃扭转等，以小儿以炎性反应和溃疡多见。此外，还有十二指肠淤滞、先天性狭窄、重复畸形等少见疾病。近年国内外报道幽门螺杆菌（Hp）感染与 RAP 相关的研究，国内研究认为 Hp 感染与 RAP 相关，但国外研究报道 Hp 感染的 RAP 发病率与对照组比较，未见统计学差异。②肠道疾病：各种感染性肠炎，炎性反应性肠病（包括

溃疡性结肠炎、克罗恩病）、肠梗阻（肠旋转不良、腹股沟斜疝、肠套叠）和阑尾炎等。③肝、胆、胰腺疾病：肝炎、胆道感染、胰腺炎性反应、胆道蛔虫、胆总管囊肿、环状胰腺等。④脾疾病：脾囊肿、脾扭转等。⑤泌尿生殖系统疾病：泌尿道感染、肾盂积水、尿路梗阻、尿结石等。⑥其他：肠系膜淋巴结增生、炎性反应、乳糖不耐受、消化道变态反应等。

2. 全身或腹外疾病　肺炎、软骨膜炎（肋尖病）、心包炎、糖尿病、酮症酸中毒、尿毒症、过敏性紫癜、荨麻疹、卟啉病等。

（二）诊断及鉴别诊断

以下症状常提示 RAP 有器质性疾病：疼痛部位局限、体重丢失、厌食、排尿习惯改变、少尿、排尿困难、呕吐、血液学异常、尿常规和培养异常、显著的家族病史、发热、患儿从睡眠中痛醒等。

1. 病史　腹痛为患儿（或父母诉说）的第一主诉症状。①腹痛发作时间：病程超过 3 个月（也可仅 1～2 个月），且病程中发作次数频繁（> 3 次）。②腹痛发作特点：功能性腹痛发作以晨起多见，常于空腹或进餐时突然腹痛，每次持续时间不超过 1 小时，多数患儿不经处理可自行缓解；如每次腹痛持续 2～3 小时或更长时间者应考虑器质性。③腹痛部位：器质性疼痛部位多偏离腹中线；若疼痛部位在脐周或脐上部近腹正中线，则多为功能性 RAP。④腹痛性质：器质性患儿夜间痛明显；功能性多为隐痛或钝痛，少数呈痉挛性疼痛，腹痛间歇时，生活如常，很少夜间痛醒。⑤初次发作年龄：有研究者认为发作年龄小于 3 岁者应考虑器质性疾病，但仅供参考，因近年慢性便秘患儿发病年龄均偏小，常引起功能性腹痛。⑥伴随症状：器质性则由多种器质性疾病引起，可伴发热、频发胆汁性呕吐、呕血、尿痛、便血、贫血等原发病表现，值得注意；而功能性腹痛

一般仅伴随食欲缺乏、偏食、便秘，偶有头痛、头晕等。

2. 体格检查　在询问病史后，接诊医生对患儿腹痛诊断已有初步判断，体格检查是更重要步骤，腹痛是器质性还是功能性的问题需在查体时进一步证实。应注意全身状况：①发育、营养状况，功能性对发育营养状况无影响，若患儿身高、体重基本正常，则一般不考虑为器质性；②患儿神经、精神状况，注意有无自主神经功能失调症状：功能性患儿有时呈神经质型，表现为心动过速、轻度血压升高、手心多汗、四肢发凉、瞳孔较大、面色苍白，表明自主神经功能不稳定。

3. 辅助检查　有专家认为，如果详细的病史及认真的体格检查能确定为功能性疾病，则不需要进行实验室检查；但更多的文献报道血尿粪常规、红细胞沉降率、肝功能、尿培养、粪虫卵及粪隐血是必要的筛查试验，如均正常则 95% 可除外器质性病变。

血、尿、粪常规检查，作为常规检查项目，借以确定有无贫血、泌尿系感染及肠寄生虫等。目前，因近年肠道寄生虫症患病率逐年减少，所以粪便镜检寄生虫卵常被忽略。高度怀疑者应进行集卵法检测。粪便隐血试验亦不容忽视，因在消化性溃疡患儿有时可呈阳性结果。通过体检及血、尿、粪常规检查，可对某些器质性病因（如胶原性疾病、神经性疾病、糖尿病、胰腺炎及泌尿系感染等）做出初步判断，如腹痛属原发病伴随症状，应按原发病处理，某些病例仍需做进一步检查。

4. 特殊辅助检查　特殊辅助检查多用于鉴别胃炎、消化性溃疡、炎性肠病、胆石症、慢性胰腺炎及以 RAP 为首发症状的全身性疾病者。

（1）纤维内镜检查：对伴有食欲缺乏、恶心、呕吐、消瘦、上腹部压痛患儿均应

首选胃镜检查，可直视食管、胃及十二指肠球部黏膜病变，并同时行黏膜病理活检及 Hp 检测，以明确诊断。其临床诊断价值及阳性率已如前述。纤维结肠镜检查，某些炎性肠病（非特异性溃疡性结肠炎、克罗恩病）病例仅表现为腹痛，需经内镜检查确诊。

（2）钡剂检查：包括胃肠钡餐及钡剂灌肠检查，阳性检出率为 35% ～ 85%，其影响因素较多，但对无内镜检查条件者仍不失为有意义的检查方法。

（3）腹部 B 超：对疑有胆石症、肝或胰腺疾病、腹内肿物、腹水及脓肿者有重要诊断价值。有研究对 85 例小儿腹痛进行腹部 B 超检查，诊断慢性肠套叠、肝脓肿、胆囊炎、胆石症、肝内胆管炎、胰腺炎、肾盂结石、胆道蛔虫各 1 例（8/85）。

（4）CT 及 MRI：临床高度怀疑颅内或腹内肿瘤且其他检查无阳性发现者可做此类检查。

（5）腹腔镜检查：临床高度怀疑有器质性病变，而影像学检查无阳性结果的小儿患者，可选择进行腹腔镜检查。

诊断中应注意的问题：RAP 在儿童中有较高的发病率，病因涉及全身各系统疾病，所以在诊断中，首先要注意勿漏诊器质性疾病；但是 RAP 中绝大多数无器质性疾病，故也应避免过多的、不必要的检查。综上所述，在诊断时应根据 RAP 的发病特点，首先区分功能性和器质性疾病，再选择必要的辅助检查，以做出正确的诊断。

（三）器质性 RAP 的治疗

器质性 RAP 在明确病因后应积极治疗原发病，根据不同的病因进行相应的内科或外科处理。在小于 2 岁的儿童中，RAP 常有器质性疾病，如慢性便秘、寄生虫感染、碳水化合物不耐受、泌尿生殖系统疾病、再发性胰腺炎、上消化道炎症及消化性溃疡、炎性肠病、嗜酸细胞性胃肠炎、肝胆

疾病、肠易激综合征、腹型偏头痛、溶血性贫血、铅中毒等。以胃肠道及泌尿生殖系统疾病为多，占 1/3 左右。因此，明确诊断后应积极对因治疗。

三、功能性 RAP 的病因、诊断及治疗

典型的功能性 RAP 缺乏相应器质性病变的表现，腹部疼痛常表现为痉挛性或绞痛性。患儿可每日、每周、每月发作 1 ～ 2 次，或数月发作 1 次。每次发作不超过 1 ～ 3 小时，可自行缓解。发作以晨起多见，常于空腹或进餐时突然加重，但少有在夜间疼痛而影响睡眠。疼痛主要为脐周内脏性疼痛，也可在腹部其他部位。发作时可伴有功能性及自主神经症状，如呕吐、苍白、出汗、面色潮红、心悸、头痛等，还可伴有食欲缺乏、腹泻、便秘及再发性呕吐。此外，患儿还常伴有功能性疾病的家族史。此类患儿往往性格忧郁、情绪紧张、不愿与他人分享所得到的关怀，在学校学习认真，被教师认为是安静、易管理的学生。

（一）病因及诊断

功能性 RAP 的病因目前尚不明确，目前认为与以下几点因素相关：

1. 功能性胃肠病　罗马标准是目前关于功能性胃肠病（functional gastrointestinal disorders，FGID）分类最全面且不断更新的标准。罗马Ⅳ委员会将"腹痛相关的 FGID"改称为 FAPD。功能性腹痛（functional abdominal pain，FAP）常指任何与腹痛相关的 FGID，如肠易激综合征（IBS）及 FD，并将小儿 FAPD 分为如下四种类型：肠易激综合征（irritable bowel syndrome，IBS）、功能性消化不良（FD）、腹型偏头痛及不符合三种诊断的非特异性 FAP(FAP-NOS)。研究表明，同一例患儿可能罹患 1 种以上的 FAPD。在临床上，FAP 仍将继续使用，然而在研究中，FAP-NOS 的诊断

可能较为困难，但有望提高不同疾病诊断的特异性。

（1）FD：美国一项调查显示，1.4%的儿童每周至少有1次上腹部疼痛或不适，但只有0.2%的儿童符合罗马Ⅲ标准中FD的诊断标准。一项在美国东北部以社区为基础的研究显示，5%～10%的健康青少年存在消化不良症状。

诊断标准：诊断前至少2个月内符合以下1项或多项条件，且每个月至少4天是有症状的，①餐后饱胀；②早饱；③与排便无关的上腹疼痛或烧灼感；④经适当评估，症状不能用其他疾病来完全解释。

FD包括以下几种亚型：①餐后不适综合征，餐后饱胀不适或早饱感，影响正常进食。支持诊断的标准：上腹胀气、餐后恶心或过度打嗝。②上腹痛综合征：必须包括以下所有条件：a. 严重上腹疼痛或烧灼感，影响日常生活；b. 疼痛非全腹，局限于腹部其他部位或胸肋部区域；c. 排便或排气后不能缓解。支持诊断的标准：a. 疼痛可能为烧灼样但不包括胸骨后疼痛；b. 疼痛通常由进食诱发或缓解，但也可在空腹时发生。

病理生理特点：FD的发病机制包括胃运动功能的异常和由中枢或外周致敏、低度炎症和遗传易感性导致的内脏感觉过敏。进食后胃舒张能力下降所引起的胃适应性舒张功能障碍已得到证实。对胃电图和胃排空进行研究，有50%的FD患儿胃电图异常，47%的患儿胃排空延迟。有24%的儿童FD归因于急性细菌性胃肠炎的并发症。患有过敏性疾病和FD的患儿胃黏膜固有层中的嗜酸性粒细胞和肥大细胞数量增加，并且服用牛奶后肥大细胞会迅速脱颗粒。研究表明，使用恒压器检测，FD患儿在进行近端胃气囊扩张时的感觉阈值比健康志愿者更低。

临床评价：胃镜检查在儿童FD诊断中

的作用还不清楚。一项研究表明，症状持续时间＜1年和呕吐均是黏膜炎症的危险因素。在一项前瞻性研究中，通过罗马Ⅲ标准和报警症状评估的290例RAP患儿（4～18岁）接受了胃镜检查，研究者对不同类型消化不良症状的患儿进行胃镜检查的必要性进行了评估，结果表明有消化性溃疡或幽门螺杆菌感染家族史、10岁以上儿童如症状持续时间超过6个月，或症状严重到影响日常生活包括睡眠，胃镜检查是非常必要的。

RAP的报警征象：病史询问和体格检查时均应关注可能的报警症状。如患儿有下列征象之一，则建议行进一步检查：炎性肠病、乳糜泻或消化性溃疡家族史、持续性右上或右下腹疼痛、吞咽困难、吞咽疼痛、持续呕吐、胃肠道出血、夜间腹泻、关节炎、直肠周围疾病、非控制的体重下降、生长迟缓、青春期延迟、不明原因发热等。

（2）IBS：在哥伦比亚和斯里兰卡以学校为基础的研究发现，IBS的患病率分别为4.9%和5.4%。根据父母报告，美国儿童IBS患病率为0.2%～2.9%。

诊断标准：诊断前至少2个月必须符合以下所有条件，①每个月至少有4天出现腹痛，且符合以下至少1项：a. 与排便相关；b. 发作时伴有排便频率改变；c. 发作时伴有粪便性状改变。②伴有便秘的儿童，疼痛不会随着便秘的好转而缓解（如疼痛缓解则为功能性便秘，而不是IBS）。③经过适当评估，症状不能用其他疾病来完全解释。儿童IBS可按类似于成人的亚型进行分型，反映了主要的排便模式，如便秘型、腹泻型、便秘和腹泻交替的混合型和未定型IBS。

病理生理特点：IBS被认为是一种脑 - 肠轴功能紊乱。对于患病个体而言，症状（如腹泻和便秘、疼痛的严重程度、心理困扰）反映了脑 - 肠轴受影响的部位及影响的程度。IBS患儿可表现为直肠高敏感性而不是胃的痛觉过敏，这与FAP-NOS患儿正好相反。内脏感觉过敏可能与患儿的心理困扰（焦虑、抑郁、冲动、愤怒）有关。有研究表明急性感染性胃肠炎后的 IBS（感染后 IBS）可能与黏膜促炎性细胞因子增加有关。肠道菌群的改变也得到证实，但还不清楚这些变化是引起 IBS 及其症状的原因还是 IBS 导致的后果。IBS 患儿自我报告的压力、焦虑、抑郁和情绪问题可能会增加。不良的早期生活事件（如手术）使儿童时期患 FAPD 包括 IBS 的风险更大。

临床评价：详细的病史和体格检查可以鉴别功能性便秘和 IBS。腹泻型 IBS 要与感染、乳糜泻、碳水化合物吸收不良和较少见的炎性肠病等加以鉴别。乳糜泻患儿很少出现便秘，对便秘型 IBS 患儿要进行评估。腹痛报警症状越多，患器质性疾病的可能性也就越高。粪钙卫蛋白测定被用来作为肠黏膜炎症的一种非侵袭性筛查方法，而且似乎优于常规检测，如 C 反应蛋白。

（3）腹型偏头痛：按照罗马Ⅳ诊断标准，腹型偏头痛的患病率为 1%～23%。自从罗马Ⅱ标准被罗马Ⅲ标准所替代后，儿童腹型偏头痛的诊断率大大增加。罗马Ⅲ诊断标准与罗马Ⅱ标准比较更具包容性，特异性较低。罗马Ⅲ标准阳性预测值高（100%），但阴性预测值低（7.7%），这可能导致其他 FAPD 被误诊为腹型偏头痛。

诊断标准：诊断前至少 6 个月内有 2 次腹痛发作，且符合以下所有条件，①持续 1 小时或更长时间的突发急性脐周、中线或弥漫性剧烈腹痛（最严重和最痛苦的症状）；②发作间隔数周至数月；③疼痛难以忍受，影响正常活动；④患儿有特定的发病模式和症状；⑤疼痛可伴随以下 2 种或多种症状：厌食、恶心、呕吐、头痛、畏光、面色苍白；⑥经过适当评估，症状不能用其他疾病来完全解释。

基于罗马Ⅱ标准获得的患病率较好地代表了腹型偏头痛的实际患病率。为了与

脑血管痉挛（CVS）的诊断标准统一，委员会决定使用相同的频率和发作次数，即 6 个月内至少发作 2 次。对标准修改的主要内容有："中线疼痛、脐周或弥漫性腹痛"代替了"脐周疼痛"；"发作间隔数周至数月"代替了"间隙期健康状态"，因为后者可能不考虑基础胃肠道症状，从而使监护人产生混淆。为了提高诊断的特异性，添加"患儿有特定的发病模式和症状"。诊断也不排除发作间期其他 FAPD 症状的存在。委员会强调腹型偏头痛主要的症状是腹痛。

病理生理特点：腹型偏头痛、CVS、偏头痛可能有同样的病理生理机制，其发病都是偶发性、自限性和特定性的，且都有无症状间隔期。据报道，腹型偏头痛和典型的偏头痛患儿均有类似的触发因素（如压力、疲劳和旅行）、相关症状（如厌食、恶心、呕吐）和缓解因素（如休息和睡眠）。腹型偏头痛和 CVS 到成年期都可转变成偏头痛。在典型偏头痛的患者中发现兴奋性氨基酸活性增加，这可以解释能增加 γ-氨基丁酸的药物的疗效。

临床评价：腹型偏头痛存在与偏头痛患儿相似的非特异性前驱症状，如行为或情绪的变化、畏光和血管舒缩症状，以及经过偏头痛治疗症状有所缓解。需排除与严重发作性腹痛相关的疾病，如间歇性小肠或泌尿系梗阻、复发性胰腺炎、胆道疾病、家族性地中海热、代谢性疾病如卟啉症及精神疾病。

（4）FAP-NOS：罗马Ⅳ诊断标准分类中 FAP-NOS 代替了罗马Ⅲ诊断标准中的 FAP 和功能性腹痛综合征（FAPS）。据报道，35%～38% 的小学生每周都有腹痛。在这些儿童中，约只有 1/3 符合 FAPD 的诊断。按照罗马Ⅲ标准对应的条件，FAP-NOS 学龄儿童的患病率在哥伦比亚是 2.7%，在斯里兰卡是 4.4%。父母报告的 FAP-NOS 儿童患病率在美国社区是 1.2%，在德国学校是 2%。

诊断标准：诊断前至少 2 个月症状符合以下所有条件，且每个月至少发生 4 次腹痛，①发作性或持续性腹痛，不完全与生理事件（如进食、月经期）相关；②不符合 IBS、FD 或腹型偏头痛的诊断标准；③经过适当评估，腹痛不能用其他疾病来解释。

诊断所需的腹痛次数从每周 1 次改为每月 4 次，以与其他 FAPD 的诊断标准匹配。使不符合 FAPD 诊断标准但又长期处于漏诊风险中的患儿也能明确诊断。诊断标准中增加了"不完全与生理事件（如进食、月经期）相关"的条件。因为 FAPD 患儿在生理事件（如进食、月经期）时症状可能会加剧，而在其他时候也会有疼痛。考虑到患儿功能紊乱时可能伴随其他的 FAPD（如 IBS），委员会取消了 FAPS 这一分类。

病理生理特点：把 FAP-NOS 独立于 IBS 的研究表明，与 IBS 患儿相比，FAP-NOS 患儿通常没有直肠高敏感性。据报道，FAP-NOS 患儿与健康对照组相比，有较弱的胃窦收缩力和较慢的液体排空速度。有证据表明，心理困扰与儿童和青少年的 RAP 有关。RAP 与应激性事件也有关系，如父母离异、住院、受恐吓和早期虐待。儿童及其家庭应对疼痛的方式会影响 FAPD 的后果。

临床评价：FAP-NOS 患儿经常有非特异性的胃肠道外躯体症状，但不一定需要进行实验室和影像学检查。为了使监护人安心，通常会进行有限的诊断检查。应特别关注有自主神经症状的，尤其是体位性心动过速综合征的患儿。如有腹痛报警征象，建议进行其他的检查。

2. 家庭环境及社会心理因素　有报道称，有 IBS 家庭儿童看腹痛的次数更多；社会心理因素可影响胃肠道，易产生胃肠功能紊乱症状。RAP 患儿常有特殊心理学表现，如紧张、压抑、渴望爱护及追求完美等，并可有父母离异、家庭不和等环境因素的影响。

3. 自主神经功能失调　有报道 RAP 患儿做手冷水试验，瞳孔对自主神经刺激反应与正常人不同；White 等研究者报道，吸入乙酰胆碱试验，RAP 患儿支气管平滑肌反应增强。

4. 内脏感觉高敏感性　Galler 等的研究认为，RAP 患儿痛阈值较正常儿低，对疼痛刺激敏感性增高。

5. 胃肠动力功能失调　RAP 患儿对应激源产生的胃肠动力反应更强。有假设认为，在精神紧张时身体内源性阿片类物质（β-内啡肽）活性增高，兴奋了胃肠道平滑肌，使胃排空延长；小肠、大肠推进性蠕动减弱；肛门括约肌张力提高，排便受阻；Oddi 括约肌收缩，胆囊及胆管内压力增高。以上情况均可引起腹痛。

总之，功能性 RAP 的发生是多种因素如功能性胃肠病、感觉、情感和认知综合作用的结果，内脏敏感性不同可导致对疼痛感觉不同，社会心理压力可影响疼痛的强度和性质。疼痛反应可以受应激状态、性格类型及家庭对患儿疾病关注程度的影响。同样的腹痛，可以使某患儿停学回家，而另一患儿则可坚持正常活动。

（二）功能性 RAP 的治疗

尚无明确有效循证的治疗策略，目前较推荐多模式无创治疗方案，也有一部分患者有可能受益于介入或外科治疗。治疗目标是减少应激反应，缓解儿童和家长的紧张，增加体育活动、社会交往和校园出勤率，减轻疼痛对患者日常活动的影响。

1. 功能性胃肠病的治疗

（1）FD：应避免引起症状加重的食物（如含咖啡因、辛辣、多脂肪的食物）和非甾体抗炎药。对能加重症状的心理因素应加以疏导。对以疼痛为主要症状的患儿，可用组胺受体拮抗药和 PPI 来抑酸。如 FD 治愈的定义是按照治疗 4 周后症状完全缓解的话，奥美拉唑疗效要优于雷尼替丁、法莫替丁和西咪替丁。虽然尚缺乏令人信服的数据，但低剂量的三环类抗抑郁药物如阿米替林和丙米嗪常用于疑难病例的治疗。恶心、腹胀和早饱更难治疗，促动力药如西沙必利和多潘立酮也可应用。一项回顾性、开放性的研究表明，赛庚啶治疗FD是安全有效的。胃电刺激对难治性FD患儿来说或许是一个有前景的选择。

（2）IBS：有数据支持益生菌的应用。一个小样本的儿童前瞻性、双盲试验报道了薄荷油在降低疼痛程度方面所取得的疗效。最近一项儿童IBS（包括所有亚型）双盲交叉试验显示了限制发酵短链碳水化合物（FODMAP）饮食的疗效，即减少发酵低聚糖、双糖、单糖和多元醇的摄入。与FAP-NOS的治疗相类似，行为疗法也可用于儿童IBS的治疗。

（3）腹型偏头痛：治疗方案是由腹型偏头痛发作的频率、严重程度和对儿童和家庭日常生活的影响决定的。一项14例儿童的双盲、安慰剂对照交叉试验表明口服苯噻啶的预防效果，苯噻啶是一种具有抗5-HT和抗组胺作用的药物。预防用药物如阿米替林、普萘洛尔和赛庚啶已经取得较好疗效。

（4）FAP-NOS：大部分FAPD的治疗评估是不分类的，限制了结果的适用性。虽然成人研究已证实解痉药的疗效，但儿童应用解痉药美贝维林的效果并没有明显优于安慰剂。一项小样本的阿米替林试验证实了其疗效，而一项大样本的多中心研究却没有发现疗效。最近一项大样本的西酞普兰的研究发现，与安慰剂组比较，西酞普兰对FAP患儿的治疗有效。但临床医生、患儿和监护人应该意识到美国食品药品监督管理局对应用西酞普兰发出的黑框警告，即青少年自杀意愿的风险增加。催眠疗法和认知行为疗法给这些患儿提供了即时的和长期的益处。

2.心理治疗　是治疗儿童功能性腹痛的重要一环。功能性RAP的治疗应注重心理治疗，医生向患儿及其家长说明病情，耐心解释功能性RAP的发病机制，使其消除顾虑，认识到RAP是一种常见病，一般发作均可继续上学，帮助因腹痛而辍学的儿童重返校园，增强治疗信心。

3.认知行为疗法　常有助于控制儿童RAP。由于腹痛常与焦虑抑郁共存，认知行为这种非药物治疗已进入一线治疗方案。具体的方案：教患儿应对疼痛，教家庭成员如何照顾患儿，鼓励家人正视儿童关于腹痛的主诉等，既不加强也不忽视，可能有利于患儿疼痛的控制。

4.膳食治疗　建立儿童良好的饮食习惯，按时进食，鼓励多吃纤维素丰富的食物，少食易产气的食物如白薯、豆类等，对功能性RAP的患儿有益。也有研究认为，益生菌对IBS的患儿有利。乳糖不耐受者宜停用奶类或用低乳糖奶类制品；但有研究发现，功能性腹痛与乳糖不耐症并不存在直接联系，不摄入乳糖并不改善功能性腹痛的症状。此外，还需注意应避免易触发腹痛的食物。

5.药物治疗　有减轻症状作用，可根据病情适当应用解痉剂、促胃肠动力剂、调节自主神经功能药及三环类抗抑郁药等药物。但目前三环类抗抑郁药的临床效果并不确定，有研究认为服药并未改善疼痛。选择性5-羟色胺再摄取抑制剂有些随机对照研究，但是尚需要大样本随机对照试验。有极少数情况考虑行诊断性腹腔镜检查，如慢性腹痛反复发作、其他治疗无效的儿童。

6.建立随访制度　成功的管理依靠密切的随访，在随访中真正了解患儿，既能解除家庭及患儿的恐惧，又能随着时间的推移检出或排除器质性疾病。

（三）功能性RAP的预后

约1/3的功能性RAP患儿症状可完全缓解，1/3患儿症状持续存在，1/3可并其他症状如头痛等。但绝大多数患儿不影响正常生活。Apley 等发现有家族史的患儿、初发年龄＜6 岁、就诊前病史超过 6 个月者，预后不理想。另外，有学者认为外科手术史、教育程度、社会经济状况也影响功能性 RAP 的预后。

四、儿童围术期腹痛

小儿腹痛病因复杂，除了上文介绍的小儿慢性疼痛以外，围术期疼痛也是小儿腹痛的常见病因之一。围术期腹痛的程度各不相同，与手术的种类、部位、外科技术、儿童的健康心理状态都有关系，开放性腹部手术和泌尿系手术相关的疼痛较具挑战性，微创腔镜手术的术后疼痛相对较轻。阿片类镇痛药、硬膜外镇痛、区域神经阻滞、患者/护士控制镇痛等技术都有报道，但临床试验的方案欠佳，还需要设计更优化的临床研究。

儿童围术期腹痛的治疗方案有以下几种。

1. *系统给药*　开腹手术的切口位置和大小及其对肌肉组织的影响，与术后腹部疼痛密切相关。阿片输注能有效缓解 5 岁以上儿童的术后疼痛，无论单次剂量还是单次复合背景剂量，对腹部术后的疼痛都未表现出显著差异。儿童采用家长/护士控制镇痛的有效率与成人 PCA 类似，但呼吸抑制的发生率较高，为 1.7%。非甾体抗炎药物辅助阿片类药物镇痛，能显著降低疼痛程度，并减少术后阿片类药的用量。

2. *神经阻滞镇痛*　区域骶管/硬膜外阻滞可通过局部麻醉药单次注射、持续硬膜外输注、患者自控硬膜外镇痛，此外可选用超声引导的神经阻滞，如腹横肌平面阻滞、髂腹股沟、髂腹下神经阻滞、腹直肌鞘阻滞。总之，支配疼痛区域的脊神经阻滞能有效镇痛。硬膜外镇痛能减少术后并发症、改善肺通气、缩短住院时间，而且硬膜外镇痛能够应用于包括新生儿在内的任何年龄。局部麻醉药或联合阿片类药硬膜外输注，用于腹部

手术后镇痛效果显著，阿片类药包括吗啡、氢吗啡酮、芬太尼等。其副作用包括恶心、呕吐、瘙痒，与药物剂量和药物的亲水性有关。可乐定硬膜外给药也能达到镇痛效果，但会有镇静和低血压的不良反应。

5 岁以上的儿童有足够的认知能力，可以正确使用自控操作，患者自控硬膜外镇痛已成功用于儿科患者。需密切关注背景剂量，避免局部麻醉药过量。

3. *腹壁阻滞*　腹壁神经阻滞能减轻组织或肌肉切开引起的疼痛，但并不影响内脏痛，可用于因解剖或凝血问题禁忌使用硬膜外镇痛的患者，也比较适合日间手术的患者。

4. *腹直肌鞘阻滞*　这一技术适用于腹部正中切口的手术，如上腹部疝修补、脐疝修补和腔镜手术。超声引导下将镇痛药注入腹直肌鞘的后方，能阻滞 $T_{9\sim11}$ 肋间神经的末梢，从而改善麻醉效果，并提供有效地术后镇痛。

5. *腹横肌平面阻滞*　在腋中线用超声探查腹壁，在腹横肌和腹内斜肌之间，单次注射药物，阻滞 $T_{9\sim12}$ 和 L_1 节段的神经。超声引导使该技术安全简便，儿童与成人稍有不同。Suresh 报道了为婴儿进行 TAP 阻滞，推荐在肚脐旁确认腹直肌鞘和腹直肌，随后向侧方滑动，至辨认出背阔肌，此处为腹横肌的起点，注药后弥散较好，阻滞较完善。

腹腔镜手术的总体疼痛情况优于开放手术，术后疼痛的时间缩短，但术后第一天的发生率近似。推荐运用多模式镇痛，包括局部麻醉浸润、静脉或口服阿片类药物、非甾体抗炎药、对乙酰氨基酚。此类手术一般无须用硬膜外镇痛。

五、小　　结

腹痛是小儿时期最常见的症状之一。它不仅是儿科消化道疾病的重要信号，也

是许多腹部以外疾病的一种表现；可以是器质性的，也可以是功能性的。引起腹痛的原因很多，几乎涉及各科疾病。

在临床实践中，因其病因尚不完全明确，常被误诊及失治，严重者会影响小儿的身心健康和生长发育。在腹痛的诊断程序中首先要根据病史、体格检查和必要的实验室检查，尽可能地排除导致患儿腹痛的器质性疾病，需警惕体重减轻、生长速度线性下降、呕吐、慢性严重腹泻、胃肠道出血、持续右上或右下腹疼痛、不明原因的发热、炎性肠病家族史等无法解释的体征。

儿童反复发作性腹痛还需要考虑到心理社会等功能性因素。功能性慢性腹痛的诊断与治疗仍存在争议，心理疗法、认知行为治疗及膳食治疗等有可能改善疼痛和促进康复，尚需不断研究探索以快速诊断、完善治疗。

（俞卫锋　范颖晖　邵甲云

边文玉　陈前波）

参 考 文 献

董梅, 2000. 要重视小儿再发性腹痛的诊断与治疗. 中国实用儿科杂志, 15(3).

李兆申, 2007. 慢性胰腺炎临床流行病学及内镜治疗研究. 上海交通大学.

刘宾, 彭创, 2013. 腹腔粘连的研究进展. 中国现代医生, 5-0042-02.

许春娣, 2009. 小儿再发性腹痛的基础与诊断思维. 实用儿科临床杂志, 24(7):558-560.

薛丽君, 杨怡玲, 唐剑, 等. 2016. 肠易激综合征的药物治疗进展. 医学综述.

袁耀宗, 2016. 从指南更新看肠易激综合征治疗理念的变迁. 中华消化杂志.

邹宁, 刘晓红, 2003. 胆囊运动功能不良. 临床消化病杂志, 02-084-03.

Adeyemo MA, Spiegel BM, Chang L, 2010. Meta-analysis: do irritable bowel syndrome symptoms vary between men and women? Aliment Pharmacol Ther, 32(6): 738-755.

Ahmad G, Duffy JMN, Vail A, et al. 2008. Barrier agents for adhesion prevention after gynaecological surgery. Cochrane Database Syst Rev. CD000475. doi: 10.1002/14651858. CD00475.pub2.

Akbar A, Yiangou Y, Facer P, et al. 2008. Increased capsaicin receptor TRPV1-expressing sensory fibres in irritable bowel syndrome and their correlation with abdominal pain. Gut, 57(7): 923-929.

Albin KC, Carstens MI, Carstens E, 2008. Modulation of oral heat and cold pain by irritant chemicals. Chem Senses, 33(1): 3-15.

Apley J, Lloyd JK, Turton C, 1956.Electro—encephalography in children with recurrent abdominal pain. Lancet, 270(691 1)：264-265.

Ashorn M, Rägö T, Kokkonen J, et al. 2004. Symptomatic response to Helicobacter pylori eradication in children with recurrent abdominal pain: double blind randomized placebo-controlled trial. J Clin Gastroenterol. 38(8):646-650.

Avital S, Bollinger TJ, Wilkinson JD, et al. 2005. Preventing intra-Abdominal adhesions with polylactic acid film An animal study.Dis Colon Rectum, 48(1), 153-157.

Behar J, Corazziari E, Guelrud M, et al. 2006. Functional gallbladder and sphincter of oddi disorders. Gastroenterology, 130(5):1498-1509.

Behar J, Corazziari E, Guelrud M,et al. 2006. Functional gallbladder and sphincter of Oddi disorders. Gastroenterology, 130:1498-1509.

Benninga MA, Faure C, Hyman PE, et al. 2016. Childhood Functional Gastrointestinal Disorders: Neonate/Toddler. Gastroenterology. pii: S0016-5085(16)00182-7.

Boey CC, Gob KL, 2002.Psychosocial factors and childhood recurrent abdominal pain. J Gastroenterol Hepawl, 17(12)；1250-1253.

Bouin M, Plourde V, Boivin M, et al. 2002. Rectal distention testing in patients with irritable bowel syndrome: sensitivity, specificity, and predictive values of pain sensory thresholds. Gastroenterology, 122(7): 1771-1777.

Boyer MC, Compas BE, Stanger C, et al. 2006. Attentional biases to pain and social threat in children with recurrent abdominal pain. J Pediatr Psychol, 31(2):209-220.

Bufler P, Gross M, Uhlig HH,et al. 2011. Dtsch Arztebl Int. 108(17):295-304.

Bufler P, Gross M, Uhlig HH, 2011. Recurrent

abdominal pain in childhood. Dtsch Arztebl Int. 108(17):295-304.

Carson L, Lewis D, Tsou M, et al. 2011. Abdominal migraine: an under-diagnosed cause of recurrent abdominal pain in children. Headache,51:707-712.

Cenac N, Andrews CN, Holzhausen M, et al. 2007. Role for protease activity in visceral pain in irritable bowel syndrome. J Clin Invest, 117(3): 636-647.

Ceyhan GO, Deucker S, Demir IE, et al. 2009. Neural fractalkine expression is closely linked to pain and pancreatic neuritis in human chronic pancreatitis. Lab Invest, 89(3): 347-361.

Chang FY, Lu CL, 2007. Irritable bowel syndrome in the 21st century: perspectives from Asia or Southeast Asia. J Gastroenterol Hepatol, 22(1): 4-12.

Cherian D, Sachdeva P, Fisher RS, et al. 2010. Abdominal pain is a frequent symptom of gastroparesis. Clin Gastroenterol Hepatol, 8(8): 676-681.

Ciortescu I, Stanciu C, 2009. Gastroparesis—diagnosis and treatment. Rev Med Chir Soc Med Nat Iasi, 113(2): 330-338.

Coffin B, Bouhassira D, Sabate JM, et al. 2004. Alteration of the spinal modulation of nociceptive processing in patients with irritable bowel syndrome. Gut, 53(10): 1465-1470.

Cottrell DF, Iggo A, 1984. The responses of duodenal tension receptors in sheep to pentagastrin, cholecystokinin and some other drugs. J Physiol, 354: 477-495.

Devanarayana NM, Mettananda S, Liyanarachchi C, et al. 2011. Abdominal pain-predominant functional gastrointestinal diseases in children and adolescents: prevalence, symptomatology, and association with emotional stress. J Pediatr Gastroenterol Nutr 53:659-665.

Di Lorenzo C, Colletti RB, Lehmann HP, et al. 2005.Chronic abdominal pain in children: a technical report of the American Academy of Pediatrics and the North American Society for Pediatric Gastroenterology, Hepatology and Nutrition. J Pediatr Gastroenterol Nutr, 40:249-261.

Di Lorenzo C, Youssef NN, Sigurdsson L, et al. 2001.Visceral hyperalgesia in children with functional abdominal pain. J Pediatr, 139:838-843.

Dibaise JK, 2009. Evaluation and management of functional biliary pain in patients with an intact gallbladder. Expert Rev Gastroenterol Hepatol, 3(3):305-313.

Dimcevski G, Sami SA, Funch-Jensen P, et al.

2007. Pain in chronic pancreatitis: the role of reorganization in the central nervous system. Gastroenterology, 132(4): 1546-1556.

Distrutti E, Sediari L, Mencarelli A, et al. 2006. 5-Amino-2-hydroxybenzoic acid 4-(5-thioxo-5H-[1,2]dithiol-3yl)-phenyl ester (ATB-429), a hydrogen sulfide-releasing derivative of mesalamine, exerts antinociceptive effects in a model of postinflammatory hypersensitivity. J Pharmacol Exp Ther, 319(1): 447-458.

Dorn SD, Palsson OS, Thiwan SI, et al. 2007. Increased colonic pain sensitivity in irritable bowel syndrome is the result of an increased tendency to report pain rather than increased neurosensory sensitivity. Gut, 56(9): 1202-1209.

Drewes AM, Krarup AL, Detlefsen S, et al. 2008. Pain in chronic pancreatitis: the role of neuropathic pain mechanisms. Gut, 57(11): 1616-1627.

Drossman DA, Camilleri M, Mayer EA, et al. 2002.AGA technical review on irritable bowel syndrome. Gastroenterology, 123(6): 2108-2131.

Duarte MA, Penna FJ, Andrade EM, et al. 2006. Treatment of nonorganic recurrent abdominal pain: cognitive-behavioral family intervention. J Pediatr Gastroenterol Nutr, 43(1):59-64.

D'Haese JG, Demir IE, Friess H, et al. 2010. Fractalkine/CX3CR1: why a single chemokine-receptor duo bears a major and unique therapeutic potential. Expert Opin Ther Targets, 14(2): 207-219.

Eisenberg E, Carr DB, Chalmers TC, 1995. Neurolytic celiac plexus block for treatment of cancer pain: a meta-analysis. Anesth Analg, 80:290-295.

El OT, Mei N, 1982. Electrophysiologic properties and role of the vagal thermoreceptors of lower esophagus and stomach of cat. Gastroenterology, 83(5): 995-1001.

Ford AC, Talley NJ, Schoenfeld PS, et al. 2009. Efficacy of antidepressants and psychological therapies in irritable bowel syndrome: systematic review and meta-analysis. Gut, 58(3): 367-378.

Ford AC, Talley NJ, Spiegel BM, et al. 2008.Effect of fibre, antispasmodics, and peppermint oil in the treatment of irritable bowel syndrome: systematic review and meta-analysis. BMJ, 337: a2313.

Francavilla R, Miniello V, Magistà AM, et al. 2010.A randomized controlled trial of Lactobacillus GG in children with functional abdominal pain. Pediatrics, 126(6):e1445-1452.

Fregni F, Pascual-Leone A, Freedman SD, 2007.Pain

in chronic pancreatitis: a salutogenic mechanism or a maladaptive brain response. Pancreatology, 7(5-6): 411-422.

Friess H, Shrikhande S, Shrikhande M, et al. 2002. Neural alterations in surgical stage chronic pancreatitis are independent of the underlying aetiology. Gut, 50(5): 682-686.

Garg PK, Tandon RK, 2004. Survey on chronic pancreatitis in the Asia-Pacific region. J Gastroenterol Hepatol, 19(9): 998-1004.

Gebhart GF, 2000. Pathobiology of visceral pain: molecular mechanisms and therapeutic implications IV. Visceral afferent contributions to the pathobiology of visceral pain. Am J Physiol Gastrointest Liver Physiol, 278(6):G834-838.

Gebhart GF, 2000. Visceral pain-peripheral sensitisation. Gut, 47 Suppl 4: v54-v55, v58.

Gershon MD, Tack J, 2007. The serotonin signaling system: from basic understanding to drug development for functional GI disorders. Gastroenterology, 132(1): 397-414.

Gonzalez-Quintero VH, Cruz-Pachano FE, 2009. Preventing adhesions in obstetric and gynecologic surgical procedures. Rev Obstet Gynecol, 2(1): 38-45.

Grady EF, Yoshimi SK, Maa J, et al. 2000. Substance P mediates inflammatory oedema in acute pancreatitis via activation of the neurokinin-1 receptor in rats and mice. Br J Pharmacol, 130(3): 505-512.

Greene AK, Alwayn IP, Nose V, et al. 2005. Prevent ion of in tra-abdominal adhesions using the antiangiogenic COX-2 inhibit or celecoxib. Ann Surg, 242(1), 140-146.

Greenwood-Van MB, Gibson MS, Johnson AC, et al. 2003. NK1 receptor-mediated mechanisms regulate colonic hypersensitivity in the guinea pig. Pharmacol Biochem Behav, 74(4): 1005-1013.

Guittet L, Bouvier V, Mariotte N, et al. 2007. Comparison of a guaiac based and an immunoc-hemical faecal occult blood test in screening for colorectal cancer in a general average risk population. Gut, 56:210-214.

Halpert A, Dalton CB, Palsson O, et al. 2007. What patients know about irritable bowel syndrome (IBS) and what they would like to know. National Survey on Patient Educational Needs in IBS and development and validation of the Patient Educational Needs Questionnaire (PEQ). Am J Gastroenterol, 102(9): 1972-1982.

Halpert A, Dalton CB, Palsson O, et al. 2008.Patient educational media preferences for information about irritable bowel syndrome (IBS). Dig Dis Sci, 53(12): 3184-3190.

Hansel SL, DiBaise JK, 2010.Functional gallbladder disorder: gallbladder dyskinesia. Gastroenterol Clin North Am, 39(2):369-379.

Harris LA, Hansel S, Dibaise J, et al. 2006. Irritable bowel syndrome and chronic constipation: emerging drugs, devices, and surgical treatments. Curr Gastroenterol Rep, 8(4): 282-290.

Hasler WL, Wilson LA, Parkman HP, et al. 2013. Factors related to abdominal pain in gastroparesis: contrast to patients with predominant nausea and vomiting. Neurogastroenterol Motil, 25(5): 427-438, e300-e301.

Hebbard P, 2008. Subcostal transversus abdominis plane block under ultrasound guidance. Anesth Analg, 106(2):674-675.

Hermann C, Zohsel K, Hohmeister J, et al. 2008. Cortical correlates of an attentional bias to painful and innocuous somatic stimuli in children with recurrent abdominal pain. Pain, 136(3):397-406.

Hogan Q, Abram S, 1997. Neural blockade for diagnosis and prognosis: a review. Anesthesiology, 86:216-241.

Hoogerwerf WA, Pasricha PJ, Kalloo AN, et al. 1999. Pain: the overlooked symptom in gastroparesis. Am J Gastroenterol, 94(4): 1029-1033.

Horvath A, Dziechciarz P, Szajewska H, 2011. Meta-analysis: Lactobacillus rhamnosusGG for abdominal pain-related functional gastrointestinal disorders in childhood. Aliment Pharmacol Ther, 33:1302-1310.

Hughes PA, Brierley SM, Martin CM, et al. 2009. TRPV1-expressing sensory fibres and IBS: links with immune function. Gut, 58(3): 465-466.

Hyams JS, Di Lorenzo C, Saps M, et al. 2016. Functional Disorders: Children and Adolescents. Gastroenterology, pii: S0016-5085(16)00181-5.

Ihse I, Andersson R, Albiin N, et al. 2003. Guidelines for management of patients with chronic pancreatitis. Report from a consensus conference. Lakartidningen, 100(32-33): 2518-2525.

JL Fidler, JM Knudsen, DA Collins, et al. 2013. Prospective assessment of dynamic CT and MR cholangiography in functional biliary pain. AJR Am J Roentgenol, 201(2):W271-282.

Kang JY, 2005.Systematic review: the influence of geography and ethnicity in irritable bowel syndrome. Aliment Pharmacol Ther, 21(6): 663-676.

Kapural L, Deer T, Yakovlev A, et al. 2010. Technical aspects of spinal cord stimulation for managing chronic visceral abdominal pain. Pain Med, 11:685-691.

Kazyulin AN, 2015.Biliary pain: characteristics, causes, medical treatment. Eksp Klin Gastroenterol, (9):75-85.

Keith RG, Keshavjee SH, Kerenyi NR, 1985. Neuropathology of chronic pancreatitis in humans. Can J Surg, 28(3): 207-211.

Klooker TK, Braak B, Koopman KE, et al. 2010. The mast cell stabiliser ketotifen decreases visceral hypersensitivity and improves intestinal symptoms in patients with irritable bowel syndrome. Gut, 59(9): 1213-1221.

Ko CW, Lee SP, 2000. Gallbladder disease. Clin. Perspect. Gastroenterol, 3:87-96.

Lahr CJ, Griffith J, Subramony C, et al. 2013. Gastric electrical stimulation for abdominal pain in patients with symptoms of gastroparesis. Am Surg, 79(5): 457-464.

Lauder CIW, Garcea G, Strickland A, et al. 2010. Abdominal adhesion prevention: still a sticky subject. Dig Surg, 27:237-258.

Lee YB, Kim WS, 2014. Celiac plexus block in a patient with upper abdominal pain caused by diabetic gastroparesis. Korean J Anesthesiol, 67(Suppl): S62-S63.

Legorreta AP, Silber JH, Costantino GN,et al. 1993. Increased cholecystectomy rate after the introduction of laparoscopic cholecystectomy. JAMA. 270: 1429-1434.

Liakakos T, Thomakos N, Fine PM, et al. 2001. Peritoneal adhesions: etiology, pathophysiology, and clinical significance. Dig Surg, 18:260-273.

Liebregts T, Adam B, Bredack C, et al. 2007. Immune activation in patients with irritable bowel syndrome. Gastroenterology, 132(3): 913-920.

Lindsetmo R, Stulberg J, 2009. Chronic abdominal wall pain—a diagnostic challenge for the surgeon. Am J Surg, 198:129-134.

Longstreth GF, Thompson WG, Chey WD, et al. 2006. Functional bowel disorders. Gastroenterology, 130(5): 1480-1491.

Madácsy L, Fejes R, Kurucsai G, et al. 2006. Characterization of functional biliary pain and dyspeptic symptoms in patients with sphincter of Oddi dysfunction: effect of papillotomy. World J Gastroenterol, 12(42):6850-6856.

Marshall BJ, Barrett LJ, Prakash C, et al. 1990. Urea protects Helicobacter (Campylobacter) pylori from the bactericidal effect of acid. Gastroenterology, 99(3): 697-702.

Mawe GM, Coates MD, Moses PL, 2006. Review article: intestinal serotonin signalling in irritable bowel syndrome. Aliment Pharmacol Ther, 23(8): 1067-1076.

Mei N, Garnier L, 1986. Osmosensitive vagal receptors in the small intestine of the cat. J Auton Nerv Syst, 16(3): 159-170.

Mei N, 1978. Vagal glucoreceptors in the small intestine of the cat. J Physiol, 282: 485-506.

Metawally M, Watson A, Lilford R, et al. 2006. Fluid and pharmacological agents for adhesion prevention after gynaecological surgery. Cochrane Database Syst Rev. CD001298. doi: 10.1002/14651858.CD001298.pub3.

Mozaffari S, Esmaily H, Rahimi R, et al. 2011. Effects of Hypericum perforatum extract on rat irritable bowel syndrome. Pharmacogn Mag, 7(27): 213-223.

Narang M, Shah D, Akhtar H, 2015. Efficacy and Safety of Drotaverine Hydrochloride in Children with Recurrent Abdominal Pain: A Randomized Placebo Controlled Trial. Indian Pediatr, 52(10):847-851.

Nusrat S, Mahmood S, Kastens D, et al. 2014. Cholecystectomy for biliary dyskinesia in gastroparesis: mimic or misfortune. South Med J, 107(12):757-761.

Olesen SS, Brock C, Krarup AL, et al. 2010. Descending inhibitory pain modulation is impaired in patients with chronic pancreatitis. Clin Gastroenterol Hepatol, 8(8): 724-730.

Pearl RH, Caty MG, Glick PL, 1998. The approach to common abdominal diagnosis in infants and children. Pediatr Clin North Am, 45(4):729-772.

Plancarte-Sanchez R, Guajardo-Rosas J, Guillen-Nunez R, 2005. Sympathetic block: thoracic and lumbar. Tech Reg Anesth Pain Manag, 9:91-96.

Portincasa P, Moschetta A, Baldassarre G, et al. 2003. Pan-enteric dysmotility, impaired quality of life and alexithymia in a large group of patients meeting ROME II criteria for irritable bowel syndrome. World J Gastroenterol, 9(10): 2293-2299.

R Foundation Guidelines-Rome III Diagnostic Criteria for Functional Gastrointestinal Disorders. J Gastrointestin & Liver Dis, 2006, 15: 307-312.

Rastogi A, Slivka A, Moser AJ,et al. 2005. Controversies concerning pathophysiology and management of acalculous biliary-type abdominal pain. Dig. Dis. Sci, 50: 1391-1401.

Ravnefjord A, Brusberg M, Kang D, et al. 2009.

Involvement of the transient receptor potential vanilloid 1 (TRPV1) in the development of acute visceral hyperalgesia during colorectal distension in rats. Eur J Pharmacol, 611(1-3): 85-91.

Ren TH, Wu J, Yew D, et al. 2007. Effects of neonatal maternal separation on neurochemical and sensory response to colonic distension in a rat model of irritable bowel syndrome. Am J Physiol Gastrointest Liver Physiol, 292(3): G849-G856.

Richardson J, Lonnqvist PA, Naja Z, 2011. Bilateral thoracic paravertebral block: potential and practice. Br J Anaesth, 106(2):164-171.

Robinson DR, Mcnaughton PA, Evans ML, et al. 2004. Characterization of the primary spinal afferent innervation of the mouse colon using retrograde labelling. Neurogastroenterol Motil, 16(1): 113-124.

Rogers RC, Mctigue DM, Hermann GE, 1995. Vagovagal reflex control of digestion: afferent modulation by neural and "endoneurocrine" factors. Am J Physiol, 268(1 Pt 1): G1-G10.

Rome group for epidemiology and prevention of cholelithiasis (GREPCO). Prevalence of gallstone disease in an Italian adult female population. Am. J. Epidemiol,1984,119: 796-805.

Roohafza H, Pourmoghaddas Z, Saneian H, et al. 2014. Citalopram for pediatric functional abdominal pain: a randomized, placebo-controlled trial. Neurogastroenterol Motil, 26:1642-1650.

Sakorafas GH, Milingos D, Peros G, 2007. Asymptomatic cholelithiasis: is cholecystectomy really needed? A critical reappraisal 15 years after the introduction of laparoscopic cholecystectomy. Dig. Dis. Sci, 52: 1313-1325.

Sangnes DA, Softeland E, Biermann M, et al. 2016. Gastroparesis-causes, diagnosis and treatment. Tidsskr Nor Laegeforen, 136(9): 822-826.

Saps M, Adams P, Bonilla S, et al. 2012. Parental report of abdominal pain and abdominal pain-related functional gastrointestinal disorders from a community survey. J Pediatr Gastroenterol Nutr, 55:707-710.

Saps M, Sztainberg M, Pusatcioglu C, et al. 2014. Accuracy of diagnosis for abdominal migraine in children. Gastroenterology, 146(Suppl 1):S1099.

Saps M, Youssef N, Miranda A, et al. 2009. Multicenter, randomized, placebo-controlled trial of amitriptyline in children with functional gastrointestinal disorders. Gastroenterology, 137:1261-1269.

Scharff L, 1997. Recurrent abdominal pain in children: a review of psychological factors and treatment. Clin Psychol Rev, 17(2):145-166.

Scully P, Mckernan DP, Keohane J, et al. 2010. Plasma cytokine profiles in females with irritable bowel syndrome and extra-intestinal co-morbidity. Am J Gastroenterol, 105(10): 2235-2243.

Shaffer E, 2003. Acalculous biliary pain: new concepts for an old entity. Dig. Liver Dis, 35: S20-S25.

Skinner AV, Lauder GR, 2007. Rectus sheath block: successful use in the chronic pain management of pediatric abdominal wall pain. Paediatr Anaesth, 17:1203-1211.

Soliman LM, Narouze S, 2009. Ultrasound-guided transversus abdominus plan block for the management of abdominal pain: an alternative to differential epidural block. Thech Reg Anesth Pain Manag, 13:117-120.

Soto DJ, Arregui ME, 2001. Kinevac stimulated ultrasound correlated with biliary manometry and clinical outcome in patients with chronic acalculous cholecystitis. Gastroenterology, 120: A471.

Spaziani R, Bayati A, Redmond K, et al. 2008. Vagal dysfunction in irritable bowel syndrome assessed by rectal distension and baroreceptor sensitivity. Neurogastroenterol Motil, 20(4): 336-342.

Sprenger L, Gerhards F, Goldbeck L, 2011. Effects of psychological treatment on recurrent abdominal pain in children-a meta-analysis. Clin Psychol Rev, 31(7):1192-1197.

Staats PS, Yearwood T, Charapata SG, et al. 2004. Intrathecal ziconotide in the treatment of refractory pain in patients with cancer or AIDS: a randomized controlled trial. JAMA, 291:63-70.

Stein B, Everhart KK, Lacy BE, 2015. Gastroparesis: A Review of Current Diagnosis and Treatment Options. J Clin Gastroenterol, 49(7): 550-558.

Sulaiman H, Gabella G, Davis C, et al. 2001. Presence and distribution of sensory nerve fibers in human peritoneal adhesions. Ann Surg, 234:256-261.

Szepes A, Dubravcsik Z, Madácsy L, 2013. The effect of endoscopic sphincterotomy on the motility of the gallbladder and of the sphincter of Oddi in patients with acalculous biliary pain syndrome. Orv Hetil, 154(8):306-313.

Takaki M, Nakayama S, Misawa H, et al. 2006. In vitro formation of enteric neural network structure in a gut-like organ differentiated from mouse embryonic stem cells. Stem Cells, 24(6): 1414-1422.

Tamura M, Osajima A, Nakayamada S, et al. 2003. High glucose levels inhibit focal adhesion kinase-mediated wound healing of rat peritoneal mesothlial cells.Kidney Int, 63(2):722.

Thavaneswaran P, Rudkin G, Cooter RD, et al. 2010. Brief reports: paravertebral block for anesthesia: a systematic review. Anesth Analg. 110(6):1740-1744.

van der Voort IR, Osmanoglou E, Seybold M, et al. 2003. Electrogastrography as a diagnostic tool for delayed gastric emptying in functional dyspepsia and irritable bowel syndrome. Neurogastroenterol Motil, 15(5): 467-473.

Van Tilburg MAL, Walker L, Palsson O, et al. 2014. Prevalence of child/adolescent functional gastrointestinal disorders in a national U.S. community sample. Gastroenterology, 144(Suppl 1):S143-S144.

Van Zundert J, Raj P, Erdine S, et al. 2002. Application of radiofrequency treatment in practical pain management: state of the Art. Pain Pract, 2:269-278.

Vandvik PO, Lydersen S, Farup PG, 2006. Prevalence, comorbidity and impact of irritable bowel syndrome in Norway. Scand J Gastroenterol, 41(6): 650-656.

Vegunta RK, Raso M, Pollock J,et al. 2005. Biliary dyskinesia: the most common indication for cholecystectomy in children. Surgery, 138: 726-731.

Vera-Portocarrero LP, Lu Y, Westlund KN, 2003. Nociception in persistent pancreatitis in rats: effects of morphine and neuropeptide alterations. Anesthesiology, 98(2): 474-484.

Vergnolle N, 2009. Protease-activated receptors as drug targets in inflammation and pain. Pharmacol Ther, 123(3): 292-309.

Wald A, 2005.Functional biliary-type pain: update and controversies. J Clin Gastroenterol, May-Jun; 39(5 Suppl 3):S217-222.

Warren JR, 2000. Gastric pathology associated with Helicobacter pylori. Gastroenterol Clin North Am, 29(3): 705-751.

Wewer V, Andersen LP, Paerregaard A, et al. 2001. Treatment of Helicobacter pylori in children with recurrent abdominal pain. Helicobacter, 6(3):244-248.

Weydert JA, Ball TM, Davis MF, 2003. Systematic review of treatments for recurrent abdominal pain. Pediatrics, 111(1):e1-11.

Winston JH, Toma H, Shenoy M, et al. 2003. Acute pancreatitis results in referred mechanical hypersensitivity and neuropeptide up-regulation that can be suppressed by the protein kinase inhibitor k252a. J Pain, 4(6): 329-337.

Wistuba II, Gazdar AF, 2004. Gallbladder cancer: lessons from a rare tumour. Nature Reviews Cancer, 4 (9) :695-706.

Wong GY, Schroeder DR, Carns PE, et al. 2004. Effect of neurolytic celiac plexus block on pain relief, quality of life, and survival in patients with unresectable pancreatic cancer. JAMA, 291:1092-1099.

Wu DJ, Dib C, Hoelzer B, et al. 2009. Coeliac plexus block in the management of chronic abdominal pain due to severe diabetic gastroparesis. BMJ Case Rep.

Yacob D, Di Lorenzo C, Bridge JA, et al. 2013. Prevalence of pain-predominant functional gastrointestinal disorders and somatic symptoms in patients with anxiety or depressive disorders. J Pediatr, 163:767-770.

第17章　妇产科因素导致慢性腹痛的诊断与治疗

第一节　定义及病因学

慢性盆腔疼痛（chronic pelvic pain, CPP）是一种常见的好发于女性的疾病，在临床实践中经常遇到，就诊的患者往往已经被疼痛折磨了很长时间并且疼痛严重影响到日常生活。英国的一项研究发现15～73岁女性的患病率为3.8%，高于偏头痛的患病率（2.1%），类似于哮喘（3.7%）和背部疼痛的患病率（4.1%）。在意大利同样一项研究发现，4%的女性有中度到重度的非周期性的盆腔疼痛。美国的一项研究表明CPP的患病率为16%，平均疼痛评分5分，其中4%的患者疼痛严重到让她们难以工作。这项研究估计约920万美国女性患有慢性盆腔疼痛。慢性盆腔疼痛的患者常主诉下腹部、盆腔和会阴等部位疼痛，提示下腹部和盆腔器官可能存在急性或慢性的损伤。临床上很多患者通过各种诊断性检查往往不能发现明确的病理改变，疼痛症状是就诊的首要表现，随着对慢性盆腔疼痛的进一步研究，提示慢性盆腔疼痛也可能只是一种没有任何病理改变的慢性症状，疼痛因其部位与性功能、排便和排尿等功能密切相关，并且常伴有患者情绪和心理的改变，目前已有更多的医务工作者越来越关注慢性盆腔疼痛患者的诊断和治疗。

慢性盆腔疼痛是指盆腔、前腹壁或脐下腹部、腰骶背部及臀部良性疼痛持续或反复发作＞6个月，或周期性发作＞3个月，疼痛与消极的认知、行为、性活动及情感有关，伴随有下尿路症状及肠道、骨盆底、妇科或性功能障碍等的一类多因素导致的疾病。慢性盆腔疼痛的主要临床表现包括慢性下腹痛（解剖盆腔部位）、痛经和性交疼痛。虽然痛经和性交疼痛常常作为慢性盆腔疼痛的诊断依据，但最好应将痛经和性交痛单独看待，因为它们的病因、诊断和治疗有其独特的特点。慢性盆腔疼痛在女性人群中发病率为4%～14%，占妇科门诊患者的10%，其中40%有腹腔镜手术史，12%～17%曾行子宫切除手术，约1/7的患者病因不明，慢性盆腔疼痛可能与盆底肌肉、筋膜、韧带、结缔组织的陈旧性损伤与慢性炎症相关，此外一种血管疼痛机制（盆腔静脉充血）已经被提出作为慢性盆腔疼痛的原因，并且在人类研究中已经证明了相关的内皮介导的血管疼痛机制。与一般的慢性疼痛一样，遗传因素也可能增加导致慢性盆腔疼痛的易感性。与妇产科因素有关的慢性盆腔疼痛分类术语见表17-1。

从狭义的角度上来讲，慢性盆腔疼痛是指由于盆腔脏器中器官发生病变所引起的疼痛，也称下腹痛，病因诊断也仅限于

表 17-1　慢性盆腔疼痛分类术语

术语	定义
慢性盆腔疼痛 (chronic pelvic pain)	来源于盆腔脏器的非恶性肿瘤的疼痛，由伤害性刺激导致的慢性的持续或反复发作的疼痛 > 6 个月；如果疼痛是由急性起病导致的中枢神经系统敏化则有据可查，且无论时间长短，疼痛均为慢性；疼痛均伴随有认知、行为、性和情感的改变
骨盆疼痛综合征 (pelvic pain syndrome)	持续或反复发作的、非感染性的，与下尿路、性活动、排便和妇科功能障碍有关的盆腔疼痛
子宫内膜异位症相关疼痛综合征 (endometriosis-associated pain syndrome)	慢性或复发性盆腔疼痛，子宫内膜异位症是存在的，但并不能完全解释所有的症状
阴道疼痛综合征 (vaginal pain syndrome)	持续性或复发性发作性阴道疼痛，伴随泌尿道或性功能障碍，没有证据证明的阴道感染或其他病理改变
外阴疼痛综合征 (vulvar pain syndrome)	持续性或复发性发作性的外阴疼痛，伴或不伴有排尿周期或泌尿道或性功能障碍的症状；没有证据证明的外阴感染或其他病理改变
广义的外阴疼痛综合征 (generalized vulvar pain syndrome)	外阴烧灼感，并且压力测试疼痛不能定位，疼痛范围包括外阴前庭，但并不局限于外阴前庭。临床上在没有激惹的情况下，疼痛可能会随时出现
局限的外阴疼痛综合征 (localized vulvar pain syndrome)	疼痛持续和紧密定位于压力映射到一个或多个部分的外阴；在临床上，疼痛通常发生于激惹之后
前庭疼痛综合征 (vestibular pain syndrome)	疼痛局限在压力映射到一个或多个部分的外阴
阴蒂疼痛综合征 (clitoral pain syndrome)	疼痛局限在压力映射到阴蒂
阴部疼痛综合征 (pudendal pain syndrome)	是一种神经病理性疼痛，疼痛位于阴部神经分布的部位，伴随有相关神经支配器官的功能障碍，如直肠、下尿道及性功能障碍；相关部位没有明显的病理改变
会阴疼痛综合征 (perineal pain syndrome)	持续或反复发作的会阴部疼痛，伴随排尿周期改变或泌尿道或性功能障碍的症状；没有明确的感染或其他明显的病理改变
骨盆底肌肉疼痛综合征 (pelvic floor muscle pain syndrome)	持续或反复发作的、位于盆底相关触发点的疼痛，伴随排尿周期改变或与泌尿道，肠道或性功能障碍的症状；没有明确的感染或其他明显的病理改变

妇产科的子宫和子宫以外的器官疾病，如子宫内膜异位症、盆腔炎性疾病、盆腔粘连和盆腔静脉淤血综合征、子宫腺肌病、子宫平滑肌瘤等。从广义上来讲，凡是所有能引起患者下腹疼痛的病变都应列为病因诊断，包括一些妇产科外的躯体性疾病，如肠易激综合征、疝气、盆底肌痛（肛提肌痉挛）、间质性膀胱炎和精神源性疾病，如双重人格、抑郁、腹型癫痫、腹型偏头痛等。总之，慢性盆腔疼痛的诊断可能更多地受到临床医生专业的引导，因此诊断的多样性要求更多的诊断思路，提取尽可

能完整的病史资料，进行完整的系统回顾，特别是胃肠道、泌尿系统、骨科及生殖道方面一定都不能忽略。美国妇产科协会制定的《慢性盆腔疼痛治疗指南》中指出，有一些疾病与慢性盆腔疼痛有因果关系，虽然不是所有的但是有一些疾病被认为能导致慢性盆腔疼痛。有充分的证据证明几种常见的疾病与慢性盆腔疼痛有因果关系，如子宫内膜异位症、间质性膀胱炎、肠易激综合征等。常见的慢性盆腔疼痛的妇产科疾病按证据等级分类见表 17-2。

表 17-2　慢性盆腔疼痛常见的妇产科疾病及证据级别

	疾病	证据级别
子宫外疾病	粘连	B
	急慢性盆腔炎	A
	结节性输卵管炎	A
	附件囊肿（除外巧克力囊肿）	C
	盆腔静脉淤血综合征	A
	输卵管子宫内膜异位症	C
	术后腹膜囊肿	B
	残留卵巢综合征和卵巢残留综合征	A
	子宫内膜异位症	A
	良性囊性间皮瘤	B
	陈旧性异位妊娠	C
	残留附件	C
	有症状的盆腔器官脱垂	C
子宫疾病	妇科恶性肿瘤（特别是晚期）	A
	子宫腺肌病	C
	宫颈管狭窄	C
	宫内节育器	C
	不典型痛经或排卵期疼痛	C

注：A 级，有很好的、相关性证据证实这些疾病与慢性盆腔疼痛有因果关系；B 级，有局限的、不太相关的证据证实这些疾病与慢性盆腔疼痛有因果关系；C 级，基于专家的意见，认为这些疾病与慢性盆腔疼痛有因果关系

第二节　盆腔解剖及慢性盆腔疼痛发病机制

一、盆腔神经解剖

（一）女性生殖器官神经支配

子宫、输卵管及卵巢的神经由交感神经、副交感神经及部分脊髓神经组成。盆腔神经丛主要由骶前神经丛的交感神经、第 2~4 骶神经的副交感神经（含少量交感神经）、脊髓神经的阴部神经分出的小部分副交感神经组成。盆腔神经丛的分支分布于输尿管、膀胱、直肠及子宫。卵巢

的神经为多源性，包括肾神经丛分出的神经纤维组成的卵巢神经丛、来自下腹神经丛及盆腔神经丛的纤维及子宫体延伸来的交感神经纤维等。卵巢对神经的刺激极不敏感，主要受内分泌的调节。盆腔神经丛延伸至子宫颈两侧的子宫颈旁神经丛，在子宫峡部与子宫动脉的分支并行进入子宫，并伸展至子宫及子宫颈的肌层，进入子宫肌层内的神经继续分支与矢状动脉并行通过子宫肌层，到子宫内膜并分布于螺旋动脉周围。另有少数位于子宫体外侧的神经与子宫动脉上支并行上升至宫底，分成较小的神经纤维，分布于卵巢及输卵管近端。

（二）女性生殖器官神经的功能

1.**感觉神经** 交感神经的感觉神经纤维主要传递子宫体部的痛觉，经 $T_{11,12}$ 传至中枢。副交感神经的感觉神经纤维主要传递子宫颈及阴道上段的痛觉，通过 $S_{2\sim4}$ 传至中枢；尿道及阴道中、下段的痛觉经阴部神经，再通过 $S_{2\sim4}$ 传至中枢。子宫峡部及子宫颈内口处有极为敏感的感觉神经丛，由交感神经及副交感神经共同组成，故该处的痛觉经两种神经纤维传至中枢。

2.**运动神经** 盆腔神经的运动神经纤维由 $T_{7,8}$ 输出，其中交感神经对盆腔器官的血管起收缩作用，对胃肠道的腺体分泌起抑制作用；副交感神经则相反，可舒张盆腔器官的血管及刺激胃肠道腺体的分泌。

二、慢性盆腔疼痛发病机制

慢性盆腔疼痛的发病机制可能与物理刺激及炎症刺激有关。绝大多数慢性盆腔疼痛患者盆腔炎症后形成盆腔粘连、组织发生纤维化后形成束带状粘连带，在患者运动、站立或排便时因盆腔脏器的活动对组织和器官产生牵拉或扭转而导致疼痛。盆腔粘连是许多盆腔疾病的并发症和后遗症，发病初期炎性细胞聚集、后期组织纤维化、瘢痕形成，盆腔组织和器官之间出

现广泛的粘连，附件被牵拉、子宫位置变化等可引起排卵受阻、严重痛经、性交痛等不适。另外，盆腔部位的占位性病变随着瘤体逐渐增大可阻塞动静脉系统及引起淋巴系统的回流障碍，导致局部水肿渗出，脏器筋膜间隙膨胀出现牵涉痛；盆腔脏器脱垂、宫内节育器位置异常、产后韧带或软组织损伤等机械因素都会引起慢性盆腔疼痛。

慢性盆腔疼痛常见的疾病与机体局部炎症反应、释放炎症因子、刺激周围神经末梢有关。常见的炎症因子包括白细胞介素、肿瘤坏死因子、转化生长因子 β 等：①白细胞介素（interleukin，IL）可以由多种细胞产生，不但参与调节免疫应答，还广泛参与调节机体的生理病理过程。约18%的盆腔炎患者盆腔炎急性发作后未及时治疗或治疗不当往往遗留盆腔的慢性疼痛，抑制炎症反应可显著减轻疼痛。研究发现盆腔炎模型组大鼠子宫黏膜上皮细胞坏死脱落、腺体变形、结构紊乱，纤维细胞增生、大量炎性细胞浸润及炎性渗出，血清及子宫组织中 IL-1β、IL-8、TNF-α 水平升高。②肿瘤坏死因子 α（tumor necrosis factor-α，TNF-α）是一种促炎症因子和免疫调节因子，主要由 Th1 细胞分泌。子宫内膜异位症患者异位的子宫内膜周期性出血刺激机体产生免疫应答，导致其腹腔液中巨噬细胞、外周血液中淋巴细胞的数量增加，分泌大量的 TNF-α 及 IL-6、IL-8 等细胞因子，且 TNF-α 的含量和子宫内膜异位症的严重程度呈正相关。盆腔炎症患者子宫内膜被大量炎症细胞浸润，组织中 TNF-α 含量显著升高，子宫组织的炎症减轻，TNF-α 水平亦降低。当炎症发生时，肥大细胞、单核细胞、淋巴细胞等被激活脱颗粒，释放炎症介质 TNF-α，NF-κB 信号通路被激活，增强 TNF-α 的基因转录，促进 TNF-α 的表

达，同时 TNF-α 通过正反馈机制再次激活 NF-κB 信号通路，两者相互促进，同时还诱导其他促炎细胞因子的生成和释放，形成级联反应，导致最初的炎症信号进一步放大形成慢性疼痛。③转化生长因子 β（transforming growth factor-β，TGF-β）参与炎症反应具有双向性，既有抗炎作用，又有促炎作用，TGF-β 水平可反映盆腔疾病的炎症程度。TGF-β 参与子宫内膜异位症的致病过程有多条途径，首先 TGF-β 可诱导 miRNA-183 表达而抑制 NK 细胞表面的 DNAX 激活蛋 12 的翻译 / 转录，破坏 NK 细胞表面受体稳定性及其下游信号转导，致使异位的内膜细胞更容易向远处迁移与侵袭；其次 TGF-β 可激活 Wnt/β-catenin 信号通路参与子宫内膜异位症纤维化过程；另外，TGF-β 可通过升高子宫内膜异位症患者体内乳酸含量，为局部病灶血管新生创造有利环境，促进局部病灶的神经生长及敏化，导致盆腔疼痛反复发作。

Berkley 等通过对老鼠的实验研究，总结了合并间质性膀胱炎、肠易激综合征等疾病与月经有关的慢性盆腔疼痛的发病机制：①女性生殖器官受来源于下腹部（宫底、宫角）及盆腔（阴道、子宫颈）的敏感性较高的传入神经支配。②子宫和阴道的感觉神经冲动受到盆腔生殖器官功能的影响。③整个中枢神经系统神经元同时对来源于生殖系统和内脏皮肤系统的刺激产生反应，这种反应会受到生殖器官功能状态和外周病理生理性疾病的影响。④来源于体内不同部位的传入神经经过脊髓背侧核和孤束核时发生广泛的神经联系，并汇集进入中枢神经系统完成正常的生理过程。⑤中枢神经系统中神经冲动的汇集也同时表现为神经系统内广泛存在的相互神经投射及内脏神经纤维间的相互神经冲动的影响，从而完成机体正常的生理反应。⑥一些相互影响系统的影响范围非常广泛，如膀胱炎影响子宫的收缩并影响作用于子宫的药物的效果；结肠炎使正常的子宫、膀胱产生炎症反应；子宫内膜异位症可以产生阴道痛觉过敏，降低膀胱排尿容量阈值，而输尿管结石可以加重子宫内膜异位症的疼痛症状。

第三节　女性慢性盆腔疼痛的诊断思路

一、病史采集

80% 以上的慢性盆腔疼痛患者病史超过 1 年，约 1/3 患者有超过 5 年以上的疼痛病史。病史的采集和体格检查是慢性盆腔疼痛有力的诊断工具，可提供对疾病诊断的线索（表 17-3）。大多数患者的病史较复杂，进行调查问卷有助于获得病史的细节（http://www.pelvicpain. Org/professional/documents-and-forms.aspx）。

对于慢性盆腔疼痛的诊疗必须要强调的是病史采集的完整性，每个问题都可能对疾病的诊断有提示作用。例如，年龄是一个重要的因素，通常患有与生殖系统疾病有关的慢性盆腔疼痛妇女年龄段是在育龄期，大于生育年龄的妇女患慢性盆腔疼痛时要将恶性肿瘤的可能性放在首位。妊娠和分娩时对骨盆和腰背部肌肉的创伤如盆底肌肉和韧带的松弛也有可能引起慢性盆腔疼痛，盆底肌肉的松弛常伴有脏器的脱垂如膀胱脱垂、子宫脱垂、肠脱垂，这些都有可能诱发慢性盆腔疼痛。既往有盆腔、腹部手术史与慢性盆腔疼痛相关，如胆囊切除术时未被发现的胆汁溢出和结石，

表 17-3 慢性盆腔疼痛的诊断线索

	线索	可能的诊断
病史	痉挛痛	炎性内脏疾病、肠易激综合征
	烧灼样、电击样疼痛	神经压迫
	疼痛随月经周期波动	子宫腺肌病、子宫内膜异位症
	疼痛与月经周期无关	粘连、间质性膀胱炎、肠易激综合征、骨骼肌肉源性疼痛
	疼痛与小便有关	间质性膀胱炎、尿道综合征
	性交后阴道出血	宫颈癌
	绝经后阴道出血	子宫内膜癌
	绝经后开始的疼痛	恶性肿瘤
	既往腹部手术或感染史	粘连
	无法解释的体重减轻	恶性肿瘤、系统性疾病
体格检查	附件肿块	卵巢肿瘤
	子宫增大或质软	子宫腺肌病、子宫内膜异位症
	双合诊子宫固定	粘连、子宫内膜异位症
	腹部或骨盆触痛	腹部 / 骨盆壁源性疼痛
	骨盆底肌肉压痛	间质性膀胱炎、梨状肌综合征、肛提肌综合征
	阴道、外阴或膀胱压痛点	粘连、子宫内膜异位症、神经压迫
	Carnett 征阳性	肌筋膜或腹壁源性疼痛
	下尿道肿块、充盈或压痛	尿道憩室
	子宫骶韧带异常	子宫腺肌病、子宫内膜异位症、恶性肿瘤
	外阴 / 前庭触痛	外阴前庭炎
实验室检查或影像学检查	肉眼或镜下血尿	严重的间质性膀胱炎、泌尿系恶性肿瘤
	经阴道超声发现肿块	恶性肿瘤

既往手术可致宫颈管狭窄，造成子宫内膜异位症。

确定患者疼痛的位置是准确诊断的关键，大多数起源于妇科脏器病变，疼痛的定位常常是不确定的。子宫颈、宫体、附件与膀胱、远端输尿管、下端回肠、直肠及乙状结肠有相同的神经节段支配，所以患者很难区分腹盆腔疼痛是源自妇科的、泌尿系统的还是肠道的。约 60% 的慢性盆腔疼痛是单侧的，约 40% 是双侧的或广泛的。单侧的疼痛往往来源于附件或乙状结肠，腹中线或脐下的疼痛可能继发于子宫、宫底韧带、直肠子宫凹陷后部、子宫颈，但也可能因为左半结肠或右半结肠的轻度膨胀。

明确疼痛的性质有助于诊断，如神经

病理性疼痛通常被描述为烧灼痛或刺痛，伴随电击样的特性；肌肉疼痛可能是酸痛的性质，或伴随着体位改变的锐痛和刀割样疼痛；内脏疼痛为阵发性的锐痛和放射性疼痛；子宫内膜异位症的疼痛通常为痉挛性痛或绞痛。

疼痛发作的时间对诊断有所帮助，疼痛的周期性与月经有关的多为妇科疼痛，子宫内膜异位症、子宫腺肌病和盆腔淤血症是 3 个常见的伴有慢性盆腔疼痛的妇科病。尽管妇科痛常有经前痛和经期加重，但这不是妇科病所特有的，肠道、泌尿系或者肌肉骨骼系统源性的疼痛也会有相同的疼痛模式，如结肠易激综合征经常在经期加重。

特殊的诱因对诊断是有帮助的，如外伤、手术史提示肌肉骨疼痛为肌肉骨骼原因而非妇科变引起的；随着妊娠发生或产后发生的疼痛，提示围生期盆腔疼痛综合征；开始于月经初潮或初潮后不久即发生的痛经，进行性加重并持续不断，提示子宫内膜异位症；如果疼痛开始于躯体或性侵犯之后，这可能是明显的肌肉骨骼或心理因素造成的。所有涉及加重或减轻患者疼痛的因素均应被问及，另外患者的肠道功能、膀胱功能，特别是性交情况也是十分关键的，慢性盆腔疼痛的患者更可能有痛经、性交困难，超过 80% 的慢性盆腔疼痛患者会出现痛经（而在一般人群中约 50%）和至少 40% 存在性交困难（而一般人群为 10% ~ 15%）。

询问患者是否有性传播疾病或盆腔炎，因为据估计 18% ~ 27% 的患者有急性盆腔炎发展为慢性盆腔疼痛，具体机制不明，并非所有的盆腔炎、生殖器官损伤都会发展为慢性盆腔疼痛。流行病学研究表明盆腔炎最常发生在 25 岁以前的女性，这比患慢性盆腔疼痛妇女的平均年龄年轻约 10 岁，盆腔炎的治疗并不影响以后发展为慢性盆腔疼痛的概率，门诊治疗还是住院治疗发展成为慢性盆腔疼痛概率分别为 34% 和 30%。身体因素和性滥交与各种慢性盆腔疼痛有显著的相关性，40% ~ 50% 的慢性盆腔疼痛患者有性滥交史，有性滥交史和高躯体评分者，更易发生非躯体性慢性盆腔疼痛，提示性滥交和慢性盆腔疼痛间的联系可能是心理或神经因素的，在慢性盆腔疼痛患者中，应了解患者有无滥交或类似行为是非常重要的。

在避孕方式中应用激素类避孕药物可能掩盖一些引起妇科疼痛的疾病，如子宫内膜异位和子宫腺肌病。询问过去避孕药物的应用情况可以发现疼痛发作或加重是否与停用激素类避孕药有关。如果患者正在应用这些药物，那么这些药物就不能成为一种治疗方案。

询问慢性盆腔疼痛先前的任何治疗及这些治疗方法的效果是一个至关重要的部分，要了解所用镇痛药的种类、剂量和效果的情况，先前的任何手术，不仅包括治疗疼痛的手术，术后手术疼痛也可能对于慢性盆腔疼痛是一个危险因素或诱因。仔细询问患者既往的治疗病史和治疗效果不仅可以避免医生对患者重复进行有创性的、昂贵的诊断检查和治疗措施，而且可以提示医生对患者疼痛复发制订治疗策略。例如，由 Peters 等所行的 RCT 清楚地表明，曾做过腹腔镜或剖腹探查检查且结果是阴性的妇女与未行腹腔镜检查而进行综合治疗的妇女相比，再行腹腔镜检查的最终结果没有什么帮助。另外，对促性腺素释放激素激动药反应良好、妊娠并得到为期 2 ~ 3 年的病痛缓解，提示如果慢性盆腔疼痛复发，促性腺素释放激素激动药是很好的治疗选择，同样，如果子宫内膜异位症手术治疗后反应良好，再次发病时可考虑再行手术治疗。

二、体 格 检 查

体格检查与病史询问一样，也是有力的诊断工具。查体的主要目的是尽可能地确定触痛的解剖部位及与患者所述疼痛部位的关系。应该询问患者这种触发的疼痛与主诉的疼痛是否完全一致。慢性盆腔疼痛的体格检查应该系统有序，所有相关检查均不能忽略，有学者将慢性盆腔疼痛的查体分成站位、坐位、仰卧位、膀胱截石位4种体位，这样可以囊括引起慢性盆腔疼痛的各个系统的体格检查。本章以膀胱截石位为例，对慢性盆腔疼痛妇产科方面的检查进行具体描述。

患者取膀胱截石位后首先观察外生殖器有无红肿、分泌物、脓肿形成、表皮脱落、会阴瘘管、溃疡、色素改变、湿疣、营养不良的改变（变薄、苍白、阴道皱褶的消失、尿道黏膜突出）和有无外伤，查看有无肛瘘和肛裂，因为这有时可能是炎性肠病的首要客观证据。视诊时还包括应用窥器时所获取的直观印象，包括子宫下垂、膀胱突出征和直肠膨出，同时还应注意子宫颈的位置，宫颈侧方移位表示可能存在子宫骶骨部位的子宫内膜异位症。

触诊是妇产科源性慢性盆腔疼痛体检的主要手段，目的是进行基本感觉测试以确定其为锐痛、钝痛还是轻触痛，而且各个部位的触诊方法也不尽相同。外阴前庭炎的疼痛部位主要在前庭，还包括阴唇、外阴、处女膜、前庭小腺，当棉签触诊外阴前庭炎患者时，在处女膜外侧的前庭小腺区可有定位精确的触痛。子宫颈的疼痛敏感部位则主要位于1、3、6、9点的部位。

应用单个手指通过阴道进行下腹部的触诊比传统的双手腹部触诊敏感度高。单指触诊可以触及75%的阴道痉挛患者的阴道痉挛。双合诊检查很容易触及肛提肌，嘱患者用力提起骨盆可以鉴别，一般随着

骨盆的提起，肛门也会被提起。触摸此肌，正常情况下仅有一种压力的感觉，但在盆底疼痛综合征患者会引起持续的疼痛。子宫颈压痛多提示子宫颈炎、反复子宫颈外伤（常因性交所致）或盆腔感染。阴道穹压痛可能提示盆腔感染、子宫内膜异位症。单指触诊并向骶骨挤压子宫可以评价子宫是否存在压痛。子宫压痛可见于子宫腺肌病、盆腔淤血综合征、盆腔感染或经前综合征。子宫固定不能活动，特别是固定于后屈位，可能是子宫内膜异位症或子宫粘连。附件区域的触诊主要包括附件的厚度、移动性和体积。不对称的、增大的卵巢，特别是固定于阔韧带或骨盆壁者，可能患有子宫内膜异位症。双侧或单侧的卵巢触痛可能患有骨盆淤血综合征。最后仔细检查直肠阴道隔是否有压痛，有则是子宫内膜异位症的典型体征。

另外，进行妇科体格检查的时间选择也是有意义的，许多子宫内膜异位症患者仅仅在月经期才有明显的触痛。子宫内膜异位症患者于月经期第1、2天进行这项检查是非常有帮助的，这能增加直肠阴道隔部位子宫内膜小丘的检出率。体格检查结束后医生必须对任何一项检查的阳性或是阴性结果进行讨论、描述，并推断假定性诊断的合理性。

三、实验室检查和影像学

对慢性盆腔疼痛患者来说，在体格检查并未发现显著阳性体征时进行一些排除性检查以寻找病因是合理的，表17-4列举了各种慢性盆腔疼痛疾病及相关的实验室和影像学检查。

（一）实验室检查

首先对性传播疾病进行检查是必要的，对淋病、衣原体、病毒、肝炎、艾滋病等进行相关检查均可以列为患者初级健康检查的内容之一；对性交困难患者，进行性

表 17-4　各种慢性盆腔疼痛疾病相关实验室检查和影像学检查

慢性盆腔疼痛疾病	有效检查
腹型癫痫	脑电图
子宫内膜异位症	超声、子宫输卵管造影、磁共振、CA125
性交困难	尿道宫颈淋病培养、衣原体 PCR、尿道 pH
子宫内膜息肉	超声、子宫输卵管造影
子宫平滑肌瘤	超声、子宫输卵管造影
阻塞性宫颈狭窄	超声
卵巢残留综合征	卵泡雌激素、雌二醇、绒毛膜促性腺激素、超声、CT
卵巢滞留综合征	超声、CT
骨盆淤血综合征	盆腔静脉造影、超声
盆底松弛症	阴道、会阴、骨盆入口、直肠超声，MRI，肛门括约肌肌电图，阴部神经潜伏期
盆腔包块	超声、CT
盆腔结核	胸部 X 线片
外阴前庭炎	尿草酸盐检测
慢性间歇性肠梗阻	腹部 X 线、CT
神经卡压性疾病	神经传导速度、肌电图
炎性肠病	消化道内镜、CT、钡灌肠
直肠憩室	大肠镜、钡灌肠
慢性尿道综合征	尿动力学试验
间质性膀胱炎	尿细胞学检查、尿动力学试验
尿道憩室	阴道超声、磁共振、经膀胱造影
膀胱括约肌协同障碍	尿动力学试验
尿路感染	尿液分析、尿培养
骨骼肌疾病	X 线片、CT
椎间盘疾病	磁共振

传播疾病检测，特别是尿、子宫颈分泌物培养和衣原体 PCR 检查是必要的；对有泌尿道症状伴频发的下腹部疼痛，可能患有间质性膀胱炎，这些患者必须进行尿液分析、尿培养和尿细胞学检测；外阴前庭炎患者必须进行尿草酸盐结晶水平检测，因为它是此类患者最主要的刺激物；对怀疑残留卵巢综合征的患者，雌二醇和催卵泡素则表现为持续的高水平状态；对抑郁症女性患者，则必须检测甲状腺刺激激素、甲状腺素、促甲状腺素、T_3、T_4 及必要时检测甲状腺抗体，以排除甲状腺疾病；CA125 水平在下腹部疼痛患者比子宫内膜异位症患者会大幅增加，可以作为子宫内膜异位症患者诊断和随访的重要指标，其不足之处是敏感度和特异度较低。

（二）超声

妇科超声检查对于妇科疾病的诊断是一种良好的方法，它可以诊断盆腔包块患者的包块是来源于子宫和附件，亦或是来源于消化道和膀胱。如果是附件包块，可以明确它的位置、大小、质地和囊壁成分；如果怀疑是子宫内膜异位症，超声较腹腔镜有更大的诊断价值，它可对内膜异位症患者术后进行随访并判定有无复发；如果怀疑是子宫本身的病变，如子宫肌瘤，超声可以确定诊断并且可以确定肌瘤数目、位置、钙化程度和生长速度。另外，超声可区分平滑肌肌瘤和腺肌病，并可以诊断子宫内膜息肉和探测子宫内节育器，同时，超声在子宫息肉和子宫内膜增厚鉴别诊断方面非常有效。阴道超声诊断卵巢滞留综合征或卵巢残余综合征的腹部包块的阳性率达 50% ~ 85%。经阴道超声可以诊断阻塞性子宫颈狭窄，并可以检测子宫腔内液体和组织碎片及其水平。

（三）骨盆静脉造影

骨盆静脉造影是诊断骨盆淤血综合征唯一可靠的方法，根据子宫静脉丛的直径、充血程度和造影剂消失的时间进行记录评分，分数在 3 ~ 4 是正常的，而 5 ~ 9 是异常的，应用这种方法诊断的灵敏度达91%，准确率达 89%。有学者认为这种侵入性检查是诊断盆腔静脉曲张的一种方法，静脉充血的标准为卵巢静脉直径超过10mm、卵巢静脉丛充血、充盈的静脉越过中线，外阴或大腿静脉充盈曲张。

（四）腹腔镜检查

腹腔镜检查被妇科医生广泛用于评估盆腔疼痛，在 105 例患者因慢性盆腔疼痛行腹腔镜检查的荟萃分析中，发现明确有病理改变的占95.24%，其中子宫内膜异位症有 56 例（53.33%），慢性盆腔炎27 例（25.23%），粘连性疾病10 例（9.52%），盆腔充血综合征 7 例（6.67%）。然而，在临床实践中，许多妇科医生喜欢把腹腔镜检查当作慢性盆腔疼痛的最终或是确定性的诊断方法，实际上腹腔镜在慢性盆腔疼痛中主要用以诊断子宫内膜异位症和盆腔粘连性疾病，仔细的腹腔镜检查阴性意味着这名女性没有子宫内膜异位症和粘连性疾病相关的疼痛，并不说明患者的疼痛没有器质性病变。

第四节　几种常见的女性慢性盆腔疼痛综合征及其治疗

一、子宫内膜异位症

子宫内膜异位症是指宫腔之外出现具有子宫内膜组织结构和功能的异位组织，是慢性盆腔疼痛的最常见原因之一。普通人群中子宫内膜异位症的患病率达1% ~ 7%，由于确诊需要取活检行病理学检查，其真正患病率和发病率难以确定。在因慢性盆腔疼痛行腹腔镜检查的女性中子宫内膜异位症的患病率约为33%。子宫内病膜异位的确切机制未完全清楚，目前最为流行的解释是"月经逆流说"，主要是指经血、经输卵管逆流至盆腔中，处于生长期的子宫内膜细胞种植于子宫以外的盆腔脏器，生长繁殖并最终形成子宫内膜组织，个体中的遗传缺陷及免疫缺失是导致"经血逆流种植"的重要因素。

典型的子宫内膜异位症妇女具有以下三联征之一或多个：附件肿块、不孕及各种急慢性盆腔疼痛，包括痛经、排便困难、精神性性交困难。5% ~ 40%患子宫内膜异位症的女性有慢性盆腔疼痛。子宫内膜异位症相关的盆腔疼痛常以痛经开始，约75%的子宫内膜异位症相关性盆腔疼痛表现为痛经，典型的子宫内膜异位症引起的痛经在月经开始几天最重，但也会在月经前几天明显。性交痛也是子宫内膜异位症相关性盆腔疼痛的一种常见表现，可发生于8%～33%的病例，可以持续到性交后几小时，有时有性交压痛点，患者常描述为性交时触到某个区域后疼痛。尽管慢性盆腔疼痛、性交痛和痛经是子宫内膜异位症的典型症状，但它们并不具有特异性和诊断意义，其本身并不能诊断子宫内膜异位症，其诊断需要实验室病理诊断。另外，12%～37%患有子宫内膜异位的症妇女可累及肠道，表现为里急后重、便秘、腹泻等；10%～20%的患者可累及泌尿道，当累及远端输尿管时偶可引起梗阻，累及膀胱通常没有症状，偶可见尿频、尿急、尿痛等症状。

在许多患有子宫内膜异位症的妇女中，体格检查是完全正常的。部分患者只在月经期间才会有压痛和其他的发现，在子宫内膜异位症中月经期间的第 1 ～ 2 天进行检查有时是有帮助的。部分子宫内膜异位症患者在骨盆中有持久的压痛区域，经典的体检发现包括固定的子宫、子宫后方压痛、子宫韧带呈柔韧的结节状及直肠阴道检查困难。

子宫内膜异位症相关性盆腔疼痛的治疗相当复杂，计划治疗时应综合考虑各种因素，以患者为中心制订治疗计划，患者的年龄、生育要求、不孕的时间及对手术或激素治疗的态度是主要关心的问题；另外，患者的主动性和情绪状态亦可以影响治疗方法的选择。目前子宫内膜异位症相关性疼痛的治疗方法主要有激素抑制疗法，镇痛药物联合治疗，姑息保守手术及根治性手术。目前已有根据一些有关子宫内膜异位症相关性盆腔疼痛的药物和手术治疗的研究制定的治疗指南（表 17-5）。

表 17-5　子宫内膜异位症相关疼痛治疗推荐意见

治疗方案	相关研究	证据等级
非甾体抗炎药	对缓解子宫内膜异位症相关疼痛有缓解作用	A, 1 b
激素治疗	通过抑制卵巢功能从而降低雌激素水平并持续 6 个月能够缓解子宫内膜异位症相关的疼痛症状，主要治疗药物包括达那唑、复方口服避孕药、醋酸甲羟孕酮（MPA）、促性腺素释放激素（GnRH）激动药，区别在于药物的不良反应	A, 1 a
GnRH 激动药	在缓解疼痛方面,GnRH 激动药治疗 3 个月与 6 个月效果相同，联合雌孕激素反加疗法持续超过 2 年能在缓解疼痛的同时显著较少骨密度流失	A, 1 b
子宫内膜异位灶消融术＋腹腔镜子宫神经切除术	能够使轻度子宫内膜异位症患者术后 6 个月内疼痛症状缓解，内膜异位程度越轻,治疗效果越不明显；另外,没有证据证明腹腔镜子宫神经切除术是有必要的,因为其对子宫内膜异位相关的原发性痛经没有治疗作用	A, 1 b
子宫切除术＋双侧输卵管卵巢切除术	对于子宫内膜异位严重的患者，考虑切除全部病变组织是可行的，如果要切除全部子宫，那么双侧输卵管卵巢也必须考虑切除，即切除一切可见的异位组织	A, 1 b
术后治疗	与安慰剂相比，术后给予 GnRH 激动药治疗 6 个月能显著减低术后 12 个月和 24 个月子宫内膜异位症的复发；此外术后口服避孕药则没有此作用	A, 1 b
激素替代疗法	对行双侧卵巢切除术的年轻女性来说术后行激素替代疗法是推荐的，但具体策略尚无定论	D, 4

为缓解与子宫内膜异位症的慢性盆腔疼痛，建议采用骶前神经切除术和子宫骶前神经切除术。来自临床试验的数据显示，骶前神经切除术通过手术治疗子宫内膜异位症，可以改善缓解疼痛的效果。然而，骶前神经切除术可能导致多达5%的患者出现难以治愈的便秘和尿急。手术并发症因疾病的严重程度而不同，但是对于患有子宫内膜异位症的妇女来说，骨盆脏器的损伤是潜在的危险，未经治疗的子宫内膜异常症能引起输尿管和肠梗阻，以及尿道和胃肠道侵入的症状，但很少有生命危险。对于有慢性盆腔疼痛的子宫内膜异位症不能确保通过药物或外科手术治疗就可有效地缓解子宫内膜异位症的疼痛。相反，尽管对患有盆腔疼痛的女性进行子宫内膜异位症的治疗是基于随机的、安慰剂对照的双盲的临床试验，在接受6个月或更长时间的治疗后，仅有40%～70%的子宫内膜异位症相关的慢性盆腔疼痛预期被得到治疗，同时在药物和外科手术治疗后，慢性盆腔疼痛的复发率也很高。患有子宫内膜异位症的女性需要对所有慢性腹痛、骨盆疼痛的来源进行评估（包括非妇科），以确保其慢性盆腔疼痛的适当治疗。

二、原发性痛经

痛经是指月经期和（或）月经期前后出现的周期性下腹痛，常发生在月经前和月经期，偶尔发生在月经期后数日内。下腹痛呈痉挛痛和胀痛，可放射至腰骶部、大腿内侧及肛门周围，可伴有面色苍白、恶心、呕吐、全身或下腹部畏寒、大便频数增加，剧痛时可发生虚脱。它可以是生殖道疾病的一种表现，但它本身也是一种诊断。当痛经不是其他疾病的症状时称为原发性痛经，当痛经作为盆腔疾病的症状时，称为继发性痛经。痛经程度依赖主观感觉，无客观标准，因此发生率不一。通常，痛经发生在初潮2年以后，由于不同疾病所致继发性痛经的年龄、病程不一，因此痛经发生的早晚也各异。

原发性痛经在青少年中非常普遍，与子宫的痉挛性过度收缩有关，继发性痛经是由明确的潜在的盆腔病理变化引起的，常见的疾病包括子宫内膜异位、盆腔炎、卵巢囊肿、子宫腺肌病和子宫肌瘤等。子宫内膜异位症是继发性痛经最常见的病因，常见于年轻女性。有研究显示，痛经的青少年女性经非甾体抗炎药和口服避孕药治疗效果不满意时，行腹腔镜检查发现约70%的患者有不同程度的子宫内膜异位症。对于经产妇，如果痛经伴随有月经过多和子宫均匀增大时需考虑子宫腺肌病的可能性。黏膜下子宫肌瘤或子宫内膜息肉会导致宫颈管狭窄，进而引起月经来潮时疼痛。对于有子宫颈手术史的患者，包括子宫颈环扎术、子宫颈冷冻疗法及宫颈锥切术，术后发生的痛经可能是由继发性子宫颈狭窄造成的。当没有痛经病史或轻微痛经症状的患者突发痛经或痛经症状加重，首先应该考虑排除盆腔炎症或妊娠。

痛经发生的可能机制与子宫异常收缩导致子宫缺血、缺氧，性激素周期性变化及子宫峡部神经丛的刺激等多种因素有关。原发性痛经的发生与子宫肌肉活动增强所导致的子宫张力增加和过度痉挛性收缩有关。正常月经期子宫腔内的基础张力 < 10mmHg（1.33kPa），宫缩时压力不超过120mmHg（16kPa），子宫收缩协调，频率为每10分钟3～4次。痛经时子宫腔内基础张力升高，宫缩时压力超过120～150mmHg（16～20kPa），收缩频率增加，且变为不协调或无节律性的收缩。由于子宫异常收缩增强使子宫血流量减少造成子宫缺血、缺氧，导致痛经发生。目前已经发现可以造成子宫过度收缩的原因有前列腺素、白三烯、血管加压素、催产素等。

（一）前列腺素

前列腺素是由花生四烯酸产生的生物活性脂质，在月经期被释放，可导致子宫收缩和疼痛。生化测定表明子宫内膜腺上皮细胞内合成 PGE_2 与 $PGF_{2\alpha}$ 的含量明显高于间质细胞。有研究表明，子宫肌细胞不仅是 PG 的靶细胞，其自身亦可在激素和某些介质的特定作用下，产生各种不同的前列腺素物质，参与调解子宫肌细胞的收缩和舒张。在月经周期的不同阶段，内膜中 PGE_2 与 $PGF_{2\alpha}$ 含量呈周期性变化，在黄体期及月经期子宫内膜产生的前列腺素类产物增多，且子宫内膜中 PGE_2 与 $PGF_{2\alpha}$ 的比值均不相同，在黄体期 PGE_2 的含量比 $PGF_{2\alpha}$ 高，而月经期则相反。大量试验已经证实，痛经患者子宫内膜及经血中 PGE_2 与 $PGF_{2\alpha}$ 的浓度显著高于对照组，痛经越严重的妇女其经血中 $PGF_{2\alpha}$ 的水平就越高。$PGF_{2\alpha}$ 与 PGE_2 比值的上升导致了子宫平滑肌痉挛性收缩，表现为子宫肌张力增高、收缩幅度增加等，导致子宫血流减少、子宫缺血及骨盆神经末梢对化学、物理刺激痛阈减低而引起痛经，用非甾体镇痛药物治疗有效也说明与前列腺素有关。

（二）$PGF_{2\alpha}$ 受体

$PGF_{2\alpha}$ 受体属 G 蛋白受体（FP），通过 FP 受体敲除小鼠研究表明，FP 在女性生殖道占有十分重要的地位，FP 受体敲除小鼠可导致分娩能力的缺失，可能与其不能诱导催产素受体生成或不能诱导子宫平滑肌产生张力有关。国内外最新研究表明，高浓度的 $PGF_{2\alpha}$ 作用于螺旋小动脉壁上的 $PGF_{2\alpha}$ 受体，引起子宫平滑肌痉挛性收缩。$PGF_{2\alpha}$ 受体在体内主要分布于黄体，$PGF_{2\alpha}$ 激活受体引起毛细血管收缩和内皮细胞吞噬，限制类固醇合成细胞合成促性腺激素和发生氧化作用。

（三）加压素

加压素（vasopressin，VP）被认为与痛经的形成密切相关，子宫肌层小血管对血管加压素的敏感性大于粗大的血管，加压素一方面通过作用于子宫 V_1 加压素受体引起子宫肌层活动增强和子宫收缩；另一方面还能通过促进 PG 生成和增加子宫平滑肌对缩宫药物的敏感度来减少子宫血供而致痛经。许多研究证实血管加压素是一种比催产素更强烈的子宫收缩剂，对非孕子宫有较强的刺激作用，尤其在孕激素效应存在时作用明显。

（四）催产素

催产素（oxytocin，OT）可直接作用于子宫肌细胞，在原发性痛经形成中也可能起着重要作用。首先，OT 通过细胞内生化途径引起子宫收缩，同时还能激活磷酸肌醇循环，调节局部 PG 的产生，引起并加重痛经。其次，OT 与前列腺素 $PGF_{2\alpha}$ 关系密切，OT 能刺激 $PGF_{2\alpha}$ 的合成与释放，$PGF_{2\alpha}$ 能增加 OT 的释放，而不影响其合成，两者具有协同作用，共同导致子宫收缩。

（五）雌二醇和黄体酮

痛经与月经周期中性激素变化相关，前列腺素在痛经的形成中起重要作用，而其合成受性激素的调节。黄体中期雌激素高峰促进月经前期子宫内膜 $PGF_{2\alpha}$ 合成增加，孕激素可以促进雌二醇转化为无活性的雌酮，从而减少前列腺素的生成，进而降低子宫平滑肌舒缩活性、缓解痛经。

（六）氧自由基

痛经时子宫平滑肌阵发性的收缩导致肌间血管受压而出现子宫肌层及内膜的暂时性缺血，使子宫组织细胞由于缺血再灌注而生成较多的氧自由基（OFR），超量的 OFR 使组织细胞内微粒体及质膜上的脂加氧酶与环加氧酶被激活，催化花生四烯酸代谢形成具有高度生物活性的物质；此外，细胞膜磷脂中多聚不饱和脂肪酸和脂肪酸的不饱和双键极易受到 OFR 攻击，导致脂质过氧化反应，激起自由基的链锁、增殖反应，形成一系列的脂质自由基及其降解产物——丙二醛（MDA），将进一步引起膜的流动性降低、通透性增高、线粒体肿胀、溶酶体破坏及溶酶体酶的释放，更进一步加重子宫内膜的损伤，加快了细胞死亡，坏死物质的组织碎片及部分细胞内容物可使血管收缩，并可能增加炎症反应。此外，OFR 还可以抑制血管内皮细胞合成与释放组织型纤溶酶原激活物（t-PA）及其抑制物（PAI），造成 t-PA/PAI 平衡失调，进而影响血液纤溶状态。这些因子共同作用可使痛经加剧。

（七）其他肽类及自主神经系统

内皮素、去甲肾上腺素也可造成子宫肌肉及子宫血管收缩而导致痛经。自主神经系统肽能（胆碱能、肾上腺素能）神经也能影响子宫及血管，骶前神经切除可以治疗痛经，足月妊娠产后痛经减少，也与子宫的自主神经纤维明显减少有关。

（八）免疫系统

近来有学者首次研究了痛经患者的免疫细胞和免疫反应的改变，发现周期为 26 日的有丝分裂原诱导的淋巴细胞增殖反应显著下降，周期第 3 天血中单核细胞 β 内啡肽水平升高，认为痛经是一种反复发作性疾病，形成了一种身体和心理的压力，从而导致了免疫反应的改变。

痛经的治疗主要包括非药物治疗、药物治疗、外科干预及补充疗法，其中非药物治疗方法主要有身体锻炼（主要指瑜伽）、经皮热刺激、针灸、推拿和局部热疗；药物治疗主要包括非甾体抗炎镇痛药物和性激素疗法；外科手段主要有子宫切除术、骶前神经切断术、腹腔镜下宫骶神经切除术；补充和替代药物主要有维生素 B_1、维生素 E、鱼油/维生素 B_{12} 联合、镁、维生素 B_6 及鱼油等。

三、性 交 困 难

性交困难是特指女性在性交过程中或性交之后产生的生殖器疼痛，也称为性交疼痛，有 10%～15% 育龄期女性有性交疼痛的经历。患有性交疼痛的女性不仅在性交阴茎插入时感到疼痛，在止血棉塞入、排尿、进行妇科检查器械插入时都会感到疼痛。大多数患有性交困难的女性会因为害怕性交中阴茎插入时感觉的疼痛而排斥性生活，因此女性性交疼痛也是导致女性性功能障碍的最常见原因。

根据性交疼痛的部位可分为浅表性性交痛、深部性交疼痛或两者兼有。浅表性性交痛的原因包括器质性病变，如外阴阴道炎、阴道口狭窄、阴道黏膜干燥及萎缩、会阴部瘢痕、膀胱炎和尿道炎；心理性原因，如情绪不佳、过度疲劳、担心受孕、厌恶男方、缺乏兴奋性以致阴道润滑不足引起的阴道痉挛等；生理原因，如绝经后女性常因阴道壁干燥而导致性交时阴道口疼痛，这与绝经后妇女体内雌激素水平下降导致的阴道黏膜萎缩有关。深部性交疼痛多由器质性病变引起，常见的原因包括解剖位置改变，如子宫后屈位、子宫脱垂、卵巢下垂等；器质性病变，如子宫内膜异位症、输卵管炎、盆腔内粘连等。部分性交疼痛兼具浅表和深部两方面的因素，如交媾困难、阴道萎缩及痉挛、产后等。阴道痉挛的病因很复杂，可能是器质性原因或心理原因，或两者同时存在或互为因果存在。器质性原因是指任何造成现在的或过去的性交疼痛的盆腔器官病理变化，如处女膜坚韧、致痛的处女膜痕、盆腔内膜异位症、盆腔内感染、阴道炎、阴道和会阴手术等，由于接触时的剧烈疼痛感，导致产生保护性的阴道痉挛反射。一旦条件反射形成，即使局部器质性病变已治愈，但阴道痉挛已成为条件反射性的消极反应而会继续存在。

性交疼痛诊断思路包括仔细询问患者对于疼痛的描述，以及与疼痛可能相关的既往病史，从而初步判断可能的病因（表17-6）。患者对疼痛的描述包括疼痛的部位、单点痛还是多点痛、疼痛开始的时间、是否伴有瘙痒或烧灼样痛、疼痛与插入物的关系、疼痛与姿势的关系、是先天疼痛或后天获得性疼痛。根据患者的描述可以

初步判定疼痛的部位为浅表痛或是深部性交痛，是否伴有精神障碍性疾病等。与疼痛相关的既往病史，包括有无性传播疾病、有无 HSV 和 HPV 感染、产科手术史、撕裂伤及创伤史、腹部手术史、泌尿外科手术史、射线接触史，以及已经诊断的妇科疾病，如子宫内膜异位症、慢性盆腔疼痛，另外避孕方法（避孕套、宫内节育器的材质）也相当重要。

表 17-6　性交困难的诊断线索

	线索	可能诊断
疼痛描述	疼痛部位	区分浅表痛和深部性交痛
	疼痛开始时间	疼痛开始于阴茎插入后提示盆腔充血
	瘙痒或烧灼样痛	阴道炎，外阴痛，萎缩，缺少润滑
	酸痛	盆腔充血
	单点痛还是多点痛，先痛的是哪里	例如，患者可能因为阴道炎而感到阴茎插入时疼痛，之后因为疼痛而快感减少提示外阴痛或缺少润滑作用
	只在固定外物插入时疼痛还是所有异物插入时均感到疼痛	心理因素或四度精神障碍
	姿势	深部疼痛可在女性主动的姿势时显著缓解
	先天疼痛或后天获得性疼痛	四度精神障碍
病史采集	有无性功能障碍	性功能障碍影响阴道润滑液的分泌
	采取过何种治疗措施	了解患者对自身疾病的态度
	阴道分泌物的性状、颜色及气味	阴道炎
	有无性传播疾病	盆腔炎、盆腔粘连及并发症
	有无 HSV 和 HPV 感染	外阴痛和外阴前庭炎
	产科手术史、撕裂伤及创伤史	产后性交痛（切口痛、组织修复后疼痛），骨盆松弛
	腹部手术史、泌尿外科手术史及射线接触史	外科手术术后组织结构变化，阴道狭窄缩短，缺少润滑
	已经诊断的妇科疾病	以深部性交痛为主
	避孕方法（避孕套、宫内节育器的材质）	盆腔炎症发病率增加
其他合并疾病	慢性疾病	糖尿病；贝赫切特综合征
	正在服用的药物	降低性兴奋性，抑制阴道分泌润滑液
	肠道或膀胱症状	生殖泌尿道疾病；肠易激综合征
	皮肤疾病	外阴皮肤萎缩

在确定性交疼痛的原因是精神性之前，必须首先寻找和排除局部的器质性病变因素。外阴前庭炎是育龄期女性性交疼痛的主要病因，疼痛发生在阴道入口或前庭区域，它限制了患者正常的性生活。前庭切除术或5%利多卡因软膏局部涂抹已成为一项有用的治疗方法。绝经后阴道黏膜干燥、萎缩而引起的性交疼痛者，可口服相应药物，同时结合心理治疗，无器质性病变的患者，应解除隐忧，改善精神状态，重视性交前的调情活动，唤起性兴奋，增加阴道润滑度，从而避免或减轻性交痛。

四、外阴疼痛或前庭痛

外阴疼痛常伴随着性交困难，也称外阴前庭炎，其特点是烧灼样疼痛伴瘙痒，患者通常没有皮肤病或外阴感染征象。疼痛可能为自发或触压直接刺激诱发或摩擦会阴相关区域有关。外阴疼痛分为五个亚型，分类包括外阴的皮肤疾病（如慢性皮炎和湿疹）、周期性外阴阴道炎（念珠菌感染）、会阴部的乳头瘤样增生（可能与人类乳头瘤病毒感染有关）、感觉迟钝或外阴疼痛（弥漫性感觉过敏）和外阴阴道炎综合征（表现为性交困难和触压痛）。

虽然外阴疼痛的机制不明，但可能涉及的因素包括神经病理性疼痛，人类阴道壁神经供应主要来自子宫阴道丛，阴道接受丰富的含有P物质的神经纤维，这是痛觉传入纤维中的一种神经肽。低水平雌二醇可造成阴道疼痛纤维数量的增加和阴道扩张的逃避反应行为增加，可能与感觉迟钝的外阴疼痛有关，雌激素的使用已被证明可以用来治疗外阴疼痛，感觉迟钝的外阴疼痛主要发生在绝经后妇女，因为绝经后雌激素水平下降。

五、阴部神经痛

阴部神经痛诊断标准：①在阴部神经的解剖结构分布上的疼痛；②坐位时疼痛更严重；③疼痛不影响睡眠；④在临床检查中没有客观感觉丧失；⑤通过诊断性的神经阻滞可缓解疼痛。如果满足以上所有五项标准，阴部神经痛的诊断结果很可能是正确的。鉴别诊断包括周期性的阴道炎、无刺激性的外阴疼痛、前庭神经痛、盆腔充血综合征等。患者在出现症状之前，可能有长时间骑自行车史、长时间坐位或骨盆创伤史。此外，骨盆重建手术可能会损伤神经，或因压迫、瘢痕组织形成、直接撞击而引起症状。

阴部神经痛可以影响会阴和阴道的任何部分，包括阴唇、前庭、尿道、阴蒂、肛门和直肠，这些都是阴部神经分布的一部分。疼痛症状包括感觉过敏、触诱发痛、感觉异常、灼痛或刺痛、不完全或不能正常排尿的感觉、过度活跃的膀胱、性交困难、肠功能障碍及排便疼痛等，疼痛的部位随阴部神经分布。阴部神经起源于骶神经丛（$S_{2\sim4}$），然后分成肛门直肠、会阴和阴蒂分支。在神经的分支中最常见的是在坐骨棘韧带和骶结节韧带（80%）发生损伤。在此位置注射局部麻醉药（无论使用或不使用类固醇激素）后疼痛减轻是具有诊断性和治疗性的。若阴部神经是疼痛的根源，阴部神经阻滞可以控制症状。如果疼痛不能解除，那么源头可能不是阴部神经。使用三环抗抑郁药或加巴喷丁治疗对阴部神经痛是有帮助的，其他治疗方法包括盆底物理治疗、口服肌肉松弛剂和局部肌肉松弛剂。

六、小　　结

慢性盆腔疼痛是一种常见的女性疾病，患者就诊时往往疼痛已经严重影响到日常生活，病程较长，症状较复杂，疼痛涉及下腹部、盆腔和会阴等多部位，可能与泌尿、消化、生殖等多系统相关，患者常常伴有情绪和心理的改变。明确慢性盆腔疼痛的诊断需要详细的询问患者的病史和细致的体格检查，影像学检查对多数有器质性病变的慢性盆腔疼痛患者是有诊断意义的。目前越来越多的临床医生更加关注慢性盆腔疼痛的诊断和治疗，针对慢性盆腔疼痛的超声诊断、神经阻滞治疗、触发点治疗和盆腔康复治疗等越来越广泛地应用于临床。

（白念岳　鄢建勤）

参 考 文 献

崔尚云, 2010. 慢性盆腔疼痛病因及发病率的分析. 中国妇幼保健, 25：463-464.

朱兰, 孙智晶, 2007. 慢性盆腔疼痛的分类、发病机制及非妇科病因. 实用妇产科杂志, 23(4):193-202.

Banikarim C MA, 2004.Primary dysmenorrheal in adolescents. Up To Date Online, 12:2.

Binik Y, 2002.The female sexual pain disorders:geital pain or sexual dysfunction. Archives of Sexual Behavior, 31:425-429.

Binik YM PC, 2001.The sexual pain disorders: a desexualized approach. J Sex Marital Ther, 27:113-116.

Collaborators BV aMWS, 2003.Breast cancer and hormone-replacement therapy in the Million Women Study. Lancet, 362:419-427.

DynaMed Plus, 2015. Chronic pelvic pain in women. Accessed May 29.

Emans SJ LR, 2005.Pediatric & adolescent gynecology. 5th ed. Philadelphia: Lippincott, Williams & Wilkins, 417-422.

Fall APB M, Fowler J, 2004.EAU Guidelines on Chronic Pelvic Pain. European Urology, 46:681-689.

FallM BA, 2003.EAU Guidelines on Chronic Pelvic Pain//EAU Guidelines. Edition published at the 18th Annual EAU Congress. Madrid.

Heim L, 2001.Evaluation and differential diagnosis of dyspareunia. Am Fam Physician, 63:1535-1544.

Howard F, 2015. Evaluation of Chronic pelvic pain in women. UpToDate.

Howard F, 2004.Chronic Pelvic Pain. ACOG Practice Buletin, 51(3):589-605.

Howard F, 2007. 慢性盆腔疼痛诊疗指南. 中国妇产科在线.

Howard FM, 2004. 妇科疼痛. 临床疼痛学, 31: 443-474.

Iioward F, 2000.Dyspareunia. Pelvic pain-dignosis and management. Lippincott: Williams, and Wilkins, 112-121.

Jacobson TZ BD, 2004.Laparoscopic surgery for pelvic pain associated with endometriosis (Cochrane Review)//The Cochrane Library. Chichester, UK John Wiley & Sons Ltd, a(3).

JF D, 1996.Spilled gallstones causing pelvic pain. J Amer Assoc Gynecol Laparoscopists, 3:309-311.

Laufer MR GL, 1997.Prevalence of endometriosis in adolescent girls with chronic pelvic pain not responding to conventional therapy. J Pediatr Adolesc Gynecol, 10:199-202.

Lefebvre G AC, 2002.SOGC clinical guidelines. Hysterectomy J Obstet Gynaecol Can, 24:37-61.

Leonardo Kapural, 2015.Chronic abdominal Pain. Springer Science+Business Media New York, 103-113.

Li Hui LY,Zou Jie, 2004.Laparoscopic diagnosis and therapy for chronic pelvic pain. China Journal of Endoscopy, (04).

Lippman SA, 2003. Uterine fibroids and gynecologic pain symptoms in a populationbased study. Fertil Steril. 80(6):1488-1494.

Malec-Milewska M, 2015.Pharmacological treatment and regional anesthesia techniques for pain management after completion of both conservative and surgical treatment of endometriosis and pelvic adhesions in women with chronic pelvic pain as a mandated treatment strategy. Ann Agric Environ Med, 22(2):353-356.

Maria Adele Giamberardino, 2009.Visceral Pain：Clinical, pathophysiological and therapeutic aspects. Oxford University Press, 83-93.

Mathias SD, 1996. Chronic pelvic pain: prevalence, health-related quality of life, and economic correlates. Obstet Gynecol, 87(3):321-327.

Matorras R EM, 2002.Recurrence of endometriosis in women with bilateral adnexectomy (with or without total hysterectomy)who received hormone replacement therapy. Fertil Steril, 77:303-308.

Meana M BY, 1997. Dyspareunia: sexual dysfunction or pain syndrome.J Nerv MentDis, 185:561-569.

Meana M BY, 1994.Painful coitus: A review of female dyspareunia. J of Nerv Ment Dis, 182: 264-272.

Meana M YMB, 1997.Biopsychosocial profile of women with dyspareunia. Obstetrics & Gynecology, 90:583-589.

Moore J KS, 2004.Modern combined oral contraceptives for pain associated with endometriosis (CochraneReview)//The Cochrane Library. Chichester,UK John Wiley&Sons Ltd, (3).

MuziiL MR, Caruana P, 2000. Postoperative administration of monophasic combined oral contraceptives after laparoscopic treatment of ovarian endometriomas: a prospective,randomized trial. Am J Obstet Gynecol, 183:588-592.

Namnoum AB HT, 1995.Incidence of symptom recurrence after hysterectomy for endometriosis. Fertil Steril, 64:898-902.

Ortiz DD, 2008. Chronic pelvic pain in women. Am Fam Physician. 77(11):1535-1542.

Parazzini F FL, 1994.Postsurgical medical treatment of advanced endometriosis:results of a randomized clinical trial. Am J ObstetGynecol, 171:1205-1207.

Peters AAW vDE, 1991.A randomized clinical trial to compare two different approaches in women with chronic pelvic pain. ObstetGynecol, 77:740-744.

Prentice A DA, 2004.Progestagens and anti-progestagens for pain associated with endometriosis// The Cochrane Library. Chichester, UK John Wiley&Sons Ltd, a(3).

Prentice A DA, Goldbeck WS, 2004.Gonadotrophin releasing hormone analogues for pain associated with endometriosis//The Cochrane Library. Chichester, UK John Wiley&Sons Ltd, b(3).

Proceedings of the XVth World Congress, 1999.In ternational Society for the Study of Vulvovaginal Disease.

Rapkin AJ KL, 1990.History of physical and abuse in women with chronic pelvic pain. ObstetGynecol, 76:92-96.

Reese KA R, 1996. Endometriosis in adolescent population: the Emory experience. J Pediatr Adolesc Gynecol, 9:125-128.

RL B, 1998. Stenosis of the external cernal cervical os: an association with endometriosis in women with chronic pelvic pain. Fertility &Sterility, 70(3):571-573.

Royal College of Obstetricians and Gynaecologists, 2015.The initial management of chronic pelvic pain. May 2012. https://www.rcog.org.uk/globalassets/documents/guidelines/gtg-41.pdf.

Accessed May 29.

Selak V FC, Prentice A and Singla A, 2004.Danazol for pelvic pain associated with endometriosis (Cochrane Review) // The Cochrane Library. Chichester, UK John Wiley&Sons Ltd (3).

Stones RW, 2003. Pelvic vascular congestion: half a century later. Clin Obstet Gynecol, 46: 831-836.

Surrey ES HM, 2002. Prolonged GnRH agonist and add-back therapy for symptomatic endometriosis:long-term follow-up. Obstet Gynecol, 99: 709-719.

Tettambel M, 2005.An osteopathic approach to treating women with chronic pelvic pain. J Am Osteopath Assoc, 105:S20-S22.

Tracey I, 2009. How neuroimaging studies have challenged us to rethink: is chronic pain a disease? J Pain, 10(11): 1113-1120.

Treloar SA, 1998. Longitudinal genetic analysis of menstrual flow, pain, and limitation in a sample of Australian twins. Behav Genet, 28: 107-116.

Twigg J, 2002.Dysmenorrhoea. Curr Obstet Gynaecol, 12:341-345.

Vercellini P AG, Busacca M, 2003.Laparoscopic uterosacral ligament resection for dysmenorrheal associated with endometriosis:results of a randomized, controlled trial. Fertil Steril, 80:310-319.

Viola Antao AB, 2005.Primary dysmenorrhea consensus guideline. Sogc Clinical Practice Guideline, 1117-1130.

Walling MK RR, 1994.Abuse history and chronic pain in women: Prevalences of sexual abuse and physical abuse. Obstet Gynecol, 84:193-199.

Wozniak S, 2016. Chronic pelvic pain. Ann Agric Environ Med, 23(2):223-226.

Yufeng Shen, Jinrong Fu, 2017.The Mechanism Research of Chronic Pelvic Pain. Advances in Clinical Medicine, 130-136.

Zondervan KT, 1999. Prevalence and incidence of chronic pelvic pain in primary care: evidence from a national general practice database. Br J Obstet Gynaecol, 106(11):1149-1155.

Zondervan KT, 2001. Chronic pelvic pain in the community—symptoms, investigations, and diagnoses. Am J Obstet Gynecol, 184(6):1149-1155.

Zondervan KT, 2005. Multivariate genetic analysis of chronic pelvic pain and associated phenotypes. Behav Genet, 35: 177-188.

第18章 泌尿生殖系统内脏痛及盆腔痛

第一节 概 述

慢性泌尿生殖系统或盆腔疼痛是许多医务工作者，特别是泌尿科、妇科和消化科医生在临床实践中经常遇到的问题。大多数情况下，患者已经被疼痛折磨了很长时间，并且常直到疼痛严重影响到日常生活才来就诊。患者常主诉下腹部、盆腔和会阴等部位疼痛，提示下腹和盆腔器官可能存在急性或慢性损伤。然而，许多医务工作者往往质疑慢性盆腔疼痛及泌尿生殖系统疼痛的存在，尤其是当通过检查不能发现明确的病理改变的时候。因此，我们必须意识到患者的疼痛不仅仅是盆腔和泌尿生殖系统病变的征兆，更是显示患者正在遭受痛苦的折磨，慢性疼痛本身就是一种需要控制的疾病。并且，疼痛因其部位与性功能、排便和排尿功能密切相关而显得尤为重要。另外，与疼痛密切相关的情绪和心理改变常被认为是引起疼痛的病因，然而从疼痛治疗的角度上说，医务人员应当更新观念——患者的情绪和心理改变与疼痛可以互为因果、互相促进。本章主要讨论慢性盆腔疼痛的机制与分类，以及男性慢性盆腔疼痛的诊治，女性慢性盆腔疼痛的内容请参考第17章。

一、慢性盆腔疼痛的定义

慢性盆腔疼痛（chronic pelvic pain，CPP）是与男性或女性骨盆相关的结构中感觉到的慢性或持续性疼痛。慢性盆腔疼痛的病因尚不完全清楚，可能与认知、行为、性和情感及下尿路、肠道、盆底或妇科功能障碍有关。临床医生应尽可能通过病史和检查将疼痛局限在指定的骨盆区域。通常认为，伤害感受性疼痛连续或反复发作6个月即可称为慢性疼痛。但如能确定已经出现中枢致敏，那么即可定义为慢性疼痛，此时诊断不受病程时间所限制。慢性盆腔疼痛大体可分为两类：一类是有明确病理学原因的疼痛，又称为特定疾病相关的盆腔疼痛（specific disease-associated pelvic pain）；另一类是无明确病理学原因的疼痛，又称为慢性盆腔疼痛综合征（chronic pelvic pain syndrome，CPPS）。多年来，慢性盆腔疼痛的治疗重点都放在了治疗外周器官疾病，如炎症或感染性疾病方面。然而，许多动物和临床研究都表明，CPPS的许多机制都是基于中枢神经系统（central nervous system，CNS）。虽然外部刺激如感染等可能会启动盆腔疼痛状态的开始，但由于中枢神经系统参与了痛觉调制，疼痛最终可能并不依赖外部刺激而变为自发。除疼痛之外，中枢神经系统调制异常还可导致其他感觉、功能、行为和心理方面的异常。

由于病因复杂、治疗棘手，慢性盆腔疼痛对医务工作者构成了重大挑战。医务人员需了解骨盆内外所有器官系统及其与其他系统和全身状况的关系，包括肌肉骨骼、神经系统、泌尿系统、妇科学和心理学等诸多方面，促进多学科联合方案来进行诊断和治疗。

二、慢性盆腔疼痛的机制

（一）急性持续性疼痛机制

急性持续性疼痛多与局部病变如炎症或感染相关，涉及细胞或内脏组织。而在大多数慢性盆腔疼痛患者中，并不存在持续性的炎症或感染等组织创伤，仅在一小部分病例中会因反复的创伤、感染或持续的炎症而导致慢性盆腔疼痛。因此，应早期评估是否存在这些病理改变。

伤害性刺激直接激活外周伤害性感受器，导致这些感受器敏化，从而放大传入信号，使得平常不活跃的传入信号也变得增强，这是急性疼痛的发生机制。增加的

传入信号通常是慢性疼痛机制的触发因素，进一步形成中枢敏化后，即可在没有持续外周病理变化的情况下仍能产生和保持疼痛。

外周感受器敏感性增加的可能机制有很多：①外周组织的改变，这可能导致感受器更多地暴露于周边刺激；②刺激换能器受体的化学物质数量可能会增加；③受体自身的变化使得它们更加敏感。一般来说，①和②的作用是降低疼痛阈值，③的作用是增加对外界刺激的反应。负责上述变化的一些化学物质可能由炎症相关细胞所释放，与此同时，外周神经系统也可以释放化学物质参与正性或负性反馈的形成（表18-1）。

（二）慢性疼痛机制

1. 中枢敏化——脊髓和内脏痛更高的机制　脊髓水平基本上有三个过程涉及中枢致敏。现有蛋白质的活动（翻译后处理）

表 18-1　影响伤害性感受器对伤害刺激反应的外周机制

神经生长因子 （nerve growth factor，NGF）	可以直接激活初级传入，也可以通过缓激肽间接激活。结果是初级传入响应增加产生多个动作电位，而不仅仅是 1 个或 2 个。在传入神经元上形成的 TrkA-NGF 复合物也可以向中枢转移，其可能改变基因表达。这种长期基因修饰可能是慢性 NGF 诱导超敏反应的某些机制基础
腺苷三磷酸 （adenosinetriphosphate，ATP）	当受到有害刺激时，某些内脏释放 ATP 的量增加。除了 ATP 对其受体的刺激量增加之外，当存在炎症时，ATP 受体还可以改变自身性质，使得每单位 ATP 对于伤害感受器激活的反应性增加。ATP 可作用于 P2X3 嘌呤能受体，后者存在于内脏传入神经和小直径背根神经节（dorsal root ganglion，DRG）中
P 物质和其他神经激肽 （substance P and other neurokinins）	作用于传入速激肽受体，如香草素受体亚家族（transient receptor potential vanilloid 1，TRPV1），被认为在炎性痛觉过敏中发挥主要作用
电压门控离子通道 （voltage-gated ion channels）	如河鲀毒素钠通道，$Na_v1.8$ 也涉及外周致敏。这些通道响应于膜电位的变化而打开或关闭。钾和钙电压门控通道的变化也可能是外周致敏机制的一部分
第二信使途径 （second messenger pathways）	在初级传入神经元内可以扩展它们受到的外来刺激。一般来说，这些途径由负责减少活化的其他途径所平衡。但在慢性疼痛中，这一平衡可能被打破

是最早的（几分钟内），蛋白质遗传转录的变化甚至神经元连接的结构变化也可能发挥作用，后者可能在几天内发生。早期涉及的化学物质包括几种神经递质，如谷氨酸、P 物质、降钙素基因相关肽（calcitonin gene related peptide，CGRP）、前列腺素 E_2（prostaglandin E_2，PGE_2）和脑源性神经营养因子（brain-derived neurotrophic factor，BDNF）。

反复的伤害性刺激传入导致谷氨酸水平升高，后者释放了嵌入 N- 甲基 -D- 天冬氨酸（NMDA）的镁离子，这进一步地允许钙离子进入神经元，增强了除极作用。谷氨酸还结合氨基亚甲基膦酸（AMPA），这可能是增加细胞内钙的另一途径。集中释放的其他调制物质还包括：作用于神经激肽受体的 P 物质，结合内源性前列腺素受体的 PGE_2，以及作用于酪氨酸激酶 B 受体的 BDNF，所有这些物质也可使细胞内钙离子增加。钙离子可降低神经元兴奋阈值，增加信号传递到更高中枢。钙离子增加的第二个重要特征是内翻译处理，这通常涉及通过激酶向氨基酸添加磷酸基团。磷酸化可以显著改变蛋白质的性质，通常降低通道开放阈值，且保持通道开放时间更长。结果是伤害性刺激信号在这些神经元中被放大。

2. 脊髓机制和内脏痛觉过敏　中枢致敏导致机体对伤害性刺激感受阈值降低，增加反应时间和脊髓背角神经元的数量。这增加了对中枢神经系统的信号传导，并放大了我们从外周刺激所感知到的信号。例如，对于皮肤刺激，轻微的触感通常不会产生疼痛，然而，当存在中枢致敏时，轻微的触觉可能被感觉为疼痛（触诱发痛）。内脏的痛觉过敏可能表现为可感觉到通常为亚阈值并且不被感知的内脏刺激。例如，中枢致敏时，亚阈值的刺激就可能产生憋胀感，需要排尿或排便才能解除。因

此，临床上见到的膀胱疼痛综合征（bladder painful syndrome，BPS）[又称为间质性膀胱炎（interstitial cystitis，IC）] 和肠易激综合征（irritable bowel syndrome，IBS）的许多症状可以通过中枢敏化来解释。纤维肌痛症（fibromyalgia）的肌肉疼痛也有类似的解释。

3. 脊髓伤害性感受途径的高级中枢调制　国际疼痛研究协会（IASP）定义疼痛为"与实际或潜在的组织损伤相关的令人不快的感觉和情绪体验"。这一定义体现了疼痛的复杂性，不但涉及伤害性感受途径的激活，也包括了个体的情绪反应。大脑可能影响脊髓水平疼痛通路的调节。目前研究普遍认为，起源于大脑的疼痛下行抑制和易化途径均减弱。中脑导水管周围灰质（periaqueductal gray，PAG）在脊髓调制中起重要作用，其可接收与思想和情感相关的信号输入。几种神经递质和神经调节剂参与降低疼痛抑制途径，而阿片类物质、5- 羟色胺和去甲肾上腺素可以增强疼痛抑制。

（三）情绪、认知、行为、性反应机制

1. 神经调节和心理学　情绪、思想和行为的心理过程涉及复杂的网络，这些过程与疼痛加工的相互作用则更加复杂。如上所述，涉及心理过程的许多环节与前列腺素有关，这也是影响脊髓水平疼痛传导的一种机制。在脊髓水平，内脏伤害性感受水平依赖于强度编码系统。内脏中正常感觉和伤害性感受的主要传入似乎都是到达脊髓相同的小神经纤维内，正常和有害信息之间的差异取决于传导到背角的传入信号的数量（A 纤维、C 纤维传导伤害性感受，A 纤维还传导轻微触感）。据此认为，心理调节可以比双神经纤维编码更容易改变强度编码，从而改变疼痛感知。

各种心理过程影响上级疼痛神经调节，抑制或促进伤害感知信号达到该信号的意

识水平，以及对此信号的评估和解释。其也会调整对伤害感知信息的反应，从而改变痛苦体验。此外，下行途径代表脊髓和外周水平的认知、情感和行为状态。功能性磁共振成像（fMRI）已经表明，内脏痛的心理调节可能涉及多种途径。例如，转移注意力的焦点可能通过参与减少疼痛兴奋的大脑区域来缓解疼痛。

　　压力是一种内在或外在的力量，可威胁到生物体的身体或心理平衡。压力引起的适应性反应涉及内分泌系统、自主神经系统和免疫系统，这些系统还可能具有反馈环路。长期的压力会实质性地改变神经系统，这一过程也可能与慢性盆腔疼痛综合征有关。另外，重大不良生活事件包括强奸、性虐待、性创伤和性威胁等，如在拘留或酷刑期间。这些事件可能在神经系统中产生长期变化，并对患者情绪、认知、行为和性反应产生远期影响。

　　2. 自主神经系统　在慢性盆腔疼痛中的作用了解甚少，但是有证据表明损伤的传入纤维可能会对受伤部位及背角交感神经刺激产生敏感度。在内脏疼痛中，中枢神经系统传出信息改变可能产生显著的器官功能障碍。这些功能异常可能对生活质量产生重大影响，必须妥善处理。

（四）其他机制

　　1. 内分泌系统　涉及内脏功能。重大生命事件，特别是早期生活事件可能会改变下丘脑-垂体-肾上腺轴和相关化学物质的释放，增加促肾上腺皮质激素释放激素（corticotropin releasing hormone，CRH）基因的表达，增加疼痛易感性。CRH上调可涉及几种疼痛状态，如直肠对膨胀的超敏反应。已经提出一系列与压力有关的疾病，如IBS和BPS。还有证据表明，性激素也能调节伤害性感受和疼痛感知。

　　2. 遗传学与慢性盆腔疼痛　家族中有一名患者患有慢性盆腔疼痛综合征，家族

中的其他个体更有可能发展成为慢性疼痛综合征。目前已经发现了一系列遗传变异，可以在某些情况下解释疼痛，其中许多与神经递质及其受体的微妙变化有关。但是，由于发育、环境和社会因素也参与其中，使得情况变得更加复杂。

三、慢性盆腔疼痛分类

　　对于慢性盆腔疼痛进行正确的分类非常重要，可以区分各类型之间的相似性和差异性，从而促进研究和治疗。随着分类越来越明确，治疗者可以采用更为具体并以研究证据为依据的治疗方法。与此同时，只有明确界定正在研究的表型，基础研究才能在临床获得更好地转化和应用。此外，一组症状的诊断或名称可以为患者提供一种被理解的感觉，以及对救治的希望，而不会对病情产生盲目和疑惑。因此，这有助于缓解患者的担忧，并促进患者参与治疗工作及自我管理。

（一）慢性盆腔疼痛综合征分类指导原则

　　1. 疼痛综合征由排除过程所定义，特别是没有感染或炎症的证据。因此，最终疼痛科医生的检查应旨在获得鉴别诊断。但应注意，由于慢性疼痛综合征常无法找到明确的病理原因，因此反复的、不必要的检查并不利于慢性疼痛的管理。

　　2. 只有在足够证据支持时，才应使用细分表型。如在非特异性、局限性较差的无明显病理原因的盆腔疼痛中，应仅使用慢性盆腔疼痛综合征这一名称。如果疼痛局限于某器官，则可以使用更具体的术语，如直肠疼痛综合征。如果疼痛局限于多个器官，那么该综合征是区域性疼痛综合征，仍应考虑使用慢性盆腔疼痛综合征。

　　除通过特定的器官表型定义患者外，还需要考虑其他因素，主要包括心理（如认知或情绪）、性、行为和功能。心理和行

为因素与生活质量问题和预后有关。

（二）常见慢性盆腔疼痛的分类

慢性盆腔疼痛（chronic pelvic pain）：来源于盆腔脏器的非恶性肿瘤的疼痛，由伤害性刺激导致的慢性连续性或反复发作的疼痛 > 6 个月；如果可证实疼痛由急性起病导致中枢神经系统敏化引起，那无论病程时间长短，疼痛均可定义为慢性；疼痛均伴随有认知、行为、性和情感的改变。

骨盆疼痛综合征（pelvic pain syndrome）：持续或反复发作的、非感染性的、与下尿路、性行为、排便和妇科功能障碍有关的盆腔疼痛。

膀胱疼痛综合征（bladder pain syndrome）：与膀胱充盈有关的、伴随白天和夜间尿频增加的耻骨上疼痛；没有证据表明症状是由尿路感染或其他病理改变所导致。

尿道疼痛综合征（urethral pain syndrome）：反复发作的尿道疼痛，通常发生于排尿期间，伴随尿频和夜尿增多；没有感染或其他病理改变的证据。

阴茎疼痛综合征（penile pain syndrom）：不是起源于尿道口的阴茎疼痛，没有感染或其他病理改变的证据。

前列腺疼痛综合征（prostate pain syndrome）：持续性或反复发作的前列腺痛，伴有尿道和（或）性功能障碍的症状；没有感染或其他病理改变的证据。根据美国国立卫生研究院（NIH）制定的分类系统，前列腺疼痛综合征可细分为 A 型（炎症）和 B 型（非炎性综合征）。

阴囊疼痛综合征（scrotal pain syndrome）：反复发作的阴囊疼痛，伴有尿道或性功能障碍的症状；没有感染或其他病理改变的证据。

睾丸疼痛综合征（testicular pain syndrome）：持续或反复发作性疼痛，发生于睾丸体检时，伴随有尿道或性功能障碍症状；非附睾睾丸炎，没有其他明显病理改变。与阴囊疼痛相比特指睾丸疼痛。

输精管结扎手术后疼痛综合征（postvasectomy pain syndrome）：输精管结扎术后发生的阴囊疼痛综合征。

附睾疼痛综合征（epididymal pain syndrome）：持续或反复发作性疼痛，发生于附睾体检时，伴随有尿道或性功能障碍症状；非附睾睾丸炎，没有其他明显病理改变。与阴囊疼痛相比特指附睾疼痛。

子宫内膜异位症相关疼痛综合征（endometriosis-associated pain syndrome）：慢性或复发性盆腔疼痛，存在子宫内膜异位症，但并不能完全解释所有症状。

阴道疼痛综合征（vaginal pain syndrome）：持续性或反复发作性阴道疼痛，伴随尿道或性功能障碍，没有证据表明阴道感染或其他病理改变。

外阴疼痛综合征（vulvar pain syndrome）：持续性或反复发作性外阴疼痛，伴或不伴有排尿周期或尿道或性功能障碍的症状；没有证据表明外阴感染或其他病理改变。

广义的外阴疼痛综合征（generalized vulvar pain syndrome）：外阴烧灼感，并且压力测试疼痛不能定位。疼痛范围包括外阴前庭，但并不局限于外阴前庭。在临床没有激惹的情况下，疼痛可能会随时出现。

局限的外阴疼痛综合征（localized vulvar pain syndrome）：疼痛持续和紧密定位于压力映射到的外阴的一个或多个部分；临床上，疼痛通常发生于激惹之后。

前庭疼痛综合征（vestibular pain syndrome）：疼痛局限在压力映射到的外阴的一个或多个部分。

阴蒂疼痛综合征（clitoral pain syndrome）：疼痛局限在压力映射到的阴蒂部位。

阴部疼痛综合征（pudendal pain syndrome）：是一种神经病理性疼痛，疼痛位于阴部神经分布的部位，伴随有相关神经支配器官的功能障碍，如直肠、下尿道及性功能障碍；相关部位没有明显的病理改变。

会阴疼痛综合征（perineal pain syndrome）：持续或反复发作的会阴部疼痛，伴随排尿周期改变或尿道或性功能障碍的症状；

没有明确的感染或其他明显的病理改变。

盆底肌肉疼痛综合征（pelvic floor muscle pain syndrome）：持续或反复发作的、位于盆底相关触发点的疼痛，伴随排尿周期改变或与尿道、肠道或性功能障碍的症状；没有明确的感染或其他明显的病理改变。

第二节　男性泌尿生殖系统疼痛

一、定义及病因学

在泌尿外科医生面临的患者中，男性泌尿生殖系统疼痛是一个突出的临床问题，患者常对疼痛无法启齿，且常表述不清或轻描淡写，并且缺乏临床体征，导致难以诊断明确、难以治疗。目前，男性泌尿生殖系统疼痛的诊断可被分为描述性诊断和病理性诊断两类。描述性诊断被认为是独立的外周部位的病变，诊断主要是对症状的描述而不是病理诊断，常见的包括膀胱疼痛综合征、间质性膀胱炎、尿道疼痛综合征、尿道炎/尿道痛、前列腺疼痛综合征、慢性无菌性前列腺炎、阴囊疼痛综合征、睾丸疼痛、输精管切除术后"肉芽肿"痛、附睾疼痛等。病理性诊断常是指有明确病理原因，如感染性膀胱炎、感染性前列腺炎、感染性尿道炎、感染性睾丸附睾炎、尿道结石，治疗则是以病因治疗为主。然而，所有的治疗方法似乎都可以在一定时间内缓解病情，但却均难以彻底解除疼痛。如睾丸疼痛患者行患侧睾丸切除术后、附睾炎行附睾切除术后、输精管切除术后的肉芽肿切除之后，仍然持续存在阴囊痛。因此，对男性盆腔疼痛的治疗方法进行综合评估十分必要。本节主要采用神经病理学的原理来评估神经系统在病因学和疼痛维持中的作用，并评价持续性疼痛综合征的条件和周围环境因素。

二、男性泌尿生殖系统疼痛的机制

（一）盆腔的神经分布和盆底结构

盆腔脏器主要由来自 $S_{3,4}$ 的副交感神经和来自 $T_{12} \sim L_2$ 的交感神经所支配，睾丸也被认为接受骶神经的分布。交感神经在男性生殖系统中有重要的作用。已知刺激下腹部神经可引起附睾、输精管、精囊、前列腺和膀胱颈的收缩。然而，事实上因为交感神经在感觉和神经源性炎症中的重要性，它们可能在男性泌尿生殖疼痛的维持中起重要作用。交感神经分布丰富的部位（膀胱颈、前列腺、输精管和附睾）都是男性容易产生高敏反应的组织。这些发现对于解释中枢神经系统在男性生殖系统持续性疼痛中的作用，以及鉴别牵涉痛和器官特异性疼痛有积极的意义。

盆腔底部的结构包括两个功能层：①深部的提肌层，$S_{3,4}$ 神经支配；②浅层，由 S_2 神经和阴部神经支配。刺激不同的骶部神经观察盆底肌肉的收缩，可明显区分这两层肌肉。提肌的舒缩产生明显的臀纹加深和变平，因为盆腔器官被拉向耻骨侧。会阴部也可见到风箱样的运动。盆腔的第二个功能层是由位于提肌层以下的所有肌肉组成：横肌、耻骨直肠肌、球海绵体肌、尿道括约肌和浅层的肛门括约肌，这些肌肉由阴部神经支配，主要源自 S_2 神经。刺激阴部神经可产生前后挤压，像钳夹运动一样。风箱运动和钳夹运动，从功能的观点看截然不同。正常情况下这两种运动混合在一起，而风箱运动更明显，容易辨认。在许多盆腔疼痛综合征中这两种运动互相分离或相对不协调，并与膀胱运动失协调。

（二）中枢神经系统在持续性疼痛中的重要性

就像肌腱炎和肌痛是不恰当肌肉活动的结果一样，盆腔肌肉重复地非功能性运动可使它们易于激发包括中枢神经系统在内的神经性炎症链锁反应（图 18-1）。这一链锁反应包括中枢神经系统内结构和传递功能的改变，运动神经元上树突开关增多和传入神经元对一系列外周感觉的反应增强。这些相关现象的维持是通过脊髓背根神经节和脊髓背角内易化肽生成的上调作用来实现的（如谷氨酰胺能易化）。不恰当的信息汇聚易产生混线现象，将 C 感觉纤维分成两部分，在脊髓背角的板层结构、脑干和其他相关的中枢神经层面可产生上发条现象（wind up）。运动神经元最后接受来自多方的增强信息传入。感觉过程的进一步混乱，伴随兴奋性神经递质的释放和

异常的交感神经反射活动，最终导致了外周致敏组织的形成、刺激性排尿、排尿动作不协调和致敏组织内神经源性炎症。

接收区域的致敏、上发条现象和区域泛化是中枢神经系统对伤害感受传入信息的典型反应。尿道感觉异常、牵涉痛、尿频和尿急等症状与中枢神经系统的上述改变相一致。同样如括约肌的痛觉过敏现象（局部痛）、盆底的触痛、运动强直和无效的非协调运动。在确保盆底肌肉运动中枢协调的正常通路上，打断任何一个环节（如闸门调节的缺失）只会增强病变行为。

三、临床表现

（一）排尿功能异常

排尿功能异常的症状主要包括尿急、尿频、尿滴沥、尿失禁和慢性尿潴留，病因包括原发因素和继发因素。原发因素主要是前列腺病变引起的尿少、尿频，另外，盆腔器官的炎症性病变也是引起排尿功能障碍的常见原发病因。继发病因最常见的是性功能障碍，如伴随有睾丸疼痛的阳萎。中枢神经调控传导异常也是引起排尿功能

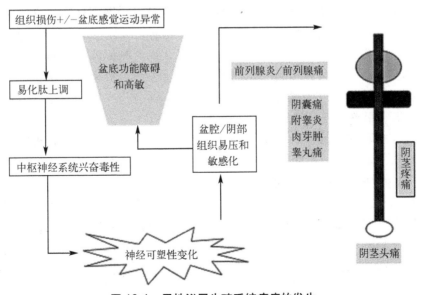

图 18-1　男性泌尿生殖系统疼痛的发生

障碍的常见继发因素，如过度感知膀胱膨胀而引起的尿急，或下尿道疼痛症状刺激引起的尿频、尿急等。

大部分伴有排尿功能障碍的盆腔疼痛患者都将这种疼痛和排尿困难的症状看作一种局部病变，并且以为只要进行合理必要的局部手术治疗，症状即可痊愈。但事实是，局部外科干预的治疗效果常并不十分理想，合理的解释就是患者无论是疼痛症状还是排尿困难症状，其发生机制绝不仅仅是局部病变导致的，中枢神经系统的易化可能参与其中，并且发挥重要作用。

中枢神经系统易化在持续性盆腔疼痛患者中的作用机制已经在本章前面详细叙述，在这里要强调的是，同持续性盆腔疼痛相似，中枢神经系统激活或是易化对排尿功能及感觉神经系统也有显著的影响。

（二）尿动力学异常

疼痛和功能异常的恶性循环常是多因素若干年累积的结果，但往往只认识到单一的促发因素。不恰当的或躯体的伤害性刺激信息的大量传入，对灵敏的中枢调节排尿环路非常有害，久而久之，会影响到中枢对盆腔器官的整体调节。持续或重复的有害行为能逐渐损坏中枢神经系统正常的门控作用，如儿童时期学到的错误的排尿姿势习惯、经常憋尿、长期的身体姿势不平衡持续到成年，外科体检及手术时的器具、牵拉和自身心理的困惑等构成这些伤害的应激源，最终激发神经性链锁反应。这种反应在正常情况下属于创伤组织的修复反应，常同时伴有下尿道的高敏性。

（三）泌尿生殖系统的高敏性

症状包括局部触痛和牵涉不适感，主要在下腹部、耻骨区和股内侧，其次在足部、肋部、下颌、肩和手等部位。许多诊断都与患者最初的症状无关，没有正确的评估，将很难发现引起症状的真正原因。

四、治　疗

慢性盆腔疼痛已明确地涉及前述的多种机制，因此治疗方面需采用包括生物、心理和社会因素的整体治疗方案及患者的积极参与。常需从以下三个方面入手：①治疗盆底运动功能失调，以及减少心理压力；②使用药物减轻疼痛、焦虑和肌肉紧张；③手术去除明确病变。这三方面都很重要。手术占一席之地，但不应作为首选的治疗方法。事实上，对男性泌尿生殖系统疼痛很少有手术适应证，只有在理论上有受益的希望时才可采用。睾丸结扎术、附睾切除术、前列腺切除术和神经结扎，如仅仅为缓解疼痛，则必须要认真考虑、慎重决定。

有一些药物可供选择，但最常用的药物有对乙酰氨基酚、非甾体抗炎药（NSAID）、阿片类镇痛药（如羟考酮）、三环类抗抑郁药（如阿米替林）、抗焦虑药（如阿普唑仑）、抗惊厥药（如普瑞巴林）和 α-肾上腺素受体拮抗药（如阿夫唑嗪），以及其不同组合。对于任何一种药物，其目的都是用于缓解疼痛，改善功能。应定期进行滴定和优化药物剂量，如果没有好处，那么该药物应该被撤回。另外，还可考虑布比卡因、罗哌卡因或利多卡因与糖皮质激素混合，在特定部位注射每周1次，连续2～3周。随之，可局部注射肉毒菌素，但这一方法还需要实验研究，且尚无明确的结论。此外治疗方面还包括神经阻滞、经皮电刺激（TENS）、神经调节等。欧洲泌尿外科学会2014年发布的慢性盆腔疼痛指南中指出慢性盆腔疼痛的药物和介入治疗建议见表18-2和表18-3。

表 18-2　慢性盆腔疼痛的药物和介入治疗建议

治疗方法	疼痛类型	证据等级	推荐意见	评价
对乙酰氨基酚	躯体痛	1a	A	基于关节炎疼痛的证据，有很好的效果
NSAID	有炎症参与的盆腔疼痛	1a	A	良好的证据供患者使用
抗抑郁药包括三环类抗抑郁药、度洛西汀和文拉法辛	神经病理性疼痛	1a	A	有效，但没有慢性盆腔疼痛的特异性证据
抗惊厥药 加巴喷丁、普瑞巴林	神经病理性疼痛 纤维肌痛症	1a	A	有效
局部辣椒素	神经病理性疼痛	1a	A	一些有益的证据
阿片类镇痛药	慢性非恶性疼痛	1a	A	有益于少数患者
神经阻滞		3	C	作为治疗计划的一部分发挥作用
TENS		1b	B	没有证据证明或反对使用 TENS。数据涵盖慢性疼痛不仅仅是慢性盆腔疼痛，并且对长期疗效证据不足
神经调节	盆腔疼痛	3	C	研究正在不断发展

表 18-3　慢性盆腔疼痛的一般镇痛治疗

评估	治疗
病史 药物治疗情况 过敏反应 是否酗酒 日常活动是否受到影响	A 级推荐： 　对乙酰氨基酚用于躯体疼痛 　NSAID 用于炎症存在时的疼痛 　神经病理性疼痛中使用抗惊厥药 　神经病理性疼痛中使用局部辣椒素 　神经病理性疼痛中使用抗抑郁药（包括三环类抗抑郁药） 　慢性非恶性疼痛中应用阿片类镇痛药 B 级推荐： 　女性慢性盆腔疼痛患者应用加巴喷丁 其他意见： 　神经阻滞作为治疗计划的一部分 　神经调节可能成为选择，应增加研究

五、常见的男性盆腔疼痛综合征

(一) 慢性前列腺疼痛综合征

慢性前列腺疼痛综合征 (CPPS) 是过去6个月中至少3次的前列腺区域发生持续性或反复发作性疼痛，前列腺触诊可以复制疼痛，没有明确的感染或其他明显的局部病理学改变。其通常与负面认知、行为、性或情感后果相关并可能伴有下尿路功能障碍或性功能障碍的临床表现。根据美国国家糖尿病、消化和肾病协会 (NIDDK) 制定的分类方法，前列腺炎可分为5种类型 (表18-4)。前列腺痛即非炎性盆腔疼痛综合征 (Ⅲ B)，合并有明显的排尿症状和盆底肌肉张力性疼痛，但直肠指检前列腺正常，前列腺特异性标本 (即精液、前列腺分泌物和前列腺按摩后收集的尿液) 中的无菌标本培养物与显著或无显著的白细胞计数相关。

流行病学方面，慢性前列腺疼痛综合征在人群中流行的真正信息非常有限。由于症状与其他病症 (如良性前列腺增生综合征和膀胱疼痛综合征) 极为相似，因此单纯基于症状的病例定义可能不能反映慢性前列腺疼痛综合征的真实流行率。在美国，每年所有泌尿外科就诊患者中有8%被诊断为前列腺炎，而在初级保健医生处就诊的患者仅1%被诊断为前列腺炎。文献报道，以人群为基础的前列腺炎患病率为8.2% (2.2% ~ 9.7%)。意大利的一项前瞻性调查显示，前列腺炎患病率为12.8%。所有前列腺炎患者中约40%具有慢性前列腺疼痛综合征的临床特征。在一项对20 ~ 59岁芬兰男子进行的横断面研究中，前列腺炎总体患病率高达14.2%。前列腺炎的风险随着年龄的增长而增加 (50 ~ 59岁的男性的风险比20 ~ 39岁的人群高3.1倍)。

1. 发病机制　目前没有发现单一的病因学解释，多数认为这种情况可能发生在暴露于一个或多个起始因素的易感人群中。已经提出几种潜在的启动因子，包括感染性、遗传性、解剖学、神经肌肉、内分泌、免疫 (包括自身免疫) 或心理机制。这些因素可能会导致外周自身免疫性炎症状态和 (或) 神经源性损伤，产生急性和慢性疼痛。外周和中枢神经系统的敏化可以解释为什么在慢性前列腺疼痛综合征中通常不会发现显著的组织损伤。越来越多的证据表明，外周和中枢神经系统可塑性改变，即神经病理学变化是慢性前列腺疼痛综合征的重要病因。对于慢性前列腺炎疼痛产生的可能机制，目前有以下几种理论。

(1) 盆底肌群痉挛性疼痛理论：对慢性前列腺炎疼痛的患者的尿动力学研究中发现，最大和平均尿流率下降，其最大尿道关闭压异常升高。膀胱颈和前列腺部尿道至尿道外括约肌部分松弛不完全，存在

表 18-4　根据 NIDDK/NIH 前列腺炎的分类

Ⅰ　急性细菌性前列腺炎 (acute bacterial prostatitis，ABP)

Ⅱ　慢性细菌性前列腺炎 (chronic bacterial prostatitis，CBP)

Ⅲ　慢性盆腔疼痛综合征 (chronic pelvic pain syndrome，CPPS)
　　A. 炎性 CPPS：白细胞阳性——精液 /EPS/VB3
　　B. 非炎性 CPPS：白细胞阴性——精液 /EPS/VB3

Ⅳ　无症状性非炎症性前列腺炎 (asymptomatic inflammatory prostatitis) 或组织学前列腺炎

注：EPS. 前列腺分泌物；VB3. 后段尿液；NIDDK/NIH. 美国国家糖尿病、消化和肾病协会 / 国家卫生研究院

不同程度的膀胱和（或）尿道肌肉的功能障碍，这些功能障碍在有慢性前列腺炎证据和无慢性前列腺炎的证据的患者中无差别，说明前列腺本身的病理改变并不一定是疼痛产生的直接原因，部分患者可以通过前列腺和（或）盆底按摩减轻疼痛症状，因此许多学者认为慢性前列腺炎的疼痛本质上可能是一种盆底肌肉的痉挛性疼痛。有学者认为，导致疼痛的原因是前列腺受到刺激后通过脊髓反射引起的一种盆底、会阴肌肉的反射性、痉挛性疼痛，盆底肌痉挛和（或）膀胱颈功能紊乱；使排尿时前列腺尿道部压力增大，导致前列腺内尿液反流，从而引起"化学性前列腺炎"，形成盆底肌功能障碍与前列腺炎的恶性循环。导致难以治疗的疼痛。慢性前列腺炎疼痛患者存在明显的精神、心理障碍，如焦虑、抑郁、躯体紧张等，由于这些精神、心理因素的影响，引起全身自主神经功能紊乱，导致或加重后尿道神经肌肉功能失调。持续的生理、心理刺激可以引起肌张力升高和肌肉痉挛，肌肉血供减少。肌肉的紧张性活动又导致代谢产物如钾、乳酸、组胺、激肽等的积聚。缺血和代谢产物的增多又导致疼痛加重，形成疼痛与盆底肌功能障碍的恶性循环。因此，盆底肌群痉挛可能既是慢性前列腺炎疼痛的原因又是其结果。

（2）神经源性炎症理论：近来有学者认为神经源性炎症对前列腺疼痛的发生起重要作用。研究显示，在近脊髓处刺激感觉神经纤维，冲动既可以顺向传导至脊髓感觉神经元，又可以同时逆向传导至外周，当逆向冲动到达已激活的初级伤害感受器时，神经末梢释放一些神经肽（如 P 物质、激肽等），诱导发生神经源性炎症，导致局部痛觉过敏。电刺激前列腺，发现疼痛患者的会阴部的血管扩张和血浆渗出较对照组明显，证实神经源性炎症的存在，采用辣椒素刺激膀胱和前列腺，发现神经性血浆渗出在体表的分布与临床上前列腺疼痛部位相似，主要位于 $L_5 \sim S_1$ 皮区，从而证实前列腺疼痛与神经源性炎症密切相关。

（3）细胞因子理论：细胞因子在前列腺炎症疼痛的产生中起重要作用，神经生长因子（NGF）通过参与调节基因和蛋白质表达使机体对伤害性刺激的敏感性增加，在组织发生炎症时，成纤维细胞和施万细胞释放的 NGF 刺激肥大细胞释放组胺，直接作用于外周感觉神经末梢，增加其兴奋性。NGF 上调 P 物质的表达，P 物质在外周和中枢末梢释放量的增加，加速痛觉过敏的产生。组织损伤和炎症可以激活免疫细胞释放大量细胞因子如 IL-1、IL-6 和 TNF 等，它们通过刺激 NGF 的合成，从而上调 P 物质的释放。研究显示，在前列腺疼痛患者，精液中 NGF 的水平明显升高，且与疼痛程度呈正相关。因此，细胞因子、神经肽之间可形成反馈调节，参与慢性痛的形成和维持。氧自由基、组胺、前列腺素等也可能在疼痛发生机制中起一定作用，具体机制尚不清楚。

（4）牵涉痛机制：研究显示，骨盆区域的内脏和躯体的初级感觉传入信息直接或间接在 $L_5 \sim S_1$ 联合核神经元会聚，接受前列腺和会阴部的伤害性传入的神经元在脊髓有明显的重叠或交叉，这构成了前列腺炎牵涉痛的解剖学基础。在前列腺炎时，即可通过内脏 - 躯体 - 内脏反射形成在会阴部的牵涉痛。持续性药物治疗无效的疼痛是前列腺炎的重要特征，这与中枢神经元兴奋性长期缓慢的积聚有关，炎症反复刺激 C 纤维，使传入兴奋增加，从而增加脊髓后角的活动。而且，这种刺激的积聚使脊髓后角神经元兴奋性阈值下降，自发活动的细胞数目明显增多。伤害性感觉阈值的降低和脊髓后角神经元兴奋性的改变可能是引起痛觉过敏和自发疼痛的重要原因。这可解释许多患者在治疗后前列腺液无炎症表现，但依然存在持续疼痛。因此，在前列腺疼痛患者，既可通过脊髓的内脏 - 躯体、内脏 - 内脏反射引起会阴部等部位的牵涉痛，也可通过脊髓的内脏 - 躯体 - 内脏反射引起会阴等部位的牵涉痛。

总之，前列腺炎病因复杂，发病机制目前仍不十分清楚，不同病原体与前列腺炎之间的关系、前列腺炎患者的免疫状况、前列腺炎患者是否存在易感基因、前列腺炎与神经性炎症的关系等均需要进行深入研究。

2. 临床表现　前列腺痛的好发人群是青壮年男性，具有非特异性的前列腺炎症状，但一般无泌尿系统感染的病史。疼痛是前列腺疼痛综合征的主要临床表现，是患者前往医院就诊的主要原因，也是影响患者生活质量最主要的因素。主要的症状：与排尿无关的反复发作的会阴部（44%）、阴茎（27%）、阴囊（21%）、耻骨后（12%）等部位的疼痛，疼痛在体表的分布与前列腺所在的部位不同，类似于牵涉痛；仅有33%的患者有前列腺炎表现，其中29%为轻度，4%为中、重度，5%～10%的患者可找到感染的病原；多数前列腺痛有不同程度的情绪伤害和社会心理方面异常的经历或体验，提示精神心理因素在前列腺痛的发病机制中起重要作用。多项研究显示，前列腺痛比正常人对身体的不适和疼痛有更多的关注和焦虑，并且有过于紧张的行为方式。

（1）诊断：前列腺痛缺乏客观性的体征其诊断过程实际上是一个鉴别诊断的过程，即对具有前列腺炎症状者，进行系统全面的检查，逐个排除可能与前列腺痛造成混淆的细菌性前列腺炎和非细菌性前列腺炎，以及其他一些较少见的疾病如间质性膀胱炎、膀胱原位癌、耻骨骨髓炎等，从而使前列腺痛的诊断得以确立。

（2）鉴别诊断：急性细菌性前列腺炎（ABP），症状较为典型，不易与前列腺疼

痛综合征相混淆。

前列腺痛、慢性细菌性前列腺炎（CBP）及慢性非细菌性前列腺炎（CNBP）三者的症状非常相似，患者均主诉排尿困难和排尿疼痛、白天尿频和夜尿增多等刺激性症状，这些症状的严重程度可随时间而变化。CBP 及 CNBP 的前列腺液镜检白细胞 ≥ 10/HP，而前列腺痛的患者前列腺液中白细胞 < 10/HP，前列腺液及尿沉渣镜检无细菌，尿细菌培养应为阴性；而 CBP 则因可能有菌尿，常规镜检时白细胞异常增高，尿沉渣镜检可能有细菌，尿培养可能有细菌生长。既往病史中，抗生素治疗或其他非特异性治疗对症状的缓解程度是前列腺痛诊断和鉴别诊断中的重要病史资料。大多数 CBP 进行抗生素治疗后可使症状完全缓解，这种症状的改善得益于尿液中细菌的清除，而与前列腺感染的细菌学变化无关。然而，如果治疗不彻底，感染的症状会在数月内再发。已有证据表明，一些 CNBP 和前列腺痛在行抗生素治疗后也可缓解。然而，与 CBP 不同的是，这种症状的缓解是短暂的或类似于治疗不彻底的 CNBP。CNBP 或前列腺痛常对非特异性治疗有较好反应。

间质性膀胱炎和膀胱原位癌有时可与前列腺痛的症状相似，通过病史、体检和前列腺液分析，如果不能排除或提示上述疾病可考虑做膀胱镜检查和（或）组织检查，以及尿液脱落细胞学检查等以助鉴别。

在评估 / 诊断慢性前列腺疼痛综合征时，欧洲泌尿协会 2014 年给出的结论和建议如下。

1）结论

a. 慢性前列腺疼痛综合征与负面的认知、行为、性或情感后果相关并可能伴有下尿路功能障碍或性功能障碍的临床表现。

b. 慢性前列腺疼痛综合征没有已知的单一病因。

c. 慢性前列腺疼痛综合征中的疼痛涉及神经可塑性和神经性疼痛的机制。

d. 慢性前列腺疼痛综合征对生活质量有很大的影响。

e. 抑郁和灾难性思维与更多的痛苦和较差的调整相关。

f. 基于人群的研究（＞ 2%），慢性前列腺疼痛综合征样症状的患病率很高。

g. 症状与其他病症有明显交叉和重叠。

2）建议

a. 必须排除具有相似症状的特定疾病。

b. 排除特定疾病后，按照上述定义的症状患者应诊断为慢性前列腺疼痛综合征。

c. 应考虑经过验证的症状和生活质量评分仪器（如 NIH-CPSI），以进行初步评估和随访。

d. 建议评估慢性前列腺疼痛综合征相关的负面认知、行为、性或情感后果，以及下尿路症状和性功能障碍。

3. 治疗　由于对前列腺痛的发病机制未完全阐明，至今没有特效的根治方法。一般治疗原则：避免诱发因素，减轻患者痛苦，心身兼顾治疗，预防病情复发。对于大多数患者主要是对症治疗，并考虑控制并治疗并发症。根据最近的一些随机对照试验，以及最新进展和知识更新，对前列腺疼痛综合征不同的治疗方案进行评价（表 18-5 ～表 18-7）。

表 18-5　前列腺疼痛综合征治疗推荐意见

治疗	证据等级	推荐意见	评价
β 受体阻滞剂	—	—	无效的，大型随机对照试验证实
抗生素	3	B	首次就诊给予喹诺酮类，2 ～ 3 周后评价效果，平均治疗时间为 4 ～ 6 周
阿片类药物	3	C	可作为多模式镇痛方案中的一项考虑
非甾体抗炎药	1b	B	长期服用必须考虑不良反应
5α - 还原酶抑制剂	1b	B	如果并存良性前列腺增生时可考虑
植物疗法	1b	B	作为二线疗法支持
生物反馈，放松运动，改变生活方式，按摩疗法，中医治疗，针灸，以及冥想	2a-3	B	

表 18-6　在治疗慢性前列腺疼痛综合征时，欧洲泌尿协会 2014 年给出的结论和建议

结论和建议	证据等级
结论：	
• 慢性前列腺疼痛综合征中的单一治疗方案可能会失败	3
• 表型指导性治疗可改善治疗成功率	3
• α 受体阻滞剂对慢性前列腺疼痛综合征中的疼痛，排尿困难和生活质量评分具有中度治疗效果	1a
• 抗菌治疗对慢性前列腺疼痛综合征中的疼痛，排尿困难和生活质量评分具有中度治疗作用	1a
• NSAID 具有适度的整体治疗效果	1a

续表

结论和建议	证据等级
• 糖皮质激素的有效性数据不足	2b
• 阿片类药物的有效性数据不足	4
• 5α-还原酶抑制剂的有效性资料不足	2b
• 别嘌醇的有效性资料不足	2b
• 植物疗法	1a
• 戊糖多硫酸盐可改善慢性前列腺疼痛综合征的总体评估和生活质量评分	1b
• 肌肉松弛剂的有效性资料不足	2b
• 普瑞巴林对慢性前列腺疼痛综合征的治疗无效	1b
• 肉毒素（BTX-A）注入盆底可能有适度作用	2b
• 电磁治疗的有效性数据有限	2b
• 微波热疗的有效性数据有限	3
• 会阴体外冲击波治疗可能有效	1b
• 电针治疗疗效有限	2b
• 后胫神经刺激可能有效	1b
• 肌筋膜物理治疗效果的资料不足	2b
• 经尿道射频消融（TUNA）术缺乏有效性的数据	2b
• 没有足够的数据支持使用其他手术治疗，如膀胱颈经尿道切开术、前列腺经尿道切除术或根治性前列腺切除术	3
• 针对慢性前列腺疼痛综合征设计的认知行为治疗可能会改善疼痛和生活质量	3
建议：	
• 考虑慢性前列腺疼痛综合征的多模式和表型指导治疗选择	B
• 对于持续时间 <1 年的患者，推荐使用 α 受体阻滞剂	A
• 对于持续时间 6 周的初始治疗中推荐使用抗菌治疗(喹诺酮或四环素)	A
• NSAID 建议用于慢性前列腺疼痛综合征，但长期的副作用必须考虑	B
• 别嘌醇不推荐用于慢性前列腺疼痛综合征	B
• 植物疗法可用于慢性前列腺疼痛综合征患者	B
• 可考虑高剂量聚山梨醇聚糖，以改善症状和生活质量	A
• 普瑞巴林不推荐用于慢性前列腺疼痛综合征	A
• 可考虑会阴体外冲击波治疗	B
• 可考虑电针治疗	B
• 可考虑后胫神经刺激	B
• 不推荐经尿道射频消融（TUNA）术	B
• 对于具有重大心理困扰患者，应尝试心理治疗	B

表 18-7 慢性前列腺疼痛综合征的诊断与治疗

辅助诊断	治疗
尿培养 尿流率测定 经直肠前列腺超声 NIH-CPSI 评分 病史 盆底肌测试	A 级推荐： 　持续时间 < 1 年时，α 受体阻滞剂 　单用抗生素（6 周），持续时间 < 1 年时 　高剂量多聚硫酸多糖改善生活质量评分和症状 B 级推荐： 　NSAID，注意长期的副作用 　植物疗法 　会阴体外冲击波治疗 　电针疗法 　经皮胫神经刺激（PTNS） 　侧重于疼痛的心理治疗 C 级推荐： 　别嘌醇 　普瑞巴林 　经尿道射频消融（TUNA）

（二）膀胱疼痛综合征 / 间质性膀胱炎

膀胱疼痛综合征 / 间质性膀胱炎（bladder pain syndrome/interstitial cystitis, BPS/IC）是一种慢性膀胱炎症，主要症状为刺激性排泄、耻骨弓或骨盆疼痛，同时尿中检测不到细菌存在。在有慢性骨盆疼痛症状的妇女中，IC 的患病率高达 38%，而其他相关研究也提示了 IC 的高患病率，这表明，当病患表现为骨盆疼痛时，我们必须重视起罹患 IC 的可能性。对所有膀胱疼痛的患者，"膀胱疼痛综合征"被认为是更准确的描述性诊断术语。因此，IC 代表了一种特殊类型的慢性膀胱炎症，而 BRS 是指膀胱区域能感知到的疼痛，本节主要用 BPS 来代替这一类慢性膀胱炎症综合征。

1. 定义及概述 历史上，IC 作为单独的一种病理类型要追溯到 1887 年，Skene 第一次描述了这样一种炎症，"它损伤了部分或全部的膀胱黏膜，甚至侵犯到了膀胱的肌层"。1978 年，Walsh 提出了"丝球状出血点"的概念来描述膀胱镜下发现的膀胱壁出血及瘀点的症状。白种女性是 IC 的主要罹患人群，一般根据临床症状、膀胱镜检及膀胱组织活检明确诊断。现阶段对于 IC 的完整定义仍停留在 NIDDK 的包含 18 条排除性诊断标准的基础上。BPS/IC 的诊断必须包括伴有膀胱区域疼痛的膀胱刺激征，如白天或夜间尿频，给予诊断的同时必须排除其他易混淆症状的病因。

2. 病因及病理生理 虽然 BPS/IC 自其第一次发现已经经历了超过 100 年的时间，但其准确的病原学仍旧未为人们所知。目前已知的可能导致其发病的机制包括感染、炎症、自身免疫机制、尿路上皮葡糖胺聚糖层缺陷、缺氧和中枢神经系统等学说。多研究证实神经源性炎症参与引起 BPS，随之而来的是 BPS 患者的外周和中枢神经系统神经可塑性改变和神经元敏化。一些临床和组织病理学特征与自身免疫现象相似。然而，自身抗体、免疫沉积物或补体激活很少见。

Robert 等提出了间质性膀胱炎可能的病理生理机制（图 18-2）。

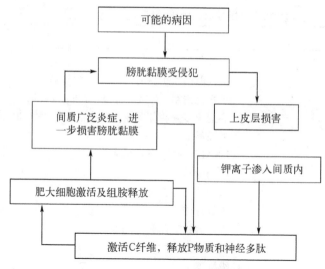

图 18-2　间质性膀胱炎病理生理变化

3. 诊断　IC 的诊断是一种排除性诊断，诊断的过程主要是病史＋临床症状＋检验检查＋排除其他可能病因。根据与膀胱相关的疼痛，压力或不适而诊断 BPS，并伴有至少一种其他症状，如白天和（或）夜间尿频增加，并将混淆性疾病排除（表 18-8）。

到门诊就诊的患者常有长时间的临床症状，这些患者往往有反复发作的病史，

表 18-8　在诊断膀胱疼痛综合征时，欧洲泌尿协会 2014 年给出的结论和建议

结论和建议	证据等级
结论：	
• BPS 没有已知的单一病因	3
• BPS 中的疼痛与膀胱膀胱镜或组织学发现无关	2a
• BPS 3C 型不能通过非侵入性手段明确区分	2a
• BPS 的溃疡 / 非溃疡病比率在研究之间高度可变	2a
• 基于人群的研究中 BPS 样症状的患病率很高	2a
• BPS 相关的非膀胱疾病非常普遍	2a
• BPS 对生活质量有很大的影响	2a
• BPS 症状与其他病症有明显重叠	2a
建议：	
• 必须排除具有相似症状的特定疾病。因此建议对每位可疑患者执行标准的诊断程序，并旨在识别他们	A
• 主要排除特定疾病后，按照上述定义的症状患者应通过亚型和表型诊断为 BPS	A
• 应考虑有效的症状和生活质量评分工具进行初步评估和后续治疗的辅助	B
• BPS 相关的非膀胱疾病应进行系统评估	A
• 应评估 BPS 相关的负面认知、行为、性或情感后果	A

并且应用抗生素治疗后没有效果。疼痛的性质是疾病定义的关键：被认为与膀胱相关的疼痛，压力或不适会随着膀胱内容物的增加而增加；位于耻骨上，有时辐射到腹股沟、阴道、直肠或骶骨；排空膀胱可消除疼痛但很快疼痛又再次产生；可由于进食或进水而加重。

IC 患者的典型症状是与膀胱充盈相关的耻骨上疼痛；尿频、尿急、夜尿增多，但不会出现急迫性尿失禁；盆底疼痛，女性表现为尿道阴道刺激或会阴隐痛，男性表现为外生殖器会阴等部位疼痛，而这些症状在排尿后会获得缓解。其中，一部分患者会以疼痛症状为主却没有或很少有尿路症状，同时，另一部分患者则有膀胱相关症状却没有疼痛表现。

根据《间质性膀胱炎治疗指南》，怀疑 IC 患者必查的检查项目包括尿液分析、尿培养、尿细胞学检查。尿液分析及尿培养的目的主要是排除泌尿系感染，即使存在泌尿系感染，如两次感染之间仍有严重的膀胱疼痛症状，也不能除外间质性膀胱炎，尿液 pH 降低也可能引起 BPS。尿细胞学检查主要用于除外泌尿上皮肿瘤，尤其是膀胱广泛原位癌（引起膀胱疼痛最常见的肿瘤），如尿细胞学检查不可靠时可以考虑采用膀胱黏膜随机活检取代，另外，指南将膀胱镜列为选择性检查项目，主要用于膀胱黏膜随机活检，尤其是老年人更有临床意义，可发现 IC，同时进行麻醉下水扩张，可除外膀胱及尿道其他局部病变，如结核性膀胱炎和嗜酸性膀胱炎、尿道憩室和肿瘤等。对那些特殊患者推荐钾离子敏感试验，主要用于中度膀胱疼痛患者的诊断，确定是否为膀胱源性疼痛，该试验阳性者可预测黏膜保护药的疗效。另外，膀胱水扩张也是特殊患者的推荐项目，红斑症是 IC 诊断的传统标准，但是需结合临床症状，同时可进行随机活检，60% ～ 70% 的患者

术后疼痛缓解，有助于建立患者的信心，但 6 个月有效率同安慰剂，水扩张后如症状能得到一定的缓解，可为下一步治疗创造条件，水扩张后即刻开始药物治疗能维持更好的疗效。对那些高度怀疑膀胱病变的患者推荐膀胱黏膜活检，可除外膀胱其他局部病变引起的膀胱疼痛等类似间质性膀胱炎的症状。另外，包括膀胱肌层在内的间质组织炎症的某些特点可能有助于治疗方法的选择。症状严重疗效较差或老年人建议进行膀胱黏膜活检。根据 NIDDK 诊断标准，充盈期膀胱测压是必需的检查之一，以了解患者的膀胱容量，即膀胱容量超过 350ml 或超过 150ml 无急迫排尿感者即可除外 IC。证据提示可能存在低顺应性膀胱，如排泄性尿路造影（IVP）示膀胱容量形态呈改变或可能因膀胱病变而出现上尿路功能损害。IC 诊断流程见图 18-3。

4. 治疗 由于发病机制没有明确，对于绝大多数病患都是采取以控制临床症状的策略为主的，主要治疗策略包括教育与自理、口服药物治疗、膀胱内灌注治疗、神经调节等（表 18-9，表 18-10）。

（三）阴囊疼痛综合征

阴囊疼痛综合征（scrotal pain syndrome, SPS）是定位于阴囊器官内的持续性或反复发作性的疼痛，并且可能与尿道或性功能障碍的症状相关，同时没有明确的感染或其他明显的局部病理学改变。阴囊疼痛综合征通常与负面认知、行为、性或情感后果及暗示下尿路和性功能障碍的症状有关。阴囊疼痛综合征是一个通用术语，当疼痛部位不明确睾丸或附睾时使用。疼痛不在阴囊的皮肤中，而是在其内容物中被感觉到，与特发性胸痛类似。

慢性阴囊疼痛的发病机制是多种多样的，在大多数情况下未知。阴囊中的疼痛可分为局限在阴囊中的直接疼痛，或来自身体其他部位或系统的牵涉性疼痛。直接

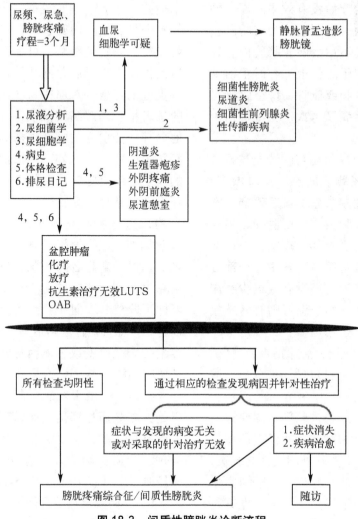

图 18-3　间质性膀胱炎诊断流程

图中箭头上的 1 ～ 6，表示该项目检查结果为阳性

表 18-9　在治疗膀胱疼痛综合征时，欧洲泌尿协会 2014 年给出的结论和建议

结论和建议	证据等级
结论：	
• 目前的治疗方法都不影响所有 BPS 亚型或表型	4
• 常规的镇痛药效果很差。阿片类药物可有效控制 BPS 疼痛	2b
• 糖皮质激素不推荐用于长期治疗	3
• 羟嗪在 RCT 中的功效有限，对相关的非膀胱疾病有效	1b
• 西咪替丁在 BPS 中的有效性有限	2b
• 阿米替林对 BPS 的疼痛和相关症状有效	1b
• 口服戊聚糖多硫酸钠对 BPS 的疼痛和相关症状有效	1a
• 口服戊聚糖多硫酸钠和皮下肝素对 BPS 的疼痛和相关症状有效，特别是对于单一的	1b
戊聚糖多硫酸钠的初始低反应者	
• BPS 抗生素的有效性只有有限的数据	2b

续表

结论和建议	证据等级
• BPS 中前列腺素的有效性数据不足。不良反应频繁	3
• 对环孢素 A 的全身反应优于戊聚山梨酸钠，但与更多的不良反应有关	1b
• 度洛西汀显示无效，耐受性差	2b
• 奥昔布宁的作用有限，但数据较少	3
• 加巴喷丁的有效性数据不足	3
• 甲磺司特的有效性数据不足	3
• 初步数据显示槲皮素单独和多模态不受控制的研究有效	3
• 膀胱内利多卡因加碳酸氢钠在短期内有效	1b
• 根据有限的数据，膀胱内戊二酸多异硫酸钠是有效的，可以增强口服治疗	1b
• 膀胱内肝素的有效性数据有限	3
• 膀胱内透明质酸可能对 BPS 患者具有长期作用	2b
• 根据非随机研究，膀胱内硫酸软骨素可能有效	2b
• 膀胱内二甲基亚砜（DMSO）对治疗 BPS 有效，但必须考虑副作用	1b
• 膀胱内黏膜下粘连胶 BTX-A 注射加膀胱水扩张明显优于单独的水扩张	1b
• 只有有限的数据存在 BTX-A 注射到逼尿肌或三角肌的有效性	3
• 膀胱内 BCG 在 BPS 中无效	1b
• 膀胱内糖皮质激素具有足够的数据支持其有效性，但并发症发生率高	3
• 数据不足以支持膀胱膨胀的有效性	3
• 经尿道切除术（凝血和激光）可能在 BPS 型 3C 中有效	3
• 骶神经调节可能在 BPS 中有效	3
• PNS 优于神经调节	1b
• 膀胱训练可能对患有主要尿路症状且疼痛较轻的患者有效	3
• 手法和物理治疗的效果可能有限	3
• 避免一些食物和饮料，避免疼痛触发	3
• 针灸治疗获得的数据是矛盾的	3
• 心理治疗可有效改善应对疾病	3

建议：

• 提供亚型和表型导向治疗 BPS 治疗	A
• 应该考虑多式联动行为，身体和心理治疗及 BPS 的口服药物或侵入性治疗	A
• 阿片类药物可能会在疾病暴发中用于 BPS。只有在所有治疗失败的情况下才能长期使用	C
• 糖皮质激素不推荐用于长期治疗	C
• 羟嗪可用于治疗 BPS	A
• 考虑西咪替丁作为侵入性治疗前的有效口服方案	B
• 管理用于 BPS 的阿米替林	A
• 提供口服戊聚糖多硫酸钠用于治疗 BPS	A
• 推荐使用口服戊聚糖多硫酸钠和皮下肝素进行治疗，特别是在单个戊二酸多异硫酸钠的低反应者中	A
• 当明确感染或高度怀疑时，可使用抗生素	C
• 不推荐使用前列腺素治疗 BPS，数据不足且副作用较大	C
• 环孢素 A 可用于 BPS，但副作用很大，应慎重考虑	B

续表

结论和建议	证据等级
• 不推荐使用度洛西汀	C
• 可以考虑奥昔布宁	C
• 加巴喷丁可被考虑	C
• 在更多侵入性方法实施之前，可应用膀胱内利多卡因加碳酸氢钠	A
• 单独施用更多的侵入性治疗之前，应用膀胱内戊二酸多异硫酸钠结合口服戊聚糖多硫酸钠	A
• 在单独施用更多侵入性措施或联合治疗之前，应考虑膀胱内肝素	C
• 在更多的侵入性措施之前考虑膀胱内透明质酸	B
• 在更多的侵入性措施之前考虑膀胱内硫酸软骨素	B
• 在更多的侵入性措施之前考虑膀胱内 DMSO	A
• 如果膀胱内灌注治疗失败，则考虑膀胱壁和三角注射 BTX-A	C
• 如果膀胱内灌注治疗失败，则考虑进行黏膜下注射 BTX-A 联合膀胱水扩张	A
• 不推荐使用 BCG 进行膀胱内治疗	A
• 不推荐用三氯硝基甲烷进行膀胱内治疗	A
• 不推荐用香草素进行膀胱内治疗	C
• 不推荐单纯膀胱扩张作为 BPS 治疗	C
• 考虑膀胱病变的经尿道切除术（或凝血或激光），但仅适用于 BPS 3 型	B
• 在进行更多侵入性干预之前可能会考虑神经调节	B
• 在没有疼痛的患者中考虑膀胱训练	B
• 考虑手法和物理治疗	B
• 考虑避免饮食触发物质	C
• 不推荐针灸	C
• 考虑多模式心理治疗	B
• 所有烧蚀器官手术应该是知识渊博且经验丰富的外科医生的最后手段	A

表 18-10 BPS 的诊断与治疗

辅助诊断	治疗
尿培养	A 级推荐：
尿流率测定	标准治疗：羟嗪，阿米替林，戊聚糖多硫酸盐
膀胱镜检查	膀胱内治疗：PPS，DMSO，BXT-A 联合膀胱水扩张
排尿记录	B 级推荐：
盆底肌测试	口服：西咪替丁，环孢素 A
病史	膀胱内治疗：透明质酸，硫酸软骨素
盆底肌测试	膀胱内药物的电动药物给药
ICSI 评分表	神经调节，膀胱训练，物理治疗
	心理治疗
	不推荐：
	卡介苗
	膀胱内三氯硝基甲烷
	其他意见：
	手术治疗数据很大程度上是可变的
	凝血和激光仅适用于亨纳病变

疼痛位于睾丸、附睾、腹股沟神经或输精管内。

1.诊断 患有阴囊疼痛的患者必须进行体格检查。行阴囊各部位的轻触诊，以搜寻肿块和疼痛点。进行直肠检查以寻找前列腺异常并检查盆底肌肉。阴囊超声（US）在寻找疼痛原因方面的价值有限。在80%以上的患者中，超声没有出现具有临床意义的异常。但如果体格检查正常，仍可以执行超声检查以确保患者不存在需要手术治疗的病理学改变。超声可用于诊断阴囊积液、精液囊肿和精索静脉曲张。当发现囊肿等异常时，可能会在治疗决策中发挥作用。

2.治疗 慢性阴囊疼痛的治疗是基于治疗慢性疼痛综合征的原则。考虑手术治疗之前应首先进行包括非手术治疗在内的多学科疼痛治疗，采用这些方法常可延缓甚至不需要手术治疗。对于非手术治疗，除了药物治疗外，还应考虑由专业物理治疗师进行肌筋膜炎治疗。盆底肌肉应进行测试，经常会发现过度收缩，这意味着需要充分放松。骨盆过度活动应接受物理治疗。更具体的肌筋膜触发点位于盆底，也可见于下腹部肌肉组织。治疗包括对触发点施加压力并拉伸肌肉（表18-11，表18-12）。

（四）尿道疼痛综合征

尿道疼痛综合征（urethral pain syndrome，UPS）是在尿道的慢性或反复发作性疼痛，没有感染或其他明显的局部病理学改变。尿道疼痛综合征通常与负面的认知、行为、性或情感后果及暗示下尿路、性行为、肠道或妇科功能障碍的症状有关。尿道性疼痛综合征在男性和女性均可发生。

发病机制方面，目前尚未有明确的造

表 18-11 在治疗阴囊疼痛综合征时，欧洲泌尿协会 2014 年给出的结论和建议

结论和建议	证据等级
结论：	
• 精索中的神经在阴囊疼痛中起重要作用	2b
• 阴囊内容物超声无法诊断或治疗阴囊疼痛	2b
• 在大量进行输精管切除术的男性中观察到输精管切除术后阴囊疼痛综合征	2b
• 腹腔镜疝修补术后阴囊疼痛比开放性疝修补术更常见	1b
• 精索肌的显微手术去神经支配是阴囊疼痛综合征的有效疗法	2b
• 输精管吻合术在输精管切除术后疼痛中有效	2b
• 睾丸切除术是治疗阴囊疼痛综合征的最后手段	4
建议：	
• 从慢性盆腔疼痛的一般治疗方案开始	A
• 在咨询患者进行输精管切除术时，请告知膀胱切除术后疼痛的风险	A
• 为了减少阴囊疼痛的风险，建议开放性腹股沟疝修补术	A
• 建议在腹股沟疝修补期间确定精索中的所有神经	A
• 对于手术治疗的患者，推荐使用显微外科对精索行去神经支配	A
• 对于不能从去神经支配中获益的患者，建议进行附睾切除术	B
• 建议不要进行睾丸切除术，除非所有其他疗法，包括疼痛管理评估全部失败	C

表 18-12　SPS 的诊断与治疗

辅助诊断	治疗
精液培养 尿流率测定 阴囊超声检查 盆底肌测试 病史	A 级推荐： 　慢性盆腔疼痛的一般治疗方案 　显微外科精索去神经支配 　告知接受输精管切除术的患者有疼痛风险 　外科医生应认识到开放性疝修补产生较少的阴囊疼痛 　外科医生进行疝修补期间应确定所有神经 B 级推荐： 　如果患者没有从去神经支配中受益，则可以进行附睾切除术 C 级推荐： 　若所有其他疗法包括疼痛管理评估失败，睾丸切除术也是一种选择

成尿道疼痛综合征的致病机制。尿道与膀胱的紧密关系（均覆盖有尿路上皮），使同一病理学改变成为可能，尿道中也发现类似 BPS 同样的病理改变。将尿道疼痛综合征分类为 BPS 的形式就是这种情况。显然，引起 BPS 的病因可能也是尿道疼痛的原因。目前认为 BPS 基本的机制也适用于 UPS。UPS 可能与 BPS 相同，由于上皮渗漏理论，从而引起疼痛。另一种可能的机制是尿路感染后的神经性超敏反应。记录在 UPS 患者中的症状也可归类为其他器官或肌筋膜系统的所谓疼痛。注意牵涉痛的现象很重要。

治疗方面，目前尚没有具体的治疗可以建议。UPS 的治疗应该是多学科和多模式的（表 18-13，表 18-14）。三角区域的激光治疗可能是一种特殊的治疗方法。大多数关于治疗尿道疼痛综合征的出版物都来自心理学家。在 2007 年的治疗审查中，Kaur 和 Arunkalaivanan 得出的结论是，最好的治疗是"行为疗法，包括生物反馈、冥想、膀胱再训练和催眠"，这些已经取得

表 18-13　在治疗尿道疼痛综合征时，欧洲泌尿协会 2014 年给出的结论和建议

结论和建议	证据等级
结论：	
• 尿道疼痛综合征可能是 BPS 的一部分	2a
• 尿道疼痛综合征可能是泌尿道感染的神经病理性超敏反应	2b
• 尿道疼痛综合征目前没有特异的治疗方案	4
• 被膀胱或尿道症状显著困扰的患者中，值得使用心理治疗以减少痛苦，从而改善功能和生活质量	4
建议：	
• 从慢性盆腔疼痛的一般治疗方案开始	A
• 建议对患有尿道疼痛综合征的患者采取多学科和多模式方案进行治疗	B
• 当患者被尿道症状显著困扰时，建议引入与疼痛相关的心理治疗，以改善功能和生活质量	B

表 18-14 UPS 的诊断与治疗

辅助诊断	治疗
尿流率测定	A 级推荐：
排尿记录	慢性盆腔疼痛的一般治疗方案
盆底肌肉测试	B 级推荐：
病史	采用多学科和多模式联合治疗
	疼痛相关心理治疗提高了生活质量和功能
	其他意见：
	关于尿道疼痛综合征的数据非常稀少且质量有限

成功。Baldoni 等报道了 UPS 患者的焦虑和抑郁症率高，存在与压力相关的症状恶化。他们描述了"在某些情况下"的心理治疗如何使患者能够认识到他们的尿液问题的"情感含义"，导致身体和心理上的改善。这可能意味着暴露于情绪冲突或类似的影响，心理障碍是尿道疼痛的病因之一。

（陈　辉　李　黛　季　锋　刘艳涛）

参 考 文 献

Abrams P, Baranowski A, Berger RE,et al. 2006. A new classification is needed for pelvic pain syndromes--are existing terminologies of spurious diagnostic authority bad for patients.J Urol, 175: 1989-1990.

Al-Hadithi HN, Williams H, Hart CA, et al. 2005. Absence of bacterial and viral DNA in bladder biopsies from patients with interstitial cystitis/chronic pelvic pain syndrome. J Urol, 174: 151-154.

Anda RF, Felitti VJ, Bremner JD,et al. 2006.The enduring effects of abuse and related adverse experiences in childhood. A convergence of evidence from neurobiology and epidemiology. Eur Arch Psychiatry Clin Neurosci, 256: 174-186.

Anderson RU, Wise D, Sawyer T, et al. 2005. Integration of myofascial trigger point release and paradoxical relaxation training treatment of chronic pelvic pain in men. J Urol, 174: 155-160.

Baranowski AP, Abrams P, Berger RE,et al. 2008. Urogenital pain--time to accept a new approach to phenotyping and, as a consequence, management. Eur Urol, 53: 33-36.

Barry MJ, Link CL, McNaughton-Collins MF,et al. 2008.Overlap of different urological symptom complexes in a racially and ethnically diverse, community-based population of men and women. BJU Int, 101: 45-51.

Cervero F, Laird JM, 2004. Understanding the signaling and transmission of visceral nociceptive events. J Neurobiol, 61: 45-54.

Cornel EB, van Haarst EP, Schaarsberg RW, et al. 2005.The effect of biofeedback physical therapy in men with Chronic Pelvic Pain Syndrome Type III. Eur Urol, 47: 607-611.

Daniels J, Gray R, Hills RK,et al. 2009.Laparoscopic uterosacral nerve ablation for alleviating chronic pelvic pain: a randomized controlled trial. JAMA, 302: 955-961.

Domingue GJ, Ghoniem GM, Bost KL,et al. 1995. Dormant microbes in interstitial cystitis. J Urol, 153: 1321-1326.

Elbadawi AE, 1996. Light JK: Distinctive ultrastructural pathology of nonulcerative interstitial cystitis: new observations and their potential significance in pathogenesis. Urol Int, 56: 137-162.

Engeler DS, Baranowski AP, Dinis-Oliveira P, et al. 2013.The 2013 EAU guidelines on chronic pelvic pain: is management of chronic pelvic pain a habit, a philosophy, or a science? 10 years of development. Eur Urol, 64: 431-439.

Fulbright RK, Troche CJ, Skudlarski P,et al. 2001.Functional MR imaging of regional brain activation associated with the affective experience of pain. AJR Am J Roentgenol, 177: 1205-1210.

Giamberardino MA, Costantini R, Affaitati G,et al. 2010.Viscero-visceral yperalgesia: characterization in different clinical models. Pain, 151: 307-322.

Hanno P, Lin A, Nordling J, et al. 2010.Bladder Pain Syndrome Committee of the International

Consultation on Incontinence. Neurourol Urodyn, 29: 191-198

Hetrick DC, Glazer H, Liu YW,et al. 2006.Pelvic floor electromyography in men with chronic pelvic pain syndrome: a case-control study. Neurourol Urodyn, 25: 46-49.

Jokinen EJ, Alfthan OS, Oravisto KJ, 1972. Antitissue antibodies in interstitial cystitis. Clin Exp Immunol, 11: 333-339.

Kaur H, Arunkalaivanan AS, 2007.Urethral pain syndrome and its management. Obstet Gynecol Surv, 62: 348-51; quiz 353-354.

Krieger JN, Lee SW, Jeon J,et al. 2008.Epidemiology of prostatitis. Int J Antimicrob Agents, 31 Suppl 1: S85-90.

Krieger JN, Nyberg L, Jr, Nickel JC, 1999. NIH consensus definition and classification of prostatitis. JAMA, 282: 236-237.

Lau MW, Taylor PM, Payne SR, 1999.The indications for scrotal ultrasound. Br J Radiol, 72: 833-837.

Marszalek M, Wehrberger C, Hochreiter W, et al. 2007.Symptoms suggestive of chronic pelvic pain syndrome in an urban population: prevalence and associations with lower urinary tract symptoms and erectile function. J Urol, 177: 1815-1819.

Mattila J, Linder E, 1984.Immunoglobulin deposits in bladder epithelium and vessels in interstitial cystitis: possible relationship to circulating anti-intermediate filament autoantibodies. Clin Immunol Immunopathol, 32: 81-89.

Mattila J, 1982.Vascular immunopathology in interstitial cystitis. Clin Immunol Immunopathol, 23: 648-655.

McMahon SB, Jones NG, 2004.Plasticity of pain signaling: role of neurotrophic factors exemplified by acid-induced pain. J Neurobiol, 61: 72-87.

Melzack R, Coderre TJ, Katz J, et al. 2001.Central neuroplasticity and pathological pain. Ann N Y Acad Sci, 933: 157-174.

Nickel JC, Krieger JN, McNaughton-Collins M,et al. 2008.Alfuzosin and symptoms of chronic prostatitis-chronic pelvic pain syndrome. N Engl J Med, 359: 2663-2673.

Nickel JC, Shoskes DA, Irvine-Bird K, 2010. Prevalence and impact of bacteriuria and/or urinary tract infection in interstitial cystitis/painful bladder syndrome. Urology, 76: 799-803.

Ochs RL, Stein TW, Jr, Peebles CL, et al. 1994. Autoantibodies in interstitial cystitis. J Urol, 151: 587-592.

Ochs RL, 1997.Autoantibodies and interstitial cystitis. Clin Lab Med, 17: 571-579.

Oravisto KJ, Alfthan OS, Jokinen EJ, 1970. Interstitial cystitis. Clinical and immunological findings. Scand J Urol Nephrol, 4: 37-42.

Petersen M, Segond von Banchet G, Heppelmann B, et al. 1998.Nerve growth factor regulates the expression of bradykinin binding sites on adult sensory neurons via the neurotrophin receptor p75. Neuroscience, 83: 161-168.

Pezet S, McMahon SB, 2006.Neurotrophins: mediators and modulators of pain. Annu Rev Neurosci, 29: 507-538.

Raphael KG, Widom CS, Lange G, 2001.Childhood victimization and pain in adulthood: a prospective investigation. Pain, 92: 283-293.

Raphael KG, 2005.Childhood abuse and pain in adulthood: more than a modest relationship? Clin J Pain, 21: 371-373.

Rizzo M, Marchetti F, Travaglini F, et al. 2003. Prevalence, diagnosis and treatment of prostatitis in Italy: a prospective urology outpatient practice study. BJU Int, 92: 955-959.

Roberts RO, Jacobson DJ, Girman CJ, et al. 2004. Low agreement between previous physician diagnosed prostatitis and national institutes of health chronic prostatitis symptom index pain measures. J Urol, 171: 279-283.

Rowe E, Smith C, Laverick L, et al. 2005.A prospective, randomized, placebo controlled, double-blind study of pelvic electromagnetic therapy for the treatment of chronic pelvic pain syndrome with 1 year of followup. J Urol, 173: 2044-2047.

Rygh LJ, Tjolsen A, Hole K, et al. 2002.Cellular memory in spinal nociceptive circuitry. Scand J Psychol, 43: 153-159.

Savidge CJ, Slade P, 1997.Psychological aspects of chronic pelvic pain. J Psychosom Res, 42: 433-444.

Schaeffer AJ, 2006. Clinical practice. Chronic prostatitis and the chronic pelvic pain syndrome. N Engl J Med, 355: 1690-1698.

Srinivasan AK, Kaye JD, Moldwin R, 2007. Myofascial dysfunction associated with chronic pelvic floor pain: management strategies. Curr Pain Headache Rep, 11: 359-364.

Talati A, Ponniah K, Strug LJ, et al. 2008. Panic disorder, social anxiety disorder, and a possible medical syndrome previously linked to chromosome 13. Biol Psychiatry, 63: 594-601.

Tripp DA, Nickel JC, Wang Y, et al. 2006. Catastrophizing and pain-contingent rest predict patient adjustment in men with chronic prostatitis/

chronic pelvic pain syndrome. J Pain, 7: 697-708.

van de Merwe JP, Nordling J, Bouchelouche P, et al. 2008. Diagnostic criteria, classification, and nomenclature for painful bladder syndrome/interstitial cystitis: an ESSIC proposal. Eur Urol, 53: 60-67.

van Haarst EP, van Andel G, Rijcken TH, et al. 1999. Value of diagnostic ultrasound in patients with chronic scrotal pain and normal findings on clinical examination. Urology, 54: 1068-1072.

von Muhlen CA, Tan EM, 1995. Autoantibodies in the diagnosis of systemic rheumatic diseases. Semin Arthritis Rheum, 24: 323-358.

Walz J, Perrotte P, Hutterer G, et al. 2007. Impact of chronic prostatitis-like symptoms on the quality of life in a large group of men. BJU Int, 100: 1307-1311.

Warren JW, Langenberg P, Greenberg P, et al. 2008. Sites of pain from interstitial cystitis/painful bladder syndrome. J Urol, 180: 1373-1377.

Wesselmann U, Baranowski AP, Borjesson M, et al. 2009. Emerging therapies and novel approaches to Visceral Pain. Drug Discov Today Ther Strateg, 6: 89-95.

Yilmaz U, Liu YW, Berger RE, et al. 2007. Autonomic nervous system changes in men with chronic pelvic pain syndrome. J Urol, 177: 2170-2174; discussion 2174.

Yoon SM, Jung JK, Lee SB, et al. 2002. Treatment of female urethral syndrome refractory to antibiotics. Yonsei Med J, 43: 644-651.

Zorn BH, Watson LR, Steers WD, 1994. Nerves from pelvic plexus contribute to chronic orchidalgia. Lancet, 343: 1161.

第19章 癌性内脏痛

第一节 癌性内脏痛的临床特点

一、病因和临床表现

癌性内脏痛是最常见的癌性疼痛之一，约占癌性疼痛的28%（另一种是骨骼系统癌性疼痛，约占42%），多见于腹腔或盆腔器官恶性肿瘤患者，也包括胸腔器官恶性肿瘤导致的疼痛，源于由恶性肿瘤引发的空腔性或实质性脏器原发或继发性损害。癌性腹痛主要是由原发或转移肿瘤侵及腹腔或盆腔内脏引起的内脏疼痛，也包括直接来自腹壁的由躯体感觉神经介导的疼痛。其临床表现、产生原因和机制均较复杂。

在腹腔肿瘤或伴有腹部疾病的患者中，机械性刺激，如肠系膜的扭曲和牵拉、空腔脏器的扩张、浆膜或黏膜的拉伸及某些脏器受压，都可能引起机体的疼痛感觉。研究发现中空脏器管腔内的压力超过某个阈值时就会引起疼痛，如胆道或胰管内的梗阻或炎症可以直接引起疼痛，这种疼痛既与梗阻或炎症引起的压力升高有关，也可能与肿瘤导致的相关疼痛介质的释放相关。胆道的膨胀和收缩可以导致上腹部疼痛、吸气疼痛和呕吐。胆道括约肌的自发性痉挛加重疼痛，也可能受到医源性因素影响，如吗啡会导致胆道括约肌的痉挛，从而导致疼痛；另外，吗啡和其他阿片类药物由于其可以引起胆管系统扩张，因此

会降低引起疼痛感觉的压力阈值。肾绞痛最常见的原因是输尿管梗阻引起的输尿管和肾盂扩张。腹腔或盆腔肿瘤压迫或侵犯输尿管时也可引起肾绞痛，常见于妇产科肿瘤患者。

实质脏器的肿瘤也可能引起疼痛，如肝肿瘤生长会引起肝包膜的扩张从而导致疼痛。缺血也能引起内脏痛，尤其是转移癌或术后损伤的组织。缺血可能会刺激内脏传入神经的机械性感受器，但对不同情况下缺血的反应具有较大差异，原因可能在于已经存在的病理学改变或肿瘤引起的内脏机械性扭曲。

化学刺激和因肿瘤或炎症释放的致痛物质可能会刺激脏器的浆膜或黏膜，导致疼痛。此外有些刺激未必是直接引起疼痛的因素，如切割或烧灼等直接的组织损伤并不一定引起内脏痛，但如果脏器发生炎症，伤害性感受器的敏感性增高，此时原来非致痛的刺激也会引起疼痛（痛觉过敏）。

癌性内脏痛临床表现的多样性和复杂性增加了其诊断和评估难度。广泛的肝内转移或胆汁淤积导致的肝大引起右上腹胀痛，运动或其他原因导致的腹压增大可能加剧疼痛，并引发呕吐。胰腺癌疼痛产生的原因可能为位于上腹部的腹膜后肿瘤浸润腹腔神经丛，或局部炎症刺激引起，或肿瘤侵犯了血管及深部的躯干神经支配的

组织。腹腔或盆腔肿瘤患者会因慢性肠梗阻而腹痛，原因包括平滑肌收缩、肠系膜受牵拉和肠壁缺血。持续性和绞窄性疼痛通常是弥漫性的，并可指向某些皮区。肿瘤侵犯直肠或膀胱会导致糜烂出血，当癌栓脱落后又可能导致膀胱或肠道阻塞。盆腔肿瘤患者其他常见的疼痛原因还包括肿瘤累及髂腰肌、腰骶神经丛、骶前区和后腹膜导致的神经性疼痛。在肿瘤晚期，内脏恶性肿瘤往往扩散侵及胸膜或腹膜，产生更多体表器官的局部疼痛。

早期的癌性内脏痛弥散且较轻，源于内脏神经传入脊髓时多对一的特性。可能是由于较高的疼痛刺激感受阈值，内脏对痛觉相对不敏感，需要足够而且具体的刺激，一些内脏器官对损害不敏感，通常到肿瘤后期才出现临床表现。只有当肿瘤累及躯体神经支配的结构如壁层腹膜时，才能有较明确的疼痛定位，这是因为脊髓背角神经元同时接收内脏和躯体神经的传入信号。由于内脏传入神经在脊髓的分散分布，内脏痛表现为钝痛且难以确切定位，因此癌性内脏痛的疼痛部位与内脏损害几乎不直接相关。

尽管内脏痛不能归类于新定义下的神经病理性疼痛的范畴（2011 年 IASP 给出的神经病理性疼痛的定义局限在躯体感觉神经损伤），但当肿瘤侵犯内脏神经丛尤其胸腹壁等躯体神经区域时，患者的疼痛仍然可以具有明显的神经病理性疼痛的特征。因此，癌性内脏痛是伤害感受性疼痛与神经病理性疼痛的混合性疼痛。事实上，癌性内脏痛很难被区分是神经病理性疼痛或伤害性感受疼痛。国际疼痛研究协会 IASP 的一项研究表明，有 72% 的人的癌性内脏痛是神经源性的。

另外，某些内脏与体表部位的感觉神经共同传入相同的脊髓背角神经元时，这些内脏的疼痛可以被定位到相应的体表部位，即牵涉痛。由于牵涉痛或肿瘤侵犯胸腹壁，癌性内脏痛常被误诊为体表其他部位病变。常见的牵涉痛包括胰腺癌时出现的腹背部疼痛，肝肿瘤、胆囊肿瘤或肝转移肿瘤时出现的右肩痛。内脏肿瘤也可能有间接影响，如膈下巨大肿瘤引起的腹腔膨胀会刺激膈肌，从而引起右肩痛和打嗝。这些现象有助于解释腹部癌痛进行神经阻滞时的一些现象和癌性内脏痛对镇痛药物的反应。腹腔或腹下神经丛阻滞无效或部分失效可能由于肿瘤的转移已经超过了腹腔神经丛支配的范围，如肿瘤侵犯壁层腹膜、腹膜后淋巴结转移或骨转移引起疼痛。

癌性内脏痛也可由肿瘤治疗引起，如肿瘤手术后的内脏痛、化疗药物引起的疼痛、放疗引起的组织损伤或介入治疗如栓塞引起的内脏痛等。盆腔肿瘤或盆腔放疗会产生渐进性的盆腔和会阴部疼痛，以及其他并发症，包括输尿管梗阻和淋巴、静脉回流受阻。肝肿瘤的栓塞治疗也可导致疼痛。

癌痛产生与肿瘤的发生发展之间的关系和相互作用非常复杂，在不同癌性疼痛患者中，产生疼痛的病因和机制往往有很大差异。近年来，关于肿瘤侵袭引起的疼痛生物学的新观点已经出现。癌痛越来越多地被认为是肿瘤细胞与宿主免疫系统、外周中枢神经系统之间相互作用的结果。与以前的认知不同，神经系统可能是癌痛产生过程中的重要参与因素，如鳞状细胞癌可分泌高水平的神经生长因子（NGF），而利用抗 NGF 抗体则可以减轻癌痛。

癌性内脏痛通常呈进行性加重。尽管疼痛会在病程中任何时候发作，但一般来说癌症发展越严重，患者所遭受的疼痛就越剧烈，如无有效干预，疼痛常伴随着患者直到死亡。此外，随着病情进展，原有疼痛可以慢性化，成为慢性持续性疼痛，而新近发生的疼痛则表现为急性疼痛，或者在慢性疼痛的基础上急性加重，如病理性骨折及空腔脏器痉挛或梗阻所致的剧烈疼痛；故癌性内脏痛又具有急性疼痛与慢性疼痛共存的特点。

即使癌痛患者的基础疼痛得到较充分的药物治疗包括使用强阿片类药物，患者仍可能经历急性的、突发性的剧烈疼痛，即爆发痛（break through pain）。爆发痛是癌症患者经常面临的临床问题，研究显示爆发痛在癌症患者中的发生率可高达 19% ~ 95%。爆发痛可自发产生，也可因各种因素诱发。爆发痛发生前几乎毫无征兆，患者常因此对疼痛充满恐惧，是癌痛治疗最糟糕的部分，也是癌痛治疗的重点和难点。欧洲姑息治疗协会（European Association for Palliative Care，EAPC）将其作为癌症评估和指导的核心指标之一。

多数癌痛患者的疼痛在夜间更为明显，其原因尚不明了。与其他癌痛类似，癌性内脏痛也具有夜间静息痛的特点。夜间痛带来的影响是，患者的睡眠直接受到干扰，因而对生活质量的影响更加明显。

除疼痛外，通常癌痛患者会出现衰弱、消瘦、贫血甚至恶病质等症状，而癌性内脏痛的合并或伴随症状更多，在癌症中晚期患者尤其明显，如肺癌患者常有咳嗽、咯血等，甚至有顽固性剧烈咳嗽，而咳嗽增加腹压或牵拉受肿瘤侵犯组织，从而诱发或加重疼痛。腹腔肿瘤可有恶性呕吐、便秘甚至肠梗阻，泌尿系肿瘤可有输尿管控制或膀胱痉挛等。伴随症状增加患者不适和痛苦，诱发或加剧疼痛，并可影响疼痛治疗。

癌痛可对患者精神心理上产生明显影响，持续疼痛或疼痛加重常使本来心理压力就巨大的中晚期肿瘤患者更容易产生悲观、失望的情绪，表现为抑郁、焦虑、恐惧、苦恼、不能集中精神，过度考虑躯体症状

尤其疼痛而失去生活兴趣，自我控制能力下降，从而明显损害其生活质量。癌痛还受到家庭甚至社会（人际关系、家庭问题、经济原因）压力等多种因素的影响，上述因素与疼痛相互影响，可形成恶性循环（图19-1）。

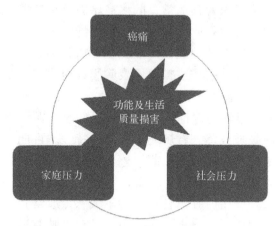

图 19-1　癌痛的影响因素

（引自徐建国，2007.疼痛药物治疗学.北京：人民卫生出版社.）

综上所述，癌痛包括癌性内脏痛，其临床表现多样，伴随症状众多，并受到躯体、精神和社会因素影响，是一种复杂的全方位的疼痛。

二、癌痛的流行病学资料

大多数晚期癌症患者都受到癌性疼痛的困扰。有 1/3 的患者在肿瘤确诊时，即报告有与癌症相关的疼痛，而晚期恶性肿瘤患者有 74%（53% ~ 100%）出现癌性疼痛，其中 94% 为中重度疼痛。国内一组病例报道提示，癌痛的发生率为 30% ~ 79%，平均 64.25%（532/828），其中原发性肝癌为 90%。多数患者有由癌症直接引起的疼痛（85%）、抗肿瘤药物治疗导致的相关性疼痛（17%）和与肿瘤不直接相关的疼痛（9%）。疼痛部位常见于下背部（36%）、腹部（27%）、胸部（23%）、下肢（21%）、头部（17%）和骨盆区域（15%）。骨组织

是除肺、肝之外第三常见的转移部位，几种最流行的恶性肿瘤如乳腺癌、前列腺癌和肺癌，均有骨转移倾向。超过 2/3 的转移性乳腺癌或前列腺癌患者、30%～50% 的肺癌患者会出现转移性骨肿瘤。骨转移还常见于肾癌和多发性骨髓瘤。出现骨转移后患者的中位生存期一般在 2～4 年。65%～75% 的骨转移肿瘤患者都患有骨痛。非骨转移引起的疼痛的发生率也很高。

已报道的中度至重度癌性疼痛资料，有 56% 的患者每个月经历一次疼痛，50% 的住院患者在近 3 天经历过未给予治疗的疼痛，25%～35% 的患者在肿瘤得到诊断时即已经历疼痛，70%～80% 的患者在疾病晚期经历疼痛。

一项对过去 40 年 52 项研究文献的系统评价中，对 4 个亚组的癌痛患病率进行计算的结果表明，已经接受根治治疗后的恶性肿瘤患者的疼痛发生率为 33%，而正接受癌症治疗中的患者疼痛发生率为 59%，处于进展期、已经出现转移及终末期的恶性肿瘤患者的疼痛发生率则高达 64%，统计处于不同阶段的恶性肿瘤患者提示其疼痛发生率为 53%，其中超过 1/3 的癌痛患者为中度或重度疼痛。以部位而言，胰腺和头颈部恶性肿瘤患者的疼痛患病率最高，其次为泌尿生殖系统和前列腺恶性肿瘤患者；以肿瘤类型而言，则胰腺癌和肺癌的疼痛发生率最高，宫颈癌和前列腺癌次之。

三、癌痛治疗现状

癌痛是影响恶性肿瘤患者、尤其中晚期恶性肿瘤患者生活质量的最重要因素，且疼痛随着恶性肿瘤的发展而变得更加频繁进展，有 1/3 的报道称 60%～80% 的晚期癌症患者有癌性疼痛。肿瘤的生长和转移会引起任何一个器官疼痛。

之前疼痛只被当作一种症状，除了用来指导诊断和治疗以外，并不被重视。现在我们认识到疼痛会引起病理生理学改变。慢性疼痛引起神经系统的改变，这种改变会增加疼痛的强度并减弱治疗效果，因此被定义为一种疾病。换言之，一些难治性疼痛其实是医源性的，是疼痛没有得到及时治疗或疼痛难以治疗的结果。另外，疼痛得不到缓解可能对患者及其家庭产生心理、精神及现实的多种影响。在过去的 30 年中，疼痛的观念得到提升，相应的疼痛治疗，尤其癌痛的治疗得到日益重视，相关疼痛治疗技术也得到显著发展，并在临床应用。

即便如此，癌痛治疗现状仍不能令人满意。欧洲临床肿瘤学会（ESMO）的回顾性研究表明，43% 的癌痛患者 PMI 指数为负，即约每 2 例癌痛患者中就有 1 人癌痛控制不足。国内的一项回顾性、病例对照研究，纳入 475 例恶性实体瘤伴骨转移患者，根据是否进行癌痛规范化管理（GPM）分为对照组（未进行 GPM，244 例）和 GPM 组（231 例），结果表明癌痛患者约 60% 为中度癌痛，中度癌痛患者中仅有 16.1% 接受强阿片类药物的治疗。

在发展中国家，很多癌症患者由于没有及时诊断，或难以负担治疗费用，或错失最佳治疗时间，导致病情较重，疼痛成为患者和其家属的主要问题。很多因素限制了发展中国家癌痛患者获得有效的疼痛治疗，这些因素包括对疼痛的观念、过于严格的阿片类药物管制和缺乏专业的医护人员、卫生保健基础设施、材料和资金等。

四、癌痛的分类与评估

癌痛是一个机制复杂、受到多重因素影响的症状。个体的疼痛感受也受到患者心理和自身因素的显著影响。迄今所有已知的癌痛概念也因此无法将不同癌痛特性根据不同癌症、病因学因素、病理学因素、解剖学因素、治疗相关因素及其他临时因素进行归类和描述。相应的，癌痛的治疗也受到了相当的影响。充分的疼痛管理要求对癌痛患者的疼痛进行全面、准确和彻底的评估，因而疼痛评估手段广受关注。

尽管有众多癌痛的综合指南并不断变更完善，但评估系统并未因此得到相应发展，目前在如何对癌痛进行分类评估的问题上仍未达成统一意见。均达到理想疼痛管理中的一个最重要因素，是对疼痛进行充分评估。癌痛评估相关文献的研究结果提示有过多评估工具的产生与应用，评估工具的开发是一个循序渐进的过程，开发的推动力往往大部分来源于对癌痛相关个例的特异性研究。

过去 20 多年来所开发的癌痛评估方法，至今仍没有一种被普遍接受或者在癌痛分类的相关领域产生广泛共识。为了促进癌痛管理和研究，优化疼痛管理方案并能预见个体患者今后的治疗成功，我们应努力就癌痛评估的问题达成国际共识。迄今主要有三种经过标准化系统化发展的疼痛分类评估系统，分别为国际癌痛研究协会的慢性疼痛分类、爱德门顿癌痛分类系统和癌痛预后量表（CPPS），其有效性尚未得到公认。除了爱德门顿癌痛分类系统外，其他评估系统在临床应用相当有限。

国际癌痛研究协会（IASP）疼痛术语列表在 1979 年首次出版，后来又根据专家意见和临床经验进行了 2 次修订和扩充。在针对恶性和非恶性疼痛综合征国际的癌痛协会慢性疼痛分类中，每一种临床疼痛综合征均按五个方面因素给予一个数字代号，这五个方面分别为疼痛解剖位置、因功能异常引起疼痛的器官系统、时间分布特性、初次疼痛的强度和发生时间及疼痛的病因。一篇由 Knudsen 等撰写的综述确认仅有一项临床研究使用了 IASP 的分类系统。那篇对癌痛分类系统进行全面回顾的文献对现存有效的分类系统提出了一个重要的观点：这些分类体系包含的因素和内容受限于其研究的临床实用性。

尽管临床应用至今主要限于加拿大，爱德门顿癌痛分类系统（ECS-CP）已经经历了多项阶段性和有效性研究。ECS-CP 的最初版本称为爱德门顿分期系统（ESS），通过统计七项指标的评分，将晚期癌症患者针对有效疼痛治疗的预后分为好、中、差三组，这七项指标分别为疼痛机制、疼痛发生、既往类阿片药物服用史、认知功能、心理障碍、类阿片药物耐受性及既往酒精或药物滥用史。一项后续研究将实验组结果一分为二，即疼痛控制预后良好和预后不良。而七个指标中的两个——认知功能和既往类阿片药物服用史——因其与获得疼痛控制的预测性无关联而被排除。

在随后的一项区域性多中心研究，旨在检测评定者之间一致程度的可靠性并获得预测有效性的证据，根据专家意见和文献回顾认知功能指标项被重新引入，而类阿片药物耐受性则因在解释上存在困难而被排除。进一步的有效性研究则收集评估系统结构的有效性证据，用以对评估定义的共识进行进一步发展，并开发和评价评估相关管理指南。通过德尔菲方法技术引入本国和国际专家意见，导致了 ESS 的几次修订，而由此被重新定义的 ECS-CP 包含了五个指标（疼痛机制、事件性疼痛、成瘾性行为、心理抑郁和认知状况）。

在受到上述影响的情况下，这些分类工具中只有一种即 ECS-CP 体系在多个研究中得到应用，并根据有效性研究结果、专家意见和形式结构效度进行了几次修订，该体系目前正用于一项包含 1100 例患者的大型国际有效性研究。

健康相关生活质量（HRQoL）是包含了患者身心状况、社会功能及疾病症状和治疗相关症状的多维度结构体系，其测量方法在过去 20 年间受到了肿瘤学界的广泛关注。尤其在姑息治疗方面，主观的症状评估结果经常作为临床医治和研究的基本依据，然而个体症状波动及逻辑思考的差异可能会造成医患之间的意见不同。

尽管有大量的关于生活相关质量的文献发表及欧洲癌症研究治疗组织（EORTC）所制定的生命质量测定量表（OLO-C30）和生活质量自评量表（FACT-G）的广泛应用，但在如何测定健康相关生活质量和判断癌症的关键症状方面仍缺乏国际性共识。这明显是相关评估的定义不精确或解释不清楚从而造成的认知混淆。为了能改进评估手段，清晰的评估定义及概念化的评估指标是十分必要的。

在各种疼痛指标的项目选择上必须能使其体现各自代表的特定疼痛指标，如疼痛强度、疼痛性质、爆发性疼痛等。理想的疼痛评估应该是简洁、精确、多维度的，并且对患者群体有特异性。现在通常推荐利用简单的 11 分制数字评定量表来评估疼痛强度，而更为有效的评估工具如简明疼痛调查表和简化 McGill 疼痛问卷则被推荐进行更为全面的、多维度的疼痛评估。尽管有这些推荐的评估工具，在临床实践中仍不能对癌痛进行常规性测量。这可能是由于大多数评估工具对于患者和临床工作者而言过于冗长和烦琐。

最近一篇综述根据国际认可的欧洲癌症研究治疗组织方法论分析了在姑息治疗中疼痛评估工具的内容（指标和项目），同时验证了其发展和有效性。在 2003 年之后开发的 11 种评估工具中，有 9 种工具具有多维性，同时又包含既往有关疼痛描述研究中 5 项最高等级指标中的 3 项；疼痛强度（等级 1）、治疗 / 缓解 / 加剧（等级 3）和疼痛定位（等级 4）分别出现在 7 号、6 号、5 号评估工具中。而众多评估工具中有一组专门为临床实践设置的调查表则包含了所有的 5 项指标。在 11 种评估工具中仅有

2 种具有普遍有效性或经过跨区域测试。

该文献的总体观点是新的评估工具会层出不穷，但仅有少数能按标准的开发流程进行研发。而且，新一代评估工具的开发会由特定的研究兴趣引导，并且由此仅仅关注于一项或几项指标，如患者的疼痛信念、疼痛信息和疼痛治疗处方常规。然而有一个特例，就是 Alberta 爆发性疼痛评估工具，是特别开发用于评估爆发性疼痛——一种很常见的疼痛综合征。2 种较新的评估工具中的一种经过了系统化的开发，首先经过癌症爆发性疼痛患者参与有声思维法试验的程序并对结果进行临床有效性测试，然后由专家组通过德尔菲法程序进行回顾审议。评估工具基本上是为研究目的而进行开发的，但同时也可能为开发临床条件下的特定疼痛评估起到了重要作用，当然进一步测试还是有必要的。

关于癌痛评估，我们只有通过多方协作研究才能获得国际的共识。这就需要一个系统性的工程包括广泛的文献检索、专家和使用者的参与、严格的翻译流程及多地域临床研究中进行有效性测试和心理计量测试。虽然姑息治疗研究仍处于初期阶段，但最近的一篇综述回顾了以症状减轻为主要目的的姑息治疗的研究现状，其中包括欧洲的相关研究在数量和质量上取得了显著的进展。

过去的五六年间，在加拿大、美国和欧洲均已成立了资金丰厚的姑息治疗研究计划。在加拿大，一项临终姑息治疗计划通过加拿大健康研究协会（CIHR）筹措了 1650万美元用以加强科研能力并针对症状控制、学科交流、护理人员研究、临终关怀和症状的评估与分类等主题进行多学科研究。在美国，2005 年成立了国家姑息治疗研究中心，并部署了几项研究，以改善循证治疗为抓手，促进姑息治疗研究发展。在澳大利亚，以提供对姑息治疗的注册、进行临床对照试验、

发展国际合作关系及加强未来临床性和非临床性姑息治疗科研能力为目的，成立了临床姑息治疗研究合作组织。

欧洲共同体通过第 6 个和第 7 个框架计划出于研究目的制订了几项姑息治疗和癌症的研究计划（图 19-2）。欧洲姑息治疗研究合作组织（EPCRC）同欧洲八国成员及加拿大和澳大利亚的合作者共同进行转型性研究，意在开发能够预测类阿片药物效应和个体恶病质多样性的新颖且常用方法，同时也可促进对癌痛、恶病质、抑郁症的评估和分类的相关共识，发展其循证性方法论。欧洲治疗与评估循证指南将以这些研究的结果为依据进行修订。欧共体公共健康计划执行机构（PHEA）获得资助用以发展相关机构并由他们报道分析健康观点，形成公共健康报道及关注姑息治疗中最好的临床实践和治疗模型，由此可见，专家们所提出的规定反对将基本的姑息治疗视为保守的综合性的治疗手段。另外 2 个研究计划，通过研究和宣教进展优

化的癌症患者治疗（PRISMA）及一项优化临终癌症患者治疗的欧洲多国合作研究（OPCARE9），也由欧盟在近期成立。

所有提到的研究计划都注重于临床实践，并呼吁建立主观症状尤其是疼痛评估的相关标准。而美国癌症中心（NIH,USA）也已经意识到需要建立患者自述结果的标准，从而制定了患者自述测评系统（PROMIS），意在开发一系列能广泛使用的测量工具对包括癌症在内的慢性病患者的自述主观症状进行测评。此外，计算机技术的快速发展和数字交流技术应用的增加在这方面也至关重要。如果评估机制方针一致，计算机的应用能提升评估的精度，对量表分数进行快速计算，允许通过过滤与个体患者无关的项目对评估手段进行特制修改，并可以自动同医学图表上的数据进行关联，这样就能减轻受访者的负担并为医患交流提供先机。最近一篇综述显示绝大多数患者都能在计算机上精确地完成评估，并声称对这种评估方式相当满意。

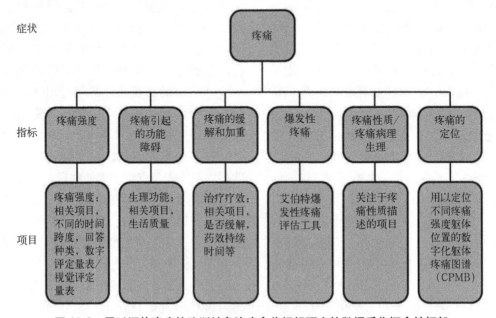

图 19-2　用以评估疼痛的欧洲姑息治疗合作组织研究的数据采集概念性框架

[引自 Hjermstad MJ，Fainsingerc R，Kaasa S，2009.Assessment and classification of cancer pain. Curr Opin Support Palliat Care，3 (1) :24-30.]

为了更进一步地对癌痛的评估和分类进行开发和改进，总的来说，包括姑息治疗协会在内的一系列研究计划应该持续进行。患者对自身症状和健康状况的观察应视为一个主要内容，并将其在整个患者和症状分类中的作用补充进医疗和临床数据中，以便能通过不同研究进行对照。

对现阶段癌痛分类和评估的发展而言

最重要的是在测量什么、何时测量及如何测量问题上达成共识。只有通过国际合作及舆论进程才能使这方面讨论形成共识。不过，以得到更好的症状控制及使患者有效避免不必要的疼痛为目的，疼痛和姑息治疗方面新的研究计划代表了达成这些目的的主要步骤。

第二节　癌痛的机制

进行性疼痛和持续性疼痛是癌症患者关注的基本症状。虽然癌痛的病因仍不明了，但癌痛动物模型已经让研究者发现了一些发生在肿瘤生长部位和脊髓后角的由肿瘤引起的神经病理变化。在癌症微环境中，肿瘤细胞和免疫细胞会产生并释放相关介质激活初级传入神经疼痛感受器并使其增敏。随着这些外周神经改变，脊髓中二级伤害感受神经元表现为其自主活性增强及加强对热、冷、机械性刺激这三种伤害性刺激的应答。

超过 50% 的癌症患者均在患病过程中经历过剧烈而不可控制的疼痛症状，而疼痛管理正是癌症患者和临床肿瘤医生面临的一个基本问题。虽然癌痛是一项复杂的病理变化，也是临床上一个艰巨的难题，但对产生癌痛的基本神经机制的认识已经取得了显著的进展。癌症患者所具有的症状是由于肿瘤细胞增殖、入侵和转移的过程中发生的正常细胞、组织和器官系统变化所造成的结果。而免疫系统的应答也在癌痛的产生中起着明显的作用。肿瘤细胞所产生的介质会对肿瘤微环境中正常细胞产生影响，如免疫细胞。疼痛几乎必然涉及癌症与初级传入神经疼痛感受器之间的动态互动和相互干扰。所以，在研究中很难将肿瘤细胞孤立看待并进行研究。研究者们必须考虑到肿瘤细胞、外周和中枢神

经系统和免疫系统之间的相互作用。

一、癌痛的化学介质和调质

对癌症微环境的回顾常会局限于那些具有疼痛反应直接证据的介质，而一般不讨论那些同药物治疗独立相关的介质（如 COX-2 抑制药）或指导技术范畴在癌症微环境之外（如鞘内注射 Toll 样受体的向下调节）。同时，由特定肿瘤细胞高水平分泌的疼痛介质也被忽略，包括谷氨酸盐、细胞因子、生长因子和一氧化氮，因为该数据并未显示外周拮抗这些介质可以减轻癌痛症状。本文回顾的疼痛介质：内皮素、相关质子、蛋白酶、缓激肽、神经生长因子及肿瘤坏死因子（图 19-3）并包括能消除癌痛的内源性调节器，如大麻素受体激动剂。

（一）内皮素 -1

内皮素 -1（ET-1）在癌痛中的作用出乎意料的复杂。ET-1 是一种强有力的血管活性肽，能使人类和其他动物产生疼痛行为并能引起癌痛。多种肿瘤细胞会产生 ET-1，但并非所有恶性肿瘤细胞都会产生 ET-1。要了解 ET-1 作用的关键是要了解在肿瘤条件下两种内皮素受体亚型的活性效应对阿片类物质释放的不同影响。

ET-1 结合两种 G 蛋白偶联受体，内皮素 A 受体（ET_AR）和内皮素 B 受体（ET_BR）。

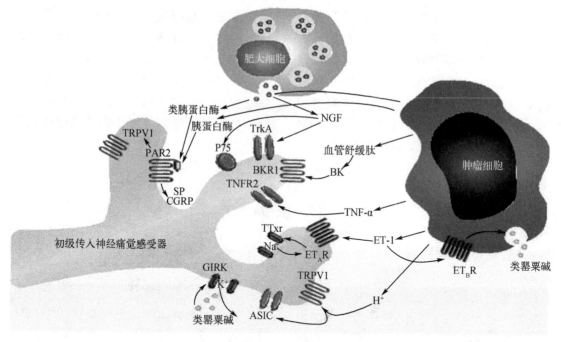

图 19-3　癌痛的化学介质和调质

ET_AR 分布于外周感觉神经元上；ET_BR 在坐骨神经中无髓鞘的施万细胞及背根神经节卫星细胞上表达，同时也在能分泌阿片类物质的角质形成细胞上表达。ET_AR 主要作用于血管和支气管，介导细胞有丝分裂、抗凋亡作用及急性疼痛。ET_AR 拮抗剂能抑制造骨细胞的增殖和骨转移增殖。ET_BR 主要介导炎性疼痛和血管扩张。

最初确认 ET-1 在癌痛中作用的是在 2001 年发表的两篇同类报告。Wacnik 和其同事通过将纤维肉瘤细胞植入小鼠跟骨或皮下相邻骨中制成纤维肉瘤的骨性癌痛小鼠模型进行研究。这些小鼠表现出 ET-1 水平增高的肿瘤特性，并出现痛敏现象。而且当直接将 ET-1 注射入肿瘤中时，就能观察到局部疼痛效应。虽然这个实验并没有完全认定疼痛行为是由 ET-1 在肿瘤环境中独立相关的直接作用，但研究者能就 ET-1 的注射及其拮抗作用得出结论——ET-1 与癌痛产生相关。

Cain 和其同事利用相似的肉瘤动物模型并通过实验动物行为和电生理分析证实

了模型具有疼痛敏感性。尤其是，通过机械性刺激引发前爪回缩产生的痛敏在此研究中再一次同因接种产生的肿瘤进行了关联；C 类神经纤维的自发性活动在肉瘤病变过程中有所增强。肿瘤小鼠 C 类神经纤维（而非 Aβ 或 Aδ 类神经纤维）的热反应阈值有所下降。肉瘤小鼠模型中 Aδ 类神经纤维相较其他纤维缺乏自发性活动提示在小鼠后腿足底皮下注射 ET-1 能兴奋 C 类和 Aδ 类神经纤维。

有趣的是，在骨性癌痛动物模型中两种 ET-1 受体亚型可能介导引起了相对立的效应。在一个转移性肉瘤动物模型上短期或长期全身给予 ET_A 受体拮抗药能减轻持续性疼痛及机械刺激诱发的疼痛行为，而 ET_B 受体拮抗药则产生了相对立的效应，疼痛行为有所增加。在上述讨论的纤维肉瘤骨性癌痛动物模型中也反映出相似的二重性，在肿瘤部位直接注射 ET_A 受体拮抗药能减轻机械性痛敏，而全身给予 ET_A 受体拮抗药的同时肿瘤注射 ET_B 受体拮抗药则对疼痛行为没有任何效果。

利用在后腿注射了前列腺癌细胞的小鼠模型，发现机械性痛敏在软组织癌痛中与 ET-1 关联。由 ET-1 诱导的机械性痛敏可以通过口服 ET_A 受体拮抗剂消除。在另一个实验组中，同样使用后腿癌痛小鼠模型，结果发现 ET-1 能引起癌症产生的伤害性感受。

口腔鳞状细胞癌（SCC）患者声称在机械性刺激之后会有剧烈的功能性疼痛产生，鳞状细胞癌会在肿瘤微环境中分泌极高水平的 ET-1。为了模拟人类口腔肿瘤患者身上所观察到的机械性痛敏，Schmidt 和其同组人员通过在小鼠后腿上接种人类口腔舌鳞状细胞癌的方法制造了一个癌痛动物模型。研究者证明在肿瘤微环境中直接注射内皮素 A 受体（ET_AR）拮抗药所产生的镇痛效果与精确管理下的全身大剂量吗啡治疗的效果相似。事实上，ET-1 被证明是比癌痛产生因素中肿瘤体积更为重要的因素。相对于鳞状细胞癌小鼠组而言，接种了黑素瘤细胞而非鳞状细胞癌细胞的小鼠模型其形成的肿瘤体积明显较大，但在实验的整个过程中两者都表现出较高的疼痛阈值。

在临床试验中，ET_AR 拮抗药的镇痛效果并不持久。阿曲生坦，一种口服 ET_AR 拮抗药，已经在临床上进行广泛试验，以验证其在控制前列腺癌临床进展的有效性；在这些研究中疼痛作为一项结果评测指标。尽管临床前期试验的数据结果令人振奋，但在临床试验中阿曲生坦并没有显著减轻癌痛症状。在三个患者组中（安慰剂组，2.5mg 阿曲生坦组，10mg 阿曲生坦组），在疼痛量化指标（如阿片类药物的需求量）结果上没有区别。有一项研究证明其在一组小样本量患者（5～15 名）应用中表现有疼痛症状改善的趋势，但效果并不是很显著。最近，一项在 811 名前列腺癌患者中应用阿曲生坦的三期临床试验中，结果并没有显示选择性 ET_AR 拮抗药能显著减轻癌痛症状。

ET_AR 拮抗药临床试验的不尽人意预示了我们对 ET-1 在癌痛中所起作用的认识仍不完全，而内皮素 B 受体（ET_BR）则成为解决这一难题的核心。ET_BR 没有同 ET_AR 一样得到进一步研究，主要是因为其研究数据曾让研究者感到困惑。例如，在黑素瘤、乳房癌和卵巢癌中观察到 ET_BR 有正相调节作用。而另一方面，在前列腺癌、膀胱癌和直肠癌中则观察到其负相调节作用。在一些病例中 ET_BR 的拮抗作用能阻碍肿瘤细胞增殖，而另一些研究则显示 ET_BR 表达了与前者矛盾的效应。在非癌性疼痛中，ET_BR 既介导 ET-1 的致痛效应同时也介导其镇痛效应。在高浓度 ET-1 或局部炎症反应的情况下，ET_BR 表现出镇痛作用。例如，在小鼠后腿注射辣椒素后，ET-1 增强痛敏的最大剂量为 10pmol，更大剂量 ET-1 则会削弱痛敏增强的效果，剂量达到 30pmol 时效果就会消失。另外，对 ET_BR 拮抗药 BQ-788 进行预注射会产生显著的痛敏效应，这就说明大剂量的 ET-1 通过 ET_BR 能产生镇效果。而且试验的直接证据显示 ET_BR 激动剂能完全消除 ET_AR 介导的致痛作用。电生理试验的结果也支持 ET_BR 激动剂的镇痛作用。使皮神经末梢产生动作电位的 ET-1 会被 ET_AR 拮抗药和 ET_BR 激动药强烈抑制。

近期研究结果最值得关注的是将 β-内啡肽的产生同 ET_BR 的作用进行关联。尤其是 QuanG 和 Schmidt 的研究中，他们检测了鳞状细胞癌癌痛模型的 mRNA，发现其中 ET-1 的表达数量近似为正常值的 2 倍，而在人口腔鳞状细胞癌细胞序列中 ET_BR 表达呈显著向下调节态势（同正常的口腔角化细胞对照比较，口腔角化细胞为同鳞状细胞癌相似的非恶性细胞）。在小鼠模型的试验中，一种 ET_BR 激动剂的瘤内注射治疗在注射 3 小时后将疼痛程度削减了近50%，而注射ET_BR拮抗药则显示无任何效果。有趣的是，在癌症动物模型中局部应用纳洛酮甲碘化物或注射选择性μ阿片受体拮抗镇（CTOP）能消除由ET_BR激动药引起的镇痛作用。

大量的旁证支持这一假设——ET_BR的激动作用通过调节肿瘤细胞释放的β-内啡肽并作用于肿瘤微环境中的外周阿片受体来减轻癌痛症状。口腔鳞状细胞癌由恶性角质形成细胞组成，这种细胞上有ET_BR并能释放阿片类物质以此来调节位于皮肤上的周围初级疼痛感受器活性。另外，角质形成细胞上ET_BR激活ET-1能产生镇痛作用并且此作用能被纳洛酮消除，提示角质形成细胞在激活ET_BR的基础上能作为阿片类物质的释放源。因此，口腔肿瘤小鼠模型为证明肿瘤条件下ET_BR激活所产生的潜在镇痛作用提供了有力证据。

令人惊奇的是，在使用ET_AR拮抗药时针对鳞状细胞癌细胞培养发现β-内啡肽的产生量和亮氨酸脑啡肽的分泌量都增加了。在动物模型实验中，实验模型在接种鳞状细胞癌细胞4天后开始出现机械性疼痛并且症状持续了18天。局部给予甲碘化纳洛酮或选择性阿片受体拮抗药（如μ-阿片受体拮抗药CTOP或δ-阿片受体拮抗药（naltrindole），但不选择κ-阿片受体拮抗药Nor-BOR）均会阻断ET_AR拮抗药的镇痛效应。

这些研究结果表明ET_BR激动药和ET_AR拮抗药在肿瘤微环境中通过释放阿片肽来产生镇痛效果。除了口腔鳞状细胞癌之外其他肿瘤也显示能产生阿片类物质（如黑素瘤、良性黑素细胞痣、小细胞肺癌、卵巢肿瘤），这样的话ET-1受体的配体调节就并不局限于鳞状细胞癌模型。表皮状癌细胞和人包皮角质形成细胞能产生阿片-促黑素细胞皮质素原（POMC），这是促黑素、促肾上腺皮质激素和阿片肽的前体。

这些非神经性细胞分泌的阿片类物质同神经源性阿片肽有着潜在的相似功能。起源于白细胞的β-内啡肽在人和其他动物体内加强对炎性疼痛的抑制。

在癌痛小鼠模型实验中发现ET_AR拮抗药能使阿片类物质分泌并产生镇痛效果，这是令人意外的研究结果，之前普遍接受的假说是初级传入神经疼痛感受器上所表达的受体的拮抗作用提高了发放阈值。依据在上述动物实验中ET_AR和ET_BR所表现出的功能性联系，关于ET_AR和ET_BR之间生理性协同的数据尤其令人感兴趣。特别是这两种ET受体亚型能通过与二价ET-1配体偶联结合形成同源或异源二聚体。ET_A受体拮抗药能够破坏异源二聚体受体的协同，分离出ET_BR，使其与ET-1的亲和力增加9倍。在使用ET_AR拮抗药的口腔肿瘤细胞中所解离的ET_BR可能因此而更容易被由肿瘤细胞产生的大量ET-1激活，从而导致肿瘤微环境中的阿片类物质分泌。

在癌痛管理中对ET-1受体进行调节可能还会有其他好处，如对吗啡耐受的控制。大多数癌痛在初期会对吗啡类的阿片类药物敏感，但耐药性随之而来，所需的药物剂量就会逐步上升，从而导致副作用的发生率升高。ET_A受体拮抗药已经被证明能防止吗啡耐药性的产生。理论上，联合使用能产生镇痛效果并能防止吗啡耐药的受体拮抗药和能导致局部释放阿片类物质的ET_BR激动药，应该能保证癌痛的治疗效果。

（二）质子受体和酸敏感受体

低pH是肿瘤微环境的一个特点，在致癌作用之下低pH能反射性提高新陈代谢率并加强肿瘤的厌氧环境。酸性pH不仅激活某些通道，还会使初级传入神经疼痛感受器敏感，从而引起转移性癌痛——骨转移癌患者最常见的并发症之一。在这种条件下，癌细胞分泌的生长因子会激活破骨细胞，从而产生酸性环境，最终导致溶骨作用。众所周知酸中毒是引起疼痛的原因之一，相邻于丰富神经支配的骨膜产生的酸性肿瘤微环境可能是引起癌症骨转移患者疼痛症状的病理机制。

癌痛中在质子通道方面一个类似疼痛的机制就是瞬态电压感受器阳离子 1 通道（TRPV1）的直接激活。TRPV1 是一种钙内流离子受体，能被包括热、酸和质子在内的多种敏感刺激激活。骨性癌痛小鼠模型实验显示 TRPV1 通道阻滞药减轻了疼痛症状，并且在支配疼痛骨的感觉神经纤维上 TRPV1 有表达。紧急或长期服用 TRPV1 拮抗药或 *TRPV1* 基因的普遍破坏均会减轻持续性疼痛症状及动作诱发的疼痛症状。

通过在大鼠后腿注射鳞状细胞癌细胞的相关研究结果证实了 TRPV1 针对软组织肿瘤模型具有止痛作用。在大鼠后腿上发展的肿瘤能诱发出明显的机械性触诱发痛、热痛敏和自发性疼痛行为，这些症状均能通过吗啡的应用而得到改善。免疫组化分析显示背根神经节中的促 TRPV1 的大型神经元数量有所增加。通过足底注射给予 TRPV1 拮抗药抗辣椒碱或 TRPV1 通道阻滞药钌红能完全抑制机械性触诱发痛和热痛敏症状，但不能抑制自发性疼痛症状。

在骨肿瘤中，酸性微环境使酸敏感离子通道（ASIC）的表达发生了改变，但没有改变 TRPV1 受体的表达。在雌性大鼠胫骨中接种 MRMT-1 大鼠乳腺癌细胞而产生的癌症动物模型中，组织学检测中能发现大量破骨细胞所导致的溶骨作用，影像学上能发现骨质破坏。注射肿瘤细胞一侧的脊髓中 c-Fos 基因的表达增强，而大鼠的患肢也表现出痛敏现象。能抑制溶骨作用的唑来膦酸双膦酸盐来显著减轻痛敏症状并且减少促 c-Fos 基因神经的表达。在同侧背根神经节的 ASIC 通道的两种亚型 ASIC1a 和 ASIC1b 的 mRNA 表达水平有所增加，而唑来膦酸能减少其表达水平。而

另一方面，ASIC3 和 TRPV1 的 mRNA 表达水平则没有在这个实验模型中提升。

（三）蛋白酶和蛋白酶激活受体

蛋白水解作用在癌变和癌痛中起到关键作用，同时在肿瘤微环境中也充满了蛋白酶和蛋白水解肽产物。肿瘤相关胰蛋白酶已经在多种癌症中被检测到，如卵巢癌、胰腺癌、肝细胞癌、胆管癌、肺癌、直肠癌、纤维肉瘤、红白血病、胃癌及口腔肿瘤。而蛋白酶并非直接或通过其肽类产物激活肿瘤微环境中初级传入神经疼痛感受器上的细胞表面受体。蛋白激酶受体（PAR）属于 G 蛋白偶联受体家族（PAR1 和 PAR4）并通过蛋白酶切激活。这样的酶切作用由多种不同的酶引起，包括丝蛋白酶、胰蛋白酶和类胰蛋白酶。酶切作用暴露束缚配体，使其与受体结合并启动信号传导作用。蛋白激酶还能被与束缚配体有相似序列的短链合成五肽和六肽激活。丝-亮-异亮-甘-精-亮（SLIGRL）肽序列能引起 P 物质的释放及外周组织 C 类神经纤维中降钙素基因相关肽（CGRP）的释放，并激活疼痛感受器上的蛋白激酶受体产生疼痛症状。PAR2 能激活多种第二信使途径，并相应地增强疼痛感受传入神经上的 TRPV1 和 TRPV4 受体敏感度，同时导致 TRPV1 依赖的热痛敏和 TRPV4 依赖的机械性痛敏。

最近通过药理、行为、生化和基因途径发现 PAR2 与癌痛症状有关联。在人肿瘤细胞上清液中重新获得的蛋白酶能激活感觉神经上的 PAR2，而人头部和颈部的肿瘤细胞表现出蛋白水解酶活性的增强。由人肿瘤细胞产生的上清液也能在小鼠模型上引起明显的持续的触诱发痛。这样的致痛效应能因丝氨酸蛋白酶的抑制作用而消除，或因肥大细胞的损耗而减弱，而在 PAR2 基因敲除的小鼠上则不存在此类效应。由肿瘤细胞上清液所引起的机械性触诱发痛会通过肥大细胞颗粒的损耗而减弱。

丝氨酸蛋白酶能作用于癌痛，如由肿瘤细胞分泌的胰岛素和由肥大细胞分泌的类胰蛋白酶，这两者均能激活 PAR2。上皮细胞可能是胰蛋白酶的第二来源。包绕肿瘤的血管（如胃癌）如同口腔肿瘤基质中的纤维原细胞一样能够表达胰蛋白酶，并且在胃癌患者中已经发现了血清胰蛋白酶水平的提高。长期暴露在人肿瘤细胞所分泌的丝氨酸蛋白酶之中则会使外周神经元的 PAR2 水平上调。在肿瘤微环境中源自肿瘤细胞和非恶性细胞的丝氨酸蛋白酶持续释放会使初级疼痛感受传入神经产生持续兴奋从而导致癌症患者的机械性触诱发痛症状。

（四）缓激肽

同内皮素 -1 一样，缓激肽（BK）也是一种血管活性肽，并对癌痛具有一定作用。某些肿瘤，如前列腺癌，会分泌激肽释放酶（HK），能够升高肿瘤微环境中的 BK 浓度。通过在股骨下端接种溶骨性肉瘤细胞所产生的骨性癌痛小鼠模型中，长期应用药物拮抗缓激肽 B_1 受体（在接种肉瘤细胞后的第 6 ~ 14 天）能在骨肿瘤早期（接种肉瘤细胞后 10 天）和进展期（接种肉瘤细胞后 14 天）中减轻持续性疼痛和动作诱发骨性癌痛行为。研究证明，长期服用缓激肽 B_1 受体拮抗药对肿瘤增殖或其溶骨作用并无影响，因此可以证明缓激肽 B_1 受体拮抗药可能具有单纯的镇痛功效。后一种证明结果十分重要，因为验证 BK 拮抗药在镇痛方面的机制时可能会并存对肿瘤增殖的影响。

各种 BK 靶向药物对疼痛行为的疗效会根据肿瘤的组织学因素、肿瘤部位及药物服用的方法而不相同。通过在大腿种植黑素瘤细胞而获得的皮肤癌小鼠模型中，在肿瘤晚期即种植黑素瘤细胞后第 20 天，舔前爪作为一项自发性疼痛的指标，会在局部注射 BK 受体拮抗药后受到明显抑制

（尤其针对 B_1 受体或 B_2 受体两个亚型其中之一）。另一方面，机械性触诱发痛并不受 B_1 受体拮抗剂影响，而 B_2 受体拮抗药对触诱发痛的抑制作用有赖于剂量的多少。两种 BK 受体拮抗药对热痛敏均无影响。

在皮肤癌模型的肿瘤微环境中 B_1 受体呈上调趋势。通过反转录 PCR（RT-PCR）检测发现，在接种一侧脊髓背根神经节中存在大量 B_1 受体 mRNA，但在非接种一侧则较为罕见；而 B_2 受体 mRNA（在非接种侧脊髓背根神经节中发现）并未因黑素瘤细胞种植而改变。相较于正常皮肤，BK 及相关肽的量在黑素瘤块中明显增加。

缓激肽相关研究也为内皮素疼痛调节的复杂机制提供了一条支线：缓激肽直接引导 ET-1 表达和分泌的增加。用 BK 治疗经培养的黑素瘤细胞能增加细胞中促 ET 前体 mRNA 水平，同时增加 ET-1 的分泌量。在特定的黑素瘤细胞序列中 ET-1 分泌与生物合成受到 B_2 受体而非 B_1 受体的调节。而这种针对 ET-1 的效应并非在所有黑素瘤细胞序列中完全相同。

（五）神经生长因子

在众多癌症的肿瘤微环境中，感觉神经会暴露于一个神经生长因子（NGF）长期增长的环境，通常 NGF 的分泌会促进感觉传入神经的局部生长和存活。源自 NGF 的信号通过神经细胞膜上的高亲和力酪氨酸激酶受体（TrkA）及低亲和力的 p75 受体进行介导。NGF 及其高亲和力的 TrkA 受体同时也能促进多种肿瘤细胞的增殖和入侵，包括乳腺癌、前列腺癌及胰腺癌。对于 NGF 的表达和两种高、低亲和力受体的调节都已经进行了广泛的研究。NGF 的短期外周应用会引起热痛敏，而长期应用也会产生机械性痛敏。设计成 NGF 过度表达的转基因小鼠也会相似地表现出机械性痛敏。与炎症及疼痛相关的 NGF 增长则发生在银屑病形成的角质细胞、关节炎的滑

囊液及炎性肠病的肠组织中。

NGF 同时也调节炎性细胞的活性,包括淋巴细胞和肥大细胞。肥大细胞的损耗会将皮肤神经标本中小直径神经上的 NGF 的镇痛效应消除。炎症的活性同 NGF 的增长、感觉神经元中相关肽类的量的增加,从脊髓释放 P 物质和 GCRP 的增加及痛敏的增强有关。在肿瘤微环境中通过肿瘤细胞分泌的 NGF 可能会引起一系列作用于疼痛的改变。NGF 的长期暴露会导致感觉神经元中 TRPV1 受体表达的增强及 ASIC 表达和缓激肽绑定的增强,这两者均作用于癌痛。

NGF 引发癌痛一个可能的机制为 NGF 和周围神经受累之间的联系,周围神经受累是一个神经病学术语,指的是神经纤维中肿瘤的增殖和侵袭,与疼痛相关并在外科切除术后仍会复发。腺样囊性癌的神经侵袭就与 NGF 有关,如以其神经亲和力为特点的唾液腺癌,当然还有胰腺癌和口腔肿瘤。在胰腺肿瘤细胞的胞质中 NGF 表达增强,而 TrkA 则大量存在胰腺神经的神经束膜上而非胰腺肿瘤细胞内。伴有高水平表达 NGF 和 TrkA 的胰腺癌患者,神经侵袭更频繁,并且自述疼痛症状的水平更高。在有神经侵袭表现的口腔肿瘤中 NGF 和 TrkA 两者的蛋白表达水平同样显著增高。通过在大腿注射前列腺癌细胞所产生的小鼠模型中,抗 NGF 能产生类吗啡药效从而减轻早期和后期骨性癌痛行为。虽然 NGF 早期在肿瘤中具有细胞增殖效应,但抗 NGF 治疗能促进镇痛作用并且不伴有肿瘤引起骨质重建的影响、造骨细胞增殖、破骨细胞生成或是表皮或骨感觉或交感神经支配的标志物。这些研究结果用以显示在缓解前列腺癌诱发的骨性疼痛过程中,抗 NGF 治疗能通过对抗在神经支配骨中所有神经纤维表达的 p75 和 TrkA 受体产生 NGF 介导的致敏作用。

（六）肿瘤坏死因子

因在肿瘤中具有较高的分泌水平,细胞因子一直是刺激性疼痛的关键因素之一,细胞因子的致痛效应可能直接是神经性的也可能是免疫性的。肿瘤坏死因子 α（TNF-α）能刺激免疫细胞,并使其相应蛋白产生致痛物质并在肿瘤微环境中与初级传入神经疼痛感受器相互作用。TNF-α 对肿瘤诱发机械性痛敏的直接局部作用已经在接种纤维肉瘤细胞的小鼠模型中得到证实。在这个研究模型中发现肿瘤中 TNF-α 水平明显较正常更高,并且在足底注射 TNF-α 能引发机械性痛敏（针对初次接受试验的纤维肉瘤小鼠模型）。当瘤内注射依那西普——一种可溶性 TNF-α 受体,能有效减轻肿瘤引起的机械性痛敏,而全身应用依那西普则效果不佳,可见 TNF-α 的局部分泌可能在癌痛中起到一定作用。

在类似的研究中,Constantin 及其同事运用简捷的双管齐下的方法展示了 TNF-α 能直接引发并维持肿瘤相关的热痛敏。这些研究者在细胞培养液和大腿种植肺细胞的小鼠模型肿瘤标本中检测 TNF-α 及其他细胞因子的水平。肿瘤标本中的 TNF-α 和 IL1-β,而非取自细胞培养液和细胞裂解液,被检测达到了病理生理浓度。辅以依那西普的日常全身治疗用以抵抗内源性 TNF-α,并能消除肿瘤引起的热痛敏（HarGreaves 法测试）。而痛敏的减弱并不能归因于由肿瘤体积所产生的任何效应。为了确认两种 TNF-α 受体（TNFR1 或 TNFR2）中哪一个可能参与癌痛模型中热痛敏的产生,在小鼠模型的设计中便敲除了应答受体。TNFR1$^{-/-}$ 肿瘤小鼠模型表现出明显的热痛敏症状,而 TNFR2$^{-/-}$ 肿瘤小鼠模型直到肿瘤进展到相当靠后的阶段才表现出热痛敏症状,这就说明 TNFR2 在肿瘤引起的热痛敏中起到主导作用。

二、癌痛中初级感觉神经的改变

在一种癌痛一级动物模型中,纤维肉瘤

细胞（NCTC2472）取自于在 C3H/He 小鼠股骨骨髓腔中种植的原发性结缔组织肿瘤。微量渗析显示在肿瘤病灶区域含有高水平的 P 物质、NGF 和白介素 -10（IL-10）。作为对股骨刺激（有害和无害刺激）后同侧脊神经上的 P 物质受体产生内化作用的证据，脊髓背根神经节（DRG）神经元在这个肿瘤模型中得到活化和敏感化。重要的是，受体内化作用的程度同骨质破坏范围相关联。外周刺激后在脊髓中 P 物质的内化作用同样也出现在炎性疼痛动物模型中。c-Fos 基因的表达，作为炎症和疼痛感受器活动和致敏的标志物，能够反映 P 物质受体内化作用并同癌症进展和疼痛行为有关联。电生理研究为此提供了直接证据，疼痛感受器在上述肿瘤生长过程中变得敏感化。

在上述骨性癌痛模型中除了疼痛受体敏感化的机制之外（如内皮素 -1），研究中还有另外的数据有所进展。粒系集落刺激因子和粒巨噬系集落刺激因子及其受体也牵连其中。研究还显示初级感觉神经中内源性大麻素信号的减少对肉瘤细胞产生的疼痛感受器兴奋性的改变起到一定作用。在小鼠后爪种植纤维肉瘤细胞后，肿瘤的发展也会对外周神经纤维造成形态学改变。由于很多表皮神经为疼痛感受器，所以研究者们已经对表皮神经形态着手进行研究。机械性触诱发痛小鼠模型爪底皮肤和皮肤神经的组织活检显示肿瘤恶化进程中表皮神经纤维在肿瘤生长早期出现发芽现象。因此，从某种程度上来说，这个动物模型相关的疼痛症状可能源自于神经受损。

在另一个神经性癌痛的模型中，Shimoyama 及其同事将 Meth A 肉瘤植入小鼠坐骨神经周围。在种植后几天就出现了机械性触诱发痛、热痛敏症状及自发性疼痛信号。在坐骨神经周围出现了肿块，但并未渗透至神经纤维。组织学评估显示有髓神经纤维和无髓神经纤维均有进行性损

害。上述研究合在一起显示了肿瘤的生长改变了外周神经纤维的形态，从而导致神经病变及某些等级的疼痛感受器兴奋性的增强。神经损伤、炎症介质释放及疼痛物质释放所产生的联合作用可能导致肿瘤进展中疼痛感受器的敏感化。

三、神经周围浸润与癌性内脏痛

众所周知，除了在血管系统及淋巴系统发现癌细胞转移以外，癌细胞还可以通过神经周围进行扩散转移。有研究报道了肿瘤细胞沿着肿瘤周围的神经生长，以证实肿瘤细胞的神经侵袭能力。早先的观点认为，肿瘤细胞沿着周围神经移行这条途径的阻力最小。然而，其他的研究相继否定了这个观点。例如，研究证实肿瘤细胞与施万细胞共存于神经内膜空间，肿瘤细胞同样存在于神经束膜空间。同样，最近的研究将肿瘤细胞沿着神经周围分布并同时（或部分）分布于与神经外膜、神经束膜及神经内膜等神经鞘周围空间的现象定义为神经周围浸润（PNI），肿瘤细胞浸润至少占据神经的 33%。因此，此前被描述为肿瘤细胞沿着神经周隙扩散的 PNI，现在也可以被描述为基于肿瘤细胞存在于神经鞘周围三个空间的神经浸润（NI）。因此，有些学者曾用术语"神经浸润"代替"神经周围浸润"。肿瘤细胞浸润神经的原因迄今仍不完全清楚，但已有假说认为一旦肿瘤细胞浸润了神经鞘的外层，它们就成为促进肿瘤生长有利环境的一部分。我们目前对神经鞘内存在肿瘤细胞的认识，进一步证明肿瘤细胞的移动是通过肿瘤细胞与周围神经之间高度协调的信号系统实现的，包括神经营养因子、炎症趋化因子和细胞表面配体与受体等诸多信号因子在 PNI 的进程中发生作用。在很多病例中，PNI 伴随疼痛，上述提及的 PNI 相关因子同样与疼痛产生相关。近些年来，研究者对癌性

疼痛的靶向治疗方面的研究付出了极大的努力。本节以胰腺癌为重点，回顾 PNI 与相关癌性疼痛的分子机制。

（一）肿瘤的神经周围浸润

PNI 自首次在头颈部肿瘤中被报道后，相继在包括胰腺、前列腺、结直肠及其他肿瘤中被报道。虽然不同的肿瘤发生 PNI 的比例不同，PNI 阳性的病例往往都与较

差的预后及较低的生存率有关。

胰腺导管腺癌（PDA）在各类肿瘤中 PNI 的发生率最高，达 80%～100%。胰腺癌发生高比例 PNI 的原因尚不完全清楚，但 PDA 细胞具有高度嗜神经性，胰腺与几个神经丛高度毗邻可以部分解释这一现象（图 19-4）。胰腺接受如此丰富的神经丛的支配，为肿瘤细胞与神经充分发生交互作

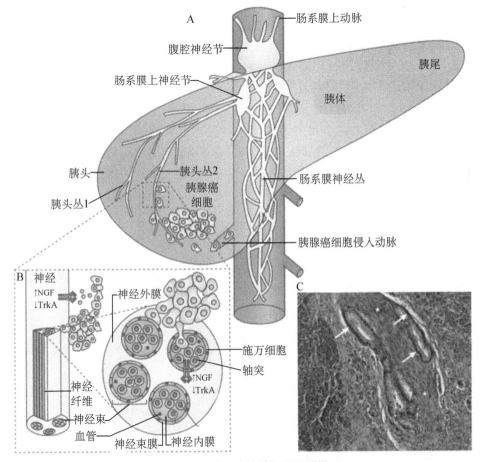

图 19-4 胰腺癌的神经周围浸润

A. 胰头由腹腔神经丛支配，包括左、右腹腔神经节（图中标记为腹腔神经节）和肠系膜上神经节。这些神经丛包绕着肠系膜上动脉，位于胰腺与动脉之间。胰头丛 1（腹腔神经节发出）和胰头丛 2（肠系膜上神经丛发出），通常被认为是位于胰头部位的胰腺癌细胞浸润的主要路径。胰体尾部癌细胞神经播散的主要路径是通过腹腔神经丛和脾丛（未标出）。B. 周围神经由 3 层膜包裹，神经内膜、神经束膜和神经外膜。最内层的神经由神经纤维组成，它是由施万细胞及髓鞘包裹的轴突构成。几个这样的神经纤维由神经内膜包围，神经内膜是一种脆弱且流动的基质。与神经纤维不同，神经内膜有丰富的血供，从而保证了的神经内膜组件的完整性。几组这样的神经纤维进一步由神经束膜包裹，形成所谓的神经束结构。最终，几个神经束一起构成神经，并由最外层的神经外膜包裹。神经外膜由沿着神经分布的弹性蛋白及胶原纤维所构成。向上的箭头表明神经内相应蛋白表达的上调。C. 胰腺导管细胞癌的苏木精伊红（HE）染色组织染色显示神经周围浸润，白色星号所指示的神经正被白色箭头所示的胰腺癌细胞浸润。NGF. 神经生长因子；TrkA. 酪氨酸激酶受体 A

用提供了十分有利的条件。即使如此，从某种程度上说，解释胰腺癌PNI高发生率的根本分子机制仍不明了。此外，虽然肿瘤细胞具有沿着神经播散的倾向性，神经同样也由于受肿瘤分泌因子的趋化优先趋向肿瘤方向。

（二）周围神经浸润的分子机制

随着对确定驱动PNI分子机制研究的深入，对PNI机制的理解也发生了变化。目前的观点认为，肿瘤细胞与神经之间协调与交互的信号系统是PNI发生的根本基础。研究表明，转化生长因子α（TGF-α）在胰腺周围神经中的高表达，以及表皮生长因子受体（EGFR）在胰腺肿瘤细胞上的表达，使神经与肿瘤细胞间的亲和力增加。这项早期的研究也为探索PNI中其他神经相关生长因子的作用铺平了道路。后来的

研究相继证明多种因子在PNI发生中潜在的作用，包括神经营养素及其受体、蛋白酶类、细胞因子类、炎症趋化因子类及细胞表面标记，这些因子在肿瘤细胞和（或）神经上的表达都发生了变化（图19-5）。

PNI是一个多因素过程，包括来自于不同信号通路的多种信号分子。表达于肿瘤细胞与周围神经的分子间相互关系在PNI发生中起重要作用。这些信号分子包括分泌的神经营养素，如酪氨酸激酶受体A的特异配体神经生长因子（NGF）；TrkB配体脑源性神经营养因子（BDNF）。另外还有低亲和力受体p75神经营养因子受体（p75NTR）。其他分泌的因子包括胶质细胞源性神经营养因子（GDNF）家族。GDNF与GDNF受体α₁（GFRα₁）转染受体酪氨酸激酶（RET）形成化合物并重排，而

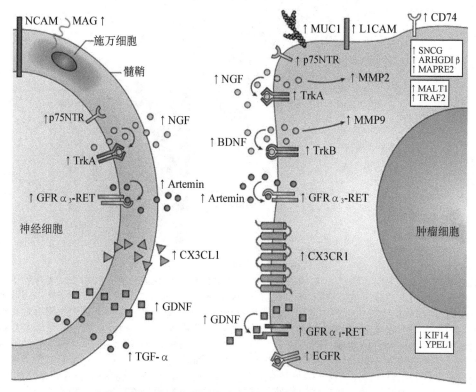

图19-5　胰腺癌神经周围浸润过程中涉及的信号分子

向上的箭头表示该基因或蛋白质在PNI时表达增加（向下箭头表示减少）；半圆形箭头代表自分泌作用；EGFR. 表皮生长因子受体；MMP. 基质金属蛋白酶；TGF-α. 转化生长因子α

GDNF 家族成员 Artemin 和 GFRα₃-RET 形成化合物。此外，炎症趋化因子及其受体（如 CX3CL1GCX3CR1 交互作用）与其他细胞表面分子，如黏蛋白 1（MUC1）、髓鞘相关糖蛋白（MAG）、神经细胞黏附分子（NCAM）、L1 细胞黏附分子（L1CAM）及 CD74 等也与 PNI 有关。另外，基因与蛋白质的差异表达亦有助于肿瘤细胞的浸润及 PNI。这包括黏膜相关淋巴组织淋巴瘤易位基因 1（MALT1）和肿瘤坏死因子受体相关因子 2（TRAF2），突触核蛋白 γ（SNCG），RHOGGDP 解离抑制因子 β（ARHGDIβ），微管相关蛋白 RP/EB 家族成员 2（MAPRE2），YPEL1 和驱动蛋白家族成员 14（KIF14）。图 19-3 表明了主要分子及其在胰腺癌 PNI 相关的相互作用。

1. PNI 中的神经营养素及其受体 神经营养素是由神经元细胞和肿瘤细胞分泌的信号因子，对这些细胞的存活、生长与分化起相关作用。神经营养因子（NTF）家族是神经营养素中一类非常有特征性的家族，包括 4 种成员：神经生长因子（NGF）、脑源性神经营养因子（BDNF）、神经营养因子 3（NTF3）和 NTF4（亦称 NTF5）。对神经元细胞与肿瘤细胞的存活起决定性作用的信号通路的级联激活，取决于各神经营养素结合的受体类型。不同的受体可以激活不同的信号转导通路，以调控神经元细胞和肿瘤细胞的生长、存活和分化，以及神经元细胞的凋亡。

NGF 家族通过与高亲和力受体与低亲和力受体这两种不同的受体结合发动信号。每种神经营养因子与特定的高亲和力受体结合，这类受体属于原肌球蛋白受体（TRK）家族；另与低亲和力受体 p75 神经营养因子受体（p75NTR）结合，该受体属于肿瘤坏死因子（TNF）超家族。NGF 与 TrkA 结合，BDNF 和 NTF4 与 TrkB 结合，NTF3 与 TrkC 结合，每种结合都可诱导促

存活信号。当有 p75NTR 存在时，NGF 与 TrkA 的结合增加，是通过 TrkA 的促生存信号通路。有趣的是，有些研究证明 NTF 与 p75NTR 的结合也可以单独引起细胞凋亡或其他形式的细胞死亡。研究证实，胰腺肿瘤细胞和周围神经的 NGF 及其受体 TrkA 和 p75NTR 表达水平增高。与正常外分泌胰腺比较，胰腺癌细胞的 NGF 表达大大上调。此外，胰腺肿瘤组织 TrkA 和 p75NTR 表达的水平与 PNI 发生的频率显著相关。有实验使用背根神经节（DRG）与胰腺癌细胞共培养模型，发现胰腺癌细胞沿着 DRG 的突触发生扩散，DRG 同时亦表现出神经元突触朝向胰腺癌细胞增生的趋势。这些研究证明，在肿瘤细胞分泌的 NGF 旁分泌信号作用下，激活了周围神经上表达的 TrkA，进而使得神经与胰腺癌细胞之间表现出相互的趋向性。而且，由于胰腺癌细胞同样表达 TrkA，NGF 可能通过自分泌的方式发挥其对肿瘤细胞生长与浸润的刺激作用。此外，胰腺细胞 NGF 及周围神经 TrkA 的表达增加在慢性胰腺炎组织样本中亦有发现，进一步证实了 NGF-TrkA 信号通路参与了该类疾病的疼痛产生。

虽然周围神经的神经束膜上 TrkA 表达上调与不良预后及 PDA 细胞的转移倾向呈正相关，但关于 PNI 中 p75NTR 的预后判断价值有存在争议的报道。有研究应用反转录 PCR（RTGPCR）测定了 56 名例发性胰腺癌患者的 mRNA 表达，发现 p75NTR 的表达与 PNI 及疼痛发生呈反向关联。此外，p75NTR 表达对预后的正性影响取决于胰腺癌细胞中 TrkA 与 p75NTR 表达的比率。作者提出了新颖的治疗假说，提高 p75NTR 的活性可能阻止 PNI 并帮助胰腺癌的 PNI 治疗。而另一项研究表明，胰腺癌细胞表达的 p75NTR 对化疗药物的趋化力有作用。通过免疫组化方法，他们发现 p75NTR 表达与胰腺癌组织的 PNI 发生呈

正相关。此外，当肿瘤细胞应用 p75NTR 转染后，胰腺癌细胞相应化学趋化物发生的移行显著增加，提示 p75NTR 参与了胰腺癌细胞的转移并可能参与 PNI 的发生。另据报道，胰腺癌细胞中 BDNF 的表达增加。高水平的 BDNF 使得肿瘤细胞的增生行为及侵袭性增加，可能促成了 PNI。同样，BDNF 的受体 TrkB 在转移的人 PDA 细胞中过表达，并与 PNI 有相关性。

虽然 NTF3 及其受体 TRKC 在胰腺癌细胞中表达水平亦有增加，它们与 PNI 的相关性还不确定，NTF4 同样如此。GDNF 家族也参与了胰腺癌的 PNI 发生。GDNF 家族包括 4 个成员：GDNF、Neurturin（NRTN）、Artemin（ARTN）和 Persephin（PSPN）。GDNF 神经营养素通过与其相应的选择性 GFRα 结合表达信号，GFRα 家族成员包括 GFRα$_1$、GFRα$_2$、GFRα$_3$ 和 GFRα$_4$，分别与 GDNF、NRTN、ARTN 和 PSPN 对应结合。这就导致包括配体结合的 GFRα 和重排转染受体酪氨酸激酶（RET，发现时认为是原癌基因）的络合物的形成。该 GDNF-GFRα-RET 络合物激活了控制细胞生长、分化、轴突生长与存活的信号通路。GDNF 和 GFRα$_1$-RET 在胰腺癌细胞中表达增加，神经元细胞分泌的高水平的 GDNF 可以增加胰腺癌细胞的侵袭性。另外，在无 GDNF 表达的小鼠 DRG 中，胰腺细胞的侵袭性降低，也说明了 GDNF 在 PNI 发生中的作用。

胰腺癌细胞浸润中还有 ARTN 表达增加。ARTN 及其受体 GFR 及 RET 在胰腺癌细胞和周围神经中的表达水平增加，与胰腺癌细胞侵袭性及 PNI 发生增加呈正相关。即使 NRTN 在离体分析时可以影响胰腺癌细胞的侵袭性，但与 PNI 之间的关系尚未确定。同样，虽然在胰腺癌细胞中有 PSPN 的微弱表达，但其与 PNI 的相关性尚不确定。

2. PNI 中的炎症趋化因子　众所周知炎症趋化因子及其受体影响肿瘤细胞侵袭力，胰腺癌中各种炎症趋化因子受体的表达也为这一理论增加了证据。胰腺癌神经周围浸润时，趋化因子受体 CX3CR1 及其配体 CX3CL1（亦称趋化因子 CX3）对 PNI 亦有作用。免疫组化结果证实 CX3CR1 的高表达与胰腺癌 PNI 发生率增加相关。相应的，CX3CR1 转染的胰腺癌细胞转移率增加，且表达 CX3CR1 的肿瘤种植到小鼠后表现出更强的神经侵袭能力。此外，CX3CL1 在神经上的表达证实了 PNI 是由包括胰腺癌细胞及其周围神经共同参与的多因素作用的结果。CX3CL1GCX3CR1 信号系统还影响细胞黏附，这也可能对 PNI 有影响。所有这些共同说明 CX3CL1GCX3CR1 信号系统是减轻 PNI 治疗的一个有希望的靶点。此外，轴突引导分子信号 3A（SEMA3A）及其受体（PLXNA1 和 NRP1）在胰腺癌组织中表达增加，并与患者生存率降低及肿瘤侵袭和转移趋势增加有关。然而，尽管 92% 的患者存在 PNI，PNI 状态与 SEMA3A 表达之间并没有显著的相关性。

3. PNI 中的基质金属蛋白酶　通常认为，成功转移和侵袭周围组织需要周围细胞外基质（ECM）降解，该过程由蛋白质水解酶控制，如基质金属蛋白酶（MMP），有几类在胰腺癌中被发现。72kDaMMP2（亦称明胶酶 A）和 92kDaMMP9（亦称明胶酶 B）都属Ⅳ型胶原蛋白酶，其在胰腺癌中的过表达影响肿瘤转移并提示不良预后。胰腺癌细胞中对应 GDNF 的 MMP9 表达与活性增加，可以促使胰腺癌细胞的侵袭力增加。类似的，胰腺癌细胞中的 NGFGTrkA 信号系统刺激 MMP2 的表达与活性，也促使其侵袭力增加。鉴于 GDNF 和 NGF 在胰腺癌细胞和周围神经皆有表达并与 PNI 有关，也可以假定 MMP 亦与胰腺癌的 PNI 有关。

4. 促进 PNI 的基因差异表达　为更好地理解肿瘤细胞转移和浸润周围神经时激活的分子途径和信号通路，应用了全基因表达谱来揭示神经浸润和非浸润型癌细胞之间的基因表达差异。有研究报道，PNI 频率高低不同的胰腺癌细胞株经皮下植入到非肥胖型糖尿病重症联合免疫缺陷（NODGSCID）小鼠。Ⅱ型跨膜蛋白酶 CD74 在高频率 PNI 胰腺癌细胞株中表达增加，而低频率 PNI 细胞株恰恰相反。CD74 是人白细胞 DR 抗原（HLAGDR）的 γ 链，它是主要组织相容性复合物 Ⅱ（MHC Ⅱ）受体。CD74 在 PDA 中过表达，并与 HLAGDR 的 α 和 β 链结合，而这种结合导致了抗癌的宿主免疫应答抑制。此外，还有研究说明了 CD74 作为受体介导的生存信号的作用。因此，CD74 的表达增加不仅增加了癌症的侵袭和 PNI，它还可能使得肿瘤细胞逃避免疫反应。使用 DRG 共培养模型，证实了 MiaPaCa$_2$ 胰腺癌细胞选择性地按神经方向迁移，在用增殖标志物 KiG67 标记后发现其增生加强。在共培养的 MiaPaCa$_2$ 与单独培养的 MiaPaCa$_2$ 对照时发现，基因表达谱显示两种促存活基因表达增加，为黏膜相关淋巴组织淋巴瘤易位基因 1（MALT1）和肿瘤坏死因子受体相关因子 2（TRAF2）。因此，促存活基因的表达增加、肿瘤增殖增加和凋亡减少显示了胰腺癌细胞神经浸润的能力。

应用 PNI 的离体模型，大鼠迷走神经与胰腺癌细胞株置于专门神经浸润房，胰腺癌细胞组织培养板下方仅有的通道是神经，任何出现在组织培养板上的浸润癌细胞都是胰腺癌细胞株经由神经浸润而来。在高度神经侵入性和非侵入性的肿瘤细胞克隆间，全基因组转录分析发现一些基因之间的差异表达。驱动蛋白家族成员 14（KIF14）是高度神经侵入性细胞中最为明显下调的基因之一。KIF14 是一种有丝分裂的驱动蛋白，与各类疾病的预后不良相关。敲除 KIF14 基因扰乱细胞分裂和细胞周期，并引起癌细胞发生凋亡。尽管大量胰腺癌和胰腺炎组织样本和正常胰腺组织比较，KIF14 在 mRNA 水平上调，而进一步的微量胰腺组织经基因表达分析证明，神经浸润细胞的 KIF14 相比无浸润的胰腺癌细胞表达降低。使用小分子干扰糖核酸（siRNA）使得 KIF14 下调，可以增加非侵入性胰腺癌细胞的侵袭性。该结果提示 KIF14 在胰腺癌中有对抗癌细胞浸润的作用。大量组织中的 KIF14 表达增加有可能是为阻止肿瘤细胞侵袭性而发生的负反馈作用。相对于低侵袭性细胞，RHOGGDP 解离抑制因子 β（ARHGDIβ）在高神经侵袭性的胰腺癌细胞中表达也是上调的。ARHGDIβ 阻止了 GDP 从 GDP 酶类解离，从而使它们保持在非活动状态。对胰腺癌细胞行 ARHGDIβ 敲除并不影响细胞的存活和侵袭性，但却可以降低其周围神经浸润的能力。乳腺癌的 ARHGDIβ 表达增加与化疗抵抗有关，而其表达降低则使得乳腺癌生长减慢且侵袭性下降。另有不同模型研究也阐述了 ARHGDIβ 在胰腺癌 PNI 中的作用，进一步证实了它的重要性。

突触核蛋白 γ 表达于周围神经系统，在转移和浸润的乳腺癌细胞中发现其有过表达。在胰腺癌细胞株中也发现突触核蛋白 γ 表达增加，且和胰腺癌患者发生 PNI 和淋巴结浸润相关。Hibi 等证实突触核蛋白 γ 表达强烈提示无瘤生存率下降，且患者的预后很差，还与体内 PNI 小鼠模型发生 PNI 显著相关。此外，使用短发夹 RNA（shRNA）下调突触核蛋白 γ 可以降低 PNI 的范围与肝转移。通过其伴随功能，突触核蛋白 γ 可以在有丝分裂期与中心体和纺锤体关联，可以增加促分裂原活化蛋白激酶（MAPK）的表达。这就导致 MAPK 信号系统增强，这也是 PNI 相关 NGFGTRKA 促生存信号通路的下游通路。突触核蛋白 γ 可能还通过 MAPK 使 MMP 发生上调，进一步对 PNI 进程和肿瘤进展产生作用。突触核蛋白 γ 可以在胰腺癌患者的血浆及尿液样本中检测到，因而有可能成为该疾病的生物学标记之一。突触核蛋白 γ 在 PNI 和胰腺癌转移的多个方面都有涉及，使得其成为一个新的治疗靶点。

5. PNI 中的其他细胞表面分子　研究报道，浸润神经的胰腺癌细胞通过细胞表面蛋白与施万细胞发生联系。例如，跨膜蛋白黏蛋白 1（MUC1）在胰腺癌细胞上过表达，含有不规则的糖基化胞外域结构。该结构是髓鞘相关糖蛋白（MAG）（一种表达于周围神经施万细胞的胞膜糖蛋白）的特异性配体。近期的研究表明，当发生 PNI 时，胰腺癌细胞表面的 MUC1 和施万细胞表达的 MAG 之间的交互作用加强。除了作为 MAG 的优先配体之外，胰腺癌细胞上 MUC1 胞质尾区不同的磷酸化还可以导致肿瘤增殖和转移信号通路的激活。因此，MUC1GMAG 信号通路不仅可以增加胰腺癌细胞的侵袭性和增殖能力，还可能通过加强肿瘤细胞和施万细胞的关联从而促进 PNI 形成。还有学者研究了 PNI 中神经细胞黏附分子（NCAM）和 L1 细胞黏附分子（L1CAM）这两种细胞黏附分子的作用。NCAM 由唾液酸进行翻译后修饰，通过钙黏素抑制了 NCAM 调节细胞间黏附的能力。有研究报道，唾液酸结合的 NCAM 表达增加与胰腺癌的 PNI 有关。然而，胰腺肿瘤中 NCAM 本身的表达水平又与患者较好的生存率相关。因此，NCAM 的唾液酸化可能在 PNI 和肿瘤转移中起作用。L1CAM 是神经元行使迁移和黏附等正常功能所必需的。Ben 等报道称 PDA 时有 L1CAM 和 GDNF 过表达，它们都和 PNI

的发生及不良的预后相关。目前，PNI 中这两种分子的功能仍有待进一步研究。

（三）PDA 的 PNI 和疼痛产生

疼痛产生是 PDA 中 PNI 的突出症状之一。许多患者主诉存在肿瘤侧的腹部或背部疼痛。使用传统的镇痛药物如阿片类及非甾体抗炎药对胰腺癌痛的治疗有一定疗效。但不幸的是，这些药物并非一直有效，而且其严重的不良反应常影响患者的生活质量。神经节阻滞的应用有时可以对癌性疼痛有疗效，但这类操作常会有一些不良反应。例如，为了减轻胰腺癌相关性疼痛的腹腔神经节阻滞，除了有几种明显的不良反应和并发症之外，还对操作的技术要求很高，而且与患者较短的生存期相关。针对 PNI 和疼痛特定靶点的治疗方法有可能克服这些缺点，并达到更好的治疗效果。

在并发有 PNI 时，疼痛的发生率通常也较高，与 PNI 发生有关的某些分子机制同样也与胰腺癌疼痛的产生相关。图 19-4 说明了主要的分子及其在胰腺癌疼痛产生过程中的相互作用。包括分泌的神经生长因子（NGF）、胶质细胞源性神经生长因子（GDNF）、Artemin、粒细胞集落刺激因子（GCSF）和粒细胞 G 巨噬细胞集落刺激因子（GMCSF）及其相应受体酪氨酸激酶受体 A（TrkA）和 p75 神经营养因子受体（p75NTR）、GDNF 受体 α_1（GFRα_1）- 重排转染（RET）络合物（GFRα_1GRET）、GFRα3GRET、GCSF 受体（GCSFR）和 GMCSF 受体 α（GMCSFRα）（图 19-6）。

胰腺癌患者疼痛产生的原因是多方面共同作用的结果。例如，癌细胞的浸润破坏了神经鞘，使神经突触易受来自 ECM 的伤害性刺激，胰腺癌细胞和神经之间的信号传导导致胰腺癌细胞生长加速及神经的生长加速。此外，神经周围空间的浸润可能促进肿瘤细胞的生长，进而诱导肿瘤转移并导致疼痛。在肿瘤进程中，伴随新

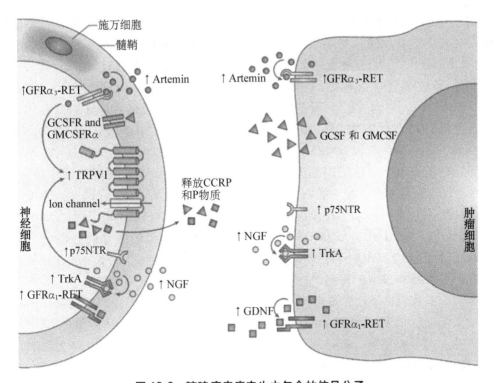

图 19-6 胰腺癌疼痛产生中包含的信号分子
向上的箭头表示胰腺癌中特定蛋白质的表达上调；半圆形箭头代表自分泌作用

生神经纤维的肿瘤新生血管形成，同样也促进了疼痛产生。推测其原因之一是包括血管内皮生长因子（VEGF）、ARTN、ILG1、EphrinB2 及前列腺素等在内的影响新生毛细血管和神经纤维生长的分子因素。

虽然各类神经营养素及其受体可以促进胰腺癌生长及神经浸润，但它们在胰腺癌疼痛产生中功能分析研究还相对较少。与疼痛产生相关的信号通路中，研究最为广泛的就是 NGF 信号通路。有理论提出，由肿瘤相关免疫细胞和成纤维细胞分泌的 NGF 可以通过与神经束膜上表达的 TrkA 和（或）p75NTR 相结合，直接激活和敏化与胰腺肿瘤周围毗邻的感觉神经。这种促成疼痛产生的途径被称为"神经源性感染"途径。最近 Zhu 等使用胰腺炎的小鼠模型发现，NGF 可以调节非选择性阳离子通道辣椒素受体（TRPV1）的表达与功能，

该通道的激活可以刺激感觉神经。TRPV1 表达于中枢神经系统和感觉神经节，与疼痛的调节反应有关。TRPV1 在胰腺癌中过表达，与 TRKA 存在共表达，并与胰腺癌患者的重度疼痛相关。TRPV1 可以被化学物质辣椒素或热刺激和机械刺激激活，继而引发疼痛信号。在辣椒素刺激后，TRPV1 担当钠离子和钙离子通道，导致神经元除极及疼痛相关递质降钙素基因相关肽（CGRP）和 P 物质（SP）释放，这些递质通过中枢神经系统发出疼痛信号。类似地，GDNF 信号通路也可以增加 TRPV1 的表达，在离体神经元中通过 TRPV1 诱导出辣椒素相关反应并产生疼痛。胰腺癌细胞和施万细胞中的 ARTN 表达增加也可以使 TRPV1 表达增加，并增加其辣椒素相关反应。此外，ARTN 受体 GFRα3 和 TRPV1 的共表达可能也增强了 TRPV1 的功能与疼痛信号。因此，PNI 和疼痛产生

中多种神经营养素的作用使其成为降低 PNI 及其相关疼痛治疗的有利靶点。在人 PDA 样本中，发现了粒细胞集落刺激因子（GCSF）和粒细胞 G 巨噬细胞集落刺激因子（GMCSF），同时在胰腺周围神经中发现其受体 GCSFR 和 GMCSFRα 表达增加。有趣的是，GCSF 和 GMCSF 及其受体与神经中的 CGRP 表达增加相关，而 CGRP 可导致神经源性感染和疼痛。此外，在应用辣椒素后发现神经和 PDA 细胞间的 GCSFGGCSGFR 和 GMCSFGGMCSFRα 信号通路可以导致神经 GRP 释放增加，也可以导致小鼠骨癌痛模型的疼痛产生。笔者还认为 GCSF 和 GMCSF 通过信号传导子及转录激活子（STAT）通路 Janus 激酶（JAK）产生信号，抑制这一通路可以减轻疼痛。GCSF 和 GMCSF 通路在疼痛中作用的进一步证据是，在使用针对该通路的中和抗体或 shRNA 后，周围神经芽殖、热痛觉和机械痛觉敏化程度降低。因此，由 PDA 衍生的造血信号分子可以被开发用以针对癌痛及其各种疾病相关疼痛的治疗新手段。

（四）针对 PNI 及疼痛的治疗策略

考虑到与 PNI 相关的临床后果（转移与疼痛），针对 PNI 的治疗成为癌性内脏痛患者一种潜在的有吸引力的治疗方法。可以想象，针对 PNI 的治疗策略不仅可以阻止癌细胞的扩散，还可以减轻疼痛，从而提高患者的生活质量。迄今为止，对 NGF-TrkA 信号通路的研究最为深入，它也是最有前景的治疗措施。针对这一通路最常用的措施就是中和抗体来抑制 NGF，从而阻止其与 TrkA 相结合。一种针对小鼠的 NGF 单克隆抗体 muM-ab911，极大地减轻了小鼠模型的骨癌痛。Tanezumab（也称 RN624）是一种人化 muM-ab911，目前正处于二期临床试验阶段。这些试验关注于减轻骨关节炎患者疼痛，以及减轻前列腺

癌、乳腺癌、多发性骨髓瘤或其他癌症患者骨转移的剧烈疼痛。除此之外，其他针对 NGF 的人化中和抗体用来治疗疼痛也正在研究之中。类似的，针对 TrkA 受体的选择性高亲和力抗体 MNAC13，在体内及体外皆可以阻止 NGF 与 TrkA 结合。在神经病理性疼痛和炎症模型小鼠中，MNAC13 和阿片类药物镇痛具有协同作用。此外，通过 NGF 特定结合 TrkA 的 d5 外域，重组 Trk-Ad5 蛋白可以用来阻止 NGF 与其结合，使得 TrkA 的生存信号激活，进而切断其下游疼痛信号。事实上，在几种体内炎症模型中，成熟的重组体 Trk-Ad5 可以减轻胰腺炎和间质性膀胱炎模型的疼痛信号。此外，由 Trk-Ad5 导致的 NGF 隔离可以减少 PC12 细胞的神经轴突延长。TrkA 胞外域的融合蛋白标志物和 IGG 免疫球蛋白的 Fc 尾构建了另一种方式以收集并隔离 NGF，这种分子能以皮摩尔水平的亲和力捕获 NGF。虽然该融合蛋白标志物成功减轻了疼痛，并降低了热与机械敏感性，蛋白质结构过大，以及对 TrkA 抗体域的修正使其免疫反应可能性增加，因此限制了其临床的使用。NGF 肽融合蛋白也可以降低各类疼痛状态的痛觉高敏感性，如大鼠的触觉异常疼痛及热痛觉过敏。然而，半衰期短并有引发免疫反应的可能性会限制其临床使用。

鉴于 TrkA 在促存活信号中的作用，各种 TrkA 激酶活性的小分子抑制药被用作抗癌药物，其中有几种已进入临床试验阶段。例如，一种 TRK 抑制药 ARRYG470 可以很大程度地减轻小鼠肉瘤模型的骨癌痛，并降低癌痛相关的神经纤维重塑。此外，细胞周期蛋白依赖性激酶（CDK）和 TrkA 的双重抑制药 PHAG848125 可以抑制胰腺种植瘤模型的肿瘤生长，目前处于一期和二期临床试验。PHAG848125 有可能在治疗胰腺癌患者时针对 PNI 及减轻疼痛产生。

这些发现说明针对 NGF-TrkA 信号通路的药物可能不仅对肿瘤生长具有直接作用，同时也可以抑制 PNI 从而减轻胰腺癌相关疼痛。TRPV1 拮抗药的应用也对疼痛治疗有效。几种 TRPV1 拮抗药正处于临床应用阶段用以各类疼痛状态的治疗。一种称为树脂毒素（RTX）的药物，是辣椒素类似物，已被证明促使胰腺癌细胞凋亡，有可能控制胰腺癌所产生的疼痛。此外，TRPV1 的拮抗药可以减轻骨癌痛模型的疼痛。最近研究者发现 CX3CR1 的拮抗药可以减轻各种炎性疼痛。此外，应用 CX3CR1 的中和抗体可以减轻大鼠骨癌痛模型中的癌痛。因此，考虑到其在癌性 PNI 中的重要作用，CX3CL1GCX3CR1 信号轴可能为癌性疼痛的治疗提供了一种新的治疗手段。许多证据表明，PNI 与癌症患者疾病的高复发率和低生存率有关，PNI 同样与癌症患者的疼痛产生有关。因此，针对 PNI 的治疗提出了治疗癌性内脏痛具有潜在吸引力的新方法。然而，并不清楚这种疗法是否将对患者生存率提高具有积极作用。另外，虽然针对如 NGF 通路等单一信号通路可能降低 PNI 和疼痛发生，可能需要针对和 PNI 相关的多条信号通路以提高癌症患者的治疗效果，包括提高生活质量及生存率。因此，更好地了解参与 PNI 发生的机制，以及其对癌症——尤其是胰腺癌进展中发生 PNI 的作用，是必不可少的。

四、中枢致敏和癌痛

通过在大腿种植纤维肉瘤细胞而产生的伴有骨质破坏和痛敏的小鼠模型在其种植大腿同侧 $L_{3\sim5}$ 脊髓背角深层神经元中表现出强啡肽（一种促痛敏的肽类）的增加，并且强啡肽的表达同骨质破坏的程度相关。脊髓中强啡肽的增加还表现在伴有神经性疼痛和持续性炎症的动物模型中。

十分有趣的是，作为星形胶质细胞的标志物，用以标志的神经胶质纤维酸性蛋白（GFAP），在纤维肉瘤性癌痛小鼠模型的同侧脊髓中表达有所增强。在脊髓中 GFAP 标记表达的增强可能是与星形胶质细胞的肥大及骨质破坏范围增加有关。在脊髓中，包括星形胶质细胞在内的神经胶质细胞活性增加，可能通过兴奋或致敏脊髓背角疼痛神经元，进而引起致痛物质释放而产生持续性疼痛。

虽然包括神经性疼痛、炎性疼痛和癌痛等众多持续性疼痛动物模型的脊髓及背根神经节中均会有神经化学改变，但神经化学改变并非是统一的，而是随特定的疼痛模型而改变的。例如，后角神经元中强啡肽表达增强的小鼠会伴有大腿炎症及癌痛症状，但并不伴有神经损伤。同样，将脊髓中 GFAP 标记大量增加的骨肿瘤小鼠模型同伴有神经损伤的小鼠模型进行对照，GFAP 增加的小鼠并不伴有大腿炎症。

在中枢致敏的电生理研究中，通过在雌性大鼠胫骨中接种大鼠乳腺癌细胞所形成的骨性癌痛大鼠模型表现为脊髓背角浅层神经元（lamina I）的接受区域面积增加，以及对有害、无害的机械性刺激和热刺激的应答增强。相对于疼痛特异性（NS）神经元，广动力范围（WDR）神经元占有更多比例，这就提示 NS 神经元致敏并且同 WDR 神经元功能性表现相似。同对照组相比，在脊髓后角深层的疼痛感受神经元（WDR 神经元）对针对接受区域的电能和热能刺激具有更强的应答。

在小鼠大腿内种植纤维肉瘤细胞后同样也会呈现中枢致敏。WDR 神经元表现为自主活性的增强，并且对于其接受区域所受到的机械性刺激、热刺激及冷刺激的应答加强。虽然在肿瘤进展中介导中枢致敏的机制还不明确，但最近研究已经显示激活有丝分裂的蛋白激酶可能参与其中。

五、癌痛缓解的内源性机制

数十年前就已经有人提出大麻素能有效控制癌痛，但其在癌痛中的作用模式直到近期才被研究明了（图 19-7）。大麻素能作为神经性疼痛患者的镇痛药，并且在多数动物模型中大麻素具有镇痛和抗痛敏作用。大麻素也能加强吗啡的镇痛效果并防止吗啡耐受。大麻素能激活其两种受体亚型，大麻素受体 1 和 2（CBR_1 和 CBR_2）皆有镇痛作用。CBR_1 位于脊髓后角、导水管周围灰质及脊髓背根神经节。在神经性疼痛中，大麻素作用于中枢和外周神经上的 CBR_1，以及角质细胞上的 CBR_2。在脊髓背根神经节中合成之后，大麻素受体表达于神经末端和角化细胞；然而，只有外周疼痛感受器上的 CBR_1 受体能在炎性疼痛和神经性疼痛模型中起到镇痛作用。CBR_2 发现于免疫细胞和角化细胞中。在角化细胞中的 CBR_2 通过阿片类物质的释放介导镇痛作用，这与上文中所探讨的角化细胞中 ETBR 激活而产生作用的机制相似。CBR_2 激发 β 内啡肽从角化细胞中释放，从而通过 μ 阿片受体产生镇痛作用。

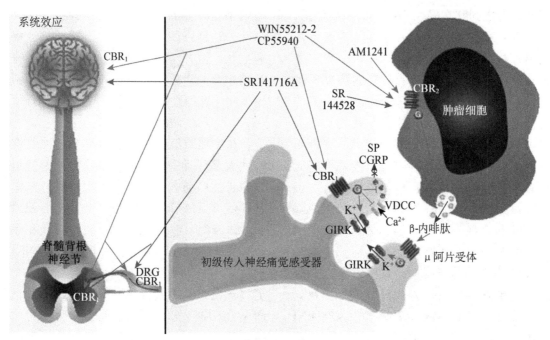

图 19-7　大麻素在癌痛中的作用机制（彩图见书末）

当全身性应用大麻素受体（CBR）激动药和拮抗药时，它们外围作用于肿瘤微环境中 CBR_1 和 CBR_2 两种亚型并且具有中枢性效应。CBR 激动药能减轻癌痛症状。在肿瘤微环境中，CBR_1 发现于初级疼痛感受传入游离神经末端，而根据 CBR_2 发现于角化细胞，因此可能存在于肿瘤细胞上。激活外周 CBR_1 从而打开 G 蛋白偶联内向整流钾通道（GIRK）、抑制电压依赖性钙通道及抑制 P 物质（SP）和降钙素基因相关肽（CGRP），并以此减轻痛敏。肿瘤细胞上 CBR_2 的激活，从而潜在地引起角化细胞中 β-内啡肽的分泌，是减轻癌痛（包括触诱发痛）的另一个机制。内啡肽能激活外周疼痛感受传入神经上的母阿片受体，打开 GIRK 通道。WIN55 212-2 和 CP55 940 为非选择性 CBR 激动药。AM1241 是选择性 CBR2 激动剂。选择性 CBR 拮抗药包括拮抗 CBR_1 的 SR141716A 和拮抗 CBR_2 的 SR144528。左手边的图像显示了全身应用 CBR_1 激动药和拮抗药时所作用的另外一些区域，如背根神经节细胞体、初级传入神经细胞后角突触前末梢及大脑（详细内容和参考请看下文）

在通过双上肢肱骨种植破骨细胞所建立的小鼠模型中大麻素受体激动药能够减轻刺痛症状（通过前肢握力测量）。当痛敏达到峰值时，腹膜内给予 WIN55 212-2，一种非选择性大麻素受体，能获得与给药时间和给药剂量相关的抗痛敏作用。通过大麻素受体激动作用引起的 WIN55 212-2 相关行为改变，并非是大麻素副作用——全身僵硬症和行动失调——所导致的结果。因为在纤维肉瘤小鼠模型中全身应用大麻素是通过 CBR_1 产生抗致敏作用的，联合应用非选择性大麻素受体激动药（CP55 940）、选择性 CBR_1 受体拮抗药 SR141716A 和选择性 CBR_2 受体拮抗药则可用以分离非选择性大麻素受体激动 CBR_1 后产生的抗致敏效应。

为了检测外周大麻素受体在癌痛中所起的作用，Guerrero 及其同事在口腔鳞状细胞癌癌痛模型中对肿瘤引发的触诱发痛进行了研究。在瘤内单独应用非选择性大麻素受体激动药 WIN55 212-2 或选择性 CBR_2 受体激动药 AM1241 都能显著提升疼

痛阈值不过仅在各自明显的时间框架内有效。然而在应用大麻素后 24 小时内，两者所产生的止痛作用在任何作用于肿瘤生长的大麻素相关效应出现之前就已经表现得十分充分了。

相对于癌症小鼠模型，溶骨性肉瘤小鼠痛敏模型对大麻素治疗应答的镇痛作用则纯粹依赖 CBR_1 受体。当然，一连串技术性差异可能会引起观察结果的不同。第一，肉瘤和鳞状细胞癌在组织学上就完全不同，其疼痛介质所产生的特性也可能不同。第二，两种止痛研究中两组动物模型的给药途径不同并且利用不同的配体来探测大麻素受体的应答。

尽管有所差异，选择性大麻素受体激动药在无副作用下进行癌痛管理中表现出了明显的潜力，并且不同亚型的两种受体系统的镇痛作用可能是由阿片类物质介导的。虽然全身应用非选择性大麻素受体激动药会因 CBR 活性产生镇静和全身僵硬症状，但外周 CBR_2 受体激动药可能会为癌症患者缓解症状而不伴有副作用。

第三节　癌性内脏痛的治疗

一、治疗原则

使患者尽可能保持有尊严有质量的生活是疼痛治疗的最终目标，癌痛治疗亦然。具体来说，癌痛治疗中应努力达到以下目标：尽可能控制疼痛、尽量控制躯体症状（包括药物不良反应）、最大限度地保留生理及社会功能及最大限度地减轻心理负担。其中，疼痛控制的基本目标为患者持续性疼痛数字化评分 ≤ 3 分和（或）爆发痛次数 ≤ 3 次 / 天，且控制疼痛的时间应尽量短，不宜超过 2 ~ 3 天。

癌痛的治疗与肿瘤治疗一样涉及多个学科，而且由于癌痛的复杂性及不同治疗

带来的副作用或并发症，包括癌性内脏痛在内的癌痛通常不可能通过单一的手段达到良好的疼痛治疗，因此无论理论或临床实践中，癌痛治疗应当是多学科、多模式的综合治疗，需要联合应用不同的治疗方法以控制癌痛和提高患者生活质量。这些治疗方法包括针对肿瘤本身的根治性或姑息性治疗、不同种类的镇痛药物治疗、疼痛的微创治疗及心理治疗和康复治疗等。

足够的疼痛治疗应及早进行并贯穿于肿瘤患者的整个病程。一旦患者确诊为癌性内脏痛，疼痛治疗就应该开始，而不必等待最后诊断或者病因完全明了。传统观点担心疼痛治疗可能掩盖症状，妨碍准确

诊断，因此对疼痛治疗持保留甚至部分反对态度——现在认为这种观点过于保守。疼痛治疗可以帮助患者更容易地接受和完成诊断检查及肿瘤治疗如放、化疗及手术治疗，甚至可以延长患者的生存期限。疼痛治疗对中晚期肿瘤患者尤其重要，因为在此阶段，患者生活质量最大的影响并非肿瘤本身，而是疼痛。

对爆发痛和急性疼痛（持续数小时或数天），治疗目的是快速缓解疼痛，而对慢性疼痛，治疗目的不仅是缓解疼痛，还要防止疼痛的再发和新的疼痛的产生，应根据疼痛程度及时调整药物用量。针对不同性质的癌性内脏痛，疼痛治疗应采用不同的治疗方法，并强调有效性和及时性。癌性内脏痛的临床治疗中应注意具体以下原则：

1. 针对肿瘤的根治性和姑息性治疗是癌痛治疗的前提　一般来说，癌痛随着肿瘤发展而加重，因此，如情况允许，应积极考虑针对肿瘤的根治性或姑息性治疗，包括手术治疗、化疗、放疗和分子靶向治疗等，抑制肿瘤发展，从而有效缓解患者疼痛。部分情况下，甚至可以把缓解癌痛作为采用前述治疗的最主要目的和理由。

2. 应采取多模式综合治疗　如前所述，癌痛治疗涉及患者几乎全身各器官，由不同学科与科室进行，原因与表现多样且复杂，治疗方法包括手术、放化疗、药物镇痛和有创治疗，因此临床应扬长避短，根据患者实际情况，采取多学科合作，多模式治疗，合理应不同治疗手段，以达到有效控制患者疼痛、减少副作用、提高患者生活质量并尽量延长患者生存期的目的。

3. 癌痛治疗的三阶梯原则及其改进

（1）癌症三阶梯镇痛原则：是由世界卫生组织（WHO）于1986年推荐的癌痛药物治疗原则（图19-8），"三阶梯"原则的基本内容：①尽量口服给药；②按时

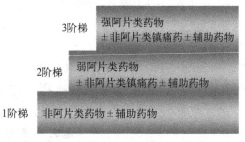
图 19-8　WHO 癌痛的三阶梯药物治疗原则

给药而非单纯按需给药；③按阶梯给药；④药物剂量个体化；⑤注意具体细节。

其中第一阶梯，轻度疼痛用药以非甾体抗炎药（NSAID）为主。第二阶梯，中度疼痛用药以弱阿片类药物为主，WHO推荐的代表药物为可待因。第三阶梯，重度疼痛，用药以强效阿片类药为主，WHO推荐的代表药物为吗啡。而辅助用药，包括抗惊厥类药物、抗抑郁焦虑药物和镇静药物等则可始终贯穿于"三阶梯方案"的整个治疗过程。

（2）癌症三阶梯镇痛原则的改进：WHO提出癌痛的三阶梯药物治疗原则，用于指导包括癌性内脏痛在内的癌痛临床治疗，已逐步被各级医生所掌握，发挥了积极和显著的作用，按"三阶梯疗法"原则进行规范化治疗，80%以上的癌痛患者可以缓解疼痛，提高生活质量。

但是，随着三阶梯药物治疗原则在临床实践中长期应用、研究和积累，以及难治性疼痛概念的提出，该原则在癌痛治疗中的局限性也逐渐被发现。三阶梯药物治疗原则的局限性主要体现在两方面：一是弱阿片类药物的使用，二是难治性癌痛治疗。弱阿片类药物是三阶梯药物治疗原则的第二阶梯，以可待因为代表的弱阿片类药物镇痛效果远逊于强阿片类药物且有天花板效应，而副作用仍较明显，因此按阶梯使用反而降低了镇痛效率。临床研

究表明用小剂量强阿片类药物替代弱阿片类药物可获得更好的镇痛效果，且并未明显增加副作用。因此，EisenberG 等提出癌痛治疗中对于轻度疼痛，起始应用非阿片类药物，若疼痛控制不佳，应根据患者的个体需要，加用低剂量强效阿片类药物并进行滴定；中度疼痛则可直接使用低剂量强效阿片类药物治疗并滴定，同时应用非阿片类药物；重度疼痛应立即使用强效阿片类药物，辅用非阿片类药物；当有指征时在任何阶段都可以使用辅助药物。此观点也反映在欧洲临床肿瘤学会（European Society for Medical Oncology，ESMO）和美国国立综合癌症网络（National Comprehensive Cancer Network，NCCN）的相关癌痛指南中。

中国抗癌协会癌症康复与姑息治疗专业委员会（CRPC）难治性癌痛专家共识（2017 年版）提出，难治性癌痛指由肿瘤本身或肿瘤治疗相关因素导致的中、重度疼痛，经过规范化药物治疗 1 ~ 2 周患者疼痛缓解仍不满意和（或）不良反应不可耐受。难治性癌痛的诊断需同时满足以下两条标准：①持续性疼痛数字化评分≥ 4 分和（或）爆发痛次数≥ 3 次/天；②遵循相关癌痛治疗指南，单独使用阿片类药物和（或）联合辅助镇痛药物治疗 1 ~ 2 周患者疼痛缓解仍不满意和（或）出现不

可耐受不良反应。

对难治性癌痛包括镇痛药物在内的治疗方法通常效果不佳或出现无法耐受的副作用，因而三阶梯药物治疗原则已经不能覆盖难治性癌痛的治疗。随着姑息治疗和疼痛医学的不断进步与发展，癌痛治疗技术尤其微创治疗技术提高，以及对难治性癌痛临床研究，包括 ESMO、NCCN 和 CRPC 在内均发布了新的癌痛指南或专家共识，形成了新的癌痛阶梯治疗原则（图 19-9）。

新的癌痛阶梯治疗原则中，NSAID、曲马多（虽有弱阿片类作用，但以非阿片类作用为主要镇痛机制）和低剂量强阿片类药物均可作为癌痛治疗的一线药物，如一线药物不能控制疼痛，则应提高强阿片类药物剂量，如仍不能控制，则为难治性疼痛，应考虑微创治疗和特殊药物使用，包括抗抑郁焦虑药物和抗惊厥类药物在内的"辅助用药"则可在任何阶梯使用。

与 WHO 癌症三阶梯镇痛原则比较，新的癌痛治疗三阶梯原则弱化了以可待因为代表的弱阿片类药物的作用，而代之以低剂量强阿片类药物，研究表明可提高镇痛效率，而总体副作用无明显差别，从而提高患者生活质量。新的癌痛治疗三阶梯的最大特点是将难治性癌痛作为第三阶梯，采用微创治疗如椎管内镇痛装置植入、选

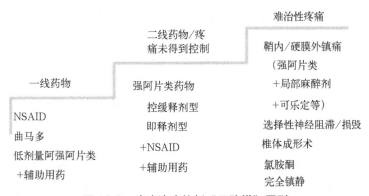

图 19-9　癌痛治疗的新"三阶梯"原则

择性神经毁损和特殊药物如氯胺酮等治疗方法，实现了对癌痛治疗的全覆盖。

（3）PCA 技术与原则：PCA 即患者自控镇痛（patient-controlled analgesia），更多地被描述为一种疼痛治疗技术或给药方式，即根据患者疼痛状况使用镇痛泵，预先设置相关参数，持续给予镇痛药物（background dose，背景剂量），患者在疼痛加重或出现爆发痛时可以及时自己追加镇痛药物剂量（bolus，单次给药剂量）。PCA 首先应用于术后镇痛，并逐渐推广至癌痛和其他疼痛的治疗。根据给药途径的不同，PCA 可以分为静脉 PCA、皮下 PCA、鞘内 PCA、硬膜外 PCA、区域神经阻滞 PCA，均可用于癌痛治疗。PCA 的优势在于，通过患者自主疼痛评估和控制给药，在持续镇痛的基础上，可以做到最及时和有效的按需给药，无须等待专业人员处理，从而克服了因工作流程带来的用药滞后性和镇痛药物个体差异，显著提高了镇痛效果，而且血药浓度波动小，副作用发生率低。PCA 对于进展期疼痛和爆发痛尤其适用。由于患者自身参与疼痛控制和更为及时有效，PCA 有更高的满意度。

CRPC 难治性癌痛专家共识认为 PCA 的适应证：①癌痛患者阿片类药物的剂量滴定；②爆发痛频繁的癌痛患者；③存在吞咽困难或胃肠道功能障碍的癌痛患者；④临终患者的镇痛治疗。禁忌证：①不愿意接受 PCA 技术镇痛的患者；②年纪过大或过小缺乏沟通评估能力者；③精神异常者；④活动受限无法控制按钮为相对禁忌证，必要时可由医护人员或家属操作。

PCA 常用药物为强阿片类药物，包括吗啡注射剂、氢吗啡酮注射剂、芬太尼注射剂、舒芬太尼注射剂、羟考酮注射剂等。镇痛治疗方案中通常需要联合镇静药物，并参考近期治疗方案，推荐咪达唑仑联合吗啡持续输注。PCA 的常见不良反应包括

出血、感染、导管堵塞或脱落及镇静过度。

PCA 实际上体现了在包括癌痛治疗在内的疼痛治疗的重要原则，即在条件允许的情况下，应尽可能采取及时和有效的方式给予足量的镇痛药物或治疗，以控制患者疼痛，而在所有方式中，由患者自己控制是最及时和最有效的。此原则适用于癌痛治疗全程，即使不采用镇痛泵，也应遵循，如癌痛患者院外口服阿片类镇痛药物，除常规剂量（一般为控缓释制剂）外，还应备有即释制剂，作为疼痛加重和爆发痛的解救用药。

二、癌性内脏痛的药物治疗

药物镇痛是癌痛最主要的治疗方法，多数癌痛可以通过使用合适和足量的药物得到较好的控制，一般认为 80% 以上患者的癌痛，可通过药物治疗得到良好缓解。癌痛临床治疗中常用的镇痛药物包括阿片类药物、NSAID 和"辅助药物"，其中阿片类药物是癌痛治疗中最常用也是最重要的药物，NSAID 则在癌痛治疗尤其癌性内脏痛和骨转移疼痛中具有重要地位。而所谓"辅助药物"，主要包括抗惊厥类药物、抗抑郁焦虑药及镇静药等，随着对神经病理性疼痛研究的深入，此类药物的重要性得到日益重视，尤其在较难控制的癌痛和爆发痛临床治疗中。

癌痛的复杂远超想象，药物治疗依然存在许多不确定因素，并且药物治疗会带来毒副作用等问题。因此，对于临床专科医生，熟悉癌痛治疗的药物，包括作用机制（靶点）、药代和药效动力学以毒副作用，是安全有效地合理使用药物控制和缓解癌痛的前提。

（一）阿片类药物

阿片类药物又称麻醉性镇痛药物（narcotic analgesics），是目前为止发现的镇痛作用最强的一类药物，并能改变对疼

痛的情绪反应。阿片类药物镇痛作用强大，无器官毒性，且多数无天花板效应，因此成为癌痛长期治疗的最主要药物。阿片类药物若使用不当，多具有成瘾性；但研究显示阿片类药物规范应用于临床疼痛治疗时，导致成瘾的可能极低。

1.阿片类药物受体与主要作用机制 阿片类药物在体内与阿片类受体结合，从而发挥镇痛作用。阿片受体属 G 蛋白偶联受体（GPCR），激动药（阿片类药物）与受体结合后可激活 Gi 蛋白，进一步激活胞内多条信号通路，启动一系列复杂的瀑布级联反应，最终导致超极化和神经元兴奋性下降，对神经元起抑制作用，发挥镇痛作用。

阿片类药物受体在人体内广泛分布，但以中枢神经尤其大脑内为主，脊髓背角、交感神经节前纤维也有阿片受体分布，外周初级传入神经元末梢也存在阿片类药物受体。因此阿片类药物的镇痛作用机制是多平面的：阿片类主要作用于大脑和脑干的疼痛中枢，发挥下行性疼痛抑制作用；与位于脊髓背角胶状质（第二层）感觉神经元上的阿片受体结合，抑制 P 物质的释放，从而阻止疼痛传入脑内；外周神经阿片受体减少神经末梢释放镇痛物质如乙酰胆碱、去甲肾上腺素、多巴胺及 P 物质等。阿片类药物还可抑制腺苷酸环化酶，使神经细胞内 cAMP 浓度下降。此外阿片类镇痛机制还涉及钠、钙、钾和氯等离子传导。

迄今发现的阿片类药物受体有许多种，包括 μ、κ、δ、ORL1 和 ε、λ 受体等，其中与镇痛最密切、研究最多的是 μ、κ、δ 受体（表 19-1）。

μ 受体是介导阿片类药物镇痛作用的最重要受体，同时也与呼吸抑制、欣快、成瘾等副作用密切相关。μ 受体广泛分布于中枢神经，以大脑皮质额部和颞部、中央丘脑与侧丘脑、脑室和导水管周围灰质区密度高，在边缘系统和蓝斑核也呈高度分布，前者与痛觉的整合和感受有关，后者涉及情绪和精神反应。阿片类药物的缩瞳反应与中脑艾魏核 μ 受体相关，延髓孤束核的 μ 受体则与咳嗽反射、呼吸调整和交感活动相关。与胃肠活动（恶心、呕吐）有关的受体位于脑干极后区和迷走神经背核。μ 受体分为 μ_1、μ_2 两个亚型，一般认为阿片类药物的镇痛作用主要是激动 μ_1 受体，而 μ_2 受体激动主要与不良反应相关。常见阿片类镇痛药物对 μ_1、μ_2 受体并无明显选择性，因而同时兼有镇痛作用和不良反应。

κ 受体主要分布在大脑屏状核、前庭耳蜗神经核、嗅球、梨状核、顶部皮质、下丘脑、丘脑室旁核、黑质和被盖核腹侧，脊髓也有一定分布。κ 受体与脊髓水平和脊髓上水平镇痛机制相关，其介导的镇痛作用有封顶效应，并有呼吸抑制作用，还

表 19-1 阿片受体激动后的作用

受体	作用
μ(mu)μ_1	脊髓上镇痛、镇静、催乳素分泌
μ_2	呼吸抑制、欣快，瘙痒，缩瞳，抑制肠蠕动，恶心呕吐，依赖性
κ (kappa)	脊髓镇痛，呼吸抑制，镇静，致幻
δ (delta)	脊髓镇痛，平滑肌效应，缩瞳，调控 μ 受体活性
σ (sigma)	呼吸加快，心血管激动，致幻，瞳孔散大
ε (epsilon)	激素释放

参与神经内分泌及免疫调节。δ 受体主要分布于皮质、嗅球、海马、杏仁核、基底核和下丘脑，参与脊髓上镇痛作用，与内分泌关系密切。

按与受体结合后的药理效应分，阿片类药物分为激动药（吗啡、芬太尼、哌替啶等），激动 - 拮抗药（喷他佐辛、纳布啡等），部分激动药（丁丙诺啡）和拮抗药（纳洛酮、纳曲酮、去甲纳曲酮等）。激动 - 拮抗药又称部分激动药，主要激动 κ 受体，对 δ 受体也有一定激动作用，而对 μ 受体则有不同程度的拮抗作用。此类药物镇痛作用有封顶效应，产生依赖性可能相对小。

临床上应注意，已应用纯激动药治疗的患者不宜同时使用或换用激动 - 拮抗药或部分激动药，因为可能影响原有镇痛效果并导致戒断反应；反之，可用纯阿片激动药替代激动 - 拮抗药或部分激动药，以提高镇痛效果，而不会产生戒断反应。

2. 阿片类药物的临床使用　根据阿片类药的镇痛强度，临床分为强阿片药和弱阿片药。弱阿片药如曲马多、可待因、双氢可待因，强阿片药包括吗啡、芬太尼、哌替啶、舒芬太尼和雷米芬太尼等。如前所述（见癌痛治疗相关原则），除曲马多外的弱阿片类药物在癌痛治疗中的应用已逐渐减少，在癌痛治疗中通常使用强阿片类药物，尤其是中重度癌痛。

强阿片类药物的镇痛作用随剂量的增加而增强，因此理论上甚至可无限量使用，不存在所谓最大或最佳剂量。对个体患者而言，最佳剂量主要由镇痛作用与不良反应之间的平衡决定。因此，在获得镇痛作用的同时处理阿片类相关不良反应具有重要意义。

（1）给药途径

1）无创给药（口服、经皮、经直肠、经黏膜给药等）：是治疗癌痛的首选给药方式，对无创方法给药无效及手术和手术后镇痛的患者则选择持续或单次静脉给药、持续或单次硬膜外给药，也可以用持续皮下给药或临时性肌内注射给药。

口服给药胃肠道吸收较慢，首过效应明显，因此其起效时间长于静脉给药，剂量也应大于静脉给药。口服给药简单可靠，安全性高，较易滴定剂量，使用阿片类药物控缓释制剂其镇痛作用时间可持续 12 ～ 24 小时。

经直肠给药：作为患者不能口服时的替代选项，一般认为药理学特点与口服基本类似，但操作不便且易受到排便影响。

经皮给药：主要有芬太尼和丁丙诺啡透皮贴剂，脂溶性高，分子量小，镇痛作用强，无局部刺激和皮肤代谢，经皮吸收生物利用度高。芬太尼透皮贴剂（多瑞吉）贴于皮肤后经控释膜缓慢释放 12 小时左右达到血液峰浓度，镇痛效果最长可维持 72 小时，丁丙诺啡（若思本）镇痛效果则可长达 7 天。经皮给药主要用于不适合口服阿片类药物的患者，可避免肝首过效应，减少胃肠道副作用如恶心、呕吐和便秘的发生。

经黏膜给药：大多数脂溶性高的阿片类药物可通过口腔黏膜、鼻腔黏膜、眼结膜给药，常用的药物包括丁丙诺啡、布诺托啡、芬太尼和舒芬太尼。药物经黏膜吸收直接进入血液循环，起效较快，可避免肝首过效应，明显减少了与胃肠道阿片受体结合的药物，降低恶心、呕吐和便秘的发生率。但国内目前尚缺乏相应制剂。

2）注射给药包括皮下、肌内和静脉注射，并可采取患者自控镇痛（PCA）方法。静脉注射应用最广泛，皮下 PCA 方法简便，可在家庭使用。

3）椎管内给药，参见微创治疗（本章第三节）。

（2）阿片类药物临床应用注意事项：阿片类药物对于个体的疗效和副作用具有

不确定性和不可预知性，且癌痛患者大多需要长时间镇痛治疗，因此临床阿片类药物使用应在对患者充分评估，对药物特点充分了解的基础上，遵循最大镇痛效果和不产生不易耐受的副作用的原则，制订整体治疗计划，包括药物和非药物疗法。

使用阿片类药物治疗癌性内脏痛应注意：①对患者进行准确、充分和全面的评估，除疼痛评估外，还应包括病因、症状、疾病类型和整体状态；②制订整体的规范的个体化治疗计划，包括药物和非药物疗法；③尽可能地消除或减低疼痛，及时行剂量调整；④尽可能采用口服或无创方式给药；⑤应使用控缓释药物，即释制剂主要用于治疗突发性疼痛和阿片类药物剂量滴定，此外一般不同时使用两种阿片类药物；⑥防治可能的副作用，使用必要的辅助药物如抗呕吐药、缓泻药、抗组胺药；⑦除阿片类药物外，应注意合并用药（平衡镇痛或多模式镇痛），如抗惊厥药、抗抑郁药，以提高镇痛效果，减少阿片类药物剂量和副作用的产生；⑧重视患者及家属的作用，为患者和家属制订书面疼痛治疗计划和日记，了解治疗反应；⑨及时进行疼痛的再评估并调整治疗方案。

(3) 阿片类药物滴定、轮替与剂量调整：癌痛患者需要长期使用阿片类药物，在用药起始阶段或疼痛加剧时应进行阿片类药物滴定，其目的是在尽量短的时间内确定能有效缓解患者疼痛的阿片类剂量，根据具体方式，可以分为标准滴定和简易滴定。

标准滴定是指利用静脉 PCA 给予短效即释阿片类药物，24 ～ 36 小时控制患者疼痛并确定其剂量，为转换成长效控缓释剂型维持疼痛治疗提供依据。简易滴定则是在不具备标准滴定的条件下，采用小剂量长效控缓释剂型阿片类药物逐渐加量至疼痛得到控制的方式，以确定所需阿片类药物剂量，通常采取口服途径。吗啡作为经典阿片类药物，与其他阿片类药物等效剂量转换明确，且其易于获得、剂型丰富、价格低廉，故成为阿片类滴定的首选药物。

阿片类药物轮替是指更换阿片类药物种类而非近改变剂型或给药途径，一般出现以下状况应考虑更换其他阿片类药物：①原来使用的阿片类药物出现不能耐受的副作用；②原来使用的阿片类药物出现耐受尤其是快速耐受；更换后的阿片类药物剂量通常从原来使用的阿片类药物等效剂量的 50% 开始并进行滴定。

随着肿瘤进展，疼痛加重，则应在评估疼痛强度的基础上调整原有阿片类药物用量，如 VAS 或 NRS 为 4 ～ 6，可增加原剂量的 25% ～ 50%；如 VAS 或 NRS ≥ 7，则可增加 50% ～ 100% 的剂量。对爆发痛，可给予 25% 背景剂量等效的即释制剂予以解救。但在临床应用中，应根据实际情况进行调整而非拘泥于以上数据。

3. 阿片类药物副作用及防治　阿片类药的副作用实际是阿片受体激动效应的表现，与药物的受体作用强度相关，故也可称为剂量依赖性副作用，但使用途径不同或制剂类型不同副作用的发生率和作用强度可表现不一。

副作用可分为短时间耐受、中时间耐受和长时间耐受三大类。镇静、意识模糊（包括幻觉）、嗜睡、恶心、呕吐、瘙痒、呼吸抑制及尿潴留都是短暂反应，持续用药数天或 1 ～ 2 周后这些症状都可消失。瞳孔缩小则需数月至 1 年方可耐受。最顽固和持久的副作用是便秘，可见于所有强、弱阿片药。耐受性和身体依赖性也是长时间用药后的副作用。阿片耐受性发生缓慢，个别患者可能因基因突变导致迅速对吗啡耐受，对产生耐受性的患者更换所用的阿片类药物（阿片轮替）可减少剂量，达到减低副作用和提高止痛效应的双重作用。躯体依赖表现为突然停药时出现戒断症状，可通过逐渐减量来避免这种现象。

（1）恶心呕吐：是阿片类药物刺激中枢、前庭核及胃肠道阿片受体导致中枢性恶心呕吐和胃蠕动减慢所致，翻身、运动等可刺激前庭而加重症状。长期用药或逐步增加阿片类药物剂量，恶心呕吐发生率极低。

阿片类诱发的恶心呕吐常用的治疗药物包括恩丹司琼、格拉司琼、托烷司琼和阿扎司琼等，同时应注意相关促发因素如高钙血症、颅内压增高、洋地黄中毒及使用某些药物等。恶心呕吐严重者，应及时补充水电解质和营养，并暂停口服药物或饮食。

甲氧氯普胺（胃复安）对阿片类药物导致的恶性呕吐有预防和治疗作用，但长期使用可能导致神经系统副作用如迟发性运动障碍。

小剂量氯丙嗪即有较强的抗呕吐作用，但镇静和降低血压等副作用限制了其使用。地塞米松和氟哌利多也有优良的抗呕吐作用，其中氟哌利多可导致心脏 QT 间期延长及室性期前收缩，但其总体安全性仍属良好。小剂量纳洛酮（≤ 0.05mg）或去甲纳曲酮也有一定减低恶心呕吐作用。奥氮平 2 ~ 2.5mg 也是选项之一。其他止吐药物还包括安定类药物、抗晕动药和抗胆碱药等。如恶心呕吐持续超过 1 周，应重新评估其原因，如确系阿片类药物引起，可采用阿片轮替或改用其他给药途径。

（2）呼吸抑制：是阿片类药物最危险的副作用，可导致死亡，主要见于阿片类药物过量使用，使用即释制剂治疗的发生率也远较控释药物发生率高。除阿片类药物剂量剂型外，呼吸抑制的危险因素还包括：低龄（特别是新生儿）；慢性阻塞性肺气肿和睡眠呼吸暂停综合征；合并使用其他镇静药物；同时存在颅内疾病。如遵循规范应用阿片类药物，极少发生呼吸抑制。呼吸抑制作用通常在数周或数天内便耐受。

阿片类药物所导致的呼吸抑制表现为呼吸变深变慢，呼吸频率大于 8 次 / 分的患者通常不影响气体交换，一般无须特殊治疗。一旦患者出现明显呼吸抑制，应采取以下措施：①保持呼吸道通畅，患者头后仰，必要时使用口咽通气道、喉罩、气管插管和机械通气。②给予适当的强痛刺激，呼吸抑制永远发生在不痛的患者，疼痛是最大的呼吸抑制拮抗药，强痛刺激是徒手抢救阿片类药物导致呼吸抑制的最便捷方法。③纳洛酮，可完全拮抗阿片类的呼吸抑制作用，注意患者可能出现疼痛重现甚至反跳、心率加快、血压升高甚至肺水肿；常用纳洛酮 0.4mg 生理盐水稀释至 10ml，静脉注射，每次 0.2mg，如效不佳，可重复上述剂量，如 2mg 仍无效，应排除阿片中毒。纳洛酮必要时可重复使用，常用剂量为 5 ~ 10mg/（kg·h）。④吸氧，不能缓解二氧化碳潴留，但可减轻致死性低氧血症。

（3）便秘：是阿片类药物唯一终身不耐受的副作用，是长期应用阿片类药物最常见的并发症。加重原因包括卧床、脱水或脊柱受压和使用部分药物。可以在开始使用阿片类药物的同时即给予缓泻药，但少部分患者可因此出现腹泻。使用周围阿片受体拮抗药甲基纳曲酮也可能预防便秘。

阿片类药物所致便秘的常用治疗方法：①富含纤维的饮食、增加液体摄入，适当的体育锻炼；②缓泻药，粪便软化剂和促进肠蠕动的药物如番茄叶、多库酯、硫酸镁、比沙可啶、山梨醇（30ml/ 次）或乳果糖（30 ~ 60ml/ 次）等；③必要时用开塞露肛门注射或温水灌肠；④如考虑为胃肠动力学障碍，则可用胃复安加西沙必利。

阿片受体拮抗药可减轻阿片类药物导致的便秘，其中口服纳洛酮拮抗肠麻痹的同时可能诱发疼痛或导致中枢神经系统副作用，甲基纳曲酮则无此问题。严重便秘应排除消化道完全性或不全性梗阻。

（4）痛觉过敏：阿片类药物具有强大的镇痛作用，但其使用也可能会增加疼痛的敏感性，甚至加重先前存在的疼痛，这种现象称为阿片类药物诱发的痛觉过敏（opioid-induced hyperalgesia，OIH）。OIH于 20 世纪 70 年代被发现并逐渐得到重视，研究结果显示，OIH 不仅可在急性阿片类药物暴露后发生，而且可能在阿片类药物重复或持续给药过程中发展。在接受静脉吗啡治疗疼痛的癌症患者中，有部分受试者经历了更多的疼痛。一般认为，短效阿片类药物更容易引起 OIH。OIH 的机制仍不明确，研究认为可能与中枢谷氨酸系统、NMDA 受体及神经元和小胶质细胞炎症相关。临床对 OIH 的治疗药物包括抗惊厥类药物、氯胺酮、利多卡因、右旋美托咪定等，也可以考虑阿片类药物轮替。

（5）其他副作用

1）瘙痒：是患者使用阿片类药物不适的因素之一，机制仍不完全清楚。赛庚啶和羟嗪是首选的抗组胺药。丙泊酚、恩丹西酮和小剂量纳洛酮也常用于治疗瘙痒，使用阿片类药物轮替有可能减轻瘙痒。

2）肌僵直、肌阵挛和惊厥：阿片类药物可导致胸壁和腹壁肌肉僵直，常见于静脉迅速给药及高剂量长期镇痛治疗，其中芬太尼、舒芬太尼和阿芬太尼的发生率最高，肌松药和阿片受体拮抗剂对抗此副作用。长时间使用阿片类药物也可导致肌阵挛，主要表现为轻度的抽搐，通常为自限性，疲倦时或进入睡眠时更易发生，严重者可出现持续性惊厥，但很少发生。有惊厥史或同时使用抗惊厥药物可增加阿片类药物所导致的运动异常危险。肌阵挛的治疗方法包括拮抗药治疗和使用中枢性肌松剂如苯二氮䓬类药物、巴氯芬或丹特洛林等。

3）镇静和认知功能障碍：镇静最常见于阿片类药物治疗的开始几天或剂量骤然增加时，常伴有暂时的困倦和认知功能减退，一般可迅速耐受（通常不超过 1 周，镇静作用将消失），同时使用其他中枢神经抑制药、某些抗抑郁抗焦虑药或抗组胺药，或合并代谢性脑病，高钙血症、脑肿瘤及其他颅内疾病可增加抑制强度。如患者发生过度镇静应调整药物剂量或种类，也可使用右苯丙胺或咖啡因等中枢兴奋药物。

4）免疫系统：阿片类药物可引起免疫功能抑制，如吗啡可抑制 T 淋巴细胞免疫作用，且与其剂量和用药时间呈正相关。阿片类药物还可抑制脂多糖刺激的 B 细胞增殖活性。尽管如此，由于疼痛本身就是一种应激刺激，过强的或长期慢性疼痛也会抑制机体免疫功能，而阿片药物镇痛可以缓解疼痛本身造成的免疫抑制，故目前对肿瘤镇痛对于肿瘤患者免疫功能的影响尚无定论。

（二）非甾体抗炎药

非甾体抗炎药（NSAID），又称解热镇痛药，是一类结构各异但均不是甾体类的抗炎药物。与抗炎作用最强的肾上腺皮质激素（均为甾体结构）相比，NSAID 化学结构上均不是甾体类。NSAID 大都具有解热、镇痛、抗炎、抗风湿等相似的药理作用。NSAID 药物品种众多，从最早的阿司匹林开始，100 多年来开发的 NSAID 达百余种上千个品牌，是全球使用最多的药物种类之一，广泛用于骨关节炎、类风湿关节炎、多种发热和包括癌痛在内的各种疼痛的治疗。

1. NSAID 的作用机制理论及发展过程

Joan Vane 于 1971 年发现 NSAID 主要通过抑制环氧化酶（cyclooxygenase，COX），阻断花生四烯酸（arachidonic acid，AA）转化为一系列前列腺素（PG）合成产物而发挥作用。这些产物包括 PGE_1、PGE_2、PGF_2、PGI_2 和 TXA_2 等，其中 PGE_2、PGI_2 具有较强的扩血管作用，可提高血管通透性，增强缓激肽和组胺引起的组织水肿；且可刺激白细胞的趋化性及抑制血小板聚集。PGE_1 和 PGE_2 本身不引起疼痛，但可促进痛觉敏感化。$PGF_{2\alpha}$ 可提高血管张力和降低血管通透性，PGI_2 可抑制白细胞趋化性，TXA_2 可提高血管张力和血小板聚集能力。NSAID 因此具有解热、镇痛、抗炎、抑制血小板等药理作用，同时也因抑制保护胃和肾的前列腺素，导致相应的副作用。事实上，胃肠道反应是 NSAID 临床最常见并得到最多重视的副作用。

20 世纪 90 年代的研究发现 COX 分为 COX-1、COX-2 为两种亚型，其中 COX-1 广泛分布于 PG 合成细胞的内质网中，为正常细胞的组分蛋白；COX-2 则通过酶诱导方式表达，在静息细胞中很少甚至不出现，而主要表达在炎症细胞如组织损伤后的内皮细胞、巨噬细胞、滑液纤维细胞、树状细胞、软骨细胞及成骨细胞中。COX-1 在正常情况下保持稳定水平，其催化生成的 PG 对维持胃肠道及其他组织如肾脏的内环境稳定具有重要作用，但当受到某些激素或生长因子激发时，水平可提高 2～4 倍。COX-2 可被多种因子诱发表达，其水平在炎症组织中急剧增长达 8～10 倍，促使炎症部位 PGE_2、PGI_2、PGE_1 的合成，导致炎症反应和组织损伤。

COX-1 和 COX-2 的发现导致了对 NSAID 相关理论认知的变化，即抑制 COX-2 可治疗炎症，而对 COX-1 的抑制导致 NSAID 不良反应。研究表明，药物对 COX-2 抑制的选择性越强，诱发胃肠道副作用越小。在此基础上，开发出了选择性抑制 COX-2 而对 COX-1 基本没有活性的 NSAID，其最大优势在于胃肠道的安全性。

临床上根据 NSAID 对 COX-1 与 COX-2 抑制程度的不同将其分为 3 类。① COX-1 特异性抑制剂：选择性抑制 COX-1，对 COX-2 基本不抑制，目前只有小剂量阿司匹林被列入此类；② COX 非选择性抑制剂：同时抑制 COX-1 和 COX-2，传统的 NSAID 如较高剂量阿司匹林、芬必得、布洛芬、萘普生、双氯芬酸钠、吲哚美辛、美洛昔康等均属此类；③ COX-2 特异性抑制剂：选择性抑制 COX-2，而对 COX-1 基本没有活性，此类药物在体外实验中对 COX-2、COX-1 抑制所需浓度差异一般大于 100 倍，如塞来昔布、依托考昔等。

部分传统 NSAID 对 COX-1 和 COX-2 的抑制具有一定的倾向性，有人将其称为 COX-2 的选择性抑制剂，这类药物在抑制重组 COX-2、COX-1 所需浓度上的差异为数倍到数十倍，如美洛昔康、尼美舒利、萘丁美酮、依托度酸等。对乙酰氨基酚（扑热息痛）是 NSAID 中较特殊的一种，一般认为其作用靶点位于中枢而非外周，因此其胃肠道安全性较高，但研究表明大剂量对乙酰氨基酚也具有其他 NSAID 一样的副作用。

与传统的 NSAID 即 COX-2 非选择性抑制剂相比，COX-2 选择性抑制剂的胃肠道副作用显著减少，因此曾被认为是 NSAID 发展的里程碑式的节点。但罗非昔布的一项临床试验中发现其心血管系统副作用并最终导致其撤市，从而引起对 COX-2 选择性抑制的重新评估，新药研制的原则也因此发生改变。后续的研究表明，所有的 NSAID 药物均有心血管系统副作用，也有部分研究提示 COX-2 选择性抑制与 COX-2 非选择性抑制剂对心血管系统的影响并无显著差异。

2. NSAID 的基本作用　NSAID 类药物的基本作用包括解热、镇痛和抗炎。

（1）解热作用：NSAID 解热作用的主要机制是抑制体内环氧化酶，阻断 PGE 的生物合成，通过汗腺分泌、皮肤血管扩张增强机体的散热，而非抑制热过程。

NSAID 解热效果可靠而迅速，治疗剂量下，可降低升高的体温，而对正常体温无作用。

（2）镇痛作用：NSAID 具有中等程度镇痛作用，可治疗轻、中度炎性疼痛，或用于重度疼痛的辅助治疗。临床上，NSAID 对慢性钝痛如头痛、牙痛、内脏痛、肌肉或关节痛、痛经等效果良好，但对严重创伤性剧痛及内脏平滑肌绞痛效果不佳。NSAID 无成瘾性，广泛应用于临床，但其镇痛作用具有封顶效应，因此不宜盲目增加剂量或同时使用两种及以上 NSAID，副作用尤其胃肠道反应和肝肾功能损害也限制了其应用。

（3）抗炎作用：多数 NSAID 具有抗炎抗风湿作用，其可能机制包括：①抑制缓激肽产生，缓激肽是致炎和致痛物质，阻断其生成可缓解炎症。②稳定溶酶体，使溶酶体内的酸性水解酶不能释放，减少致炎性介质所引起的不良效应。③抑制 PG 合成，是 NSAID 发挥抗炎作用的基本机制。

此外，部分 NSAID 还可抑制血小板凝集效应，其机制是作用与血小板膜上的环氧化酶，抑制血栓素 A_2（TXA_2）的合成与释放，TXA_2 诱发的血小板聚集。

3. NSAID 的不良反应

（1）胃肠道损伤：是 NSAID 最常见也得到最多重视的副作用，理论上，连续 2 周使用 NSAID 即有可能产生无症状的消化道微小溃疡。NSAID 的胃肠道损伤通常表现为上腹疼痛、恶心、消化不良、食管炎及结肠炎等，最严重的是胃十二指肠糜烂、溃疡及威胁生命的胃肠穿孔和出血。

NSAID 胃肠道损伤的机制包括直接损伤胃黏膜屏障和抑制前列腺素：绝大多数 NSAID 是弱有机酸，可直接损伤胃黏膜，而前列腺素对胃黏膜具有保护作用。COX-2 特异性抑制剂虽明显降低了胃肠道副作用的发生率，但仍可导致前述症状，故不建议用于已经存在胃肠道疾病或明显不适的患者。

（2）肝、肾功能的损害：NSAID 在肝脏代谢，故多数可致肝损害，从轻度的转氨酶升高到严重的肝细胞坏死。使用 NSAID 致肝损的危险是未用 NSAID 者的 2 倍以上，尤其长期大剂量使用、超量使用或同时使用两种及以上 NSAID，其中大量长期使用对乙酰氨基酚可导致严重肝损害，尤以肝坏死常见。尼美舒利则有较高的儿童肝脏损害风险。

NSAID 通过肾脏排泄并抑制肾脏合成前列腺素，可使肾血流量减少，肾小球滤过率降低而导致肾功能异常，其肾损害临床表现为急性肾衰竭、肾病综合征、肾乳头坏死、水肿、高血钾和（或）低血钠等。

（3）对心血管系统的影响：NSAID 心血管系统的副作用首先在 COX-2 特异性抑制剂中发现，其临床表现包括水肿、升高血压甚至增加心血管意外事件的发生等。此后的研究发现，几乎所有 NSAID 均可有此类副作用，对血压正常者有轻度升压作用，对多数抗高血压药物的药效也有部分拮抗，其机制可能与阻断 COX 后导致 PG 生成减少有关。NSAID 对有老年人、心血管系统疾病危险性更大。尽管近来有资料表明 COX-2 特异性抑制剂与非选择性 COX 抑制剂对心血管系统的影响并无差异，但前者的此类副作用仍然得到更多关注。

（4）对血液系统的影响：非选择性 COX 抑制剂均有抑制血小板凝集作用，可延长出血时间，但除阿司匹林外，此副作用均可逆。此外的 NSAID 的血液系统副作用较为少见，包括各种血细胞减少和缺乏如粒细胞减少和再生障碍性贫血。

（5）阿司匹林哮喘：部分患者在服用阿司匹林或其他 NSAID 后数分钟至数小时内会导致哮喘的发作，病情多较为严重，称为阿司匹林哮喘。其原因与抑制 COX 致

PGE_2产生被阻断，AA 转向 5 脂氧化酶（5-LO）路径而白三烯相应合成更多，导致支气管平滑肌收缩和气道黏液分泌增多相关。

NSAID 还可导致神经系统症状，如头痛、头晕、耳鸣、耳聋、嗜睡、失眠、感觉异常、麻木等，亦可有视神经炎和球后神经炎，均较少见。

临床上，使用 NSAID 的高危因素包括年龄 > 65 岁；原有易损脏器的基础疾病：上消化道溃疡、出血史；缺血性心脏病或脑血管病史（冠状动脉搭桥围术期禁用，脑卒中或脑缺血发作史慎用）；肝肾功能障碍；出、凝血机制障碍（包括使用抗凝药）；同时服用皮质激素或 ACEI 及利尿药；长时间、大剂量服用；高血压；高血糖；吸烟；酗酒。

4. NSAID 在癌性内脏痛治疗中的应用 在 WHO 1986 年三阶梯癌痛治疗方案和改良后的三阶梯镇痛方案中，NSAID 均居于重要地位：可以单独用于轻度到中度癌痛，亦可以与阿片类和其他镇痛药物联合使用以提高镇痛效果、减少阿片类药物用量，从而贯穿于癌痛治疗全程。因此，对轻度到中度癌性内脏痛及其转移性骨癌痛，如无禁忌，可以首先考虑使用 NSAID。

由于癌性内脏痛和 NSAID 本身特点，在使用时需考虑到患者的全身情况，尤其要重视胃肠道、心血管、和肝肾功能方面的安全性，风险效益相平衡的原则，具体应注意：①长期使用应首选 COX-2 特异性抑制剂，除考虑到较低的胃肠道副作用发生率外，已经有较多研究证实 COX-2 的高表达与大肠癌、胃癌、胰腺癌和卵巢癌等的发生和恶化有关，而 COX-2 特异性抑制剂如塞来昔布在镇痛作用的同时可能对相关肿瘤发展有一定抑制作用；②注意防治 NSAID 副作用，有胃肠道潜在风险者可同时给予质子泵抑制剂（PPI）；③活动性

上消化道溃疡、出血应禁用，严重肝肾功能障碍者禁用；④不应超量给药，不同时使用两种 NSAID 药物，但一种 NSAID 效果不佳，另外一种 NSAID 仍可能有较好作用。

（三）抗惊厥药物与抗抑郁药

癌痛是包含有伤害感受性疼痛和神经病理性疼痛（NP）的混合型疼痛，据研究，NP 约占癌痛的 40%。神经病理性疼痛是癌症疼痛综合征中最复杂的现象之一，但实际上，癌症患者神经病理性疼痛的定义和分类并不清晰，在癌性内脏痛中尤其如此。因此，尽管在癌痛治疗包括癌性内脏痛治疗的临床实践中，神经病理性疼痛成分得到越来越多的重视，但仍然缺少系统和明确描述。笔者认为目前癌性神经病理性疼痛可分类如下：①肿瘤压迫、间接损伤或直接侵犯神经导致的疼痛；②肿瘤治疗如手术、化疗或放疗损伤神经导致的神经病理性疼痛；③分类不明确但具有神经病理性疼痛特点的疼痛，包括内脏神经、交感神经损伤引起的疼痛和爆发痛。

神经病理性疼痛是癌痛治疗效果不佳的重要原因之一。阿片类药物是治疗癌性疼痛的支柱，但对神经病理性疼痛治疗效果欠佳；NSAID 对神经病理性疼痛也无明显疗效。在过去的 20 年中，神经病理性疼痛的治疗取得明显进展，一批新的治疗药物用于神经病理性疼痛的治疗并取得较好效果，这些药物被归之于辅助药物，包括抗惊厥类药物、抗抑郁药、糖皮质激素、N-甲基-D-天冬氨酸拮抗药和大麻素。其中，抗惊厥类药物（如加巴喷丁、普瑞巴林）、抗抑郁药（三环类抗抑郁药、度洛西汀和文拉法辛等）被多个指南推荐为治疗神经病理性疼痛的一线用药。

背根神经节在中枢神经系统中起着核心作用，因为其作用的下调导致抑制自发外周伤害性信号转导。加巴喷丁和普瑞巴

林可能通过调节减少钙离子的过度内流，过度兴奋的 $\alpha_2\delta$ 电压门控钙通道亚基，减少钙离子的过度内流，可降低谷氨酸、去甲肾上腺素及 P 物质的释放。两药疗效确定，单用或与其他药物如阿片类药物合用对 NP 均有治疗作用，同时可增强阿片类药物作用并减少阿片类药物需求量。多个 RCT 研究表明，加巴喷丁和普瑞巴林对癌性神经病理性疼痛效果明显。

加巴喷丁具有相对较温和的副作用、良好的耐受性和已被证明的安全性（全世界已超过 1000 万剂量服用但未发现有严重不良反应）。加巴喷丁的起始剂量为每日 900mg，通常第一天给予 300mg，晚间服用，第二天 300mg 2 次 / 天，第三天 300mg 3 次 / 天，维持此剂量 1 周，如果未达到治疗效果，可以按每周增加 300mg 的量逐步递增至每日 3600mg，分 3 次服用。加巴喷丁起效时间相对较晚，需要数日到数周时间实现稳态血浆水平。加巴喷丁最常见的副作用有头晕、嗜睡、外周水肿、体重增加、乏力、口干。

普瑞巴林与加巴喷丁作用模式类似，但对电压门控钙通道有更大的亲和力。其起效速度比加巴喷丁快，并有轻度抗抑郁作用。资料显示小剂量普瑞巴林联合阿片类药物对癌性神经病理性疼痛患者可有效改善睡眠、生活质量和日常生活能力。建议从小剂量开始如每日 25mg，逐渐增加剂量至每日 600mg，但国内进口和国产剂型最小剂量均为 75mg，故临床通常以此为起始剂量。其最常见副作用与加巴喷丁类似。

三环类抗抑郁药（TCA）抑制中枢神经系统去甲肾上腺素（NE）和 5- 羟色胺（5-HT）再摄取，并通过抑制 NMDA 受体调节钠通道和增强背根神经节阻滞。TCA 对神经病理性疼痛具有双重机制，即可直接抑制疼痛，并可抑制与疼痛相关的抑郁。TCA 镇痛药量低于治疗抑郁所需剂量。药物副作用是剂限制 TCA 用的主要因素，因为它们有很强的抗胆碱能作用，最常见的副作用即是其抗胆碱能结果，包括口干、便秘、视物模糊、认知障碍、直立性低血压等。因此，临床使用 TCA 应注意患者是否有心脏疾病，尤其在中老年人。此外 TCA 的药代动力学变异较大，应采取个体化治疗。阿米替林是 TCA 代表药物，与抗抑郁治疗相比较，临床治疗 NP 一般从小剂量开始，如 6.25mg，并根据患者疼痛控制状况和副作用逐渐调整剂量。

选择性 5-HT 再摄取抑制剂的镇痛效果尚不清楚，但选择性 5-HT- 去甲肾上腺素抑制剂（SNRI）如文拉法辛和度洛西汀对癌性神经病理性疼痛的治疗作用已经获得临床证据支持。其中文拉法辛是有效的癌性神经病理性疼痛治疗药物，但低剂量（75mg/d 效果不佳，而需要较高的剂量（150mg/d）。文拉法辛主要副作用是胃肠道紊乱，但很少导致停药，严重肝肾功能不全应降低剂量，治疗期间需要定期监测血压。度洛西汀是 SNRI 族中另一个治疗 NP 的一线药物，且其心脏毒性更低。度洛西汀每日 60 ～ 120mg 的剂量对 NP 有效，但低剂量无效，度洛西汀起效较慢，其剂量滴定应不少于 2 周。

三、癌性内脏痛的微创治疗

一般而言，癌痛的微创治疗是药物治疗效果不佳或出现不能耐受副作用时的选择。但随着癌痛治疗技术的更新和临床实践的发展，这种观念也在逐渐变化。

通常当肿瘤患者疾病发展到较严重程度、经过较长时间大剂量阿片类药物及其他镇痛药物治疗而失去效果时，疼痛可能已形成恶性循环，演变为顽固性疼痛，微创或有创治疗也可能难以完全奏效或已经错过最佳治疗时机。因此，应根据患者实际情况决定微创治疗的时机。

癌性内脏痛由于其特殊情况，如合并的内脏性症状较多，实际上，部分微创治疗在癌痛治疗的早期即可适时进行，如胰腺癌患者用腹腔神经丛毁损，可以在不影响患者全身状态、意识水平和精神生理及日常活动等情况下更有效地控制疼痛，减少包括阿片类在内的药物副作用，提高生活质量。

目前癌痛的微创治疗方法主要包括神经介入（神经阻滞、调制与毁损）、椎管内镇痛装置植入、椎体成形术及神经外科介入手术，后者手术种类较多，如周围神经切断术、背根神经节切除术、背根入髓区毁损术、脊髓前外侧柱切断术、脊髓正中切开术、丘脑内侧毁损术、扣带回毁损术、中脑毁损术及垂体摘除术等，但因需要全身麻醉且多数术式副作用过大，中晚期肿瘤患者不易耐受，限制了此类技术的临床应用。

（一）神经阻滞／破坏

癌痛的药物治疗，包括 WHO 的三阶梯治疗，已经被肿瘤和疼痛相关专业医生广泛接受。但是三阶梯疗法实施后仍有 10%～20% 癌症患者的疼痛得不到有效控制。这部分难治性癌痛患者可以考虑进行介入疼痛治疗。而且，癌痛介入治疗不能只作为一种"临终关怀"，早期实施介入治疗来缓解难治性癌痛可以减轻患者的痛苦，甚至有利于延长癌症患者的生命。

1. 腔神经丛阻滞／破坏 是最常用的癌痛介入治疗技术之一，通过药物或化学破坏方法阻滞内脏神经对治疗上腹部的癌性内脏痛效果非常确切。自 1919 年 Kappis 首次提出腹腔神经丛阻滞术（neurolytic celiac plexus block，NCPB）以来，内脏神经丛阻滞技术已经成为腹部癌痛治疗的常用方法，并在临床较广泛应用。对于结肠脾曲以上范围包括胰腺、肝胆、下段食管和胃等上腹部器官肿瘤或上腹部转移癌引起的疼痛，NCPB 常可取得满意效果。

（1）适应证：NCPB 适用于结肠脾曲以上的癌性内脏痛，胰腺癌和胆管癌是最典型的适应证。来自上腹部的躯体感觉神经并不被阻滞，因此在实施 NCPB 前必须对内脏痛还是躯体痛进行鉴别。NCPB 安全而有效，可减少镇痛药物尤其阿片类药物用量及其副作用，因此在治疗任何上腹部癌痛时都应该及早予以考虑。荟萃分析显示，腹腔神经丛阻滞使 70%～80% 患者的疼痛在术后立刻得到极大缓解，对 60%～75% 的患者疼痛缓解可持续到生命结束。

（2）腹腔神经丛解剖：腹腔神经丛是由 1～5 个神经节通过一个密集的神经网络互相连接而成的，具有变异性和复杂性的特点。神经丛位于上腹部 T_{12} 椎体和 L_2 椎体之间的主动脉前筋膜平面上，由交感神经节前纤维和内脏大神经（起源于 $T_{5～10}$）、内脏中神经（起源于 $T_{10,11}$）、内脏小神经（起源于 T_{12}）的传入纤维汇聚而成。内脏神经包括上腹部内脏的神经节前交感神经纤维和传导内脏伤害性刺激信号的上行传入神经纤维，前者与内脏神经节以突触连接，后者传导胰腺、胆囊和其他肝胆管结构，胃远端、小肠、大肠直至横结肠末端的刺激信号。临床已经有直接阻滞内脏神经以替代 NCPB 的报道，亦可取得较好效果。

（3）腹腔神经丛阻滞／破坏方法：腹腔神经丛阻滞有多种方法，相关文献显示不同方法在并发症发生率、即刻和远期死亡率上并没有统计学差异。最常见的技术方法是后路穿刺法，患者俯卧位，给予轻度镇静，在 X 线透视或 CT 辅助下进针 1 根或 2 根至腹腔神经丛或内脏神经附近。注入造影剂以确定针尖到达正确和安全的位置，首先注射局部麻醉药物，几分钟后询问患者疼痛缓解程度。假如疼痛有明显缓解,则注入神经破坏药物（如 70%乙醇）。根据穿刺方法,后路穿刺法可以分为单针法和双针法。腹腔神经丛的定位于腹主动脉与其腹腔干分支交汇处,因此可以将穿刺针置于腹主动脉两侧近腹腔干处,也可直接穿透腹主动脉,但较少采用。

NCPB 还可以有其他几种方法施行,如前路法,患者取仰卧位,经皮透过腹腔将穿刺针穿至腹主动脉与其腹腔干分支交汇处,此方法有损伤腹腔脏器如肠管的风险;超声胃镜下 NCPB 可清晰定位腹主动脉和腹腔干,可实时定位,将穿刺针透过胃壁穿至腹腔神经丛,并可观察无水乙醇的分布;也可在行剖腹手术的同时直视下毁损腹腔神经丛。

（4）疗效:NCPB 相关病例报道、无对照的病例系列研究及部分随机对照试验均显示其治疗效果良好,具有明显优势。一项对照试验在 100 例不能手术的胰腺癌患者中随机给予 NCPB 或全身性镇痛治疗与安慰性注射治疗,结果显示 NCPB 组疼痛强度有更明显的降低,且随着时间的推移,NCPB 组疼痛评分更低,而阿片类药物用量、阿片类副作用发生频率和生命质量在组间没有显著性差异。治疗前 6 周内,与单纯使用阿片类患者相比,NCPB 组患者中或重度疼痛发生更少。治疗后 1 年内,16%的 NCPB 组患者与 6%的单纯阿片类组患者存活,但没有统计学差异。Lillemoe 等的一项针对腹痛而无法手术的胰腺癌患者的随机安慰剂对照研究显示,接受化学性内脏神经切断术的患者与注射生理盐水的患者相比有更长的生存期。Staats 等在随后的研究中对同一组患者进行了随访和分析,从术前开始收集疼痛评分（VAS）、情绪、对活动的影响等数据,术后每 2 个月收集 1 次直至患者死亡,结果表明,神经毁损组与药物治疗组相比,在情绪得分和疼痛对活动的干扰方面都有显著的积极作

用,并伴随着预期寿命的增加。

（5）不良反应:NCPB 是相对安全的治疗方法,其操作过程和去神经后仍可有相关不良反应。操作过程的不良反应包括疼痛、出血等,部分患者可在 NCPB 术后几天内出现针刺点中度疼痛,可能是由于针头退出时神经破坏性药物遗漏导致。少见而严重的并发症,包括由于把神经破坏性药物注射到神经根或硬膜外或髓鞘内导致的一过性或持续性的脊髓损伤和截瘫,曾经有过报道。但严重的神经病理性并发症非常罕见,在一项大样本研究中,2730 例接受 NCPB 的患者中的发生率不到 0.2%。注射无水乙醇后部分患者还可出现一过性醉酒样反应。NCPB 术后近端肠管的交感神经支配中断,导致副交感神经（迷走神经）张力相对增高,在约 44%的患者中出现典型的一过性胃肠道运动功能亢进和腹泻。交感神经张力的缺失同时导致内脏血管舒张,血管内液体转移到肠道内,有约 38%的患者出现低血压。

2. 上腹下神经丛阻滞　对于下腹及盆腔内脏器官肿瘤来源的疼痛,可行下腹下神经丛介入治疗（图 19-10）。毁损性上腹下神经丛阻滞（superior hypogastric plexus block）的最主要适应证是药物治疗无效的顽固性盆腔内脏痛,约 70%的患者可达到良好或优秀程度的疼痛缓解,从而减少阿片类药物用量,且没有明显不良反应或并发症。上腹下神经丛毁损与 NCPB 临床过程基本类似,两者都用于控制内脏痛,但前者的疗效比 NCPB 差,因为盆腔肿瘤比胰腺癌更容易侵犯躯体感觉神经支配的组织,更容易引起躯体牵涉痛或局部躯体疼痛。盆腔肿瘤导致的躯体疼痛通常是坐骨神经受压引起的,但也会侵犯肌筋膜而引起疼痛。梨状肌压迫会出现臀部或直肠疼痛,同时可伴有大腿后部疼痛,坐位或活动时疼痛加重。盆腔肿瘤也可能侵犯髂腰

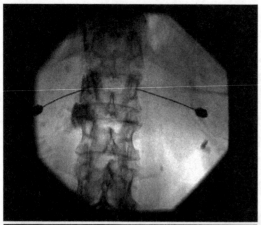

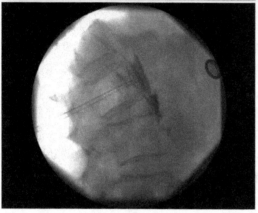

图 19-10 腹腔神经丛阻滞
针尖位于 L_1 椎体前外侧，药物沿神经扩散

肌引起腰痛。一旦肿瘤在骶前侵犯腰骶丛，或在腹膜后扩散侵犯至神经根，则会出现神经干疼痛，经常向下肢放射。运动反射会引起肌肉痉挛和相应的躯体疼痛。手术或放疗也可能引起疼痛。盆腔肿瘤引起的疼痛常有多种因素相互混杂，所以进行上腹下神经丛阻滞时必须严格选择病例。

3. 奇神经节阻滞 恶性肿瘤引起的会阴部内脏痛可以通过奇神经节阻滞（ganglionimpar block）进行镇痛。奇神经节位于骶尾联合水平，是两个交感链的终点。奇神经节阻滞的适应证是会阴部模糊且难以定位的疼痛，并伴有烧灼感和尿急。穿刺时患者最好取俯卧位，通过骶尾韧带中点进针 2～3cm 直到针尖到达直肠后部。

但是目前关于其长期效果的研究结果很少。

腹腔神经丛、下腹下神经丛、奇神经节等来源的疼痛，可尽早考虑使用物理或化学方法进行神经介入治疗。如肿瘤同时侵犯腹壁及后腹膜，有时需配合进行脊神经阻滞才能取得最佳疗效。内脏神经丛介入治疗的主要并发症为血压下降、腹泻等。内脏神经丛介入治疗应在影像学引导定位如 X 线、CT、超声引导下进行穿刺，最近亦有报道利用 MR 引导和定位进行 NCPB。X 线定位清晰、直观、整体感强，可动态观察且价格低廉，但缺乏立体定位，不能提示是否穿刺到器官，也无法准确判断针尖的距离或注射液的实际扩散范围。CT 定位可清晰、直观地显示椎体、血管和腹腔器官的相对位置，设计穿刺入路，并准确判断针尖的距离，但整体感稍差，且非动态实时观察。超声引导可较清晰显示腹主动脉、腹腔干和肠系膜上动脉等结构，并可动态观察针尖穿刺及注射的过程，以及神经破坏剂的弥散范围，具有立体定位及经济简捷的特点，但整体观差，探头的位置及操作经验亦有一定的影响。

（二）椎管内镇痛

癌痛患者在使用大量阿片药物或复杂的药物治疗后疼痛仍得不到有效缓解，或者出现难以控制的不良反应，如恶心、呕吐和过度镇静，此时可以考虑进行椎管内镇痛。椎管内镇痛的目的是通过椎管内应用小剂量的阿片药和（或）局部麻醉药，提高镇痛效果、减少全身阿片药的用量及不良反应。此外，神经病理性疼痛为主的癌痛（如肿瘤侵犯神经丛，复杂性区域疼痛综合征等）可能会对鞘内治疗的反应优于常规治疗，特别是当使用了辅助剂如局部麻醉药和可乐定的时候。

椎管内镇痛需要在硬膜外或蛛网膜下腔放置导管，并通过外置的或者植入的微量泵给药。选择硬膜外或蛛网膜下腔置管，以及外置或者置入的微量泵需要考虑多种因素，包括治疗时间、疼痛类型和部位、肿瘤进展情况、阿片药用量、医生的经验和医疗条件及经济因素等。

鞘内给药是把药物注入脑脊液（CSF），直接作用于中枢神经系统靶点（神经和阿片类受体），具有靶向给药的特征，可达到较快速镇痛，同时药物需求剂量较少，全身性副作用发生率较低。相对而言，硬膜外途径镇痛治疗影响因素更多，如不慎导管移位和硬膜外纤维化的出现会阻碍药物的扩散，药物需求剂量更大，甚至对药物容量或输注速度（如局部麻醉药）有更高要求，因此镇痛治疗效果不佳的比例更高。在由专业技术导致的并发症发生率上，长期硬膜外输注（55%）已证明高于鞘内注射（5%）。而且，在并发症的处理上，除脑脊液漏以外，硬膜外镇痛途径可能更为复杂，如感染、鞘内镇痛可以通过脑脊液置换达到有效的治疗。以上因素使鞘内镇痛在临床得到更广泛的应用。

1. 鞘内镇痛药物治疗

（1）阿片类：鞘内 μ 阿片受体激动剂直接激活背角和脑干的阿片受体。蛛网膜下腔给药时脊髓和大脑阿片药受体局部的阿片药浓度更高，而全身吸收量更少，因此可以显著降低阿片类药物需求剂量和减轻阿片药的不良反应。一般认为，口服、静脉、硬膜外和蛛网膜下腔使用阿片药物的镇痛强度为 1:3:30:300，即达到同等镇痛效果，蛛网膜下腔使用阿片药物用量相当于口服剂量的 1/300 或硬膜外的 1/10。但应注意，临床实践中，等效剂量，包括不同阿片类药物之间的等效剂量和不同用药途径之间的等效剂量只是一个粗略的概念，在不同的患者常有变化，因此无论通过哪种途径应用阿片药，都需要密切随访患者，及时调整剂量，在最小不良反应下达到有效镇痛。阿片类药物种类和剂量的

选择很大程度上是个体特异性的，根据药物的供应和理化性质（如亲水性与亲脂性）而定，没有对比性结果研究。

众多的阿片类药物，包括吗啡、氢吗啡酮、芬太尼、舒芬太尼、哌替啶和美沙酮，都已在鞘内成功使用。但吗啡仍然是椎管内镇痛最常用的阿片类药物。吗啡脂溶性较低，椎管内注射吗啡起效较慢，但是可以维持长时间的镇痛效果。首次给药时阿片类药物用量很难确定，要考虑以前阿片药物的用量、年龄和疼痛机制等多种因素。此后，应根据患者疼痛状况、副作用等及时调整阿片类药物、局部麻醉药和其他药物的剂量和比例。

（2）局部麻醉药：如布比卡因、罗哌卡因和利多卡因，是钠通道阻滞药，阻滞感觉和运动神经的神经动作电位。鞘内注射时，局部麻醉药可以阻滞感觉神经传入，产生较完善的镇痛作用。但局部麻醉药带来的感觉减退、运动阻滞和交感神经系统阻滞可能成为控制疼痛的代价，而这可能会导致不适、虚弱无力和低血压。在适当的剂量下，局部麻醉药物会是鞘内阿片类药物的良好辅助，对于神经性疼痛尤其如此。对于卧床不起、下肢无力、影响较小的绝症患者，甚至可以应用较高浓度和剂量的局部麻醉药来提供更深的镇痛而不会产生认知方面的不良反应，但是必须预先准备协助大小便的措施。

（3）可乐定：是一种 α_2- 肾上腺素受体激动药，作用于脊髓背角神经元，通过调节有害的感觉信号的传导而起镇痛作用。这种调节是通过模仿降去甲肾上腺素受体途径和抑制神经递质释放来起作用的。可乐定是阿片类和局部麻醉药物非常有用的补充，研究表明可乐定联合吗啡对神经病理性疼痛的镇痛效果比单纯吗啡治疗更好。椎管镇痛时联合应用阿片药、局部麻醉药和可乐定时镇痛成功率最高。可乐定的不良反应包括过度

镇静和低血压，呈剂量相关性。

（4）其他药物：也有一些其他药物被报道认为是鞘内药物的有益的补充；这些药物包括巴氯芬、氯胺酮、新斯的明、咪达唑仑、酮咯酸、氟哌利多、齐考诺肽（prialt）。氟哌利多被用于难治性恶心和呕吐。齐考诺肽是一种新型的蜗牛肽，一种N型电压敏感性钙通道阻滞剂。齐考诺肽只能用于鞘内给药，作用于背角，通过与其他的鞘内药物不同的作用机制来减少感觉信号的传入。虽然已经得到FDA批准用于顽固性疼痛的鞘内，但齐考诺肽并未得到普遍应用，主要原因是其不良反应，包括认知功能障碍和精神障碍。临床经验表明，这些不良影响大部分是剂量相关的，可以通过缓慢和谨慎的滴注得以避免。

2. 鞘内给药装置

（1）简单经皮穿刺鞘内导管：这是一种微创技术，可以在床边操作供短期内使用。它可以作为一种试验方法评估鞘内阿片类药物的疗效，或者当预期寿命很短时，它可以用来提供明确的镇痛。

（2）隧道鞘内导管或输液港：是在手术室内无菌条件下置入的。导管自背后皮下隧道放置一段距离，通常从侧腹壁退出，输液港则埋置于腹部皮下或肋骨上，通过适当的感染控制措施，包括使用抗菌过滤器和细致的局部护理，隧道鞘内导管或输液港可以使用数月到数年。

上述两种装置均需连接外置化镇痛泵，其优点容量不受限制，而且疼痛治疗的专业人员，包家庭临终关怀机构的人员，通过最少的培训就可以精通它的使用，但对于接头处需要较好的术后管理，以防止脱落和感染，同时，患者洗澡较为麻烦。

（3）完全植入式给药装置（IDDS）：是使用一个体积较小的、可编程的、计算机化的自动电子泵，将药物通过导管泵入鞘内。泵放置于前腹部或臀部的皮下。可以靠针头穿刺来给储药囊再次加药。该装置的优点包括使患者行动更自由，低维护，低感染风险。FDA最近还批准了一种手持式"遥控"患者自控镇痛装置，称为患者治疗管理系统（PTM），PTM考虑到患者的个体差异，特别是爆发性疼痛的快速管理，允许置入的泵按控制快速给药。

IDDS的缺点包括需要相对大的创伤的微创植入手术，前期成本高，泵重复加药较为复杂，需要编程的后续管理问题；尤其是，由于容量有限（目前为20ml或40ml），使用局部麻醉药受到明显限制，且随着阿片类药物需求量增加，后期可能需要较频繁加药。与隧道鞘内导管或输液港相比，IDDS的初期费用较高，但是病程超过3个月时，IDDS的后期费用和总费用更低。

3. 适应证与疗效 椎管内镇痛可以明显提高癌痛患者疼痛治疗效果，减少阿片类副作用发生，从而提高其生活治疗。Smith将202名晚期癌症患者随机分配到综合药物治疗组（CMM）与有IDDS配合的CMM组。入选对象为每天口服吗啡200mg或等同剂量镇痛药而VAS评分（0～10分）仍≥5的患者，或口服吗啡剂量稍低但出现了顽固的阿片类的不良反应的患者。随机分组4周后主要评估镇痛效果与药物不良反应改善程度。临床有效定义为VAS评分减少≥20%，或者VAS评分相同但不良反应减少≥20%。4周时IDDS组有84.5%临床有效，而CMM组有70.8%达到标准（$P = 0.05$）。但IDDS组在VAS评分与不良反应两项中有更多的患者取得≥20%的改善。平均VAS评分在CMM组从7.81降至4.76（减少39%），IDDS组则从7.57降至3.67（减少52%，$P = 0.055$）。CMM组患者的平均不良反应从6.36降至5.27（减少17%），而IDDS组则从7.22降至3.59（减少50%，$P = 0.004$）。IDDS组显著减少了精神疲惫与沮丧（$P < 0.05$）。

IDDS 组还提高了生存率，6 个月生存率为 53.9%，而 CMM 组为 37.2%（$P = 0.06$）。2005 年，在对上述试验中患者进行 6 个月的随访后，同一组作者发表了第二篇论文，得出结论，IDDS 提高了临床治疗有效率，降低疼痛评分，明显减轻了镇痛药物不良反应，并与受试者生存率提高相关。最近的一项长达 11 年的随访表明长期使用 IDDS 对胰腺癌导致的难治性恶性疼痛临床和统计上均是有效的和安全的。

关于长期隧道鞘内导管或输液港治疗癌痛的临床使用资料仍然较少，但在临床实践中，尤其发展中国家，由于经济和设备等因素的影响，此方法不失为有效选择之一。实际上，相对于 IDDS，鞘内导管或输液港由于外接镇痛泵不会受到体积的限制，局部麻醉药的使用可以更方便和有效，而且使用 PCA 更简单，重新加药也较 IDDS 更容易，因此具有独特优势。但外接镇痛泵的管理要求较高，尤其在长期院外使用时。鞘内导管或输液港的长期管理主要有两个难点，一是保持导管或输液港与镇痛泵连接处的干燥、清洁和无菌，另一个是对洗澡的影响。此外，长期的管理还包括镇痛泵与导管（或输液港）在内的整个镇痛系统的维护，连接针的定期更换，以及镇痛药物的及时调整和重新加药等。

4. 并发症和不良反应　与其他镇痛方法相比较，椎管内镇痛是相对复杂的临床治疗体系，主要的并发症和不良反应可以与手术操作相关，也可与镇痛装置本身和所使用药物相关。

（1）手术操作相关并发症：常见的与手术操作有关的可能并发症包括皮下淤血和泵袋血肿、低颅压头痛、脑脊液漏、脊神经损伤、脊髓损伤、硬膜外出血和血肿、蛛网膜下腔出血、术后局部、椎管内或全身感染。

（2）药物相关并发症：阿片类药的不良反应见前药物治疗节段。局部麻醉药物的不良反应，包括平面过高、低血压、头晕甚至全脊髓麻醉，局部麻醉药物中毒发生罕见。

（3）输注装置相关并发症与 IDDS 装置有关的并发症包括导管打折、断裂、脱开，完全性置入泵装置故障、泵移位、低电池电量输出、泵再注药失败、泵自身故障等，皆可导致镇痛不足、疼痛加剧和撤药后戒断反应。

（4）医源性并发症：完全性置入泵加药时出现药物误注射、剂量过大继发的不良反应。参数人为设计错误等导致药物剂量过大及其不良反应。

（5）导管尖端炎性肉芽肿。

（6）其他。

通过适当的镇痛装置进行椎管内给药（以阿片类药物和局部麻醉药为主）能有效缓解疼痛、减少药物不良反应、改善生存质量，文献表明有效椎管内镇痛后能延长患者生存期；选择合适的患者、IDDS 置入时机和药物是保证获得良好治疗效果的基础，而治疗、处理其潜在并发症及相应的质量保证措施是确保患者安全的保障。

5. 鞘内镇痛治疗和持续的肿瘤治疗　鞘内镇痛治疗与化疗或放疗并不会互相干扰，相反，鞘内镇痛治疗提供优越的症状控制，提高了对积极化疗方案的耐受度，使完成完整治疗的可能性增加。但置入鞘内给药装置的时机要避开白细胞或血小板计数最低点。此外应注意的是，放疗会影响 IDDS 装置的电池寿命，并可能导致电子故障，因此泵应当尽量避免进入辐射区域或至少受到铅屏保护。如果正在进行以镇痛为目的的放疗，那么这种疗法生效之前可置入临时导管（图 19-11）。

（三）椎体成形术与后凸成形术

内脏肿瘤转移到骨骼也很常见，而 30% ~ 80% 的骨转移涉及脊椎。椎体成形术（PVP）是一种微创门诊手术，通过注

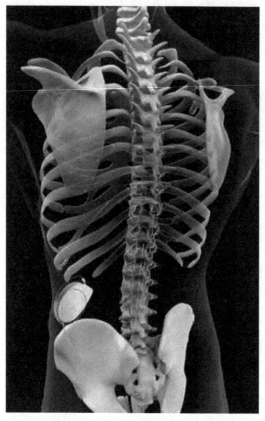

图 19-11 鞘内药物输送系统
显示了前腹壁的 IDDS 泵通过导管连接蛛网膜下腔

射聚甲基丙烯酸甲酯（PMMA），俗称骨水泥来缓解疼痛，稳定或预防椎体压缩性骨折（图 19-12）。对于伴有骨质破坏或椎体病理性压缩性骨折的患者，经皮穿刺向椎体或其他部分骨质内注入 PMMA 能立即镇痛，还可增加其强度与稳固性，有效预防椎体和其他骨的进一步塌陷与脊椎变形。一般接受治疗后患者疼痛即可缓解，治疗后 24 小时内患者活动能力可明显提高。70% 以上的椎体恶性肿瘤患者可因此获益，生活质量显著提高。该技术主要适用于骨恶性肿瘤引起的疼痛和椎体骨折性。但椎体后缘有明显破坏或明显后凸压迫神经者不宜接受该治疗，因可出现渗漏或加重后凸从而进一步压迫神经。有凝血功能或不能耐受手术者亦不应进行手术。后凸成形（PKP）术的不同之处在于注入骨水泥之前通过经皮球囊膨胀来恢复椎体正常高度。后凸成形术与椎体成形术相比，技术难度更高，对患者而言更不舒服，当然也更昂贵。一项对椎体成形术与后凸成形术的荟萃分析比较显示，椎体成形术会缓解疼痛作用更明显，但是水泥进入椎管的风险更高。

（1）适应证：椎体成形术或后凸成形术的适应证为急性或亚急性的疼痛性椎体病理性骨折（继发于骨质疏松症或肿瘤）而没有累及椎管及其周围的情况。当骨折累及椎管时，已发生或即将发生的神经功能缺损只能通过手术减压甚至椎体融合来

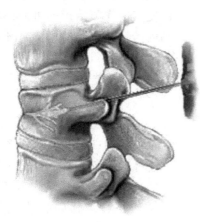
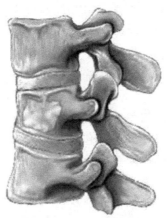

图 19-12 经皮椎体成形术

解决。

（2）禁忌证：椎体成形术和后凸成形术绝对禁忌证包括无症状性稳定骨折，临床药物治疗有效，目标椎体骨髓炎，凝血功能失调未纠正，对成形术填充物成分过敏，局部或全身过敏。相对禁忌证包括与椎体塌陷无关的神经根性疼痛或神经根性病变，骨碎片后突进入椎管超过 20%，肿瘤侵入硬膜外腔，严重椎体塌陷（椎体平面）。因为治疗剂量的辐射不会使填充物失去弹性，所以术后接受放疗并不是禁忌证。

（3）疗效：椎体成形术和后凸成形术都能显著改善术后疼痛评分。由 Eck 等进行的一项荟萃分析对入选的 168 项关于椎体成形术和后凸成形术的研究进行评估，比较其镇痛效果和并发症发生率。椎体成形术术前和术后的平均 VAS 疼痛评分分别为 8.36 和 2.68，平均变化为 5.68（$P <$ 0.001）。后凸成形术术前和术后的平均 VAS 疼痛评分分别为 8.06 和 3.46，平均变化为 4.60（$P < 0.001$）。与后凸成形术相比，可以注意到椎体成形术的疼痛缓解度更大（$P < 0.001$）。但新发椎体骨折的风险在椎体成形术为 17.9%，在后凸成形术则为 14.1%（$P < 0.01$）。水泥泄露的风险在椎体成形术中为 19.7%，在后凸成形术中为 7.0%（$P < 0.001$）。

（四）疼痛性骨转移灶的影像引导下消融

继发于肿瘤转移的孤立的骨性痛通常采用外部放疗、镇痛药（阿片类和非甾体抗炎药）和全身治疗，包括双膦酸盐类药物、放射性药物、皮质类固醇和化学治疗。最近的进展是使用 X 线导针放置在选定的痛性转移灶上，使用射频消融、激光和冷冻消融技术破坏病灶。另一种方法是采取经皮乙醇注射的方法直接进行选择性动脉栓塞或直接肿瘤浸润。由 Goetz 等进行的一项多中心研究使用影像引导下射频消融治疗了 43 位标准治疗失败的疼痛性溶骨性骨转移肿瘤患者，95% 的患者疼痛程度显著减轻（VAS 评分减少 ≥ 2）。在治疗后随访的 24 周内疼痛评分和阿片类药物的消耗也有所改善。在 3 名患者中出现并发症，2 名不严重，但是另一名患者在对其髋臼区域进行射频消融后发生了髋臼骨折。许多其他借助于介入方法的创新性技术被提出来以治疗顽固性癌性痛。脊髓化学毁损术包括对神经根、轴突或其他脊髓成分通过化学方式使用乙醇或苯进行破坏，可以极大地缓解疼痛。当前已经很少这样做了，因为它有发生严重不良反应的可能，如运动神经根损害、感觉迟钝，或肠道和膀胱功能障碍。神经外科疼痛控制技术，如经皮脊髓丘脑束切断术，由于鞘内注射疗法的问世，适应证已经非常少见了。脊髓刺激对神经病变性痛如臂丛神经丛损害或化疗相关性周围神经病变可能有效。周围神经化学或射频松解对于癌症相关的面部疼痛、四肢疼痛和躯干部选择性皮区痛可能有一定作用。同样值得一提的是许多癌性痛患者会有继发性的肌筋膜痛，在进行更多的微创性技术治疗之前可以尝试通过触发点注射和（或）物理治疗来缓解。介入性疼痛治疗应成为肿瘤跨学科治疗计划的一部分，并在治疗的早期就开始施行。更好的镇痛与症状控制可以提高患者的生活质量，改善患者的食欲与营养，并帮助患者更好地耐受积极的肿瘤治疗方案。

四、手 术 治 疗

用神经外科手术来治疗疼痛，包括癌性痛有很长的历史。Spiller 于 1912 年最早提出切断疼痛通路来控制疼痛，随之而来的是一整套的对中枢神经系统的各个部分进行外科处理，以阻断疼痛信号的上行传导。当以大脑或脊髓为靶点来治疗疼痛时，有两个方法是有实用价值的。一是非破坏性方法，通过对大脑靶点的电刺激或通过药物作用于脑室或髓鞘内的疼痛受体起作用，电刺激的可能原理为调节疼痛感受的感知过程。电刺激的靶点包括脊髓、丘脑核、室周灰质、水管周围灰质、运动皮质。脑室与髓鞘内注入的药物首选吗啡。电刺激通常用于良性疼痛，而鞘内镇痛也用于癌性痛治疗。二是破坏性方法，即在不同神经水平阻断疼痛信号传导。神经消融目标可以是核团或脑回或神经束，但绝大多数破坏性神经外科手术治疗施行于脊髓水平，其中脊髓丘脑束、内脏痛上行传导通路是手术阻断的主要靶点。

（一）脊髓前侧柱切断术

从本质上讲，脊髓前侧柱切断术就是脊髓丘脑束切断术。脊髓丘脑束负责传导来自身体对侧的痛、温和触压觉。脊髓丘脑束主要终止于丘脑腹后外侧核、腹后内侧核、髓板内核（主要是中央外侧核）、后侧复合体。脊髓丘脑束向丘脑中央外侧核的投射在疼痛的动机/情感反应中起到了某种作用，向外侧丘脑（腹侧基底核丛）的投射在疼痛感觉的辨别方面起了重要作用。皮质脊髓束位于外侧脊髓丘脑束(LST)的后方，两者之间隔着白质（安全区）。腹侧的脊髓小脑束覆于 LST 之上，对脊髓小脑束的损害为可能导致同侧的上肢共济失调。人体中掌管血管收缩与生殖泌尿的自主神经，以及掌管同侧自发性呼吸节律的网状脊髓束也是前外侧 1/4 脊髓的一部分。因此，脊髓前侧柱切断术的不良反应包括睡眠呼吸暂停、大小便失禁和低血压。腹侧皮质脊髓束的大小和位置有很大的变异性，没有交叉的情况也可能发生。运动交叉可能从 L_1 延展到 L_1 水平，所以当损害位置太高时，对侧下肢也可能受到影响。理想的施行脊髓前侧柱切断术的患者是那些癌性痛部位低于颈部且达到身体 1/2 的患者。从技术上说，脊髓前侧柱切断术是

第一个用于治疗疼痛的脊髓切断手术，通过切断脊髓的前外侧 1/4 象限，以阻断通过脊髓丘脑束的疼痛传导，来减轻身体一侧的疼痛，是许多神经外科中心的标准治疗方法，也是在脊髓水平研究的最多的神经外科疼痛治疗手段，在数据的质量方面仅次于交感神经切断术。Mullan 和 Rosomoff 等于 20 世纪 60 年代晚期提出了一种经皮到达脊髓的入路，被多数神经外科医生接受，Kanpolat 等则在 20 世纪 80 年代晚期和 90 年代早期引入了 CT 引导的方式，成为脊髓前侧柱切断术最重要的技术进步。脊髓丘脑束前侧柱切断术应定位于疼痛部位的对侧；单侧的局部顽固性痛觉类型的癌症患者（如胸壁间皮瘤或四肢恶性肿瘤患者）是理想的手术适应证。术前患者禁食至少 5 小时，在监护下使用芬太尼和咪达唑仑给予麻醉，取俯卧位，在 CT 引导下接受手术。用头部 CT 来排除大的损害及避免可能的疝出。在手术开始之前 20 ～ 30 分钟腰部髓鞘内注射水溶性造影剂。局部麻醉后，脊髓前侧柱切断术专用针在乳突下方插入，穿刺点为 C_2 神经根从椎管中发出的位置，穿刺点和皮肤到硬脑膜的距离由 CT 扫描决定，过程中脑脊液涌出提示已穿透硬膜。Kanpolat 认为理想的穿刺针定位点对于腰骶部神经是齿状韧带前方 1mm，对于胸部和颈部神经纤维是齿状韧带前方 2 ～ 3mm。电极刺入脊髓的深度应小于脊髓横径的 1/2，刺入脊髓时电阻抗会突然升高超过 1000Ω。放置电极后，使用高频（如 100Hz）刺激，应引起疼痛、感觉异常或对侧温暖感，理想状态是恰好于疼痛所在的部位。这些感觉被 0.5V 的电压引出；更低的电压（0.2V）提示到达理想位置，更高的电压（如大于 1.0V）提示接近理想目标但是不在目标。电极误入皮质脊髓束会导致同侧的 1 个或 2 个肢体在低电压（＜ 1.0V）、低频（2 ～ 6Hz）刺激

时收缩，而在低电压（< 1.0V）高频刺激时强直。同侧颈 / 斜方肌收缩，提示大致接近 C_2 同侧前角。这两种情况均应停止操作、重新置入电极，只有当电极针精确放置在脊髓丘脑束中且刺激可以引出涵盖疼痛区域的异感时，才可以施行低温短时程毁损，并需注意避免术后感觉迟钝，通常认为这是由于毁损范围过大导致的。但另一方面，毁损范围不足可能导致疼痛缓解欠佳。Kanpolat 和 Raslan 建议以 70 ~ 80℃毁损 60 秒，进行 2 或 3 次毁损（Raslan 每次手术平均毁损次数为 2.13）。过程中需要经常测试同侧肢体运动。可要求患者频繁地抬起下肢并保持 10 秒来确认皮质脊髓束的完整性。术后患者应在 ICU 监护 5 ~ 6 小时，双侧手术患者至少需要监护一整晚。Kanpolat 和 Raslan 都报道该手术疗效显著（无痛或疼痛缓解满意），前 3 个月患者满意超过 90%，6 个月时降到约 80% 均无永久性肌无力的发生。Kanpolat 团队报道有 2.4% 的患者出现一过性的短暂肌无力或轻度上肢共济失调，3 周后均恢复。唯一的永久性并发症是 4 例患者术后出现了感觉迟钝。

（二）核尾和脊束后根入髓区切开术

核尾后根入髓区手术，其主要适应证是传入神经阻滞疼痛、幻肢痛和中枢神经痛，而极少用于治疗癌痛，但仍然可作为一种备选方法。

总体而言，毁损性手术在癌痛治疗中已经大部分被鞘内镇痛 [阿片类药物和（或）局部麻醉药等] 替代。但在一些特定的患者，毁损性手术来治疗癌性痛仍然可以提供很大的益处。经皮射频脊髓前侧柱切断术和三叉神经束切断术是最常用到的手术，影像学尤其 CT 定位引导提高了电极与靶位的契合度，手术的安全性和有效性也相应提高。

五、小　结

本章回顾了癌性内脏痛的特点、癌痛机制、癌痛评估工具，并重点就癌性内脏痛的治疗，包括药物治疗和有创治疗，尤其微创治疗进行了论述。

癌性内脏痛是最常见的癌性疼痛之一，多见于腹腔或盆腔器官恶性肿瘤患者。如同其他癌痛一样，癌性内脏痛临床表现多样，合并症状较多，且随病情逐渐加重，受到诸多因素影响，急慢性疼痛、伤害感受性疼痛和神经病理性疼痛并存，是一种复杂的全方位疼痛，严重降低患者生活质量。镇痛治疗的目标是尽可能使患者保持最高的生活质量，因此在控制疼痛的同时应尽可能减少副作用。

目前尚缺少合适的专用临床癌痛评估工具。癌痛产生机制复杂，涉及多种炎性因子，肿瘤周围有疼痛相关神经纤维增生，因此更易产生疼痛。

到目前为止，癌痛治疗体系是以病因性治疗为前提、以阿片类药物为核心、以药物治疗为主体、以有创疼痛治疗技术为特色的综合治疗系统。其中，阿片类药物是镇痛作用最强的药物，是癌痛治疗的主体，但由于其存在包括呼吸抑制、依赖、成瘾等严重副作用及便秘等顽固副作用，因此防治阿片类药物的不良反应与疼痛治疗本身同样重要，应把预防和处理阿片类镇痛药不良反应的措施视为镇痛治疗计划的重要组成部分。同时应联合使用 NSAID、抗惊厥类药物、抗抑郁焦虑药物等，以提高镇痛效果，减少阿片类药物用量和副作用。

对于药物疗效不佳或副作用明显的患者，应积极考虑有创治疗，包括神经阻滞或毁损、椎管内镇痛及其他手术。目前在癌性内脏痛治疗中应用较多的神经介入治疗有腹腔神经丛、下腹下神经丛、奇神经节毁损。椎管内镇痛主要为鞘内持续使用阿片类药物及局部麻醉药，置入装置有 IDDS 和隧道鞘内导管或输液港两种，各具优势和特点。对椎体转移性肿瘤还可进行椎体成型治疗。顽固性疼痛也可采用神经外科手术治疗。

（陶高见　黄　莹）

参 考 文 献

徐建国，2007. 疼痛药物治疗学 . 北京：人民卫生出版社 .

Bouhassira D, Luporsi E, Krakowski I, 2017. Prevalence and incidence of chronic pain with or without neuropathic characteristics in patients with cancer. Pain, 158(6):1118-1125.

Brandão R D, Veeck J, Vijver KKVD, et al. 2013. A randomised controlled phase II trial of pre-operative celecoxib treatment reveals anti-tumour transcriptional response in primary breast cancer. Breast Cancer Research,15,2(2013-04-08), 15(2):R29-R29.

Bredlau A L, Thakur R, Korones DN, et al. 2013. Ketamine for Pain in Adults and Children with Cancer: A Systematic Review and Synthesis of the Literature. Pain Medicine, 14(10):1505-1517.

Breuer B, Fleishman SB, Cruciani RA, et al. 2011. Medical oncologists' attitudes and practice in cancer pain management: a national survey. J Clin Oncol, 29(36):4769-4775.

Brogan S, Junkins S, 2010. Interventional therapies for the management of cancer pain. J Support Oncol, 8(2):52-59.

Brogan S, Junkins S, 2010. Interventional therapies for the management of cancer pain. Journal of Supportive Oncology, 8(2):52.

Brown MR, Ramirez JD, 2015.Neuroimmune mechanisms in cancer pain. Curr Opin Support Palliat Care, 9(2): 103-111.

Burton A W, Hamid B, 2014. Current challenges in cancer pain management: does the WHO ladder approach still have relevance. Expert Review of Anticancer Therapy, 7(11):1501-1502.

Caraceni A, Zecca E, Martini C, et al. 2008. Gabapentin for breakthrough pain due to bone metastases. Palliat Med, 22(4): 392-393.

Carvajal G, Dupoiron D, Seegers V, et al. 2018. Intrathecal Drug Delivery Systems for Refractory Pancreatic Cancer Pain: Observational Follow-Up Study Over an 11-Year Period in a Comprehensive Cancer Center.Anesthesia & Analgesia.

Chwistek M, Ewerth N, 2016.Opioids and Chronic Pain in Cancer Survivors: Evolving Practice for Palliative Care Clinics. J Palliat Med, 19(3): 254.

Chwistek M, Wolf M, 2017. Naloxone for Outpatients at Risk of Opioid Overdose #328. J Palliat Medicine, 20(5): 562-563.

Cleary J M, Mamon HJ, Szymonifka J, et al. 2016. Neoadjuvant irinotecan, cisplatin, and concurrent radiation therapy with celecoxib for patients with locally advanced esophageal cancer. Bmc Cancer, 16(1):1-9.

Cohen SP, Mao J, 2014. Neuropathic pain: mechanisms and their clinical implications. BMJ, 348:f7656.

Czernicki M, Sinovich G, Mihaylov I, et al. 2015. Intrathecal drug delivery for chronic pain management-scope, limitations and future. Journal of Clinical Monitoring & Computing, 29(2):241-249.

Davis MP, Mehta Z, 2016.Opioids and Chronic Pain: Where Is the Balance.Curr Oncol Rep, 18(12): 71.

Deer TR, Pope JE, Hayek S, et al. 2017.The Polyanalgesic Consensus Conference (PACC): Recommendations for Intrathecal Drug Delivery: Guidance for Improving Safety and Mitigating Risks.Neuromodulation Journal of the International Neuromodulation Society, 20.

Doi S, Yasuda I, Kawakami H, et al. 2013.Endoscopic ultrasound-guided celiac ganglia neurolysis vs. celiac plexus neurolysis: a randomized multicenter trial.Endoscopy, 45(5):362-369.

Esin E, Yalcin S, 2014.Neuropathic cancer pain: What we are dealing with? How to manage it. Oncotargets & Therapy, 2014(default):599.

Ferlay J, Soerjomataram I, Dikshit R, et al. 2015. Cancer incidence and mortality worldwide: sources, methods and major patterns in GLOBOCAN 2012. Int J Cancer. 136(5): E359-386.

Greco M T, Corli O, Montanari M, et al. 2016. Epidemiology and pattern of care of breakthrough cancer pain in a longitudinal sample of cancer patients: results from the Cancer Pain Outcome Research Study Group. Clinical Journal of Pain, 27(1):9.

Hjermstad MJ, Fainsinger R, Kaasa S, 2009. Assessment and classification of cancer pain. Curr Opin Support Palliat Care, 3(1):24-30.

Huang Y, Li X, Zhu T, et al. 2015.Efficacy and Safety of Ropivacaine Addition to Intrathecal Morphine for Pain Management in Intractable Cancer. Mediators of Inflammation, (3):439014.

Jacobsen R, Møldrup C, Christrup L, et al. 2009. Patient-related barriers to cancer pain management: a systematic exploratory review. Scand J Caring Sci, 23(1): 190-208.

Jongen JL, Huijsman ML, Jessurun J, et al. 2013. The evidence for pharmacologic treatment of neuropathic cancer pain: beneficial and adverse effects. J Pain Symptom Manage, 46(4):581-590.

Langford DJ, Bailey AL, Chanda ML, et al. 2010. Coding of facial expressions of pain in the laboratory mouse. Nat Methods,7(6): 447-449.

Mantyh PW, 2014. Bone cancer pain: from mechanism to therapy. Curr Opin Support Palliat Care, 8(2): 83-90.

Mao J, Sung B, Ji RR, Lim G, 2002. Chronic morphine induces downregulation of spinal glutamate transporters: implications in morphine tolerance and abnormal pain sensitivity. J Neurosci, 22(18):8312-8323.

Mercadante S, Porzio G, Aielli F, et al. 2013. The effects of low doses of pregabalin on morphine analgesia in advanced cancer patients.Clinical Journal of Pain, 29(1):15-19.

Mercandante S, Ferrera P, Arcuri E, et al. 2012. Opioid-induced hyperalgesia after rapid titration with intravenous morphine: Switching and re-titration to intravenous methadone. Annals of Palliative Medicine, 1(1), 10-13. doi: 10.3978/j.issn.2224-5820.2012.01.02.

Pacharinsak C, Beitz A J, 2014. Mechanisms of Cancer Pain[M]// Pain Management in Veterinary Practice. John Wiley & Sons, Ltd, 29-37.

Paice JA, Mulvey M, Bennett M, et al. 2017.AAPT Diagnostic Criteria for Chronic Cancer Pain Conditions. J Pain, 18(3): 233-246.

Paice JA, Portenoy R, Lacchetti C, et al. 2016. Management of Chronic Pain in Survivors of Adult Cancers: American Society of Clinical Oncology Clinical Practice Guideline. J Clin Oncol, 34(27): 3325-3345.

Portenoy RK, 2011.Treatment of cancer pain. Lancet. 377(9784): 2236-2247.

Raslan AM, Burchiel KJ, 2010. Neurosurgical advances in cancer pain management. Curr Pain Headache Rep, 14(6):477-482.

Raslan AM, Burchiel KJ, 2010.Neurosurgical Advances in Cancer Pain Management. Current Pain & Headache Reports, 14(6):477-482.

Sébastien Salas, Pascal Auquier, Florence Duffaud, et al. 2014. Efficacy of lidocaine in patients receiving palliative care with opioid-refractory cancer pain with a neuropathic component: study protocol for a randomized controlled study.Trials, 15(1):318.

SéGreco MT, Roberto A, Corli O, et al. 2014. Quality of cancer pain management: an update of a systematic review of undertreatment of patients with cancer. J Clin Oncol, 32(36): 4149-4154.

Smith TJ, O' Neil J, 2016.Fundamentals of Cancer Pain Management// Supportive Cancer Care. Springer International Publishing.

Smith TJ, Saiki CB, 2015.Cancer Pain Management. Mayo Clin Proc, 90(10): 1428-1439.

Sullivan MD, Turner JA, DiLodovico C, et al. 2017. Prescription Opioid Taper Support for Outpatients With Chronic Pain: A Randomized Controlled Trial. J Pain, 18(3): 308-318.

Swarm RA, Abernethy AP, Anghelescu DL, et al. 2013. Adult cancer pain. J Natl Compr Canc Netw, 11(8):992-1022.

Takahashi H, Shimoyama N, 2010.A prospective open-label trial of gabapentin as an adjuvant analgesic with opioids for Japanese patients with neuropathic cancer pain. International Journal of Clinical Oncology, 15(1):46-51.

van den Beuken-van Everdingen MH, Hochstenbach LM, Joosten EA, et al. 2016.Update on Prevalence of Pain in Patients With Cancer: Systematic Review and Meta-Analysis. J Pain Symptom Manage, 51(6): 1070-1090,e9.

von Gunten CF, 2011. Pathophysiology of pain in cancer. J Pediatr Hematol Oncol, 33 Suppl 1(7):S12.

Yi L, Yi Q, Zhang Z, et al. 2015. Clinical efficacy of percutaneous vertebroplasty combined with intensity-modulated radiotherapy for spinal metastases in patients with NSCLC. Oncotargets & Therapy, 8(default):2139-2145.

Zhang Y, Tao GJ, Hu L, et al. 2017. Lidocaine alleviates morphine tolerance via AMPK-SOCS3-dependent neuroinflammation suppression in theÂ spinal cord. J Neuroinflammation, 14(1):211.

第20章 内脏痛治疗新技术与展望

第一节 内脏痛的药物治疗进展

由于新药物或新技术新方法的发现不多，针对内脏痛临床治疗方面的文献更新报道也相对较少。虽然如此，相对于数年前来说，无论是对临床认识的角度和深度，还是各种已经逐步在临床开展的治疗方法，内脏痛的治疗新技术还是有了较为显著的发展和进步。与此同时，大量的新药物或新技术方法正处于动物实验阶段或早期临床应用阶段，可能会在将来的数年内逐步应用于临床。目前，已知的治疗方法通常采用躯体疼痛的治疗框架和方案，如世界卫生组织（WHO）为治疗癌症疼痛而制定的"三阶梯镇痛"等已应用到内脏痛的治疗上。然而，由于内脏的神经支配及其疼痛发病机制与躯体疼痛之间的差异，导致其疼痛的性质特点及最有效的治疗手段也与躯体疼痛有显著不同，因此对内脏痛进行有针对性的治疗就显得非常重要。

前述章节已较全面阐述了内脏痛的各种治疗方法，简单地说，可以总结为以下几种：①常规药物治疗；②非常规药物治疗；③非药物治疗。其中常规药物治疗应用的药物大体与躯体痛的治疗药物相类似，不过针对内脏痛的特点，药物的选择和使用方法略有区别，具体来说，主要包括弱效镇痛药、强效镇痛药、辅助镇痛药等。弱效镇痛药有对乙酰氨基酚及 NSAID 等；强效镇痛药主要是指阿片类药物，如吗啡、羟考酮等；辅助类药物包括 GABA 类似物和三环类抗抑郁药等。非常规药物治疗则主要包括 TRPV1 受体拮抗药、氯胺酮、人源化抗 -NGF 单克隆抗体、中枢 α_2- 肾上腺素受体激动药、喹硫平和神经激肽 -1 受体（NK-1R）拮抗药等。一般来说，非常规药物治疗在临床上常考虑作为慢性内脏疼痛常规药物治疗的一种有效补充。而非药物治疗方法主要包括经颅直流电刺激、经颅磁刺激、周围神经电刺激镇痛、神经毁损疗法、肠道益生菌疗法、饮食疗法及心理治疗等。因相应的章节已较为系统地分类讲述了内脏痛大多数药物治疗的方法及部分非药物治疗方法，因此本章不再赘述，关注的重点为针对内脏痛的治疗在近年来取得的主要发现和临床应用进展等，具体对辅助类药物治疗、非常规药物治疗及非药物治疗的方法加以总结如下。

一、辅助类药物治疗

很多患者在接受了标准镇痛干预后内脏痛可得到较大缓解，但仍有相当多的患者疼痛控制不佳。因此，在慢性内脏痛阶梯式治疗效果仍不满意时，应用辅助性镇痛药物是不错的选择。同时临床医生应当意识到，当患者的内脏疼痛慢性化以后，往往存在中枢敏化（痛觉过敏和触诱发痛），此时应在疼痛治疗的早期就考虑加入辅助类药物。目前，临床应用较多的主要是 GABA 类似物和三环类抗抑郁药等。

（一）GABA 类似物

GABA 类似物在临床应用较多的主要有加巴喷丁（gabapentin）和普瑞巴林（pregabalin），此类药物在内脏高敏感的临床模型中有一定的疗效，同时，普瑞巴林在慢性胰腺炎导致的内脏痛的临床试验中被证明有效。该类化合物可能间接地影响 GABA 能系统，主要作用于电压门控钙离子通道（Ca_v）上的 $\alpha_2\delta$ 亚基。另外，$GABA_B$ 阳性变构调节剂为内脏疼痛管理提供了新的治疗靶点，这些药物的作用部位则主要集中在脊髓背角。已有文献证实，加巴喷丁和普瑞巴林可切实减轻慢性胰腺炎和肠易激综合征的实验性疼痛。在一项 RCT 中，与安慰剂相比较，辅助应用普瑞巴林可更有效地缓解疼痛并改善慢性胰腺炎患者的健康状况。因此，从目前已有的研究结果来看，普瑞巴林可考虑作为内脏痛经普通药物治疗难以缓解后的一种强化辅助类治疗药物。此外，三环类抗抑郁药（TCA）、选择性 5- 羟色胺再摄取抑制剂（SSRI）和 5- 羟色胺 - 去甲肾上腺素再摄取抑制剂（SNRI）等药物也可用于慢性内脏痛尤其是功能性疼痛疾病的治疗。TCA 具有镇痛和神经调节性作用，治疗初期几周以低剂量及缓慢滴定的方式进行非常重要。最近有研究指出，TCA 与 SSRI 对肠易激综合征患者的疼痛治疗有类似的效果，但目前有关 SNRI 在功能性内脏疼痛中的镇痛作用的证据还不足，因此不建议使用。当应用上述辅助类药物或其他新型药物时，由于药物的作用特点、药效及药代动力学不一，加上不同患者的个体差异，为每名患者制订高度个体化的疼痛治疗方案及其重要。

（二）解痉类药物

除内脏超敏外，异常的胃肠道运动也被认为是胃肠内脏疼痛的一种重要的病理生理机制。研究发现，腹泻型肠易激综合征（IBS-D）的胃肠道运动增加，而便秘型肠易激综合征（IBS-C）的胃肠道运动减少。此外，IBS 患者在饮食摄入和应激激素、皮质激素释放因子（CRF）的作用下，小肠蠕动的能力增加。在某些情况下，这与腹部疼痛表现有关。而解痉类药物可以减少胃肠道收缩，因此这类药物的胃肠内应用可能是有益的，故而在被广泛地使用。

一项来自欧洲的系统综述发现，关于解痉药在 IBS 中的应用有 9 个安慰剂对照研究，但大多没有使用标准化的诊断标准，所有的研究都是低到中级质量的，因为它们是在罗马标准的研究设计之前完成的。在其中的 7 项研究中，腹部疼痛有所改善，在 2 项研究中，肠道症状明显改善，而 4 项研究报告显示，整体临床症状的严重性得到改善。研究者认为，有证据表明解痉药可改善腹部疼痛的症状，但支持其改善 IBS 总体症状仍缺乏有力证据。

另一项研究称，尽管目前尚不清楚哪些药物单独应用是有效的，但部分患者的腹部疼痛和总体症状缓解是有证据的。最近的一项 IBS 治疗的荟萃分析显示，RCT 表明解痉药在缓解 IBS 症状方面优于安慰剂组，但在研究与研究之间有显著的不均衡性。在被研究的 12 种药物当中，奥替溴铵（otilonium bromide，OB）的数据最为有说服力。

OB 的目标靶点是 L 型和 T 型钙离子通道，以及肌钙 2 型和速激肽（NK）2 型受体，可能有助于提高其功效。在四项研究中证实了 OB 的疗效，包括显著改善腹部疼痛和肿胀的严重程度。与安慰剂相比，应用 OB 可减少疼痛发作的次数和腹胀的严重程度，改善了症状总体评价，但并不改善肠道症状。在最近的一次国际性安慰剂对照试验中发现，356 名患者随机应用 OB（40mg，每天 3 次）或安慰剂 15 周，OB 在 10 周随访时间内，可使得腹痛、腹胀和总体症状都有所缓解，因而明显优于安慰剂组。一般来说，解痉药的不良反应较少，仅有可能产生阿托品样副作用或便秘症状。

（三）抗抑郁药

功能性消化不良（functional dyspepsia, FD）是一种慢性胃十二指肠疾病，表现为内脏超敏反应、上腹部疼痛、烧灼感、餐后饱胀、早饱等，主要病因为心理和精神的不良应激、不良饮食习惯、环境温度变化等。最近的一项疾病负担估计，FD 每年花费 180 亿美元，英国的直接成本已经高达 5 亿英镑，间接费用为每年 10 亿英镑。目前已知的治疗方法为幽门螺杆菌根除治疗和质子泵抑制剂，但效果并不理想。

与大多数其他功能性胃肠道疾病一样，FD 患者比健康个体表现出更高的焦虑、抑郁和其他心理状况。此外，在 FD 患者中也已经证实炎症细胞增多（如嗜酸性粒细胞），以及黏膜完整性改变，这些变化可能与心理压力相关。除了能够改善情绪和疼痛症状的优点，精神病药包括 TCA、SSRI、5-羟色胺 1A（5-HT_{1A}）受体激动药（如丁螺环酮）及左旋肉碱，都已被证明对胃动力有影响，但是否对 FD 有效尚不清楚。尽管美国国家消化不良管理指南已强调这些药物的使用尚缺乏证据支持，但这些药物已经被提议为 FD 的潜在治疗方法。

当前，抗抑郁药用于内脏疼痛治疗的相关的研究较少。有研究针对抗抑郁药对 FD 的疗效做了观察：1241 例患者中，673 例接受积极治疗，568 例接受安慰剂。总体而言，673 例精神药物患者中有 388 例（57.7%）在治疗后 FD 症状没有改善，而安慰剂组中的 568 例患者中有 407 例（71.7%）。其中，精神类药物相对安慰剂在治疗后 FD 症状持续或未改善的差异性有统计学意义。而亚组分析显示，有效的精神药物似乎仅局限于抗精神病药和 TCA。当排除共病情绪障碍的个体时，精神药物对 FD 的影响不再显著。在药物不良反应方面，服用精神药物的患者不良反应发生率显著高于安慰剂组。单独对精神药物分析，发现 TCA 的总不良事件较多。

因此，精神类药物可能是 FD 及其伴随腹痛的有效治疗方法之一，但其效果似乎比较有限，仅限于抗精神病药（如舒必利和左舒必利）和 TCA（如阿米替林和丙米嗪）。需要指出的是，5-HT_{1A} 受体激动药坦度螺酮也有显著的优势。但由于针对其他药物的研究较少，因此，还是需要更多的高质量 RCT 研究数据来支持这项研究。

二、非常规药物治疗

在对功能性和器质性内脏痛疾病的疼痛机制认识不断发展的基础上，新的镇痛药物将可能会很快被研制出来。不断涌现的新型针对内脏疼痛的治疗药物，一般较少用于普通的躯体疼痛，因此，这类治疗药物目前往往被称作"非常规镇痛药物"，但随着研究的不断深入，这类药物可能会在内脏痛的治疗中占据越来越重要的地位，因此将来可能也会纳入到常规药物的范畴，分类的标准则与其本身药理学机制的联系更加密切。目前认为，慢性内脏痛临床治疗中非常规的药物治疗方案，可作为疼痛常规药物治疗的有效补充。

（一）TRPV1 受体拮抗药

如此前章节所述，TRPV1 受体亦称辣椒素受体，是一种同源四聚体的非选择性阳离子通道，此通道在伤害性感受器中充分表达，可被辣椒素、酸性环境（低 pH）和伤害性热刺激等因素激活，被认为是疼痛刺激的整合器；近年来，大量的研究表明 TRPV1 是一个高度有效的疼痛治疗靶点，原因包括：① TRPV1 激动药如辣椒素能引起 TRPV1 通道的脱敏，从而缓解临床前物种的疼痛行为；② TRPV1 拮抗药能缓解啮齿类动物模型的炎症、关节炎和癌症的疼痛行为。因此，尽管实际疗效报道不一、临床应用可行性争议不断，目前仍有大量的在研临床试验正在评估 TRPV1 激动药和拮抗药的潜在镇痛作用。TRPV1 拮抗药对内脏痛的镇痛作用在多种炎性疾病中得到了证实，如急性结肠炎和慢性胰腺炎等炎症性内脏痛，在此过程中 TRPV1 受体致敏可能有助于增强外周敏化。在 IBS 患者中，TRPV1 神经纤维的增加可能有助于内脏感觉过敏和疼痛的发生；还有研究发现，阻断 TRPV1 的功能可缓解 IBS 模型动物的内脏觉高敏。因此，TRPV1 受体是炎症性和功能性内脏痛治疗中非常有意义的药理学靶点，但相对于药理研究和实验动物研究来说，关于 TRPV1 受体拮抗药的临床研究还相对比较滞后。

（二）氯胺酮

氯胺酮是一种非竞争性的 NMDA 受体拮抗剂，作为一种非常有特点的全身麻醉药物，因其独特的优势已在临床麻醉中应用多年。在过去的近 10 年中，研究发现亚麻醉剂量的氯胺酮有抗抑郁的作用，同时其镇痛及抑制痛觉过敏作用也得到越来越多的关注。有研究指出，静脉注射氯胺酮可显著逆转慢性胰腺炎患者的压力性痛觉过敏，但效应十分短暂。最近又有一项临床试验评估了慢性胰腺炎患者在静脉注射氯胺酮后，再口服氯胺酮可能有助于氯胺酮维持其镇痛作用。此外，在健康的志愿者中，氯胺酮也被证实可防止和逆转急性食管超敏反应的发生和维持。因此，氯胺酮对于内脏痛的治疗仍然处于非常早期的阶段，需进一步的前瞻性临床试验研究加

以验证，在不远的将来或许会取得令人振奋的进展。

（三）抗 NGF 单克隆抗体

在对慢性内脏痛的病理生理机制研究的基础上，人们发现应用特异性受体的拮抗剂可抑制某些疼痛相关的促伤害性介质的释放或阻止作用，或可有效地缓解内脏疼痛。大量的实验和临床证据表明，神经生长因子（NGF）在疼痛的产生和维持中具有关键性的作用，在许多对内脏痛模型动物的研究中发现，疼痛的动物组往往存在 NGF 表达上调。因此，各种人源抗 NGF 单克隆抗体作为潜在的镇痛药物，目前正在逐步进入临床试验阶段。NGF 拮抗药在躯体性疼痛疾病中具有明确的作用，但截至目前，其对内脏痛的作用及程度仍不明确。在对间质性膀胱炎患者的研究中发现，有一种单克隆 NGF 拮抗药可有效缓解患者疼痛。

（四）利那洛肽

随着基础研究的不断深入，针对内脏痛的特异性或潜在的靶点也在逐步被发现。与此同时，其他的非传统类药物已在实验动物或临床病例中用于治疗慢性内脏疼痛。利那洛肽是一种鸟苷酸环化酶 -C 激动药，目前主要用于治疗便秘型肠易激综合征。鸟苷酸环化酶 -C 的激活可引起肠腔内氯化物及碳酸盐分泌，最终导致管腔内液体分泌增加、肠蠕动加强；除此之外，利那洛肽还具有润肠通便的作用。有研究指出，利那洛肽还可通过抑制结肠伤害性感受器发挥镇痛作用。最近有研究报道了利那洛肽Ⅲ期临床试验结果，通过药物应用于临床便秘型肠易激综合征的患者，证明利那洛肽在临床患者中也具有一定的镇痛效应。

（五）其他非常规药物

研究发现，中枢 α_2- 肾上腺素受体激动药、喹硫平和神经激肽 -1 受体（NK-1R）

拮抗药均可表现出一定的镇痛效应。在某些特定情况下，苯二氮草类药物如咪达唑仑或抗精神病类药物也可一定程度上缓解内脏疼痛。还有研究发现，P2X3 受体抑制药 TNP-ATP 可阻断新生期结肠炎症诱发的内脏痛高敏。因此，P2X 受体可能也是内脏痛治疗中的有效潜在靶点之一。总之，随着现代药理学的不断发展，将来可能会有更多的非常规药物应用到临床的内脏痛治疗中。

第二节　内脏痛的非药物治疗进展

一、经颅直流电刺激

经颅直流电刺激（transcranial direct current stimulation, tDCS）是一种应用电流调节大脑功能的非侵入性技术，临床应用中相对比较安全，同时也较为成熟（图 20-1）。

tDCS 是一种经颅直流刺激，并且是一种神经刺激（也称为神经调节），其中将非常低水平的恒定电流输送到脑的特定目标区域，通常产生深刻的结果。它最初的目的是帮助患有如脑卒中等脑损伤的患者。然而对健康成年人的测试表明，tDCS 可以根据所刺激的大脑面积，提高各种任务的认知表现。科学研究表明，tDCS 具有提升语言能力和数学能力、注意力跨度及解决问题、记忆力和协调能力的作用。此外，研究也证明了 tDCS 也具有治疗抑郁症、焦虑症、创伤后应激障碍及慢性疼痛等疾病的巨大潜力。

鉴于大脑是人体中最复杂的器官，由复杂的神经细胞网络组成，这些特殊的细胞控制可反映我们身体发生的一切。大脑神经元的电化学突触不同于化学突触，可更快地进行神经冲动。一般来说，直接影响通常可持续在刺激期结束后的 5 ~ 90 分钟。一些研究表明，如每天一次的重复刺激，可延长持续时间，且效果更为巩固。另外，抑郁症研究发现，治疗后一整个月，tDCS 刺激的有益效果明显。

绝大多数使用该技术进行的研究都使用了 0.5 ~ 2.0mA 范围内的电流，似乎低于 0.5mA 的电流不会产生明显的结果，但高于 2mA 的电流尚未被充分研究以证明安全和有效。根据应用情况，通常认为更高的治疗强度在刺激结束之后更易持续较长的时间。普遍的共识认为，治疗 1 次的时

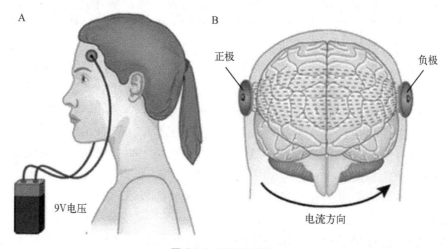

图 20-1　tDCS 原理

间应在 5 ～ 30 分钟，最常见的专科治疗程序持续 20 分钟或 30 分钟。

这项技术的要点是通过头皮电极将低振幅的电流传导到皮质等特定部位，进而达到改善疼痛的目的。tDCS 的刺激位点包括运动皮质、背外侧前额皮质、视觉皮质和躯体感觉皮质等。对 tDCS 作用机制的研究表明，该技术可导致极性依赖性的神经元静息膜电位发生迁移，进而导致刺激位点及其相连区域内的神经细胞兴奋性发生改变。目前，tDCS 已被应用于临床治疗的多个方面，包括神经病理性疼痛的镇痛、肠炎等引起的慢性内脏痛及抑郁的治疗等。

二、经颅磁刺激

经颅磁刺激（transcranial magnetic stimulation，TMS）与 tDCS 原理类似，也是一种非侵入性的治疗技术（图 20-2）。一般来说，TMS 常用于治疗神经和精神疾病，包括情绪和运动障碍等。TMS 还可以治疗几种类型的慢性神经病理性疼痛。皮质刺激的疼痛缓解机制可能由磁场产生的电流导致神经元兴奋性的改变引起。当前，抑郁症是一种常见的疾病，而慢性疼痛或慢性内脏痛往往与之共同发病，因此，疼痛和抑郁应同时治疗，以取得积极的结果。

此外，慢性疼痛的患者往往还并发失眠。近几年来，有多项研究提出了应用 TMS 进行疼痛管理的假设，目前该技术已被用于治疗多种类型的慢性内脏疼痛，包括器质性和功能性疼痛综合征。

在慢性胰腺炎疼痛的患者中，TMS 可减轻疼痛，同时还可引起脑代谢物发生相应变化。最近的研究结果表明，TMS 能提高肠易激综合征患者对结肠机械刺激和电刺激的疼痛阈值，对患者的临床疼痛有治疗作用。有病例报道指出，在癌症患者的姑息治疗中，由于常规治疗难以控制晚期癌症的难治性疼痛，而 TMS 由于其非侵入性的性质，可以作为辅助治疗来改善各种原因引起的疼痛，甚至包括改善患者的情绪。重复性 TMS 治疗可通过减少镇痛药的剂量而降低其不良反应的严重性，从而提高患者的生活质量。近期还有综述回顾了重复性 TMS 的治疗效果，笔者发现许多研究报道称，重复性 TMS 可显著缓解疼痛，尤其是在连续治疗过程中，其机制主要是对运动皮质的高频刺激。与对照组相比，疼痛缓解率通常为 30%；所包含的主要常见疼痛类型有神经性疼痛、纤维肌痛和复杂的区域疼痛综合征等。但同时因研究手段的限制，该方法仍在临床应用中存在一

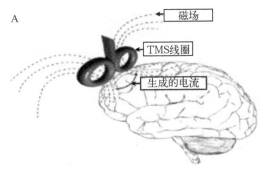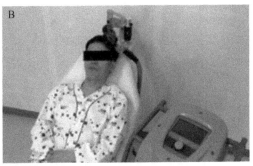

图 20-2　经颅磁刺激治疗

A. 经颅磁刺激机通过磁刺激器线圈将电流传送到大脑；B. 一个"8"字形的磁刺激线圈被放置在头骨上，位于左前额皮质的上方

[引自 Park EJ, Lee SJ, Koh DY, et al. 2014.Repetitive transcranial magnetic stimulation to treat depression and insomnia with chronic low back pain. Korean J Pain，27(3):285-289.]

定争议，因此在其维持治疗的方法及疗效精确评估方面，还需要更大量的深入研究。目前认为，TMS 技术可安全应用于慢性内脏痛的临床治疗，但必须要求在专科治疗中心，同时要求由专业的操作者完成实施。

三、周围神经电刺激镇痛术

随着神经电刺激技术的迅速发展，外周神经电刺激技术有可能成为慢性痛特别是慢性内脏痛最迅速扩展的领域。经皮神经电刺激疗法（周围神经粗纤维电刺激疗法）是指通过皮肤将特定的低频脉冲电流输入人体，以达到治疗疼痛目的的电疗方法。这是 20 世纪 70 年代兴起的一种电疗法，在镇痛方面收到较好的效果，因而在临床上得到了一定程度的应用，但在我国尚不普及（图 20-3）。

周围神经电刺激镇痛术与传统的神经刺激疗法的区别在于：传统的电刺激主要是刺激运动纤维；而周围神经电刺激则是

为刺激感觉纤维而设计的。因此，其治疗仪器必须具备以下条件：①频率较高，多在 2 ~ 160Hz，属低频范围。②脉冲短，一般脉冲宽度多在 9 ~ 350μs，如脉冲太宽，传递疼痛的纤维便被激活，且极板下离子化增加。③强度适宜，采用使患者有一种舒适感，不出现肌肉收缩的阈下强度。这样周围神经电刺激可选择性地激发感觉传入神经纤维反应，而不触动传出神经纤维的反应。④电流形态不统一，目前常用有以下几种波形：对称的双向方波；被单向方波调制的中或高频电流；有对称的双向脉冲；单向方波，不对称的双向脉冲。其作用机制尚无统一定论，目前有下面几种假说：①闸门控制假说，认为周围神经电刺激是一种兴奋粗纤维的刺激，粗纤维的兴奋，关闭了疼痛传入的闸门，从而缓解了疼痛症状。②内源性吗啡样物质释放假说，一定的低频脉冲电流刺激，可能激活了脑内的内源性吗啡多肽能神经元，引起

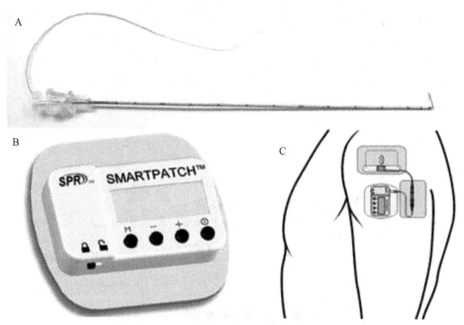

图 20-3 经皮周围神经电刺激系统
A. 经皮的刺激电极安装在一个 20 号引导针上；B. 外部刺激器；C. 患者的安放位置（以肩关节痛为例）
[引自 Wilson RD, Harris MA, Gunzler DD, et al.2014. Percutaneous peripheral nerve stimulation for chronic pain in subacromial impingement syndrome: a case series. Neuromodulation，17(8):771-776；discussion 776.]

内源性吗啡样多肽释放而产生镇痛效果。③促进局部血液循环，周围神经电刺激除镇痛外，对局部血液循环也有促进作用，疗后局部皮温可上升 1 ～ 2.5℃。

周围神经电刺激镇痛术的适应证有很多，包括头痛、偏头痛、神经痛、灼性神经痛、幻肢痛、关节痛、腹痛、术后痛、产痛、癌痛等。总之，经皮周围神经电刺激对急、慢性和神经性疼痛均有效果，短期治疗的疗效较长期治疗的高些。禁忌证：带有心脏起搏器的患者、刺激颈动脉窦、早孕妇女的腰和下腹部、局部感觉缺失和对电过敏患者等。有研究报道，周围神经刺激可能是治疗慢性肩痛的有效方法，同时也减少肩部相关残疾，减少疼痛并发症，改善运动范围，提高生活质量；周围神经刺激治疗安全有效，对于慢性病患者来说可能是一种新的治疗方法。此外，针对迷走神经的神经调控技术也逐渐应用于内脏痛的治疗。有研究认为，对内脏大神经行直接电刺激或对胃部行电刺激术也可相应缓解内脏痛觉高敏和胃部疼痛。但截至目前，这些治疗研究方法大多仅针对实验动物，在临床患者的实际应用方面尚需更多的实践加以验证。

四、神经毁损

即使应用大量强阿片类药物，某些晚期胰腺癌、肝癌、膀胱癌等及复杂难治性内脏痛患者的临床疼痛症状也无法得到有效缓解，阿片类药物的副作用还特别显著，严重影响了生活质量。为了改善这部分顽固性内脏痛患者的生活质量，可考虑采用神经损毁技术对其实施干预，该技术主要是指应用酒精进行选择性的腹腔神经丛毁损。此法主要用于治疗后腹膜或上腹部恶性肿瘤引起的疼痛，但应用神经毁损法来控制内脏良性疼痛的指征、时机选择尚无共识。该技术简便易行、费用较低、镇痛效果好，在临床上有一定的开展应用价值。但与此同时，有小部分患者即使实施了该手术，内脏疼痛依然控制不佳，此时可考虑采用内脏神经射频热凝术，该法在实时放射影像引导下借助造影剂及电生理刺激技术，对相应内脏神经施行射频热凝以达到神经毁损目的。总体来说，该法与无水乙醇技术目的类似，但相比前者神经毁损的准确性和安全性大大提高，同时术后患者的疼痛评分也较前者有显著下降，可明显降低患者的阿片类镇痛药物的需求量，从而大大提高患者的生活质量。

此外，手术治疗行神经毁损术或神经切断术也属于该类办法。一些继发于慢性胰腺炎或肠系膜上的恶性肿瘤，常伴有难以缓解的剧烈疼痛，如无法手术切除的胰腺癌，包括大剂量阿片类药物应用在内的药物治疗，往往都存在镇痛疗效不佳，且由于剂量过大而导致药物的副作用凸显，严重影响晚期肿瘤患者的生存质量。此时，内脏神经封闭或切断则可以减轻患者对阿片类药物的依赖，提高生活质量，甚至能一定程度延长生存期。

双侧胸腔镜内脏神经离断术（bilateral thoracoscopic splanchnotomy，BTS），因涉及内脏神经切断而常被误称为内脏神经切除术，但其本质是离断支配上腹部内脏疼痛感觉的交感神经。该法尽管早在 1993 就有报道，但其开展量较少，且手术方案尚无共识。鉴于该手术目前缺乏证据，来自英国的学者等报道了采用 BTS 治疗胰腺来源的慢性疼痛经验。该研究回顾了研究者所在医院 10 年间接受 BTS 的患者资料，共 5 例患者（2 例男性，平均年龄为 51 岁）。2 例患者疼痛继发于胰腺癌，3 例患者继发于慢性酒精性胰腺炎，1 例患者患有急性坏死性疼痛。其中 3 例患者曾接受腹腔神经丛阻滞（NCPB），效果明显但疗效十分短暂。所有患者都只能依赖于阿片类镇痛药，而对其他药物治疗不敏感。所有患者均接受 BTS，只有 1 例患者因胸腔粘连接受单侧（右侧）胸腔镜下内脏神经离断。

BTS 术中患者双腔气管插管全身麻醉下取俯卧位（图 20-4A）。先右侧，单肺塌陷后在腋中线第 6 肋间行 5mm 观察孔，向左侧肩胛骨前端倾斜。二氧化碳充气，使胸腔内大气压维持在 8mmHg，使膈肌下压以便更好地暴露手术视野。腋后线第 8 肋间行 5mm 切口作为操作孔（图 20-4B）。壁层胸膜后可见内脏神经（图 20-5 和图 20-6A）。

手术完成后，予以鼓肺、关胸，通常情况下术后无须放置胸腔引流管。术后复查胸部 X 线片，以确保无气胸发生。如患者一般条件尚可，可考虑当日出院。

内脏神经包括大、小的内脏神经，术中容易辨认和分离，但是最小内脏神经通常难以辨认和离断（图 20-5、图 20-6）。研究者认为，单纯大、小神经离断即可提供极好的疗效，且不增加手术困难和风险。这些患者的平均随访时间约为 18 个月，术后无明显不良反应。其中 4 例患者均表示，疼痛控制在术后得到了明显改善。直到胰腺癌患者死亡，术后阿片类药物需求明显减少。另 2 例慢性胰腺炎患者的疼痛控制约为 12 个月。接受单侧手术的患者，疼痛也可得到迅速缓解，但持续时间不到 3 个月，仍然依赖于阿片类药物。该法给了我

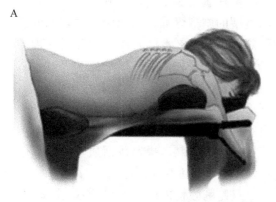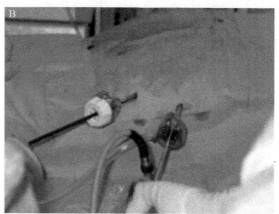

图 20-4　A. 患者取俯卧位，手臂外展后固定；B. 端口位置选择
[引自 Bosanquet DC, Wilcox CR, Rasheed A, 2016. Bilateral Thoracoscopic Splanchnotomy to Alleviate Pain in Chronic Pancreatic Disease. Ann Thorac Surg，101(3):e91-93.]

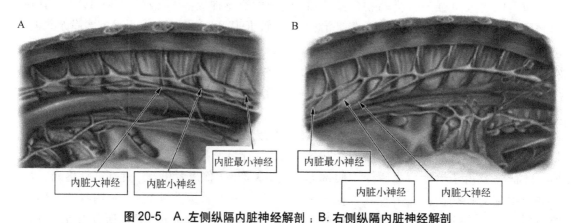

图 20-5　A. 左侧纵隔内脏神经解剖；B. 右侧纵隔内脏神经解剖
[引自 Bosanquet DC, Wilcox CR, Rasheed A, 2016. Bilateral Thoracoscopic Splanchnotomy to Alleviate Pain in Chronic Pancreatic Disease. Ann Thorac Surg，101(3):e91-93.]

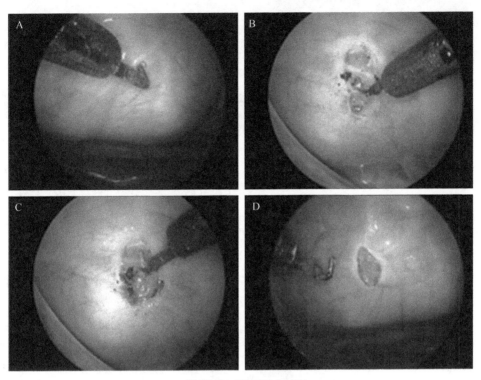

图 20-6　简要手术过程

[引自 Bosanquet DC, Wilcox CR, Rasheed A, 2016. Bilateral Thoracoscopic Splanchnotomy to Alleviate Pain in Chronic Pancreatic Disease. Ann Thorac Surg, 101(3):e91-93.]

们一个新的启示, 在药物及其他手段治疗效果不佳时, 手术治疗, 尤其是微创手术治疗可作为疼痛干预的终极手段之一, 且疗效明显而持久, 可能会给经历难以忍受剧烈疼痛的晚期肿瘤患者带来福音。

五、心理干预治疗

研究表明, 与常规的标准护理相比, 心理治疗作为慢性内脏痛的综合干预措施之一, 有一定的临床治疗效果。心理治疗的方法主要包括动态心理治疗、认知行为疗法 (cognitive behavior therapy, CBT) 和催眠疗法等。CBT 是一种帮助患者理解影响行为的想法和感受的心理治疗疗法。CBT 通常用于治疗各种疾病, 包括恐惧症、成瘾症、抑郁症和焦虑症。其中认知行为疗法通常是短期的, 专注于帮助患者处理一个非常具体的问题。在治疗过程中, 人们学习如何识别和改变那些对行为和情绪有负面影响的破坏性或令人不安的思维模式。

研究发现, 与常规护理方法相比, CBT 治疗可显著改善肠易激综合征患者的治疗效果。在慢性疼痛综合征 (chronic pain syndromes, CPS) 患者疼痛的众多影响因素中, 心理因素可能也是最主要的影响因素之一, 因此催眠疗法也成为治疗 CPS 较好的方法之一。针对胃肠道疼痛治疗的催眠疗法, 是一种特定类型的催眠, 其主要目的是增强患者对胃肠疾病疼痛症状的耐受性, 从而促进患者自身的认知功能发生改变, 进而降低内脏疼痛的反应性。研究发现, 在女性 IBS 患者中, 有相当一部分患者伴随有焦虑状态。对这部分患者而言, 催眠疗法对疼痛的改善程度优于标准的护理干预; 除改善疼痛外, 催眠疗法还可改善患者的生活质量。此外, 早期的研究发现,催眠疗法可降低少数患者实验性结直肠扩张的敏感性。

总体而言，心理疗法的研究数量相对于其他药物及非药物治疗明显偏少，且缺乏强有力的临床试验证据。不过相对于药物治疗的众多副作用而言，目前来说催眠疗法仍不失为内脏痛患者疼痛治疗安全有效且无创的选择之一。

第三节　内脏痛的其他治疗进展

一、饮食治疗

近来，人们对饮食与肠内功能与胃肠道症状之间的相互作用越来越感兴趣。最近的研究发现，磁共振结果显示短链可发酵的碳水化合物可增加小肠中水的体积和结肠内的气体产量，而在那些患有如肠易激综合征等疾病的内脏超敏患者体内，则会引起相应的胃肠道症状。目前，限制摄入可发酵的低聚糖、双糖、单糖和多元醇（fermentable oligosaccharide，disaccharide，monosaccharide and polyol，FODMAP）饮食越来越多地应用于临床。最初的研究评估低 FODMAP 饮食的功效受到回顾性研究设计和缺乏比较组的限制，但最近经合理设计的临床试验结果已发表。目前至少有 10 个以上的 RCT 或随机配对试验表明低 FODMAP 饮食会在 50% ~ 80% 的 IBS 患者中发生临床反应，特别是在腹胀、气胀、腹泻和整体症状等方面有所改善。然而，虽然该方法有如此明显的优势，但最近的研究也表明，低磷饮食法会导致微生物群和代谢组的显著变化，其持续的时间及其临床结局尚不完全清楚。近期的研究让我们认识到了低 FODMAP 饮食对 IBS 症状影响的机制及饮食对微生物群的影响，并在最新研究结果的基础上可以看出未来的研究方向。

（一）饮食管理在 IBS 治疗中的作用

IBS 患者的一线饮食建议通常侧重于改变膳食纤维摄入量，并限制咖啡因、酒精和脂肪等潜在诱因。最近的两项研究发现，与安慰剂相比，在 IBS 中适度的纤维补充可使全身症状有明显改善。与此相反，只有在横断面研究中才报道了咖啡因、酒精和脂肪的影响，并未对这些项目的个体限制影响进行调查。

关于排除饮食，谷蛋白限制对 IBS 的影响尚不完全明确。最近关于无谷蛋白饮食研究和对照试验的证据表明，无谷蛋白饮食对 HLA-DQ2 或 HLA-DQ8 基因型的 IBS 患者可产生症状改善。然而，一个短期、双盲、安慰剂控制、交叉对照的试验显示，虽然控制了背景饮食，却没有显示任何益处。此外，最新的研究通过食物过敏症对口服特定食物（如大豆、牛奶、小麦、酵母）并观察其反应，表明食物抗原可能会导致免疫激活，并改变肠黏膜的通透性。

尽管迄今为止，补充肠内的益生菌是否有益的证据范围和质量依然有限，但仍有多达 9 个综述和 35 个 RCT 研究证明益生菌补充剂的有效性。而在过去的 10 年里，低 FODMAP 饮食的机制和临床疗效的证据已经超过了除益生菌之外的任何其他饮食干预，足见其前景和潜力巨大。

（二）低 FODMAP 饮食简介

碳水化合物是人类饮食的重要组成部分，由一系列具有不同化学和物理结构的分子组成，因而具有不同的生理和功能特性。碳水化合物消化能力因水解酶缺乏或减少而变化，这种不易消化的碳水化合物包括一些非淀粉多糖（NSP）、抗性淀粉、橄榄糖和一些多元醇等。

（1）低聚糖 / 寡糖（oligosaccharides）：

主要是低聚果糖（FOS）和低聚半乳糖（GOS）。FOS 是由 10 个以下果糖分子聚合，末端由 1 个葡萄糖分子收尾的链状体，GOS 包括由 1 个果糖 +1 个葡萄糖 + 1 个半乳糖组成的棉子糖，以及由 1 个果糖 +1 个葡萄糖 +2 个半乳糖组成的水苏糖。FOS 难以被淀粉水解酶消化，吸收率低于 5%，而人体内不能合成用来消化 GOS 的 α- 半乳糖苷酶，因此 GOS 完全无法被吸收。

（2）双糖（disaccharides）：主要指乳糖。人群中普遍存在乳糖酶缺乏或减少，造成乳糖吸收不良。有 Meta 分析结果显示，由于研究人群和诊断标准的差异，IBS 患者中乳糖吸收不良发生率为 4% ～ 78%，但该比例并不高于同地区正常人群。

（3）单糖（monosaccharides）：主要指果糖。果糖是葡萄糖的同分异构体，肠道中缺乏特定的果糖转运蛋白，而是由葡萄糖依赖性转运蛋白协助转运，因此仅与葡萄糖同时存在且浓度等于或低于葡萄糖时，果糖才能被完全吸收。至少 1/3 的 IBS 患者存在果糖吸收不良，该比例与健康人群相仿，说明 IBS 症状可能与此并无直接相关性。另有研究发现，IBS 患者和健康志愿者中果糖吸收不良比例相近，但服用果糖后 44% 的 IBS 患者出现了症状，健康对照组仅为 4%。另一项研究表明，即使在果糖吸收良好的 IBS 患者中，低果糖饮食仍可缓解症状。

（4）多元醇（polyols）：分子较大，无法通过小肠细胞间隙扩散而被人体吸收，少量即可导致肠腔内渗透压急剧升高。

（5）食物中 FODMAP 总含量：低FODMAP 饮食与以往其他饮食干预策略最大的区别在于其旨在控制每日摄入 FODMAP 的总含量而并非强调避免某种具体食物。但食物中 FODMAP 总含量很难精确量化。不同种属、地区、气候、采摘季节、成熟程度及烹饪方法等均会产生影响，

如水焯可去除食物中大量可溶性 FODMAP。因此，将食物分为高 FODMAP 食物和低FODMAP 食物在临床实践中是可行的。高FODMAP 食物包括谷物类如大麦、小麦、黑麦及其制品，水果类如苹果、梨、杏、枣、樱桃、无花果、芭乐 / 番石榴、番荔枝 / 释迦、杞果、油桃、桃子、西柚 / 葡萄柚、李子、柿子、西瓜，蔬菜类如花椰菜 / 花菜、蘑菇、卷心菜 / 包菜、大蒜、洋葱、葱、西蓝花、芦笋、秋葵、甜玉米，豆类、乳类和乳制品如乳酪、奶酪、冰淇淋、酸奶、液体奶类（牛奶、羊奶、炼乳、淡奶），非乳饮料如豆奶、豆浆，调味品如大蒜酱、蜂蜜，人工甜味剂如异麦芽酮糖醇、甘露醇、山梨醇、木糖醇、高果糖玉米糖浆等，以及坚果类如开心果、杏仁、腰果等。

（三）低 FODMAP 饮食的作用机制

在 IBS 的饮食治疗中，大多数不建议饮食的关键限制因素之一是缺乏对食物成分引起症状的具体机制的认识。然而，FODMAP 饮食对胃肠道功能的影响却有一系列的机制研究作为其有效的证据基础（图20-7）。

具体的作用机制可能包括：

1. 肠腔内液体、气体增多　FODMAP难以被吸收，导致肠腔内渗透压升高，肠道内水的体积增加，促进肠道蠕动和转运，易导致渗透性腹泻。未消化的 FODMAP被肠道菌群分解发酵，增加短链脂肪酸（SCFA）和气体含量。不同 FODMAP 在不同肠段内的效应也不一样。纯果糖会显著增加小肠肠腔内的水容量、扩张小肠，而葡萄糖和果糖的混合物，菊粉不增加小肠腔内水容量，但会增加结肠内气体的容积。肠腔内高渗、气体增加可能改变 IBS 患者结直肠传入神经的兴奋性，诱发结直肠对扩张的高敏感。

2. 调节内分泌细胞　IBS 患者消化道常可见内分泌细胞异常，这可能与其症状

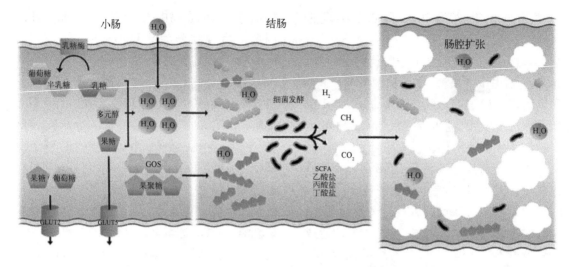

图20-7　可发酵的低聚糖、双糖、单糖和多元醇的胃肠作用机制

部分短链可发酵碳水化合物被吸收,如果糖通过葡萄糖转运蛋白2(GLUT2)或葡萄糖转运蛋白5(GLUT5)吸收,而乳糖则被乳糖酶分解后吸收。未吸收的果糖、多元醇和乳糖会导致小肠中水的增加。未吸收的碳水化合物,包括果糖和低聚半乳糖则在结肠中发酵,导致了气体的产生。由此产生的肠腔内扩张导致了内脏超敏和IBS的功能胃肠道症状。GOS. 低聚半乳糖;SCFA. 短链脂肪酸
(引自 Staudacher HM, Whelan K, 2016. Alter ed gastrointestinal microbiota in irritable bowel syndrome and its modification by diet: probiotics, prebiotics and the low FODMAP diet. Proc Nutr Soc, 75:306-318.)

有关。多项研究发现,低FODMAP饮食3~9个月后,IBS患者胃和结直肠中的内分泌细胞,如Ghrelin细胞、G细胞、5-HT细胞、D细胞、嗜铬粒蛋白A等密度均恢复至接近健康志愿者的水平。

3. 影响肠道菌群　低FODMAP饮食可减少粪便中绝对细菌丰度和改变各类细菌相对丰度并增加菌群的多样性,黏液相关细菌的相对丰度降低,而扭链瘤胃球菌的相对丰度增加。这些变化可能有助于改善消化道屏障功能、增强肠壁代谢能力、抗炎等。

(四)低FODMAP饮食的效果

1. 短期的临床结局　在过去的几年,发表了大量关于低FODMAP饮食在减轻IBS症状方面的疗效的试验结果。两份最新的系统性综述虽然有不同的结论,但也证实了人们对该领域的兴趣日益浓厚。由于大多属于回顾性设计、缺乏控制或比较组,抑或患者选择缺乏随机性,IBS患者

低FODMAP饮食的许多研究结果是有一定局限性的。同时,普遍缺乏的膳食评估合理性的低FODMAP饮食在实际应用中依从性较差。虽然如此,目前已有一些设计得更好的RCT研究正在进行,这其中不乏一些很有潜力的发现。

总之,迄今为止的证据表明,低FODMAP的饮食习惯在短期内对50%~80%的IBS患者有益,而与之比较的试验数据表明,该治疗方案至少和一般的饮食和生活方式干预一样有效。对治疗的预期可能会让患者感觉和记录症状的结果不同,这是一个特殊问题,其结果是主观评估的,对参与者行为高度敏感,安慰剂效应相当可观(20%~40%)。同样,内脏疼痛的缓解与否,绝大多数情况下也是患者主观的描述,而缺乏客观的检查指标用来确定或比较其变化。因此,最近的安慰剂对照试验为它的临床疗效提供了强有力的证据,而对低FODMAP饮食治疗RCT研究的第

一次荟萃分析报告显示，与对照组相比，腹部疼痛、腹胀和整体胃肠道症状改善的可能性更大。与这些发现一致的是，英国的饮食管理指南建议，考虑到低 FODMAP 饮食的实际疗效，以往基本的饮食和生活方式（如著名的 NICE 指南）并不算成功。

2. 长期的临床结局　目前来说，大多数关于低 FODMAP 饮食的临床试验重点关注于评估短期（一般为 12 周内）的临床结局。考虑到 IBS 的慢性症状，因此长期来看饮食疗效的持久性更有意义，但目前来说研究的数据有限。这一点非常重要，因为目前标准的做法是在症状得到控制后，系统地将 FODMAP 疗法引入。一项回顾性研究表明，尽管结果很可能会有明显的记忆偏差，但对 IBS 患者的随访表明，在治疗持续 14～16 个月后仍有 57%～74% 的患者会获得临床受益。

目前已有的 RCT 研究通过低 FODMAP 治疗和催眠疗法的比较，观察了其对 IBS 患者的长期预后进行了研究。结果发现，部分指标确实有所改善，但大多的长期预后改善并无统计学意义。因此目前仍需要进一步高质量的长期 RCT，以明确那些接受低 FODMAP 饮食建议患者的症状反应时效，特别是个体耐受之后将 FODMAP 重新引入的患者。此外，考虑到患者的慢性症状，长期饮食控制对营养摄入的影响需要进一步评估。

（五）低 FODMAP 饮食的潜在风险

1. 胃肠道微生物群　尽管低 FODMAP 饮食在 IBS 中有一定的临床疗效，但仍有一些潜在的不利后果。特别是低 FODMAP 饮食导致了大量的益生菌和高果糖食物的摄入，由此可大幅度减少结肠发酵的基质。因此，严格的饮食限制将改变胃肠道微生物群的组成和功能。目前已有多项研究证明，低 FODMAP 饮食对肠道中的肠道菌群有一定的影响。

虽然如此，关于低 FODMAP 饮食对胃肠道微生物群的影响还有很多内容有必要进行深入研究。低 FODMAP 饮食对特定的细菌组（如双歧杆菌）或整体微生物群群落的影响，是否对它们的代谢输出下游有不良影响，或对结肠健康是否有不利的影响尚不清楚。此外，尚不清楚胃肠道黏膜是否受到影响，其对近端结肠 SCFA 浓度和 pH 是否有明确的影响也不明确。同时，如果某个关键时间点的微生物群改变，也可能对肠道功能产生一定后果，但这些变化是否改变短期或长期的预后尚不可知。到目前为止，绝大多数的研究都是在低 FODMAP 饮食的临床试验中对微生物组和代谢组进行的描述性观察。在体外研究中，低 FODMAP 对人类微生物组及其产量变化的引导研究同样十分重要。通过一定手段促成低 FODMAP 饮食的耐受可能会减弱上述变化，而对 FODMAP 限制与益生菌补充剂的联合治疗研究正在进行中。

2. 营养摄入　研究表明，大多肠病患者的营养需求都能得到满足，其营养摄入与健康对照组没有区别。在治疗过程中，治疗性饮食的临床效果难免与保持适当的营养摄入及遵循饮食习惯之间有一定矛盾，因此必须做出权衡与取舍，不同患者之间也不应一概而论。有研究报道建议，与习惯性饮食相比，低 FODMAP 饮食会导致较低的碳水化合物摄入，尽管其影响较小，但碳水化合物的摄入（150～200g/d）反映了健康的状态。先前的一项研究报道显示，在低 FODMAP 的建议下，患者的能量摄入会大幅减少，这可能会引起人们的担忧，尤其是对那些已形成长期饮食习惯的患者来说。然而，在遵循标准的 IBS 建议的患者中也出现了同样的变化，因此，这种变化不一定仅仅由低 FODMAP 饮食所产生，而可能由饮食的客观变化导致。

由于缺乏低乳糖食品成分数据而导致

的测量误差，也可能是影响研究结果的因素之一。然而，在低 FODMAP 饮食患者中，摄入钙或其他微量营养素是否会影响 IBS 患者预后，需要进一步范围更广的研究来证实。综上所述，在引入低 FODMAP 之后，对营养摄入和饮食多样化的评估对于确定饮食谱是否会对 IBS 造成任何长期的营养风险是十分重要的。

总之，目前有充分的证据表明低 FODMAP 饮食在 IBS 中具有一定的临床疗效，对于一种历史上难以通过医学或饮食手段治疗的疾病来说，这可能是一个治疗 IBS 进程上的里程碑。不仅改善了 IBS 的症状，还缓解了由之而来的内脏超敏及内脏痛。越来越多的证据表明，低 FODMAP 饮食对微生物群及其代谢物的影响是深远的，但进一步的研究十分必要，以澄清这一现象在短期和长期内的持续时间、性质和影响。目前大部分数据来自于相对小规模、短期、单中心、单盲或非盲的对照试验，缺乏长期有效性和安全性的数据，还需进一步行大规模、多中心、长期、双盲的临床研究，同时确定低 FODMAP 饮食的理想维持时间，并寻找可能的粪便 / 血清标志物或其他指标，以预测哪些 IBS 患者最适宜低 FODMAP 饮食治疗。同时，与低 FODMAP 饮食联合使用的干预措施，可能成为关键的双重预防和联合治疗措施，以防止对微生物菌群产生潜在的有害影响。此外，对饮食调整反应的预测将有助于对 IBS 患者的管理进行优化，并减少对不太可能有效的患者的不必要饮食限制。

二、益生菌治疗

目前认为，肠道益生菌是一类对宿主有益的活性微生物，大多定植于人体肠道系统内，是一类能产生确切健康功效从而改善宿主微生态平衡、发挥有益作用的活性有益微生物的总称。人体内有益的细菌或真菌主要有：酪酸梭菌、乳杆菌、双歧杆菌、放线菌、酵母菌等。通过益生菌来调节肠道微生物稳态的技术显示，肠道内的益生菌如双歧杆菌和乳酸杆菌可以逆转内脏的高敏反应。

在对小鼠新生期母婴分离模型的研究发现，模型可导致 IBS 后内脏感觉高敏，而应用多种益生菌的混合物 VSL#3 可阻止其痛觉超敏进展。此外，在结肠注射 4% 乙酸诱导的炎症性内脏高敏反应模型中，预防性应用益生菌可以降低大鼠的内脏敏感性，同时还可降低排便率、结肠通透性，并增加致密结蛋白的表达。还有研究证明，双歧杆菌属特别是婴幼儿双歧杆菌可有效改善应激诱导的大鼠内脏感觉高敏和结肠炎内脏感觉高敏。但总体来说，有关益生菌对内脏痛的治疗作用方面的临床应用与研究报道较少，其机制与作用尚待进一步探寻与明确。

临床方面，有研究评估了肠道微生物群对肠道蠕动和感觉、自主神经系统、下垂体 - 垂体 - 肾上腺轴、肠神经系统、黏膜屏障和神经免疫信号的潜在影响。肠道菌群、压力和中枢神经系统之间可发生相互作用，通过对微生物群进行的改变可能是治疗内脏疼痛相关疾病的可选方案之一，对内脏超敏和内脏疼痛发生有一定治疗作用。这些观察结果都表明，通过口服益生菌或其他措施改变肠道菌群的治疗干预措施，可能对 IBS 患者有益。

早期的研究表明，益生菌会影响肠道功能紊乱和肠道胀气的患者，如双歧杆菌或联合益生菌等单独的益生菌。近年的研究报道了益生菌对比安慰剂治疗在全身症状或腹痛评分方面的优势。然而，这些数据并未提供足够的信息来明确地评估益生菌治疗对腹部疼痛的影响。2015 年对肠内益生菌的系统回顾和荟萃分析包括 15 个试验，其中只有 2 个有足够的数据评估其对腹痛的影响；这些研究使用了混合大肠埃希菌（DSM 17252）和肠球菌（DSM 16440）或大肠埃希菌（DSM 17252）作为益生菌与安慰剂相比较，在患有腹痛的 IBS 患者中，对益生菌的反应率相对安慰剂组更高。然而，最近还有益生菌制剂的 RCT 发现，在成人 IBS 患者的疼痛治疗中，益生菌相比于安慰剂治疗并没有明显优势，但部分临床试验发现益生菌可改善 IBS 患儿腹痛的频率和强度。

总体来说，益生菌在治疗腹部疼痛方面的作用似乎较为依赖于菌株种类，且对儿童的疗效可能更加明显。因此，需要进一步的研究来解决哪些菌株和哪些患者组合最有可能获得最佳疗效。

三、针灸治疗

大量研究表明，针灸对包括内脏痛在内的各类疼痛均具有显著的镇痛作用。针灸镇痛是通过运用针灸工具刺激相关穴位和经络，激发机体内源性镇痛系统的过程，是从外周到中枢神经各级水平的针刺信息对抗伤害性信息感受和传递的一个复杂的整合调控过程。

（一）对急性内脏痛的镇痛效应

电针对急性内脏痛具有一定的镇痛作用。研究发现，采用腹腔注射乙酸制备急性内脏痛模型，电针"足三里"穴后内脏痛模型大鼠腹部收缩反应明显减轻，表明针刺"足三里"穴可明显减轻大鼠内脏痛的程度。应用此模型，发现电针"四白"穴也能明显减轻内脏痛大鼠的腹部收缩反应，提示"四白"穴对大鼠内脏痛也有明显的镇痛作用。另有研究发现，在甲醛注射引起的急性炎症性内脏痛大鼠模型中，电针可明显降低大鼠疼痛积分，并可推迟疼痛发生的高峰时间。此外，电针预刺激也能有效减轻内脏痛，研究发现结肠壁内注射福尔马林后数分钟大鼠内脏痛行为表现明显增加，疼痛高峰出现在注射后 10 分钟，而电针"足三里""伏兔"穴预处理能够有效推迟内脏痛反应至注射后 30 分钟，说明该法具有减轻内脏疼痛的作用。

（二）对慢性内脏痛的镇痛效应

目前，在慢性内脏痛的研究中，多数研究以电针为主进行治疗，采用腹部撤回反射（abdominal withdrawal reflex，AWR）评分观察电针的镇痛效应，结果均表明电针能有效降低慢性内脏痛行为学评分，提高痛阈，对内脏痛有明显改善作用。如电针"足三里"及"上巨虚"穴可以明显降低 IBS 大鼠异常升高的 AWR 评分，显著缓解模型大鼠的内脏痛。研究还发现电针的治疗次数和频率可对电针的镇痛效果产生影响。还有研究发现，电针"上巨虚"穴能降低慢性内脏痛 AWR 评分，且多次电针效果优于单次电针和单次针刺；不同电针频率对治疗内脏痛有效应差异，低、高频电针均能明显降低内脏痛大鼠 AWR 评分，且高频电针镇痛效应优于低频电针。还有研究将 AWR 和 EMG 联合用于观察电针对慢性内脏痛的镇痛效应，研究结果显示电针能明显降低 AWR 评分和 EMG 放电，改善 IBS 大鼠内脏痛敏反应；通过观察 IBS 大鼠 AWR 和 EMG 变化，探讨单次电针、多次电针和不同电针次数对慢性内脏痛敏的治疗效应，结果显示单次电针可以明显降低 AWR 评分和 EMG 放电，维持时间至停针后 90 分钟，多次电针具有累加效应，隔日电针连续 2 次后治疗效果明显，4 次后达到最大，停针后镇痛效应仍可维持一段时间，维持时间随着治疗次数的增加而延长，说明电针对 IBS 型内脏痛具有较好的即时作用和累加治疗作用。除电针外，有研究发现艾灸在缓解和消除内脏痛方面也有良好的疗效。如热敏灸能使 IBS 模型大鼠 AWR 评分显著下降，痛阈明显升高，提示热敏灸能增力 IBS 大鼠内脏痛耐受性，并由此产生镇痛作用。

相对于内脏痛的痛觉研究,痛情绪的研究显得滞后很多,相关实验报道较少。有关于电针的研究发现,电针对 IBS 内脏痛情绪心理行为变化有一定影响,通过观察电针"百会""足三里"穴对大鼠旷场实验、高架十字迷宫试验的影响,结果显示模型组水平和垂直活动值、OE% 和 OT% 值降低,出现抑郁焦虑情绪,经电针治疗后,水平和垂直活动值、OE% 和 OT% 值均升高;说明持续的内脏痛刺激使模型大鼠产生焦虑情绪,而电针作为一种良性应激源的介入启动了机体内源性的保护机制,从而发挥了抗焦虑的作用。

(三)可能的作用机制

慢性内脏痛的发生和持续是一个极其复杂的过程,包括外周损伤部位和中枢等结构多个层次上的细胞和分子病理变化,是外周伤害性感受器和中枢神经元双重敏化所致。针灸可在内脏痛传导通路上的多个环节进行调制,从而发挥镇痛作用。具体的作用机制可能包含以下几个方面。

1. 对内脏高敏感性的调节作用 目前认为内脏高敏感性是引起内脏痛的最主要机制,可同时导致肠道运动功能失调,引起消化道疾病。研究表明,外周伤害性感受器受到局部炎症、缺血、组织损伤等伤害性刺激时,引起多种化学递质的释放,如 5-HT、前列腺素等,作用于初级传入纤维使其反应性增加,导致伤害性感受器敏感化,产生更多的神经冲动传入中枢神经系统,在脊髓和脊髓上水平增加中枢神经元的兴奋性,引起中枢神经系统可塑性变化(中枢敏化),使得中枢对伤害性刺激的反应增强,下行性抑制作用减弱,痛阈降低,从而导致痛觉过敏和异常疼痛,形成内脏超敏。一般认为内脏痛敏是外周和中枢敏化机制共同作用的结果,而电针治疗则可能阻断了这种敏化的过程。

2. 对外周敏化的调节 外周病理信息的长期存在是内脏痛外周敏化的重要病因,长期组织黏膜损伤或炎症可引起组织和血清中多种化学递质直接作用于外周伤害性感受器如 TRPV1 等并引起感受器敏化状态,使外周损伤部位持续产生伤害性冲动传入脊髓从而导致外周痛敏。研究发现艾灸可降低大鼠内脏痛敏,同时不同程度地降低骨髓细胞 TRPV1 mRNA 表达,提示调节骨髓细胞 TRPV1 表达在艾灸镇痛中起一定作用。

3. 对中枢敏化的调节 关于内脏感觉过敏的中枢机制,研究最多的是脊髓。脊髓中枢对内脏感觉传入投射区域的敏感性升高是形成 IBS 慢性内脏痛敏的重要机制。研究发现脊髓背角和侧角的内脏感觉投射神经元和中间神经元的兴奋性异常升高是形成内脏中枢敏化的机制之一,多种神经递质及其受体在 IBS 发病的中枢机制中起重要作用,其中 NMDA 受体和降钙素基因相关肽(calcitonin gene-related peptide,CGRP)的作用尤其引人注目。有研究报道了电针对脊髓背角 NMDA 的 NR1 受体表达的影响,结果显示 IBS 慢性内脏痛模型大鼠脊髓 NR1 受体 mRNA 的表达较正常组明显升高,而电针可下调 NR1 受体 mRNA 的高表达,提示脊髓 NMDA 受体可能参与了慢性内脏痛的发生和维持,电针可能通过下调 NR1 受体的表达来实现其镇痛作用。另有研究发现,慢性内脏痛模型大鼠胸腰段和腰骶段脊髓背角浅层内 CGRP 免疫阳性反应显著增高,提示内脏高敏感。大鼠脊髓水平 CGRP 表达上调,参与了内脏刺激信号的传入过程,放大了外周疼痛刺激,导致大鼠痛阈降低。电针刺激可显著减少慢性内脏痛大鼠胸腰段和腰骶段脊髓背角浅层内 CGRP 样免疫阳性物质的表达,提示电针能够通过减少脊髓背角 CGRP 的释放来改善内脏痛觉过敏的状态,从而发挥镇痛作用。除此以外，电针治疗法可能还参与了髓上结构及脑肠轴作用的影响，同时还可对肠道激素、肠道动力有良好的影响。

总之，随着医学科技的不断发展进步，针灸镇痛已进入分子生物学水平的研究，而针灸镇痛的主要机制，目前大多研究都是观察针灸对各个水平上的化学递质的调节从而推测针灸镇痛的可能机制。有研究者提出"针刺镇痛是来自针刺穴位和痛源部位的传入信号在中枢神经系统相互作用，加工和整合的结果"的假说。针灸可以兴奋多种感受器，产生针灸刺激信号，通过多种途径，到达脊髓、延髓、丘脑和大脑皮质等。针灸能明显降低机体对痛刺激的反应，其镇痛作用是机体在针灸刺激下神经、体液等多种因素参与下共同完成的复杂的反应过程，而并非某一方面简单的变化反应单独完成的。因此，针灸对内脏痛的调节作用往往是多环节、多层次、多靶点的，目前的研究多着眼于单个中枢水平上的某个化学递质的变化，这样的研究尚缺乏系统性和全面性，今后的研究应更加关注多个中枢水平上化学递质的变化，或是某个水平上多种化学递质互相作用的规律，抑或是横向和纵向相结合的网络体系研究，为针灸镇痛的作用机制研究提供更具有重复性和系统性的科学依据。

四、小　结

临床上，安全有效的内脏镇痛药仍有相当大的需求没有得到满足。当前，治疗内脏疼痛最有效的方法主要是改善肠功能紊乱，如应用 5-HT 受体拮抗药治疗等。由于研究方法或患者选择方面的问题，抗抑郁药对内脏疼痛的实际疗效仍有很大争议。而对于作用于离子通道或受体的药物而言，只有通过识别生物标记的方法，更好地选择能够对某种化合物具体有效的亚型，才能对内脏超敏有适当的疗效，并通过基本神经生物学和药理学的合作应用，开发出应用于外周的内脏镇痛药，而不致出现中枢不良反应。而非药物治疗手段的进展，又大大拓宽了内脏痛治疗的思路，让临床医生可以通过多种手段和方法应对传统意义上难治性的内脏疼痛，这种思路也与当今医疗界普遍推崇的"多模式镇痛"理念不谋而合——结合多种药物或非药物的镇痛方法，取长补短，达到最佳镇痛效果的同时，最大程度地降低不良反应与副作用。而最新发现的关于黏膜的基因表达、人类活组织检查中的 miRNA 和表观遗传学标记及内脏超敏性的动物模型的研究表明，未来的针对于腹部或内脏疼痛的治疗方法可能会基于新的机制或临床研究结果而制订，而非躯体疼痛的相关研究及临床应用演化而来。

（陆智杰　虞大为　刘　婷

王晓燕　邱海波）

参 考 文 献

Akbar A, Yiangou Y, Facer P, et al. 2008. Increased capsaicin receptor TRPV1-expressing sensory fibres in irritable bowel syndrome and their correlation with abdominal pain. Gut, 57(7): 923-929.

Algladi T, Harris M, Whorwell PJ, et al. 2015. Modulation of human visceral sensitivity by noninvasive magnetoelectrical neural stimulation in health and irritable bowel syndrome. Pain, 156(7): 1348-1356.

Bannwarth B, Kostine M, 2014.Targeting nerve growth factor (NGF) for pain management: what does the future hold for NGF antagonists.Drugs, 74(6): 619-626.

Böhn L, Störsrud S, Liljebo T, et al. 2015. Diet low in FODMAPs reduces symptoms of irritable bowel syndrome as well as traditional dietary advice: a randomized controlled trial. Gastroenterology, 149:1399-1407, e2.

Bohn L, Storsrud S, Tornblom H, et al. 2013. Self-reported food-related gastrointestinal symptoms in IBS are common and associated with more severe symptoms and reduced quality of life. Am J Gastroenterol, 108:634-641.

Bosanquet DC, Wilcox CR, Rasheed A, 2016. Bilateral Thoracoscopic Splanchnotomy to Alleviate Pain in Chronic Pancreatic Disease. Ann Thorac Surg, 101(3):e91-93.

Bouwense SA, Buscher HC, van Goor H, et al. 2011. S-ketamine modulates hyperalgesia in patients with chronic pancreatitis pain. Reg Anesth Pain Med, 36(3): 303-307.

Brierley SM, Linden DR, 2014. Neuroplasticity and dysfunction after gastrointestinal inflammation. Nat Rev Gastroenterol Hepatol, 11:611-627.

Brookes SJ, Spencer NJ, Costa M, et al. 2013. Extrinsic primary afferent signalling in the gut. Nat Rev Gastroenterol Hepatol, 10:286-296.

Campbell C, Soulen MC, Horii SC, et al. 2005. Transrectal radiofrequency ablation for pelvic recurrence of bladder cancer: case report and review of complications. J Vasc Interv Radiol, 16(7): 1027-1032.

Castro J, Harrington AM, Hughes PA, et al. 2013. Linaclotide inhibits colonic nociceptors and relieves abdominal pain via guanylate cyclase-C and extracellular cyclic guanosine 3',5'-monophosphate. Gastroenterology, 145(6): 1334-1346, e1311-1331.

Chen JH, Song GQ, Yin J, et al. 2011. Gastric electrical stimulation reduces visceral sensitivity to gastric distention in healthy canines. Auton Neurosci, 160(1-2): 16-20.

Chey WD, Lembo AJ, Lavins BJ, et al. 2012. Linaclotide for irritable bowel syndrome with constipation: a 26-week, randomized, double-blind, placebo-controlled trial to evaluate efficacy and safety. Am J Gastroenterol, 107(11): 1702-1712.

Clavé P, Acalovschi M, Triantafillidis JK, et al. 2011. Randomised clinical trial: otilonium bromide improves frequency of abdominal pain, severity of distention and time to relapse in patients with irritable bowel syndrome. Aliment Pharmacol Ther, 34:432-442.

Dai C, Guandalini S, Zhao DH, et al. 2012. Antinociceptive effect of VSL#3 on visceral hypersensitivity in a rat model of irritable bowel syndrome: a possible action through nitric oxide pathway and enhance barrier function. Mol Cell Biochem, 362(1-2): 43-53.

Distrutti E, Cipriani S, Mencarelli A, et al. 2013. Probiotics VSL#3 protect against development of visceral pain in murine model of irritable bowel syndrome. PLoS One, 8(5): e63893.

Distrutti E, Monaldi L, Ricci P, et al. 2016. Gut microbiota role in irritable bowel syndrome: New therapeutic strategies. World J Gastroenterol, 22:2219-2241.

Dunphy RC, Verne GN, 2001. Drug treatment options for irritable bowel syndrome: managing for success. Drugs Aging, 18(3): 201-211.

Eswaran SL, Chey WD, Han-Markey T, Ball S, Jackson K, 2016. A randomized controlled trial comparing the low FODMAP diet vs. modified NICE Guidelines in US adults with IBS-D. Am J Gastroenterol, 111:1824-1832.

Evans RJ, Moldwin RM, Cossons N, et al. 2011. Proof of concept trial of tanezumab for the treatment of symptoms associated with interstitial cystitis. J Urol, 185(5): 1716-1721.

Farmer AD, Aziz Q, 2014. Mechanisms and management of functional abdominal pain. J R Soc Med, 107(9): 347-354.

Farré R, Tack J, 2013. Food and symptom generation in functional gastrointestinal disorders: physiological aspects. Am J Gastroenterol, 108:698-706.

Filho PR, Vercelino R, Cioato SG, et al. 2016. Transcranial direct current stimulation (tDCS) reverts behavioral alterations and brainstem BDNF level increase induced by neuropathic pain model: Long-lasting effect. Prog Neuropsychopharmacol Biol Psychiatry, 64: 44-51.

Fregni F, Potvin K, Dasilva D, et al. 2011. Clinical effects and brain metabolic correlates in non-invasive cortical neuromodulation for visceral pain. Eur J Pain, 15(1): 53-60.

Gibson PR, Varney J, Malakar S, et al. 2015. Food components and irritable bowel syndrome. Gastroenterology. 148:1158-1174.

Halmos EP, Christophersen CT, Bird AR, et al. 2015. Diets that differ in their FODMAP content alter the colonic luminal microenvironment. Gut, 64:93-100.

Hustoft TN, Hausken T, Ystad SO, Valeur J, Brokstad K, Hatlebakk JG, Lied GA, 2017. Effects of varying dietary content of fermentable short-chain carbohydrates on symptoms, fecal microenvironment, and cytokine profiles in patients with irritable bowel syndrome. Neurogastroenterol Motil, 29(4).

Juel J, Olesen SS, Olesen AE, et al. 2015. Study protocol for a randomised, double-blinded, placebo-controlled, clinical trial of S-ketamine for pain treatment in patients with chronic pancreatitis (RESET trial). BMJ Open, 5(3): e007087.

Khanna R, MacDonald JK, Levesque BG, 2014. Peppermint oil for the treatment of irritable bowel syndrome: a systematic review and meta-analysis. J Clin Gastroenterol, 48:505-512.

Lackner JM, Jaccard J, Krasner SS, et al. 2008. Self-administered cognitive behavior therapy for moderate to severe irritable bowel syndrome: clinical efficacy, tolerability, feasibility. Clin Gastroenterol Hepatol, 6(8): 899-906.

Lapointe TK, Basso L, Iftinca MC, et al. 2015. TRPV1 sensitization mediates postinflammatory visceral pain following acute colitis. Am J Physiol Gastrointest Liver Physiol, 309(2): G87-99.

Lee Y, Hong S, Cui M, S et al. 2015. Transient receptor potential vanilloid type 1 antagonists: a patent review (2011-2014). Expert Opin Ther Pat, 25(3): 291-318.

Liu B, Fan L, Balakrishna S, et al. 2013. TRPM8 is the principal mediator of menthol-induced analgesia of acute and inflammatory pain. Pain, 154:2169-2177.

Lyubashina OA, Sokolov AY, Panteleev SS, 2012. Vagal afferent modulation of spinal trigeminal neuronal responses to dural electrical stimulation in rats. Neuroscience, 222: 29-37.

Marsh A, Eslick EM, Eslick GD, 2016. Does a diet low in FODMAPs reduce symptoms associated with functional gastrointestinal disorders? A comprehensive systematic review and meta-analysis. Eur J Nutr, 55:897-906.

Mayer EA, Labus JS, Tillisch K, et al. 2015. Towards a systems view of IBS. Nat Rev Gastroenterol Hepatol, 12:592-605.

McIntosh K, Reed DE, Schneider T, et al. 2016. FODMAPs alter symptoms and the metabolome of patients with IBS: a randomised controlled trial. Gut.

McKenzie YA, Bowyer RK, Leach H, et al. 2016. British Dietetic Association systematic review and evidence-based practice guidelines for the dietary management of irritable bowel syndrome in adults (2016 update). J Hum Nutr Diet.

McKernan DP, Fitzgerald P, Dinan TG, et al. 2010. The probiotic Bifidobacterium infantis 35624 displays visceral antinociceptive effects in the rat. Neurogastroenterol Motil, 22(9): 1029-1035, e1268.

Mearin F, Lacy BE, Chang L, et al. 2016. Bowel disorders. Gastroenterology, S0016-5085(16)00222-5.

Miller V, Carruthers HR, Morris J, et al. 2015. Hypnotherapy for irritable bowel syndrome: an audit of one thousand adult patients. Aliment Pharmacol Ther, 41(9): 844-855.

Moisset X, de Andrade DC, Bouhassira D, 2016. From pulses to pain relief: an update on the mechanisms of rTMS-induced analgesic effects. Eur J Pain, 20(5): 689-700.

Molina-Infante J, Serra J, Fernandez-Bañares F, et al. 2016. The low-FODMAP diet for irritable bowel syndrome: Lights and shadows. Gastroenterol Hepatol, 39:55-65.

Moloney RD, Johnson AC, O'Mahony SM, et al. 2016. Stress and the microbiota-gut-brain axis in visceral pain: relevance to irritable bowel syndrome. CNS Neurosci Ther, 22:102-117.

Ngernyam N, Jensen MP, Auvichayapat N, et al. 2013. Transcranial Direct Current Stimulation in Neuropathic Pain. J Pain Relief, Suppl 3.

Papadopoulos D, Kostopanagiotou G, Batistaki C, 2013. Bilateral thoracic splanchnic nerve radiofrequency thermocoagulation for the management of end-stage pancreatic abdominal cancer pain. Pain Physician, 16(2): 125-133.

Park EJ, Lee SJ, Koh DY, et al. 2014.Repetitive transcranial magnetic stimulation to treat depression and insomnia with chronic low back pain. Korean J Pain, 27(3):285-289.

Peters SL, Yao CK, Philpott H, et al. 2016. Randomised clinical trial: the efficacy of gut-directed hypnotherapy is similar to that of the low FODMAP diet for the treatment of irritable bowel syndrome. Aliment Pharmacol Ther, 44:447-459.

Prior A, Colgan SM, Whorwell PJ, 1990.Changes in rectal sensitivity after hypnotherapy in patients with irritable bowel syndrome. Gut, 31(8): 896-898.

Rokyta R, Fricová J, 2012. Neurostimulation methods in the treatment of chronic pain. Physiol Res. 61(Suppl 2):S23-S31.

Staudacher HM, Whelan K, 2016. Altered gastrointestinal microbiota in irritable bowel syndrome and its modification by diet: probiotics, prebiotics and the low FODMAP diet. Proc Nutr Soc, 75:306-318.

Valeur J, Røseth AG, Knudsen T,et al. 2016. Fecal fermentation in irritable bowel syndrome: influence of dietary restriction of fermentable oligosaccharides, disaccharides, monosaccharides and polyols. Digestion, 94:50-56.

Volz MS, Farmer A, Siegmund B, 2016. Reduction

of chronic abdominal pain in patients with inflammatory bowel disease through transcranial direct current stimulation: a randomized controlled trial. Pain, 157(2): 429-437.

Wald A, 2016. Constipation: advances in diagnosis and treatment. JAMA. 315:185-191.

Walstab J, Wohlfarth C, Hovius R, et al. 2014. Natural compounds boldine and menthol are antagonists of human 5-HT3 receptors: implications for treating gastrointestinal disorders. Neurogastroenterol Motil, 26:810-820.

Wilson RD, Harris MA, Gunzler DD, et al.2014. Percutaneous peripheral nerve stimulation for chronic pain in subacromial impingement syndrome: a case series. Neuromodulation, 17(8):771-6；discussion 776.

Xu GY, Shenoy M, Winston JH, et al. 2008. P2X receptor-mediated visceral hyperalgesia in a rat model of chronic visceral hypersensitivity. Gut, 57(9): 1230-1237.

Xu GY, Winston JH, Shenoy MY, et al. 2007. Transient receptor potential vanilloid 1 mediates hyperalgesia and is up-regulated in rats with chronic pancreatitis. Gastroenterology, 133(4): 1282-1292.

Zhang X, Cao B, Yan N, et al. 2013. Vagus nerve stimulation modulates visceral pain-related affective memory. Behav Brain Res, 236(1): 8-15.

Zhu L, Zhao L, Qu R, et al. 2015. Adrenergic stimulation sensitizes TRPV1 through upregulation of cystathionine beta-synthetase in a rat model of visceral hypersensitivity. Sci Rep, 5: 16109.

Zhu Y, Mehta K, Li C, et al. 2012. Systemic administration of anti-NGF increases A-type potassium currents and decreases pancreatic nociceptor excitability in a rat model of chronic pancreatitis. Am J Physiol Gastrointest Liver Physiol, 302(1): G176-181.

彩　图

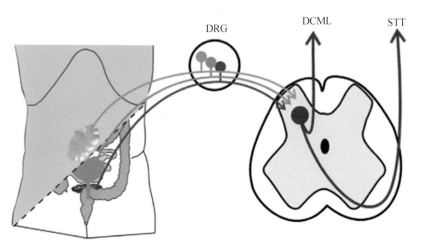

图 3-4　外周的内脏 - 躯体和内脏 - 内脏传入神经会聚于二级脊髓背角神经元

膀胱（蓝色）和前列腺（棕色）有牵涉感觉的区域位于下腹部，如图所示，来自皮肤 / 皮下组织（灰色）、膀胱（蓝色）、前列腺（棕色）的传入神经的不同 DRG 胞体通常会聚在一起。内脏传入神经通过两条上传脊髓通路到达脊髓上部位：位于脊髓腹外侧的脊髓丘脑束（STT）和位于脊髓中部的脊髓内侧丘系（DCML）

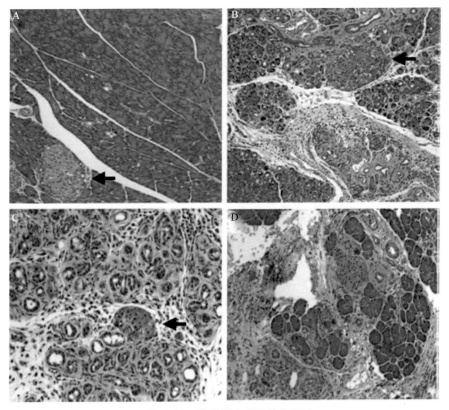

图 4-14　胰腺形态 HE 染色切片

A. 生理盐水组胰腺表现；B.TNBS 输注后 3 周的大鼠胰腺；C. 高倍镜下萎缩的腺泡和周围的炎性浸润；D.TNBS 输注后 6 周胰腺。箭头示胰岛

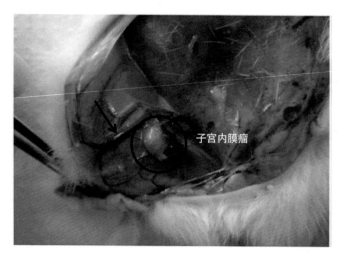

图 4-22　子宫内膜异位症大鼠模型

第 14 天子宫内膜异位症大鼠：圈内是异位的粉红色和血管化的内膜，箭头是供应的血管

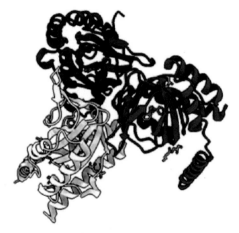

图 7-3　人 σ 受体晶体结构（含激动剂 4-IBP）

（引自 RCSB 蛋白质结构数据库 http://www.rcsb.org/）

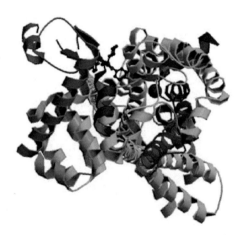

图 7-4　PAR2 晶体结构（含激动剂 AZ3451）

（引自 RCSB 蛋白质结构数据库 http://www.rcsb.org/）

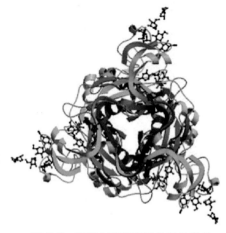

图 7-5　P2X4 型嘌呤受体晶体结构

（引自 RCSB 蛋白质结构数据库 http://www.rcsb.org/）

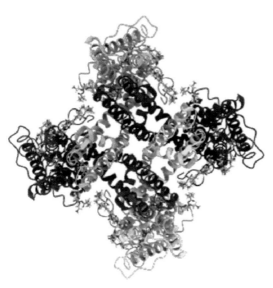

图 7-6 TRPV1 晶体结构

（引自 RCSB 蛋白质结构数据库 http://www.rcsb.
org/）

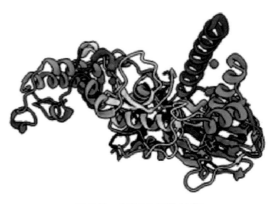

图 7-7 ASIC3 晶体结构

（引自 RCSB 蛋白质结构数据库 http://www.rcsb.
org/）

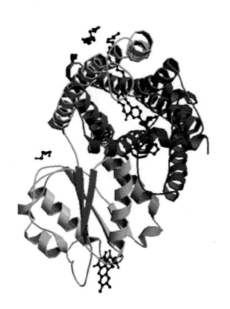

图 7-8 CB₂ 受体晶体结构

（引自 RCSB 蛋白质结构数据库 http://www.rcsb.org/）

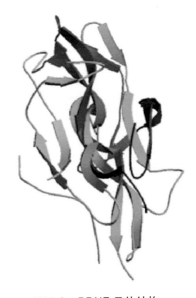

图 7-9 BDNF 晶体结构

（引自 RCSB 蛋白质结构数据库 http://www.rcsb.org/）

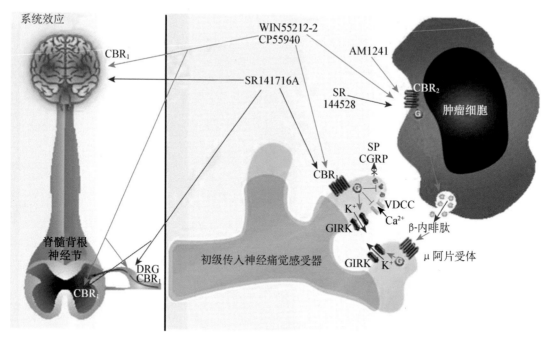

图 19-7 　**大麻素在癌痛中的作用机制**

当全身性应用大麻素受体（CBR）激动剂和拮抗剂时，它们外围作用于肿瘤微环境中 CBR_1 和 CBR_2 两种亚型并且具有中枢性效应。CBR 激动剂能减轻癌痛症状。在肿瘤微环境中，CBR_1 发现于初级疼痛感受传入游离神经末端，而根据 CBR_2 发现于角化细胞，因此可能存在于肿瘤细胞上。激活外周 CBR_1 从而打开 G 蛋白偶联内向整流钾通道（GIRK）、抑制电压依赖性钙通道及抑制 P 物质（SP）和降钙素基因相关肽（CGRP），并以此减轻痛敏。肿瘤细胞上 CBR_2 的激活，从而潜在地引起角化细胞中 β - 内啡肽的分泌，是减轻癌痛（包括触诱发痛）的另一个机制。内啡肽能激活外周疼痛感受传入神经上的母阿片受体，打开 GIRK 通道。WIN55 212-2 和 CP55 940 为非选择性 CBR 激动剂。AM1241 是选择性 CBR_2 激动剂。选择性 CBR 拮抗剂包括拮抗 CBR_1 的 SR141716A 和拮抗 CBR_2 的 SR144528。左手边的图像显示了全身应用 CBR_1 激动剂和拮抗剂时所作用的另外一些区域，如背根神经节细胞体，初级传入神经细胞后角突触前末梢及大脑（蓝色箭头表示分泌。绿色箭头表示激动作用或激活作用。红色箭头表示拮抗作用；红钝箭头代表抑制作用）